DER EKG-TRAINER

D1664449

DER EKG TRAINER

Ein didaktisch
geführter
Selbstlernkurs mit
200 Beispiel-EKGs

Thomas Horacek

250 EKG-Einzeldarstellungen
67 Abbildungen

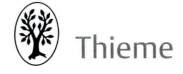

Thieme

Dr. med.
Thomas Horacek
Abt. für Innere Medizin
Evang. Krankenhaus Witten
Pferdebachstraße 27
58455 Witten

Umschlaggestaltung: Martina Berge, Erbach/Ernsbach
Zeichnungen: Joachim Hormann, Stuttgart

Die Deutsche Bibliothek – CIP-Einheitsaufnahme

Horacek, Thomas:
Der EKG-Trainer : ein didaktisch geführter Selbstlernkurs mit
200 Beispiel-EKGs / Thomas Horacek. - Stuttgart ; New York :
Thieme, 1998

© 1998 Georg Thieme Verlag
Rüdigerstraße 14
D-70469 Stuttgart

Printed in Germany

Satz: Mitterweger Werksatz GmbH, 68723 Plankstadt

Druck: Offizin Andersen Nexö, Leipzig

ISBN 3-13-110831-2   1   2   3   4   5   6

Entstehungsgeschichte dieses Buches
oder: warum noch ein EKG-Buch unbedingt
notwendig war

Seit 1994 werden im Evangelischen Krankenhaus Witten regelmäßig ganztägige EKG-Seminare angeboten. Die Kursteilnehmer wünschten die dabei benutzten Übungs-EKG zu erwerben, möglichst mit einer kurzen Befundzusammenfassung. 1995 wurde eine Sammlung von insgesamt 290 EKG zusammengestellt, die das Spektrum der Elektrokardiographie vom Normalbefund bis zur komplexen Arrhythmie abdeckte.

Die zunächst geplante kurze Befundzusammenfassung befriedigte nicht, da der Lerneffekt zu gering erschien. Zielgruppe des Buches sollte der in der differenzierten EKG-Diagnostik weniger erfahrene Arzt sein, der so durch die sprichwörtlichen Höhen und Tiefen des EKG geführt werden sollte, daß er am Schluß zur eigenständigen EKG-Interpretation fähig sein sollte. So wurde das neuartige Konzept eines EKG-Übungsbuches geboren und im Selbstverlag 1996 verwirklicht. Jedes EKG wurde in mehreren Frage- und Antwortschritten eingehend interpretiert und differentialdiagnostisch erläutert. Nach einer kurzen Befundzusammenfassung folgten häufig Angaben zu weiterem klinischen Verlauf oder Therapie, um das EKG in den klinischen Zusammenhang zu rücken. Vielfach ist eine eindeutige EKG-Befundung erst unter Berücksichtigung von Verlaufskontrollen möglich, so daß diese dort eingefügt wurden, wo es notwendig erschien.

Das Buch mit dem Titel „EKG-Übungen; Beurteilung und Differentialdiagnostik in Fragen und Antworten" wurde seit 1996 an die EKG-Seminarteilnehmer verteilt.

Als mich der Georg Thieme Verlag im September 1996 – ohne Kenntnis meines EKG-Übungsbuches – fragte, ob ich ein Buch ähnlicher Konzeption schreiben wollte, kam mir das sehr gelegen: So entstand mit der ersten Auflage für den Georg Thieme Verlag eine in allen Teilen überarbeitete Neuauflage des EKG-Übungsbuches.

Folgende wesentliche Änderungen wurden vorgenommen:
1. den EKG-Übungen wurde ein Kapitel mit den Grundlagen der Elektrophysiologie, der EKG-Ableitungen und der Vektorprojektion vorangestellt;
2. im ursprünglichen Buch wurden grundlegende Themen wie Schenkelblockierungen, Hypertrophien, Elektrolytstörungen oder Infarktbilder in die Antworttexte eingebaut. In der vorliegenden Fassung werden diese Grundlagen im Anschluß an die EKG-Interpretation viel ausführlicher dargestellt und farblich abgesetzt. Zur besseren Darstellung wurden 71 Abbildungen neu eingefügt;
3. die Anzahl der EKG wurde auf 254 reduziert. Herausgenommen wurden EKG, die entweder eine bloße Wiederholung oder einen zu komplexen Befund darstellten;
4. mit dem neu konzipierten EKG-Lineal können sowohl die in Originalgröße abgebildeten EKG als auch die von DIN A 3 auf DIN A 4 verkleinerten Stromkurven ausgemessen werden.

Mit dem vorliegenden „EKG-Trainer" haben Sie ein EKG-Übungsbuch, das Sie an die selbständige EKG-Interpretation heranführt und Ihnen gleichzeitig die notwendige Systematik bietet.

Ich danke den vielen Mitarbeitern des Evangelischen Krankenhauses Witten, ohne deren Hilfe dieses Buch nicht zustande gekommen wäre: den Mitarbeiterinnen im EKG, die nur des Buches wegen manche Registrierungen wiederholen mußten; den Kollegen, die oft darüber klagten, daß ganze EKG-Teile verschwanden und denen, die das Buch in seinen verschiedenen Versionen Korrektur lasen; Frau Töllner, die mit großer Geduld das ganze Buch immer wieder neu schrieb.

Zudem danke ich den vielen Mitarbeitern des Georg Thieme Verlages, die aus meinem ursprünglichen Konzept ein neues Buch haben entstehen lassen. Stellvertretend danke ich Herrn Dr. Bob und Herrn Dr. Lüthje für die Ideen, Herrn Lehnert für die Umsetzung in das fertige Buch und die große Geduld mit mir, und Herrn Hormann für die Erstellung der Grafiken.

Ich habe bisher nie verstanden,
warum sich Buchautoren für die Geduld ihrer Ehefrauen,
Kinder und Angehörigen bis in den dritten Grad bedankt
haben.

Jetzt verstehe ich es.

Thomas Horacek, Dezember 1997

Gebrauchsanleitung
oder: wie werde ich mit diesem Buch fertig?

Die Bedienung des Buches ist einfach: Sie lesen es von vorne bis hinten.

Im Ernst: die Anordnung der EKG ist so gewählt, daß sie in ihrer Besprechung aufeinander aufbauen. In den Beispielen werden Befunde mehrfach eingehend diskutiert, die dann bei nachfolgenden EKG vorausgesetzt werden.

Zu jedem EKG erhalten Sie zunächst kurze klinische Angaben und werden dann zunächst um die EKG-Beurteilung gebeten. Versuchen Sie zu diesem Zeitpunkt, das ganze EKG systematisch zu analysieren und beantworten Sie sich Fragen zu folgenden Punkten:

- Rhythmus?
- Lagetyp?
- Eventuelle Veränderungen der P-Wellen und der PQ-Strecke?
- Veränderungen der Kammeranfangsgruppe (QRS-Komplexe) wie Hypertrophie, Schenkelblockierungen, Myokardinfarkte, etc.?
- Kammerendteilveränderungen?

Ich möchte Ihnen nahelegen, sich in dieser initialen EKG-Befundung schriftlich festzulegen. Auch in der täglichen Routine müssen Sie sich zu einer Diagnose durchringen. Eine alleinige EKG-Beschreibung reicht nicht aus. Zu vielen EKG ergeben sich auch differentialdiagnostische Erwägungen, die Sie notieren können.

Um Sie in der Befundung durch das EKG zu führen, werden Fragen gestellt, die Sie beantworten sollten. In jedem folgenden Abschnitt können Sie dann eine ausführliche Beurteilung und Diskussion nachvollziehen, so daß für Sie nach und nach jedes EKG bis ins scheinbar nebensächliche Detail verständlich werden sollte.

Im Gegensatz zu den EKGs in Originalgröße sind die von DIN A 3 auf DIN A 4 verkleinerten EKG-Abbildungen oben durch ein rotes Dreieck markiert. Mit dem beiliegenden EKG-Lineal können Amplituden, Frequenzen und Zeiten in beiden Abbildungsmaßstäben ausgemessen werden.

Die EKG sind nach Themengruppen sortiert. Es beginnt mit dem normalen EKG, vegetativen Veränderungen und Grenzwertbefunden, dann folgen Hypertrophien, Schenkelblockierungen, toxische Einflüsse, Myokardinfarkte, entzündliche Herzerkrankungen und Kardiomyopathien, tachykarde und bradykarde Arrhythmien und schließlich Schrittmacher-EKG.

Sollten Sie einen Fehler entdecken, im Einzelfall eine differente Befundung vorziehen oder Ihnen der angebotene Befund nicht verständlich erscheinen, wäre Ihnen der Autor für eine Nachricht sehr dankbar. Fax: 02302 – 175 – 2000.

1 Inhaltsübersicht

Grundlagen................................... 1

1. Die Bedeutung der Elektrokardiographie 1

2. Die Anatomie des Herzens; Reizbildungs- und
Reizleitungssystem 1

   Sinusknoten................................... 1

   AV-Knoten 1

   His-Bündel, Tawaraschenkel und
   Purkinje-Fasernetz 1

3. Elektrophysiologische Grundlagen............... 1

   Aktionspotentiale des Sinusknotens
   und des AV-Knotens........................... 2

   Refraktärzeiten 3

   Erregungsausbreitung und -rückbildung 3

4. Vektorielle Darstellung der Herzerregung 3

5. EKG-Ableitungsprogramme.................... 4

   Einthoven-Ableitungen
   (bipolare Extremitätenableitungen) 4

   Goldberger-Ableitungen
   (unipolare Extremitätenableitungen) 4

Wilson-Ableitungen (unipolare Thoraxableitungen) 4

   Weitere Thoraxableitungen 5

   Nehb-Ableitungen 5

6. Projektion der Vektorschleife auf die
Ableitungssysteme............................ 6

Das normale EKG (EKG 1) 7

Die normale Vorhofaktion (P-Welle) 7

Die PQ-Strecke 8

Die Kammeranfangsgruppe (QRS-Komplex)........ 8

Die QRS-Konfiguration in den verschiedenen
Ableitungen................................... 10

Die Kammerendteile (ST-Strecken und
T-Wellen, QT-Dauer) 10

EKG-Übungen 12

Sachverzeichnis 477

2 EKG-Übersicht

EKG

1 Normales EKG 8

2 Diskrete Verzögerung der rechtsventrikulären
Erregungsausbreitung. Vegetative Verän-
derungen der Kammerendteile. EKG eines
Jugendlichen 12

3 Steiltyp. Vegetative Veränderungen der
Kammerendteile 16

4 Verkürzte PQ-Dauer ohne Präexzitation 20

5 Sinustachykardie. Rechtstyp. Diskrete Rechtsverspätung 22

6 Funktionelle Veränderungen der Kammerendteile 24

7 Allgemeine Verzögerung der intrakardialen
Erregungsausbreitung mit Vorhofleitstörung,
AV-Block 1. Grades und grenzwertiger QRS-
Dauer. Diskrete Rechtsverspätung.
Apikolaterale Ischämiezeichen 26

8 Steiltyp. Altersentsprechend hohe QRS-Amplituden, negatives T in V1–V4 28

9 Hohe P-Amplituden. Abgeflachtes T linkspräkordial (Sympathikotonie) 30

10 Linkspräkordiale Niedervoltage. Diskrete Veränderungen der Kammerendteile bei maligner
Perikardinfiltration 32

11 Supraventrikuläre Extrasystole. Grenzwertiger
Sokolow-Lyon-Index 34

12 Ektoper atrialer Rhythmus. Links- bis überdrehter Linkstyp 38

EKG

13 Fehlableitung der Extremitätenableitungen.
Regelrechte Brustwandableitungen 40

14 Linksanteriorer Hemiblock 42

15 Rechtsschenkelblock und überdrehter Linkstyp
(bifaszikulärer Block vom anterioren Typ).
Atriale Verzögerung der Erregungsausbreitung.
AV-Block 1. Grades 44

16 Sinustachykardie. AV-Block 1. Grades. Steil- bis
Rechtstyp. Rechtsschenkelblock. Ischämische
Veränderungen der Kammerendteile 48

17 Sinustachykardie. Regelrechte Funktion eines
Zweikammer-Schrittmachers
(imitiert atypischen Rechtsschenkelblock) 50

18 Frequenzabhängiger Rechtsschenkelblock
(Phase-III-Block). Supraventrikuläre Extrasystolen. Verlängerte QT-Dauer 52

19 Sinustachykardie. Überdrehter Rechtstyp („No
man's land"). Verdacht auf bifaszikulären Block
vom posterioren Typ. Ausgedehnter Vorderwandinfarkt, zusätzlich inferiorer Infarkt 54

20 Inkompletter Linksschenkelblock. Zeichen
einer linksventrikulären Hypertrophie. Veränderungen der Kammerendteile bei Zustand
nach Kardiotomie und bei linksventrikulärer
Hypertrophie 56

21 Sinustachykardie. Linksschenkelblock 60

22 P mitrale. AV-Block 1. Grades. Linksschenkelblock. Ventrikuläre Extrasystole 62

2 EKG-Übersicht (Fortsetzung)

EKG

23 Intermittierender Linksschenkelblock mit funktionellen Veränderungen der Kammerendteile in der Phase der normalen Überleitung. QT-Verlängerung durch Hyperkaliämie 66

24 Linksschenkelblock. Zeichen der linksventrikulären Hypertrophie 68

25 Intermittierender Linksschenkelblock. Funktionelle Veränderungen der Kammerendteile 70

26 Diskrete Zeichen einer linksventrikulären Hypertrophie. Diskrete Schädigungszeichen .. 72

27 Zeichen der linksventrikulären Hypertrophie und mäßigen Schädigung. Inkompletter Rechtsschenkelblock 76

28 Hohe P-Wellen bei Sympathikotonie. Zeichen der linksventrikulären Hypertrophie und Schädigung 78

29 Fehleichung (2 mV/cm Amplitudenhöhe). Diskrete Verzögerung der rechtsventrikulären Erregungsausbreitung 80

30 P mitrale. Linksventrikuläre Hypertrophie und Schädigung. Rechtsschenkelblock 82

31 Grobes Vorhofflimmern, absolute Arrhythmie. Grenzwertiger Sokolow-Lyon-Index. Schädigungszeichen bei linksventrikulärer Hypertrophie. Steiltyp, Verdacht auf rechtsventrikuläre Belastung 84

32 Sinustachykardie mit hohem P. P mitrale. AV-Block 1. Grades. Verzögerte R-Amplitudenentwicklung. Schädigungszeichen bei linksventrikulärer Hypertrophie 86

33 Sagittaltyp. Zeichen der rechtsventrikulären Hypertrophie. Ventrikuläre Extrasystolen (Verdacht auf ventrikuläre Parasystolie) 88

34 Sagittaltyp. P dextroatriale. Rechtsverspätung. Linksverschobener R/S-Übergang. Cor pulmonale 92

35 Steil- bis Rechtstyp. P mitrale. AV-Block 1. Grades. Inkompletter Rechtsschenkelblock. Biventrikuläre Hypertrophie und Schädigung .. 94

36 Sagittaltyp. P dextroatriale. Ausgedehnter Lateralwandinfarkt, Stadium I 96

37 Sagittaltyp. AV-Block 1. Grades. Verdacht auf rechtsventrikuläre Belastung 98

38 Linksanteriorer Hemiblock. Hyperkaliämie, bei Kontrolle Normokaliämie 100

39 P mitrale. AV-Block 1. Grades. Linksschenkelblock, verstärkte Verzögerung der intraventrikulären Erregungsausbreitung unter Hyperkaliämie 102

40 Sinusarrhythmie. Vorhofleitstörung. AV-Block 1. Grades. Verzögerung der intraventrikulären Erregungsausbreitung. Hyperkaliämie und Hypokalzämie 104

41 Hyperkalzämie 106

EKG

42 TU-Verschmelzungswellen bei Hypokaliämie und Chinidin-Therapie. Supraventrikuläre Ersatzextrasystole. Rechtsschenkelblock. Positiver Index nach Gubner und Ungerleider .. 108

43 Verlauf zu EKG 42: Normale QT-Dauer bei Normokaliämie und nach Absetzen der Chinidin-Therapie. Supraventrikuläre Extrasystolen. Veränderungen der Kammerendteile bei linksventrikulärer Hypertrophie und Digitalistherapie 112

44 Sinusbradyarrhythmie, atriale Ersatzextrasystolen. Hypokaliämie und Hypokalzämie 114

45 Veränderungen der Kammerendteile bei linksventrikulärer Hypertrophie und Zustand nach Kardiotomie. P mitrale 116

46 U-Wellen 118

47 Ektope atriale Tachykardie (Digitalisintoxikation). Überdrehter Linkstyp. Linksventrikuläre Hypertrophie. Veränderungen der Kammerendteile bei Hypertrophie, Digitalistherapie und Z.n. Perikardiotomie 120

48 Ausgeprägte QT-Verlängerung unter Sotalol. Frischer posterolateraler Myokardinfarkt mit direkten und indirekten Infarktzeichen 126

49 Torsade de pointes 128

50 Überdrehter Rechtstyp und Rechtsschenkelblock (bifaszikulärer Block vom posterioren Typ). Zustand nach anteroseptalem Myokardinfarkt 130

51 Bifaszikulärer Block vom posterioren Typ, überdrehter Rechtstyp und Rechtsschenkelblock 134

52 Elektrodenvertauschung (Extremitätenableitungen) 137

53 Massive Lungenembolie, Zeichen des akuten Cor pulmonale. Sinustachykardie. Intermittierender AV-Block 2. Grades Typ Wenckebach. Steil- bis Rechtstyp. Linksverschobener R/S-Übergang. Veränderungen der Kammerendteile 138

54 Vor-EKG zu EKG 53 (EKG 54 A): Unauffälliger Befund. Verlauf zu EKG 53 (EKG 54 B): Keine residuellen Zeichen eines akuten Cor pulmonale 140

55 Zeichen der Rechtsherzbelastung. Sinustachykardie. P dextroatriale. Steiltyp. Linksverschobener R/S-Übergang 142

56 EKG 56 A: AV-Block 1. Grades. Unauffällige Kammerendteile. EKG 56 B: Anterolaterale Ischämie. EKG 56 C: Normalisierte Kammerendteile 144

57 EKG 57A: Zustand nach Hinterwandinfarkt, Verdacht auf Aneurysma. Linksventrikuläre Hypertrophie und Schädigung. EKG 57 B: Inferiore Reischämie. Verdacht auf anterolaterale Ischämie 150

58 Negatives T anteroseptal, altersbezogen unauffällig 152

2 EKG-Übersicht (Fortsetzung)

EKG

59 Zweikammerschrittmacher. Funktionelle Veränderungen der Kammerendteile bei intermittierender ventrikulärer Stimulation 154

60 Ergometrie. Unter Belastung Verstärkung von schon in Ruhe bestehenden Veränderungen der Kammerendteile 156

61 Frische Vorwandischämie. Überdrehter Linkstyp. Linksventrikuläre Hypertrophie. EKG 61 B: Ischämische Veränderungen der Kammerendteile, Stadium I–II 160

62 EKG 62 A: Verlauf von EKG 60–61: Anteroseptaler Reinfarkt, Stadium I. EKG 62 B: Anteroseptaler Infarkt, Stadium (I–) II 162

63 Frische Ischämie anteroseptal-apikal und hochsitzend linkslateral. QT-Verlängerung bei Ischämie 164

64 Vegetative Veränderungen der Kammerendteile anterolateral. Im Verlauf (EKG 64 B) normale Kammerendteile. Hohes P bei Sympathikotonie. Positiver Sokolow-Lyon-Index ohne Nachweis einer linksventrikulären Hypertrophie 166

65 Anteroseptaler Infarkt Stadium III. Linksanteriorer Hemiblock. Linksventrikuläre Hypertrophie und Schädigung. Supraventrikuläre Extrasystolen 168

66 Frische ausgedehnte Vorderwandischämie. Zustand nach Hinterwandinfarkt 170

67 Kammerflimmern 174

68 EKG 68 A: Verlauf nach EKG 66–67: Ausgedehnter Vorderwandinfarkt Stadium I. EKG 68 B: Vorderwandinfarkt Stadium I–II. EKG 68 C: Vorderwandinfarkt Stadium (I–) II ... 176

69 Zustand nach supraapikalem Infarkt, Stadium III 178

70 EKG 70 A: Frischer anteroseptaler Infarkt. Zusätzliche Ischämiezeichen apikal und anterolateral. EKG 70 B: Linksschenkelblock. Maskierung der QRS-Infarktzeichen. Ischämische Veränderungen der Kammerendteile 180

71 Anterolateraler Infarkt, Stadium I–II 184

72 Zustand nach Hinterwandinfarkt 186

73 Problem des kleinen Q in den posterioren und lateralen Ableitungen 188

74 Frischer posterolateraler Q-Infarkt, Stadium I. Überdrehter Linkstyp. P mitrale. AV-Block 1. Grades. Ventrikuläre Extrasystole 190

75 EKG 75 A: Posterolateraler Infarkt, Stadium I (–II). Überdrehter Linkstyp. EKG 75 B: Posterolateraler Infarkt, Stadium I–II. Vorhofflimmern. EKG 75 C: Posterolateraler Infarkt, Stadium I–II. QT-Verlängerung unter Amiodaron 192

76 Elektrodenvertauschung V2 und V5 196

77 Frische Hinterwandischämie. Auffällige ST-Senkungen in den präkordialen Ableitungen. Frage der zusätzlichen Vorderwandischämie 198

78 EKG 78 A: Zweikammerschrittmacher. Zustand nach posterolateralem Infarkt. Verdacht auf Reischämie. EKG 78 B: Frische posterolaterale Reischämie. Linksschenkelblock. Hohes P bei Sympathikotonie 200

79 VVI-Schrittmacher. Frische Vorderwandischämie 204

80 EKG 80 A: Vor-EKG zu 79. Vorhofflimmern. Niedervoltage. Intermittierende VVI-Stimulation. EKG 80 B: Verlauf zu EKG 79. Frischer Vorderwandinfarkt. Bifaszikulärer Block vom anterioren Typ. EKG 80 C: Stadientypischer Verlauf nach Vorderwandinfarkt 206

81 Frische anterolaterale Ischämie bei Linksschenkelblock. P mitrale. Zeichen der linksventrikulären Hypertrophie 208

82 Ausgedehnter Vorderwandinfarkt, Stadium I (–II) 210

83 EKG 83 A: Verlauf zu EKG 82. Vorderwandinfarkt, Stadium I–II. Bifaszikulärer Block vom anterioren Typ. EKG 83 B: Bifaszikulärer Block vom anterioren Typ. Anteriore Reischämie 212

84 Akute posterolaterale Ischämie. AV-Block 3. Grades. Suprabifurkales Ersatzzentrum. Prinzmetal-Angina 214

85 Verlauf zu EKG 84. Keine Ischämiezeichen nach Lösen des Vasospasmus 218

86 Frischer Posterolateralinfarkt, Stadium I. Verdacht auf rechtsventrikuläre Beteiligung. Bifaszikulärer Block vom anterioren Typ 220

87 Lateraler Q-Infarkt, Stadium I. Überdrehter Rechtstyp. Rechtsverschobener R/S-Übergang 222

88 Zustand nach apikoseptalem Infarkt, Stadium II. Linksventrikuläre Hypertrophie und Schädigung 224

89 Situs inversus 226

90 Zustand nach Hinter- und ausgedehntem Vorderwandinfarkt. Rechtsventrikuläre Hypertrophie. P dextroatriale. Rechtstyp 228

91 EKG 91 A: Ischämiezeichen im gesamten Vorderwandbereich, Stadium I–II. EKG 91 B: Apikoseptaler Infarkt, Stadium I–II. EKG 91 C: Apikoseptaler Infarkt, Stadium II 230

92 EKG 92 A: Frische anterolaterale Ischämie. EKG 92 B: Zunehmende inferiore und anterolaterale Ischämiezeichen. EKG 92 C: Reperfusionsarrhythmien. Polytope ventrikuläre Salven 232

93 Verlauf zu EKG 92. Hochsitzender lateraler Non-Q-Infarkt 236

94 EKG 94 A: Frischer posterolateraler Infarkt. EKG 94 B: Posterolateraler Infarkt, effektive Lysetherapie 238

2 EKG-Übersicht (Fortsetzung)

EKG

95 EKG 95 A: Verlauf zu EKG 94. Posterolaterale Reischämie.
EKG 95 B: Zustand nach posterolateralem Infarkt, Stadium I-II 240

96 Frische Perikarditis, Stadium I. Absenkung der PQ-Strecke 242

97 Verlauf zu EKG 96. Peridarditis im Übergang zum Stadium II 246

98 Veränderungen der Kammerendteile bei Perimyokarditis. Rechtsschenkelblock 248

99 EKG 99 A: Verdacht auf Perimyokarditis.
EKG 99 B: Stadientypischer Verlauf einer Perimyokarditis.
EKG 99 C: Perimyokarditis, Stadium II–III 250

100 Linksventrikuläre Hypertrophie mit ausgeprägten Veränderungen der Kammerendteile. Hypertrophe obstruktive Kardiomyopathie 252

101 Präexzitation. Überdrehter Linkstyp 254

102 Präexzitation mit verkürzter PQ-Dauer. Rechtstyp als Folge der Präexzitation. Veränderungen der Kammerendteile bei Präexzitation 258

103 Träger Anstieg von QRS. Keine Präexzitation ... 260

104 Deutliche Präexzitation. PQ niedrig-normal ... 262

105 Faszikuläre Parasystolie 264

106 Supraventrikuläre 2 : 1-Extrasystolie. Aberrierende Überleitung (inkompletter Rechtsschenkelblock) 266

107 Multifokale supraventrikuläre Extrasystolie. Supraventrikulärer Bigeminus. Unspezifische Veränderungen der Kammerendteile 268

108 Multifokale supraventrikuläre Extrasystolie. Aberrierende Überleitung. Ventrikuläre Extrasystole. AV-Block 1. Grades. Linksventrikuläre Hypertrophie und Schädigung 270

109 Vorhofflimmern, Tachyarrhythmie. Tachykardiebedingte Veränderungen der Kammerendteile 272

110 Vorhofflimmern, Bradyarrhythmie. Linksventrikuläre Hypertrophie und Schädigung 276

111 Vorhofflimmern. Linksschenkelblock. Linksventrikuläre Hypertrophie 278

112 EKG 112 A: Verlauf zu EKG 111. Linksschenkelblock. AV-Block 1. Grades.
EKG 112 B: Intermittierender Linksschenkelblock, hier schmales QRS. P mitrale. Linksventrikuläre Hypertrophie und diskrete Schädigung .. 280

113 Grobes Vorhofflimmern, Tachyarrhythmie. Rechtsschenkelblock 282

114 Vorhofflattern mit 2 : 1-Überleitung. Deutliche Veränderungen der Kammerendteile bei Tachykardie 284

115 Vorhofflattern mit 4 : 1-Überleitung. Auffälliges inferiores Q 286

116 Vorhofflattern, wechselndes Überleitungsverhältnis 288

117 Artefaktüberlagerung. Hemiparkinson 290

EKG

118 Vorhofflimmern, AV-Block 3. Grades. Suprabifurkaler Ersatzrhythmus mit alternierendem linksanterioren Hemiblock. Zeichen der Rechtsbelastung 292

119 Verlauf zu EKG 118. Wechsel von Sinusrhythmus, Vorhofflimmern und Vorhofflattern. Intermittierender AV-Block 3. Grades. Polytope ventrikuläre Extrasystolen 294

120 Langsames Vorhofflattern mit 3 : 1-Überleitung. Hochgradige QT-Verlängerung (Klasse-Ic-Antiarrhythmikum) 296

121 Sinustachykardie. Rechtstyp und P dextroatriale, Zeichen der Rechtsbelastung 298

122 AV-Block 1. Grades. Veränderungen der Kammerendteile bei Therapie mit Digitalis und einem Klasse-Ic-Antiarrhythmikum 300

123 EKG 123 A: Verlauf zu EKG 122. Intermittierendes Vorhofflimmern. Supraventrikuläre Ersatzextrasystole. AV-Block 1. Grades.
EKG 123 B: Vorhofflattern, wechselnde Überleitung. Veränderungen der Kammerendteile 302

124 Verlauf zu EKG 122 und 123. DDD-Schrittmacher, VAT-Modus. Apikoseptale Ischämie ... 304

125 AV-Knoten-Reentry-Tachykardie. Frequenzabhängige Verzögerung der rechtsventrikulären Erregungsausbreitung. Veränderungen der Kammerendteile bei Tachykardie 306

126 AV-Knoten-Reentry-Tachykardie, Slow-fast-Form. Terminierung mit Carotisdruck 308

127 Vorhofflattern mit 2 : 1-Überleitung 310

128 Ektope atriale Tachykardie, unregelmäßige Überleitung. Digitalisüberdosierung 312

129 EKG 129 A: Verlauf zu EKG 128. Grobes Vorhofflimmern. Positiver Sokolow-Lyon-Index.
EKG 129 B: Grobes Vorhofflimmern mit langsamem Pseudorhythmus. Faszikuläre Ersatzextrasystolen. Veränderungen der Kammerendteile bei Digitalis und Hypokaliämie 314

130 Vorhofflattern mit 2 : 1-Überleitung. Veränderungen der Kammerendteile bei Tachykardie und Digitalistherapie 316

131 Ektope atriale Tachykardie mit 1 : 1-Überleitung. Zeichen der Rechtsbelastung: Sagittaltyp, Rechtsverspätung und linksverschobener R/S-Übergang 318

132 Verlauf zu EKG 131. Ektope atriale Tachykardie mit 2 : 1-Überleitung 320

133 Verlauf zu EKG 131 und 132. Langsames Vorhofflattern, absolute Arrhythmie 322

134 Sinusknotennahe supraventrikuläre Extrasystolen. Supraventrikuläre Salve. P biatriale .. 324

135 Orthodrome WPW-Reentry-Tachykardie. Deutliche Veränderungen der Kammerendteile bei Tachykardie 326

2 EKG-Übersicht (Fortsetzung)

EKG

136 Vorhofflimmern mit ausgeprägter Tachyarrhythmie. Rechtsbelastung: Zeichen der rechtsventrikulären Hypertrophie. Veränderungen der Kammerendteile bei Tachykardie und Hyperthyreose 330

137 AV-Knoten-Reentry-Tachykardie, elektrischer Alternans 334

138 EKG 138 A: Verlauf zu EKG 137. Unter Therapie langsamere AV-Knoten-Reentry-Tachykardie. EKG 138 B: Sinusrhythmus 336

139 Sinusbradyarrhythmie. Polytope ventrikuläre Extrasystolen 338

140 Monotope ventrikuläre Parasystolie. Atemvariables Q in III. Verzögerung der linksventrikulären Erregungsausbreitung. Digitalisbedingte Veränderungen der Kammerendteile 342

141 Supraventrikuläre Extrasystole mit aberrierender Überleitung. Interponierte monomorphe ventrikuläre Extrasystolen. Rechtsschenkelblock 344

142 Polytope ventrikuläre Extrasystolie, Bigeminus. Kurze ventrikuläre Salve. Anterolateraler Infarkt 346

143 Ventrikuläre Parasystolie. Kombinationssystolen 348

144 Idioventrikulärer Rhythmus. Kombinationssystolen. Supraventrikuläre und ventrikuläre Extrasystolen 350

145 Monotope ventrikuläre Parasystolie, ventrikulärer Bigeminus, 2 : 1-Extrasystolie. Linksanteriorer Hemiblock. Niedervoltage 352

146 Monomorphe ventrikuläre Tachykardie. Verdacht auf anteriore Ischämie 354

147 Schnelle monomorphe ventrikuläre Tachykardie 358

148 EKG 148 A: Verlauf zu 147. Sinusrhythmus. Knotungen der Kammeranfangsgruppe. Ischämiebedingte Veränderungen der Kammerendteile. EKG 148 B: Vorhofflattern, absolute Arrhythmie. EKG 148 C: Sinusrhythmus nach Elektrokardioversion. Funktionelle Veränderungen der P-Welle. AV-Block 1. Grades. Linksschenkelblock 360

149 Monomorphe ventrikuläre Tachykardie. Atrioventrikuläre Dissoziation 362

150 Frischer posterolateraler Infarkt mit monophasischer Deformierung. Wechselnder AV-Block 1. Grades 364

151 Vorhofflattern mit 1 : 1-Überleitung über eine akzessorische Bahn 366

152 Schnelle Sinustachykardie bei Lungenembolie. Frequenzabhängiger Rechtsschenkelblock 368

153 Verlauf zu EKG 152. Zeichen der akuten Rechtsbelastung. Linksverschobener R/S-Übergang. Veränderungen der Kammerendteile nach Lungenembolie. Niedervoltage 370

EKG

154 Monomorphe ventrikuläre Tachykardie 372

155 Verlauf zu EKG 154. Sinusbradyarrhythmie und intermittierender Sinusknotenstillstand. P mitrale. TU-Verschmelzungswellen bei Hypokaliämie und Sotaloltherapie 374

156 EKG 156 A: Ausgedehnter Vorderwandinfarkt, nach posterolateral übergreifend, Stadium I–II. EKG 156 B: Monomorphe ventrikuläre Tachykardie 376

157 Monomorphe ventrikuläre Tachykardie 378

158 EKG 158 A: Verlauf zu EKG 157. Sinusrhythmus. Zustand nach Hinterwandinfarkt, Stadium I (–II). EKG 158 B: Stadientypischer Verlauf des Hinterwandinfarktes 380

159 Verlauf zu EKG 157–158. Polytope ventrikuläre Extrasystolie. Kurze ventrikuläre Tachykardien. Supraventrikuläre Extrasystolen 382

160 EKG 160 A: Verlauf zu EKG 157–159. Bipolarer Zweikammerschrittmacher, VAT-Modus. EKG 160 B: Sinustachykardie mit tachykarder ventrikulärer Stimulation, stärker verzögerte intraventrikuläre Erregungsausbreitung 384

161 Vorhofflimmern, Tachyarrhythmie. Linksschenkelblock (DD zur ventrikulären Tachykardie) 386

162 Linksschenkelblock. Veränderungen der Kammerendteile unter Therapie mit Chinidin. Polymorphe ventrikuläre Salven. SA-Block 2. Grades 388

163 EKG 163 A: Frischer posterolateraler Infarkt, Stadium I. EKG 163 B: Beschleunigter idioventrikulärer Rhythmus als Reperfusionsarrhythmie. Retrograde ventrikuläre 1 : 1-Überleitung 390

164 Sinusbradykardie, intermittierender ektoper atrialer Ersatzrhythmus. Niedervoltage 392

165 Sinusknotenstillstand. Zwei langsame suprabifurkale Ersatzzentren. Hypokaliämiezeichen. Linksventrikuläre Hypertrophie und Schädigung 396

166 Supraventrikuläre Extrasystole mit blockierter Überleitung. Linksventrikuläre Hypertrophie und Schädigung 398

167 Sinusknotenstillstand. Lange asystolische Pausen 400

168 Tachykardie-Bradykardie-Syndrom. Intermittierendes Vorhofflimmern, Sinusknotenstillstand. Monomorphe ventrikuläre Extrasystolie, Dreiersalve 402

169 SA-Blockierungen 2. Grades. Tertiäres Ersatzzentrum. Kombinationssystolen 406

170 Vegetative Sinusbradyarrhythmie 408

171 Supraventrikulärer Bigeminus. Überleitungsblockierung 410

172 AV-Dissoziation. Linksventrikuläre Hypertrophie und Schädigung, Verdacht auf Ischämie ... 412

2 EKG-Übersicht (Fortsetzung)

EKG

173 AV-Block 1. Grades. Verzögerung der atrialen Erregungsausbreitung. Niedervoltage 414

174 AV-Block 2. Grades Typ Wenckebach. Faszikuläre Ersatzextrasystolen. P dextroatriale oder biatriale. Linksanteriorer Hemiblock. Linksventrikuläre Hypertrophie und Schädigung 416

175 AV-Block 2. Grades Typ Wenckebach, 2 : 1-Überleitung. Hinterwandinfarkt, Stadium I–II 420

176 AV-Block 2. Grades Typ Mobitz, 2 : 1-Überleitung. Linksschenkelblock. Linksventrikuläre Hypertrophie 422

177 AV-Block 2. Grades Typ Mobitz, 3 : 2-Überleitung. Linksschenkelblock 424

178 AV-Block 2. Grades Typ Wenckebach. Suprabifurkales Ersatzzentrum. Linksventrikuläre Hypertrophie und Schädigung 426

179 Intermittierender AV-Block 3. Grades. Suprabifurkales Ersatzzentrum. Rechtsschenkelblock. Kammerendteilveränderungen bei Digitalistherapie 428

180 AV-Block 3. Grades, vermutlich suprabifurkales Ersatzzentrum. Bifaszikulärer Block vom anterioren Typ. Zustand nach Voderwandinfarkt, Stadium (I–) II. VVI-Schrittmacher mit Exit-Block 430

181 AV-Block 3. Grades, sekundäres Ersatzzentrum. Frischer Hinterwandinfarkt, Stadium I–II 432

182 AV-Block 2. Grades mit 3 : 1-Überleitung. P mitrale. Linksventrikuläre Hypertrophie. Rechtsschenkelblock. TU-Verschmelzungswellen. Zustand nach Vorderwandinfarkt 434

183 Grobes Vorhofflimmern. AV-Block 3. Grades. Tertiärer Ersatzrhythmus 436

184 Vorhofflimmern, Pseudorhythmus. Linksventrikuläre Hypertrophie und Schädigung 438

185 AV-Block 2. Grades Typ Wenckebach, intermittierende 2 : 1-Überleitung. Sinusarrhythmie. Faszikuläre Ersatzextrasystole 440

EKG

186 Sinustachykardie. AV-Block 2. Grades, 5 : 4-Überleitung. P dextroatriale. Inkompletter Linksschenkelblock 442

187 VVI-Schrittmacher. TU-Verschmelzungswellen .. 444

188 VVI-Schrittmacher. Retrograde Vorhoferregung 446

189 AAI-Schrittmacher 448

190 DDD-Schrittmacher. VAT-Modus. Unipolare Stimulation 450

191 Sinustachykardie. DDD-Schrittmacher 452

192 VVI-Schrittmacher 454

193 EKG 193 A: DDD-Schrittmacher. Supraventrikuläre Extrasystolen, ventrikuläre Kombinationssystolen. EKG 193 B: VVI-Schrittmacher 456

194 DDD-Schrittmacher mit intermittierendem atrialen Exit-Block. Retrograde Vorhoferregung. Linksventrikuläre Hypertrophie 460

195 VVI-Schrittmacher. Intermittierendes Oversensing. Instabiler ventrikulärer Ersatzrhythmus 462

196 EKG 196 A: VVI-Schrittmacher. Kombinationssystole. EKG 196 B: VVI-Schrittmacher. Funktionelle Kammerendteilveränderungen bei intermittierender ventrikulärer Stimulation. EKG 196 C: DDD-Schrittmacher. Ektope atriale Tachykardie, tachykarde Ankopplung der ventrikulären Stimulation 464

197 DDD-Schrittmacher. Unregelmäßige ventrikuläre Stimulation bei Vorhofflimmern 468

198 Verlauf zu EKG 197. DDD-Schrittmacher. Supraventrikuläre Extrasystolen und Salven. Ausgedehnter Vorderwandinfarkt 470

199 AAI-Schrittmacher. Vorhofflimmern. Inkompletter Linksschenkelblock 472

200 AAI-Schrittmacher, regelrechte Funktion nach Kardioversion. TU-Verschmelzungswellen unter Therapie mit Flecainid 474

3 Lerntext-Übersicht

Unterschiede des EKG bei Jugendlichen im Vergleich zum Erwachsenen 12

Lagetypen 16

Funktionelle Kammerendteilveränderungen 24

Hohe P-Amplitude 30

Niedervoltage 32

P-Wellenmorphologie bei supraventrikulären Extrasystolen 34

Ektope supraventrikuläre Rhythmen 38

Fehlableitungen des EKG 40

Linksanteriorer Hemiblock 42

Rechtsschenkelblock 44

Bifaszikuläre Blockierungen; bifaszikulärer Block vom anterioren Typ 46

Phase-III-Block; kopplungsintervall-abhängiger Block 52

Linksschenkelblock 56

P mitrale (P sinistroatriale) 62

P biatriale 64

Intermittierender Linksschenkelblock 66

3 Lerntext-Übersicht (Fortsetzung)

Linksventrikuläre Hypertrophie 72

Lagetypen bei linksventrikulärer Hypertrophie 84

Rechtsventrikuläre Hypertrophie 88

Elektrolytstörungen 100

Hyperkaliämie 102

Hypokalzämie 104

Kombinierte Elektrolytstörungen 104

Hyperkalzämie 106

Hypokaliämie 110

QT-Verlängerung 110

Veränderungen der Erregungsrückbildung;
Überblick 116

U-Wellen 120

Digitalis 124

Torsade de pointes (Schraubentachykardie, Spitzenumkehrtachykardie) 128

Bifaszikulärer Block vom posterioren Typ (Rechtsschenkelblock und linksposteriorer Hemiblock) 130

Akutes Cor pulmonale (Lungenembolie) 138

Myokardischämie: Elektrophysiologische Grundlagen, Lokalisationsdiagnostik 144

Ergometrie 156

Sensitivität und Spezifität des Belastungs-EKGs 158

Infarktstadien 168

Infarktgröße 176

Bedeutung neuaufgetretener intraventrikulärer
Leitungsblockierungen bei Myokardischämie 182

Q-Infarkt und Non-Q-Infarkt 184

Hinterwandinfarkt: Sensitivität und Spezifität der
EKG-Zeichen 186

Hinterwandinfarkt: Bedeutung von anteroseptalen
ST-Senkungen 198

Erkennung von Myokardischämien bei Herzschritt-
macherpatienten 202

Myokardinfarkte bei vorbestehenden Schenkelblockierungen 208

Erregungsbildungs- und -leitungsstörungen bei
Myokardinfarkt 214

Prinzmetal-Angina 218

Rechtsventrikulärer Infarkt 220

Lageanomalien des Herzens, Situs Inversus 226

Reperfusion nach Ischämie 234

Perikarditis – Myokarditis 242

EKG-Veränderungen bei Perikarditis 242

EKG-Veränderungen bei Myokarditis 244

Hypertrophe Kardiomyopathien 252

Präexzitation WPW-Syndrom 254

Pj-Zeit bei intermittierender Präexzitation 264

Multifokale supraventrikuläre Extrasystolen 268

Überblick: supraventrikuläre Tachykardien 272

Vorhofflimmern 274

Vorhofflattern 284

Artefakte; Differentialdiagnose zu realen
Herzrhythmusstörungen 290

AV-Knoten-Reentry-Tachykardie (AVKRT) 308

Ektope atriale Tachykardie 312

Tachykardien bei WPW-Syndrom 326

Praktische Differentialdiagnose der supraventrikulären Tachykardien 330

Elektrischer Alternans 334

Ventrikuläre Extrasystolen 338

Ventrikuläre Parasystolie 342

Lown-Klassifizierung 346

Idioventrikulärer Rhythmus 350

Ventrikuläre Tachykardien 354

Myokardinfarkt und ventrikuläre Tachykardien 376

Unregelmäßige monomorphe Tachykardien
mit breiten Kammerkomplexen 386

Sinusknotensyndrom 392

Ersatzrhythmen 396

AV-Dissoziation 412

AV-Blockierungen allgemein; AV-Block 1. Grades ... 414

AV-Block 2. Grades Typ I und II 416

AV-Block 3. Grades 428

Pseudorhythmus bei Vorhofflimmern 438

Herzschrittmacher allgemein 444

Ventrikulärer (VVI-) Schrittmacher 444

Schrittmachersyndrom 446

Vorhof (AAI-) Schrittmacher 448

Unipolare und bipolare Stimulation 448

Zweikammer(DDD-)Schrittmacher 450

Frequenzadaptation 450

Kombinationssystolen 458

Pacing-Fehlfunktion; Exit-Block 460

Fehler der Reizaufnahme; Malsensing und
Oversensing 462

DDD-Schrittmacher und supraventrikuläre
Tachyarrhythmien 466

Veränderungen der Kammerendteile bei intermittierender ventrikulärer Stimulation 466

1. Die Bedeutung der Elektrokardiographie

Nichtinvasive und invasive Kardiologie zeigen eine unverändert rasante Entwicklung. Insbesondere die interventionelle Kardiologie greift bei der ischämischen koronaren Herzerkrankung und in der Rhythmologie in Bereiche ein, die früher ausschließlich der Herzchirurgie vorbehalten oder überhaupt nicht zugänglich waren. Die Elektrokardiographie bleibt dabei eine unverzichtbare grundlegende Untersuchungsmethode. Ihre Domäne sind koronare Herzerkrankungen, Hypertrophien, Schenkelblockierungen und Arrhythmien. Die weite Verbreitung und einfache Handhabung des EKGs darf aber nicht darüber hinwegtäuschen, daß die EKG-Interpretation schwierig sein kann und viel Erfahrungen braucht. EKG-Veränderungen zeigen fließende Übergänge zwischen Normalbefund und verschiedenen pathologischen Zuständen. Zu beachten ist die jeweilige Sensitivität und Spezifität, um beispielsweise hohe R-Amplituden in den präkordialen Ableitungen oder ST-Senkungen in das klinische Bild einbauen zu können. Nicht selten besteht eine gute EKG-Diagnostik darin, die möglichen Differentialdiagnosen aufzuzeigen, wenn eine eindeutige Festlegung allein aus dem Stromkurvenverlauf nicht möglich ist. Das EKG hat in diesen Fällen seine Hauptaufgabe, wegweisend für den weiteren kardiologischen Untersuchungsgang zu sein, erfüllt.

2. Die Anatomie des Herzens; Reizbildungs- und Reizleitungssystem

Abb. 1 zeigt den schematischen Aufbau des Erregungsbildungs- und -leitungssystems des Herzens. Die spezifischen Muskelfasern, die die Reizbildungszentren und das Erregungsleitungssystem bilden, unterscheiden sich histologisch und elektrophysiologisch von der Arbeitsmuskulatur. Dieses System ist verantwortlich für die Koordination der mechanischen Systole von Vorhöfen und Kammern. Es umfaßt neben dem Sinusknoten die atrialen Leitungsbahnen, den AV-Knoten, das Hisbündel, die Tawaraschenkel und die Purkinje-Fasern. Aufgabe der Arbeitsmuskulatur ist die systolische Kontraktion und damit die Pumpfunktion des Herzens über die elektromechanische Kopplung.

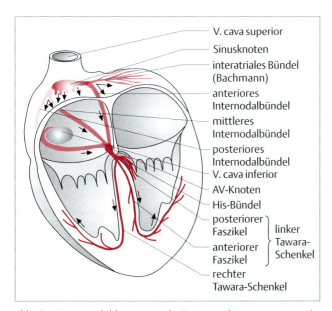

Abb. 1 Erregungsbildungs- und Erregungsleitungssystem des Herzens

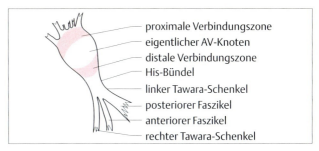

Abb. 2 AV-Knoten, His-Bündel und Tawaraschenkel

Sinusknoten

Der normale Schrittmacher des Herzens und damit das primäre Reizbildungszentrum ist der Sinusknoten. Er sitzt nahe der Einmündung der V. cava superior in den rechten Vorhof. Der längsovale Sinusknoten arbeitet autonom, d. h. auch bei Denervierung. Die normalen Frequenzen betragen 60 – 80/min, wobei diese durch das sympathische und parasympathische Nervensystem beeinflußbar sind. Damit ist eine Frequenzanpassung an die Erfordernisse des Körpers möglich.

AV-Knoten

Die vom Sinusknoten ausgehende Erregung erreicht den AV-Knoten nach 20–40 msec. Der etwa 7 mm lange AV-Knoten besteht funktionell aus 3 Anteilen (Abb. 2): aus proximaler und distaler Verbindungszone und aus dem mittleren eigentlichen AV-Knoten. Wie der Sinusknoten besitzen die Verbindungszonen eine autonome Schrittmacheraktivität, deren Frequenz mit 40–60/min aber langsamer ist. Hauptfunktion des AV-Knotens ist die Verzögerung der atrioventrikulären Überleitung um 60–120 msec, so daß der atrialen Systole ausreichend Zeit vor der ventrikulären bleibt.

His-Bündel, Tawaraschenkel und Purkinje-Fasernetz

Auch das bis 20 mm lange Hisbündel besitzt Schrittmacheraktivität mit Frequenzen von 40–50/min. Es verzweigt sich in den linken und rechten Tawaraschenkel. Der linke Tawaraschenkel teilt sich in ein längeres, dünneres und vulnerableres vorderes Faszikel und in ein kürzeres und kräftigeres hinteres Faszikel. Die Erregung des intraventrikulären Septums erfolgt initial vom linken Tawaraschenkel aus, also von links hinten nach rechts vorne. Der rechte Tawaraschenkel ist mit 5 cm recht lang, über eine längere Strecke unverzweigt und damit ebenfalls vulnerabel.

Die Tawaraschenkel enden in einem vorwiegend subendokardialen feinverzweigten Fasernetz (Purkinje-Fasern). Die hohe Erregungsleitungsgeschwindigkeit der Tawaraschenkel und der Purkinje-Fasern gewährleisten eine rasche und nahezu synchrone ventrikuläre Depolarisation.

3. Elektrophysiologische Grundlagen

Das EKG registriert die beim Erregungsablauf auftretenden wechselnden Potentialdifferenzen in dem elektrischen Feld, das vom Herzen gebildet wird.

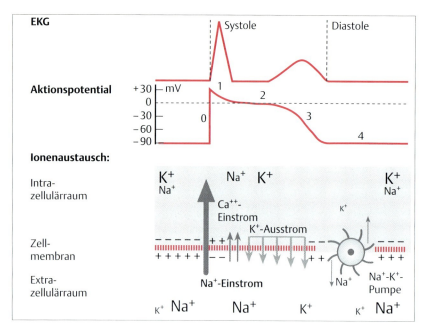

Abb. 3   Zusammenhang zwischen Ionen-
strömen, Aktionspotential und EKG

Basis der elektrophysiologischen Abläufe ist das Aktionspotential der Herzmuskelzelle (Abb. **3**). An der Membran
besteht eine intra-extrazelluläre Potentialdifferenz von
ca.–90 mV. Das negative Vorzeichen ist definiert durch die
negative intrazelluläre Ladung. Durch aktive Prozesse wird
ein extrazellulärer Natrium- und ein intrazellulärer Kalium-
überschuß aufrechterhalten.
Eine überschwellige Erregung löst ein Aktionspotential aus,
das in 4 Phasen (Phasen 0–IV) eingeteilt wird.

Phase 0: Rascher Natriumeinstrom mit kurzzeitiger Umkeh-
rung des Membranpotentials (+ 20 bis +30 mV). Die sich aus-
breitende Depolarisation des Ventrikelmyokards bildet den
QRS-Komplex des EKG.

Phase I: Kurze, frühe, steile Repolarisation, im wesentlichen
bedingt durch eine abnehmende Natriumleitfähigkeit.

Phase II: Plateauphase mit nur langsamer weiterer Repolarisation. Sie wird getragen durch einen langsamen Kalziumein-
strom, der an der elektromechanischen Kopplung beteiligt
ist. Die Plateauphase entspricht der ST-Strecke im EKG.

Phase III: Die anschließende Repolarisation bis zum Membranruhepotential ist Folge eines Kalium-Ausstroms, der den
initialen Natriumeinstrom ausgleicht. Die Phase III korreliert
mit der T-Welle.

Phase IV: Im Arbeitsmyokard entspricht die Phase IV einem
stabilen Membranruhepotential. Die sog. Natrium-Kalium-
Pumpe befördert einerseits die während des Aktionspotentials eingeströmten Natriumionen im Austausch gegen Ka-
liumionen wieder in den extrazellulären Raum, gleicht
andrerseits fortwährende geringe Natrium- und Kaliumleck-
ströme aus und hält so das Membranruhepotential stabil. Die
Phase IV entspricht der isoelektrischen Linie zwischen 2 Herzaktionen (sog. T-P-Strecke).

Aktionspotentiale des Sinusknotens und des AV-Knotens

Das Aktionspotential der spezialisierten Muskelzellen des
Sinusknotens und des AV-Knotens unterscheidet sich von
dem des Arbeitsmyokards in zwei wesentlichen Punkten
(Abb. **4**):
1. Es fehlt ein stabiles Ruhepotential. Ausgehend von einer
   maximalen Polarisierung um –70 mV zeigen die Schrittmacherzellen eine spontane Depolarisation, die bei einem
   Schwellenpotential von –50 bis –60 mV automatisch das
   nächste Aktionspotential einleitet. Weil diese spontane
   Phase-IV-Depolarisation in den Zellen des Sinusknotens
   am steilsten ist und recht früh das Schwellenpotential
   erreicht, ist er der primäre Schrittmacher des Herzens. Die
   Steilheit dieser Phase-IV-Depolarisation flacht über die
   Übergangszonen des AV-Knotens zum His-Purkinje-
   System und ausnahmsweise auch Zellen des Arbeitsmyokards zunehmend ab.
2. Dem Aktionspotential des Sinusknotens fehlt eine steile
   Phase 0. Es wird getragen durch einen langsameren Kalzi-
   umeinstrom, so daß die Depolarisation langsamer erfolgt,
   die Potentialumkehr geringer ist, eine typische Plateau-
   phase fehlt und die Aktionspotentialdauer kürzer ist. Das

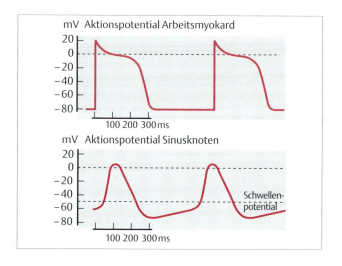

Abb. **4**   Aktionspotentiale des Arbeitsmyokards und des Sinusknotens

Aktionspotential des AV-Knotens unterscheidet sich von dem des Sinusknotens nur durch einen etwas steileren Aufstrich. Folge des veränderten Aktionspotentials ist eine verminderte Erregungsleitungsgeschwindigkeit im Sinus- und AV-Knoten.

Refraktärzeiten

In der Phase I und II und zu Beginn der Phase III ist die Myokardzelle unerregbar; man spricht von der absoluten Refraktärzeit (Abb. **5**). Wenn das Membranruhepotential –50 bis –60 mV erreicht, kann ein vorzeitiger Reiz nur ein kleines Potential auslösen, das nicht fortgeleitet wird. Dieser kurze Zeitabschnitt bildet zusammen mit der absoluten Refraktärzeit die effektive Refraktärphase. Bei weiter zunehmendem Potential kann ein gegenüber den Normalaktionen zwar kleineres und kürzeres, aber zur Kontraktion und Fortleitung führendes Aktionspotential ausgelöst werden. Nach Ablauf dieser relativen Refraktärzeit ausgelöste Aktionspotentiale sind normal konfiguriert.

Wie das Aktionspotential hängt auch die Refraktärphase von der Frequenz, genauer vom Intervall zwischen einzelnen Erregungen ab. Bei schon einmalig verkürztem Intervall nimmt die Dauer des Aktionspotentials und der effektiven Refraktärphase ab, die relative Refraktärphase bleibt annähernd unverändert und spielt bei den später dargestellten Phase-III-Blockierungen eine Rolle.

Die effektive Refraktärphase differiert in den verschiedenen Herzanteilen. Die lange Refraktärphase des AV-Knotens dient als atrioventrikulärer Frequenzfilter bei besonders schnellen supraventrikulären Tachykardien.

Erregungsausbreitung und -rückbildung

Ausgehend vom Sinusknoten erfolgt die atriale Erregung nahezu radiär, wie wenn ein Stein ins Wasser geworfen wird. Die Bedeutung der Intranodalbündel für die atriale Erregungsausbreitung wurde früher überschätzt. Als Folge der rechtsatrialen Lage des Sinusknotens wird der linke Vorhof 20–40 msec später als der rechte erregt.

Der Impuls wird im AV-Knoten verzögert auf die Kammern übergeleitet. Die Sequenz der ventrikulären Erregungsausbreitung und -rückbildung ist in Abb. **6** skizziert. Die ventrikuläre Depolarisation beginnt in linksseitigen Anteilen des interventrikulären Septums, breitet sich rasch nach apikal aus und dringt von den Innen- zu den Außenschichten vor. Als letztes werden basale Anteile des Septums und des linken Ventrikels depolarisiert. Es folgt eine Phase vollständiger Erregung beider Ventrikel.

Die atriale Erregungsrückbildung folgt annähernd dem glei-

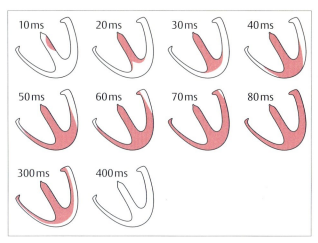

Abb. **6** Zeitablauf der ventrikulären Erregungsausbreitung und Erregungsrückbildung

chen Weg wie die Erregungsausbreitung, so daß die Polarität beider Phasen entgegengesetzt ist. Dagegen schreitet die ventrikuläre Repolarisation in entgegengesetzte Richtung zur Depolarisation voran. Die Repolarisation beginnt epikardial und apikal. Die Ursache für diesen nur in vivo zu beobachtenden Repolarisationsablauf ist nicht eindeutig geklärt. Möglicherweise verlängert der subendokardial höhere Gewebsdruck die Aktionspotentialdauer.

4. Vektorielle Darstellung der Herzerregung

Die Polarität des Membranpotentials wird über die intrazelluläre Ladung definiert und ist in Ruhe negativ. Das EKG leitet die bei einer Herzerregung auftretenden Potentialdifferenzen ab, die von der Ladung des Extrazellulärraums abhängen. So ist bei der Erregungsausbreitung der bereits erregte Teil negativ geladen im Vergleich zum noch unerregten Teil. Die entstehende Potentialdifferenz ist durch Größe und Richtung definiert und kann als Potentialvektor dargestellt werden. Definitionsgemäß zeigt der Vektor vom negativen zum positiven Potential.

Die zu jedem Zeitpunkt entstehenden vielen Vektoren der einzelnen Muskelfasern addieren und subtrahieren sich zu einem sog. Summationsvektor. Wenn man diesen Nettovektor oder Momentanvektor während der Herzaktion mit einer hohen zeitlichen Auflösung darstellt, resultiert aus der graphischen Verbindung dieser Vektoren eine Vektorschleife (Abb. **7** und **8**). Beachten Sie dabei, daß sich die Erregung überwiegend symmetrisch und vom Endokard zum Epikard ausbreitet, so daß sich der Großteil der Vektoren neutralisiert; es bleiben nur 5–15 % Nettopotential übrig und werden im Oberflächen-EKG registriert.

Die septale Erregung beginnt von links nach rechts und nach anterior, so daß der initiale Teil der Vektorschleife nach vorne und rechts, eventuell auch nach oben zeigt (Abb. **7**). Mit der sich über beide Ventrikel ausbreitenden Erregung dreht die Vektorschleife nach unten und leicht nach links. Nach ca. 40 msec ist der rechte Ventrikel depolarisiert, und die Erregung breitet sich apikalwärts im linken Ventrikel aus, so daß die Vektorschleife mit dem größten Vektor, dem sog. Hauptvektor, nach links, unten und hinten zeigt. Mit der ausstehenden Aktivierung posteriorer und basaler Anteile des linken Ventrikels dreht die Vektorschleife nach hinten und oben, bevor sie zum Zeitpunkt der vollständigen Kammererregung auf den Ausgangspunkt zurückkehrt, weil keine wesentliche

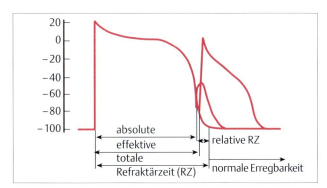

Abb. **5**   Schema der Refraktärzeit

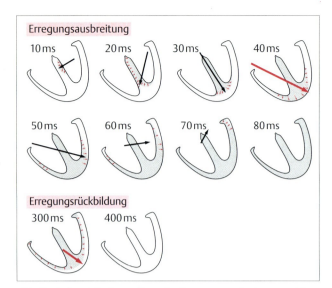

Abb. 7   Vektorielle Darstellung der Erregungsausbreitung und Erregungsrückbildung

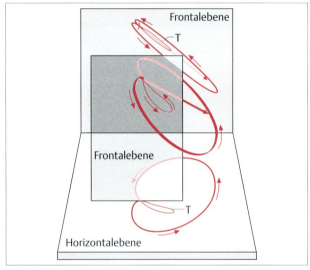

Abb. 8   Vektorschleife der Erregungsausbreitung und Erregungsrückbildung in Projektion auf die Frontal- und Horizontalebene

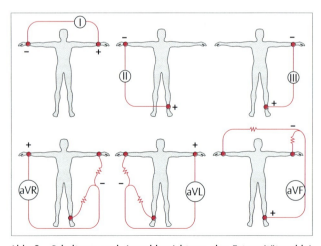

Abb. 9   Schaltung und Ausschlagrichtung der Extremitätenableitungen; oben bipolare Einthoven-Ableitungen, unten unipolare Goldberger-Ableitungen

Potentialdifferenz mehr besteht. Der Abb. **8** ist die entsprechende Vektorschleife zu entnehmen. Zusätzlich dargestellt sind ihre Projektionen auf die Frontal- und Horizontalebene. Durch die schon beschriebene entgegengesetzte Sequenz der Erregungsausbreitung und -rückbildung resultieren in beiden Phasen Hauptvektoren ähnlicher Richtung.

5. EKG-Ableitungsprogramme

Mit einer einzigen EKG-Ableitung ließe sich die Vektorschleife nur zweidimensional erfassen. Die räumliche Darstellung gelingt erst durch die Betrachtung der Vektorschleife aus verschiedenen Blickwinkeln, den verschiedenen Ableitungen des EKGs. Standard ist das Zwölfkanal-EKG mit 6 Extremitäten- und 6 Brustwandableitungen. Nachfolgend werden die wichtigsten Ableitungssysteme beschrieben.

Einthoven-Ableitungen (bipolare Extremitätenableitungen)

Die an den Extremitäten befestigten Elektroden messen die Potentialdifferenzen zwischen jeweils 2 Elektroden und werden somit als bipolare Ableitungen bezeichnet (Abb. **9**, oben).

Ableitung I: Ableitung zwischen rechtem und linkem Arm. Während der Herzerregung nach links weisende Potentiale werden als positiver Ausschlag dargestellt.

Ableitung II: positive Ableitungsrichtung vom rechten Arm zum linken Bein.

Ableitung III: positive Ableitungsrichtung vom linken Arm zum linken Bein.

Goldberger-Ableitungen (unipolare Extremitätenableitungen)

Diese Ableitungen registrieren die Potentialvektoren separat in Richtung auf die 3 Extremitäten mit den differenten Elektroden (Abb. **9**, unten). Gemessen wird die Potentialdifferenz zwischen der jeweiligen Extremität und dem resultierendem Nullpotential, gebildet durch die zusammengeschalteten restlichen beiden Extremitätenelektroden. Das virtuelle Nullpotential kann in die Mitte des Körpers projiziert werden, so daß folgende Ableitungsrichtungen resultieren:
aVR: nach rechts oben,
aVL: nach links oben,
aVF: senkrecht nach unten.

Wenn man wie in Abb. **10** die Einthoven-Ableitungen zu einem scheinbar gleichseitigen Dreieck verbindet, ist zu erkennen, daß die Goldberger-Ableitungen die Winkelhalbierenden dieses Dreiecks darstellen und sich somit die Ableitungsrichtungen der Einthoven- und Goldberger-Ableitungen ergänzen. Die Extremitätenableitungen leiten in der senkrechten Frontalebene ab. Horizontale Vektoren werden in ihrer räumlichen Lage unzureichend durch diese Ableitungen definiert, insbesondere, wenn sie nach vorne oder hinten weisen.

Wilson-Ableitungen (unipolare Thoraxableitungen)

Die üblichen Brustwandableitungen V1 – V6 werden als differente Elektroden an definierten Punkten angelegt (Abb. **11**). Abgeleitet wird wieder gegen ein virtuelles Nullpotential, das

durch die Zusammenschaltung der 3 Extremitätenelektroden über einen hohen Widerstand gebildet wird.
Die Ableitungspunkte sind im einzelnen:
V1: vierter ICR rechts parasternal,
V2: vierter ICR links parasternal,
V3: mittig zwischen V2 und V4,
V4: fünfter ICR links in der Medioklavikularlinie,
V5: linke vordere Axillarlinie in gleicher horizontaler Höhe wie V4,
V6: linke mittlere Axillarlinie in gleicher horizontaler Höhe wie V4.

Es muß sehr darauf geachtet werden, daß die Brustwandableitungen an den genannten Punkten abgeleitet werden. Die häufig zu beobachtende Variation der Ableitungspunkte bei Folgeregistrierungen an ein und demselben Patienten verändert sowohl die QRS-Komplexe als auch die Kammerendteile, so daß Fehldiagnosen möglich sind.

Wie der Abb. **11** zu entnehmen ist, sitzen die Ableitungen V1 und V2 über dem rechten Ventrikel und werden rechtspräkordiale Ableitungen genannt. Die Ableitungen V3 und V4 leiten in Höhe des interventrikulären Septums und oberhalb der Herzspitze ab und werden apikale Ableitungen genannt. V5 und V6 sind die linkslateralen Ableitungen.
Die Brustwandableitungen nach Wilson erfassen im Gegensatz zu den Extremitätenableitungen die horizontalen Vektoren.

Weitere Thoraxableitungen

Zusätzliche Thoraxableitungen sind die erweiterten rechtspräkordialen Ableitungen, die linksdorsalen Ableitungen und Ableitungen in einem höheren oder tieferen Interkostalraum. Ihre Registrierung kann bei bestimmten Erkrankungen oder Verdachtsdiagnosen sinnvoll sein.

Rechtspräkordiale Ableitungen: Die Ableitungen Vr3 – Vr6 werden rechtsthorakal spiegelbildlich zu V3 – V6 angelegt. Die Registrierung der rechtspräkordialen Ableitungen ist indiziert bei Situs inversus und bei Hinterwandinfarkten mit der Frage einer rechtsventrikulären Beteiligung.

Linksdorsale Ableitungen V7 – V9: Alle drei Ableitungen werden auf der gleichen horizontalen Höhe wie V4 angelegt. V7 im Schnittpunkt mit der hinteren Axillarlinie, V8 mit der Scapularlinie und V9 mit der linken Paravertebrallinie. Ihre Ableitung kann gelegentlich bei posterioren und posterolateralen Myokardinfarkten notwendig werden.

Höhere Thoraxableitungen: V3' und V3'' bezeichnen die Ableitungen einen bzw. zwei ICR höher. Gelegentlich kann durch die höheren Thoraxableitungen ein hochsitzender (basisnaher) Vorderwandinfarkt nachgewiesen werden. Diese Ableitungsrichtungen werden aber auch durch die Ableitungen I und aVL miterfaßt, so daß ein Vorderwandinfarkt im Standard-Zwölfkanal-EKG meist erkannt wird.

Nehb-Ableitungen

Es handelt sich hierbei um bipolare Thoraxableitungen (Abb. **12**). Eingeführt wurde das System als Ergänzung zu den Extremitätenableitungen. Die 3 Elektroden habe folgende Positionen:
1. Sternalansatz der 2. Rippe rechts,
2. über der Herzspitze,

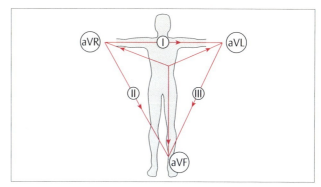

Abb. **10** Einthoven-Dreieck. Die Pfeile bezeichnen die positive Ableitungsrichtung.

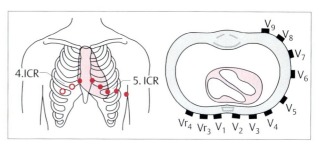

Abb. **11** Brustwandableitungen nach Wilson
Links anatomische Beziehung zum Thoraxskelett, rechts zur Herzachse.

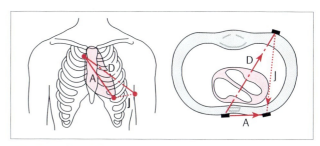

Abb. **12** Nehb-Ableitungen
Links anatomische Beziehung zum Thoraxskelett, rechts zur Herzachse.

3. gleiche Höhe wie die Herzspitzenelektrode in Projektion auf die linke hintere Axillarlinie.

Dabei leitet Nehb A vom Sternalansatz rechts zur Herzspitze ab, Nehb I von der hinteren Axillarlinie zur Herzspitze und Nehb D vom Sternalansatz rechts zur hinteren Axillarlinie.
Nehb I entspricht von seiner Ableitungsrichtung her V1/V2 und Nehb A den Ableitungen V4/V5, so daß Nehb A und I keine wesentlichen neuen Informationen zum normalen Zwölfkanal-EKG beitragen. Allein Nehb D ist mit seiner Ableitungsrichtung nach hinten links und unten bei posterioren und posterolateralen Infarkten hilfreich. Alternativ zu den Nehb-Ableitungen können posteriore Vektoren auch durch die dorsolateralen Brustwandableitungen V7 – V9 erfaßt werden.

Spezielle Oberflächen-EKG-Ableitungen sind die sog. korrigierten orthogonalen Ableitungen nach Frank, die senkrecht aufeinanderstehen und 3 Ebenen des Raumes erfassen. Sie dienen als Basis für die Vektorkardiographie, haben in Deutschland aber keinen Platz als Routineableitungen. Weitere Ableitungsmethoden, auf die im Rahmen dieses Buches nicht eingegangen werden soll, sind nichtinvasive Registrierungen ventrikulärer Spätpotentiale, die semiinvasiven Ösophagusableitungen und die invasive elektrophysiologische Untersuchung mittels Elektrodenkatheter.

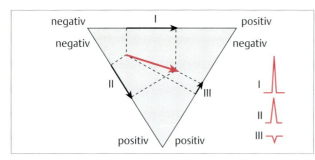

Abb. **13**   Vektorprojektion im Einthoven-Dreieck.

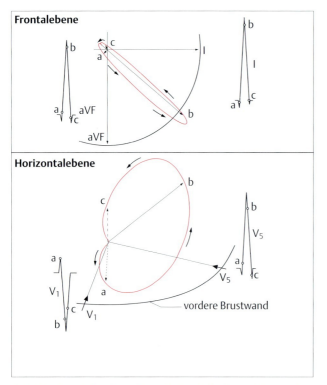

Abb. **14**   Projektion der Vektorschleife auf der Frontalebene (oben) und Horizontalebene (unten).

6. Projektion der Vektorschleife auf die Ableitungssysteme

Wie bereits erwähnt, hilft die Zwölfkanal-Registrierung bei der räumlichen Rekonstruktion der (von der Herzerregung gebildeten) Vektorschleife (Abb. **7**). Die dreidimensionale Vektorschleife kann in ihrer Projektion auf die Frontalebene durch die Extremitätenableitungen und in ihrer Projektion auf die Horizontalebene durch die Brustwandableitungen erfaßt werden (Abb. **8**).

Zuvor soll das Abbildungsverhalten eines gegebenen Vektors am Beispiel der Extremitätenableitungen erläutert werden. In Abb. **13** ist das aus den Ableitungen I – III gebildete Einthoven-Dreieck dargestellt mit einem Momentanvektor, der von rechts oben nach links unten weist. Werden Fußpunkt und Spitze des Vektors auf die 3 Ableitungslinien projiziert, resultiert in Ableitung I ein hoch positiver und in Ableitung II ein ebenfalls positiver, aber etwas geringerer Ausschlag. Auf die Ableitung III projiziert sich der Vektor als gegenläufig zur positiven Abbildungsrichtung, so daß ein negativer Ausschlag resultiert.

In ähnlicher Weise bildet die gesamte Vektorschleife in jeder Ableitung einen QRS-Komplex. In Abb. **14** ist oben die Vektorschleife in der Frontalebene dargestellt mit der beispielhaften Projektion auf Ableitung I und aVF. Der nach oben rechts weisende Initialvektor läuft in beiden gewählten Ableitungen gegen die positive Ableitungsrichtung und führt zu einem kleinen negativen Ausschlag. Der Hauptvektor b projiziert sich jeweils hoch positiv, und die terminale dorsale Kammererregung führt nochmals zu einem kleinen negativen Ausschlag. Mit Ende der Vektorschleife geht das Potential wieder auf das Nullniveau zurück. Der untere Teil der Abb. **14** zeigt die Projektion der Vektorschleife auf die Horizontalebene in Ableitung V1 und V5. Der zunächst nach rechts vorne gerichtete Initialvektor läuft auf Ableitung V1 zu und führt hier zu einem kleineren positiven Ausschlag, während sich der Vektor von V5 initial abdreht und hier einen kleinen negativen Ausschlag verursacht. Der nach hinten links gerichtete Hauptvektor ist von V1 weggerichtet und bildet sich als tiefer negativer Ausschlag ab und in V5 in Projektion auf die unipolare Ableitungsrichtung als positiver Ausschlag. Die terminalen Potentiale laufen wieder auf den Ausgangspunkt (Nullpunkt) zurück, ohne daß in V1 ein positives Potential entsteht. In V5 projiziert sich ein kleiner negativer Vektor, der ein kleines terminales negatives Potential zur Folge hat.
Allgemein entstehen EKG-Veränderungen über eine Ablenkung der normalen Vektorschleife. Aus der vektoriellen Betrachtung des EKGs können Sie die Vektorschleife rekonstruieren und damit auf mögliche Veränderungen rückschließen. Sie werden die vektorielle Betrachtung des EKGs bei einigen der Beispiele in diesem Buch anwenden lernen.

Für die Interpretation des EKGs genügt es nicht, die Veränderungen mit quasi auswendiggelernten Engrammen zu vergleichen.

Im folgenden wird das normale EKG abschnittsweise beschrieben und anhand von 2 Beispielen (EKG 1A und B) demonstriert. Beachten Sie, daß das Elektrokardiogramm üblicherweise mit einer Schreibgeschwindigkeit von 50 mm/sec registriert wird. 1 mm entspricht 0,02 sec (Abb. **15**). Um die Häufigkeit von Arrhythmien besser abschätzen zu können, werden sog. Rhythmusstreifen mit 25 mm/sec oder auch 10 mm/sec abgeleitet. Amplituden werden in der Regel mit 1 mV/cm registriert. In einzelnen Fällen kann bei ausgeprägter linksventrikulärer Hypertrophie mit sehr hohen R-Amplituden eine Registrierung mit 1 mV/0,5 cm notwendig werden.

Abb. **16** zeigt schematisch die Anteile eines normalen EKGs.

Die normale Vorhofaktion (P-Welle)

Die vom Sinusknoten ausgehende Vorhoferregung hat ihre Hauptausbreitungsrichtung nach links, unten und posterior. Initial erfolgt die Erregung des rechten Atriums, das anterior gelegen ist, so daß der Anfangsteil der P-Welle nach vorne weist, gefolgt von der Depolarisation des hinten und links gelegenen linken Atriums. Die P-Welle als Registrierung der Vektoren der atrialen Potentiale ist mit einer Amplitude von weniger als 0,25 mV flach; ihre Dauer beträgt normal bis 0,10 sec, bei kräftiger Konstitution bis 0,11 sec. Durch die erst nach anterior, dann links und posterior gerichtete atriale Depolarisationswelle ist die P-Welle in einigen Ableitungen angedeutet doppelgipflig. Der Abstand der beiden Gipfel soll

normal weniger als 0,04 sec betragen, wird aber nicht selten mit 0,04 – 0,05 sec gemessen, ohne daß ein krankhafter Befund der Atrien vorliegt.

> **?** Bitte messen Sie die Dauer und die Amplituden von P in EKG 1A und B.

Zur Bestimmung der P-Dauer suchen Sie sich ein deutliches P. Wie auch in **EKG 1A** und **1B**, ist normalerweise die Vorhofaktion aufgrund ihrer Erregungsausbreitung von rechts oben vorne nach links unten hinten besonders deutlich in Ableitung II, Nehb D und A dargestellt. Die P-Dauer läßt sich in EKG 1A besonders gut an der ersten Aktion in Nehb A abschätzen, weil die Vorhofaktion genau ein 5-mm-Kästchen ausfüllt und damit eine Dauer von 0,1 sec hat. In EKG 1B ist ebenfalls wie in Nehb A die P-Welle mit einer Dauer von 0,1 sec zu messen.

Sie sehen, daß in manchen Ableitungen das P deutlich kürzer erscheint, zum Beispiel in aVF. Als Maß für die P-Dauer gilt aber das breiteste P.

Das Ende der PQ-Strecke vor Übergang in den QRS-Komplex definiert das Nullniveau des EKG. Alle zu messenden Amplituden von P, QRS, ST und T beziehen sich auf dieses Niveau.

In EKG 1A findet sich das höchste P in Nehb D mit einer Amplitude von knapp 2 mm, entsprechend 0,2 mV. In EKG 1B erreicht P die höchste Amplitude in Nehb D und A mit knapp 0,2 mV. Im vorliegenden EKG ist das P in keiner Ableitung typisch doppelgipflig.

Die normale P-Konfiguration

P ist in I und II positiv, in III überwiegend positiv, gelegentlich isoelektrisch oder negativ. In den Goldberger-Ableitungen ist P in aVR negativ, in aVL positiv und in aVF ganz überwiegend positiv, seltener isoelektrisch oder negativ. Isoelektrisch bezeichnet einen Kurvenverlauf, der ohne positive oder negative Bewegungen auf dem Nullniveau bleibt.

In V1 und V2 ist P oft biphasisch; d. h. es besteht ein wechselsinniger Ausschlag. Normal ist ein initial positiver und ein nachfolgender negativer Anteil der P-Welle. In V2 kann P ebenfalls biphasisch sein, hier aber mit einer Betonung des initialen positiven Anteils. In V3 – V6 ist P positiv, ebenso in Nehb D. Da Nehb A in etwa der Ableitung V5 entspricht, ist das P positiv. Nehb I entspricht V2; P ist meist positiv, gelegentlich biphasisch.

Die atriale Repolarisation oder atriale T-Welle (Ta) ist mit ca. 0,06 – 0,08 mV sehr flach (negativ) und wird kaum beachtet. Die Ta-Welle fällt mit QRS und dem Anfangsteil der ST-Strecke zusammen. Von diagnostischer Bedeutung ist eine deutliche Absenkung der PQ-Strecke bei Perikarditis durch eine starke Ta-Negativierung. Auch bei atrialer Dilatation kann die verlängerte Ta-Welle an ST-Veränderungen beteiligt sein.

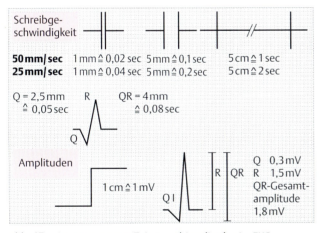

Abb. **15**   Ausmessung von Zeiten und Amplituden im EKG.

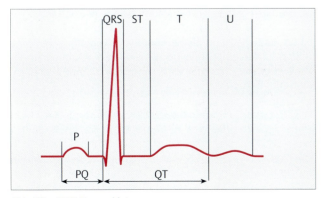

Abb. **16**   EKG-Nomenklatur.

> **?** Bitte vergleichen Sie die beschriebene normale P-Konfiguration mit der in EKG 1A und B.

In EKG 1A ist das P in I und II positiv, in III ganz flach negativ, fast isoelektrisch. In den Goldberger-Ableitungen entspricht das P der oben genannten Beschreibung.

V1 zeigt ein biphasisches P mit einem kleinen positiven und danach einem deutlicheren negativen Anteil. Die Amplitude des negativen Anteils beträgt weniger als 0,1 mV, immer bezogen auf das Nullniveau der PQ-Strecke. In V2 – V6 sowie Nehb D und A ist P positiv. In Nehb I ist P ganz flach positiv, fast isoelektrisch. Zusammengefaßt ist die Konfiguration von P in EKG 1A unauffällig.

In EKG 1B fällt das sehr flache P in aVL auf; auch in V5 und V6 ist P flach, der Befund ist aber nicht pathologisch. Es liegt ein typisches biphasisches P in V1 vor; in V2 besteht ein initial kleiner positiver Ausschlag, der 2. Anteil von P ist isoelektrisch. In Nehb I liegt ein isoelektrisches bis flach negatives P vor.

Die PQ-Strecke

Die PQ-Strecke wird gemessen von dem frühesten Beginn einer P-Welle bis zum frühesten Anteil der Kammeraktionen, entweder gekennzeichnet durch einen negativen Ausschlag bei einem initialen Q oder einem positiven Ausschlag bei einem initialen R. Für den Sprachgebrauch wird die PQ-Strecke synonym für eine PQ- oder PR-Strecke benutzt. Dieses PQ-Intervall umfaßt die Zeit für die intraatriale, AV-nodale und His-Purkinje-Erregungsausbreitung.

Die P-Dauer ist frequenzabhängig mit einer normalen Verkürzung bei Tachykardie. Bei einer Frequenz von 60 – 70/min liegt die normale PQ-Dauer zwischen 0,1 und 0,2 sec. Beachten Sie, daß z. B. bei einer Herzfrequenz von 140/min eine PQ-Dauer von 0,18 sec einen AV-Block 1. Grades darstellt und andrerseits eine PQ-Zeit von 0,22 sec bei einer bradykarden Frequenz von 40/min noch normal ist.

Insbesondere bei Herzrhythmusstörungen kann die PQ-Dauer variieren, so daß in diesen Fällen die längste und kürzeste PQ-Dauer angegeben werden sollten. Wie schon beschrieben, verläuft die Strecke von Ende P bis Anfang QRS annähernd isoelektrisch im Vergleich zur Strecke zwischen T und P und dient daher als Referenzniveau zur Messung aller Amplituden des EKG.

> **?** Wie lang ist die PQ-Dauer in EKG 1A und B?

Die PQ-Dauer beträgt in EKG 1A 0,14 sec, gut zu erkennen wieder an der 1. Herzaktion in Nehb A. In EKG 1B ist die PQ-Dauer mit 0,14 sec identisch. Frequenzbezogen ist die PQ-Dauer in beiden Fällen normal.

Die Kammeranfangsgruppe (QRS-Komplex)

Die Kammeranfangsgruppe oder QRS-Gruppe entspricht der Erregungsausbreitung in beiden Ventrikeln. Zur Nomenklatur des Kammerkomplexes → Abb. **16** und **17**. Q bezeichnet in einer Ableitung einen initial negativen Anteil der Kammeranfangsgruppe. Ein positiver Ausschlag wird als R bezeichnet. Eine negative Erregung, der ein R vorangeht, ist ein S. Bei einer Beschreibung der QRS-Konfiguration in einer bestimmten Ableitung wird ein niederamplitudiger Ausschlag durch einen kleinen Buchstaben, ein höherer Ausschlag durch einen großen Buchstaben charakterisiert.

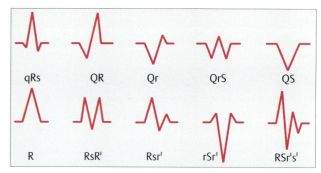

Abb. 17   Nomenklatur des QRS-Komplexes.

Die normale QRS-Dauer soll maximal 0,10 sec betragen, gemessen vom Beginn der Q-Zacke bis zum Ende der S-Zacke am Übergang zur isoelektrischen Linie (sogenannter J-Punkt). Nach neueren Untersuchungen liegt jedoch eine QRS-Dauer von 0,10 bis knapp 0,12 sec bei bis zu 21 % der normalen Bevölkerung vor, ohne daß eine pathologische intraventrikuläre Erregungsausbreitung angenommen werden muß. Die Q-Dauer sollte in den Extremitäten- und den linkslateralen Ableitungen 0,03 sec nicht überschreiten.

Die gesamte Amplitude der Kammeranfangsgruppe (Abstand zwischen R-Spitze und der Spitze von S bzw. Q) soll in den Extremitätenableitungen höher als 0,6 mV sein (in den linkslateralen Ableitungen 0,7 mV) und bleibt in der Regel in den Extremitätenableitungen unter 1,6 mV, in den Brustwandableitungen unter 2,5 mV. Die Obergrenzen der QRS-Amplituden werden jedoch bei Jugendlichen häufiger und bei herzgesunden Erwachsenen gelegentlich überschritten.

Niedrige QRS-Amplituden in den Extremitätenableitungen nennt man eine periphere Niedervoltage, wenn keine Amplitude höher als 0,6 mV ist. Eine linkslaterale Niedervoltage liegt vor, wenn die QRS-Amplitude in V6 weniger als 0,8 mV mißt.

> **?** Zur QRS-Nomenklatur:
> Wie bezeichnen Sie zum Beispiel in EKG 1A die Kammeranfangsgruppe in Ableitung Nehb D, aVR, aVL und I? Wie ist die QRS-Dauer in EKG 1A und B? Liegt eine Niedervoltage vor?

In Nehb D besteht ein initial positiver höherer Ausschlag und ein nachfolgendes kleines negatives Potential; zusammengefaßt handelt es sich um einen Rs-Komplex.

In aVR beginnt der Kammerkomplex mit einem deutlichen negativen Potential, gefolgt von einem kleinen positiven Potential; es handelt sich somit um einen Qr-Komplex. In aVL folgt auf eine kleine initial negative Erregung eine höheramplitudige positive, entsprechend einem qR-Komplex.

In I ist zunächst eine kleine negative Erregung, dann eine höheramplitudige positive und eine nachfolgende nochmals kleine negative Erregung zu erkennen; es handelt sich um einen QRS-Komplex.

Die QRS-Dauer beträgt in beiden EKGs 0,09 sec, in EKG 1A in Nehb A gut zu erkennen an dem letzten Kammerkomplex und in EKG 1B am 2. QRS-Komplex in V3 und V4. Die QRS-Dauer umfaßt jeweils 4,5 mm. Beachten Sie wieder, daß in manchen Ableitungen die QRS-Dauer kürzer erscheint, z. B. in Ableitung V6 in EKG 1A und in Ableitung I in EKG 1B. Es gilt wieder die längste gemessene QRS-Dauer.

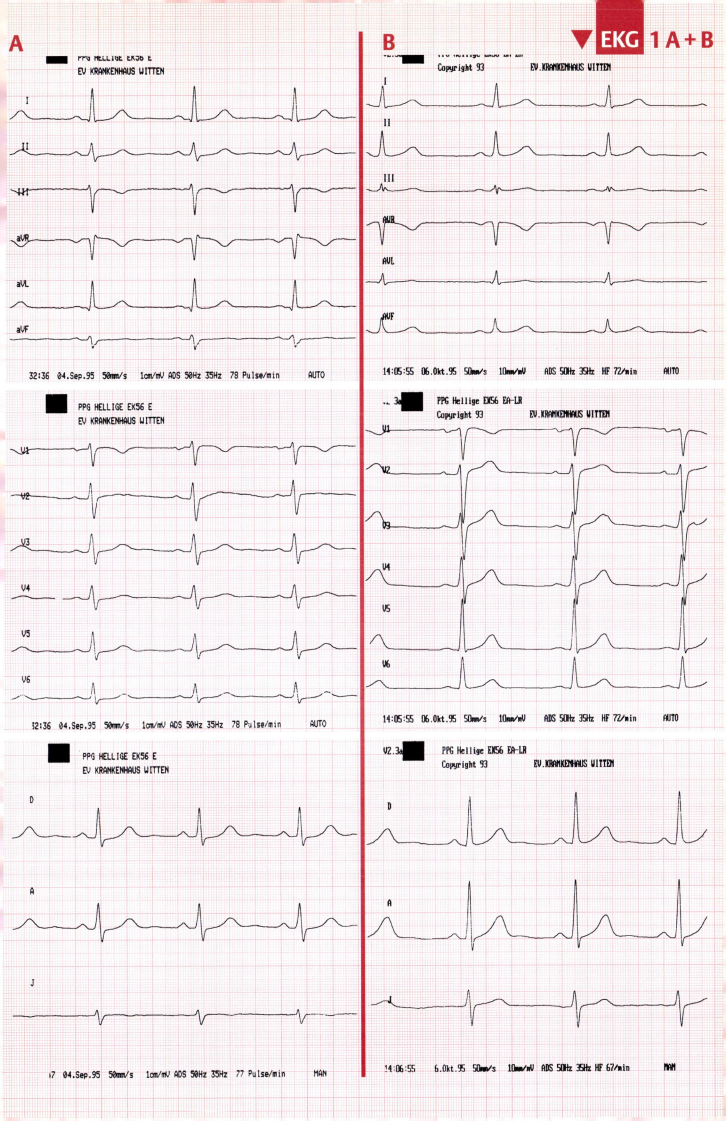

A

I

II

III

aVR

aVL

aVF

32:36 04.Sep.95 50mm/s 1cm/mV ADS 50Hz 35Hz 78 Pulse/min AUTO

PPG HELLIGE EK56 E
EV KRANKENHAUS WITTEN

V1

V2

V3

V4

V5

V6

32:36 04.Sep.95 50mm/s 1cm/mV ADS 50Hz 35Hz 78 Pulse/min AUTO

PPG HELLIGE EK56 E
EV KRANKENHAUS WITTEN

D

A

J

17 04.Sep.95 50mm/s 1cm/mV ADS 50Hz 35Hz 77 Pulse/min MAN

B

EKG 1 A + B

Copyright 93 EV.KRANKENHAUS WITTEN

I

II

III

AVR

AVL

AVF

14:05:55 06.Okt.95 50mm/s 10mm/mV ADS 50Hz 35Hz HF 72/min AUTO

V2.3a PPG Hellige EK56 EA-LR
Copyright 93 EV.KRANKENHAUS WITTEN

V1

V2

V3

V4

V5

V6

14:05:55 06.Okt.95 50mm/s 10mm/mV ADS 50Hz 35Hz HF 72/min AUTO

V2.3a PPG Hellige EK56 EA-LR
Copyright 93 EV.KRANKENHAUS WITTEN

D

A

J

14:06:55 6.Okt.95 50mm/s 10mm/mV ADS 50Hz 35Hz HF 67/min MAN

In EKG 1A beträgt die QRS-Gesamtamplitude in V6 0,6 mV, so daß die Kriterien für eine Niedervoltage nicht erfüllt sind. In EKG 1B ist die QRS-Amplitude in III zwar nur 0,2 – 0,3 mV, eine periphere Niedervoltage kann aber nur angenommen werden, wenn alle Extremitätenableitungen niederamplitudig sind.

Die QRS-Konfiguration in den verschiedenen Ableitungen

In den Extremitätenableitungen ist die QRS-Konfiguration abhängig vom Lagetyp. Die Einteilung der Lagetypen und die dabei zu registrierenden QRS-Konfigurationen in den Extremitätenableitungen werden in EKG 3 eingehend dargestellt.

In den Brustwandableitungen halten sich gewisse Gesetzmäßigkeiten der Kammeranfangsgruppen an die Einteilung in die rechtspräkordialen Ableitungen V1 und V2, die apikalen oder supraapikalen Ableitungen V3 und V4 und die linkslateralen Ableitungen V5 und V6. Abb. **18** zeigt schematisch typische EKG-Bilder in den 3 genannten Abschnitten. Rechtspräkordial (ein anderer Ausdruck ist parasternal) folgt einem kleinen R ein ganz überwiegendes S. Ein Q fehlt in der Regel, so daß ein rS-Typ resultiert. Bei Jugendlichen kann gelegentlich ein initiales r fehlen.

Im Vergleich zu V1 nehmen in V2 und V3 die R-Amplituden zu bei gleichzeitiger Abnahme von S. Der R/S-Übergang bezeichnet die beiden Ableitungen, in denen ein noch überwiegendes S in den mehr rechtspräkordial gelegenen Ableitungen zu einem überwiegenden R in den mehr apikal oder lateral gelegenen Ableitungen übergeht. Hier liegt oft ein RS-Typ vor. Meist liegt der R/S-Übergang zwischen V2 und V3 oder V3 und V4. Selten V3, häufiger V4 zeigt ein niederamplitudiges und insbesondere schmales Q.

In den linkslateralen Ableitungen V5 und V6 geht ein q einem hohen R voran, und meistens folgt ein S. Es resultiert ein QRS-Typ; ohne pathologische Bedeutung ist auch ein qR-Typ bei fehlendem S. Q sollte in den linkslateralen Ableitungen nicht mehr als ein Viertel der R-Amplitude der jeweiligen Ableitung und weniger als 0,03 sec betragen. Die höchste R-Amplitude findet sich in der Regel in V5 oder V4 als Folge des zunehmenden Abstandes des Herzens von der Thoraxwand von V4 – V7, obwohl der Hauptvektor der ventrikulären Erregungsausbreitung in der Horizontalebene auf V7 oder V8 weist.

Nehb D ähnelt V6 mit einem QR- oder QRS-Komplex. Nehb A ähnelt aufgrund seiner Projektion V4 oder V5, und Nehb I entspricht meist V2.

? **Wie beschreiben Sie die QRS-Komplexe in EKG 1A und B?**

In EKG 1A liegt ein Linkstyp vor mit überwiegend negativem Vektor in III und positiven Vektoren in I und II. In V1 besteht ein typischer rS-Komplex mit Zunahme der R-Amplitude in

V2 und V3 und einem R/S-Übergang zwischen V2 (hier noch überwiegendes S) und V3 (hier schon überwiegendes R). In den links lateralen Ableitungen fehlt das initiale kleine Q, und es persistiert ein deutliches S (wir werden bei späteren Elektrokardiogrammen auf diesen lagetypabhängigen Befund zurückkommen). Nehb D ähnelt V6, Nehb A V5 und Nehb I V1, wobei deutliche Amplitudenunterschiede bestehen.

EKG 1B hat als Lagetyp einen Normtyp; in Ableitung I – III überwiegen positive Vektoren, das R in I ist jedoch höher als das R in III. Der QRS-Komplex in Ableitung III ist ein rsr'-Typ. Dabei steht r' für einen 2. positiven Vektor, von dem 1. durch einen dazwischenliegenden negativen Vektor getrennt. In V1 und V2 liegen rS-Komplexe vor. Der R/S-Übergang liegt zwischen V3 und V4. Nehb D und A ähneln V5, Nehb I V3/V4.

Die QRS-Dauer beträgt in EKG 1A 0,08 msec (4 mm) in EKG 1B 0,09 msec (4,5 mm). In bezug auf eine mögliche Niedervoltage fällt nur die Ableitung V6 in EKG 1A auf. Die QRS-Gesamtamplitude der 1. und 3. Aktion beträgt 0,8 mV, die der 2. 0,7 mV, so daß der Befund grenzwertig ist.

Die Kammerendteile (ST-Strecken und T-Wellen, QT-Dauer)

Die ST-Strecke entspricht der vollständigen Kammerdepolarisation mit Übergang in die Repolarisation der Ventrikel, die durch die T-Welle repräsentiert ist. ST und T zeigen in den Extremitäten- und Brustwandableitungen einige Unterschiede.

In den Extremitätenableitungen beginnt die ST-Strecke in der Regel isoelektrisch, der J-Punkt liegt auf der Höhe des Nullniveaus. Die ST-Strecke steigt bald an und geht ohne sichere Abgrenzung in die T-Welle über. Die T-Welle ist meist positiv und soll in den Extremitätenableitungen mit dem höchsten R 1/6 – 2/3 der Amplitude von R erreichen. In Ableitung III kann T negativ und diskordant zu R sein.

Zu den Brustwandableitungen → Abb. **18**. ST ist in V1 und V2, oft auch in V3 angehoben, in der Regel aber nicht mehr als 0,25 mV. Der ST-Streckenverlauf ist aszendierend, überge-

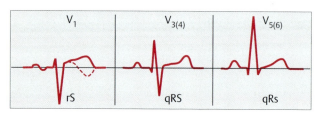

Abb. **18**   Das normale EKG in den Wilson-(Brustwand-)Ableitungen.

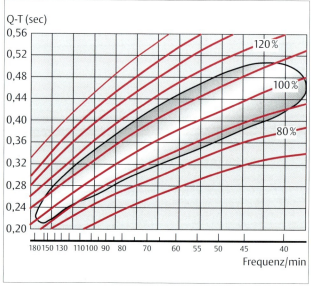

Abb. **19**   Das Nomogramm zur Berechnung der relativen QT-Dauer. Beispiel: Bei einer gemessenen QT-Dauer von 0,50 sec und einer Herzfrequenz von 60/min resultiert eine relative QT-Dauer von annähernd 130 %.

hend in ein positives T. T kann in V1 negativ sein. Jugendliche können negative oder positiv-negative T-Wellen auch in V2 oder gelegentlich in V3 zeigen.

In V4 ist der ST-Streckenabgang isoelektrisch oder nur noch minimal angehoben, die T-Wellen sind positiv. Die T-Welle kann in der Übergangszone (V3 und V4) die höchsten Amplituden erreichen. In den linkslateralen Ableitungen V5 und V6 beginnt ST meist isoelektrisch, die T-Amplitude soll wie in den Extremitätenableitungen zwischen einem Sechstel und zwei Drittel der entsprechenden R-Amplitude betragen.

Die T-Dauer, gemessen vom Beginn der Kammeranfangsgruppe bis zum Ende von T, ist abhängig von der Frequenz, wird dazu in Relation gesetzt und in Prozent angegeben (Abb. **19**). Diese relative QT-Dauer beträgt normalerweise zwischen 90 und 115 %.

> **?** **Wie beurteilen Sie die Kammerendteile in EKG 1A und B? Bitte vergleichen Sie diese mit der vorstehenden Beschreibung.**

In EKG 1A erkennen Sie konkordant negative T-Wellen in III als Normbefund. Auch diskordant positive T-Wellen wären hier nicht pathologisch. In V1 sind die T-Wellen ebenfalls konkordant negativ, in V2 diskordant positiv. Ein konkordant positives T liegt in V3 – V6 sowie Nehb D und A vor. Nehb I ähnelt V1 mit einem konkordant negativem T.

Sie erkennen, daß die ST-Strecken in I, aVL, V2 – V6 sowie Nehb D und A flach aszendieren zu einem positiven T. Als Normbefund sind die ST-Strecken in den rechtspräkordialen Ableitungen V1 und V2 leicht angehoben. In EKG 1B finden sich negative T-Wellen erwartungsgemäß in aVR. Diese Ableitung verhält sich nahezu spiegelbildlich zu I und II. In V1 ist der ST-Streckenverlauf leicht angehoben, dann deszendierend zu einem negativen T. In den übrigen Ableitungen aszendieren die ST-Strecken deutlicher zu einem höheren T als in EKG 1A.

Die QT-Dauer beträgt in EKG 1A 0,36 sec, am besten zu messen in Ableitung Nehb D und A. Bei einer Herzfrequenz von 78/min liegt die mittlere frequenzbezogene QT-Dauer bei 0,36 sec, die relative QT-Dauer beträgt in EKG 1A somit 100 %.

In EKG 1B ist die QT-Dauer von 0,36 sec bei einer Frequenz 72/min zu messen, die Soll-QT-Dauer beträgt 0,37 sec und die relative QT-Dauer damit 97 %.

Klinik 23jährige Patientin, keine kardialen Vorerkrankungen, gelegentliche belastungsunabhängige linksthorakale Beschwerden.

? EKG-Beurteilung? Wie schätzen Sie den Rhythmus und die P-Wellenform ein?

Es liegt ein Sinusrhythmus vor, Frequenz 65/min. Für einen Sinusrhythmus sprechen das positive P in I – II und das positive P in V3 – V6, die normale P-Dauer von 0,10 sec und die PQ-Dauer von 0,14 sec. Das P ist in V1 in typischer Weise biphasisch mit einem initialen positiven und einem nachfolgenden negativen Anteil. Auch in V2 ist das P biphasisch, wobei der negative Anteil sehr flach ist.

? Ist bei einem Sinusrhythmus der Abstand der Vorhofaktionen (P-P-Abstand) konstant?

Für die Annahme eines Sinusrhythmus ist es nicht notwendig, daß der Abstand aufeinanderfolgender P-Wellen absolut gleich ist. Eine leichte Sinusarrhythmie ist physiologisch. Sie ist bei jüngeren Menschen oft stark, bei älteren gering ausgeprägt.

? Wie beurteilen Sie die QRS-Morphologie in V1?

In V1 liegt eine RSr'-Konfiguration vor. Der Beginn der endgültigen Negativität, ein anderer Ausdruck ist der obere Umschlagpunkt, liegt auf der Spitze des r'-Anteils. Definiert sind beide Termini als der letzte positive Vektor eines QRS-Komplexes in einer bestimmten Ableitung.
In V1 beginnt die endgültige Negativität normal vor 0,04 sec, im vorliegenden EKG bei 0,07 sec. Diese Verspätung der endgültigen Negativität in der rechtspräkordialen Ableitung V1 beweist eine Verzögerung der rechtsventrikulären Erregungsausbreitung. Die gesamte QRS-Dauer beträgt nur 0,10 sec. Ein Schenkelblock liegt erst ab einer QRS-Dauer von 0,12 sec vor. Es handelt sich hier somit nur um eine diskrete Verzögerung der rechtsventrikulären Erregungsausbreitung.

? Wie beurteilen Sie die QRS-Amplituden und den R/S-Übergang?

Auffällig ist das hohe R in V4 mit 2,9 mV. Eines der Zeichen für eine linksventrikuläre Hypertrophie ist eine R-Amplitude in den Ableitungen V4 – V6 von mehr als 2,5 mV. Bei der jungen Patientin lag echokardiographisch keine Hypertrophie vor. Die hohe R-Amplitude in V4 ist noch alterstypisch.

Der R/S-Übergang liegt in V1. In V2 überwiegt schon deutlich ein R. Normalerweise liegt der R/S-Übergang zwischen V2 und V3 oder zwischen V3 und V4. Somit handelt es sich hier um einen rechtsverschobenen R/S-Übergang.

Die Lage des R/S-Übergangs wird unter anderem vom Lagetyp, von Hypertrophien und Verzögerungen der intraventrikulären Erregungsausbreitung bestimmt. Die konstante Lage des R/S-Übergangs ist meist ohne zusätzliche diagnostische Wertigkeit. Dagegen sind neu auftretende Verschiebungen des R/S-Übergangs oft indirekte Zeichen eines akuten Prozesses. So treten z. B. Rechtsverschiebungen bei posterolateralen Myokardinfarkten und Linksverschiebungen bei Lungenembolien auf.

Im vorliegenden Fall ist der rechtsverschobene R/S-Übergang ohne pathologische Bedeutung.

? Wie beurteilen Sie die Kammerendteile?

Die Kammerendteile in den Extremitätenableitungen sind unauffällig mit isoelektrischem ST-Streckenabgang, flach aszendierendem ST-Streckenverlauf und Übergang in positive T-Wellen in I bis III, aVL, aVF und annähernd spiegelbildlichem Verlauf in aVR.
Der ST-Streckenabgang ist in V2 um 0,1 mV angehoben, diskret auch in V3 und V4.
Der ST-Streckenverlauf ist aszendierend, übergehend in bis zu 1,1 mV messende T-Wellen (V3). Im vorliegenden Fall ist die ST-Streckenhebung vegetativ bedingt, die T-Höhe normal. In V5 und V6 beträgt die normale T-Amplitude 1/6 – 2/3 der zugehörigen R-Amplitude.
Diese Grenzen gelten nicht für V3 und V4, deren R im Rahmen der R/S-Entwicklung oft noch relativ klein ist bei schon hohem T.
Im vorliegenden EKG ist die T-Amplitude durch den rechtsverschobenen R/S-Übergang in den rechtspräkordialen Ableitungen schon hoch, und die T-Wellen sind als normal zu bezeichnen. Eine eindeutige Differenzierung gegenüber hohen T-Wellen bei Hyperkaliämie oder Ischämie kann im Einzelfall schwierig sein.

___Zusammenfassung___

Sinusrhythmus, Frequenz 65/min, Normtyp; diskrete Verzögerung der rechtsventrikulären Erregungsausbreitung; altersentsprechende Amplitudenverhältnisse, unauffällige Kammerendteile; vegetativ bedingte ST-Streckenhebungen in V2 – V4.

Unterschiede des EKG bei Jugendlichen im Vergleich zum Erwachsenen

Unterschiede ergeben sich bei:
1. den Lagetypen,
2. der P-Welle und PQ-Strecke,
3. den QRS-Amplituden und -Konfigurationen,
4. dem ST-Streckenverlauf,
5. den T-Wellen in den linkspräkordialen Ableitungen,
6. dem Sinusgrundrhythmus.

1. Lagetypen: Der normale Lagetyp des Kleinkindes ist der Rechtstyp. Bis zum Jugendalter dreht der Lagetyp entgegen dem Uhrzeigersinn zum Steiltyp, im jungen Erwachsenenalter zum Normtyp. Der normale Lagetyp des Erwachsenen ist der Norm- bis Linkstyp.

2. P-Welle und PQ-Strecke: Häufiger bei Jugendlichen als bei Erwachsenen kann die P-Amplitude bei einer vermehrten Sympathikotonie mit einer mäßigen Tachykardie 0,25 mV übersteigen. Bei schlankwüchsigen Jugendlichen kann die P-Welle auch ohne Sympathikotonie leicht überhöht sein. Die PQ-Dauer kann mit 0,10 – 0,11 sec im Sinne einer beschleunigten atrioventrikulären Überleitung verkürzt sein, ohne daß akzessorische Bahnen nachweisbar sind oder paroxysmale supraventrikuläre Tachykardien auftreten.

3. QRS-Amplituden und -Konfigurationen: Die QRS-Gesamtamplituden sind bei Kindern und Jugendlichen deutlich höher als bei Erwachsenen. So sind R-Amplituden von 3 – 3,5 mV in den linkspräkordialen Ableitungen

Fortsetzung S. 14 ▶

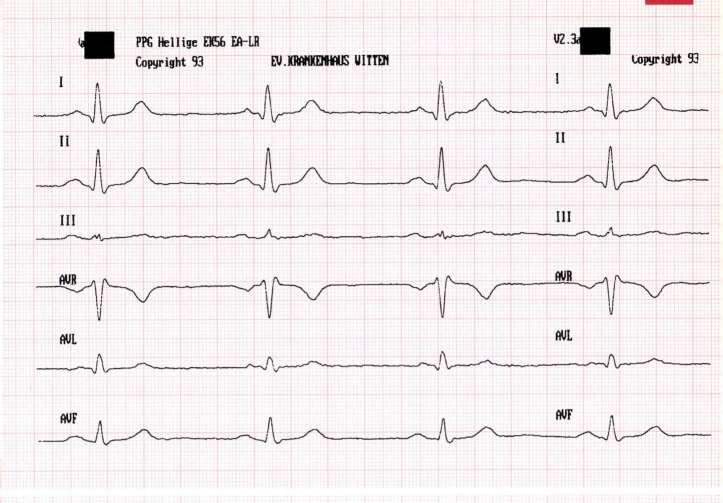

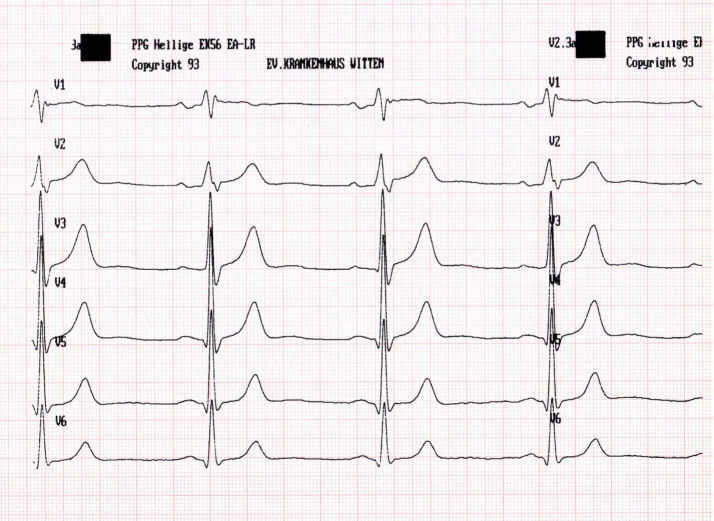

PPG Hellige EK56 EA-LR
Copyright 93
EV.KRANKENHAUS WITTEN

V2.3a
Copyright 93

I
II
III
AVR
AVL
AVF

PPG Hellige EK56 EA-LR
Copyright 93
EV.KRANKENHAUS WITTEN

V2.3a
PPG Hellige EK
Copyright 93

V1
V2
V3
V4
V5
V6

Copyright 93

EKG 2

nicht als Zeichen einer linksventrikulären Hypertrophie zu werten. Allgemein können die bei Erwachsenen gültigen Hypertrophiekriterien bei Jugendlichen nicht oder nur mit äußerster Vorsicht angewandt werden.

Bei Jugendlichen ist ein rSr'-Komplex in V1 sehr häufig und nicht Zeichen einer pathologischen Verzögerung der rechtsventrikulären Erregungsausbreitung. Dieser rSr'-Typ kann beim Erwachsenen persistieren.

4. ST-Streckenverlauf: Vegetative ST-Hebungen mit Übergang in zum Teil hochpositive T-Wellen in den Ableitungen V3 – V6 sind bei Jugendlichen häufiger.

5. T-Wellen in den linkspräkordialen Ableitungen: Beim Kleinkind sind wechselsinnige oder negative T-Wellen in den Ableitungen V1 – V4 häufig. Mit zunehmendem Alter richten sich die T-Wellen erst in V4, dann in V3, zuletzt auch in V2 auf. Jenseits des 18. Lebensjahres sind negative T-Wellen in V2 nur noch selten.

6. Sinusgrundrhythmus: Bei Kindern und Jugendlichen liegt in der Ruhephase mit Vorherrschen des Parasympathikus oft eine ausgeprägte respiratorische Sinusarrhythmie vor. Sie ist Zeichen einer noch sehr sensiblen neurovegetativen Steuerung des Herzens und abhängig von den respiratorischen vegetativen Tonusschwankungen. Die Herzfrequenz nimmt in der Einatmungsphase zu und fällt mit Beginn der Ausatmung ab.

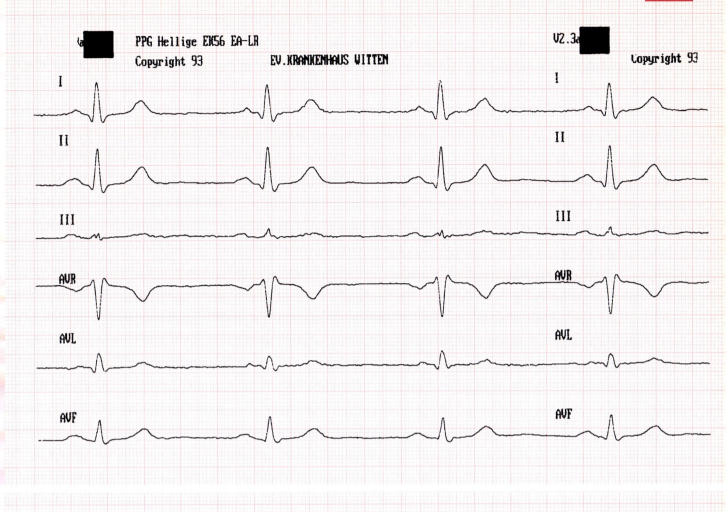

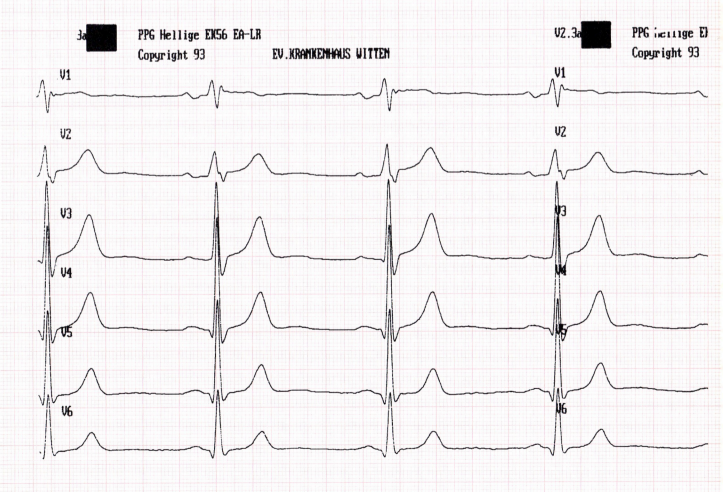

Klinik 31jähriger Patient; seit einigen Jahren häufige linksthorakale Beschwerden, nicht belastungsabhängig; Angabe einer verminderten körperlichen Leistungsfähigkeit.

? **EKG-Beurteilung? Welcher Lagetyp liegt vor und welche Bedeutung messen Sie ihm zu?**

Es liegt ein Sinusrhythmus vor, Frequenz um 50/min. Steiltyp (bei überwiegend positiven Vektoren in I–III ist R in III höher als in I).
Ein Steiltyp ist ein Normalbefund bei jüngeren Patienten und gelegentlich schlanken älteren Patienten. Er kann jedoch bei einem älteren Patienten auf eine rechtsventrikuläre Belastung hinweisen, entweder in Kombination mit anderen Zeichen einer rechtsventrikulären Hypertrophie oder auch in Kombination mit Zeichen einer linksventrikulären Hypertrophie, dann als Hinweis auf eine biventrikuläre Belastung.
Im vorliegenden Fall ist der Steiltyp ein Normbefund.

? **Wie beurteilen Sie die Kammerendteile? Beachten Sie auch die mittlere Aktion in den Brustwandableitungen.**

In I, II, aVF, V2 – V4 und Nehb A sind die ST-Streckenabgänge erhöht, die ST-Streckenverläufe aszendierend mit Übergang in hochpositive T-Wellen in I, II, aVF, V2 – V4 und Nehb A. Der ST-Streckenabgang ist definiert durch den J-Punkt, der den Übergang von QRS zur ST-Strecke markiert. Die genaue Lage des J-Punktes ist oft nicht ganz exakt anzugeben (→ z. B. V2). Wie in **EKG 2** sind auch in dem vorliegenden EKG die ST-Streckenhebungen vegetativer Natur.

Auffällig sind die stärker angehobenen ST-Strecken der mittleren Aktion in den Brustwandableitungen. Es handelt sich hierbei jedoch um einen sog. Nullinien-Drift. Der gesamte Stromlinienverlauf ist artefiziell nach oben versetzt, so daß die Kammerendteile in dieser Aktion nicht anders zu beurteilen sind als in den übrigen.

Allgemein kann die Beurteilung von ST-T bei anhaltendem wellenförmigen Nullinien-Drift sehr schwierig sein. Es braucht etwas Erfahrung, um den Nullinien-Drift aus den aufeinanderfolgenden Aktionen virtuell herauszumitteln. In manchen Fällen ist eine eindeutige Aussage über die Kammerendteile nicht möglich.

___ **Zusammenfassung** ___
Normfrequenter Sinusrhythmus, Steiltyp; regelrechte Zeit- und Amplitudenverhältnisse; vegetativ bedingt angehobene ST-Streckenverläufe.

Bemerkung: Die eingehende Untersuchung des Patienten einschließlich Ergometrie und Echokardiographie ergab keinen pathologischen Befund.

Lagetypen

Die Lagetypen ergeben sich aus der Projektion des QRS-Hauptvektors auf die Extremitätenableitungen. Zur einfacheren Darstellbarkeit der Herzachse in der Frontalebene schuf Einthoven mit Hilfe der bipolaren Extremitätenableitungen I – III das gleichseitige „Einthoven-Dreieck" (Abb. **10** und **20**). Der Ca-

brera-Kreis (Abb. **20**) faßt bipolare und unipolare Extremitätenableitungen in einem Kreisschema zusammen. In diesem verlaufen sämtliche Ableitungslinien durch den elektrischen Nullpunkt, der dem Herzmittelpunkt entsprechen soll. Die horizontale Achse ist die Nullachse und mit der Ableitung I identisch. In diesem 360°-Kreisschema sind die Winkelgrade der einzelnen Ableitungen aufgeführt, daneben auch die den Lagetypen entsprechenden Gradzonen.

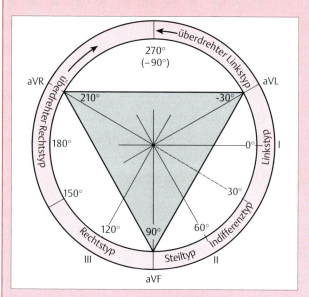

Abb. **20**   Cabrera-Kreis.

Die Extremitätenableitungen stellen die Richtung des QRS-Hauptvektors indirekt dar, rekonstruierbar im Einthoven-Dreieck. Für die Lagetypbestimmung ist das Verhältnis der Amplitude von R zu der von S bestimmend. So ergibt sich für jede Ableitung ein überwiegend positiver oder ein überwiegend negativer Ausschlag, der sog. Nettovektor, der die Lage des Hauptvektors bezeichnet. In Abb. **21** ist für die 5 häufigsten Lagetypen beispielhaft ein Hauptvektor dargestellt mit seinen Projektionen auf die bipolaren und unipolaren Extremitätenableitungen. Darunter erkennen Sie die resultierenden Nettovektoren. Im Vergleich zu den schematischen Nettovektoren der Abb. **21** zeigt die Abb. **22** Beispiele real abgeleiteter Lagetypen.

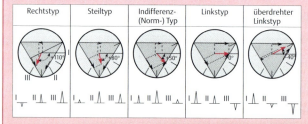

Abb. **21**   Schematische Darstellung der Lagetypen. Projektion des Hauptvektors auf das Einthoven-Dreieck und resultierender Nettoverkehr in den Ableitungen I bis III.

Folgende QRS-Konfigurationen sind für die verschiedenen Lagetypen charakteristisch:

Rechtstyp: Der Hauptvektor verläuft von oben links nach unten rechts. Damit ist QRS in I überwiegend negativ, in II positiv und in III hoch positiv.

Steiltyp: Der Hauptvektor weist von oben rechts steil nach unten links. Der Nettovektor ist in I niedrig positiv, in II und III hoch positiv.

Normtyp (Indifferenz- oder Mitteltyp): Der Hauptvektor weist von oben rechts nach unten links, im Vergleich zum Steiltyp

Fortsetzung S. 18 ▶

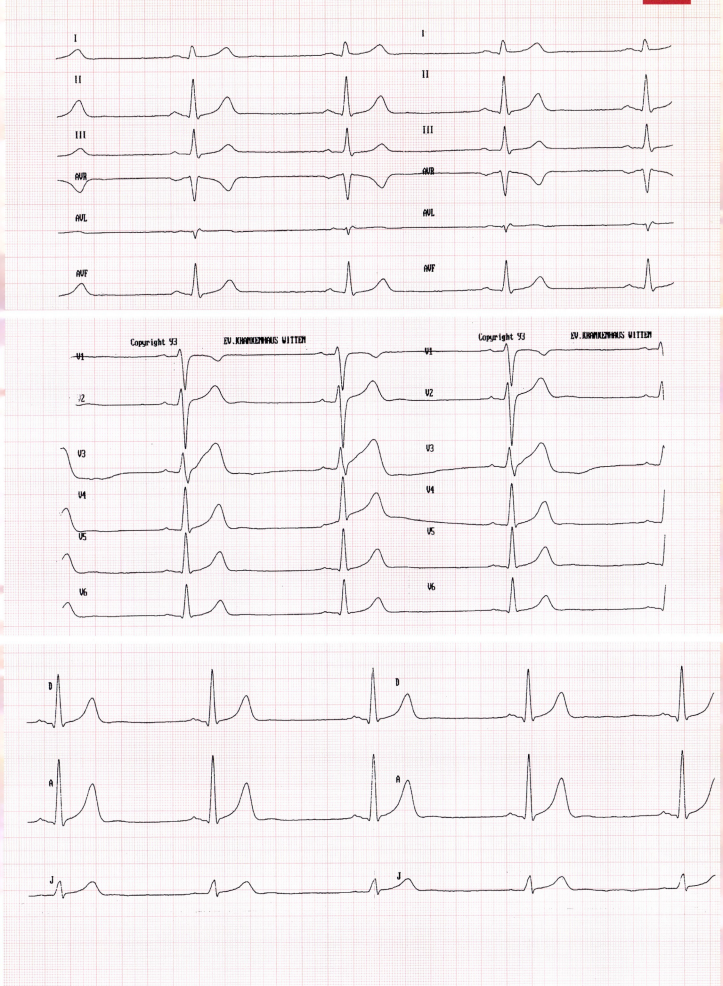

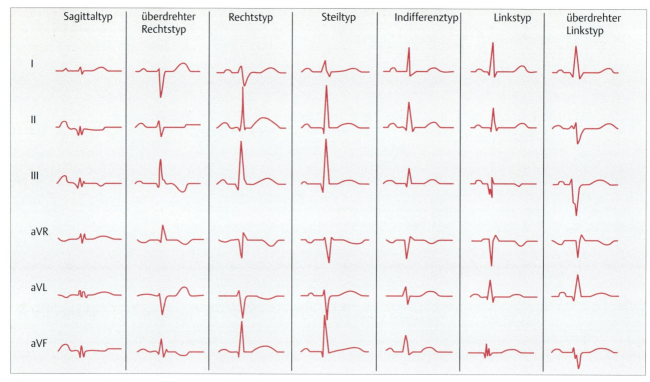

Abb. **22**   Lagetypen. Schema zur Bestimmung des Lagetyps.

weist der Vektor mehr nach links (30 – 60 ° zur Horizontalen). QRS stellt sich in I und II hochpositiv dar, in III flachpositiv.

Linkstyp: Der Hauptvektor weist von rechts nach links, gleichzeitig leicht nach oben oder unten. Die höchste R-Amplitude findet sich in I; QRS ist in II überwiegend positiv und in III überwiegend negativ.

Überdrehter Linkstyp: Der Hauptvektor weist von rechts unten nach links oben. QRS ist in I hoch positiv, in II überwiegend negativ und in III tief negativ.

Seltenere Lagetypen sind der überdrehte Rechtstyp und der Sagittaltyp:

Überdrehter Rechtstyp: Der Hauptvektor weist von links nach rechts, gleichzeitig leicht nach unten oder oben. QRS ist in I tief negativ, in II wechselsinnig und überwiegend negativ, in III positiv.

Sagittaltyp: Bei diesem Lagetyp weist der Hauptvektor überwiegend nach dorsal, seltener nach frontal, so daß er sich in den Extremitätenableitungen meist wechselsinnig und niederamplitudig darstellt. Wechselsinnig bedeutet hier, daß sich in vielen Ableitungen die Amplituden von R und S die Waage halten. Eine eindeutige Zuteilung zu den sog. Lagetypen gelingt nicht, auch die Gradeinteilung im Cabrera-Kreis ist in der Regel

unmöglich. Kurz gesagt, steht der Hauptvektor annähernd senkrecht auf der Frontalebene, so daß die Extremitätenableitungen ungeeignet sind zur Beschreibung von Richtung und Amplitude eines so gelagerten Vektors.

In den meisten Fällen ist der Lagetyp von untergeordneter Bedeutung. Auffällig sind beim Erwachsenen Sagittal- und Rechtstypen als möglicher Hinweis auf eine rechtsventrikuläre Belastung. Ein überdrehter Links- oder Rechtstyp ist oft das Zeichen eines linksanterioren bzw. linksposterioren Hemiblocks. Auffällig sind kurzfristige Lagetypänderungen im Verlauf, die z. B. bei Drehung des Vektors im Uhrzeigersinn auf eine akute Rechtsbelastung (Lungenembolie) hinweisen können.

Die Lagetypen haben auf die QRS-Konfiguration in den Brustwandableitungen nur insoweit Einfluß, als bei Rechts- oder Sagittaltyp der R/S-Übergang mehr nach rechts und bei Linkstyp, insbesondere aber überdrehtem Linkstyp, der R/S-Übergang nach links verschoben ist.

Das folgende Schema dient als Vorschlag zur praktikablen Bestimmung des Lagetyps:

Ein Sagittaltyp ist dann anzunehmen, wenn die QRS-Amplituden in den Extremitätenableitungen niederamplitudig sind und die Nettovektoren gegen Null tendieren.

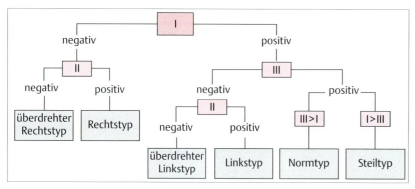

Schema **1**

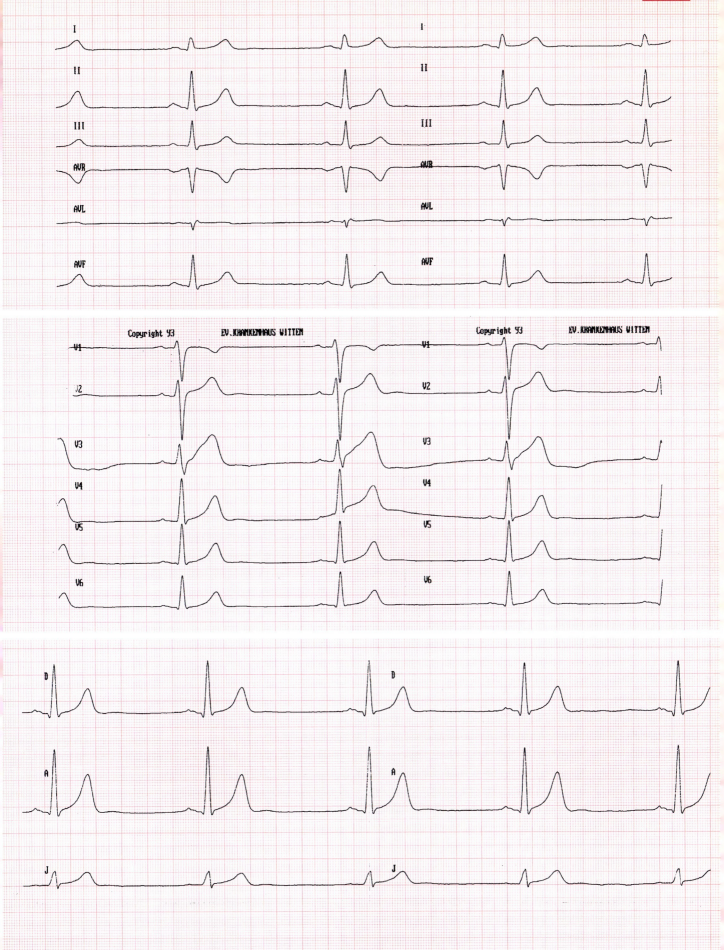

Copyright 93   EV. KRANKENHAUS WITTEN

Klinik 36jährige Patientin; keine kardialen Beschwerden, keine paroxysmalen, d. h. plötzlich einsetzenden und endenden Tachykardien.

? **EKG-Beurteilung? Wie beurteilen Sie den Rhythmus?**

P ist positiv in I – III; auffällig ist ein sehr kurzes P nur in I, die P-Dauer beträgt in II 0,09 sec. PQ 0,10 sec. Bei kurzer PQ-Dauer und leicht veränderter P-Wellenmorphologie ist zu differenzieren zwischen einem Sinusrhythmus und einem ektopen Vorhofrhythmus. Bei positivem P in I – III müßte das ektope Zentrum sinusknotennah sitzen, in diesem Fall wäre die P-Dauer normal, die intraatriale Erregung erfolgte von rechts oben nach links unten.

Basale ektope Vorhofzentren haben durch ihre Nähe zum AV-Knoten eine verkürzte PQ-Dauer. Durch die retrograde, nach oben gerichtete intraatriale Erregungsausbreitung ist P in II und III dann aber negativ.

Im vorliegenden Fall zeigte sich bei der Ergometrie ein typischer Anstieg der Vorhoffrequenz bei nahezu unveränderter P-Morphologie. Im Falle eines ektopen atrialen Rhythmus ist die Reaktion auf die mit der Belastung verbundene Sympathikotonie weniger ausgeprägt, der Herzfrequenzanstieg meist nur gering. Zusammengefaßt liegt also ein Sinusrhythmus vor mit etwas verkürzter Dauer von P und PQ.

? **Wie ist die verkürzte PQ-Dauer einzuschätzen? Ergibt sich der Verdacht auf ein Präexzitationssyndrom (LGL-Syndrom)?**

Bei einer verkürzten PQ-Dauer von weniger als 0,12 sec ergibt sich die Frage nach einer Präexzitation mit oder ohne Delta-Welle. Eine Delta-Welle zeigt sich als träger Anstieg der Kammeranfangsgruppe. Sie ist Ausdruck einer Präexzitation, d. h. einer vorzeitigen Erregung von Anteilen der Ventrikel über eine akzessorische atrioventrikuläre Überleitungsbahn, bevor über das normale AV-Überleitungssystem die Ventrikelerregung einsetzt. Die Präexzitationssyndrome werden später besprochen (→ S. 254 f.).

Im vorliegenden EKG besteht kein träger Anstieg der Kammeranfangsgruppe.

Bei der früher als LGL-Syndrom bezeichneten Unterform der Präexzitation ist eine verkürzte PQ-Dauer bei fehlender δ-Welle mit paroxysmalen supraventrikulären Tachykardien kombiniert. Weitaus überwiegend handelt es sich aber bei verkürzter PQ-Dauer und fehlender Delta-Welle um eine Normvariante ohne paroxysmale supraventrikuläre Tachykardien, wie auch im vorliegenden Fall.

? **Wie beurteilen Sie die Kammerendteile? Wie ordnen Sie den Befund einer QT-Dauer von 0,42 sec ein?**

Die QT-Dauer ist ein frequenzbezogener Wert. Bei einer Herzfrequenz von 54/min beträgt die mittlere QT-Dauer 0,40 sec, wobei Abweichungen bis 20 % als normwertig anzusehen sind. Insoweit ist auch die gemessene QT-Dauer von 0,42 sec normal. Die Morphologie der Kammerendteile ist insgesamt unauffällig. Sie sehen, daß leicht angehobene ST-Streckenverläufe in den linkspräkordialen Ableitungen häufig zu finden sind.

Zusammenfassung

Sinusrhythmus, Frequenz 54/min, Steiltyp; verkürzte PQ-Dauer ohne Hinweis auf eine Präexzitation; regelrechte Amplitudenverhältnisse, unauffällige Kammerendteile.

Bemerkungen: Die Differentialdiagnose zwischen einer paroxysmalen supraventrikulären Tachykardie und Sinustachykardien ist in den meisten Fällen einfach zu stellen: Patienten mit Sinustachykardien geben eine allmähliche Frequenznormalisierung an.

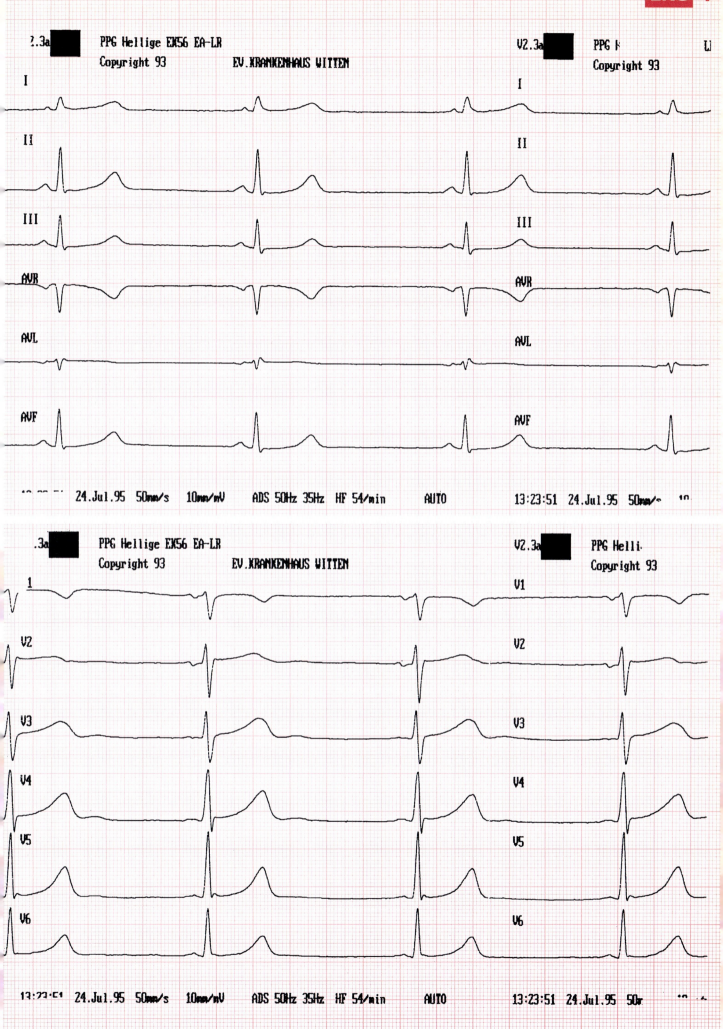

2.3a PPG Hellige EX56 EA-LR
Copyright 93   EV.KRANKENHAUS WITTEN

I

II

III

AVR

AVL

AVF

V2.3a PPG H
Copyright 93

I

II

III

AVR

AVL

AVF

24.Jul.95 50mm/s 10mm/mV   ADS 50Hz 35Hz HF 54/min   AUTO   13:23:51 24.Jul.95 50mm/s

.3a PPG Hellige EX56 EA-LR
Copyright 93   EV.KRANKENHAUS WITTEN

1

V2

V3

V4

V5

V6

V2.3a PPG Helli·
Copyright 93

V1

V2

V3

V4

V5

V6

13:23:51 24.Jul.95 50mm/s 10mm/mV   ADS 50Hz 35Hz HF 54/min   AUTO   13:23:51 24.Jul.95 50

Klinik 19jähriger Patient. Kardial beschwerdefrei.

Zusammenfassung

Sinustachykardie, Rechtstyp; diskrete Rechtsverspätung; insgesamt altersentsprechender Stromkurvenverlauf.

? **EKG-Beurteilung?**

Es liegt Sinustachykardie vor, Frequenz 112/min.

? **Welcher Lagetyp liegt vor, und wie ist er klinisch einzuordnen?**

Bei deutlich überwiegendem S gegenüber dem R in I steht der Vektor rechts der Mittellinie; es liegt eine Rechtstyp vor. Für einen überdrehten Rechtstyp müßte auch in II das S überwiegen.

Ein Rechtstyp ist bei einem Kind ein häufiger und bei einem Jugendlichen ein gelegentlicher Normalbefund, wie auch im vorliegenden Fall.

? **Was fällt Ihnen an den P-Wellen auf?**

Die P-Dauer beträgt 0,10 – 0,11 sec. P ist in den vielen Ableitungen doppelgipflig und der Abstand der beiden Gipfel beträgt etwas mehr als 0,04 sec. Eine normale P-Welle ist häufig in einzelnen Ableitungen doppelgipflig, wobei der Abstand der beiden Gipfel zwischen 0,02 sec und 0,04 sec liegt.

Die Ursache der Doppelgipfligkeit liegt in einer verzögerten Erregung des linken Vorhofes. Bei einem P mitrale als Zeichen einer Hypertrophie und/oder Dilatation des linken Vorhofes ist – wie im vorliegenden Fall – der zweite (negative) Anteil der P-Wellen deutlich breiter als der erste positive Teil. Die Tiefe beträgt in V1 mehr als 0,1 mV.

Hier zeigte sich aber weder nach der Klinik, noch nach dem echokardiographischen Befund eine linksatriale Belastung. Die beschriebenen Zeichen eines P mitrale sind für eine linksatriale Belastung wenig sensitiv und mittelgradig spezifisch, im vorliegenden Fall falsch-positiv.

? **Wie ist die Form der Kammeranfangsgruppe in den Brustwandableitungen einzuordnen? Beachten Sie R in V1 und S in V5.**

In V1 liegt mit einem rSr'-Typ eine diskrete Rechtsverspätung vor, QRS-Dauer 0,09 sec.

Als Hinweis auf eine rechtsventrikuläre Hypertrophie beträgt der entsprechende Sokolow-Lyon-Index aus der Summe von R in V1 und S in V5 mehr als 1,05 mV, hier 1,6 mV. Die Sensitivität dieses Indexes ist gering, die Spezifität in Kombination mit anderen EKG-Zeichen für eine rechtsventrikuläre Hypertrophie relativ hoch. Im vorliegenden Fall bestand aber keine rechtsventrikuläre Druck- oder Volumenbelastung. Bei einem jugendlichen Patienten sind die Amplituden der Kammeranfangsgruppe in den Brustwandableitungen sehr hoch, so daß der Sokolow-Lyon-Index sowohl für die linksventrikuläre als auch für die rechtsventrikuläre Hypertrophie nur mit größter Vorsicht anzuwenden ist.

? **Wie beurteilen Sie die deutlich negativen T-Wellen in III?**

Unabhängig von der Ausschlagrichtung der Kammeranfangsgruppe ist die T-Welle in III meist positiv, darf aber – wie im vorliegenden Fall – negativ sein, ohne daß sich daraus ein pathologischer Befund ergibt. Entsprechendes gilt auch für die T-Welle in aVF.

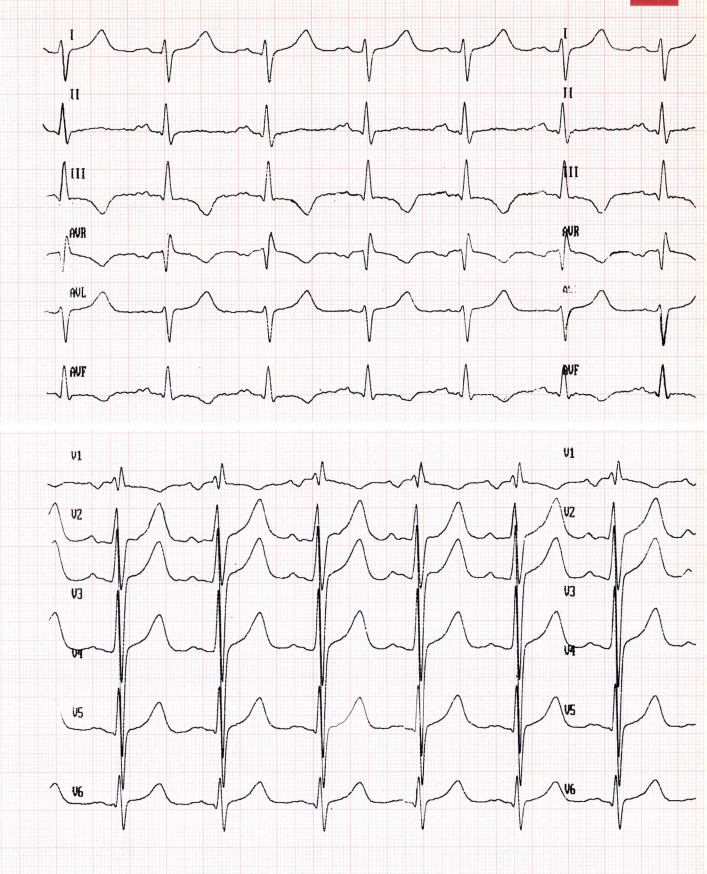

Klinik 36jährige Patientin, leere kardiale Anamnese, regelmäßige sportliche Betätigung.

? EKG-Beurteilung? Welcher Lagetyp liegt vor?

Grundrhythmus ist ein Sinusrhythmus, Frequenz 74/min. Zur Bestimmung des Lagetyps überwiegt in I R mit 0,4mV gegenüber S mit 0,3mV, so daß in der Summe ein positiver Vektor in I resultiert. Insoweit liegt ein Steiltyp, kein Rechtstyp vor. Ein SI-QIII-Typ besteht ebenfalls nicht, weil dem negativen Vektor in III jeweils ein kleines R vorausgeht, der negative Ausschlag somit ein S ist.

Das EKG weist im übrigen regelrechte Zeitverhältnisse und Kammeranfangsgruppen auf.

? Wie sind die Kammerendteile zu beurteilen?

Das negative T in V1 ist normal. Auffällig ist das biphasische, negativ-positive T in V2 – V4 sowie das abgeflachte T in V5 und V6. Die ST-Strecken verlaufen annähernd horizontal.

Die diskreten Kammerendteilveränderungen können zunächst nicht eindeutig zugeordnet werden. Bei Frauen mittleren Alters sind jedoch vegetative Veränderungen der Kammerendteile häufiger als bei Männern. Typischerweise sind es diskrete ST-Streckensenkungen oder T-Negativierungen, vorwiegend in den Ableitungen V2 – V4.

Im vorliegenden Fall handelt es sich um eine beschwerdefreie und sportliche 36jährige Patientin mit unauffälligem echokardiographischen und ergometrischen Befund. Die Kammerendteilveränderungen sind als vegetativ einzuordnen.

— **Zusammenfassung** —
Sinusrhythmus, Steiltyp; regelrechte Zeit- und Amplitudenverhältnisse; diskrete, vegetativ bedingte Kammerendteilveränderungen.

Funktionelle Kammerendteilveränderungen

Funktionelle Kammerendteilveränderungen mit ST-Hebungen oder -Senkungen und teils auffällig hohen oder flachen T-Wellen ohne organische Herzerkrankung sind insbesondere bei jüngeren Patienten nicht selten. Das Problem liegt in der Differenzierung gegenüber ischämischen, entzündlichen und toxischen Kammerendteilveränderungen. Verstärkt wird dieses Problem durch die oft uncharakteristische Beschwerdesymptomatik von Patienten mit einer vegetativen Dystonie mit Palpitationen, thorakalem Druckgefühl, verminderter Leistungsfähigkeit und Angstgefühl.

In der Literatur wird zwischen einem Sympathikotonie- und Parasympathikotonie-EKG unterschieden. Die Übergänge sind aber fließend:

Sympathikotonie: Neben der Neigung zu Tachykardien zeigen sich oft in den inferioren und vor allem in den linkslateralen Ableitungen diskrete aszendierende ST-Streckensenkungen, die in abgeflachte T-Wellen übergehen. In ausgeprägten Fällen kann T negativ oder biphasisch, negativ-positiv sein (→ EKG 6). Mit Abnahme der Herzfrequenz normalisieren sich oft ST und T zumindest partiell.

Parasympathikotonie: Die Herzfrequenz ist grenzwertig bis deutlich bradykard. ST verläuft am deutlichsten in den präkordialen Ableitungen oberhalb der Nullinie, häufig ausgehend von einem angehobenen J-Punkt. Die ST-Hebung geht meist in auffällig hohe T-Wellen über, vorwiegend in den Ableitungen V2 – V5. Die beschriebenen Kammerendteilveränderungen können an eine frische Perikarditis oder Ischämie denken lassen. EKG 3 ist ein Beispiel für ein Parasympathikotonie-EKG.

Ein Parasympathikotonie-EKG ist häufiger bei jungen Männern zu finden, das Sympathikotonie-EKG häufiger bei Frauen im Alter zwischen 20 und 40 Jahren.

Zwischen rein vegetativen und pathologischen Kammerendteilveränderungen kann gelegentlich durch ein sog. Tages-EKG mit Ableitungen morgens, mittags und nachmittags differenziert werden. Neben passageren Ischämien, die ebenfalls ein variables ST-T haben können, weist eine Instabilität der Kammerendteilveränderungen auf eine vegetative Genese hin. Auch eine Normalisierung der Kammerendteile unter Gabe von Kalium, eines β-Blockers oder bei einer pharmakologischen Frequenzanhebung macht vegetative Kammerendteilveränderungen wahrscheinlich, keiner der Tests ist aber spezifisch. Liegt eine entzündliche Herzerkrankung vor (Myokarditis, Perikarditis), sind die ST-T-Veränderungen stabiler. Intermittierende Normalisierungen der Kammerendteile sind hier nicht zu erwarten.

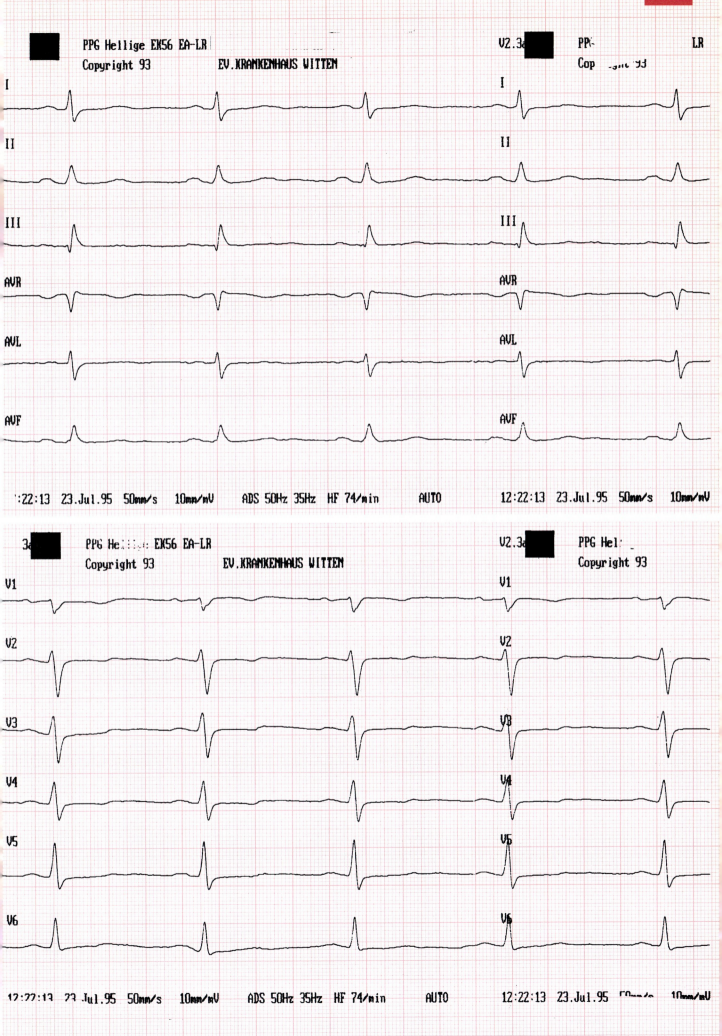

Klinik 57jähriger Patient, seit 2 Monaten belastungsun-abhängige linksthorakale Beschwerden; in den letzten 4 Stunden insgesamt dreimal für eine Zeitdauer von jeweils ca. 10 Minuten anhaltendes retrosternales Druckge-fühl; keine Atemabhängigkeit.

? EKG-Beurteilung?

Grundrhythmus ist ein Sinusrhythmus, Frequenz 66/min. Die P-Dauer ist mit 0,13 sec verlängert. Differentialdiagnostisch kommen eine Vorhofleitstörung im Sinne einer intraatrialen Erregungsausbreitungsverzögerung und ein P mitrale in Fra-ge. Die Kriterien für ein P mitrale werden in **EKG 22** näher erläutert. Die dafür typische Morphologie liegt hier nicht vor, so daß eine Vorhofleitstörung wahrscheinlich ist.

? Wie ordnen Sie die PQ-Dauer ein?

Die PQ-Dauer beträgt 0,22 sec und ist damit für eine Herzfre-quenz von 66/min im Sinne eines AV-Blocks 1. Grades verlän-gert. Ein AV-Block 1. Grades mit einer grenzwertigen PQ-Ver-längerung wie im vorliegenden Fall hat meist keine klinische Relevanz. Intermittierende höhergradige AV-Blockierungen sind dabei sehr selten. Zudem ist bei einer grenzwertigen AV-Überleitungsverzögerung die atrioventrikuläre Synchronisa-tion in der Kontraktionsabfolge nicht oder nur unwesentlich gestört. Vorsicht ist nur geboten bei Einsatz einer bradykardi-sierenden, genauer negativ-dromotropen (überleitungsver-zögernden) Medikation.

? Wie lassen sich die QRS-Komplexe beschreiben?

Mit einem positiven Vektor in I, einem überwiegend positiven Vektor in II und überwiegend negativem Vektor in III besteht ein Linkstyp.
Der rSr'-Typ in V1 steht für eine rechtsventrikuläre Erregungs-ausbreitungsverzögerung, die bei leicht verlängerter QRS-Dauer von 0,11 sec auch als inkompletter Rechtsschenkel-block bezeichnet werden könnte. Andererseits ist das r' in V1 sehr klein und das S in V5 gering ausgeprägt, in V6 nahezu fehlend, so daß in diesem Falle besser von einer leichten unspezifischen intraventrikulären Erregungsausbreitungs-verzögerung zu sprechen ist.
Die gesamte Erregungsausbreitung ist mit verlängertem P, PQ sowie QRS gering verzögert. Erst bei signifikanten intra-atrialen, atrioventrikulären und intraventrikulären Blockie-rungen ergäbe sich der Befund einer sog. „Panconductional disease".
Ein auffälliges Q oder eine deutliche R-Reduktion als Hinweis auf einen Myokardinfarkt bestehen nicht. Das R in V4 ist mit 2,1 mV relativ hoch, aber nicht spezifisch für eine linksventri-kuläre Hypertrophie.

? Wie beurteilen Sie die Kammerendteile?

In I und aVL ist T abgeflacht, ebenso in V6. Bei unauffälligen Kammerendteilen in V1 – V3 findet sich in V4 und V5 ein triphasisches T mit positiv-negativ-positiver Konfiguration. Bei einem Mann jenseits des 40. Lebensjahres sind T-Negati-vierungen in den rechtspräkordialen Ableitungen V2 und V3 seltener als bei einer Frau und dann häufiger Hinweis auf eine organische Herzerkrankung. Ein negatives T in den linksprä-kordialen Ableitungen ist bei älteren Männern nur selten

vegetativer Natur und weist auf eine Ischämie, Elektrolyt-störungen, pharmakologische Nebenwirkungen, entzündli-che Herzerkrankungen oder eine linksventrikuläre Hypertro-phie und Schädigung hin.
Im vorliegenden Fall ergab sich aus der belastungsabhängi-gen thorakalen Schmerzsymptomatik der Verdacht auf eine Ischämie.

Zusammenfassung

Sinusrhythmus, Linkstyp; allgemeine intrakardiale Erre-gungsausbreitungsverzögerung mit Vorhofleitstörung, AV-Block 1. Grades und grenzwertiger QRS-Dauer; dis-krete Rechtsverspätung. Triphasisches T in V4 und V5, abgeflachte T-Wellen in den linkslateralen Ableitungen als Hinweis auf eine apikolaterale Ischämie.

Bemerkungen: Koronarangiographisch bestätigte sich eine hochgradige Stenose des Ramus interventricularis anterior, die eine Koronardilatation (PTCA) notwendig machte. Nach der Intervention waren die Kammerendteile unauffällig bis auf eine grenzwertige Abflachung der T-Wellen in den links-lateralen Ableitungen I, aVL und V6.

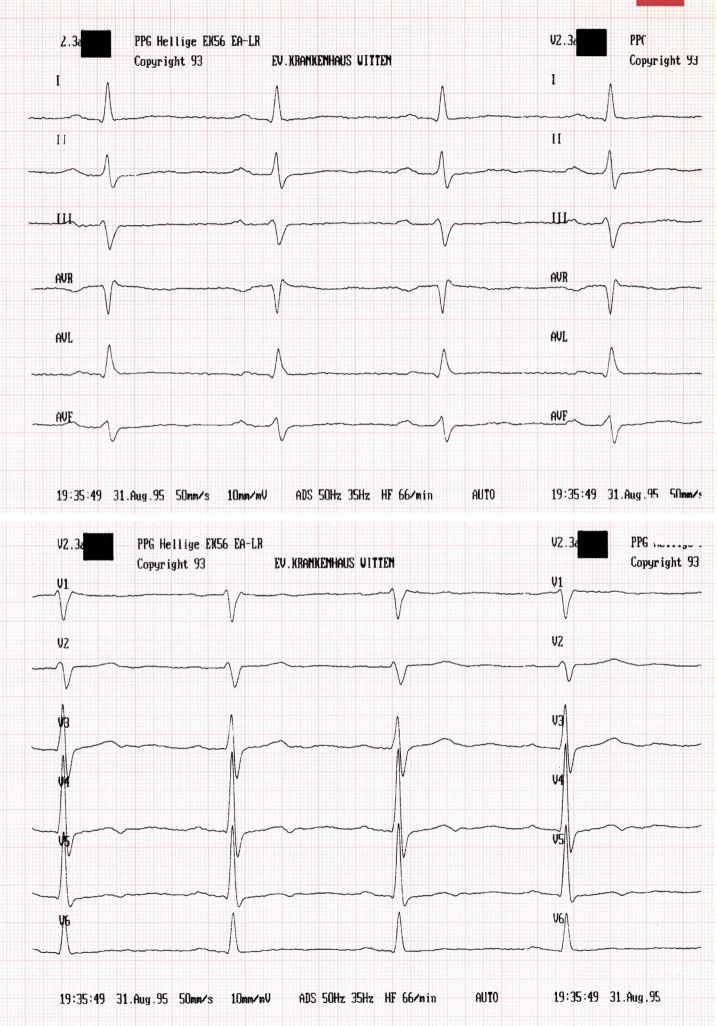

2.3a PPG Hellige EK56 EA-LR
Copyright 93   EV.KRANKENHAUS WITTEN

V2.3a PPC
Copyright 93

I

II

III

AVR

AVL

AVF

19:35:49 31.Aug.95 50mm/s   10mm/mV   ADS 50Hz 35Hz HF 66/min   AUTO   19:35:49 31.Aug.95 50mm/s

V2.3a PPG Hellige EK56 EA-LR
Copyright 93   EV.KRANKENHAUS WITTEN

V2.3a PPG
Copyright 93

V1

V2

V3

V4

V5

V6

19:35:49 31.Aug.95 50mm/s   10mm/mV   ADS 50Hz 35Hz HF 66/min   AUTO   19:35:49 31.Aug.95

Klinik Leider wurden in der EKG-Anforderung die klinischen Angaben des Patienten vergessen.

? Wie ist Ihre EKG-Beurteilung?

Es liegt ein Sinusrhythmus vor, Frequenz 90/min, Steiltyp. Es besteht eine diskrete Verzögerung der rechtsventrikulären Erregungsausbreitung (in V1 rSr'-Typ). Die in fast allen Ableitungen hohen QRS-Amplituden weisen auf einen jugendlichen Patienten hin.

? Wie beurteilen Sie die Kammerendteile in V2 bis V4?

Bei Kindern sind T-Negativierungen in den Ableitung V1 – V4 normal. Im Jugendalter bilden sich diese T-Negativierungen bis auf die rechtspräkordialen Ableitungen zurück. Beim Erwachsenen sind T-Negativierungen nur in V1 unauffällig.
Im vorliegenden Fall handelt es sich um einen 17jährigen Patienten ohne kardiovaskuläre Erkrankungen. Die T-Negativierungen sind noch als normaler Befund aufzufassen, wenn auch in diesem Alter die Ableitungen V3 und V4 üblicherweise positive T-Wellen zeigen.

Zusammenfassung

Sinusrhythmus, Steiltyp; altersentsprechender Stromkurvenverlauf mit diskreter rechtsventrikulärer Erregungsausbreitungsverzögerung, hohen QRS-Amplituden in fast allen Ableitungen und präterminal negativen T-Wellen in V1 – V4.

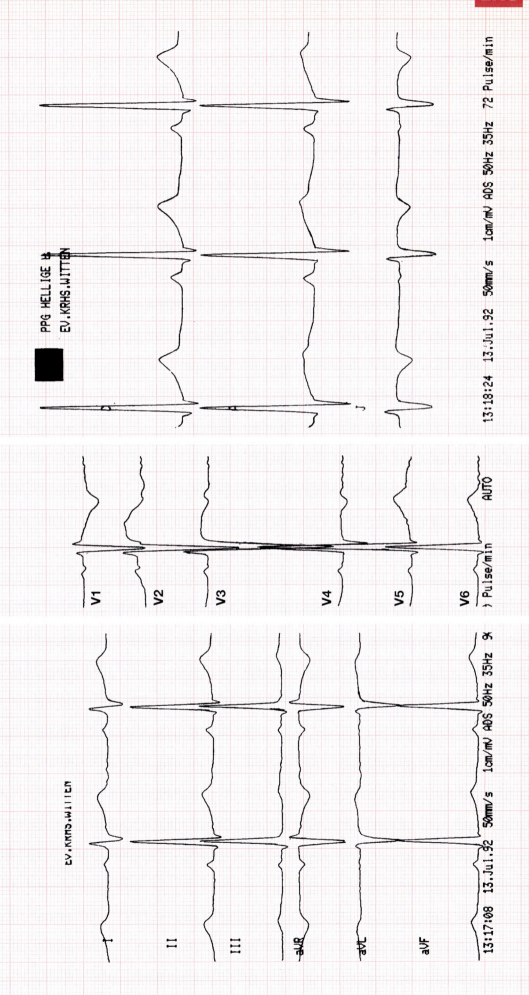

PPG HELLIGE
EV.KRHS.WITTEN

13:18:24 13.Jul.92 50mm/s 1cm/mV ADS 50Hz 35Hz 72 Pulse/min

V1
V2
V3
V4
V5
V6
AUTO
) Pulse/min

EV.KRHS.WITTEN

I
II
III
aVR
aVL
aVF

13:17:08 13.Jul.92 50mm/s 1cm/mV ADS 50Hz 35Hz 9K

Klinik Zum Zeitpunkt der EKG-Befundung liegen über den Patienten keinerlei Angaben vor.

? EKG-Beurteilung?

Grundrhytmus ist ein Sinusrhythmus mit angehobener Ruhefrequenz von 99/min. Steiltyp; unauffällige Kammeranfangsgruppe.

? Was fällt an den P-Wellen auf?

Die P-Amplitude in II beträgt 0,25 – 0,3 mV. Die P-Wellen sind damit überhöht (normal bis 0,25 mV). Die P-Dauer beträgt 0,10 sec.
Mögliche Hinweise auf eine akute rechtsventrikuläre Belastung sind neben dem überhöhten P die angehobene Herzfrequenz und der Steiltyp des Patienten, beides unspezifische Befunde. Spezifischer wäre ein neu aufgetretener SI-QIII-Typ und eine neuaufgetretene Rechtsverspätung mit oder ohne Linksverschiebung des R/S-Übergangs.
Im vorliegenden Fall handelt es sich um einen 29jährigen Patienten, der mit einer akuten Appendizitis eingeliefert worden war. Die hohen P-Amplituden sind zusammen mit einer mäßigen Sinustachykardie Folge einer vermehrten Sympathikotonie. Klinisch bestand keine akute oder chronische Rechtsherzbelastung.

? Wie schätzen Sie die Kammerendteile ein?

Die ST-Streckenabgänge in V5 sind angedeutet abgesenkt, die T-Wellen in V3 – V4 grenzwertig flach. Die T-Amplituden betragen nur knapp 1/6 der zugehörigen R-Amplitude in V5 und V6. T-Abflachungen sind meist als unspezifischer Befund zu werten, im vorliegenden Fall ebenfalls Folge der vermehrten Sympathikotonie mit mäßig angehobener Herzfrequenz.

> **Zusammenfassung**
> Sinusrhythmus mit angehobener Ruhefrequenz; Steiltyp; regelrechte Zeitverhältnisse; überhöhte P-Amplituden in II und abgeflachte T-Wellen linkspräkordial bei Sympathikotonie.

Hohe P-Amplitude

Bei der atrialen Depolarisation geht die rechtsatriale der linksatrialen Erregung um 30 – 40 msec voraus. Die normale Dauer der P-Welle beträgt bis 0,10 msec, die Amplitude weniger als 0,25 msec, wobei die höchsten P-Wellen in den Ableitungen II, III, V1 und Nehb D und A zu finden sind. Abb. **23** zeigt auf der linken Seite eine normale P-Welle, resultierend aus der fiktiven Summation der rechts- und der linksatrialen Depolarisationskurve. Der rechtsatriale Vektor weist nach rechts vorne, der linksatriale nach links hinten: Der Summationsvektor zeigt von oben rechts nach unten links. Schematisch sind darunter die P-Wellen in I – III sowie V1 aufgetragen.

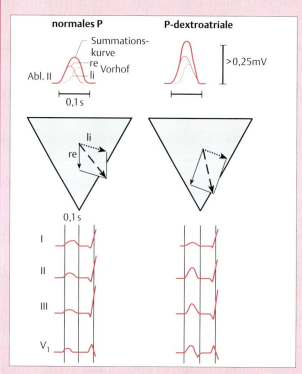

Abb. **23** Normale P-Welle (links) und P dextroatriale (rechts).

Bei rechtsatrialer Druck- oder Volumenbelastung mit entsprechender Hypertrophie/Dilatation des rechten Vorhofs nehmen die rechtsatrialen Vektoren deutlich zu und ziehen den Hauptvektor nach rechts, gelegentlich auch nach vorne (Abb. **23** rechts). Die rechtsatriale Depolarisationskurve wird größer und breiter, so daß in Summation mit der linksatrialen Erregung eine höhere, nicht aber breitere P-Welle entsteht.

Im EKG resultieren hohe, insbesondere aber auch spitze P-Wellen in II und III; die P-Welle ist in I deutlich abgeflacht. In V1 (V2) ist der initiale Anteil auf Kosten des 2. Anteils der P-Welle verbreitert und überhöht; die Amplitude beträgt oft mehr als 0,15 mV. Hohe P-Wellen finden sich auch in Nehb D und A.

Die Sensitivität eines solchen P pulmonale oder dextroatriale ist mit unter 10 % sehr gering. Zur Spezifität ist zu beachten, daß ein hohes P in II, III, Nehb D und A als Folge einer Sympathikotonie häufiger ist als ein regelrechtes P pulmonale. Die Differentialdiagnose läuft über zusätzliche EKG-Zeichen einer rechtsventrikulären Hypertrophie bei typischem P pulmonale.

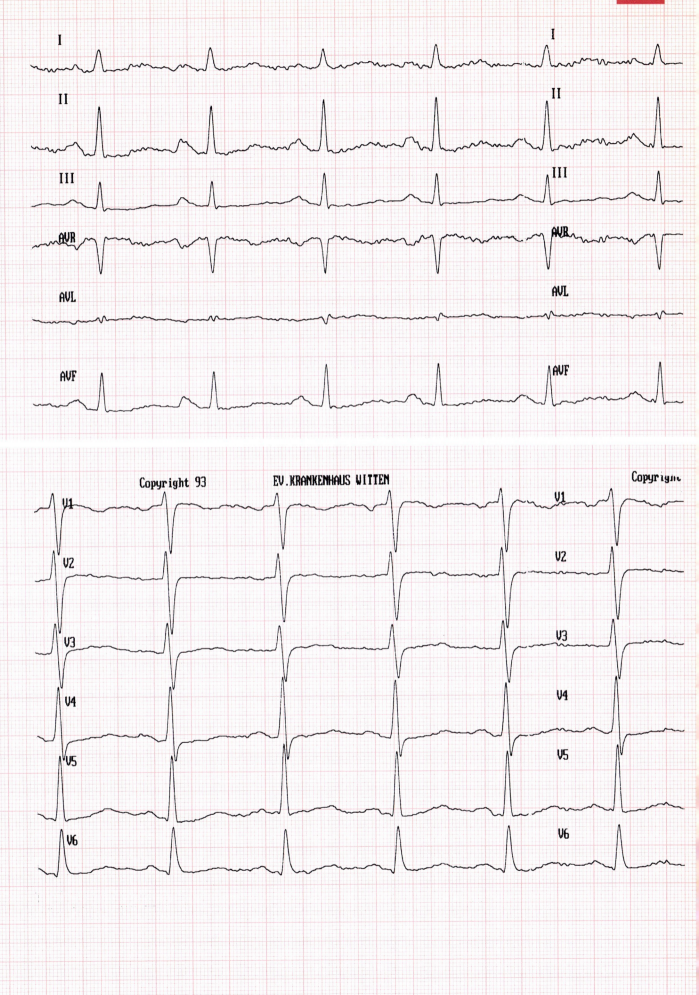

69jährige Patientin; ausgedehnt metastasiertes Mamma-Karzinom, leichte Ruhedyspnoe.

? EKG-Beurteilung?

Es liegt ein Sinusrhythmus vor, Frequenz 97/min. Die P-Wellen erscheinen etwas abgeflacht. P-Konfiguration, P-Dauer und Herzfrequenz sprechen gegen ein ektopes atriales Zentrum.

Der Linkstyp ergibt sich aus dem deutlich überwiegenden negativen Vektor in III bei positivem Vektor in I und II. Zum Linkstyp paßt auch der leicht linksverschobene R/S-Übergang zwischen V4 und V5, wobei hier keine feste Relation besteht. Ein Linkslagetyp mit linksverschobenem R/S-Übergang ist bei einem Erwachsenen ein Normbefund.

? Wie beurteilen Sie die R-Amplituden in V5 und V6?

Die QRS-Gesamtamplitude beträgt in V5 ca. 0,65 mV, in V6 0,5 mV, es besteht eine linkspräkordiale Niedervoltage. Im vorliegenden Fall handelte es sich um einen ausgeprägten malignen Perikarderguß mit beginnender Tamponade. Nach Perikardpunktion und Entleerung des Ergusses stieg die QRS-Amplitude in V6 auf 0,9 mV an.

? Wie sind die Kammerendteile zu beurteilen?

Diskret gesenkte ST-Streckenverläufe finden sich in I, II, aVL und angedeutet in V5 und V6. Die T-Wellen sind abgeflacht. Als Ursache kommen in Frage zum einen die vorbeschriebene maligne Perikarditis, zum anderen die Chemotherapie mit Anthracyclinen; die kumulative Gesamtdosis lag zum Zeitpunkt der Untersuchung im Grenzbereich von 540 mg/m^2 Körperoberfläche. Unter Anthracyclintherapie auftretende Veränderungen der Kammerendteile sind selten; die Echokardiographie ist spezifischer in der Beurteilung einer Anthracyclin-Kardiomyopathie.

Im vorliegenden Fall ist die maligne Perikardinfiltration die wahrscheinlichere Ursache der diskreten Kammerendteilveränderungen.

Zusammenfassung

Sinusrhythmus, Linkstyp; diskrete linkspräkordiale Niedervoltage bei ausgeprägtem Perikarderguß. Leichte Veränderungen der Kammerendteile vorwiegend in den linkslateralen Ableitungen, vermutlich als Folge der malignen Perikardinfiltration.

Niedervoltage

Als Niedervoltage (Niederspannung) werden kleine QRS-Gesamtamplituden von weniger als 0,6 mV in den Extremitätenableitungen und weniger als 0,8 mV in den Brustwandableitungen bezeichnet. Die QRS-Gesamtamplitude wird als Abstand zwischen der Spitze von R und S, bzw. Q, gemessen. Häufig betrifft die Niedervoltage nur die Extremitäten- oder die Brustwandableitungen. Im ersten Fall spricht man von einer peripheren Niedervoltage, im zweiten von einer linkspräkordialen Niedervoltage.

Unterschieden werden extrakardiale, perikardiale und myokardiale Ursachen:

extrakardial: Hier ist insbesondere die Hypothyreose zu nennen, daneben ausgeprägte Ödeme, ein schweres Lungenemphysen, nur ganz selten die Adipositas (bei Adipositas besteht durchschnittlich eine höhere Herzmuskelmasse, die eine Niedervoltage verhindert).

perikardial: Ausgeprägte Perikardergüsse können zu einer Niedervoltage führen, gelegentlich aber die Amplituden auch unverändert lassen. In seltenen Fällen können auch eine Pericarditis constrictiva oder Perikardtumore einer Niedervoltage zugrundeliegen.

myokardial: Bei KHK mit kombinierten Vorder- und Hinterwandinfarkten ist eine Niedervoltage möglich. Selten sind Niedervoltagen bei entzündlichen Erkrankungen oder diffuser Schädigung des Myokards bei Amyloidose, Sklerodermie, Morbus Addison, etc.

Grenzwertige periphere oder linkspräkordiale Niedervoltagen kommen jedoch nicht selten auch als Normvariante vor.

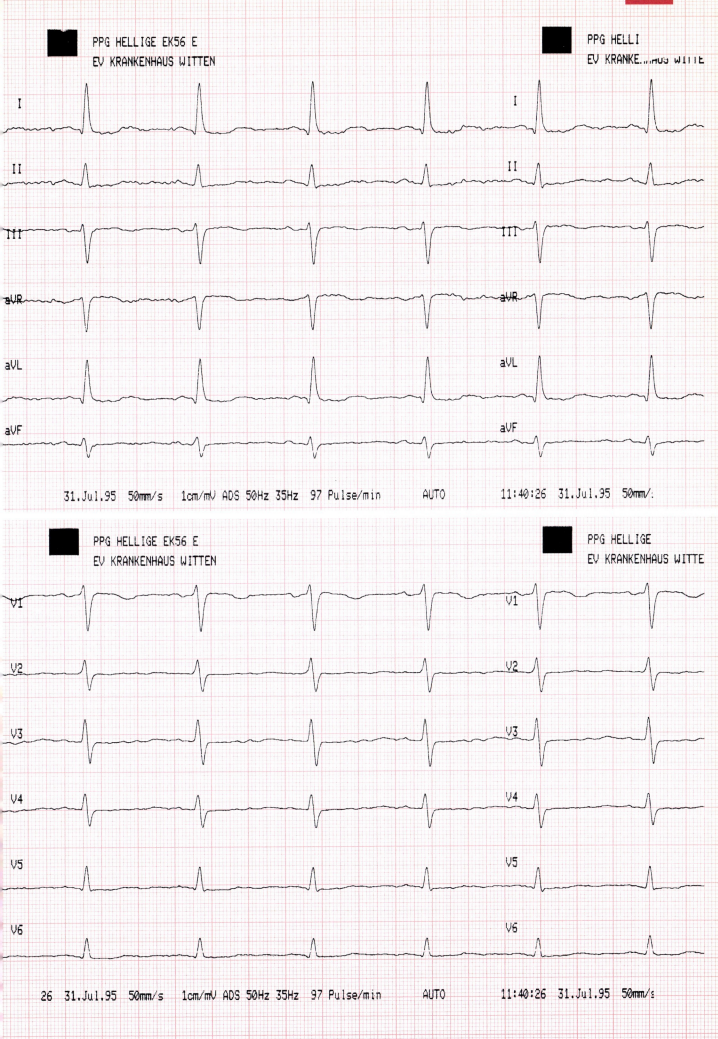

PPG HELLIGE EK56 E
EV KRANKENHAUS WITTEN

PPG HELLI
EV KRANKE...HAUS WITTE

I

II

III

aVR

aVL

aVF

I

II

III

aVR

aVL

aVF

31.Jul.95 50mm/s   1cm/mV ADS 50Hz 35Hz 97 Pulse/min   AUTO   11:40:26 31.Jul.95 50mm/:

PPG HELLIGE EK56 E
EV KRANKENHAUS WITTEN

PPG HELLIGE
EV KRANKENHAUS WITTE

V1

V2

V3

V4

V5

V6

V1

V2

V3

V4

V5

V6

26 31.Jul.95 50mm/s   1cm/mV ADS 50Hz 35Hz 97 Pulse/min   AUTO   11:40:26 31.Jul.95 50mm/s

Klinik 34jährige Patientin, kardiopulmonal beschwerdefrei.

? **EKG-Beurteilung?**

Normtyp. Die P-Dauer beträgt 0,10 sec, P ist positiv in I, flach positiv in II und negativ in III. Auch in aVF ist das P vor der 1. und 2. Kammeraktion ganz flach negativ.

? **Welcher Rhythmus liegt vor?**

Bei einem Sinusrhythmus sind abgeflachte P-Wellen in II ebenso möglich wie ein negatives P in III, selten auch in aVF. Die P-Konfiguration in den Brustwandableitungen spricht ebenso für einen Sinusrhythmus wie in den Nehb-Ableitungen.

? **Worin unterscheidet sich die 3. Vorhoferregung von den vorhergehenden in den Extremitätenableitungen?**

Diese Vorhofaktion tritt vorzeitig ein, ihre Konfiguration ist im Vergleich zu den normalen P-Wellen deutlich verändert. In I ist P triphasisch, positiv-negativ-positiv, und in II deutlich negativ, ebenso in aVF. III zeigt ein nur gering negatives P. Es handelt sich hierbei um eine typische supraventrikuläre Extrasystole, die einerseits an ihrer Vorzeitigkeit und andererseits an der ektopen Vorhoferregung auszumachen ist. Der negative Vektor in II, III und aVF beweist eine retrograde atriale Erregung mit kaudokranialer Richtung.

? **Wie beurteilen Sie die Kammeranfangsgruppen?**

Die QRS-Dauer beträgt 0,09 sec. Normtyp, in III überwiegen die positiven Vektoren. Auffällig ist das tiefe S in V2, das zusammen mit dem R in V5 einen positiven Sokolow-Lyon-Index von 3,7 mV ergibt. Auch in Nehb D und A ist die R-Amplitude relativ hoch. Diese grenzwertigen Befunde sind allerdings bei einer 34-jährigen Patientin nicht spezifisch; echokardiographisch konnte eine linksventrikuläre Hypertrophie ausgeschlossen werden.

? **Wie lassen sich die Kammerendteile beschreiben?**

In den Brustwandableitungen sind die ST-Strecken aszendierend angehoben mit Übergang in positive T-Wellen. Der Befund ist auf den ersten Blick nicht pathologisch. Im Falle einer typischen pektanginösen Beschwerdesymptomatik könnte das hohe T in V2 und V3 einem „Erstickungs-T" bei Ischämie entsprechen.

? **Wie beurteilen Sie die Kammerendteile in den Goldberger-Ableitungen?**

Nach unauffälligem Ablauf von ST und T in diesen Ableitungen folgt in aVR eine breite und negative Welle, in aVL und aVF ist sie positiv. Vordergründig könnte man hier an ausgeprägte TU-Verschmelzungswellen denken; nach der nächsten Kammeraktion sind die Kammerendteile aber unauffällig, so daß es sich bei den vorbeschriebenen Wellen um Artefakte handelt.

Zusammenfassung

Sinusrhythmus; eine supraventrikuläre Extrasystole; grenzwertiger Sokolow-Lyon-Index als möglicher, aber nicht spezifischer Hinweis auf eine linksventrikuläre Hypertrophie; unauffällige Kammerendteile.

P-Wellenmorphologie bei supraventrikulären Extrasystolen

Extrasystolen sind eine sehr häufige Erregungsbildungsstörung, die bei nahezu allen Menschen auftritt. Sie stellen eine vorzeitige Depolarisation entweder des ganzen Herzens oder eines seiner Teile dar. Unterschieden werden supraventrikuläre Extrasystolen, die ihren Ursprungsort oberhalb der Bifurkation des Hisbündels haben, von ventrikulären, die infra-His entstehen.
Supraventrikuläre Extrasystolen können entweder durch einen Wiedereintritts- (Reentry-) Mechanismus, eine Triggerung oder durch eine fokale Automatie entstehen. Gemeinsames Merkmal supraventrikulärer Extrasystolen ist der vorzeitige Einfall einer suprabifurkalen Erregung, oft zu erkennen an einer vorzeitigen Vorhofdepolarisation. Ein weiteres Charakteristikum supraventrikulärer Extrasystolen sind die abnorme Form der P-Welle und eine verkürzte PQ-Zeit (mit Ausnahme sinusknotennaher supraventrikulärer Extrasystolen). In der Regel folgt der vorzeitigen suprabifurkalen Depolarisation ein normal konfigurierter Kammerkomplex. Ausnahmen bilden hier früh einfallende supraventrikuläre Extrasystolen, die in Abhängigkeit von den Refraktärzeitverhältnissen des AV-Überleitungssystems entweder gar nicht oder schenkelblockartig übergeleitet werden (→ **EKG 16**).

Je nach Ursprungsort der supraventrikulären Extrasystole (SVES) resultiert eine unterschiedliche Konfiguration der vorzeitigen Vorhoferregung abhängig von der Richtung der intraatrialen Erregungsausbreitung (Abb. **24**):

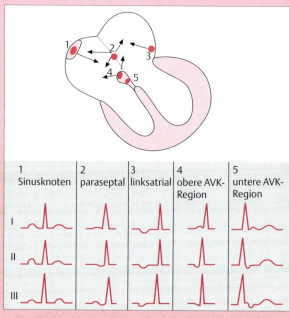

Abb. 24 Supraventrikuläre Extrasystolen. P-Morphologie in Abhängigkeit des Erregungsursprungs.

Fortsetzung S. 36 ▶

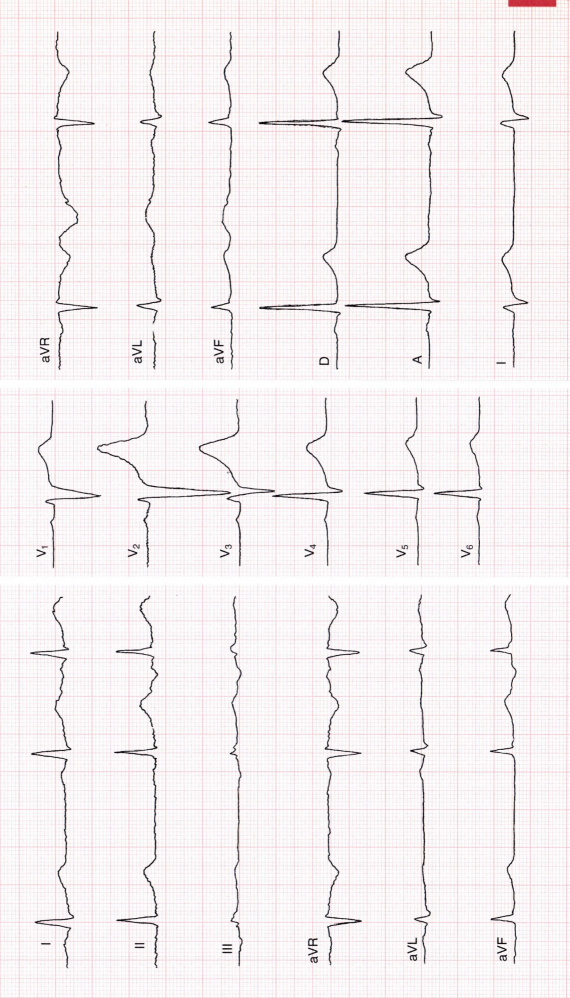

Sinusknoten- (nahe-) Extrasystolen: P-Morphologie und PQ-Dauer bleiben unverändert. Die Differentialdiagnose gegenüber einer Sinusarrhythmie ist schwierig. Eine Sinusknoten- (nahe-) Extrasystole ist dann anzunehmen, wenn eine normal konfigurierte Vorhoferregung vorzeitig in einen sonst regelmäßigen Grundrhythmus einfällt.

Atriale Extrasystolen: Im Beispiel der Abb. **24** liegt der Ursprung in der Mitte der Vorhöfe paraseptal. Bei einer solchen Lokalisation ist die PQ-Dauer allenfalls gering verkürzt. Aufgrund der radialen Erregungsausbreitung sind die P-Wellen in I – III wechselsinnig (positiv-negativ).

Linksatriale Extrasystolen: Bei meist basisnahem Ursprung erfolgt die intraatriale Erregungsausbreitung von links unten nach rechts oben. Die Wellen sind in Ableitung I und II negativ, in III wechselsinnig oder negativ. Je nach Lage des Zentrums kann die PQ-Dauer bei linksatrialen Extrasystolen normal oder leicht verlängert sein.

Obere AV-junktionale Extrasystolen: Sie entstehen im AV-Knoten selbst, paranodal oder im Hisbündel. Der Sitz des Zentrums und die AV-nodalen Leitungseigenschaften entscheiden über das zeitliche Verhältnis zwischen der extrasystolischen Vorhofaktion und dem QRS-Komplex. Bei der sogenannten oberen AV-junktionalen Extrasystole erfolgt die retrograde Vorhoferregung (erkennbar an einem negativen P in II und III) vor QRS; die PQ-Dauer ist durch den Wegfall der sinu-AV-nodalen Leitungszeit verkürzt.

Untere AV-junktionale Extrasystolen: Abhängig vom Sitz und damit der anterograden und retrograden Leitungszeit durch den AV-Knoten fällt die retrograde Vorhoferregung (negatives P in II und III) entweder mit QRS zusammen oder folgt in der ST-Strecke. Bei langsamer retrograder Leitung durch den AV-Knoten kann sich die P-Welle auch auf die T-Welle projizieren.

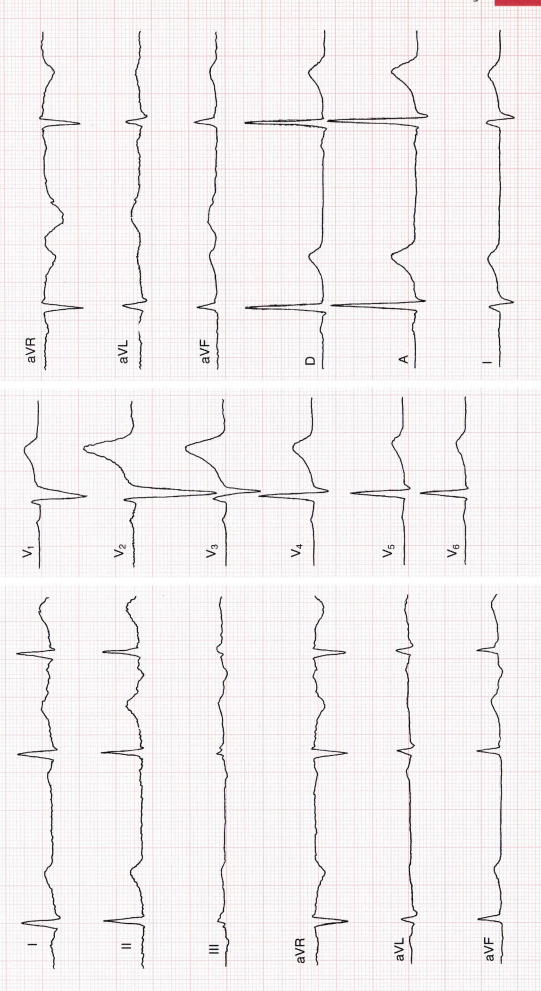

Klinik 32jährige Patientin; keine kardialen Vorerkrankungen bekannt; gelegentliches Tachykardiegefühl.

? EKG-Beurteilung? Bitte beachten Sie, daß die Extremitätenableitungen atypisch angeordnet sind mit I an 2., II an 4. und III an 6. Stelle.

Die P-Wellen sind in I annähernd isoelektrisch bis flach negativ, in II und III deutlich negativ. Die P-Dauer beträgt 0,10 sec, die PQ-Dauer 0,13 sec.

? Wie ist dieser Rhythmus zu beurteilen?

Die Erregung geht steil von unten nach oben (kaudokranial) und steht dementsprechend nahezu senkrecht auf I und bildet sich in II und III negativ ab. Es handelt sich um einen ektopen atrialen Rhythmus mit einer Frequenz von 65/min.
Entsprechend der veränderten intraatrialen Erregungsausbreitung ist in V1 und V2 der atriale Vektor terminal positiv und sind die P-Wellen in V3 – V6 sowie Nehb D und A negativ.
Der Ursprungsort der atrialen Erregung dürfte im Bereich der Klappenbasis liegen, in der Nähe des interatrialen Septums. Bei Jugendlichen kommt einem ektopen atrialen Ersatzrhythmus keine pathologische Bedeutung zu. Im höheren Alter kann er Hinweis auf ein Sinusknotensyndrom sein.

? Wie beurteilen Sie die Kammerkomplexe?

Als Lagetyp liegt ein Links- bis überdrehter Linkstyp vor. Der R/S-Übergang ist dementsprechend leicht linksverschoben zwischen V4 und V5. QRS beträgt 0,08 sec. Die QRS-Morphologie ist unauffällig.
Für das Alter der Patientin ist der Lagetyp ungewöhnlich, um so mehr als sie von schlanker Konstitution ist. Zu erwarten wäre ein Norm- oder Steiltyp. Ein linksanteriorer Hemiblock ist möglich, aber nicht zu beweisen (→ hierzu auch **EKG 14**). Die Kammerendteile sind unauffällig.

Zusammenfassung
Ektoper atrialer Rhythmus mit einer Frequenz von 65/min; links- bis überdrehter Linkstyp; unauffällige Kammeranfangsgruppen und -endteile.

Ektope supraventrikuläre Rhythmen

Bei Sinusbradykardie können andere suprabifurkale Zentren entweder als Folge einer Sinusknotendysfunktion oder einer verstärkten Parasympathikotonie die Führung übernehmen. Aufgrund der relativ steilen spontanen Phase-IV-Depolarisation der Übergangsregionen des AV-Knotens handelt es sich meistens um AV-junktionale Ersatzrhythmen mit Frequenzen um 40 – 60/min. Seltener sind ektope rechts- oder linksatriale Rhythmen. Wie bei den supraventrikulären Extrasystolen (→ **EKG 11**) hängen die P-Morphologie und das zeitliche Verhältnis von P zu QRS vom Sitz des ektopen Rhythmus ab:

Bei AV-junktionalen Rhythmen werden die Vorhöfe retrograd in kaudokranialer Richtung erregt mit negativem P in II, III und aVF. In I ist P wechselsinnig oder leicht positiv. Je nach Sitz des Schrittmachers im AV-Überleitungssystem kann die P-Welle dem Kammerkomplex mit verkürzter PQ-Dauer vorangehen, in QRS versteckt sein oder der Kammererregung in der ST-Strecke folgen (Abb. 25). Die Unterscheidung in einen sog. oberen, mittleren und unteren AV-Knoten-Rhythmus ist künstlich und wird in Anlehnung an den angloamerikanischen Sprachgebrauch als AV-junktionaler Rhythmus zusammengefaßt.

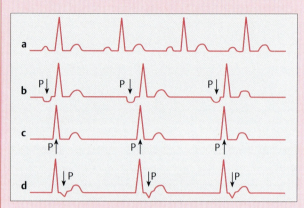

Abb. **25**   Relation der P-Welle und des QRS-Komplexes bei ektopen supraventrikulären Rhythmen.
a) Sinusrhythmus
b) Negatives P vor dem QRS-Komplex
c) P in QRS versteckt
d) Negatives P hinter dem QRS-Komplex

Sinusknotennahe atriale Rhythmen sind aufgrund ihrer annähernd normalen P-Konfiguration und normaler PQ-Dauer von einem Sinusrhythmus kaum zu unterscheiden.

Rechtsatriale und linksatriale ektope Zentren sitzen meist basisnah und weisen daher prinzipiell eine kaudokraniale atriale Erregung auf; rechtsatriale Zentren mit positivem P in I, linksatriale mit negativem P in I.

Neben ektopen supraventrikulären Ersatzrhythmen bei Sinusbradykardie kommen auch beschleunigte AV-junktionale Rhythmen vor mit Frequenzen von 60 – 80/min, selten darüber. In vielen Fällen liegt diesen kein pathologischer Prozeß zugrunde, in Einzelfällen sind sie aber durch entzündliche, toxische oder ischämische Veränderungen bedingt. Diese beschleunigten AV-junktionalen Rhythmen konkurrieren mit dem Sinusrhythmus und können entweder das Bild einer einfachen AV-Dissoziation (→ **EKG 172**) oder eines sog. „wandernden Schrittmachers" zur Folge haben. Bei dem letzteren entwickelt sich aus einer normalen sinusrhythmischen P-Konfiguration über mehrere Aktionen ein negatives P in den inferioren Ableitungen. Als Folge einer allmählichen Verschiebung der atrialen Führung vom Sinusknoten zum AV-junktionalen Bereich entsteht eine verkürzte PQ-Dauer.

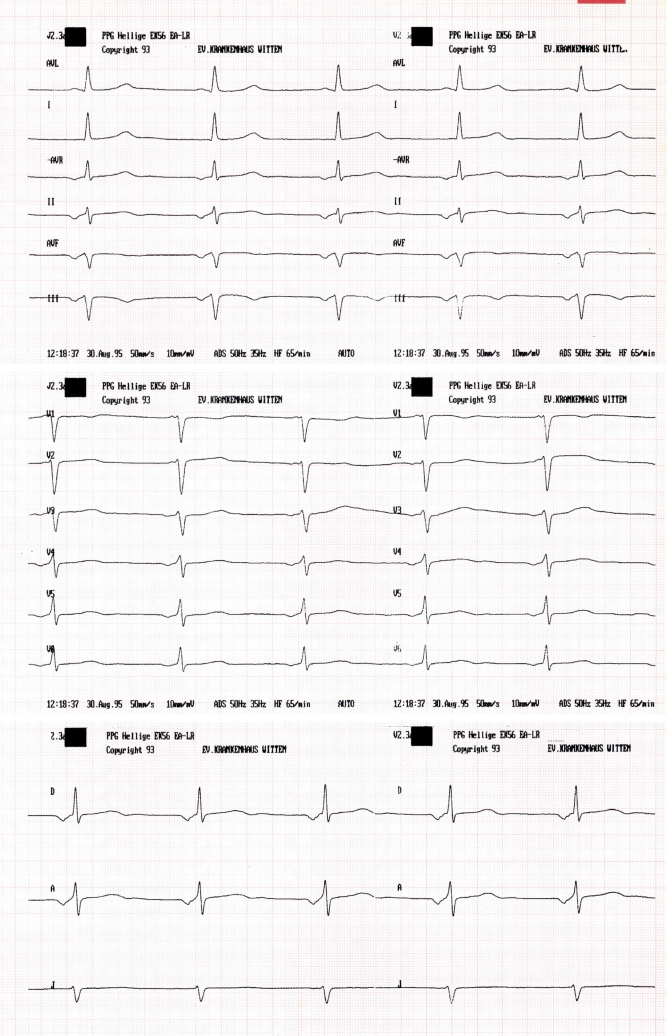

V2.3s PPG Hellige EK56 EA-LR
Copyright 93   EV.KRANKENHAUS WITTEN

AVL

I

-AVR

II

AVF

III

12:18:37 30.Aug.95 50mm/s 10mm/mV   ADS 50Hz 35Hz HF 65/min   AUTO

V2.3s PPG Hellige EK56 EA-LR
Copyright 93   EV.KRANKENHAUS WITTE.

AVL

I

-AVR

II

AVF

III

12:18:37 30.Aug.95 50mm/s 10mm/mV   ADS 50Hz 35Hz HF 65/min

V2.3s PPG Hellige EK56 EA-LR
Copyright 93   EV.KRANKENHAUS WITTEN

V1

V2

V3

V4

V5

V6

12:18:37 30.Aug.95 50mm/s 10mm/mV   ADS 50Hz 35Hz HF 65/min   AUTO

V2.3s PPG Hellige EK56 EA-LR
Copyright 93   EV.KRANKENHAUS WITTEN

V1

V2

V3

V4

V5

V6

12:18:37 30.Aug.95 50mm/s 10mm/mV   ADS 50Hz 35Hz HF 65/min

2.3s PPG Hellige EK56 EA-LR
Copyright 93   EV.KRANKENHAUS WITTEN

D

A

J

V2.3s PPG Hellige EK56 EA-LR
Copyright 93   EV.KRANKENHAUS WITTEN

D

A

J

Klinik 43jähriger Patient, keine kardialen Erkrankungen bekannt.

 EKG-Beurteilung?

Mit einer Frequenz von 69/min fallen regelmäßig Vorhofaktionen ein. Negatives P in I und aVL, positive P-Wellen in den übrigen Ableitungen.

 Wie ist der Befund einzuordnen? Wie breitet sich die Vorhoferregung aus?

In Projektion auf die von den Extremitätenableitungen abgebildete Frontalebene ist die normale Erregungsausbreitung in den Vorhöfen bei Sinusrhythmus von rechts oben nach links unten. Die P-Wellen zeigen damit einen positiven Ausschlag in I. Mit dem hier negativen P läuft die Erregungsausbreitung von links nach rechts. Bei positivem P in II, III und aVF ist die Erregungsausbreitung gleichzeitig von oben nach unten.

 Welche Differentialdiagnosen ergeben sich aus dem Befund?

In Frage käme zunächst ein im linken Vorhof gelegenes ektopes Schrittmacherzentrum. Der Befund wäre ungewöhnlich, weil die linksatrialen Zentren meist klappenbasisnah liegen und damit eine Erregungsausbreitung von links nach rechts, aber auch von unten nach oben aufweisen.
Die erste Differentialdiagnose bei negativem P in I und positivem P in II und III ist ein Situs inversus, der bei Sinusrhythmus durch die umgekehrte atriale Anordnung eine Erregungsausbreitung von links nach rechts und oben nach unten aufweist.

 Welcher Lagetyp liegt vor?

Bei ganz überwiegendem S in I und etwas überwiegendem S in II ergibt sich ein überdrehter Rechtstyp. Der Lagetyp paßt zum Situs inversus.

 Wie sind in diesem Zusammenhang die Brustwandableitungen zu interpretieren?

In V1 liegt eine diskrete Rechtsverspätung vor mit einem rSr'-Typ. Die R-Amplituden erscheinen im übrigen unauffällig, ebenso die Kammerendteile.
Bei einem Situs inversus mit rechtsverlagerten Ventrikeln sollte das EKG in den linkspräkordialen, insbesondere aber den linkslateralen Ableitungen nicht normal sein. Zu erwarten wären höhere R-Amplituden in den rechtspräkordialen Ableitungen und eine progrediente R-Amplitudenreduktion zu den linkslateralen Ableitungen hin.

 Wie ist der diskrepante Befund der Extremitäten- und der Brustwandableitungen einzuordnen?

Der Befund erklärt sich durch vertauschte Elektroden der Extremitätenableitungen. Vertauscht wurden die beiden Armelektroden, die gelbe Elektrode wurde rechts, die rote links angebracht. Bei erneuter EKG-Ableitung mit richtiger Elektrodenlage war das EKG unauffällig.

Zusammenfassung

Vertauschte Elektroden (Extremitätenableitungen), Lagetyp und P-Konfiguration sind fehlabgeleitet. Die regelrechten abgeleiteten Brustwandableitungen zeigen eine diskrete Rechtsverspätung, sonst unauffällige Kammerkomplexe.

Fehlableitungen des EKG

EKG-Fehlableitungen sind möglich durch Elektrodenvertauschung und durch falsche Positionierung insbesondere von Brustwand- und Nehb-Ableitungen. Elektrodenvertauschungen können die EKG-Interpretation zu einem spannenden Abenteuer werden lassen. Sie sollten an eine Fehlableitung denken, wenn die EKG-Konfiguration in keines der Ihnen bekannten Schemata paßt oder unlogisch ist.

Wenn bei seriellen EKG-Kontrollen die Brustwandelektroden jeweils unterschiedlich angelegt werden, kann eine Beurteilung z.B. eines Infarktverlaufs schwierig oder unmöglich sein.

Achten Sie auch auf die richtige Schreibgeschwindigkeit. Ältere Geräte können durch Gleichlaufschwankungen Arrhythmien vortäuschen. Eine Fehleichung der Amplitude wird umgangen, wenn ausschließlich mit einer Schreibhöhe von 1 cm / mV registriert wird und eine evtl. vorhandene Automatik zur Optimierung der Schreibbreite ausgeschaltet wird.

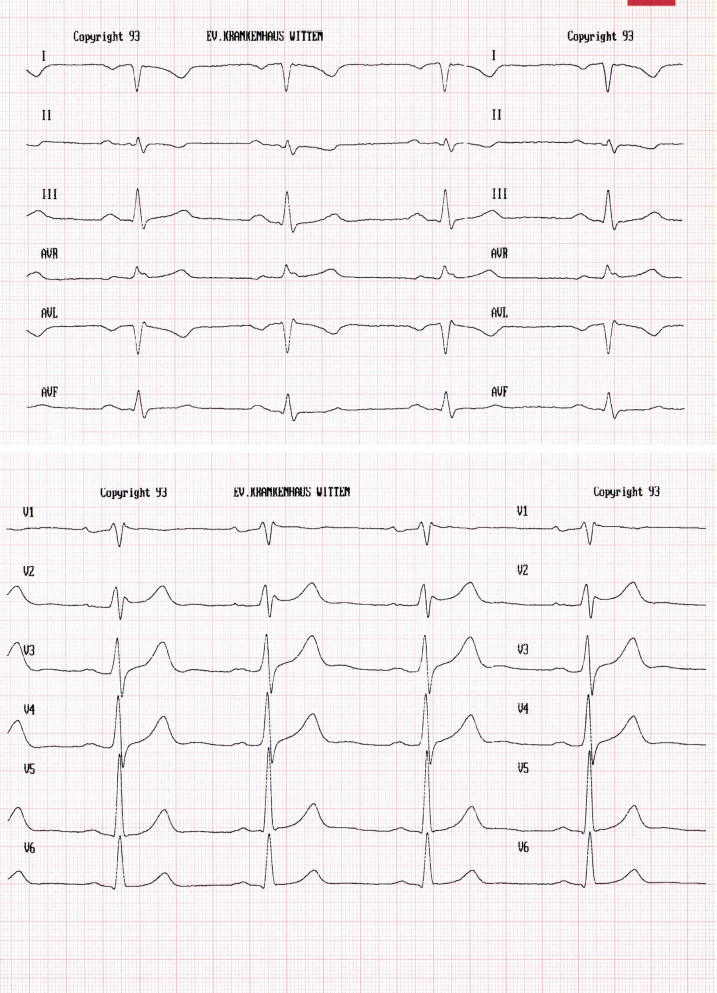

Klinik 39jähriger Patient, keine kardialen Erkrankungen bekannt.

? **EKG-Beurteilung?**

Grundrhythmus ist ein Sinusrhythmus, Frequenz 75/min. Die P-Dauer beträgt 0,12 sec, es besteht eine diskret verzögerte intraatriale Erregungsausbreitung, kein P mitrale, die PQ-Dauer ist 0,15 sec.

? **Welcher Lagetyp liegt vor, wie ist er klinisch einzuordnen?**

Bei überwiegend positivem Vektor in I sind die Vektoren in II und III überwiegend negativ. Es liegt somit ein überdrehter Linkstyp vor, hier als Zeichen eines linksanterioren Hemiblockes.
Typischerweise ist beim überdrehten Linkstyp der R/S-Übergang linksverschoben, im vorliegenden Fall zwischen V4 und V5. Beim ausgeprägt überdrehten Linkstyp kann der R/S-Übergang auch jenseits V6 liegen.

? **Wie beurteilen Sie die QRS-Komplexe und die Kammerendteile?**

Die QRS-Breite beträgt 0,10 sec. Sowohl die Kammeranfangsgruppen als auch die -endteile sind unauffällig.

___Zusammenfassung___
Sinusrhythmus, überdrehter Linkstyp (linksanteriorer Hemiblock); regelrechte Zeit- und Amplitudenverhältnisse, unauffällige Kammerendteile.

Linksanteriorer Hemiblock

Das proximale ventrikuläre Erregungsleitungssystem besteht funktionell aus 3 Faszikeln; dem rechten Bündel, dem linksanterioren und dem linksposterioren Bündel. Anatomisch lassen sich die beiden linken Faszikel nicht eindeutig differenzieren; die linksventrikuläre Erregungswelle teilt sich aber in einen linksanterioren und linksposterioren Anteil, so daß das trifaszikuläre Konzept für die EKG-Beurteilungen etabliert ist.

Das linksanteriore Bündel ist verantwortlich für die frühe Erregung links oben gelegener Anteile des Septums und anterolateraler Teile des linken Ventrikels. Bei Unterbrechung des linksposterioren Bündels wendet sich die Erregung nach initialer Depolarisation der vom rechten Schenkel und dem linksposterioren Bündel versorgten Regionen nach vorne, links und oben, so daß die Vektorschleife in der Frontalebene nach oben links weist. Die QRS-Dauer bleibt unter 0,12 sec. Typisch ist ein überwiegendes R in I und ein überwiegendes s in II und III (überdrehter Linkstyp). Häufig ist gleichzeitig in den Brustwandableitungen der R/S-Übergang nach links verschoben, er kann auch jenseits von V6 liegen. Mit einem linksanterioren Hemiblock selbst sind keine Veränderungen der Kammerendteile verbunden.

Das linksanteriore Faszikel ist sehr schmal und vulnerabel, somit der linksanteriore Hemiblock die häufigste Störung der Erregungsausbreitung. Als Ursache werden primär degenerative, entzündliche oder ischämische Veränderungen angenommen. Ein linksanteriorer Hemiblock hat für sich keinen Einfluß auf die Lebenserwartung.

Ein überdrehter Linkstyp ist nicht mit einem linksanterioren Hemiblock gleichzusetzen. Differentialdiagnostisch kommen in Frage: inferiore Infarkte, chronisches Cor pulmonale, ausgeprägte linksventrikuläre Hypertrophie, evtl. auch eine Präexzitation.

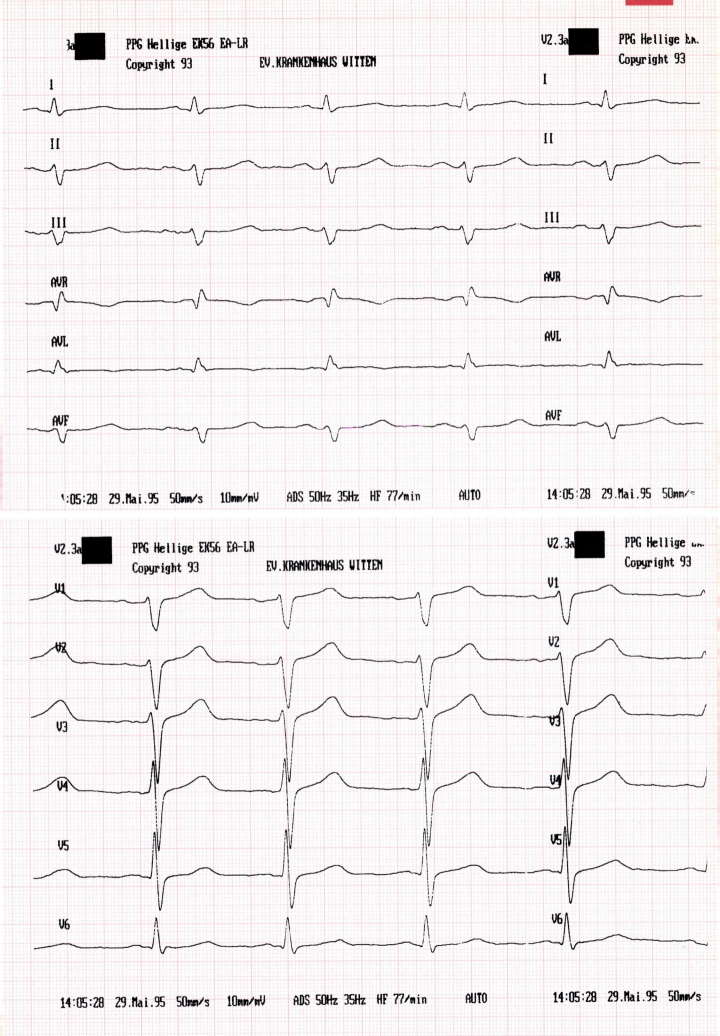

PPG Hellige EK56 EA-LR
Copyright 93   EV.KRANKENHAUS WITTEN

I

II

III

AVR

AVL

AVF

14:05:28 29.Mai.95 50mm/s   10mm/mV   ADS 50Hz 35Hz HF 77/min   AUTO   14:05:28 29.Mai.95 50mm/s

V2.3a   PPG Hellige EK56 EA-LR
Copyright 93   EV.KRANKENHAUS WITTEN   V2.3a   PPG Hellige
Copyright 93

V1

V2

V3

V4

V5

V6

14:05:28 29.Mai.95 50mm/s   10mm/mV   ADS 50Hz 35Hz HF 77/min   AUTO   14:05:28 29.Mai.95 50mm/s

Klinik 77jährige Patientin, keine kardiale Beschwerde-symptomatik, echokardiographisch Zeichen einer altersentsprechenden diastolischen Dehnbarkeitsminderung des linken Ventrikels, sonst unauffälliger Befund.

? EKG-Beurteilung?

Es liegt ein Sinusrhythmus vor, Frequenz 86/min, überdrehter Linkstyp (überwiegend positive Vektoren in I und überwiegend negative Vektoren in II und III).

? Wie lang ist die QRS-Dauer? Welches Schenkelblockbild liegt vor?

Die QRS-Dauer sollte immer in der Ableitung gemessen werden, in der sie am längsten ist und gleichzeitig Beginn und Ende von QRS gut abgrenzbar sind. Im vorliegenden EKG bieten sich I, III, aVL, V1, V2 und Nehb D an. Die QRS-Dauer ist mit 0,14 sec verlängert.
Ein Rechtsschenkelblock ist definiert durch eine QRS-Breite von mindestens 0,12 sec und einer deutlichen Verspätung des oberen Umschlagpunktes in V1, der hier bei 0,09 sec liegt, gut ablesbar in der zweiten Aktion. Typisch für einen Rechtsschenkelblock ist das breite S in I und aVL sowie in den linkslateralen Ableitungen V5, V6 und Nehb D.

? Wie beurteilen Sie die Kammerendteile?

In typischer Weise ist in den rechtspräkordialen Ableitungen V1, V2, hier auch V3, T im Gegensatz zur Kammeranfangsgruppe negativ, also diskordant. Ein konkordantes ST-T in V1 wäre bei Rechtsschenkelblock ein Hinweis auf eine anteroseptale Ischämie.
Unabhängig von der überwiegend positiven (V4) oder negativen Kammeranfangsgruppe in den linkslateralen Ableitungen sind hier die Kammerendteile unauffällig; d. h., die ST-Strecken sind horizontal oder flach aszendierend, die T-Wellen positiv.

? Wie ist die Kombination eines überdrehten Linkstyps und eines Rechtsschenkelblocks zu werten?

Der normale Lagetyp bei einem Rechtsschenkelblock ist der Linkstyp, weniger häufig der Normtyp.
Die Kombination eines überdrehten Linkstyps und eines Rechtsschenkelblocks weist auf eine zusätzliche Leitungsblockierung im linksanterioren Bündel hin; es liegt eine bifaszikuläre Blockierung vom anterioren Typ vor.

? Wie beurteilen Sie die P und PQ?

Die PQ-Dauer beträgt 0,24 sec (am besten ablesbar in Nehb D und A), somit besteht ein AV-Block 1. Grades. Die P-Dauer liegt bei 0,13 – 0,14 sec. Bei fehlenden Formkriterien eines P mitrale ist hier eine Vorhofleitstörung anzunehmen mit einer verzögerten intraatrialen Erregungsausbreitung. Dieser Befund hat für sich genommen keine wesentliche klinische Bedeutung.
Bei Kombination eines AV-Blocks 1. Grades mit einem bifaszikulären Block vom anterioren Typ besteht in der Regel nur bei deutlich verlängerter PQ-Dauer eine erhöhte Gefährdung des Patienten durch intermittierende hochgradige AV-Blockierungen. Wenn eine Bradykardiesymptomatik fehlt, sind bei

mäßiggradigem AV-Block 1. Grades eine eingehende Diagnostik oder eine prophylaktische Schrittmacherimplantation nicht notwendig. Erfahrungsgemäß finden sich im Langzeit-EKG intermittierende AV-Blockierungen 2. oder 3. Grades gehäuft ab einer PQ-Dauer im Ruhe-EKG von 0,26 – 0,30 sec.
Im vorliegenden Fall wurde bei fehlender Indikation die Digitalisierung abgesetzt. Es bestanden keine systolische Dysfunktion des linken Ventrikels sowie kein intermittierendes Vorhofflimmern oder Vorhofflattern. Ohne Digitalisierung nahm die PQ-Dauer in der Folgezeit nur minimal ab.

? Wie sind die niedrigen R-Amplituden in V5, V6 und Nehb D zu werten?

Es liegt ein weit überdrehter Linkstyp vor. Der Hauptvektor ist nach links oben hinten abgedreht, so daß die R-Amplituden in V5, V6 und Nehb D niedrig sind. Bezogen auf den Lagetyp handelt es sich hier um einen unauffälligen Befund.

Zusammenfassung

Sinusrhythmus, überdrehter Linkstyp; Verzögerung der intraatrialen Erregungsausbreitung; bifaszikulärer Block vom anterioren Typ; AV-Block 1. Grades; unauffällige Kammerendteile.

Rechtsschenkelblock

Bei Leitungsblockierung im rechten Tawaraschenkel wird das interventrikuläre Septum in üblicher Weise von links nach rechts erregt (Abb. 26, Vektorschleife in Abb. 27). Der erste Teil der Vektorschleife ist somit nach rechts und vorne gerichtet und verantwortlich für das initiale R in den rechtspräkordialen Ableitungen. Über das intakte linke Leitungssystem wendet sich dann die Erregung nach links, unten und hinten, verantwortlich für ein S in V1 und ein schmales R in den linkslateralen Ableitungen. Anschließend wird noch der rechte Ventrikel verzögert depolarisiert, wobei die nach rechts vorne weisenden Vektoren nicht durch Vektoren des bereits depolarisierten linken Ventrikels antagonisiert werden. Es resultiert in V1 ein breites R' und ein breites S in den linkslateralen Ableitungen. Ob in V1 ein S registriert wird, hängt davon ab, ob die linksventrikulären Vektoren mehr nach vorn oder hinten gerichtet sind. So kommen beim Rechtsschenkelblock auch reine R-Komplexe in V1 vor (→ **EKG 15**).

Die QRS-Dauer beträgt 0,12 – 0,15 sec; bei längerer QRS-Dauer muß eine zusätzliche Verzögerung der intraventrikulären Erregungsausbreitung angenommen werden.

Die Vektorschleife zeigt in V1 diskordante Kammerendteile zu QRS. ST-T ist bei Rechtsschenkelblock häufig noch in V2 negativ, gelegentlich auch in V3. In den linkslateralen Ableitungen sollten die Kammerendteile unauffällig sein, ebenso in den Extremitätenableitungen; eventuelle Störungen der Erregungsrückbildung sind in diesen Ableitungen unabhängig vom Rechtsschenkelblock.

Zusammengefaßt ist bei einem kompletten Rechtsschenkelblock die QRS-Dauer auf mindestens 0,12 sec verlängert, zudem der obere Umschlagpunkt in Ableitung V1 verzögert. Zur Bestimmung des oberen Umschlagpunktes → **EKG 2**. Ein verspäteter oberer Umschlagpunkt ist gleichbedeutend mit verzögerten, oft verbreiterten positiven Vektoren und damit als Zeichen einer verspäteten Depolarisation von Anteilen des Herzens in der Ablei-

Fortsetzung S. 46 ▶

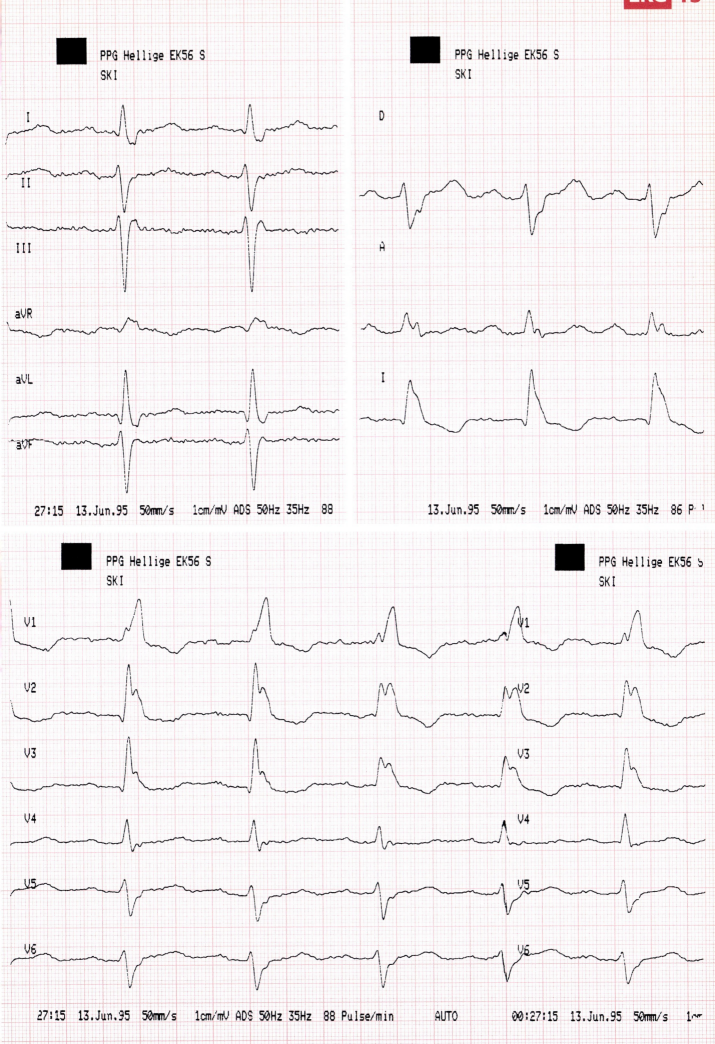

PPG Hellige EK56 S
SKI

I

II

III

aVR

aVL

aVF

27:15 13.Jun.95 50mm/s 1cm/mV ADS 50Hz 35Hz 88

PPG Hellige EK56 S
SKI

D

A

I

13.Jun.95 50mm/s 1cm/mV ADS 50Hz 35Hz 86 P

PPG Hellige EK56 S
SKI

V1

V2

V3

V4

V5

V6

27:15 13.Jun.95 50mm/s 1cm/mV ADS 50Hz 35Hz 88 Pulse/min

PPG Hellige EK56 S
SKI

V1

V2

V3

V4

V5

V6

AUTO   00:27:15 13.Jun.95 50mm/s 1

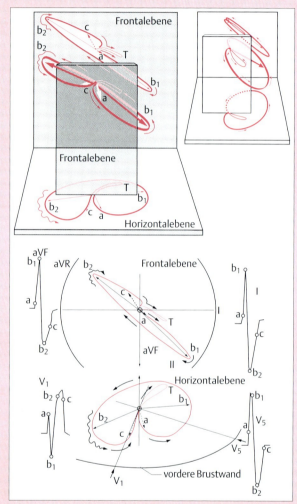

Abb. 26 Intraventrikuläre Erregungsausbreitung bei Rechtsschenkelblock.

Abb. 27 Rechtsschenkelblock
Projektion der Vektorschleife bei Rechtsschenkelblock auf die Frontal- und Horizontalebene (oben links). Oben rechts ist zum Vergleich die normale Vektorschleife aufgeführt. Unten: Konstruktion der QRS-Komplexe in je 2 Ableitungen der Frontal- und Horizontalebene aus den entsprechenden Vektorschleifen.

tungsrichtung. Als Hilfsmittel können Sie sich einprägen, daß bei Rechtsschenkelblock der obere Umschlagpunkt in den rechtspräkordialen Ableitungen verzögert ist, bei Linksschenkelblock in den linkspräkordialen Ableitungen. Die Normgrenze des oberen Umschlagpunktes in V1 liegt bei 0,03 sec.

Der Rechtsschenkelblock kann permanent vorhanden sein oder intermittierend (meist frequenzabhängig) auftreten. Er ist die nach dem linksanterioren Hemiblock häufigste Verzögerung der intraventrikulären Erregungsausbreitung. Ursachen können eine chronische oder akute rechtsventrikuläre Druck- oder Volumenbelastung sein, eine koronare Herzerkrankung oder entzündliche

Veränderungen. Häufig ist der kardiale Befund unauffällig. In diesen Fällen ist der Rechtsschenkelblock ohne Einfluß auf die Lebenserwartung.

Bifaszikuläre Blockierungen: bifaszikulärer Block vom anterioren Typ

Wenn von den 3 Faszikeln des intraventrikulären Erregungsleitungssystems 2 blockiert sind, spricht man von einem bifaszikulären Block. Prinzipiell ist auch ein Linksschenkelblock ein bifaszikulärer Block, wenn auch dieser Terminus dafür nicht angewandt wird. Ein bifaszikulärer Block besteht aus der Kombination eines Rechtsschenkelblocks entweder mit einem linksanterioren oder einem linksposterioren Hemiblock.

Abb. **28** zeigt schematisch das EKG eines linksanterioren Hemiblocks, eines kompletten Rechtsschenkelblocks und eines bifaszikulären Blocks vom anterioren Typ (Rechtsschenkelblock und linksanteriorer Hemiblock). Es ist zu erkennen, daß sich bei der bifaszikulären Blockierung die Zeichen beider Einzelblockierungen addieren. Kennzeichen des linksanterioren Hemiblocks ist der überdrehte Linkstyp, Zeichen des kompletten Rechtsschenkelblocks der verbreiterte QRS-Komplex mit verspätetem oberen Umschlagpunkt in V1.

Der bifaszikuläre Block vom anterioren Typ ist weit häufiger als der posteriore Typ (Kombination eines kompletten Rechtsschenkelblocks mit einem linksposterioren Hemiblock). Ursache ist die im Abgangsbereich enge anatomische Nachbarschaft und die gleiche Blutversorgung durch den Ramus interventricularis anterior.

Die Gefahr, daß sich aus einem bifaszikulären Block vom anterioren Typ ein AV-Block 3. Grades entwickelt, ist gering. Bei zusätzlichem AV-Block 1. Grades liegt die Blockierung im AV-Knoten oder im His-Bündel, nicht im linksposterioren Bündel.

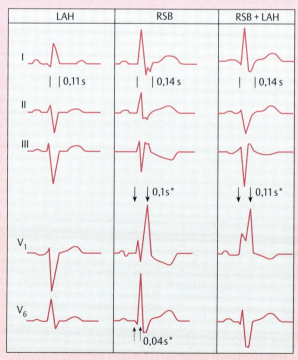

Abb. 28 EKG bei linksanteriorem Hemiblock, Rechtsschenkelblock und bifaszikulärem Block vom anterioren Typ (Rechtsschenkelblock und linksanteriorer Hemiblock).
In der oberen Zeile ist die QRS-Dauer abgegrenzt, in den beiden unteren der obere Umschlagpunkt in V1 und V6.

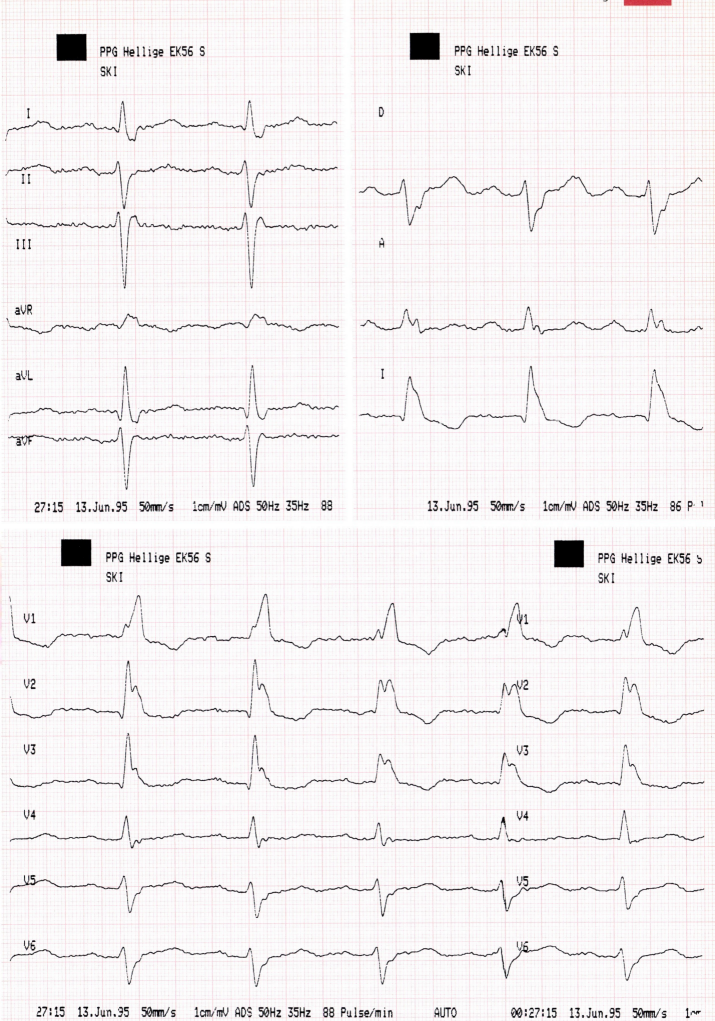

PPG Hellige EK56 S
SKI

I

II

III

aVR

aVL

aVF

27:15 13.Jun.95 50mm/s   1cm/mV ADS 50Hz 35Hz 88

PPG Hellige EK56 S
SKI

D

A

I

13.Jun.95 50mm/s   1cm/mV ADS 50Hz 35Hz 86 P

PPG Hellige EK56 S
SKI

V1

V2

V3

V4

V5

V6

27:15 13.Jun.95 50mm/s   1cm/mV ADS 50Hz 35Hz 88 Pulse/min   AUTO

PPG Hellige EK56 S
SKI

V1

V2

V3

V4

V5

V6

00:27:15 13.Jun.95 50mm/s   1

Klinik 69jähriger Patient, Mitralklappenersatz vor 8 Jahren, in den letzten 4 Stunden insgesamt dreimal retrosternale Schmerzen mit Ausstrahlung in Hals und Unterkiefer für eine Dauer von 10 – 20 Minuten; zum Zeitpunkt der Untersuchung noch leichte retrosternale Beschwerden.

? EKG-Beurteilung? Welcher Rhythmus liegt vor?

Vor allem in V1 – V4 sind regelmäßig einfallende Vorhofaktionen zu erkennen, die in der Mitte zwischen 2 Kammeraktionen liegen. Nach der P-Konfiguration ergibt sich zunächst der Verdacht auf eine Sinustachykardie mit einer Frequenz um 125/min.
Bei Tachykardien mit Vorhofaktionen in der Mitte zwischen 2 Kammeraktionen ist die Möglichkeit einer supraventrikulären Tachykardie mit 2:1-Überleitung zu bedenken, wobei die jeweils 2. Vorhofaktion in QRS versteckt ist. Klären läßt sich die Frage entweder anhand von registrierten Extrasystolen mit Nachweis der tachykarden Vorhofaktion in der nachfolgenden Pause oder gelegentlich auch mit dem Carotisdruckversuch mit Teilblockierung der AV-Überleitung und Demaskierung des Vorhofrhythmus.

Im vorliegenden Fall zeigte sich unter Monitorkontrolle bei allmählich abnehmender Tachykardiefrequenz eine Sinustachykardie. Bei Tachykardie ist die PQ-Dauer mit 0,18 sec im Sinne eines AV-Blocks 1. Grades verlängert.

? Wie ist in den Extremitäten- und Brustwandableitungen die Vorhofaktion zwischen der 8. und 9. Kammererregung zu beurteilen?

Die P-Konfiguration ist gegenüber den übrigen Aktionen deutlich verändert mit höherer Amplitude in nahezu allen Ableitungen bis auf aVL und V1.
Differentialdiagnostisch ist an eine supraventrikuläre Extrasystole zu denken. Auffällig ist aber der absolut gleichbleibende R-R-Abstand, so daß keine Vorzeitigkeit vorliegt. Aus diesem Grunde kann nicht eindeutig zwischen einer tatsächlichen, nahezu zeitgleich mit der normalen Vorhofaktion zusammenfallenden supraventrikulären Extrasystole und einem Artefakt unterschieden werden.

? Welcher Lagetyp liegt vor? Wie beurteilen sie QRS-Dauer und Blockbild?

In I halten sich positive und negative Vektoren die Waage. II und III sind positiv, die Amplitude ist in III etwas höher als in II, so daß ein Steil- bis Rechtstyp vorliegt. Die QRS-Dauer beträgt 0,13 sec; in V1 liegt ein rsR'-Typ vor, somit ein Rechtsschenkelblock. Formal ist bei dieser Kombination von Lagetyp und Rechtsschenkelblock an einen bifaszikulären Block vom posterioren Typ zu denken. Der Steiltyp war in Vor-EKGs noch ohne Rechtsschenkelblock dokumentiert worden, so daß ein linksposteriorer Hemiblock nicht anzunehmen ist.

? Beachten Sie in II und III sowie aVF den Übergang von der Kammeranfangsgruppe zu Kammerendteilen. Liegt eine ST-Streckenhebung vor als Hinweis auf einen frischen Myokardinfarkt?

Der bogenförmige Übergang von der Kammeranfangsgruppe zu den Kammerendteilen in II, III und aVF, in abgewandelter Form auch in Nehb A und I erweckt nur vordergründig den Verdacht auf eine ST-Streckenhebung. Zu beachten ist die verbreiterte Kammeranfangsgruppe bei Rechtsschenkelblock. Die beschriebene Schulter in den inferioren Ableitungen ist noch Teil der Kammeranfangsgruppe, nicht der Kammerendteile. Bei einer QRS-Dauer von 0,13 sec besteht in diesen Ableitungen keine ST-Hebung, sondern tatsächlich eine ST-Streckensenkung.

? Wie beurteilen und beschreiben Sie die ST-Streckensenkung in den verschiedenen Ableitungen?

ST-Streckensenkungen sind in I und aVL sowie V5 und V6 aszendierend, übergehend in positive T-Wellen. Deszendierende ST-Streckensenkungen mit Übergang in präterminal negative T-Wellen finden sich in II, III, aVF, V1 – V4 sowie Nehb A und I; in Nehb D gesenkte ST-Strecken, nahezu horizontal verlaufend, übergehend in präterminal negative T-Wellen. In aVR sind die ST-Strecken spiegelbildlich horizontal gehoben.
Durch den Rechtsschenkelblock sind nur die ST-T-Senkungen in V1 – V3 zu erklären.
Klinisch bestand bei dem Patienten eine instabile Angina pectoris mit passager verstärkten ST-Streckensenkungen. In beschwerdefreien Intervallen normalisierten sich die Kammerendteile nur unvollständig.

? Bei Rechtsschenkelblock erscheinen die Kammeranfangsgruppen in V5 und V6 schmal. Wie ist das zu verstehen?

Das für den Rechtsschenkelblock typische S in den linkslateralen Ableitungen V5 und V6 geht nahezu nahtlos in die gesenkte ST-Strecke über und ist nur angedeutet davon abzugrenzen. Insoweit sind hier die Kammeranfangsgruppen nur scheinbar schmal.

Zusammenfassung

Sinustachykardie, AV-Block 1. Grades, Steil- bis Rechtstyp, Rechtsschenkelblock; deutliche ST-Streckensenkungen in den inferioren und linkslateralen Ableitungen bei instabiler Angina pectoris.

Bemerkungen: Die Koronarangiographie zeigte eine dringend operationsbedürftige Zweigefäßerkrankung. Es bestand ein sog. Hauptstammäquivalent mit mehr als 90 %-igen proximalen Stenosen des Ramus interventricularis anterior und des Ramus circumflexus der linken Herzkranzarterie.

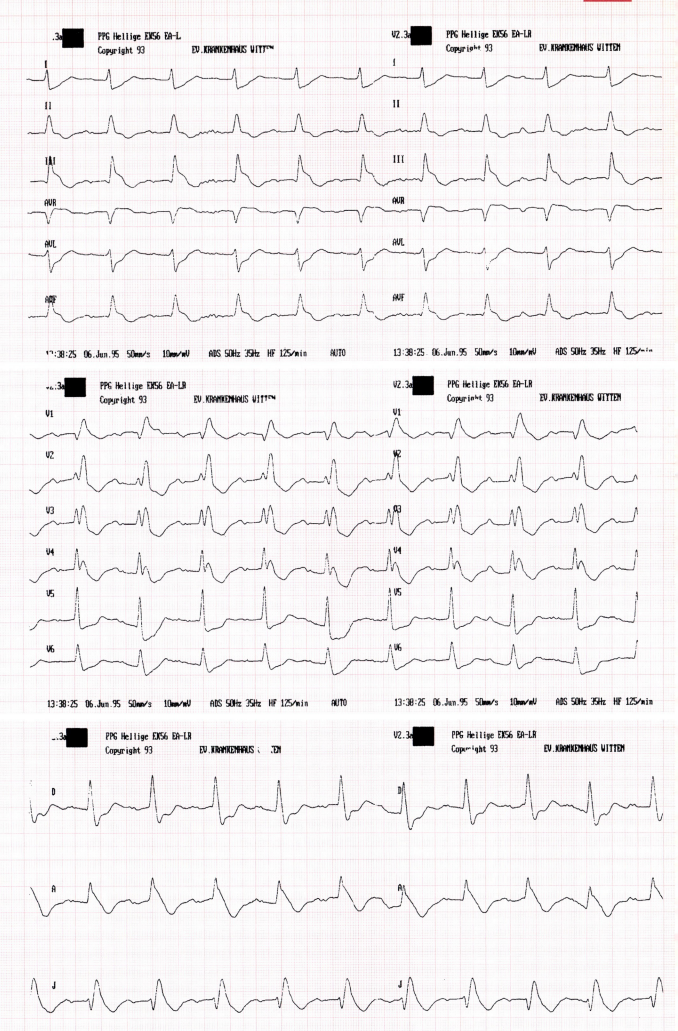

Klinik Ein Beispiel, das kennzeichnend ist für die Mühen des Alltags. Sie müssen ein EKG beurteilen, ohne daß klinische Angaben über den Patienten vorliegen.

? EKG-Beurteilung? Welcher Rhythmus liegt vor?

Den Kammeraktionen gehen regelmäßig Vorhofaktionen voraus, gut zu sehen in II, V4 – V6 und Nehb D und A. Trotz der leicht biphasischen P-Welle in II ist ein Sinusrhythmus anzunehmen mit einer Frequenz von 113/min.

? Welcher Lagetyp, welches Schenkelblockbild liegen vor?

Bei positivem Vektor in I und ausschließlich negativen Vektoren in II und III sowie aVF liegt ein überdrehter Linkstyp vor. Die QRS-Dauer beträgt 0,14 sec, der obere Umschlagpunkt in V1 ist mit ca. 0,1 sec deutlich verzögert. Formal ergibt sich also der Befund eines Rechtsschenkelblocks, in Zusammenhang mit dem überdrehten Linkstyp der Verdacht auf einen bifaszikulären Block vom anterioren Typ.

Kammeranfangsgruppen ohne positive Anteile werden QS-Komplexe genannt. Hier liegen QS-Komplexe vor in II, III und aVF, wechselnd auch in V4 – V6.

? Wie ordnen Sie die QS-Komplexe in II, III und aVF sowie die nur minimalen oder fehlenden R-Amplituden in V4 – V6 und den Nehb-Ableitungen ein?

Bevor die Frage nach der Form der Kammeranfangsgruppen beantwortet wird, möchte ich auf die kleinen Ausschläge zu Beginn der Kammeranfangsgruppen hinweisen, besonders gut zu sehen in Nehb A, diskret auch in Nehb I und V4 – V6.

? Worum handelt es sich bei diesen kleinen Ausschlägen?

Es handelt sich um ventrikuläre Impulse eines bipolaren Herzschrittmachersystems. Bei bipolarer Stimulation liegen die beiden Pole im Bereich der Elektrodenspitze nahe beieinander, so daß das Stromfeld und damit die Impulsamplitude im Oberflächen-EKG nur klein ist. Bei unipolarer Stimulation (Kathode an der Elektrodenspitze, Anode ist das Schrittmacheraggregat) sind die Schrittmacherimpulse deutlich höher (→ **EKG 187**).

Die ventrikuläre Stimulation erfolgt im Spitzenbereich des rechten Ventrikels, so daß normalerweise ein linksschenkelblockartig deformiertes Kammerbild zu erwarten wäre. Da aber bei ventrikulärer Stimulation die gesamte Erregungsausbreitung in beiden Kammern verändert ist, kann auch das Bild eines Rechtsschenkelblocks resultieren. Meist liegt kein typisches Schenkelblockbild vor. Es ergeben sich Mischformen oder Befunde wie bei einer allgemeinen Verzögerung der intraventrikulären Erregungsausbreitung.

Die niedrigen oder fehlenden R-Amplituden in den inferioren Ableitungen II, III und aVF sowie in V4 – V6 und Nehb D sind im vorliegenden Fall ebenfalls Folge der veränderten Ausbreitungsrichtung der ventrikulären Erregung; es bestand kein Hinweis auf einen abgelaufenen Myokardinfarkt. Die Kammerendteile sind erwartungsgemäß diskordant bei der Breite von QRS.

Da die ventrikuläre Stimulation an die Vorhofaktion angekoppelt ist, handelt es sich um ein Zweikammer-Herzschrittmachersystem mit atrialem Sensing und dadurch getriggerter ventrikulärer Stimulation. Die eingehende Beschreibung von Schrittmacher-EKGs erfolgt ab **EKG 187**.

Zusammenfassung

Sinustachykardie; regelrechte Ankopplung der bipolar stimulierten Kammeraktionen an die Vorhofaktionen durch ein Zweikammer-Schrittmachersystem. Auffällig kleine oder fehlende R-Amplituden in den inferioren und den linkspräkordialen Ableitungen sowie den Nehb-Ableitungen, hier ohne Hinweis auf einen abgelaufenen Myokardinfarkt. Kammerendteile ohne pathologischen Befund.

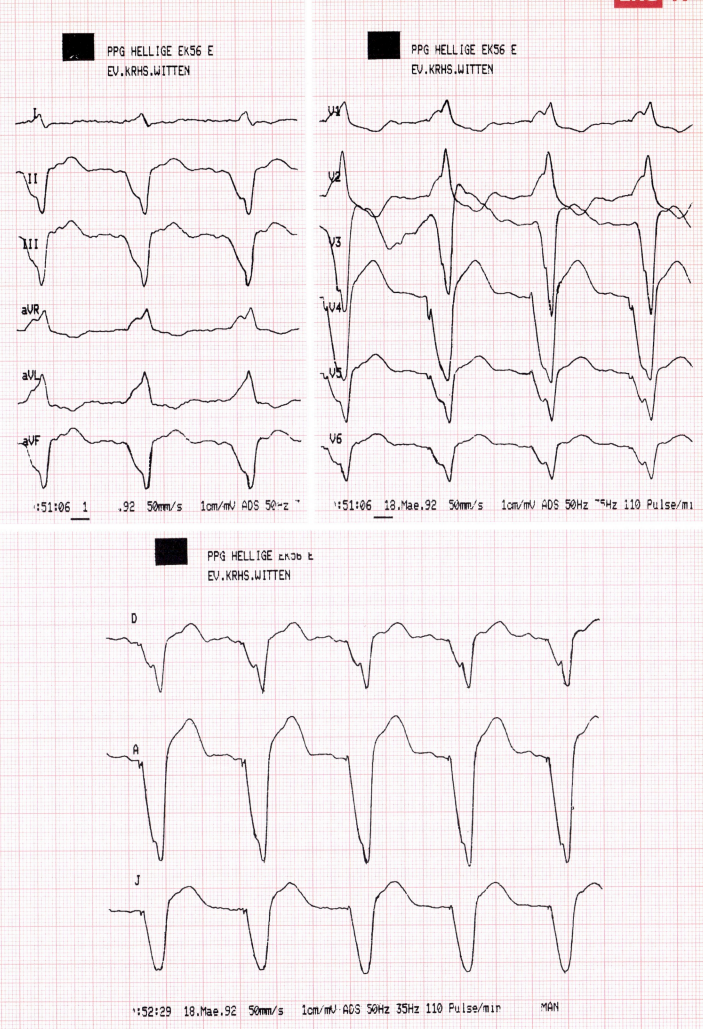

Klinik 72jähriger Patient. Ein unregelmäßiger Puls sei seit vielen Jahren bekannt.

? EKG-Beurteilung?

Als Grundrhythmus liegt ein Sinusrhythmus vor, Frequenz 90/min. Der R-R-Abstand der sinusrhythmischen Aktionen beträgt 630 – 690 msec. Normtyp.

? Wie ist die QRS-Dauer? Welcher Schenkelblock liegt vor? Wie sind die Aktionen 5, 8 und 9 zu beurteilen?

Die QRS-Dauer beträgt 0,13 sec, in V1 liegt ein rsR'-Typ vor, es handelt sich somit um einen Rechtsschenkelblock. Die 5. Aktion fällt etwas vorzeitig ein (R-R-Intervall 550 msec). Vorausgehend ist eine nur leicht different konfigurierte Vorhofaktion, so daß eine sinusknotennahe supraventrikuläre Extrasystole anzunehmen ist. Die Aktionen 8 und 9 sind bei gleicher QRS-Konfiguration beide vorzeitig, es handelt sich um eine supraventrikuläre Zweiersalve (sog. Couplet).

? Worin unterscheiden sich die Aktionen 1 und 10 von den übrigen Kammeraktionen? Was liegt ihnen zugrunde?

Die Kammeraktionen 1 und 10 weisen eine QRS-Dauer von nur 0,10 sec auf. In V1 besteht ein rSr'-Typ, somit nur eine diskrete Verzögerung der rechtsventrikulären Erregungsausbreitung. Der Rechtsschenkelblock liegt also nicht durchgehend vor, er ist frequenzabhängig. Die Mehrzahl der Aktionen weist einen Rechtsschenkelblock auf, weil die Refraktärzeit des rechten Bündels länger als das normale R-R-Intervall ist (sog. Phase-III-Blockierung).
Die 10. Aktion folgt nach einer etwas längeren Pause auf die beschriebene supraventrikuläre Zweiersalve. Die Vorhofaktion leitet über das dann nicht mehr refraktäre rechte Bündel über, wenn auch mit einer leichten Verzögerung der rechtsventrikulären Erregungsausbreitung. Schon die folgende normal angekoppelte Kammeraktion ist wieder rechtsschenkelblockartig deformiert.
Bei der 1. schmalen Kammeraktion ist anzunehmen, daß sie ebenfalls nach einer etwas längeren Pause auf eine vorausgehende Extrasystole folgte.

? Wie beurteilen Sie die PQ- und QT-Dauer?

Die PQ-Dauer liegt bei 0,22 sec, es besteht somit ein AV-Block 1. Grades. Die PQ-Dauer der normal übergeleiteten Aktionen ist mit 0,20 sec etwas kürzer, so daß auch hier ein geringer frequenzabhängiger Effekt vorliegt.

Die QT-Dauer ist bei den schmalen Kammeraktionen auf 0,4 sec verlängert, bei den schenkelblockartig übergeleiteten Aktionen auf 0,44 sec. Bei einer Schenkelblockierung ist die QT-Dauer naturgemäß zumindest um den Betrag gegenüber der Norm-QT-Dauer verlängert, um den die QRS-Dauer über der Norm liegt. Bei einer QRS-Dauer von 0,13 sec und damit einem Abzug von 0,03 sec resultiert immer noch eine QT-Dauer von 0,41 sec, die für eine Frequenz von 90/min zu lang ist und bei 128 % des Normwertes liegt. Die etwas längere QT-Dauer der Aktionen 1 und 10 ist Folge des etwas längeren Kopplungsintervalles zu den vorangehenden Kammeraktionen. Auch hier ist die QT-Dauer dennoch zu lang.
Die Ursache der mäßigen QT-Verlängerung konnte im vorliegenden Fall nicht geklärt werden; sie war schon in Vor-EKGs seit

mehreren Jahren dokumentiert worden. Eine Hypokaliämie bestand ebensowenig wie eine Therapie mit Antiarrhythmika. In der Familie waren keine akuten und frühen Herztodesfälle bekannt, die bei angeborenen Long-QT-Syndromen häufig sind.

? Wie sind im Vergleich zu den übrigen Aktionen die veränderten Kammerendteile nach Aktion 1, 9 und 10 einzuordnen?

Die Form der Kammerendteile ist frequenzabhängig. Bei längerem Kopplungsintervall zeigen die Aktionen 1 und 10 positiv-negative TU-Verschmelzungswellen, die Aktion 9 aufgrund der kurzen Ankopplung an die vorausgehenden Normalaktionen abgeflachte T-Wellen in II, V5 und V6 und diskret präterminal negative T-Wellen in III, aVF, V3 und V4. Diese frequenzabhängigen funktionellen Veränderungen der Kammerendteile sind ohne zusätzliche pathologische Bedeutung.

Zusammenfassung

Sinusrhythmus, Normtyp, AV-Block 1. Grades, frequenzabhängiger Rechtsschenkelblock (Phase-III-Block); supraventrikuläre Extrasystolen, eine supraventrikuläre Zweiersalve; mäßig verlängerte QT-Dauer unklarer Ätiologie.

Phase-III-Block, kopplungsintervall-abhängiger Block

Unter einer intraventrikulären Aberration versteht man eine schenkelblockartig oder unspezifisch verbreitert übergeleitete supraventrikuläre Aktion. Ursachen sind Leitungsblockierungen bei kurzem Kopplungsintervall. Es handelt sich hierbei um einen physiologischen Vorgang, abhängig von den Refraktärverhältnissen des AV-Überleitungssystems. Da sich die Refraktärzeiten in der Phase III des Aktionspotentials abspielen, geht es um sog. Phase-III-Blockierungen. In Einzelfällen können aber die Refraktärzeiten deutlich länger als das Aktionspotential sein.

Die häufigste Form einer Aberration ist durch eine vorzeitig einfallende supraventrikuläre Extrasystole (SVES) bedingt. Eine stark vorzeitig einfallende SVES trifft auf einen refraktären AV-Knoten und wird nicht übergeleitet (Abb. 29 oben). Bei etwas längerem, kritischem Kopplungsintervall der SVES hat das rechte Bündel die längste Refraktärzeit, die Überleitung findet über den AV-Knoten und das linke Bündel mit rechtsschenkelblockartiger Aberration des QRS-Komplexes statt (Abb. 29 unten). Eine linksschenkelblockartige Aberration ist seltener und häufig Folge einer organischen Herzerkrankung.

Eine andere Form der Phase-III-Blockierung ist die tachykardieabhängige Aberration bei vorgeschädigter intraventrikulärer Überleitung. Diese frequenzabhängige Aberration tritt oft schon bei relativ niedrigen Frequenzen von 70 – 80/min auf. Ihr liegen die gleichen Ursachen zugrunde wie beim kompletten Rechts- oder Linksschenkelblock. Neben ischämischen, entzündlichen und metabolischen Veränderungen kommen auch primäre Degenerationen des AV-Überleitungssystems in Frage. Die frequenzabhängige Aberration als Basis eines intermittierenden Rechts- oder Linksschenkelblocks ist häufig die Übergangsphase zu einem permanenten Schenkelblock.

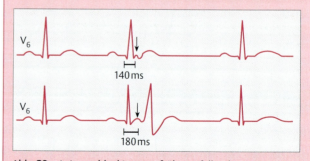

Abb. 29 Leitungsblockierung früh einfallender supraventrikulärer Extrasystolen (Phase III-Block).

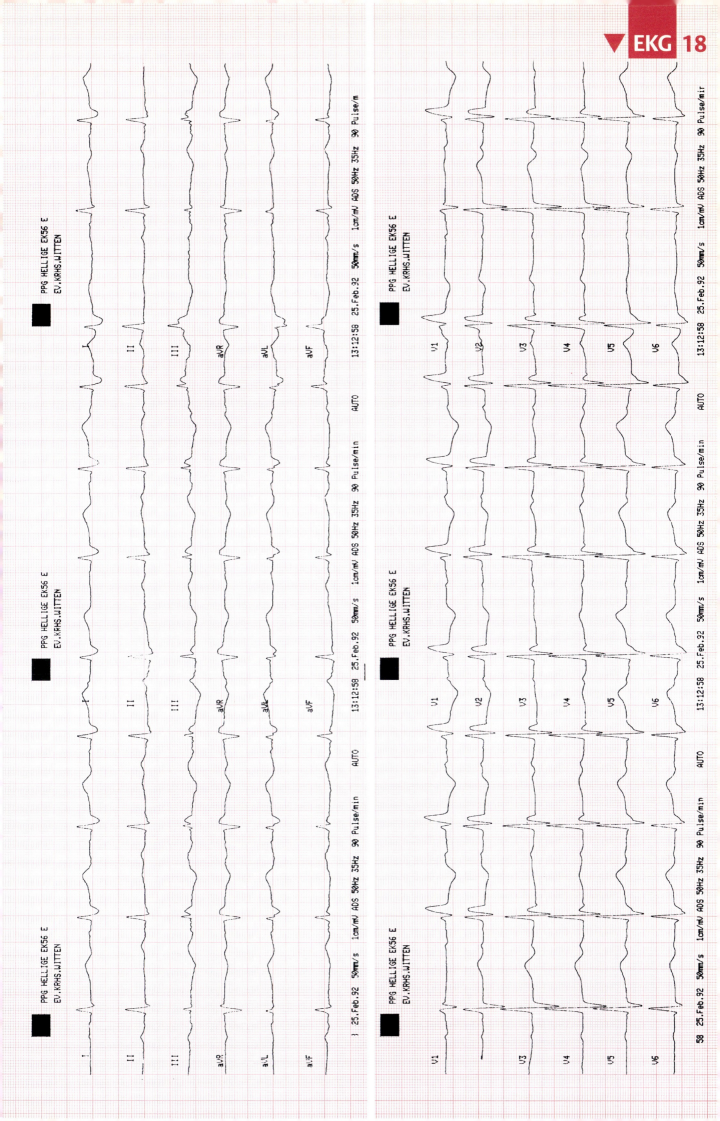

69jähriger Patient, Zustand nach zweimaligem Myokardinfarkt; seit 2 Jahren deutlich einge-schränkte körperliche Leistungsfähigkeit, stationäre Aufnahme wegen Lungenödems.

? EKG-Beurteilung?

Es besteht Sinustachykardie, Frequenz 116/min. Deutlich zu erkennen sind die in den Extremitätenableitungen normal konfigurierten P-Wellen, ebenso in Nehb D und A. Die eindeutige Beurteilung der P-Wellen gelingt in den Brustwandableitungen weniger sicher. Die AV-Überleitungszeit ist mit 0,15 sec frequenzbezogen grenzwertig lang.

? Welcher Lagetyp liegt vor?

Bei überwiegend negativem Vektor in I – III muß der Vektor nach rechts oben zeigen. Da auch III überwiegend negativ ist, liegt der Vektor jenseits des normalen Bereiches eines über-drehten Rechtstyps. Im angloamerikanischen Schrifttum wird der Lagetyp als „no man's land" bezeichnet. Vereinba-rungsgemäß gehört der Lagetyp zum überdrehten Rechts-typ. Er tritt u. a. bei ventrikulärer Tachykardie und bei R-Amplitudenverlusten durch Myokardinfarkte wie auch im vorliegenden Fall auf.

? Welcher Schenkelblock liegt vor? Welche Auffälligkeiten zeigen die QRS-Komplexe in den Brustwandableitungen?

Bei QR-Komplexen in V1 mit einer QRS-Dauer von 0,14 sec und einem Beginn der endgültigen Negativität in V1 von 0,1 sec liegt ein Rechtsschenkelblock vor. Auffällig sind die tiefen und breiten Qs in V1 und V2 und die QS-Komplexe in V3 – V5 bei kleinem R in V6 und Nehb D. Hier liegt ein ausgedehnter Vorderwandinfarkt vor.

Die persistierenden ST-Streckenhebungen in V2 – V6 weisen auf ein mögliches Aneurysma hin, wobei aber nahezu je-der größere Vorderwandinfarkt ein Aneurysma ausbildet. Anhand der vorliegenden Veränderungen der Kammerend-teile ist andererseits eine frische Reischämie im Vorderwand-bereich nicht auszuschließen, eine sichere Differenzierung ergibt sich nur bei Kenntnis von Vor-EKGs und aus dem Ver-lauf von EKG und Klinik.

? Bei dem Patienten sollen 2 Myokardinfarkte abgelaufen sein. Wie ist die Lokalisation des 2. Infarkts?

Die etwas aufgesplitterten QS-Komplexe in II und das breite Q in III und aVF weisen auf einen abgelaufenen Hinterwandin-farkt hin. Bei fehlendem Q in Nehb D handelt es sich entspre-chend um einen streng inferioren oder diaphragmalen Myo-kardinfarkt.

Der oben erwähnte Lagetyp ist also ganz wesentlich verur-sacht durch den Verlust von R-Amplituden in den inferioren Ableitungen II und III.

? Wie ist das tiefe S in I im Zusammenhang mit dem kom-pletten Rechtsschenkelblock zu werten?

Primär ergibt sich der Verdacht auf einen bifaszikulären Block vom posterioren Typ mit der Kombination eines Rechts-schenkelblocks und eines Blocks im linksposterioren Lei-tungsbündel. Andererseits könnte der negative Hauptvektor in I und aVL durch den ausgedehnten Vorderwandinfarkt mit Abnahme der R-Amplituden in den linkslateralen Ableitun-gen I und aVL mitbedingt sein. Bei fehlendem Q in I erscheint aber ein linksposteriorer Hemiblock wahrscheinlicher als eine infarktbedingte Negativierung des Vektors in I.

Zusammenfassung

Sinustachykardie, überdrehter Rechtstyp (infarkt-bedingt), genauer „no man's land"; Verdacht auf bifaszi-kulären Block vom posterioren Typ. Zustand nach ausgedehntem Vorderwandinfarkt mit Verdacht auf Aneurysmabildung, zudem inferiorer Myokardinfarkt.

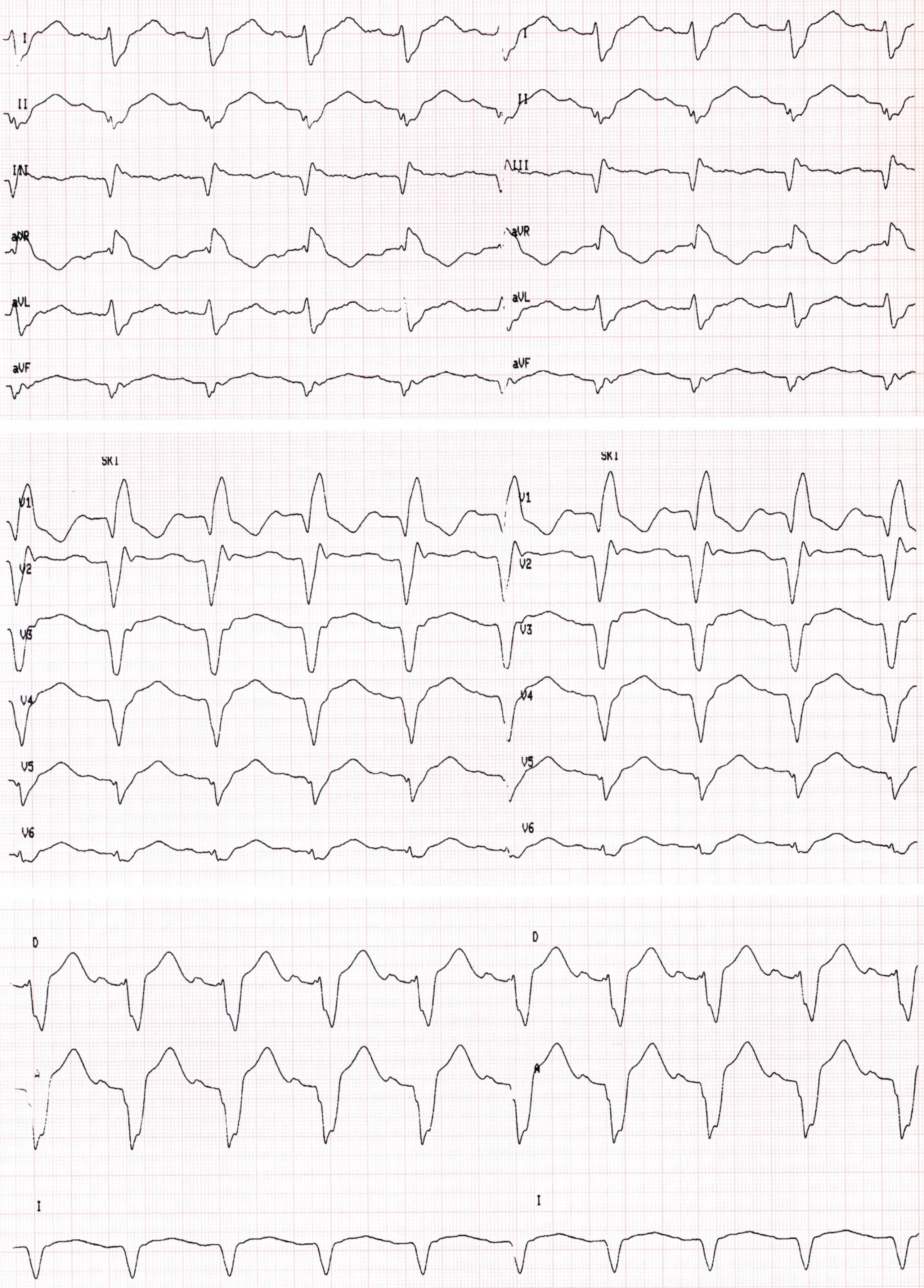
I
II
III
aVR
aVL
aVF
SK1
V1
V2
V3
V4
V5
V6
D
A
I

Klinik 72jährige Patientin, Zustand nach Aortenklappenersatz vor 5 Monaten, bekannt sind ein intermittierendes Vorhofflimmern und eine arterielle Hypertonie.

? EKG-Beurteilung?

Es liegt ein Sinusrhythmus vor, Frequenz 80/min, Linkstyp.

? Wie ist die QRS-Dauer? Welcher Schenkelblock liegt vor?

Die QRS-Dauer beträgt 0,11 sec. Der obere Umschlagpunkt liegt in V6 bei 0,06 sec, normal sind 0,055 – 0,06 sec. Es liegt also eine grenzwertige Verzögerung der linksventrikulären Erregungsleitung vor, ein sog. inkompletter Linksschenkelblock.

? Wie beurteilen Sie die Kammeranfangsgruppen?

Auffällig ist das tiefe S in V1 und V2 bei relativ hohem R in I und aVL und relativ kleinem R in den linkslateralen Ableitungen. Insgesamt ergibt sich aus dem EKG nur ein vager Hinweis auf ein mögliche linksventrikuläre Hypertrophie, die im vorliegenden Fall dopplerechokardiographisch jedoch sehr ausgeprägt war bei Kombination einer erst kürzlich operierten Aortenklappenstenose und einer arteriellen Hypertonie. Der Sokolow-Lyon-Index ist negativ und weist auf eine geringe Sensitivität bezüglich einer linksventrikulären Hypertrophie hin.

? Wie sind die Knotungen der QRS-Komplexe in V4 – V6 einzuordnen?

Knotungen oder QRS-Aufsplitterungen sind wechselsinnige Anteile der Kammeranfangsgruppen und gelegentlich Folge einer Verzögerung der lokalen Erregungsausbreitung. Sie sind normal im R/S-Übergangsbereich. Wenn sie in zwei oder mehr benachbarten Brustwandableitungen auftreten, können sie Hinweis auf einen abgelaufenen Myokardinfarkt sein. Die Knotungen sind in diesem Fall Ausdruck einer partiellen R-Amplitudenreduktion mit oder ohne Ausbildung eines Q. Im vorliegenden Fall war kein Myokardinfarkt aufgetreten, die Knotungen sind Folge der diskreten Verzögerung der linksventrikulären Erregungsausbreitung. Auch die Knotungen in II, III und aVF sind so einzuordnen.

? Wie beurteilen Sie die Kammerendteile?

Es sind gesenkte ST-Streckenabgänge, deszendierende ST-Streckenverläufe mit Übergang in präterminal negative T-Wellen in I, aVL, V5 und V6 mit spiegelbildlichen Veränderungen in III, aVF, V1 und V2 festzustellen. Diese Veränderungen der Kammerendteile sind nicht durch den inkompletten Linksschenkelblock per se verursacht, da hierbei die Kammerendteile in der Regel unauffällig sind.
Zu diskutieren sind einerseits Schädigungszeichen bei linksventrikulärer Hypertrophie. Vor dem Aortenklappenersatz, 6 Monate vor dem jetzigen EKG, waren die ST-Streckensenkungen und die T-Negativierungen geringer ausgeprägt. Bei zwischenzeitlicher Entlastung des linken Ventrikels durch den Aortenklappenersatz sollten Schädigungszeichen bei linksventrikulärer Hypertrophie jedoch eher abnehmen, so daß ein weiterer Faktor hinzugetreten sein muß. Es handelt sich

bei der vermehrten ST-Streckensenkung um funktionelle Veränderungen der Kammerendteile bei Zustand nach Aortenklappenersatz mit Kardiotomie. Ähnliche Veränderungen treten auch nach aortokoronarer Bypass-Operation auf. In vielen Fällen normalisieren sich die Veränderungen der Kammerendteile nach Herzoperationen in den darauffolgenden Monaten. Ihre Persistenz weist aber nicht auf ein schlechtes Operationsergebnis oder eine eingeschränkte Prognose hin.

Zusammenfassung

Sinusrhythmus, Linkstyp; grenzwertige AV-Überleitungszeit; inkompletter Linksschenkelblock; unspezifische Zeichen einer linksventrikulären Hypertrophie. Veränderungen der Kammerendteile bei Zustand nach Kardiotomie und bei linksventrikulärer Hypertrophie und Schädigung.

Linksschenkelblock

Beim Linksschenkelblock ist die Überleitung über den linken Tawaraschenkel unterbrochen. Abb. **30** zeigt den veränderten Ablauf der intraventrikulären Erregungsausbreitung, Abb. **31** die zugehörige Vektorschleife und ihre Projektion auf die Ableitungen aVF und I bzw. V1 und V5.

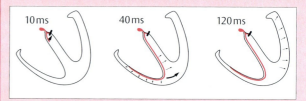

Abb. **30** Schema der intraventrikulären Erregungsausbreitung bei Linksschenkelblock.

Mit Blockierung des linken Tawaraschenkels werden über den rechten Schenkel zunächst rechtsventrikuläre Anteile des Septums und des rechtsventrikulären Myokards erregt. Der Initialvektor weist daher nach vorne und links. Die transseptale Erregung von rechts nach links ist transmyokardial getragen und damit langsam. Mit weiterer Erregung des Septums und der linksventrikulären Wand dreht die Vektorschleife nach links, hinten und meist superior. Zuletzt werden laterale Anteile des linken Ventrikels depolarisiert.

Bei Linksschenkelblock weist also die Vektorschleife über eine verlängerte Zeitdauer nach links, hinten und oben. In Projektion auf die Frontalebene zeigt sich in Ableitung I ein deutlich verbreitertes R; in aVF dominiert meist ein S, die Ausschläge können aber auch wechselsinnig sein. In den Brustwandableitungen ist der obere Umschlagpunkt in V6 jenseits der Normgrenze von 0,055 sec meist deutlich verlängert (oft auf mehr als 0,10 sec). Wenn die Vektorschleife weit nach posterior oder superior abgelenkt ist, wird der Linksschenkelblock über den deutlich verzögerten oberen Umschlagpunkt in Ableitung I und aVL festgelegt.

Als Folge der oft schon initial nach links und hinten weisenden Vektorschleife ist in den parasternalen Ableitungen V1 und V2 das R oft sehr niedrig, oder es finden sich reine QS-Komplexe. Die geringe R-Amplitude kann sich noch bis in die Ableitungen V3 und V4, selten auch V5 fortsetzen.

Fortsetzung S. 58 ▶

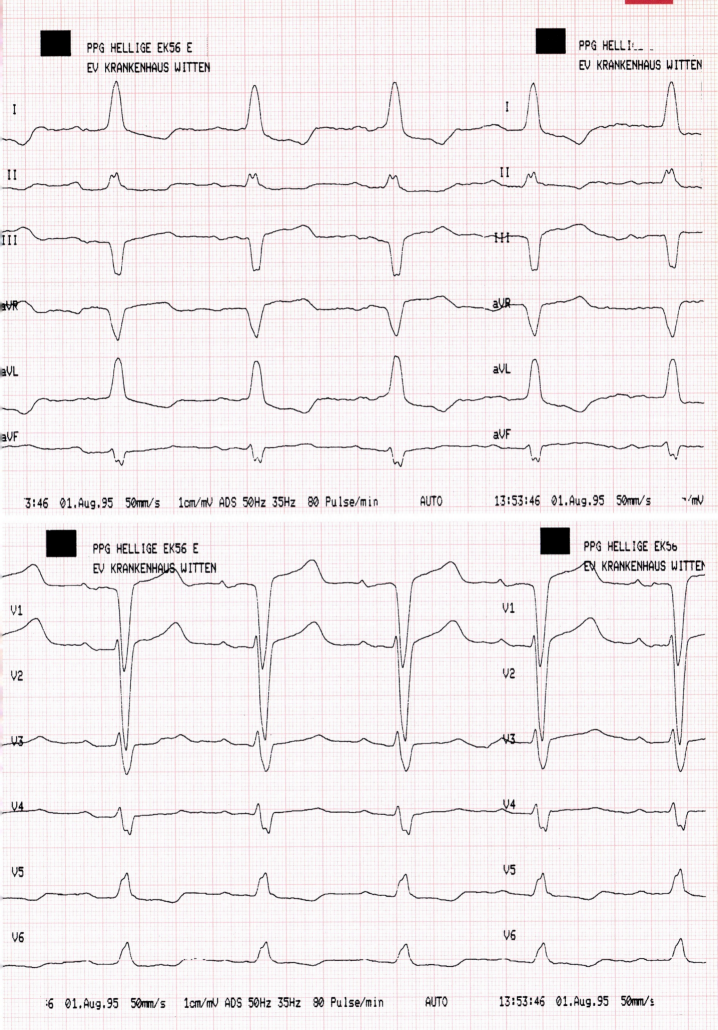

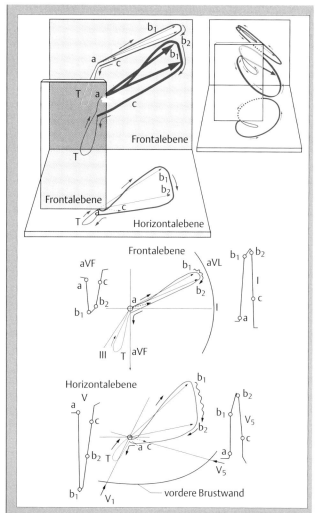

Abb. 31 Linksschenkelblock
Projektion der Vektorschleife bei Linksschenkelblock auf die Frontal- und Horizontalebene (oben links). Oben rechts ist zum Vergleich die normale Vektorschleife aufgeführt. Unten: Konstruktion der QRS-Komplexe in je 2 Ableitungen der Frontal- und Horizontalebene aus den entsprechenden Vektorschleifen.

Die Vektorschleife in Abb. **31** zeigt, daß die Kammerendteile beim Linksschenkelblock in allen Ableitungen diskordant zu QRS sein sollten. Schon an dieser Stelle sei erwähnt, daß in der sogenannten Übergangszone, dem Übergang vom überwiegenden S zum überwiegenden R in den Brustwandableitungen, Konkordanzen möglich sind. Auf diesen Befund wird bei der Besprechung der Elektrokardiogramme noch mehrfach eingegangen.

Diagnosekriterien für einen Linksschenkelblock sind also eine QRS-Verbreiterung von mindestens 0,12 sec und ein verbreitertes R in den linkslateralen Ableitungen I, aVL und V6.

Da sich die Vektorschleife in der Frontalebene nach links und oben projiziert, ist der zugehörige Lagetyp bei Linksschenkelblock der Links- oder überdrehte Linkstyp.

Häufiger als beim Rechtsschenkelblock liegt dem Linksschenkelblock eine faßbare organische Herzerkrankung zugrunde. Im Vordergrund stehen hypertrophe und dilatative Kardiomyopathien, ischämische oder entzündliche Veränderungen. Insbesondere bei einer QRS-Dauer von mehr als 0,16 sec liegt häufig eine schwere myokardiale

Dysfunktion vor (bei Ausschluß einer Medikation mit Klasse Ia- oder Ic-Antiarrhythmika, die für eine deutliche QRS-Verbreiterung verantwortlich sein können).

Die Prognose des kompletten Linksschenkelblocks hängt von der ursächlichen kardialen Erkrankung ab. Andererseits kann das Herz unauffällig sein; in diesen Fällen ist die Lebenserwartung nicht beeinträchtigt.

Inkompletter Linksschenkelblock

Im Unterschied zum kompletten liegt die QRS-Dauer beim inkompletten Linksschenkelblock unter 0,12 sec, meist bei 0,11 sec. Der obere Umschlagpunkt in den linkslateralen Ableitungen ist auf mehr als 0,055 sec verzögert.

Abb. **32** zeigt schematisch die Veränderungen bei komplettem und inkompletten Linksschenkelblock. Aufgrund der grenzwertigen, aber noch normalen Dauer der intraventrikulären Erregungsausbreitung sind die Kammerendteile bei inkomplettem Linksschenkelblock unauffällig, wenn nicht zusätzlich eine ischämische oder hypertensive Herzerkrankung zugrunde liegt.

Ursache eines inkompletten Linksschenkelblocks ist vor allem linksventrikuläre Hypertrophie, selten eine koronare Herzerkrankung. Die diskrete Verzögerung der linksventrikulären Erregungsausbreitung kann aber auch bei gesunden Herzen auftreten.

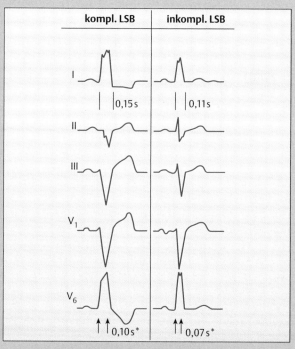

Abb. 32 EKG bei komplettem und inkomplettem Linksschenkelblock. In Ableitung I ist die QRS-Dauer eingezeichnet, in V6 der obere Umschlagpunkt.

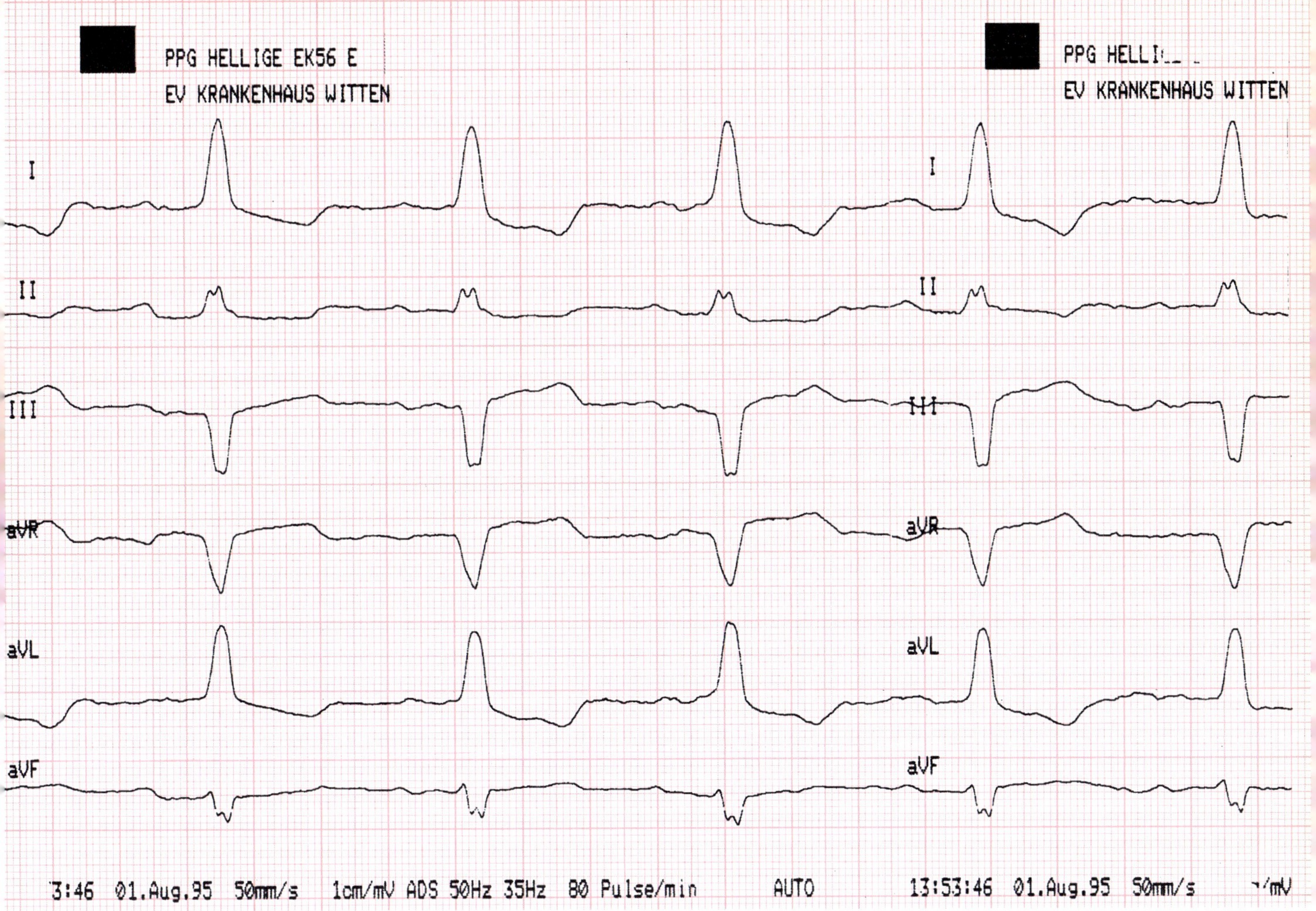

I

II

III

aVR

aVL

aVF

I

II

III

aVR

aVL

aVF

PPG HELLIGE EK56 E
EV KRANKENHAUS WITTEN

PPG HELLI...
EV KRANKENHAUS WITTEN

3:46 01.Aug.95 50mm/s   1cm/mV ADS 50Hz 35Hz 80 Pulse/min   AUTO   13:53:46 01.Aug.95 50mm/s   /mV

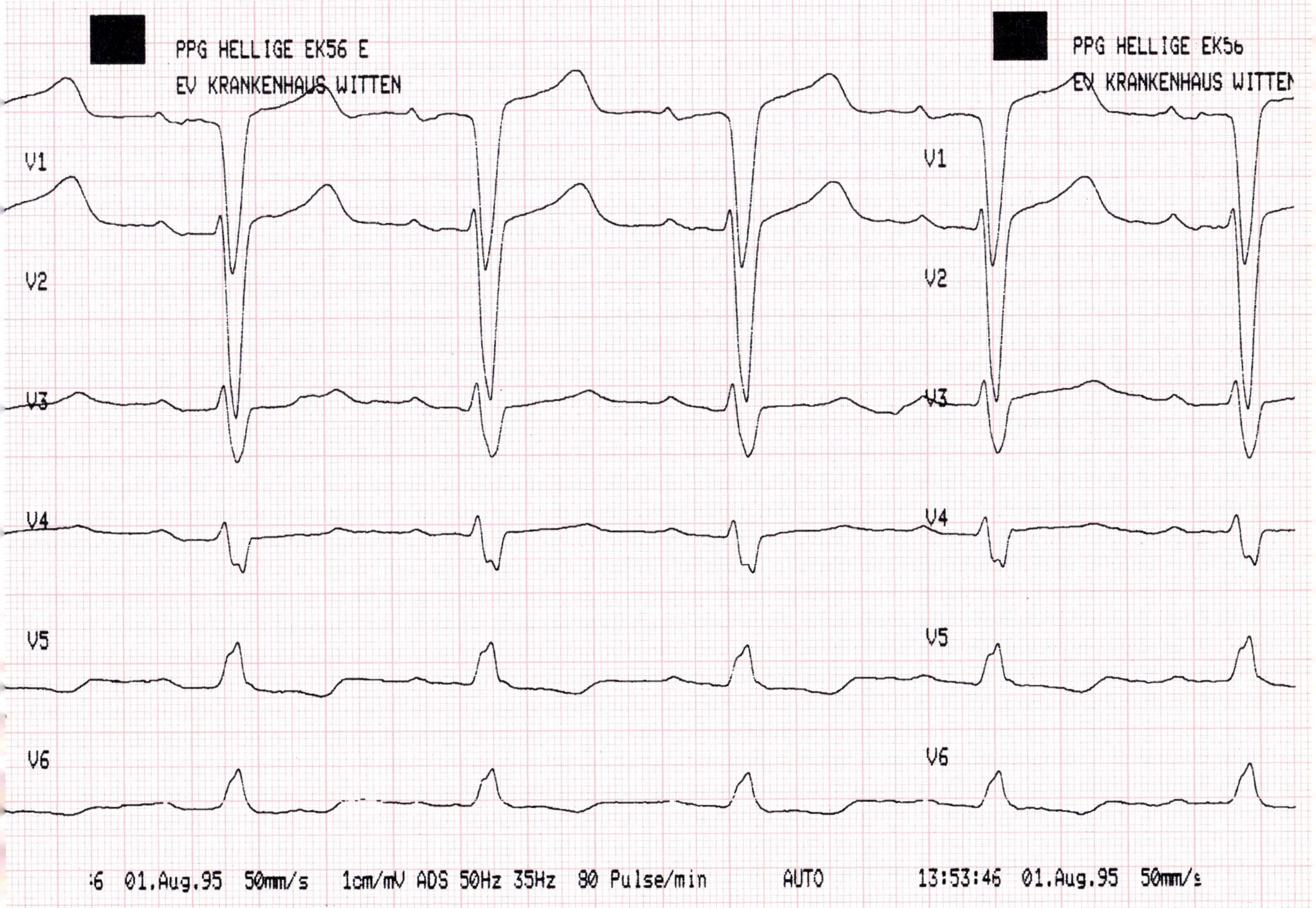

PPG HELLIGE EK56 E
EV KRANKENHAUS WITTEN

PPG HELLIGE EK56
EV KRANKENHAUS WITTEN

V1

V2

V3

V4

V5

V6

V1

V2

V3

V4

V5

V6

:6 01.Aug.95 50mm/s   1cm/mV ADS 50Hz 35Hz 80 Pulse/min   AUTO   13:53:46 01.Aug.95 50mm/s

Klinik 81jähriger Patient, arterielle Hypertonie, stationäre Aufnahme mit Zeichen einer Exsikkose.

Zusammenfassung

Sinustachykardie, überdrehter Linkstyp; Linksschenkelblock; keine auffälligen Veränderungen der Kammerendteile.

? **EKG-Beurteilung? Wie beurteilen Sie den Rhythmus ?**

Zu erkennen sind flach positive P-Wellen in I und biphasische P-Wellen in II und III. Am besten zu sehen ist das P in Nehb D, es erscheint triphasisch negativ-positiv-negativ. Die P-Dauer ist nicht exakt zu bestimmen, sie beträgt ca. 0,15 sec. Anzunehmen ist eine intraatriale Verzögerung der Erregungsausbreitung, typische Kriterien eines P mitrale fehlen. Trotz der veränderten P-Konfiguration besteht ein Sinusrhythmus mit einer Frequenz von 102/min.
Überdrehter Linkstyp (positive Vektoren in I und überwiegend negative Vektoren in II und III).

? **Wie ist die QRS-Dauer? Welches Blockbild liegt vor?**

Die QRS-Dauer beträgt 0,16 sec. Der obere Umschlagpunkt in V6 ist auf 0,10 sec verzögert; es finden sich in den linkspräkordialen Ableitungen breite und plumpe R-Komplexe ohne vorausgehendes Q. Typisch für den vorliegenden Linksschenkelblock ist auch das breite R in I und aVL und das tiefe, breite S in III und aVF.

? **Wie ist der überdrehte Linkstyp bei Linksschenkelblock zu bewerten?**

Mit einem Linksschenkelblock ist in der Regel ein Linkstyp oder ein überdrehter Linkstyp assoziiert. Ein überdrehter Linkstyp ist in diesem Fall natürlich nicht als Hinweis auf einen zusätzlichen linksanterioren Hemiblock zu werten, da die oberhalb oder in der Bifurkation gelegene Leitungsblockierung beide linke Bündel betrifft. Als Folge der veränderten intraventrikulären Erregungsausbreitung wird die Vektorschleife nach links oben angehoben, so daß ein überdrehter Linkstyp resultiert.

? **Wie sind einerseits die tiefen ST-Senkungen in den linkslateralen Ableitungen, andererseits die ST-Streckenhebungen mit Übergang in positive T-Wellen in V1 – V3 zu beurteilen?**

Bei einem Linksschenkelblock ist die T-Welle in nahezu allen Ableitungen diskordant zum Hauptvektor. In Ableitungen mit tiefem S ist die ST-Strecke angehoben, übergehend in eine positive T-Welle.
In Ableitungen mit hoher R-Amplitude besteht wie im vorliegenden Beispiel eine deutliche ST-Streckensenkung mit Übergang in meist präterminal negative T-Wellen.

? **Wie ist der aufgesplitterte QRS-Komplex in II, V2 – V4, Nehb A und I aufzufassen?**

Bei der deutlich verzögerten Erregungsausbreitung im Rahmen eines Linksschenkelblocks mit einer langen QRS-Dauer von 0,16 sec kann der Hauptvektor seine Ausbreitungsrichtung mehrfach ändern, so daß Aufsplitterungen wie im vorliegenden Beispiel meist Normbefunde darstellen.

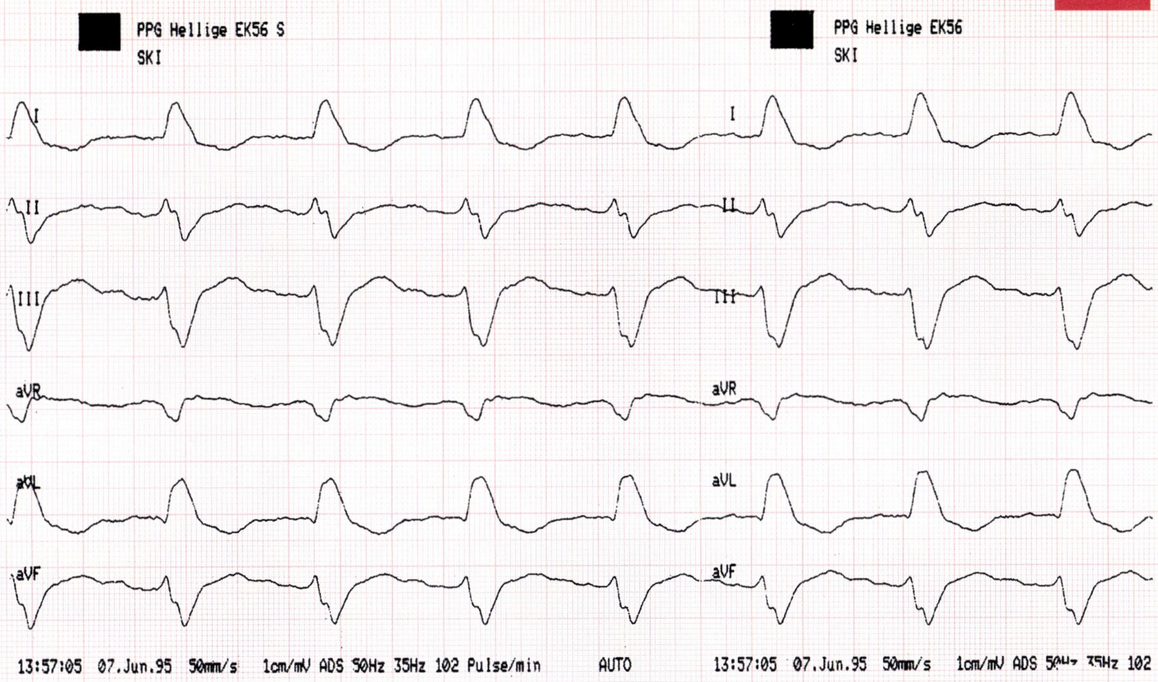

PPG Hellige EK56 S
SKI

I

II

III

aVR

aVL

aVF

13:57:05 07.Jun.95 50mm/s   1cm/mV ADS 50Hz 35Hz 102 Pulse/min   AUTO

PPG Hellige EK56
SKI

I

II

III

aVR

aVL

aVF

13:57:05 07.Jun.95 50mm/s   1cm/mV ADS 50Hz 35Hz 102

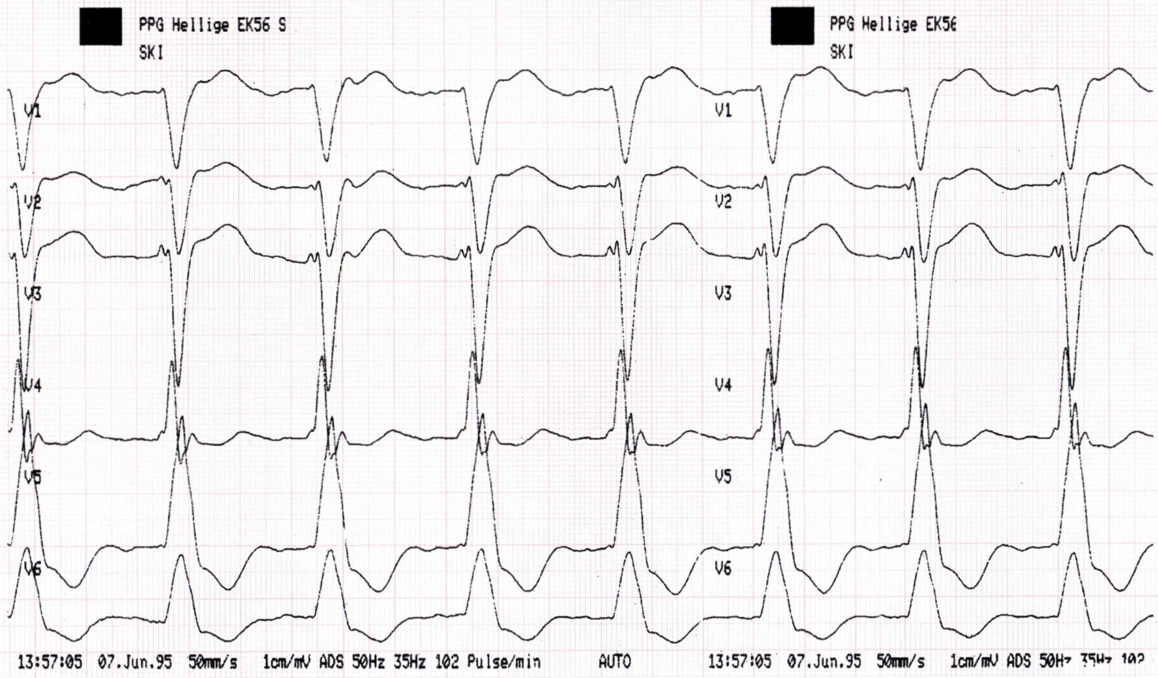

PPG Hellige EK56 S
SKI

V1

V2

V3

V4

V5

V6

13:57:05 07.Jun.95 50mm/s   1cm/mV ADS 50Hz 35Hz 102 Pulse/min   AUTO

PPG Hellige EK56
SKI

V1

V2

V3

V4

V5

V6

13:57:05 07.Jun.95 50mm/s   1cm/mV ADS 50Hz 35Hz 102

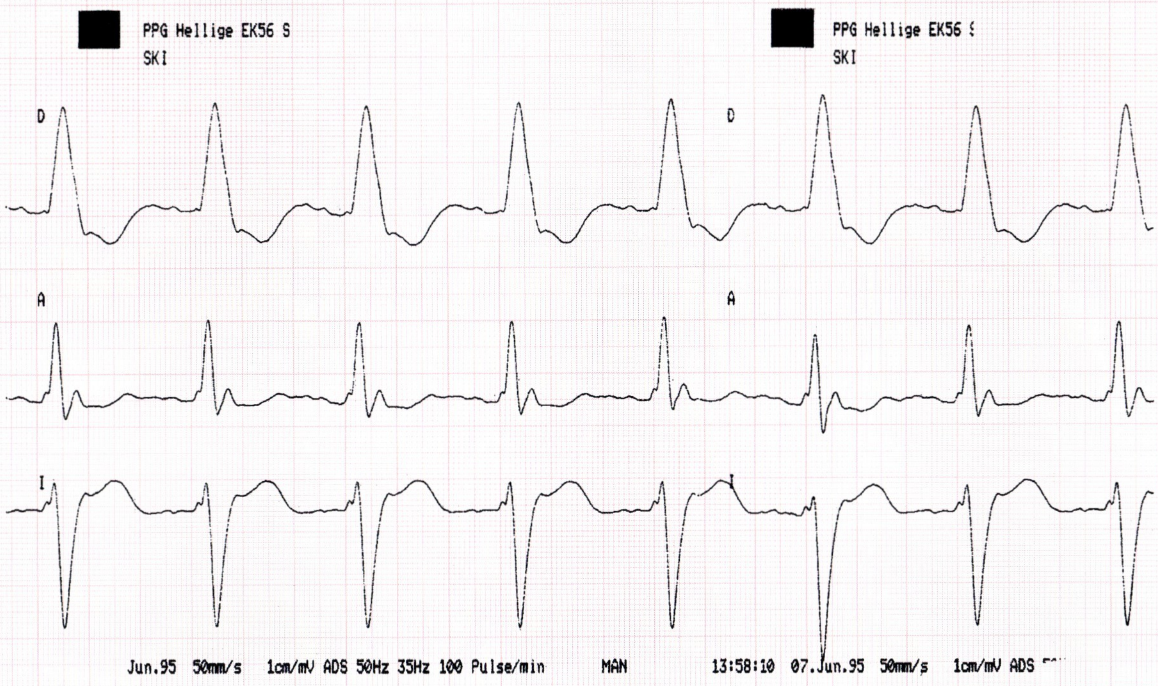

PPG Hellige EK56 S
SKI

D

A

I

Jun.95 50mm/s   1cm/mV ADS 50Hz 35Hz 100 Pulse/min   MAN

PPG Hellige EK56 S
SKI

D

A

I

13:58:10 07.Jun.95 50mm/s   1cm/mV ADS

Klinik 71jährige Patientin, langjährige arterielle Hypertonie, keine Zeichen einer manifesten Herzinsuffizienz, keine pektanginösen Beschwerden.

? EKG-Beurteilung?

Es liegt ein Sinusrhythmus vor, Frequenz 93/min, Linkstyp.

? Wie beurteilen Sie die P-Konfiguration, P-Dauer und PQ-Dauer?

Die P-Dauer beträgt 0,15 sec, die P-Wellen zeigen in II und III, aVF, Nehb D und A bi- bis triphasische Anteile. Differentialdiagnostisch liegt entweder eine intraatriale Erregungsausbreitungsverzögerung vor, wahrscheinlicher ist im vorliegenden Fall jedoch ein P mitrale wegen des akzentuierten 2. Anteils von P in mehreren Ableitungen. Es entsprach auch dem echokardiographischen Befund einer linksatrialen Vergrößerung, Durchmesser 50 mm.
Die PQ-Dauer beträgt 0,23 sec, somit besteht ein AV-Block 1. Grades.

? Wie lang ist die QRS-Dauer, welches Blockbild liegt vor?

Die QRS-Dauer beträgt 0,14 sec. Der Beginn der endgültigen Negativität ist in V6 auf 0,1 sec verzögert, in V6 findet sich ein breites und plumpes R ohne Q, ähnliches in I und aVL und Nehb D. Es handelt sich somit um einen Linksschenkelblock.

? Wie ist die Kombination eines AV-Blocks 1. Grades einerseits und eines P mitrale andererseits mit einem Linksschenkelblock zu sehen?

Bei einem Linksschenkelblock erfolgt die initiale Kammererregung über den rechten Schenkel. Bei einem mäßiggradigen AV-Block 1. Grades wie im vorliegenden Fall besteht bei fehlendem Hinweis auf intermittierende hochgradige Bradykardien keine Notwendigkeit zu einer Intervention. Zu empfehlen sind gelegentliche EKG-Kontrollen und eine Überprüfung einer eventuell bestehenden bradykardisierenden Medikation.
Ein Linksschenkelblock ist häufig mit einem P mitrale assoziiert, da sich in vielen Fällen ein Linksschenkelblock aus einer linksventrikulären Hypertrophie entwickelt. Sonst ist bei einem Linksschenkelblock ein P mitrale per se nicht zu erwarten.

? Wie beurteilen Sie die QS-Komplexe in V1 und V2 und die sehr kleinen R-Amplituden in V3 und V4? Auch in III finden sich reine QS-Komplexe.

Bei einem Linksschenkelblock wird die Vektorschleife nach links oben hinten abgelenkt.
Bei normaler intraventrikulärer Erregungsausbreitung weist die Vektorschleife während der frühen septalen Erregung nach vorne, kurzfristig auch nach rechts. Diese nach vorne gerichteten Vektoren fehlen beim Linksschenkelblock in unterschiedlichem Ausmaß. Insoweit sind die hier dargestellten QS-Komplexe in V1 und V2 und die sehr niedrigen R-Amplituden in V3 und V4 allein mit der besonderen Erregungsausbreitung bei komplettem Linksschenkelblock vereinbar. Im Einzelfall kann allerdings nicht ausgeschlossen werden, daß bei einem ähnlichen Bild zusätzlich ein Vorderwandinfarkt abgelaufen ist.

Die Ablenkung der Vektorschleife nach oben erklärt auch mögliche QS-Komplexe in III. Gegen einen abgelaufenen Hinterwandinfarkt spricht hier das fehlende Q in II und aVF.

Typisch für einen Linksschenkelblock besteht eine Diskordanz der Kammerendteile zu den QRS-Komplexen in nahezu allen Ableitungen. Auffällig ist nur V5 mit einem konkordanten T. Die ST-Strecke ist aber auch hier angedeutet diskordant. Zudem handelt es sich um die Übergangszone mit einem noch sehr tiefen S mit hohem T in V4 und überwiegendem R in V5, so daß das konkordant positive T in V5 nicht pathologisch ist.

? Wie ist die einmalige Kammeraktion mit unterschiedlicher Konfiguration einzuordnen?

Folgende Kriterien sprechen für eine ventrikuläre Extrasystole: die Morphologie ist im Vergleich zu den übrigen Kammeraktionen different, die QRS-Dauer mit 0,16 sec etwas länger. Für den Lagetyp (hier überdrehter Rechtstyp, genauer „no man's land") und die QRS-Morphologie in V1 und V6 gelten ähnliche Kriterien wie für die ventrikuläre Tachykardie, → **EKG 146**.
Ein vorangehendes vorzeitiges P ist nicht zu erkennen.

Zusammenfassung
Sinusrhythmus, Linkstyp; P mitrale; AV-Block 1. Grades; Linksschenkelblock; eine ventrikuläre Extrasystole.

P mitrale (P sinistroatriale)

Bei Druckbelastungen des linken Vorhofs kann die linksatriale Muskulatur hypertrophieren; im Vordergrund steht aber meist wie bei der Volumenbelastung eine Dilatation des linken Vorhofs. Die Hypertrophie läßt die Amplitude des linksatrialen Vektors ansteigen, die Dilatation führt vorwiegend zu einer Verlängerung der linksatrialen Erregungsausbreitungsphase. Wie Abb. **33** zeigt, ist bei P mitrale der atriale Summationsvektor mehr nach links hinten gerichtet. Im Vordergrund steht aber eine Zunahme der P-Dauer auf über 0,11 sec; die P-Welle kann deutlich doppelgipflig werden.

Zeichen des P mitrale in den Extremitätenableitungen: P ist über 0,11 sec verbreitert und in I und II oft doppelgipflig mit einem Abstand der beiden Gipfel von mehr als 0,04 sec. Der 2. (linksatriale) Gipfel ist im Vergleich zum 1. betont. In den inferioren Ableitungen III und aVF ist P oft wechselsinnig.

Zeichen des P mitrale in den Brustwandableitungen: In V1 ist der normale biphasische Charakter von P verstärkt. Einem kleineren positiven Ausschlag folgt ein breiterer und tieferer negativer Anteil. Für ein P mitrale spricht, wenn der 2. negative Anteil von P in V1 mindestens 0,04 sec dauert und über 0,1 mV tief ist. In V5 und V6 ist P oft deutlich doppelgipflig mit einem Abstand der Gipfel von mindestens 0,04 sec.

Die genannten Zeichen eines P mitrale sind weder spezifisch noch sensitiv. So finden sich häufig normale P-Wellen bei echokardiographisch nachweisbarer linksatrialer Dilatation. Andererseits können eine P-Dauer von 0,12 sec und mehr sowie eine betonte Doppelgipfligkeit bei alleiniger intraatrialer Erregungsausbreitungsverzögerung

Fortsetzung S. 64 ▶

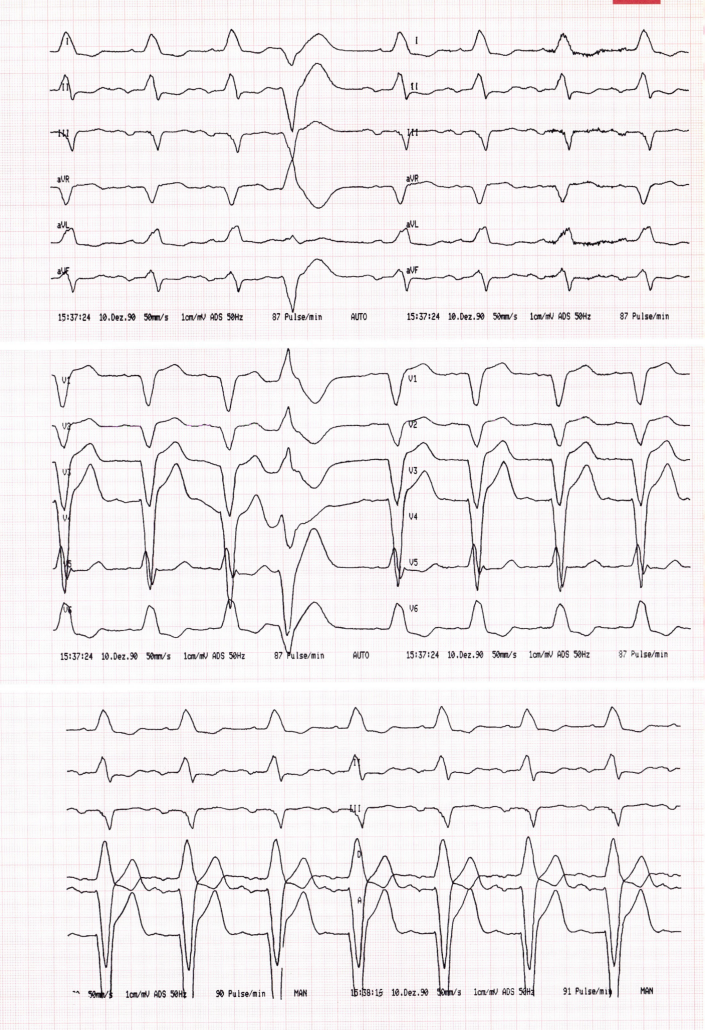

15:37:24 10.Dez.90 50mm/s 1cm/mV ADS 50Hz 87 Pulse/min AUTO 15:37:24 10.Dez.90 50mm/s 1cm/mV ADS 50Hz 87 Pulse/min

15:37:24 10.Dez.90 50mm/s 1cm/mV ADS 50Hz 87 Pulse/min AUTO 15:37:24 10.Dez.90 50mm/s 1cm/mV ADS 50Hz 87 Pulse/min

50mm/s 1cm/mV ADS 50Hz 90 Pulse/min MAN 15:38:15 10.Dez.90 50mm/s 1cm/mV ADS 50Hz 91 Pulse/min MAN

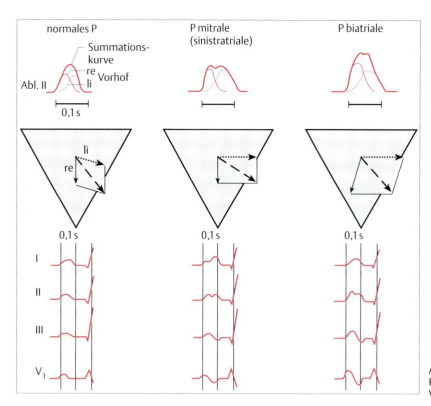

Abb. **33** Veränderungen der Vorhoferregung bei P mitrale (Mitte) und P biatriale (rechts) im Vergleich zur normalen Vorhoferregung (links).

ohne Dilatation oder Hypertrophie zu finden sein. Die diagnostische Sicherheit erhöht sich, wenn zu den Zeichen eines P mitrale die Kammeranfangsgruppen auf eine linksventrikuläre Hypertrophie hinweisen. Zwischen beiden Zeichen einer linksventrikulären Belastung besteht keine regelhafte Beziehung: So kann im Einzelfall das P mitrale den Zeichen der linksventrikulären Hypertrophie vorangehen, in anderen Fällen ist es umgekehrt.

P biatriale

Bei Druck- und/oder Volumenbelastung beider Vorhöfe überlagern sich die Zeichen eines P dextroatriale und eines P mitrale (Abb. **33** rechts). Es resultiert in einzelnen oder mehreren Ableitungen ein auf mehr als 0,25 mV überhöhtes und auf mehr als 0,11 sec verbreitertes P mit betonter Doppelgipfligkeit. Ein P biatriale ist ein relativ seltener EKG-Befund, weil bei biatrialer Dilatation die elektrophysiologische Instabilität frühzeitig zu einem chronischen Vorhofflimmern führt.

In den ersten Minuten nach elektrischer Kardioversion eines Vorhofflimmerns (insbesondere unter gleichzeitiger antiarrhythmischer Medikation) können sehr breite und gelegentlich auch auffallend hohe P-Wellen registriert werden (→ **EKG 148 c**). Es handelt sich hierbei um passagere und funktionelle Veränderungen der intra-atrialen Erregungsausbreitung.

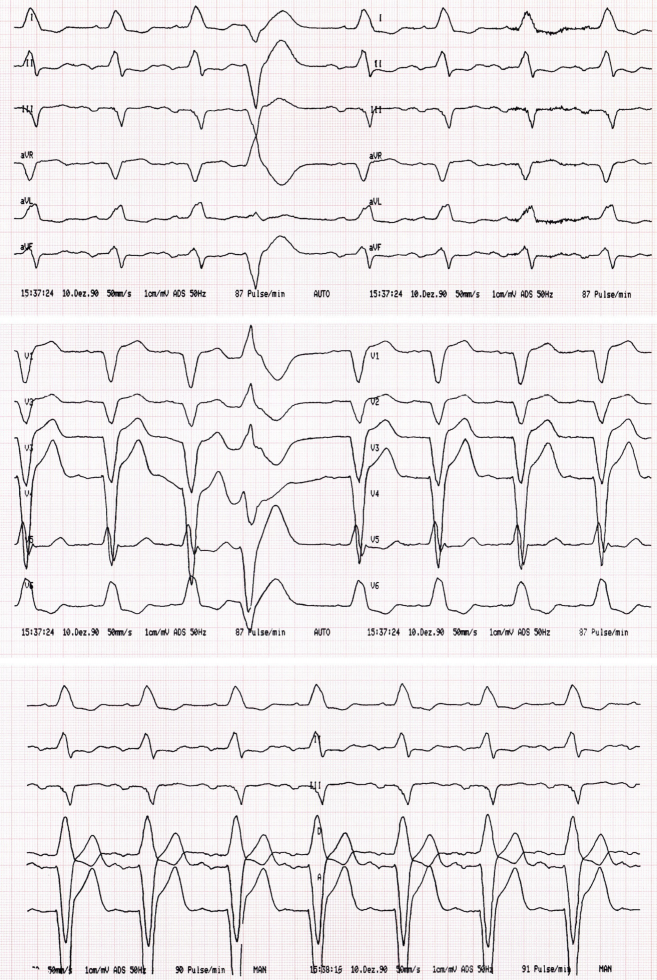

I   II   III   aVR   aVL   aVF

15:37:24 10.Dez.90 50mm/s 1cm/mV ADS 50Hz   87 Pulse/min   AUTO   15:37:24 10.Dez.90 50mm/s 1cm/mV ADS 50Hz   87 Pulse/min

V1   V2   V3   V4   V5   V6

15:37:24 10.Dez.90 50mm/s 1cm/mV ADS 50Hz   87 Pulse/min   AUTO   15:37:24 10.Dez.90 50mm/s 1cm/mV ADS 50Hz   87 Pulse/min

50mm/s 1cm/mV ADS 50Hz   90 Pulse/min   MAN   15:38:15 10.Dez.90 50mm/s 1cm/mV ADS 50Hz   91 Pulse/min   MAN

Klinik 59jähriger Patient, uncharakteristische, belastungs-unabhängige linksthorakale Beschwerden schon seit Jahren. Der Patient wurde jetzt wegen des elektrokardiographischen Verdachtes auf einen Myokardinfarkt eingewiesen. Das **EKG 23 A** (linkes EKG) wurde am Aufnahmetag registriert und ähnelt dem 90 Minuten vorher beim Hausarzt aufgenommenen EKG.

? EKG-Beurteilung?

Es besteht ein Sinusrhythmus mit herabgesetzter Ruhefrequenz von 56/min, grenzwertige AV-Überleitungszeit (PQ 0,21 sec), überdrehter Linkstyp.

? Welche Kammeranfangsgruppen gibt es?

Hohe R-Amplituden in I, aVF, V3 – V6 und ein tiefes S in III und aVF als Hinweis auf eine linksventrikuläre Hypertrophie. Positiv sind der Sokolow-Lyon-Index (S in V1 und R in V5 über 3,5 mV) und der Index nach Gubner und Ungerleider (R in I und S in III über 2,5 mV).

? Wie beurteilen Sie die Kammerendteile?

Die T-Wellen sind in II und III, aVF, V1 – V5 annähernd gleichschenklig terminal negativ. Die ST-Strecken verlaufen horizontal. Die QT-Dauer ist mit 0,54 sec verlängert (→ S. 10 f.). Differentialdiagnostisch kommen u. a. eine Perimyokarditis, eine schwere Ischämie oder ein abgelaufener Myokardinfarkt ohne R-Amplitudenreduktion und Ausbildung eines signifikanten Q (sog. Non-Q-Infarkt) in Frage. Gegen eine Perimyokarditis sprechen die nur vergleichsweise diskreten Veränderungen der Kammerendteile in den linkslateralen Ableitungen in V5 und V6, die meist deutlich mitbetroffen sind. Die Ursache der T-Negativierungen klärt das Kontroll-EKG 23 B.
Die QT-Verlängerung beruhte auf einer Hypokaliämie von 2,8 mval/l bei Furosemid-Therapie. Das typische Hypokaliämie-EKG zeigt eine diskrete ST-Streckensenkung und TU-Verschmelzungswellen, besonders deutlich in den linkspräkordialen Ableitungen. Im vorliegenden Fall äußerte sich die Elektrolytstörung ausschließlich in einer verlängerten QT-Dauer.

? Welche Veränderungen zeigt das EKG am nächsten Tag (EKG 23 B)?

Der Sinusrhythmus ist unverändert, jetzt mit einer Frequenz von 75/min, überdrehter Linkstyp.

? Wie stellt sich die P-Konfiguration dar?

Die P-Dauer beträgt 0,12 sec; die P-Wellen sind doppelgipflig bzw. biphasisch. Die PQ-Dauer beträgt 0,19 sec und ist damit noch normal, die QRS-Dauer 0,14 sec; es besteht ein Linksschenkelblock, erkennbar an dem breiten R in den linkslateralen Ableitungen I, aVL und V6.

? Wie beurteilen Sie die Kammerendteile?

In typischer Weise zeigen die Extremitätenableitungen und V1 – V4 eine Diskordanz der ST-Strecken und der T-Wellen bei Linksschenkelblock. Eine Konkordanz der T-Welle besteht in V5 und V6. In V5 handelt es sich um die Übergangszone. In V6 sind die ST-Strecken diskordant gesenkt, so daß der Befund eines

konkordanten T hier nicht als pathologisch einzuordnen ist. Zudem sind die linkslateralen Ableitungen I und aVL unauffällig.

? Welcher Zusammenhang besteht zwischen dem offensichtlich intermittierenden Linksschenkelblock und den am Vortag registrierten Kammerendteilveränderungen?

Bei einem intermittierend auftretenden Linksschenkelblock und auch bei intermittierender rechtsventrikulärer Stimulation durch einen Herzschrittmacher kommt zu es zu funktionellen Veränderungen im Ablauf der Erregungsrückbildung. In Phasen normaler Überleitung zeigen dabei die Ableitungen mit überwiegendem S bei Linksschenkelblock ein negatives T. Im vorliegenden Fall trifft das für II, III, aVF und V1 – V4 zu. Eine Abweichung zeigt aVR mit flachem S im Linksschenkelblock und isoelektrischem T bei normaler Überleitung und V5; hier handelt es sich aber wieder um die Übergangszone.
Der genaue Mechanismus dieser funktionellen Veränderungen der Erregungsrückbildung ist nicht bekannt. Offensichtlich beeinflußt die veränderte intraventrikuläre Erregungsausbreitung beim Linksschenkelblock die Abfolge der Repolarisation über eine Angleichung der Aktionspotentialdauer. Wie schon beschrieben, ist die normale Konkordanz der T-Wellen Folge einer durchschnittlich längeren Aktionspotentialdauer des mehr basal und subendokardial gelegenen Ventrikelmyokards im Vergleich zu den mehr apikal gelegenen Anteilen.
Wenn nach einer Phase des Linksschenkelblocks die normale Überleitung persistiert, normalisieren sich die Kammerendteile meist innerhalb von Stunden, auch abhängig von der Dauer der Phase mit Linksschenkelblock.
Im EKG **23 B** beträgt die QT-Dauer nach Kaliumausgleich nur noch 0,46 sec bei einer QRS-Dauer von 0,14 sec, so daß sich eine QRS-korrigierte QT-Dauer um 0,42 sec ergibt. Dieser Wert liegt unter 120 % der frequenzbezogenen QT-Dauer.

Zusammenfassung

Sinusrhythmus, überdrehter Linkstyp, intermittierender Linksschenkelblock mit funktionellen T-Negativierungen in der Phase der normalen intraventrikulären Erregungsausbreitung; im initialen EKG QT-Verlängerung unter Hypokaliämie.

Intermittierender Linksschenkelblock

Beim intermittierenden Linksschenkelblock wechseln Phasen mit Blockierungen der Überleitung im linken Tawara-Schenkel mit Phasen einer unbehinderten intraventrikulären Erregungsausbreitung ab.

Es lassen sich 2 Formen des intermittierenden Linksschenkelblocks unterscheiden, wobei Übergänge häufig sind:
1. Intermittierender Linksschenkelblock bei normalen Herzfrequenzen. Hier genügt bei sehr langer Refraktärzeit des linken Tawara-Schenkels nur ein geringer Anstieg der Herzfrequenz (bzw. nur eine geringe Abnahme des R-R-Abstandes) um einen Linksschenkelblock zu generieren (→ EKG 25). Diese intermittierende Form findet sich häufig in der Übergangsphase zum permanenten Linksschenkelblock.
2. In weniger häufigen Fällen kann ein kompletter Linksschenkelblock ausschließlich unter einer Sinustachykardie auftreten. Bei höheren Herzfrequenzen ist die Refraktärzeit des linken Tawara-Schenkels etwas länger als die des rechten.

Die Unterscheidung beider Formen eines intermittierenden Linksschenkelblocks ist klinisch von untergeordneter Relevanz. In beiden Fällen ist wie beim konstanten Linksschenkelblock von einer hohen Prävalenz organischer Herzerkrankungen auszugehen. Die bei intermittierendem Linksschenkelblock auftretenden passageren funktionellen Kammerendteilveränderungen in der Phase der normalen intraventrikulären Erregungsausbreitung sind in **EKG 23** beschrieben.

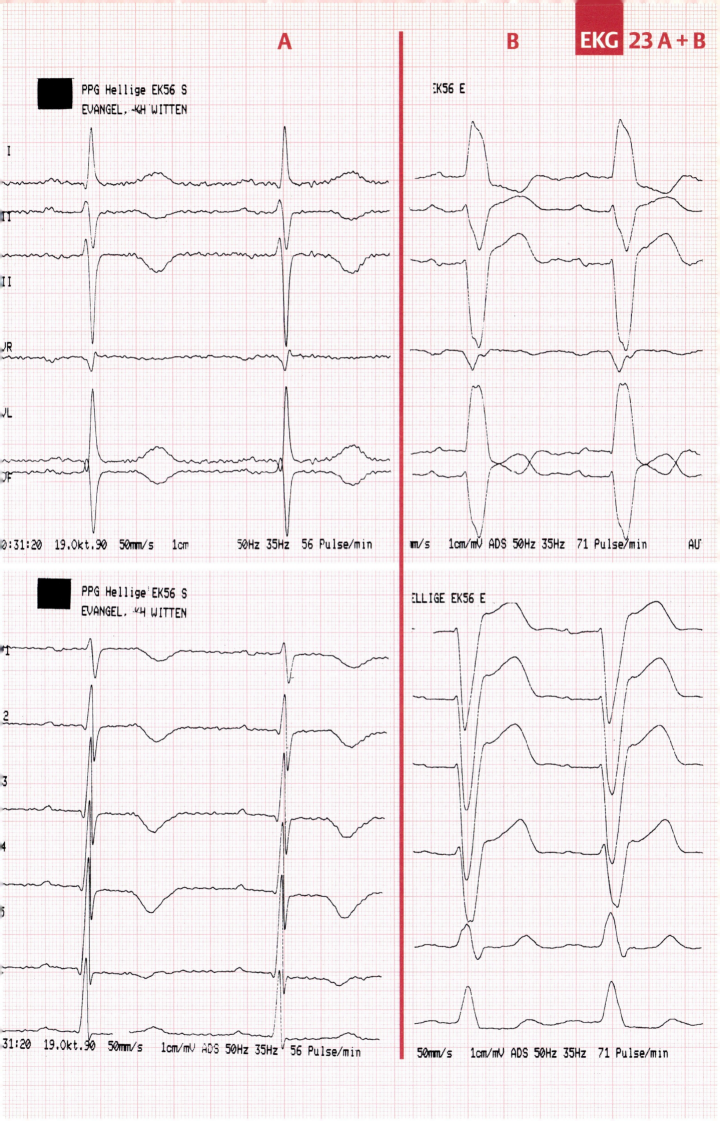

PPG Hellige EK56 S
EVANGEL. KH WITTEN

EK56 E

I

II

II

JR

JL

JF

0:31:20 19.Okt.90 50mm/s   1cm   50Hz 35Hz 56 Pulse/min

mm/s   1cm/mV ADS 50Hz 35Hz   71 Pulse/min   AU

PPG Hellige EK56 S
EVANGEL. KH WITTEN

ELLIGE EK56 E

1

2

3

4

5

31:20 19.Okt.90 50mm/s   1cm/mV ADS 50Hz 35Hz   56 Pulse/min

50mm/s   1cm/mV ADS 50Hz 35Hz   71 Pulse/min

Klinik 69jähriger Patient, arterielle Hypertonie seit mehr als 20 Jahren, keine kardialen Beschwerden, bei EKG-Kontrolle vor 2 Wochen sei erstmals ein Blockbild aufgefallen.

? EKG-Beurteilung?

Es besteht ein Sinusrhythmus, Frequenz 77/min. Die P-Dauer beträgt 0,11 sec, kein typischer Befund eines P mitrale. Die PQ-Dauer ist 0,20 sec, die AV-Überleitungszeit ist grenzwertig.

? Welcher Lagetyp, welches Blockbild liegen vor?

Bei überwiegend positiven Vektoren in I und II finden sich in III bei der 2. Aktion hauptsächlich positive Vektoren, bei der 3. Aktion überwiegend negative Vektoren, im Verlauf der nächsten Aktionen weiterhin wechselnd. Es besteht also ein Norm- bis Linkstyp. Wie schon erwähnt, ändert sich die Lage des Hauptvektors in der Frontalebene atemabhängig in der Weise, daß bei Inspiration mit Tiefertreten des Zwerchfells der Hauptvektor mit dem Uhrzeigersinn dreht, bei Exspiration wieder gegen den Uhrzeigersinn.
Die QRS-Dauer beträgt 0,14 sec. Mit breitem R in I, aVL und V6 liegt ein Linksschenkelblock vor.

? Wie sind die QRS-Amplituden einzuordnen?

Auffallend ist das tiefe S in V2 – V4, mit einer maximalen Amplitude von 4,7 mV in V3. Bei langjähriger arterieller Hypertonie zeigte sich echokardiographisch eine konzentrische Hypertrophie mit einer Myokarddicke von 16 mm (normal bis 12 mm). Die Anwendbarkeit von EKG-Kriterien der linksventrikulären Hypertrophie (u.a. Sokolow-Lyon-Index) ist bei Linksschenkelblock umstritten. Erfahrungsgemäß weist aber ein S in mindestens einer der Ableitungen V2 – V4 von mehr als 2,5 mV auf eine linksventrikuläre Hypertrophie hin.
Ein ähnlich tiefes S wie im vorliegenden Fall ist nahezu immer durch eine linksventrikuläre Hypertrophie hervorgerufen. Die QRS-Aufsplitterung in den Extremitätenableitungen sind Folge der veränderten und verzögerten intraventrikulären Erregungsausbreitung bei Linksschenkelblock.

? Wie beurteilen Sie die deutlich angehobenen ST-Streckenverläufe und die hohen T-Wellen in V2 – V4?

Die ST-Streckenhebung in V1 – V5 ist bei Linksschenkelblock normal diskordant zu den vorangehenden, überwiegend negativen QRS-Komplexen. Auffällig ist nur die Höhe von ST und T. Das Ausmaß einer ST-Streckensenkung oder -hebung und die T-Amplitude muß jedoch in Relation zur Amplitude des vorangehenden QRS-Komplexes gesehen werden. Bei S-Amplituden von mehr als 4 mV sind die hier vorliegenden Kammerendteile bei Linksschenkelblock unauffällig.

Zusammenfassung

Sinusrhythmus, Norm- bis Linkstyp; grenzwertige AV-Zeit; kompletter Linksschenkelblock; Zeichen der linksventrikulären Hypertrophie; keine auffälligen Veränderungen der Kammerendteile.

EKG 24

I
II
III
aVR
aVL
aVF
EV KRANKENHAUS WITTEN
EV KRANKENHAUS WITTEN
V1
V2
V3
V4
V5
V6
1
2
3
4
5
6

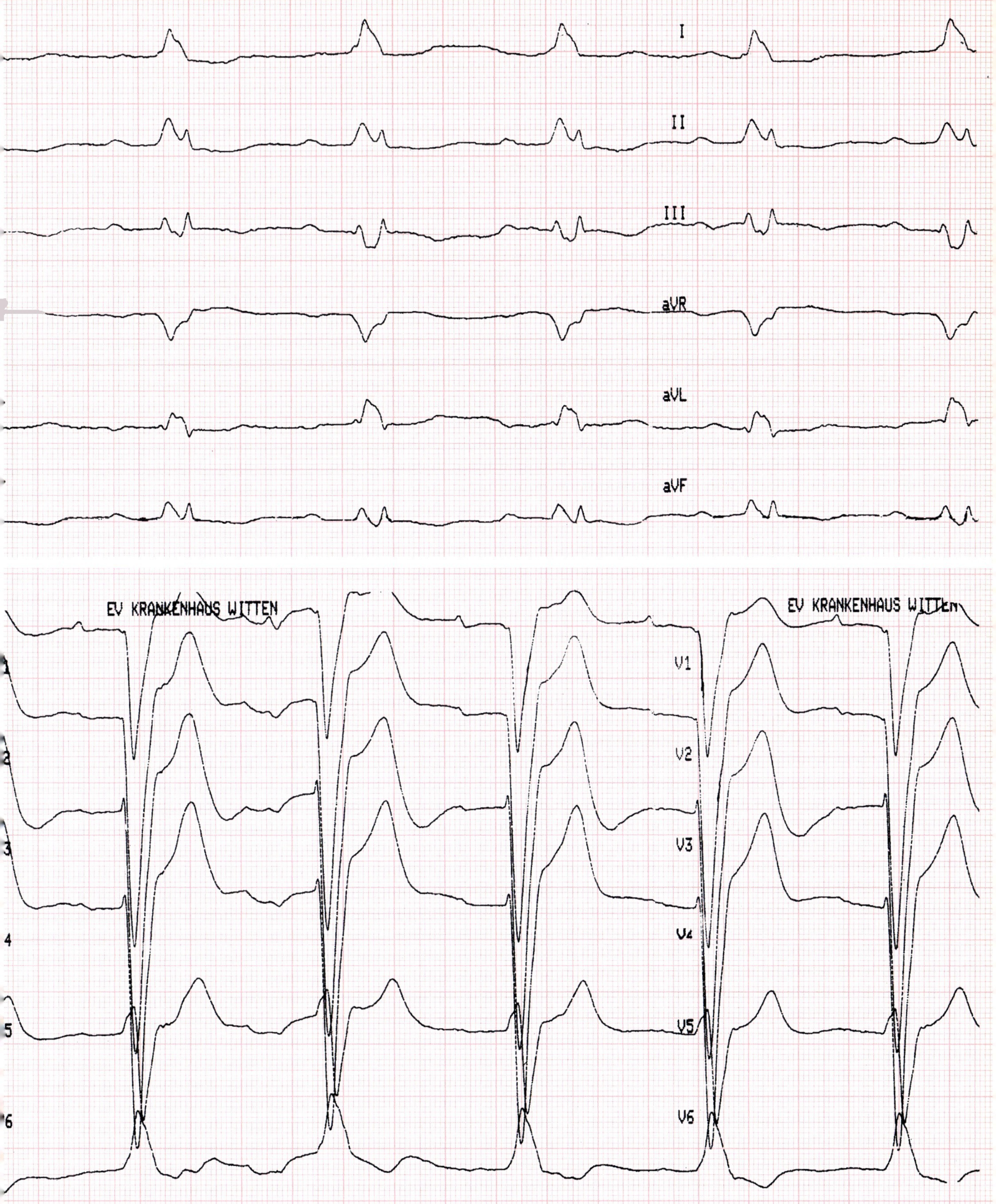

Klinik 44jähriger beschwerdefreier Patient, keine bekannten kardialen Erkrankungen.

? **EKG-Beurteilung? Wie beurteilen Sie den Rhythmus?**

Die P-Wellen fallen regelmäßig ein und sind normal konfiguriert, Frequenz 57/min.

? **Was ändert sich im Verlauf der Registrierung?**

Die QRS-Dauer der ersten 3 Aktionen ist mit 0,10 sec normal. Sie beträgt 0,12 sec bei den nächsten beiden Aktionen und 0,14 sec bei den letzten beiden.
Die QRS-Konfiguration der ersten 3 Aktionen fällt mit einem etwas trägen Anstieg der Kammeranfangsgruppe in I, II, aVF, V5 und V6 auf. Es liegt keine typische Präexzitation vor, sondern eine grenzwertige linksventrikuläre Erregungsausbreitungsverzögerung mit einem verspäteten oberen Umschlagpunkt in V6 nach 0,06 sec.
Die Linksverspätung nimmt in Aktion 4 und 5 weiter zu und erreicht in den letzten beiden Kammeraktionen das Maximum. Die Konfiguration entspricht hier einem Linksschenkelblock mit breitem und plumpem R in I, aVL und V6.

Es handelt sich um einen intermittierenden Linksschenkelblock, wobei der Abstand der Kammerkomplexe während der ersten 3 normal übergeleiteten Aktionen etwas länger ist als in der Phase des Linksschenkelblocks. Somit scheint eine frequenzabhängige Blockierung der Leitung im linken Schenkel vorzuliegen mit offensichtlich sehr langer Refraktärzeit, die schon bei einem leicht verringerten R-R-Abstand unterschritten wird.

? **Wie sind die Kammerendteile zu beurteilen?**

Bei Linksschenkelblock finden sich die dafür typischen diskordanten Kammerendteile.
Auffällig sind die bei normaler QRS-Dauer terminal negativen T-Wellen in V2 – V4 und die diskret gesenkten ST-Streckenverläufe mit Übergang in präterminal negative T-Wellen in V5. Wie schon zuvor beschrieben, handelt es sich hierbei um funktionelle Veränderungen der Erregungsrückbildung bei intermittierendem Linksschenkelblock. In typischer Weise zeigen sich die negativen T-Wellen in den Ableitungen mit überwiegendem S bei Linksschenkelblock.
Die leicht gesenkten ST-Streckenverläufe mit Übergang in präterminal negative T-Wellen in V5 bzw. in flach positive T-Wellen in V6 sind hier nicht eindeutig einzuordnen.

___**Zusammenfassung**___

Sinusrhythmus, Norm- bis Linkstyp; unter leichter Abnahme des R-R-Abstandes intermittierender Linksschenkelblock mit wechselnder QRS-Dauer (0,10 – 0,14 sec); funktionelle Kammerendteilveränderungen in der Phase der normalen Erregungsausbreitung.

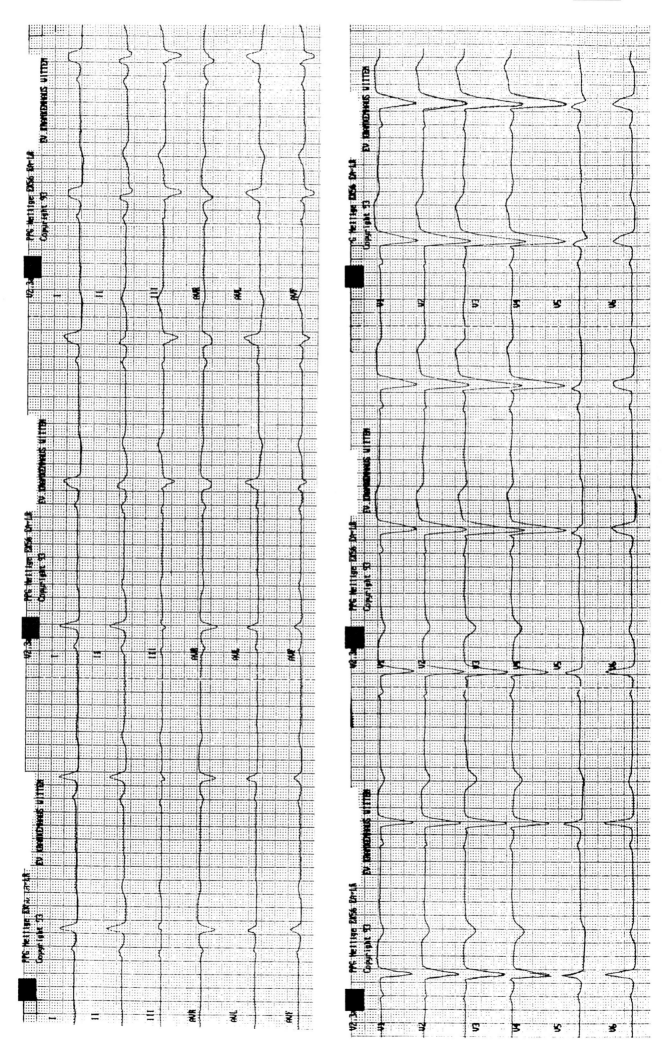

Klinik 49jähriger Patient. Eine arterielle Hypertonie ist seit mehr als 8 Jahren bekannt.

? **EKG-Beurteilung?**

Es liegt ein Sinusrhythmus vor, Frequenz 74/min, Linkstyp. Die Konfiguration der P-Wellen ist unauffällig, kein P mitrale.

? **Wie sind die Kammeranfangsgruppen in den Brustwandableitungen zu beurteilen?**

Der Sokolow-Lyon-Index sollte über 3,5 mV liegen. Im vorliegenden Fall beträgt die R-Amplitude in V4 2,6 mV, das S in V3 0,8 – 0,9 mV, der Index wird also grenzwertig erreicht. Der Index nach Gubner und Ungerleider ist negativ. Hinweisend auf eine mögliche linksventrikuläre Hypertrophie ist eine R-Amplitude in V4 – V6 von mehr als 2,5 mV, hier in V4 erreicht.

? **Wie beurteilen Sie die Kammerendteile?**

Bezogen auf die R-Amplitude ist das T in V4 – V6 abgeflacht. Normal ist eine Relation von T zu R von 1/6 – 2/3. In V6 z. B. beträgt R 1,2 mV, T nur 0,1 mV.
Bei einer linksventrikulären Hypertrophie ist die T-Abflachung die Vorstufe zu den typischen Schädigungszeichen mit deszendierenden ST-Streckensenkungen und Übergang in meist präterminal negative T-Wellen. Bei dem Patienten lag echokardiographisch eine linksventrikuläre Hypertrophie vor mit einer Dicke des septalen Myokards von 15 mm, der Hinterwand von 13 mm. Insoweit können die abgeflachten T-Wellen tatsächlich als beginnende Schädigungszeichen aufgefaßt werden. Die Spezifität von T-Abflachungen ist aber gering; sie können auch rein funktionell auftreten.

Zusammenfassung

Sinusrhythmus, Linkstyp; diskrete Zeichen einer linksventrikulären Hypertrophie; abgeflachte T-Wellen linkspräkordial als mögliche beginnende Schädigungszeichen bei linksventrikulärer Hypertrophie.

Linksventrikuläre Hypertrophie

Zur linksventrikulären Hypertrophie führen die arterielle Hypertonie, erworbene und angeborene Herzfehler sowie dilatative und hypertrophe Kardiomyopathien. Die möglichen EKG-Manifestationen einer linksventrikulären Hypertrophie umfassen eine Zunahme der linksventri-

kulären R-Amplituden, eine Verschiebung des Hauptvektors nach hinten, oben und links, eine Verlängerung der Depolarisation mit Zunahme der QRS-Dauer und eine diskordante Ausrichtung von ST und T.

Abb. **34** zeigt schematisch die Entwicklungsstufen der Zeichen für eine linksventrikuläre Hypertrophie. Bei leichter Kammerhypertrophie nimmt zunächst nur die R-Amplitude zu, die Kammerendteile bleiben noch unauffällig. Mit Zunahme der Hypertrophie kann T zunächst in Relation zur R-Amplitude abgeflacht sein. Im weiteren entwickelt sich eine diskordante ST-Senkung und eine T-Negativierung. Parallel nimmt die QRS-Dauer auf noch unter 0,12 sec leicht zu; häufig finden sich auch die Zeichen eines P mitrale. Bei schwerer Kammerhypertrophie kann sich ein kompletter Linksschenkelblock ausbilden, erfahrungsgemäß häufiger bei Dilatation des linken Ventrikels als bei konzentrischen Hypertrophien.

In Abb. **35** ist die Vektorschleife bei ausgeprägter linksventrikulärer Hypertrophie in ihrer Projektion auf je 2 Extremitäten- und Brustwandableitungen dargestellt. Zum Vergleich ist eine normale Vektorschleife mit abgebildet.

Der QRS-Hauptvektor wendet sich nach links hinten und oben. Im Vergleich zur normalen Vektorschleife sind die nach vorne und rechts weisenden frühen Vektoren deutlich vermindert, so daß in den Ableitungen V1 und V2 nach einem meist kleinen R ein tiefes S folgt; es können aber auch in diesen rechtspräkordialen Ableitungen reine QS-Komplexe vorliegen, ohne daß ein anteroseptaler Myokardinfarkt abgelaufen ist. Hohe R-Amplituden finden sich in allen linkslateralen Ableitungen (I, aVL, V5, V6, Nehb D und A). Bei ausgeprägter linksventrikulärer Hypertrophie kann der obere Umschlagpunkt in V6 auf mehr als 0,055 sec leicht verlängert sein bei einer QRS-Gesamtdauer von unter 0,12 sec.

Während bei leichten linksventrikulären Hypertrophien die Vektorschleife der Repolarisation noch konkordant ist, verläuft sie bei ausgeprägter linksventrikulärer Hypertrophie der QRS-Schleife entgegengesetzt. Folglich sind die ST-Strecken in den rechtspräkordialen Ableitungen deutlich angehoben mit Übergang in z. T. hochpositive T-Wellen. Linkslateral sind die ST-Strecken dagegen abgesenkt mit Übergang in präterminal negative T-Wellen. Der Ausdruck „präterminal negativ" bezieht sich hier zum einen auf den flachen ersten Schenkel von T (aus ST kommend) im Vergleich zum aufsteigenden Schenkel. Andrerseits kann auch noch ein positiver Anteil der T-Welle folgen. Normaler Lagetyp bei einer deutlichen linksventrikulären Hypertrophie ist der Linkstyp, eventuell auch ein überdrehter Linkstyp.

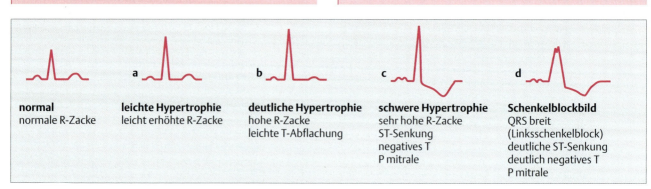

normal	a leichte Hypertrophie	b deutliche Hypertrophie	c schwere Hypertrophie	d Schenkelblockbild
normale R-Zacke	leicht erhöhte R-Zacke	hohe R-Zacke leichte T-Abflachung	sehr hohe R-Zacke ST-Senkung negatives T P mitrale	QRS breit (Linksschenkelblock) deutliche ST-Senkung deutlich negatives T P mitrale

Abb. **34** EKG-Veränderungen bei linksventrikulärer Hypertrophie.

Fortsetzung S. 74 ▶

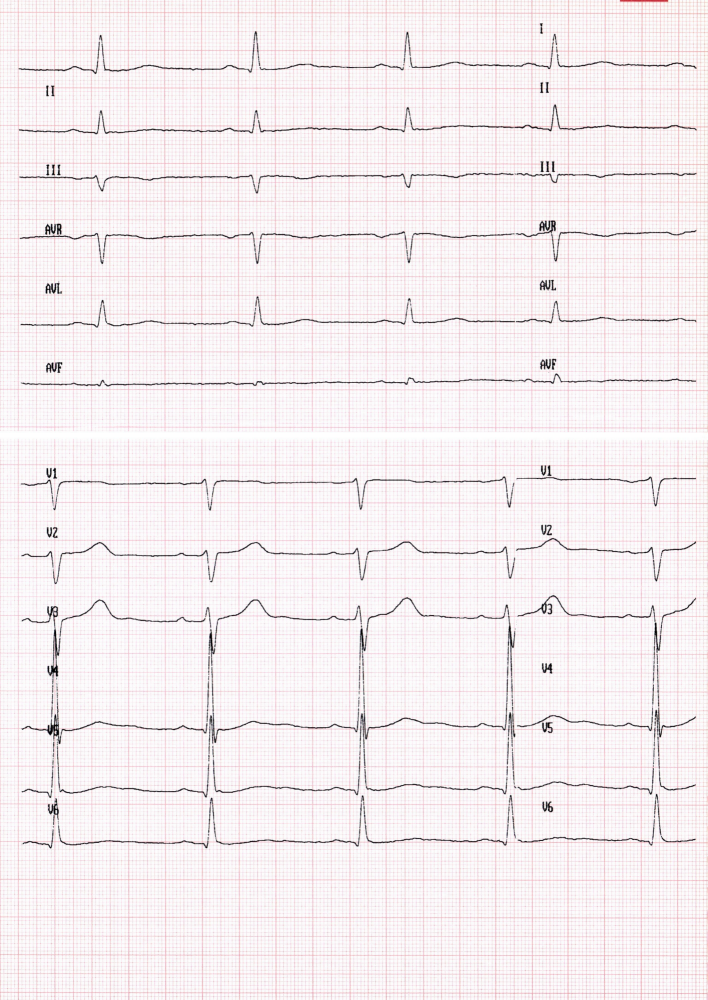

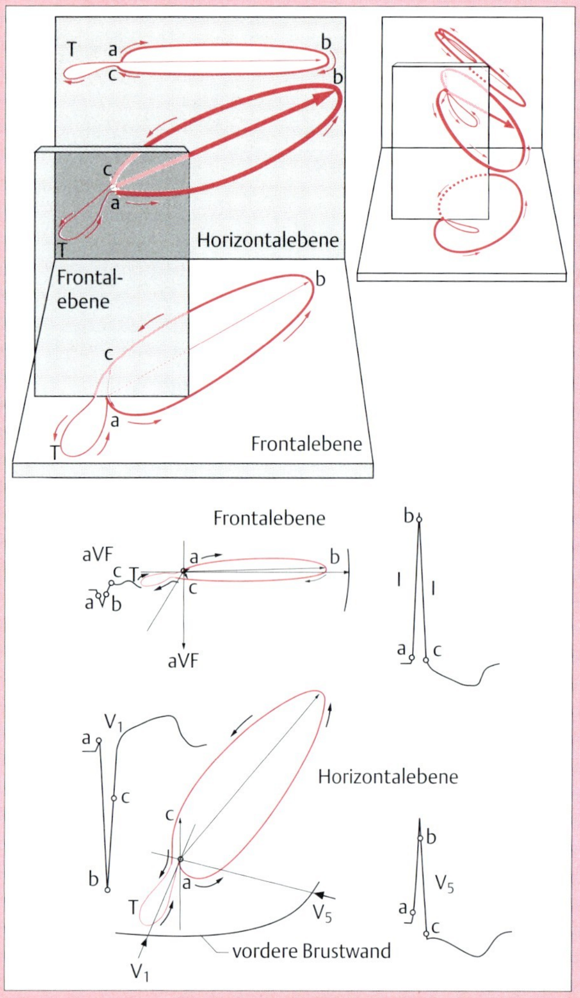

Abb. 35 Linksventrikuläre Hypertrophie
Projektion der Vektorschleife bei ausgeprägter linksventrikulärer Hypertrophie auf die Frontal- und Horizontalebene (oben links). Oben rechts ist zum Vergleich die normale Vektorschleife aufgeführt. Unten: Konstruktion der QRS-Komplexe in je 2 Ableitungen der Frontal- und Horizontalebene aus den entsprechenden Vektorschleifen.

Es wurden in der Vergangenheit zahlreiche Indizes erarbeitet, mit deren Hilfe eine linksventrikuläre Hypertrophie mit akzeptabler Spezifität und Sensitivität nachgewiesen oder ausgeschlossen werden sollte. Da bei Jugendlichen hohe QRS-Amplituden insbesondere in den Brustwandableitungen physiologisch sind, gelten die Indizes erst ab dem 30. Lebensjahr.

Die bekanntesten Indizes einer linksventrikulären Hypertrophie sind:

- Sokolow-Lyon-Index: Tiefstes S in V1 – V3 und höchstes R in V4 – V6 > 3,5 mV,
- Index nach Gubner und Ungerleider: R in I und S III > 2,5 mV,
- Punktsystem nach Romhilt und Estes: Es bewertet ein höchstes R oder S in den Extremitätenableitungen von mehr als 2 mV oder in den Brustwandableitungen von mehr als 3 mV sowie diskordante Veränderungen der Kammerendteile, Zeichen eines P mitrale, einen überdrehten Linkstyp und einen verspäteten oberen Umschlagpunkt in V5 oder V6. Mit diesem System konnte die Sensitivität immerhin auf 60 % angehoben werden bei einer Spezifität von über 95 %.
- Punktsystem nach Murphy: Beurteilung der 3 Kriterien: Sokolow-Lyon-Index, P mitrale, verzögerter oberer Umschlagpunkt linkslateral.

Zusammengefaßt besitzt das EKG jenseits des 30. Lebensjahres bei Anwendung bestimmter Kriterien zwar eine hohe Spezifität, jedoch nur eine geringe Sensitivität zur Feststellung einer linksventrikulären Hypertrophie. Hier ist die Echokardiographie eindeutig überlegen.

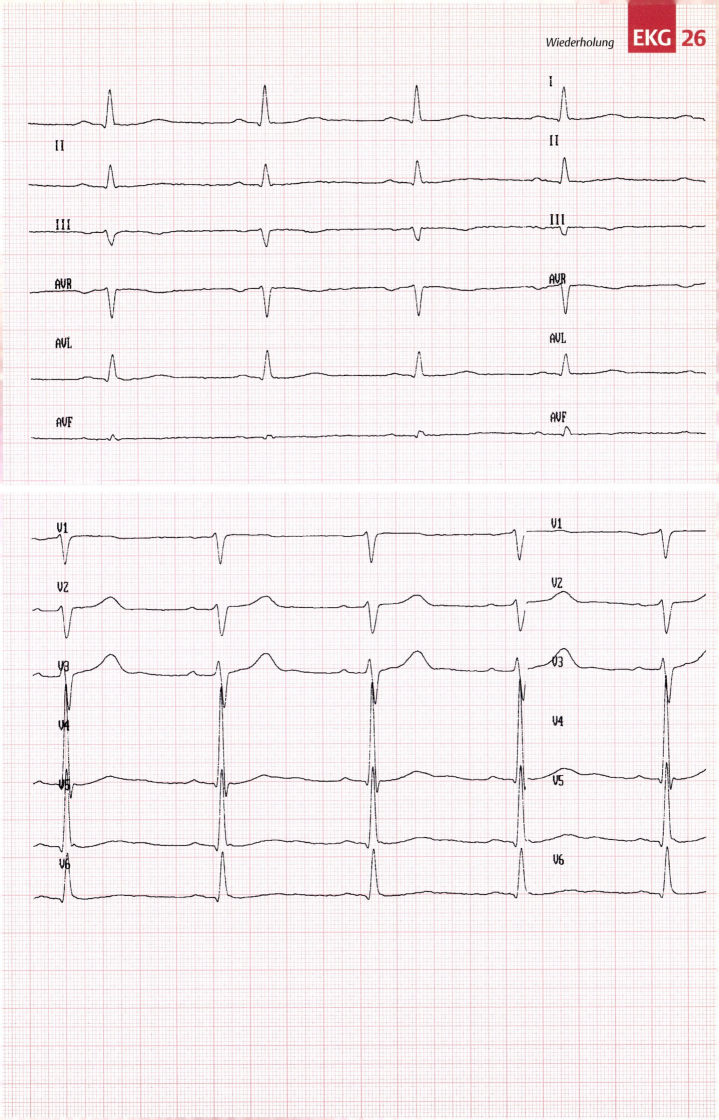

Klinik 49jähriger Patient, arterielle Hypertonie seit 4 Jahren bekannt, echokardiographisch zudem geringgradige Aortenklappenstenose mit einem maximalen systolischen Druckgradienten von 30 mmHg, gute körperliche Leistungsfähigkeit.

? EKG-Beurteilung?

Es besteht ein Sinusrhythmus, Frequenz 60/min, Linkstyp. Überwiegend positiver QRS-Vektor in II.
Die P-Dauer beträgt 0,10 sec, kein typisches P mitrale.

? Welche Zeichen weisen auf eine linksventrikuläre Hypertrophie hin?

Als Zeichen einer linksventrikulären Hypertrophie ist der Index nach Gubner und Ungerleider mit R in I 1,7 mV und S in III 1,7 mV = 3,4 mV positiv. Positiver Sokolow-Lyon-Index (S V1 und R V5 deutlich größer als 3,5 mV, zudem R in V5 4,5 mV und hohes R in Nehb A). Zusammengenommen sind die Veränderungen recht spezifisch für eine linksventrikuläre Hypertrophie, wenn man das Alter des Patienten berücksichtigt.

? Wie sind die Kammerendteile, wie der rSr'-Typ in V1 zu beurteilen?

Die ST-Strecken sind in V4 mit nur 0,05 mV angedeutet gesenkt, deutlicher in V5, V6 und Nehb D, hier maximal 0,15 mV. Der ST-Streckenverlauf ist horizontal, übergehend in abgeflachte positive T-Wellen. Da keine Digitalisierung, keine Hypokaliämie und keine akute Ischämie bestanden, sind die Veränderungen der Kammerendteile als mäßige Schädigungszeichen bei linksventrikulärer Hypertrophie einzuordnen.
Bei zunehmender linksventrikulärer Hypertrophie ist der Übergang der Kammerendteile vom Normbefund zu deutlichen Schädigungszeichen unterschiedlich. Bei manchen Patienten kommt es bei noch isoelektrischem ST-Streckenverlauf zunächst zu flach negativen T-Wellen. Im vorliegenden Fall zeigt sich erst eine ST-Streckensenkung bei noch positiven T-Wellen. Hypertrophiebedingte Veränderungen der Kammerendteile entwickeln sich häufiger zunächst mit einer ST-Streckensenkung als mit einer initialen T-Negativierung.

Der Kammerkomplex in V1 zeigt einen rSr'-Typ; bei einer QRS-Dauer von 0,11 sec ist von einem inkompletten Rechtsschenkelblock auszugehen. Ein Zusammenhang mit der linksventrikulären Hypertrophie besteht nicht.

___ **Zusammenfassung** ___
Sinusrhythmus, Linkstyp; Zeichen der linksventrikulären Hypertrophie und mäßigen Schädigung; inkompletter Rechtsschenkelblock.

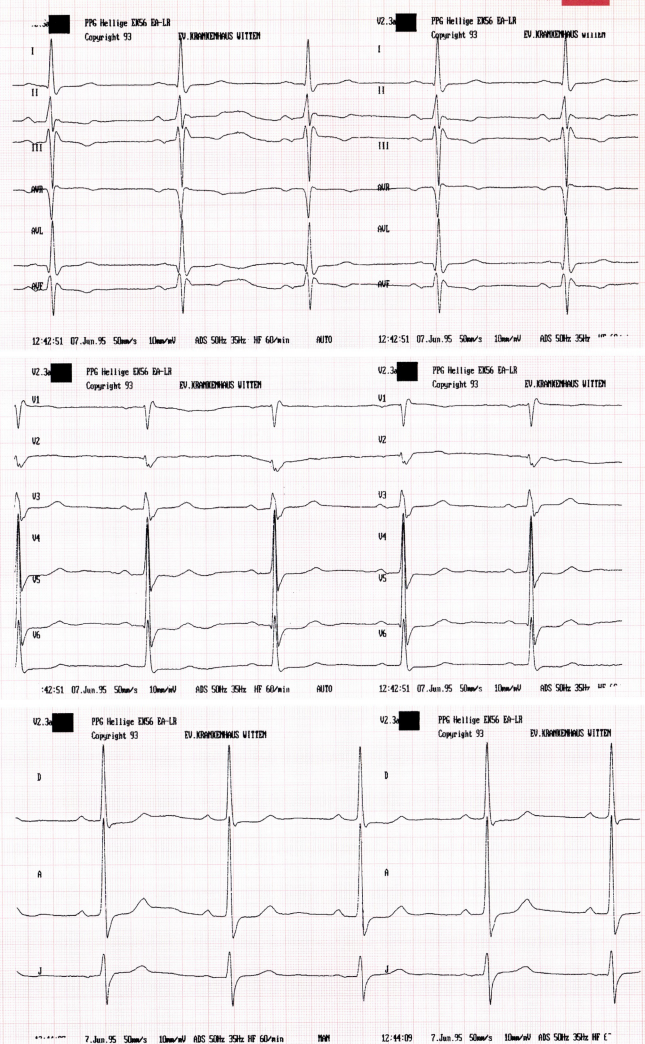

I
II
III
aVR
aVL
aVF

12:42:51 07.Jun.95 50mm/s 10mm/mV ADS 50Hz 35Hz HF 60/min AUTO

V1
V2
V3
V4
V5
V6

:42:51 07.Jun.95 50mm/s 10mm/mV ADS 50Hz 35Hz HF 60/min AUTO

D
A
J

7.Jun.95 50mm/s 10mm/mV ADS 50Hz 35Hz HF 60/min MAN   12:44:09 7.Jun.95 50mm/s 10mm/mV ADS 50Hz 35Hz HF 6

Klinik 34jährige Patientin, bekannte hochgradige Aortenklappenstenose (maximaler Druckgradient um 110 mmHg), keine frühere kardiale Symptomatik, nach Sectio akutes Lungenödem, in der Folgezeit nur mäßige Belastungsdyspnoe, Aortenklappenersatz geplant.

? EKG-Beurteilung?

Es liegt ein Sinusrhythmus vor, Frequenz 90/min. Normtyp (positive Vektoren in I und II und überwiegend positive Vektoren in III).

? Wie beurteilen Sie die P-Wellen?

P-Amplitude in II 0,2 – 0,25 mV, in Nehb D und A 0,25 – 0,3 mV. Zudem beträgt der negative Anteil von P in V1 mehr als 0,1 mV. Die P-Dauer beträgt 0,1 sec, die PQ-Dauer 0,14 sec. Die Zeichen eines P mitrale fehlen.

Die hohen P-Amplituden könnten differentialdiagnostisch auf eine rechtsventrikuläre Belastung hinweisen, weitere Zeichen einer Rechtsbelastung fehlen aber. Echokardiographisch war der rechte Vorhof normal groß.

Die grenzwertige Überhöhung der P-Wellen ist Folge der vermehrten Sympathikotonie mit leicht angehobener Ruheherzfrequenz.

? Wie beurteilen Sie die Kammerkomplexe?

Die QRS-Dauer beträgt 0,10 sec. Als Zeichen einer linksventrikulären Hypertrophie ist der Sokolow-Lyon-Index (S in V3 und R in V6) deutlich positiv, zudem hohes R in Nehb D und tiefes S in Nehb I. Der Index nach Gubner und Ungerleider ist hier negativ.

Als deutliche linksventrikuläre Schädigungszeichen sind die ST-Strecken in V6 und Nehb D deszendierend gesenkt mit Übergang in präterminal negative T-Wellen. Zudem gesenkte ST-Streckenverläufe mit Übergang in positive T-Wellen in I und mit Übergang in angedeutet präterminal negative T-Wellen in II.

Beachten Sie in V6 und Nehb D die leichte Knotung im absteigenden Schenkel von R. Der obere Umschlagpunkt ist mit 0,04 sec normal, QRS beträgt nur 0,10 sec. Dennoch ist anhand der diskreten Knotung eine leichte Verzögerung der linksventrikulären Erregungsausbreitung bei linksventrikulärer Hypertrophie anzunehmen.

? Wie ordnen Sie das Q in III und den SI-QIII-Typ ein?

Das Q in III ist mit 0,05 sec auffällig breit, und die Amplitude beträgt mehr als $1/4$ des höchsten R in den Extremitätenableitungen, so daß die Kriterien eines Pardee-Q für einen Hinterwandinfarkt erfüllt wären. Es findet sich in aVF nur ein zwar relativ breites, aber kleines Q; in II und in Nehb D fehlt ein Q. Damit ist die Spezifität des Q in III gering. Echokardiographisch und koronarangiographisch wurde ein Myokardinfarkt ausgeschlossen. Wie Sie noch sehen werden, kann im Einzelfall der Nachweis oder Ausschluß eines abgelaufenen Hinterwandinfarkts sehr schwierig sein.

Formal besteht ein SI-QIII-Typ. Ein solcher Lagetyp ist ein möglicher Hinweis auf eine abgelaufene Lungenembolie. Dieses Zeichen hat allerdings eine sehr geringe Sensitivität von 10 – 15 %, die Spezifität ist ebenfalls sehr gering. Zu verwerten ist dieses Zeichen dann, wenn im Vergleich zu Vor-EKGs ein SI-QIII-Typ neu auftritt. Bei der Patientin zeigten die Elektrokardiogramme der letzten 2 Jahre vergleichbare Kammeranfangsgruppen. Klinisch bestand kein Hinweis auf eine Lungenembolie.

Zusammenfassung

Sinusrhythmus, Normtyp; grenzwertig hohe P-Wellen bei Sympathikotonie, Zeichen einer linksventrikulären Hypertrophie und Schädigung.

PPG HELLIGE EK56 E
EV KRANKENHAUS WITTEN

I
II
III
aVR
aVL
aVF

16.Jun.95 50mm/s   1cm/mV ADS 50Hz 35Hz 80 Pulse/min   AUTO   10:36:29 16.Jun.95 50mm/s   1cm/mV ADS 50Hz 35Hz 80 Pu

V1
V2
V3
V4
V5
V6

16.Jun.95 50mm/s   1cm/mV ADS 50Hz 35Hz 80 Pulse/min   AUTO   10:36:29 16.Jun.95 50mm/s   1cm/mV ADS 50Hz 35Hz 80 Pulse/

D
A
J

):37:39 16.Jun.95 50mm/s   1cm/mV ADS 50Hz 35Hz 89 Pulse/min   MAN   10:37:42 16.Jun.95 50mm/s   1cm/mV ADS 50Hz 35Hz 90 Pulse/

Klinik 43jähriger Patient, kardiale Vorerkrankungen nicht bekannt. Bei seltenen Blutdruckmessungen waren keine hypertonen Blutdruckwerte aufgefallen.

? EKG-Beurteilung?

Es besteht ein Sinusrhythmus, Frequenz 71/min, atemabhängiger Norm- bis Linkstyp. Die Vektoren in I und II sind überwiegend positiv. In III Wechsel von überwiegend positiven Vektoren (4. Aktion) und überwiegend negativen Vektoren (1. – 3. Aktion).

? Wie beurteilen Sie die P-Wellen?

Die P-Amplitude in II beträgt 0,4 mV. Bedenken Sie, daß die Nullinie nicht die T-P-Strecke ist (in diesem Falle läge die P-Amplitude bei 0,3 mV), sondern die Strecke zwischen P und QRS unmittelbar vor Beginn der Kammeranfangsgruppe. Auch in I, aVR und aVF ist das P überhöht. Die P-Dauer beträgt 0,10 sec.
Bei einer Frequenz von 71/min ist eine deutliche Sympathikotonie als Ursache des hohen P weniger wahrscheinlich. Welche weiteren Hinweise auf eine Rechtsherzbelastung liegen vor? Der Lagetyp ist dafür untypisch. Es besteht zwar eine diskrete Rechtsverspätung mit einem rSr'-Typ in V1, aber kein weiteres Zeichen einer Rechtsbelastung. Wir werden auf das hohe P in II noch eingehen.

? Wie beurteilen Sie die Kammeranfangsgruppen?

Auffällig ist insbesondere die R-Amplitude in V5 mit 4,5 mV, daneben in V4 2,9 mV und in V6 2,7 mV. Der Sokolow-Lyon-Index ist positiv.
Die Kammerendteile zeigen leicht angehobene ST-Streckenabgänge sowie aszendierende ST-Streckenverläufe mit Übergang in hochpositive T-Wellen, wobei die T-Amplitude für die Höhe von R akzeptabel ist. Die T-Wellen sind nicht so schmalbasig wie bei einer Hyperkaliämie (hier Normokaliämie).

? Ergibt sich insgesamt gesehen der Verdacht auf eine linksventrikuläre Hypertrophie? Besteht vielleicht anhand der hohen P-Wellen und der diskreten Rechtsverspätung auch der Verdacht auf eine biventrikuläre Belastung?

Sehen Sie sich die Eichzacken an!

? Wie ist das EKG dann zu beurteilen?

Die Eichzackenhöhe entspricht einer Signalamplitude von 1 mV. Normalerweise hat die Eichzacke eine Höhe von 10 mm/mV, hier von 20 mm/mV. Aus diesem Grunde müssen die oben angegebenen Amplituden halbiert werden. Damit sind z. B. die P-Amplituden in II mit 0,2 mV normal, ebenso die R-Amplituden in den Brustwandableitungen. Es ergeben sich damit auch keine Hinweise auf eine Rechts- oder Linksbelastung.

Zusammenfassung

Sinusrhythmus, Norm- bis Linkstyp; diskrete Verzögerung der rechtsventrikulären Erregungsausbreitung; unauffällige Kammeranfangsgruppe; diskrete vegetative ST-Streckenhebungen mit Übergang in positive T-Wellen in den linkspräkordialen und linkslateralen Ableitungen; abweichende Eichung mit 2 cm Schreibhöhe / mV Signalamplitude.

Bemerkung: Neuere EKG-Geräte registrieren das EKG und stellen automatisch die Eichzackenhöhe so ein, daß die Abbildungshöhe der Stromkurven die Papierbreite optimal ausnutzt. In diesem Fall ist vor jeder EKG-Beurteilung ein Blick auf die Eichzacke notwendig. Für die Praxis hat sich bewährt, die Eichzacke auf 10 mm/mV zu fixieren und die obengenannte Automatik abzuschalten.

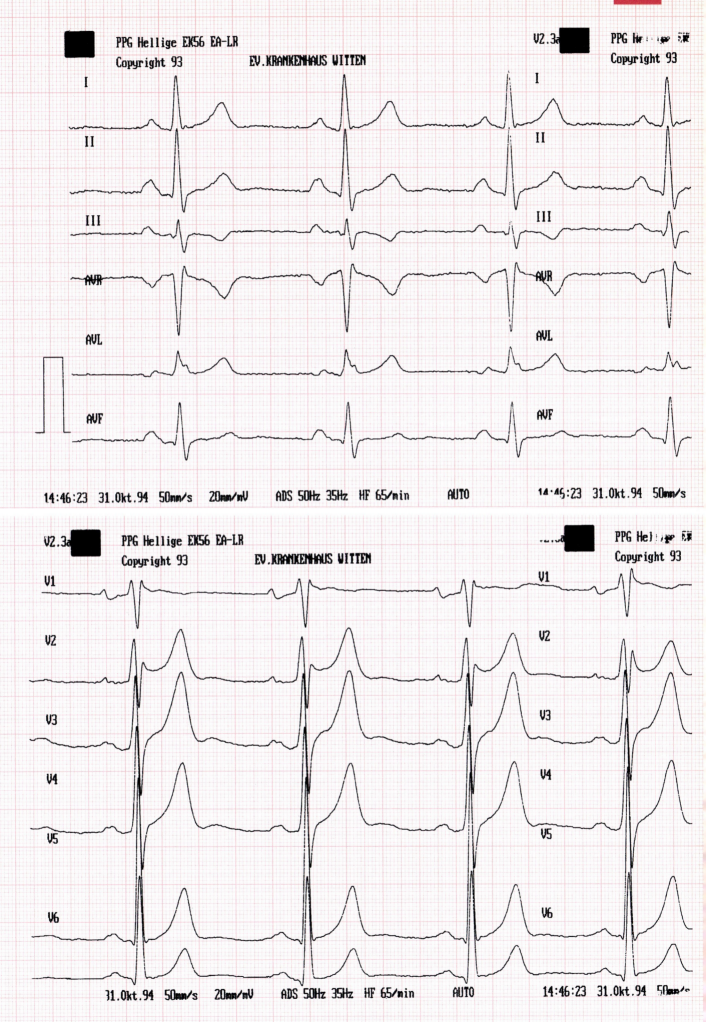

I
II
III
AVR
AVL
AVF

14:46:23 31.0kt.94 50mm/s 20mm/mV   ADS 50Hz 35Hz HF 65/min   AUTO   14:46:23 31.0kt.94 50mm/s

V1
V2
V3
V4
V5
V6

31.0kt.94 50mm/s 20mm/mV   ADS 50Hz 35Hz HF 65/min   AUTO   14:46:23 31.0kt.94 50mm/s

34jähriger Patient, Aortenklappenstenose mit einem maximalen Druckgradienten von 80 mmHg, EKG 2 Wochen vor dem Aortenklappenersatz, nur mäßige Belastungsdyspnoe.

? EKG-Beurteilung? Welcher Rhythmus liegt vor?

Normale P-Wellen sind zu erkennen vor den ersten beiden Kammeraktionen in den Extremitäten- und Brustwandableitungen, desweiteren in Nehb D und A. In V2 und V3 lassen wellenförmige Grundlinienschwankungen an ein Vorhofflimmern denken. Entscheidend sind aber die gut abzugrenzenden sinusrhythmischen P-Wellen in den anderen Ableitungen. Das EKG ist leicht artefaktüberlagert. Ursachen von Artefakten können ein unzureichender Elektrodenkontakt, eine zu geringe Elektrodenanfeuchtung oder Kältezittern des Patienten sein.
Linkstyp, in II überwiegendes R gegenüber S. Eine Herzaktion fällt vorzeitig ein.

? Um welche Form einer Extrasystole handelt es sich? Welche Ausbreitungsrichtung hat die vorgeschaltete Vorhofaktion?

Eine vorzeitige Herzaktion mit gleicher Konfiguration der Kammeranfangsgruppe ist eine supraventrikuläre Extrasystole. Das P ist negativ in II und III, die PQ-Zeit ist etwas kürzer als bei den Normalaktionen. Auch in I ist P flach negativ, ebenso in den meisten Brustwandableitungen. Die Ausbreitungsrichtung verläuft also von links vorne unten nach rechts oben hinten. Der Ursprung der supraventrikulären Extrasystole dürfte im basalen Anteil des linken Vorhofes liegen.

Im einzelnen verläuft die Richtung der intraatrialen Erregungsausbreitung:
- von links nach rechts, weil P in I negativ ist,
- von unten nach oben, weil P in II, III und aVF negativ ist,
- von vorne nach hinten, weil P in den meisten präkordialen Ableitungen negativ ist.

Das sinusrhythmische P ist mit 0,12 sec etwas verbreitert, deutlich doppelgipflig in V2 – V5. In V1 erreicht der 2. negative Anteil 0,1 mV, so daß die Kriterien eines P mitrale erfüllt sind. In der Echokardiographie war der linke Vorhof allerdings unauffällig.

? Wie beurteilen Sie die QRS-Dauer und die Amplituden?

Die QRS-Dauer beträgt 0,14 sec. In V1 finden sich reine R-Komplexe mit einem oberen Umschlagpunkt bei 0,11 sec. Es besteht also ein Rechtsschenkelblock mit dem passenden tiefen und breiten S in den linkslateralen Ableitungen.
Sehr hohe R-Amplituden finden sich in V2 – V4 und Nehb A. Hinweisend auf eine linksventrikuläre Hypertrophie ist ein R in V4 von 4,2 mV und der positive Index nach Gubner und Ungerleider mit einem RI und SIII von 3,0 mV. Die Berechnung des Sokolow-Lyon-Indexes erübrigt sich, da ein signifikantes S in V1 – V3 fehlt.

? Wie beschreiben und beurteilen Sie die Kammerendteilveränderungen? Besteht ein Zusammenhang zwischen dem Rechtsschenkelblock und der linksventrikulären Hypertrophie?

In allen Brustwandableitungen sowie Nehb A und Nehb I sind die ST-Strecken in unterschiedlichem Ausmaß gesenkt und gehen in präterminal negative T-Wellen über. In I und aVF Übergang der diskret gesenkten ST-Streckenverläufe in positive T-Wellen. Als spiegelbildliche Veränderungen finden sich in III und aVF diskret angehobene ST-Streckenverläufe mit Übergang in negative T-Wellen.
Es handelt sich um Schädigungszeichen bei linksventrikulärer Hypertrophie, wobei die ST-T-Veränderungen zumindest in V1 und V2 dem Rechtsschenkelblock zuzuordnen sind.
Es besteht kein Zusammenhang zwischen dem Rechtsschenkelblock und der linksventrikulären Hypertrophie und Schädigung. Eine ausgeprägte linksventrikuläre Hypertrophie kann ursächlich einem Linksschenkelblock zugrundeliegen, nicht aber einem Rechtsschenkelblock.

Zusammenfassung

Sinusrhythmus, eine supraventrikuläre Extrasystole, Linkstyp, P mitrale; Zeichen der linksventrikulären Hypertrophie und Schädigung; Rechtsschenkelblock.

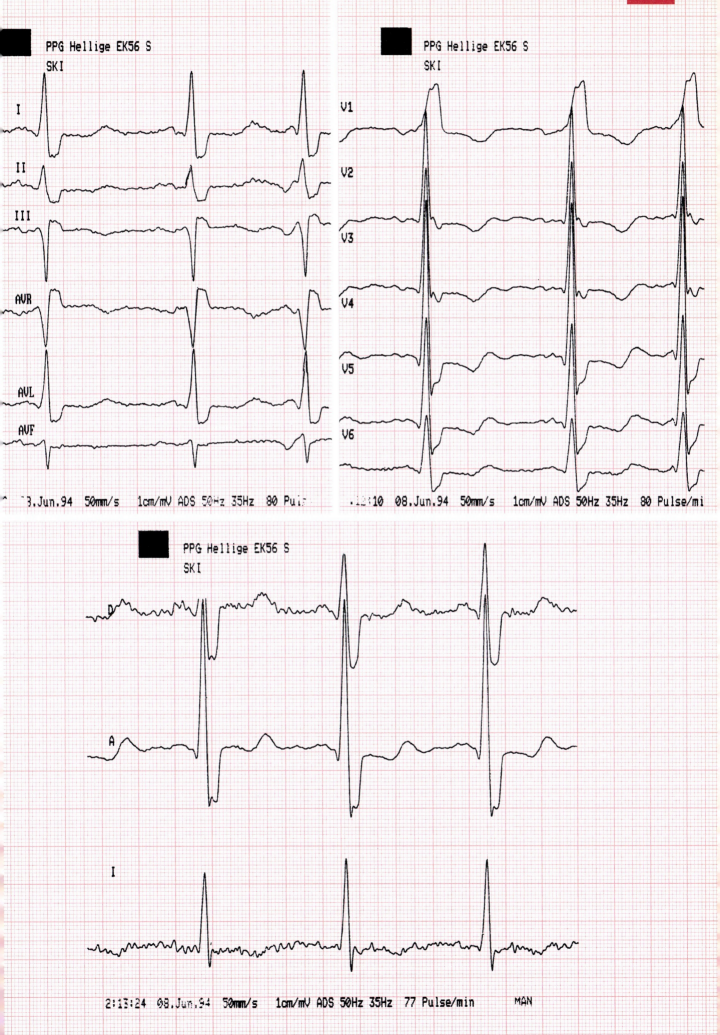

Klinik 70jähriger Patient, zunehmende Belastungsdyspnoe im Laufe des letzten Jahres, keine Arztbesuche; zum Zeitpunkt der stationären Aufnahme Ruhedyspnoe, zentrale Zyanose; verlängertes Exspirium. Blutdruck 200/110 mmHg.

? EKG-Beurteilung?

Steiltyp, kleines R in I, gegenüber S noch überwiegend, R in III höher als in I.

? Welcher Rhythmus liegt vor?

In den Extremitätenableitungen ist in dem kurzen Streifen der Rhythmus nicht sicher zu erkennen. Scheinbar flach positive P-Wellen finden sich in III in unterschiedlichem Abstand zum 1. und 2. QRS-Komplex, desgleichen in aVF. Am besten zu erkennen in V1 sind grobe und unregelmäßige Vorhofwellen, die sich im normallangen Streifen als grobes Vorhofflimmern mit einer Vorhoffrequenz um 380/min darstellten.
Vorhofflattern wird definitionsgemäß bis zu einer Frequenz von 350/min angenommen, bei höheren Frequenzen liegt ein Vorhofflimmern vor. Als Unterscheidungskriterium wichtiger ist aber die Formkonstanz der Vorhofaktionen bei Vorhofflattern im Gegensatz zum Vorhofflimmern.
Der Übergang von einem schnellen Vorhofflattern zu einem groben Vorhofflimmern ist fließend, die Unterscheidung aber in aller Regel möglich.

? Wie beurteilen Sie die Kammeranfangsgruppen und Kammerendteile?

Die QRS-Dauer beträgt 0,10 sec. Ein tiefes S findet sich in V2 und V3, das höchste R in V5, V6, Nehb D und A. Der Sokolow-Lyon-Index ist mit S in V2 und R in V5 = 3,5 mV gerade erfüllt. Die ST-Strecken sind in den linkspräkordialen, linkslateralen und inferioren Ableitungen deszendierend gesenkt mit Übergang in präterminal negative T-Wellen. Es handelt sich um Schädigungszeichen bei linksventrikulärer Hypertrophie.

? Wie ist der Lagetyp mit einer linksventrikulären Hypertrophie und Schädigung in Einklang zu bringen?

Ein Steiltyp ist bei einem älteren Patienten im Zusammenhang mit einer linksventrikulären Hypertrophie ein recht spezifischer Hinweis auf eine zusätzliche rechtsventrikuläre und damit biventrikuläre Belastung (→ „Lagetypen bei linksventrikulärer Hypertrophie").

Zusammenfassung

Absolute Arrhythmie bei grobem Vorhofflimmern; grenzwertig positiver Sokolow-Lyon-Index, Schädigungszeichen bei linksventrikulärer Hypertrophie. Bei linksventrikulärer Hypertrophie erweckt der Steiltyp den dringenden Verdacht auf eine biventrikuläre Belastung.

Bemerkungen: Die dopplerechokardiographische Untersuchung ergab den Befund eines hypertrophierten linken Ventrikels mit guter systolischer Funktion. Dilatation des linken Vorhofes; deutliche Trikuspidalklappeninsuffizienz mit Zeichen einer pulmonalen Hypertonie, Dilatation des rechten Ventrikels und des rechten Vorhofes. Insoweit bestätigte sich der elektrokardiographische Verdacht auf eine biventrikuläre Belastung. Das Vorhofflimmern war Folge der biatrialen Dilatation.

Lagetypen bei linksventrikulärer Hypertrophie

Bei der linksventrikulären Hypertrophie ist die Vektorschleife in der Frontalebene nach links oben angehoben. Es resultiert meist ein Linkstyp, bei ausgeprägter linksventrikulärer Hypertrophie oft auch ein überdrehter Linkstyp. Bei schlanker Konstitution und mäßig ausgeprägter Hypertrophie kann ein Normtyp vorliegen.

Bei Zeichen einer ausgeprägten linksventrikulären Hypertrophie mit sehr hohen R-Amplituden in den linkslateralen Ableitungen und diskordanten Veränderungen der Kammerendteile ist ein Steil- oder Rechtslagetyp ein recht spezifischer Hinweis auf eine zusätzliche rechtsventrikuläre Belastung. Aufgrund der weit überwiegenden Muskelmasse des linken Ventrikels können sich bei gleichzeitiger rechtsventrikulärer Hypertrophie positive Vektoren in den rechtspräkordialen Ableitungen kaum ausbilden, so daß die biventrikuläre Belastung am Lagetyp oder den Zeichen eines P dextroatriale festgemacht werden muß.

Differentialdiagnostisch muß bei hohen R-Amplituden in den linkspräkordialen Ableitungen in Kombination mit einem Steiltyp an das normale EKG eines Jugendlichen gedacht werden. In einem solchen Fall liegen natürlich keine pathologischen Veränderungen der Kammerendteile vor.

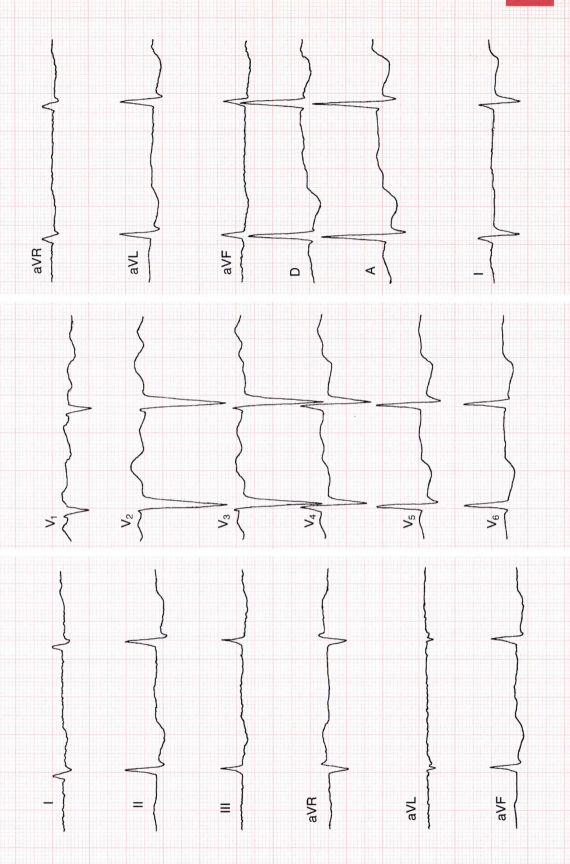

Klinik 68jährige Patientin, Aortenklappenstenose mit einem maximalen Druckgradienten von 85 mmHg, ausgeprägte linksventrikuläre Hypertrophie.

? EKG-Beurteilung?

Es besteht ein Sinusrhythmus mit positivem P in I bis III. P in II ist mit 0,2 – 0,25 mV grenzwertig hoch. Die P-Dauer beträgt 0,12 sec; Betonung des 2. Gipfels in II und III, aVR und aVF sowie auch den linkslateralen Ableitungen V5 und V6. Formal ergibt sich der Verdacht auf ein P biatriale. Echokardiographisch war aber nur der linke Vorhof vergrößert, die grenzwertig hohe P-Amplitude dürfte Folge der mäßigen Sinustachykardie von 104/min sein.
Linkstyp. Die PQ-Dauer ist frequenzbezogen mit 0,20 sec im Sinne eines AV-Blocks 1. Grades verlängert.

? Wie beurteilen Sie die Kammeranfangsgruppen bei nachgewiesener deutlicher linksventrikulärer Hypertrophie?

Keiner der Hypertrophie-Indizes ist positiv. Das höchste R beträgt in V4 nur durchschnittlich 1,3 mV. Der Befund weist auf die geringe Sensitivität der QRS-Kriterien für eine linksventrikuläre Hypertrophie hin.
In V2 ist das R im Vergleich zu V1 und V3 auffälligerweise reduziert. Wie schon erwähnt, sind QS-Komplexe in V2 bei linksventrikulärer Hypertrophie möglich, in diesen Fällen sollte aber auch V1 QS-Komplexe zeigen. Im vorliegenden Fall war jedoch kein anteroseptaler Myokardinfarkt nachzuweisen. Dennoch ist sonst eine R-Amplitudenreduktion in V2 gegenüber V1 und V3 auffällig.

? Wie beurteilen Sie die Kammerendteile?

Hier zeigen die inferioren und linkspräkordialen Ableitungen deszendierende ST-Streckensenkungen mit Übergang in präterminal negative T-Wellen. Ursache ist zum einen die deutliche linksventrikuläre Hypertrophie (Schädigungszeichen), andererseits nehmen bestehende Kammerendteilveränderungen unter Tachykardie zu.

Zusammenfassung

Sinustachykardie, tachykardiebedingt grenzwertig hohes P in II, P mitrale, AV-Block 1. Grades, Linkstyp; unauffällige Kammeranfangsgruppen bis auf eine verzögerte R-Amplitudenentwicklung in V2. Deutliche Schädigungszeichen bei linksventrikulärer Hypertrophie.

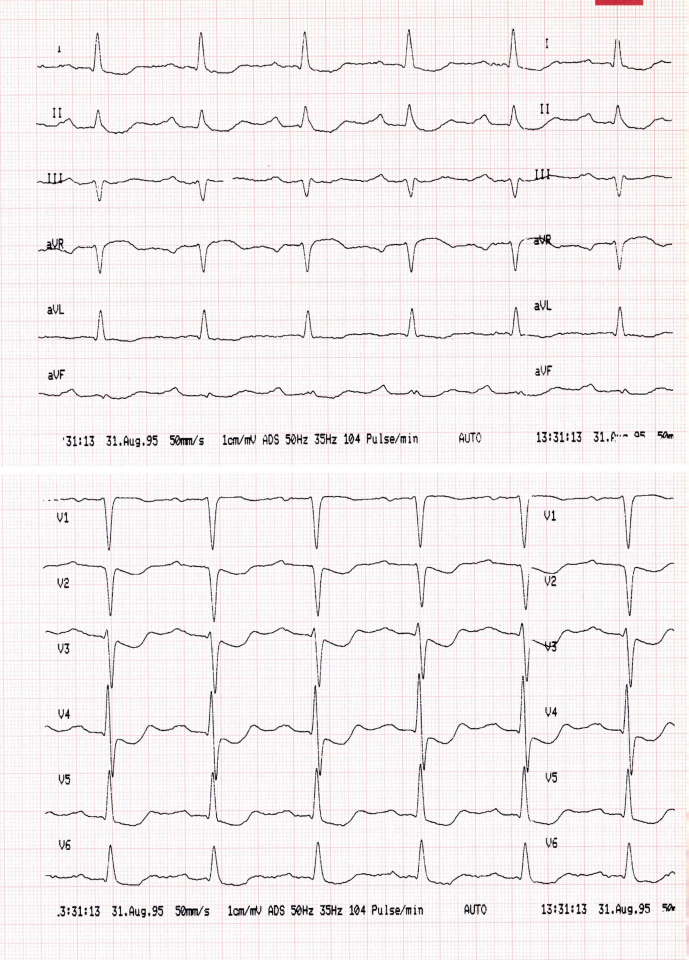

'31:13 31.Aug.95 50mm/s 1cm/mV ADS 50Hz 35Hz 104 Pulse/min AUTO 13:31:13 31.A-- 95 50m

.3:31:13 31.Aug.95 50mm/s 1cm/mV ADS 50Hz 35Hz 104 Pulse/min AUTO 13:31:13 31.Aug.95 50m

Klinik 47jährige Patientin, bekannte primäre pulmonale Hypertonie, deutliche Ruhedyspnoe, anstehend zur Lungentransplantation.

? EKG-Beurteilung?

Es liegt ein Sinusrhythmus vor, Frequenz 73/min. Die P-Dauer beträgt 0,10 sec, die P-Amplitude maximal 0,2 mV in II.

? Welcher Lagetyp liegt vor?

Bei überwiegend negativen Vektoren in I – III handelt es sich bei SI-SII-SIII-Typ um einen Sagittaltyp. Etwas untypisch für einen Sagittaltyp sind die relativ hohen QRS-Amplituden sowohl in den Extremitäten- als auch in den Brustwandableitungen. Unter Hinzunahme der Brustwandableitungen zeigt der Vektor leicht nach rechts (negativer Vektor in I), vorne (positiver Vektor in V1) und oben (negativer Vektor in II und III). Der Lagetyp ist ein Hinweis auf eine rechtsventrikuläre (Druck-) Belastung.

? Wie beurteilen Sie die QRS-Komplexe?

Die QRS-Dauer beträgt 0,10 sec. In V1 liegt ein qRs-Typ vor, es überwiegt deutlich ein R. In V5 findet sich ein tiefes S. Der Sokolow-Lyon-Index für die rechtsventrikuläre Hypertrophie addiert R in V1 und S in V5 zu 1,7 mV. Das tiefe S in den linkslateralen Ableitungen ist einerseits Folge der rechtsventrikulären Hypertrophie, andererseits auch des Lagetyps mit der oben beschriebenen Abdrehung des Hauptvektors nach rechts vorne.

Die Kammerendteile sind unauffällig. Bei ausgeprägter rechtsventrikulärer Hypertrophie können diskordante ST-Streckensenkungen und T-Wellen in den rechtspräkordialen Ableitungen als Schädigungszeichen vorliegen.

? Wie beurteilen Sie die jeweils different konfigurierte Kammeraktion in den Extremitäten- und in den Brustwandableitungen? Wie erklären Sie die kleinen negativen Ausschläge in V4 zwischen der 1. und 2. und der 3. und 4. Kammeraktion?

Die letzte Kammeraktion in den Extremitätenableitungen ist deutlich deformiert, die QRS-Breite beträgt 0,14 sec. Es besteht offensichtlich keine Überleitung von der unmittelbar davor einfallenden Vorhofaktion bei zu kurzer PQ-Dauer. Diese ventrikuläre Extrasystole fällt ebenso spät ein, wie die ventrikuläre Extrasystole in den Brustwandableitungen. Die rechtsschenkelblockartige Deformierung spricht für einen linksventrikulären Ursprung; diese Differenzierung ist aber zumeist ohne klinische Relevanz.

Spät einfallende ventrikuläre Extrasystolen sind nur selten Folge eines Reentrymechanismus, sondern eher fokalen Ursprungs (spontane Phase-4-Depolarisation eines ventrikulären Zentrums).

Bei den kleinen negativen Ausschlägen in V4 handelt es sich um Artefakte. Auf den ersten Blick könnte an ein kurzzeitig intermittierendes Vorhofflattern gedacht werden. Die unveränderten sinusrhythmischen Vorhofaktionen – gut zu erkennen in V1 – schließen dies jedoch aus.

Zusammenfassung

Sinusrhythmus. Sagittaltyp. Zeichen der rechtsventrikulären Hypertrophie. Unauffällige Kammerendteile. Zwei spät einfallende ventrikuläre Extrasystolen (Verdacht auf fokalen Ursprung im Sinne einer ventrikulären Parasystolie).

Rechtsventrikuläre Hypertrophie

Im Gegensatz zur linksventrikulären Hypertrophie ist die rechtsventrikuläre Hypertrophie nicht einfach eine Akzentuierung der normalen rechts-links-ventrikulären Relation. Beim Kleinkind beträgt das Gewichtsverhältnis des rechten zum linken Ventrikel ungefähr 1:1, beim Erwachsenen ist dieses Verhältnis auf mehr als 2:1 zugunsten des linken Ventrikels verschoben. Damit sich im EKG die Zeichen einer rechtsventrikulären Hypertrophie manifestieren können, muß die rechtsventrikuläre Muskelmasse schon sehr stark zugenommen haben. Demzufolge ist die Spezifität der EKG-Zeichen einer rechtsventrikulären Hypertrophie größer als die der linksventrikulären Hypertrophie; die Sensitivität ist aber mit weniger als 25 % niedrig.

Die Hauptzeichen einer rechtsventrikulären Hypertrophie sind eine Rechtsdrehung des Lagetyps zum Steil- oder Rechtstyp in Kombination mit einem überwiegenden R in V1 (R/S-Relation > 1).

EKG-Hinweise auf eine rechtsventrikuläre Hypertrophie sind:
- Sokolow-Lyon-Index: R in V1 und S in V5 oder V6 > 1,05 mV
- Vr3, Vr4, V1: R > 0,7 mV, R/S-Relation > 1
- oberer Umschlagpunkt in V1 über 0,06 sec.

Die genannten Kriterien gelten nicht bei Rechtsschenkelblock!

Eine alleinige R/S-Relation > 1 in V1 (ohne Rechtsdrehung des Lagetyps) ist nicht diagnostisch für eine rechtsventrikuläre Hypertrophie. Hier kann es sich um einen Normbefund ohne Herzerkrankung handeln; zudem ist an indirekte Zeichen eines abgelaufenen Hinterwandinfarkts zu denken.

Abb. 36 zeigt die Vektorschleife bei hochgradiger rechtsventrikulärer Hypertrophie. Der Hauptvektor ist nach rechts vorne unten gerichtet, es resultieren hohe R-Amplituden in III, Vr3 und V1. In der Horizontalebene ist zu erkennen, daß ST-T diskordant zu V1 und V2 ist. Ursache dieser Diskordanz der Kammerendteile ist die durch die Hypertrophie verzögerte rechtsventrikuläre Depolarisation, so daß das rechtsventrikuläre Endokard früher repolarisiert als das Epikard. Somit kehrt sich die normale epiendokardiale Repolarisationsfolge um. Der gleiche Mechanismus liegt auch den Veränderungen der Kammerendteilen bei linksventrikulärer Hypertrophie zugrunde.

Die dargestellte Vektorschleife ist nur bei ausgeprägter rechtsventrikulärer Hypertrophie zu erwarten und somit recht selten. Häufiger sind mittelgradige rechtsventrikuläre Hypertrophien. Hierbei ist bei Balance der ventrikulären Myokardmassen der Hauptvektor nach rechts hinten (oben oder unten) abgelenkt. Es resultieren hier nur kleinere R-Amplituden in den rechtspräkordialen Ableitungen; Lagetyp ist häufig ein Sagittaltyp, seltener ein Steil- oder Rechtstyp. Durch Ablenkung des Haupt-

Fortsetzung S. 90 ▶

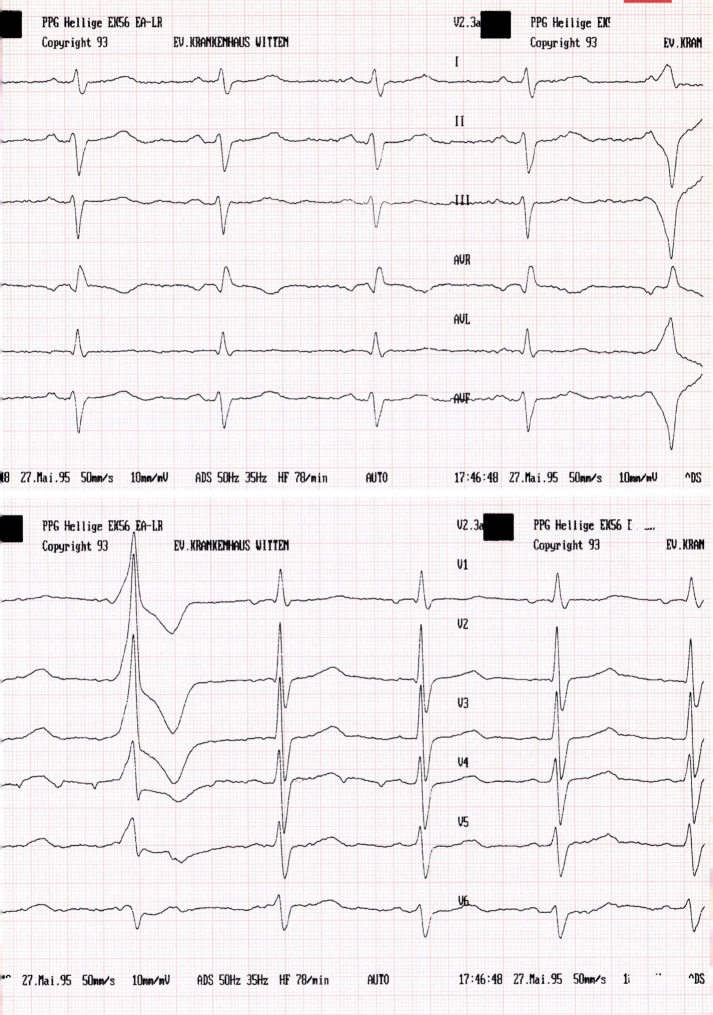

PPG Hellige EK56 EA-LR
Copyright 93   EV.KRANKENHAUS WITTEN   V2.3a

I

II

III

AVR

AVL

AVF

48 27.Mai.95 50mm/s   10mm/mV   ADS 50Hz 35Hz HF 78/min   AUTO

PPG Hellige EK
Copyright 93   EV.KRAN
17:46:48 27.Mai.95 50mm/s   10mm/mV   ^DS

PPG Hellige EK56 EA-LR
Copyright 93   EV.KRANKENHAUS WITTEN   V2.3a

V1

V2

V3

V4

V5

V6

27.Mai.95 50mm/s   10mm/mV   ADS 50Hz 35Hz HF 78/min   AUTO

PPG Hellige EK56 E ....
Copyright 93   EV.KRAN
17:46:48 27.Mai.95 50mm/s   1   ..   ^DS

vektors nach rechts zeigt sich in den linkslateralen Ableitungen V5 und V6 oft ein tiefes S, die R-Amplitude kann auf unter 0,8 mV erniedrigt sein.

Basierend auf der QRS-Morphologie in V1 kann nach Meinung einiger Autoren das Ausmaß der rechtsventrikulären Druckerhöhung abgeschätzt werden. Bei ganz überwiegendem R übersteigt der rechtsventrikuläre Druck oft den systemischen, eine R/S-Konfiguration weist auf Druckgleichheit hin. Bei rsr'-Konfiguration ist der rechtsventrikuläre Druck zwar pathologisch erhöht, liegt aber meist deutlich unter dem systemischen Druck.

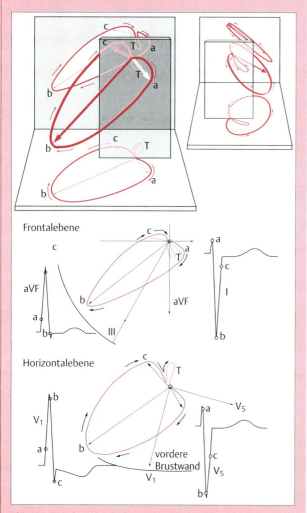

Abb. 36 Rechtsventrikuläre Hypertrophie
Projektion der Vektorschleife bei ausgeprägter linksventrikulärer Hypertrophie auf die Frontal- und Horizontalebene (oben links). Oben rechts ist zum Vergleich die normale Vektorschleife aufgeführt. Unten: Konstruktion der QRS-Komplexe in je 2 Ableitungen der Frontal- und Horizontalebene aus den entsprechenden Vektorschleifen.

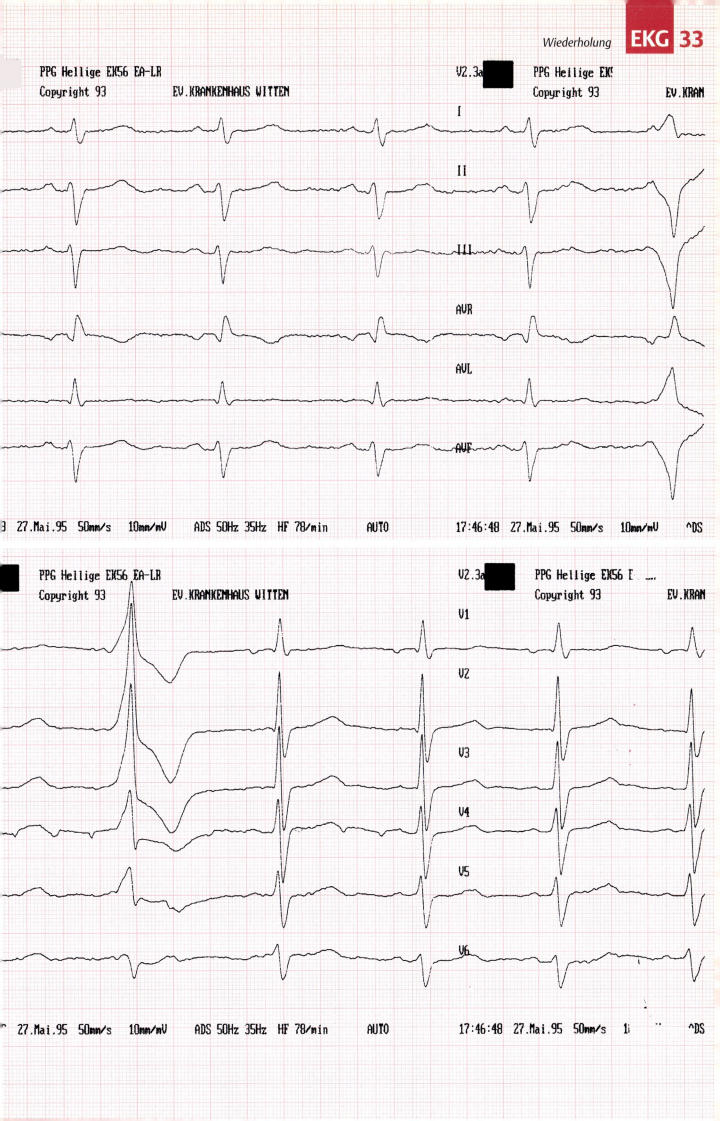

I

II

III

AVR

AVL

AVF

3 27.Mai.95 50mm/s   10mm/mV   ADS 50Hz 35Hz HF 78/min   AUTO   17:46:48 27.Mai.95 50mm/s   10mm/mV   ^DS

V1

V2

V3

V4

V5

V6

27.Mai.95 50mm/s   10mm/mV   ADS 50Hz 35Hz HF 78/min   AUTO   17:46:48 27.Mai.95 50mm/s   1i   ^DS

Klinik 44jährige Patientin, primäre pulmonale Hypertonie, zunehmende Belastungsdyspnoe.

? **EKG-Beurteilung? Um welchen Lagetyp handelt es sich?**

Es liegt ein Sinusrhythmus vor, Frequenz 88/min. Die P-Wellen sind in II, III und aVF sowie Nehb D und A mit einer Amplitude von bis zu 0,5 mV deutlich überhöht bei einer normalen P-Dauer von 0,1 sec. Der Befund entspricht einem P dextroatriale.
Zum Lagetyp: Die negativen Vektoren überwiegen in I, II und atemabhängig auch in III. Die 1. Aktion zeigt in III und aVF überwiegend positive Vektoren. Es liegt ein SI-SII-SIII-Typ vor, hier als Sagittaltyp einzuordnen. Zum Lagetyp paßt auch das tiefe S in den linkslateralen Ableitungen bis Nehb D. Der Lagetyp und die P-Wellen weisen mit hoher Spezifität auf ein Cor pulmonale hin.

? **Wie beurteilen Sie die Kammeranfangsgruppen?**

In V1 besteht ein rsr'-Typ bei einer QRS-Dauer von 0,09 sec, somit nur eine diskrete Verzögerung der rechtsventrikulären Erregungsausbreitung. Lagetypbedingt ist der R/S-Übergang nach links verschoben und liegt bei der 1. Aktion in V6, bei den weiteren jenseits V6. Die etwas zögerliche R-Amplitudenentwicklung in V2 – V4 ist ebenfalls Folge des Lagetyps. Der Sokolow-Lyon-Index der rechtsventrikulären Hypertrophie ist mit 0,9 – 0,95 mV negativ.
Der Hauptvektor ist durch die rechtsventrikuläre Hypertrophie nach dorsal abgedreht.

? **Wie beurteilen Sie die Kammerendteile?**

Die ST-Streckenabgänge sind in V1 – V6 sowie Nehb D, A und I leicht angehoben, die ST-Streckenverläufe sind überwiegend aszendierend mit Übergang in positive T-Wellen. Die QT-Dauer ist normal. Ein pathologischer Befund liegt hier nicht vor. Die leichten ST-Streckenhebungen sind funktioneller Natur. Jedoch ist eine solche Einschätzung der Kammerendteile nur möglich, wenn die Klinik der Patientin gegen eine Ischämie spricht, sonst ist insbesondere die ST-Hebung in V6 für die niedrige R-Amplitude auffällig.

Zusammenfassung

Sinusrhythmus, Sagittaltyp, P dextroatriale, diskrete Verzögerung der rechtsventrikulären Erregungsausbreitung; lagetypbedingter linksverschobener R/S-Übergang jenseits V6; diskrete funktionelle Kammerendteilveränderungen; Zeichen eines Cor pulmonale.

EKG 34

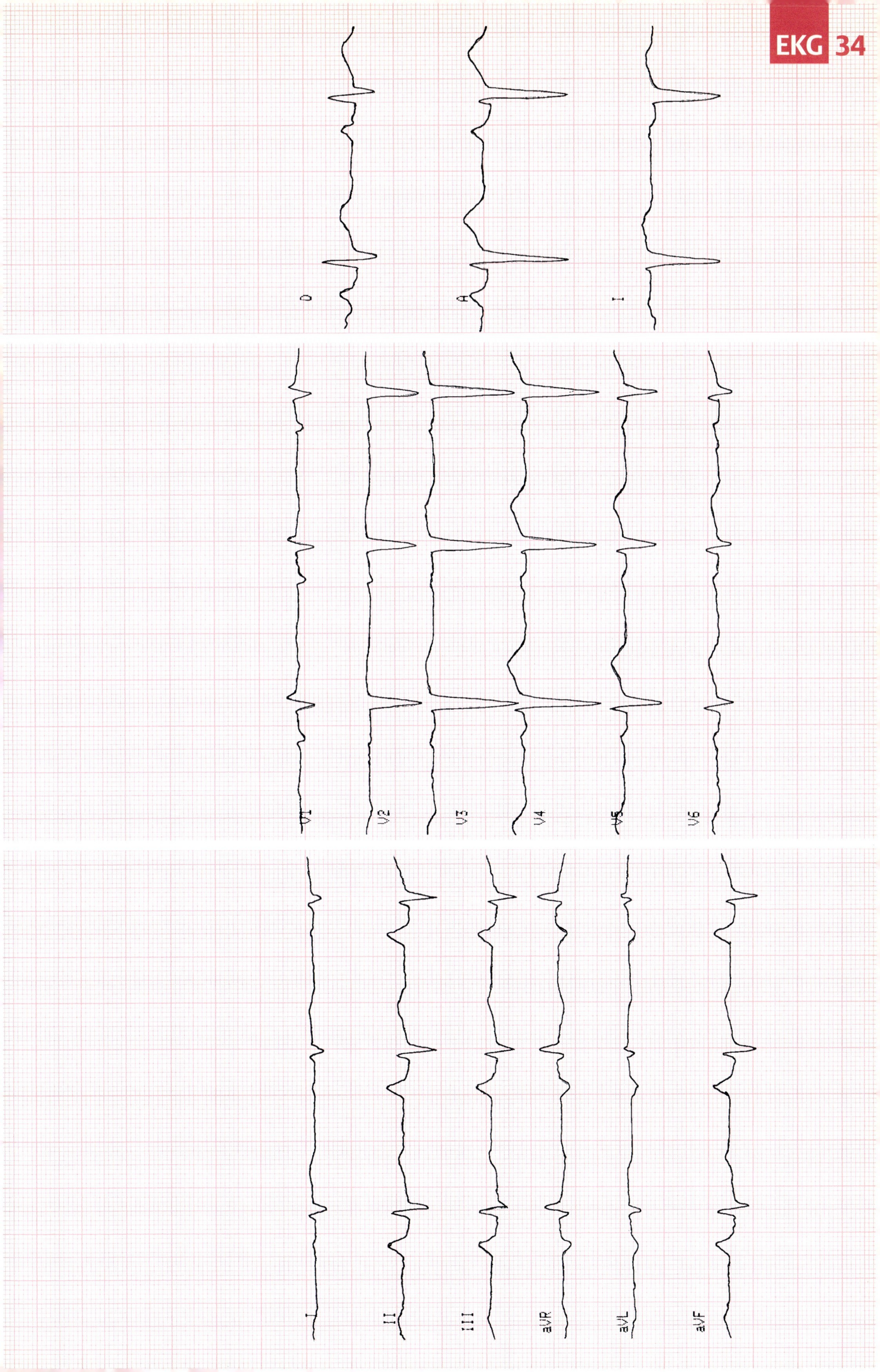

Klinik 45jährige Patientin, akutes rheumatisches Fieber im Alter von 11 Jahren. Zunehmende Belastungsdyspnoe, gelegentliche Ruhedyspnoe; arterielle Hypertonie seit 4 Jahren bekannt.

? EKG-Beurteilung?

Es besteht ein Sinusrhythmus. Die P-Dauer beträgt 0,14 sec, P ist flach positiv in I – III und deutlich biphasisch in V1. Die Kriterien eines P mitrale sind erfüllt.
Die PQ-Dauer beträgt 0,29 sec, es liegt ein deutlicher AV-Block 1. Grades vor.

? Welcher Lagetyp liegt vor?

In I ist die S-Amplitude minimal größer als die von R, die R-Amplitude in III ist geringfügig höher als in II, insgesamt besteht ein Steil- bis Rechtstyp. Dieser Lagetyp ist ein möglicher Hinweis auf eine rechtsventrikuläre Belastung.

? Wie sind die QRS-Komplexe zu beurteilen?

Die QRS-Dauer ist mit 0,11 – 0,12 sec grenzwertig.
In V1 liegt ein rsR'-Typ vor, damit ein inkompletter Rechtsschenkelblock an der Grenze zum Rechtsschenkelblock. Bei Rechtsschenkelblock darf der Sokolow-Lyon-Index der rechtsventrikulären Hypertrophie nicht zur Anwendung kommen.
Bei grenzwertiger QRS-Dauer liegt hier der Index deutlich über 1,05 mV. Zusammen mit dem Lagetyp ergibt sich der hochgradige Verdacht auf eine rechtsventrikuläre Hypertrophie.

? Wie sind die QRS-Komplexe in den linkspräkordialen Ableitungen einzuordnen?

Das auffällig hohe R in V5, insbesondere aber auch die hohe QRS-Gesamtamplitude in V4 und V5 weisen auf eine zusätzliche linksventrikuläre Hypertrophie hin, wobei die Kammerendteilveränderungen in V4 – V6 für Schädigungszeichen bei linksventrikulärer Hypertrophie sprechen. Die negativen T-Wellen in V1 und V2 können als Schädigungszeichen bei rechtsventrikulärer Hypertrophie eingeordnet werden.

Zusammenfassung

Sinusrhythmus, Steil- bis Rechtstyp, P mitrale, AV-Block 1. Grades, inkompletter Rechtsschenkelblock, Zeichen der biventrikulären Hypertrophie mit Schädigung.

Klinischer Verlauf: Bei der Patientin lag dopplerechokardiographisch ein postrheumatisches kombiniertes Mitralklappenvitium vor mit Zeichen einer deutlichen pulmonalen Druckerhöhung und biatrialer Dilatation. Zudem bestand eine mittelgradige linksventrikuläre Hypertrophie.

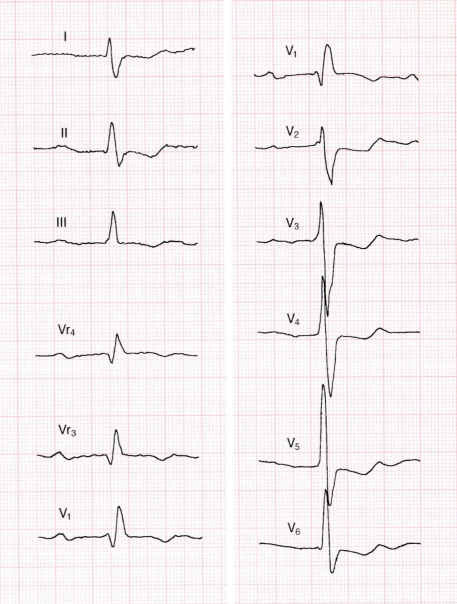

Klinik 82jähriger Patient, schwere Silikose und chronisch-obstruktive Atemwegserkrankung; eingeliefert mit Zustand nach Reanimation bei Kammerflimmern. Das vorliegende EKG wurde 1 Stunde später abgeleitet.

? EKG-Beurteilung? Wie beurteilen Sie den Rhythmus?

Es besteht ein Sinusrhythmus, Frequenz 130/min. Flaches positives P in I. In II, III, aVF sind die P-Wellen mit bis zu 0,4 mV überhöht, in Nehb D und A bis 0,5 mV. Für die Diagnose des P dextroatriale würden allerdings die P-Überhöhungen in den Nehb-Ableitungen nicht ausreichen, hier sind hohe P-Wellen in den Extremitätenableitungen erforderlich. Beim P dextroatriale ist das P in V1 und V2 meist deutlich positiv, hier in V1 mit 0,3 mV negativ als Zeichen einer veränderten atrialen Erregungsausbreitung. Der atriale Vektor ist nach links hinten und unten abgedreht.

? Welcher Lagetyp liegt vor?

Die negativen Vektoren überwiegen in I – III und aVF. In aVR überwiegend positive Vektoren, in aVL sind die positiven und negativen Vektoren ungefähr gleich hoch. Der Vektor zeigt nach rechts oben. Es liegt jedoch kein überdrehter Rechtstyp vor, sondern formal ein Sagittaltyp als zusätzlicher Hinweis auf eine chronische Rechtsherzbelastung.

? Wie beurteilen Sie zusammengenommen die Kammeranfangsgruppen und Kammerendteile? Betrachten Sie getrennt die inferioren Ableitungen und die linkspräkordialen und linkslateralen Ableitungen.

In II, III und aVF zeigt sich für die R-Amplitude ein auffällig tiefes und mit bis zu 0,03 sec relativ breites Q. Das R erscheint in Q und S hineingedrückt im Sinne eines versenkten R. In diesen Ableitungen sind die ST-Streckenabgänge und -verläufe angehoben mit Übergang in positive T-Wellen.

Sehr deutlich ist die R-Amplitudenreduktion in den linkslateralen Ableitungen V4 – V6 sowie Nehb D. Die ST-Strecken sind hier stark angehoben und verlaufen nach oben konvexbogig mit Übergang in positive T-Wellen.

Es handelt sich um einen frischen Myokardinfarkt. II, III und aVF weisen die inferiore oder diaphragmale Infarktlokalisation nach, V4 – V6 und Nehb D die antero- und posterolaterale. Insgesamt ergibt sich der Befund eines frischen ausgedehnten Lateralwandinfarkts mit Beteiligung sowohl der Vorderwand als auch der Hinterwand. Bei R-Amplitudenverlust und Entwicklung eines deutlichen Q bzw. von QS-Komplexen (V5 – V6 und Nehb D) handelt es sich um einen Q-Infarkt. Eine Negativierung der T-Wellen hat noch nicht eingesetzt, so daß noch ein frisches Stadium (Stadium I) anzunehmen ist.

? Besteht ein Zusammenhang zwischen der Infarktlokalisation und dem oben erwähnten Sagittaltyp?

Die Infarktlokalisation hat zu einem zusätzlichen R-Amplitudenverlust in I – III geführt, so daß der resultierende Sagittaltyp eventuell nur Folge des akuten Infarkts ist und nicht Ausdruck der Rechtsherzbelastung. Neben den hohen P-Wellen besteht aber auch eine diskrete Verzögerung der rechtsventrikulären Erregungsausbreitung. Die Frage nach einer chronischen Rechtsbelastung ist nur durch EKGs vor dem akuten Myokardinfarkt, die aber nicht zu beschaffen waren, zu klären.

Zusammenfassung

Sinustachykardie, Sagittaltyp, P dextroatriale. Zeichen eines ausgedehnten Lateralwandinfarkts mit anterolateraler und inferiorer Beteiligung, Stadium I.

Klinischer Verlauf: Echokardiographisch wurde ein ausgedehntes Vorderwandspitzenaneurysma mit Übergreifen auf Anteile der Hinterwand nachgewiesen, die linksventrikuläre Funktion war stark eingeschränkt. Es bestand auch eine Dilatation des rechten Ventrikels mit höhergradiger Trikuspidalklappeninsuffizienz und Zeichen der pulmonalen Hypertonie. Im Kontroll-EKG wurde eine rechtsventrikuläre Beteiligung des Myokardinfarkts mit ST-Hebungen in Vr3 – Vr5 nachgewiesen.

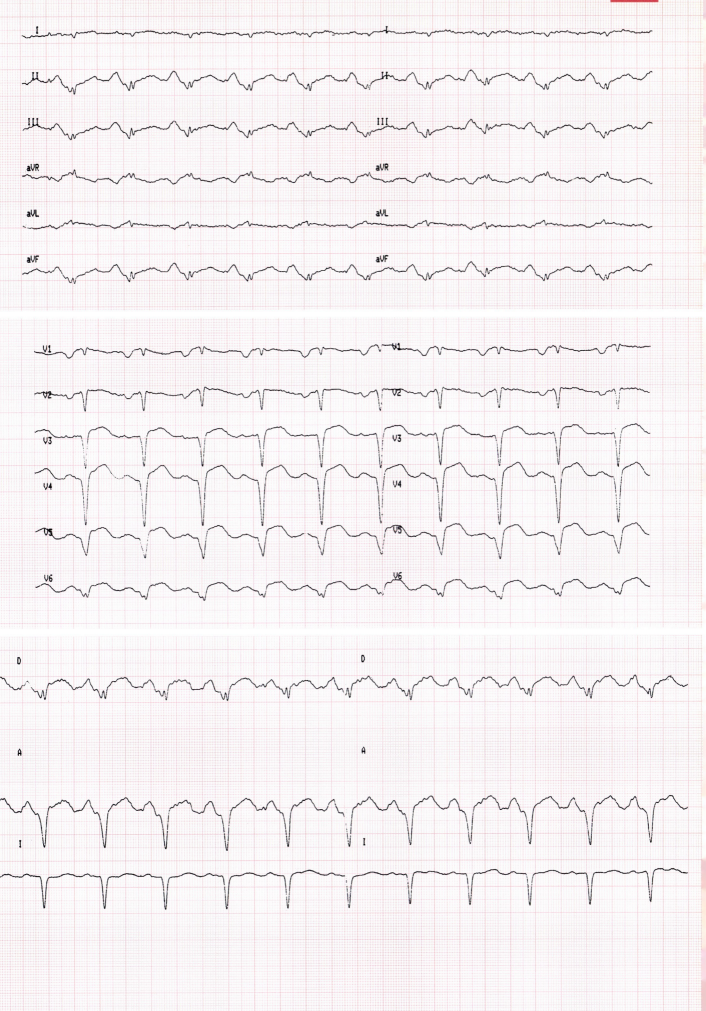

Klinik 71jähriger Patient, Asthma bronchiale seit mehr als 50 Jahren.

? EKG-Beurteilung?

Es besteht ein Sinusrhythmus, Frequenz 75/min. Die P-Dauer beträgt 0,12 sec; die Amplitude ist in den Extremitätenableitungen normal. Auffällig ist in V1 das mit 0,3 mV überhöhte P mit steilem Abfall zu einem flachen negativen Anteil. Dieser Befund ist hinweisend auf ein P dextroatriale, die Spezifität ist aber deutlich niedriger als bei hohen P-Wellen in den Extremitätenableitungen. Es besteht zusätzlich eine angedeutete Doppelgipfligkeit der P-Wellen, die nicht typisch ist für ein P mitrale, weil der erste Anteil der P-Welle deutlicher ausgeprägt ist als der zweite. Auch für ein P biatriale sind die Kriterien nicht erfüllt.
Die PQ-Dauer ist mit 0,24 sec verlängert, es liegt ein AV-Block 1. Grades vor.

? Welcher Lagetyp liegt vor?

Überwiegend negative Vektoren in I und II und gleich hohe positive und negative Vektoren in III belegen einen Sagittaltyp. Alternativ käme noch ein überdrehter Rechtstyp in Frage, hier überwiegt aber in der Regel R in III. Zusammen mit dem hohen P in V1 weist der Lagetyp mit hoher Wahrscheinlichkeit auf eine chronische Rechtsherzbelastung hin.

? Wie beurteilen Sie die Kammeranfangsgruppen? Ist ein Schenkelblock anzunehmen?

Die QRS-Dauer beträgt 0,13 sec. Auf den ersten Blick ist ein typischer Rechts- oder Linksschenkelblock nicht evident, differentialdiagnostisch könnte also eine allgemeine Verzögerung der intraventrikulären Erregungsausbreitung vorliegen. In I und aVL zeigt sich jedoch ein spätes, niederamplitudiges und breites R, und in Nehb D ist der obere Umschlagpunkt auf 0,06 sec verzögert. Die rechtspräkordialen Ableitungen haben ein breites und tiefes S, so daß ein etwas atypischer Linksschenkelblock anzunehmen ist. Der R/S-Übergang liegt durch den nach hinten verschobenen Hauptvektor zwischen V6 und Nehb D, ist also stark linksverschoben.

? Wie beurteilen Sie die Kammerendteile?

Die Diskordanz der Kammerendteile in den linkspräkordialen Ableitungen mit leicht angehobenen ST-Streckenverläufen und Übergang in positive T-Wellen bei überwiegendem S ist normal bei Linksschenkelblock. Auch die Extremitäten- und Nehb-Ableitungen zeigen unauffällige Kammerendteile. Gut zu erkennen ist die Abhängigkeit der T-Amplitude von der zugehörigen QRS-Amplitude beispielsweise in V2 und V6.

? Gibt es einen Zusammenhang zwischen dem Lagetyp und dem Linksschenkelblock? Wie beurteilen Sie den AV-Block 1. Grades bei Linksschenkelblock?

Der normale Lagetyp beim Linksschenkelblock ist der Links- oder überdrehte Linkstyp. Der hier vorhandene Sagittaltyp ist unabhängig vom Linksschenkelblock durch die ausgeprägte rechtsventrikuläre Hypertrophie bedingt.
Der AV-Block 1. Grades bei Linksschenkelblock weist auf eine zusätzliche Überleitungsverzögerung suprabifurkal (AV-Knoten – His-Bündel). Ohne Bradykardiesymptomatik kann abgewartet werden. Schon nach einmaliger Synkope und fehlender bradykardisierender Medikation wäre aber eine eingehende Diagnostik einschließlich einer elektrophysiologischen Untersuchung zu empfehlen.
Bitte bedenken Sie, daß bei Linksschenkelblock und kardialer Vorschädigung nicht nur vordergründig höhergradige Bradykardien als Ursache von Synkopen in Frage kommen, sondern auch ventrikuläre Tachykardien.

Zusammenfassung

Sinusrhythmus, Sagittaltyp, AV-Block 1. Grades, im Zusammenhang mit dem hohen P in V1 hochgradiger Verdacht auf eine deutliche rechtsventrikuläre Belastung; atypischer Linksschenkelblock (lagetypbedingt); unauffällige Kammerendteile.

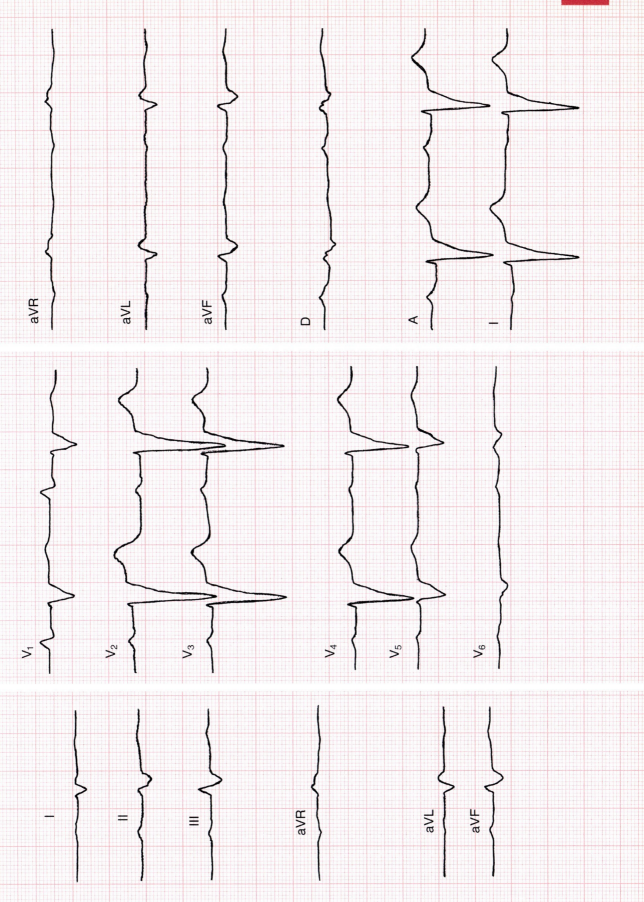

Klinik 43jährige Patientin, keine klinischen Angaben, das erste EKG (**EKG 38 A**) ist vom 23.01.1995.

? **EKG-Beurteilung?**

Es liegt ein Sinusrhythmus vor, überdrehter Linkstyp (linksanteriorer Hemiblock). P ist unauffällig. Die PQ-Dauer beträgt 0,20 sec, die AV-Überleitungszeit ist grenzwertig; unauffälliger Befund der Kammeranfangsgruppe.

? **Wie beurteilen Sie die Kammerendteile?**

Die T-Wellen sind in V3 – V6 sowie in den Nehb-Ableitungen relativ schmalbasig und hochpositiv, nach den formalen Kriterien einer normalen T-Amplitude von 1/6 – 2/3 der Amplitude des zugehörigen R nicht auffällig.
Am nächsten Tag wurde das EKG kontrolliert (**EKG 38 B**).

? **Worin unterscheiden sich die Kammerendteile? Was ist die Ursache?**

Im Kontroll-EKG sind die T-Wellen in den vorgenannten Ableitungen deutlich niedriger, weniger spitz positiv, etwas breitbasiger. Im **EKG 38 A** sind die Kammerendteile durch eine mittelgradige Hyperkaliämie verändert. Typisch ist das hohe und spitze T mit schmaler Basis, die QT-Dauer ist mäßig verkürzt.
Bei Ableitung von **EKG 38 A** betrug der Serum-Kalium-Wert 6,3 mval/l, bei Kontrolle nur noch 4,4 mval/l.

? **Wie erklären sich die etwas niedrigeren QRS-Amplituden in den Nehb-Ableitungen sowie V4 – V6 in EKG 38 B gegenüber 38 A?**

Bei unverändertem Lagetyp und gleicher Amplitude der Kammeranfangsgruppen in den Extremitätenableitungen sind mit an Sicherheit grenzender Wahrscheinlichkeit die kleineren QRS-Amplituden in V4 – V6 und Nehb Folge einer differenten Elektrodenlage. Auch unter Berücksichtigung der ableitungsbedingten niedrigeren QRS-Amplituden sind die Unterschiede der T-Wellen signifikant, da nicht nur die Amplitude abgenommen hat, sondern insbesondere auch ein Formwandel eingetreten ist.

Zusammenfassung

Sinusrhythmus, grenzwertige AV-Überleitungszeit, überdrehter Linkstyp (linksanteriorer Hemiblock); hyperkaliämiebedingte Veränderungen der Kammerendteile am 23.01.1995, bei Kontrolle am nächsten Tag nicht mehr nachzuweisen. Ableitungsbedingte Unterschiede der linkslateralen und Nehb-Ableitungen.

Elektrolytstörungen

Grundlage der elektrophysiologischen Abläufe am Herzen ist ein ausgeglichener Elektrolythaushalt mit einem spezifischen Verhältnis der intra- und extrazellulären Ionen. Bei mittelgradigen Elektrolytstörungen finden sich sehr häufig Erregungsrückbildungsstörungen, bei schweren Elektrolytstörungen können auch P-Wellen und Kammeranfangsgruppen mitbetroffen sein.

Abb. **37** zeigt in einer Übersicht die EKG-Veränderungen bei Störungen der Calcium- und Kalium-Homöostase. Auf die einzelnen Elektrolytstörungen wird im folgenden genauer eingegangen. Kurzgefaßt verändern Störungen des Calcium-Haushaltes nur die QT-Dauer. Während Hypokaliämien Störungen der Erregungsrückbildung verursachen und Arrhythmien zu provozieren vermögen, können ausgeprägte Hyperkaliämien bisweilen für bizarre Veränderungen von Kammeranfangsgruppen und -endteilen verantwortlich sein und ebenfalls Tachyarrhythmien auslösen. Störungen der Magnesium-Homöostase führen zu ähnlichen Veränderungen wie gleichgerichtete Störungen des Kalium-Haushaltes.

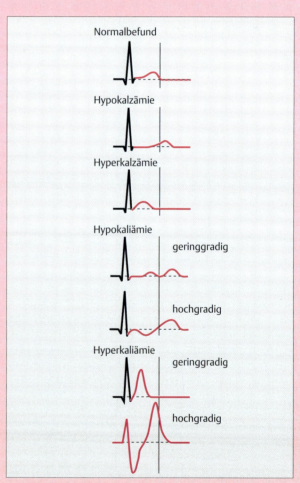

Abb. **37** Übersicht der typischen EKG-Veränderungen bei Störungen des Kalzium- und Kaliumhaushaltes.

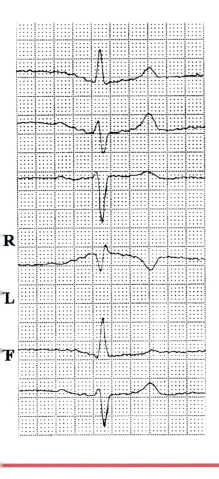
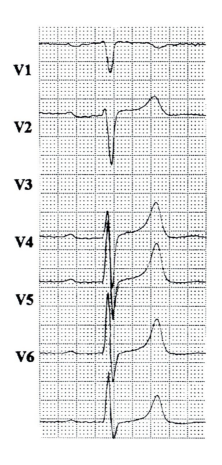
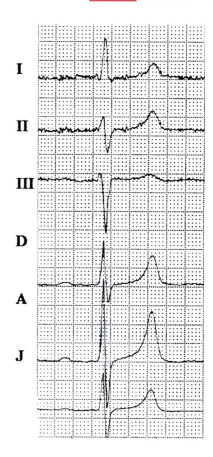

B

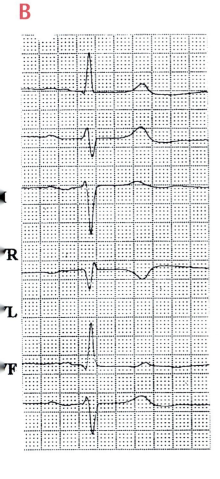
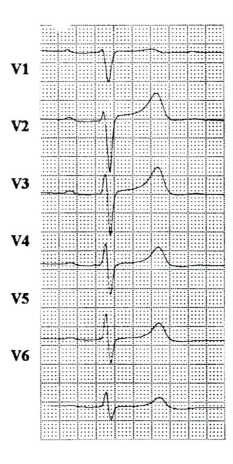
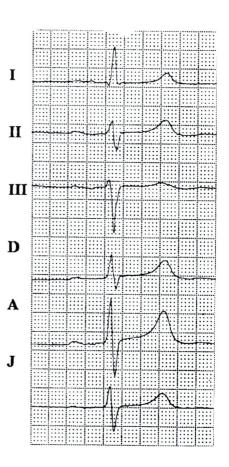

Klinik 57jähriger Patient, bekannte dilatative Kardiomyopathie, Linksherzinsuffizienz Stadium NYHA III – IV, medikamentöse Therapie mit Digitoxin, Captopril, Spironolacton; Furosemid vor 14 Tagen abgesetzt.

? EKG-Beurteilung? Wie beurteilen Sie den Rhythmus?

Es liegt ein Sinusrhythmus vor, Frequenz 70/min, Linkstyp (überwiegend positive Vektoren in I und negative Vektoren in III, in II leicht überwiegend positive Vektoren). Die P-Wellen sind auf 0,14 sec verbreitert, angedeutet doppelgipflig, in V1 ist der negative Anteil deutlich breiter als der erste positive Anteil, insgesamt P mitrale. Die PQ-Dauer beträgt 0,22 sec (AV-Block 1. Grades).

? Welches Blockbild liegt vor? Sind die Kammerendteile dafür unauffällig?

Die QRS-Komplexe sind mit 0,23 sec ausgeprägt verbreitert. In V6 finden sich reine R-Komplexe mit deutlich verspätetem Beginn der endgültigen Negativität (nach 0,15 sec).
Für den Linksschenkelblock sind die Kammerendteile in den Extremitätenableitungen unauffällig. Die deutlichen ST-Streckenhebungen mit Übergang in positive T-Wellen in V1 – V3 sind ebenfalls mit dem Blockbild zu vereinbaren. Insbesondere in V4 finden sich ähnlich hohe T-Wellen wie in den Ableitungen zuvor, T ist aber recht schmalbasig. Das gleiche gilt für den zweiten Anteil der T-Welle in V5.

? Wie sind die beschriebenen T-Wellen zu beurteilen?

Differentialdiagnostisch in Frage kommt eine ganz frische Ischämie mit einem sog. Erstickungs-T. Bei der ungewöhnlichen QRS-Breite von 0,23 sec müßten aber ischämiebedingte T-Wellen ebenfalls deutlich verbreitert sein. Insoweit ist das T in V4 auffällig schmalbasig und in diesem Falle Folge einer Hyperkaliämie, nicht einer Ischämie. Der Kaliumwert betrug 6,6 mval/l als Folge der kombinierten Therapie mit einem ACE-Hemmer und Spironolacton bei Absetzen von Furosemid.
Nach Ausgleich des Elektrolythaushaltes lag die QRS-Dauer bei 0,19 sec, die Kammerendteile waren für einen Linksschenkelblock unauffällig. Somit war auch ein Teil der QRS-Verbreiterung durch die Hyperkaliämie bedingt.
Wenn eine deutliche Verzögerung der intraventrikulären Erregungsausbreitung vorbesteht, reagiert sie empfindlicher mit einer weiteren Zunahme der QRS-Dauer bei Elektrolytstörungen oder auf manche Antiarrhythmika der Klasse I.

Zusammenfassung

Sinusrhythmus, Linkstyp, P mitrale, AV-Block 1. Grades; Linksschenkelblock mit einer QRS-Breite von 0,23 sec; hohe und schmalbasige T-Wellen in V4 (und V5) unter Hyperkaliämie.

Hyperkaliämie

Bei der experimentellen Hyperkaliämie besteht eine sehr gute Korrelation zwischen den EKG-Veränderungen und dem Plasma-Kalium-Spiegel. Oberhalb von 5,5 – 6 mval/l findet sich als früheste EKG-Veränderung eine hohe, spitze, meist symmetrische T-Welle mit schmaler Basis und normaler oder verminderter QT-Dauer. Oberhalb von 7 mval/l vermindert sich die P-Amplitude, begleitet von einer intraatrialen Leitungsverzögerung. Ab einem Plasmakalium von 8 – 8,5 ist die P-Welle nicht mehr zu erkennen. Parallel verbreitert sich bei einem Kalium-Wert von 8 – 9 mval/l der QRS-Komplex. Ab 10 – 12 mval/l können Kammerflimmern oder eine primäre Asystolie auftreten.

Bei der klinischen Hyperkaliämie treten die beschriebenen Veränderungen schon bei niedrigeren Kalium-Werten auf. Allgemein ist je nach Geschwindigkeit des Kaliumanstieges die Korrelation zwischen dem Plasmakalium und den EKG-Veränderungen weniger konstant.

Die EKG-Veränderungen bei leichter und schwerer Hyperkaliämie sind in Abb. **38** dargestellt. Die QRS-Verbreiterung entspricht bei hohem Kaliumspiegel nur selten einem typischen Schenkelblockbild. Es handelt sich um eine diffuse Verzögerung der intraventrikulären Erregungsausbreitung. Typisch für die schwere Hyperkaliämie ist die Kombination einer starken QRS-Verbreiterung mit einem dafür relativ schmalen und sehr hohen T.

Typische Arrhythmien bei Hyperkaliämie sind ventrikuläre Tachykardien und SA- und AV-Blockierungen mit AV-junktionalen oder ventrikulären Ersatzrhythmen.

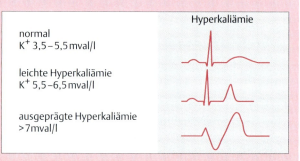

normal
K^+ 3,5 – 5,5 mval/l

leichte Hyperkaliämie
K^+ 5,5 – 6,5 mval/l

ausgeprägte Hyperkaliämie
> 7 mval/l

Abb. **38** EKG-Veränderungen bei leichter und schwerer Hyperkaliämie im Vergleich zum normalen EKG.

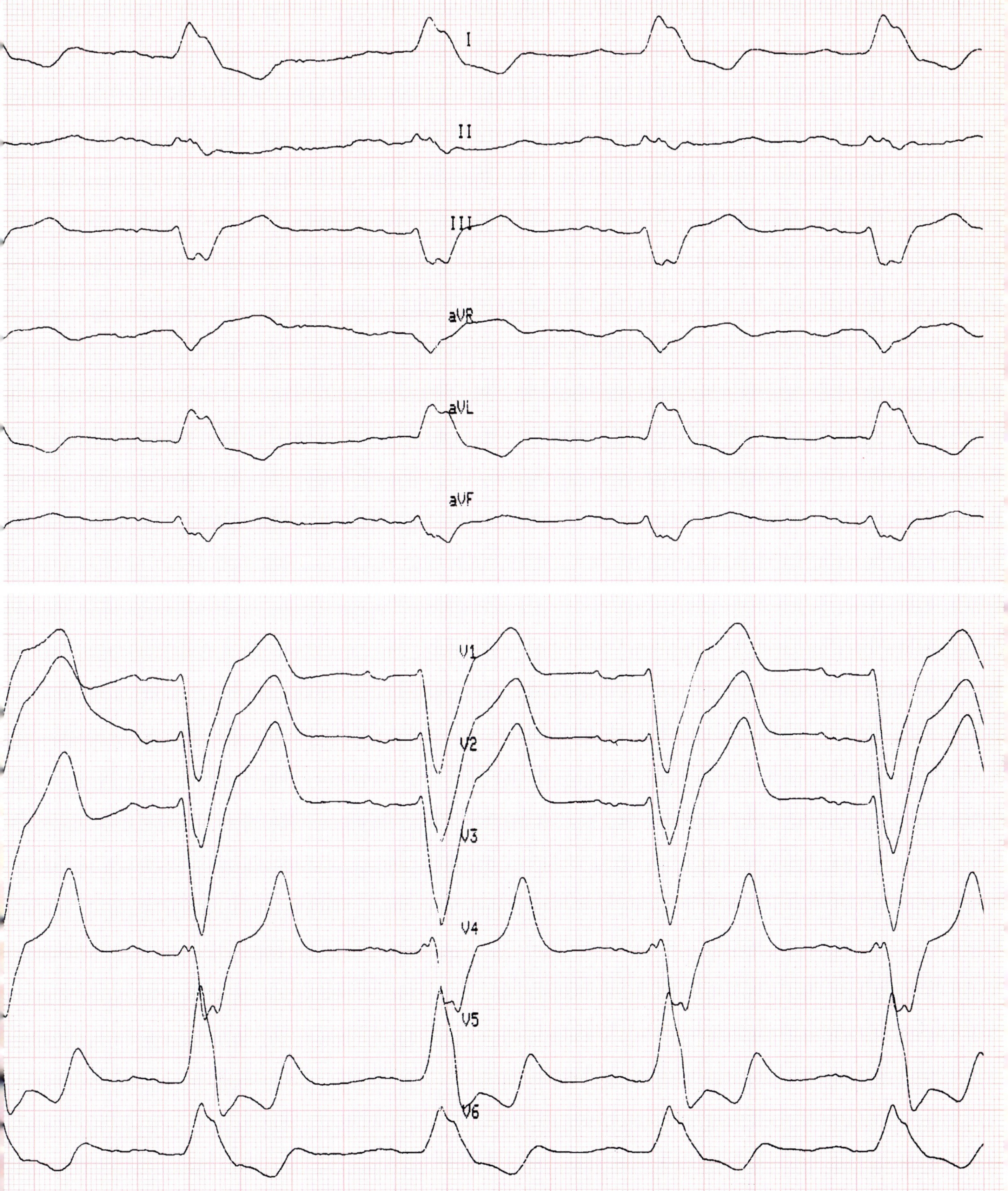
I
II
III
aVR
aVL
aVF
V1
V2
V3
V4
V5
V6

Klinik 71jährige Patientin, langjähriger insulinpflichtiger Diabetes mellitus mit diabetischer Glomerulosklerose, zunehmende Niereninsuffizienz.

? EKG-Beurteilung? Wie beurteilen Sie den Rhythmus?

Bei dem artefaktüberlagerten EKG ist das P in den meisten Ableitungen nicht einfach zu erkennen. Am besten gelingt die Identifizierung in II, III und aVF. Es handelt sich um einen Sinusrhythmus mit leicht wechselndem P-P-Abstand (Sinusarrhythmie) mit Frequenzen zwischen 67 und 75/min. Die P-Dauer beträgt ca. 0,13 sec (nicht exakt bestimmbar), die PQ-Dauer 0,26 sec, somit besteht ein deutlicher AV-Block 1. Grades.
Der Lagetyp ist ein Steiltyp (höheres R in III als in I, in aVL überwiegendes S).

? Wie ist die QRS-Breite einzuschätzen?

Die QRS-Breite beträgt 0,12 – 0,13 sec ohne typischen Rechts- oder Linksschenkelblock. Die QRS-Verbreiterung ist Folge einer Verzögerung der intraventrikulären Erregungsausbreitung, unabhängig vom spezifischen Leitungssystem.

? Wie sind die QS-Komplexe in V1 und V2 und die minimalen R-Amplituden in V3 und V4 einzuschätzen?

Formal ist ein abgelaufener Vorderwandinfarkt (anteroseptal bis apikal) nicht auszuschließen. Im vorliegenden Fall ergab sich anamnestisch kein Hinweis auf eine koronare Herzerkrankung, echokardiographisch bestand keine anteroseptale Dyskinesie. Die Ursache der scheinbaren R-Reduktion in V1 – V4 liegt vermutlich in der veränderten intraventrikulären Erregungsausbreitung.
Um es zu betonen: Bei Zustand nach Vorderwandinfarkt hätte sich ein gleiches Bild ergeben können.

? Wie beurteilen Sie die Kammerendteile? Was ist die Ursache für die Kammerendteilveränderungen?

Auffällig an den Kammerendteilen ist zum einen eine QT-Verlängerung auf 0,48 sec; andererseits erscheinen die ST-Strecke recht lang, die T-Wellen hoch positiv und in Relation zur gesamten QT-Dauer schmal. Die hohen T-Wellen weisen auf eine Hyperkaliämie hin, die hier tatsächlich bestand. Eine reine Hyperkaliämie würde jedoch die QT-Dauer tendentiell verkürzen.
Die QT-Verlängerung ist Folge einer zusätzlichen Hypokalzämie bei höhergradiger Niereninsuffizienz.
Die zusätzlichen ST-Senkungen, angedeutet in V5, deutlicher in V6, sind unabhängig von den Elektrolytstörungen zu sehen, sie sind unspezifisch.

⌐ Zusammenfassung ¬

Sinusrhythmus mit leichter Sinusarrhythmie, Steiltyp, Vorhofleitstörung, AV-Block 1. Grades; Verzögerung der intraventrikulären Erregungsausbreitung (kein spezifisches Blockbild); QS in V1 und V2, kleines R in V3 und V4, im vorliegenden Fall Ausschluß eines abgelaufenen Vorderwandinfarkts; Veränderungen der Kammerendteile bei Hyperkaliämie und Hypokalzämie. Zusätzliche unspezifische Veränderungen der Kammerendteile linkslateral.

Bemerkungen: Die Hyperkaliämie betrug 6,2 mval/l. Bei noch deutlich erkennbaren P-Wellen ist die beschriebene Verzögerung der intraventrikulären Erregungsausbreitung nicht als Folge dieser noch mittelgradigen Hyperkaliämie aufzufassen. Unter Hämodialysebehandlung normalisierten sich mit der Normokaliämie und der Normokalzämie nur die durch die Elektrolytentgleisung verursachten Veränderungen der Kammerendteile; die Dauer von P, PQ und QRS blieb unverändert.

Hypokalzämie

Veränderungen der Calcium-Homöostase haben direkten Einfluß auf die Dauer der Phase II des Aktionspotentials und damit auf die Dauer der ST-Strecke und des QT-Intervalls.
Bei Hypokalzämie ist die Phase II verlängert, damit auch die ST-Strecke und die QT-Dauer (Abb. **39**, Mitte). Da bei Hypokalzämie die Phase III des Aktionspotentials unbeeinflußt bleibt, ist die T-Welle meist unverändert. In einzelnen Fällen kann T abgeflacht oder negativ sein.

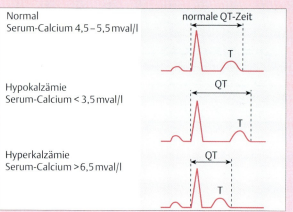

Abb. **39**   EKG-Veränderungen bei Hypokalziämie und Hyperkalziämie im Vergleich zum normalen EKG.

Kombinierte Elektrolytstörungen

Hyperkaliämie und Hypokalzämie: Diese kombinierte Elektrolytstörung ist bei chronischer Niereninsuffizienz nicht selten. Die schon beschriebenen EKG-Zeichen beider Elektrolytstörungen addieren sich zu einer QT-Verlängerung durch die Hypokalzämie mit hoher und schmalbasiger T-Welle einer Hyperkaliämie. Bei schwerer Hyperkaliämie kann sich die P-Welle zudem abflachen und die Kammeranfangsgruppe verbreitern.
Hypokaliämie und Hypokalzämie: Hierbei werden die Zeichen der Hypokaliämie mit ST-Senkung und TU-Verschmelzung durch die hypokalzämiebedingte QT-Verlängerung akzentuiert (Abb. **40**).

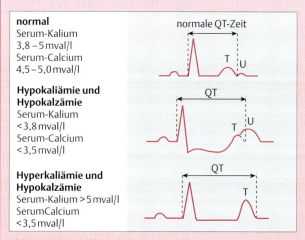

Abb. **40**   EKG-Veränderungen bei kombinierten Elektrolytstörungen im Vergleich zum normalen EKG.

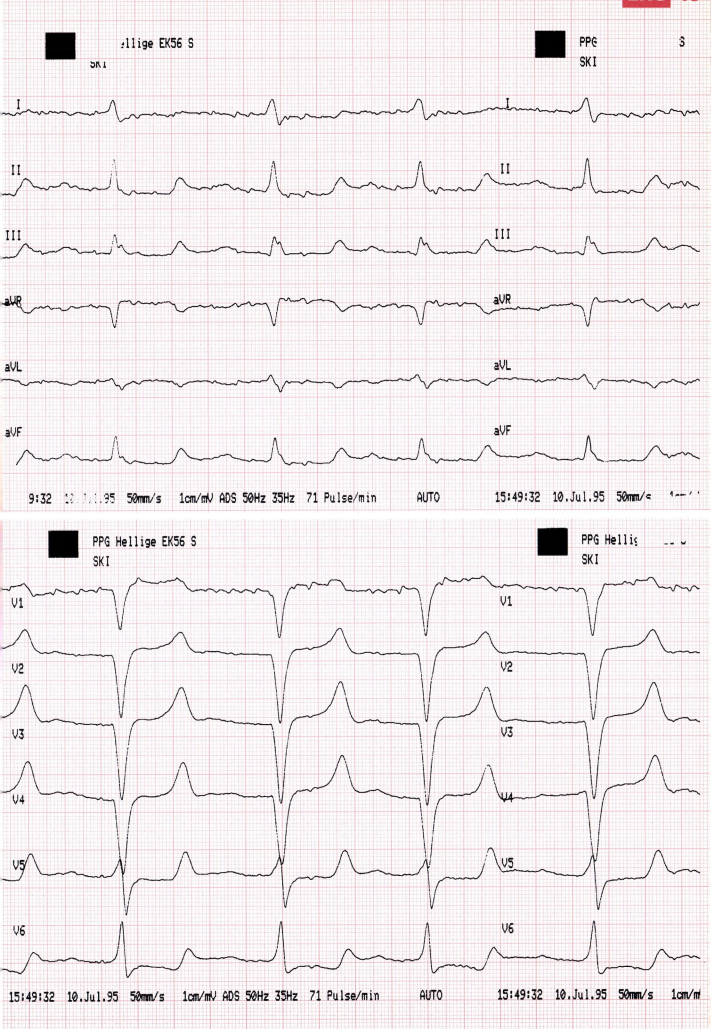

:llige EK56 S
SKI

PPG
SKI
S

I

II

III

aVR

aVL

aVF

I

II

III

aVR

aVL

aVF

9:32 10.Jul.95 50mm/s   1cm/mV ADS 50Hz 35Hz 71 Pulse/min   AUTO   15:49:32 10.Jul.95 50mm/s   1cm/

PPG Hellige EK56 S
SKI

PPG Hellig   ...
SKI

V1

V2

V3

V4

V5

V6

V1

V2

V3

V4

V5

V6

15:49:32 10.Jul.95 50mm/s   1cm/mV ADS 50Hz 35Hz 71 Pulse/min   AUTO   15:49:32 10.Jul.95 50mm/s   1cm/m

Klinik 61jährige Patientin mit einem ausgedehnt metastasierten Mamma-Karzinom, Niereninsuffizienz mit einem Kreatinin von 5,6 mg/dl.
Dargestellt sind 2 Elektrokardiogramme, links vom 23.08.1995 und rechts vom 31.08.1995.

? Wie beurteilen Sie zunächst das linke EKG (EKG 41 A)?

Es besteht Sinustachykardie, Frequenz 139/min. Die P-Wellen sind in II, aVF, Nehb D und A mit bis zu 0,4 mV überhöht. Die PQ-Dauer beträgt 0,15 sec.

? Wie beurteilen Sie QRS?

Lagetyp ist ein Steiltyp, die QRS-Dauer beträgt 0,10 sec. Mit einem rSr'-Typ in V1 ist die rechtsventrikuläre Erregungsausbreitung leicht verzögert. Im übrigen bestehen unauffällige Kammeranfangsgruppen.

? Wie beschreiben Sie die Kammerendteile?

Die QT-Dauer beträgt 0,26 – 0,27 sec. Die Kammerendteile erscheinen insbesondere in V2 – V5 sehr kompakt, obwohl die normale QT-Dauer für eine Frequenz von knapp 140/min bei 0,26 sec liegt, im vorliegenden Fall die QT-Dauer also nicht verkürzt ist.

___Zusammenfassung___
Sinustachykardie, Steiltyp, hohes P in II, aVF, Nehb D und A (→ **EKG 41 B**) sowie diskrete Verzögerung der rechtsventrikulären Erregungsausbreitung. Die QT-Dauer liegt im Normbereich.

Bemerkungen: Bei der Patientin lag zu diesem Zeitpunkt eine ausgeprägte Hyperkalzämie vor. Typisches EKG-Zeichen ist eine QT-Verkürzung, im vorliegenden Fall ist die QT-Dauer aber normal. Auffällig, aber nicht pathognomonisch ist ein kompaktes Erscheinungsbild der Kammerendteile.

EKG 41 B wurde 8 Tage später abgeleitet, nachdem das Serum-Calcium bis in den oberen Normbereich abgesenkt werden konnte.

? Wie sieht die EKG-Beurteilung im Vergleich aus?

Es liegt ein Sinusrhythmus vor, Frequenz 100/min, Normtyp. Es persistiert unverändert eine diskrete Verzögerung der rechtsventrikulären Erregungsausbreitung, und die P-Wellen in II, Nehb D und A sind mit bis zu 0,3 mV etwas überhöht.

? Was könnte differentialdiagnostisch die Ursache der Lagetypänderung im Verlauf sein?

Differentialdiagnostisch in Frage kommt zum Zeitpunkt des ersten EKGs eine akute Rechtsherzbelastung, z. B. durch eine Lungenembolie. Da die Klinik zum damaligen Zeitpunkt unklar war, erfolgte auch eine Perfusionsszintigraphie der Lungen mit unauffälligem Ergebnis.
Die Änderungen des Lagetyps vom Steiltyp zum Normtyp erklärt sich auch durch die Abnahme der Tachykardiefrequenz. Bei Sinustachykardien oder anderen supraventrikulären Tachykardien sind leichte Rechtsdrehungen der Hauptachse möglich.

Bei der Patientin fehlten jegliche Hinweise auf eine Rechtsherzbelastung, so daß die hohen P-Wellen als tachykardiebedingt einzustufen sind. Die PQ-Dauer beträgt 0,19 sec, bezogen auf die mäßig tachykarde Grundfrequenz besteht also ein AV-Block 1. Grades.

? Wie beurteilen Sie die Kammerendteile?

Bei Normokalzämie beträgt die QT-Dauer jetzt 0,34 sec bei einer normalen relativen QT-Dauer von 0,30 sec für eine Frequenz von 104/min. Im Vergleich zur Hyperkalzämiephase ist die QT-Dauer also etwas verlängert.

___Zusammenfassung___
Sinustachykardie. Normtyp (leichte Linksdrehung der Herzachse bei Abnahme der Herzfrequenz); überhöhtes P bei Sinustachykardie, AV-Block 1. Grades; diskrete Verzögerung der rechtsventrikulären Erregungsausbreitung. Bei Normokalzämie jetzt leicht verlängerte QT-Dauer.

Bemerkungen: Ein typisches Hyperkalzämie-EKG mit einer deutlichen QT-Verkürzung ist ein sehr seltener Befund. Eine Tendenz zur leichten QT-Verkürzung findet sich häufig auch bei hochdosiert eingeleiteter Digitalismedikation als Folge der etwas höheren freien intrazellulären Kalziumkonzentration.

Hyperkalzämie

Die Hyperkalzämie verkürzt die Phase II des Aktionspotentials, damit auch die ST-Strecke und die QT-Dauer (Abb. **39** unten). Im Einzelfall kann die ST-Strecke leicht abgesenkt sein. Die klinische Erfahrung zeigt, daß ein typisches Hyperkalzämie-EKG auch bei einem Serum-Calcium von über 5,5 mval/l nur selten abgeleitet werden kann.

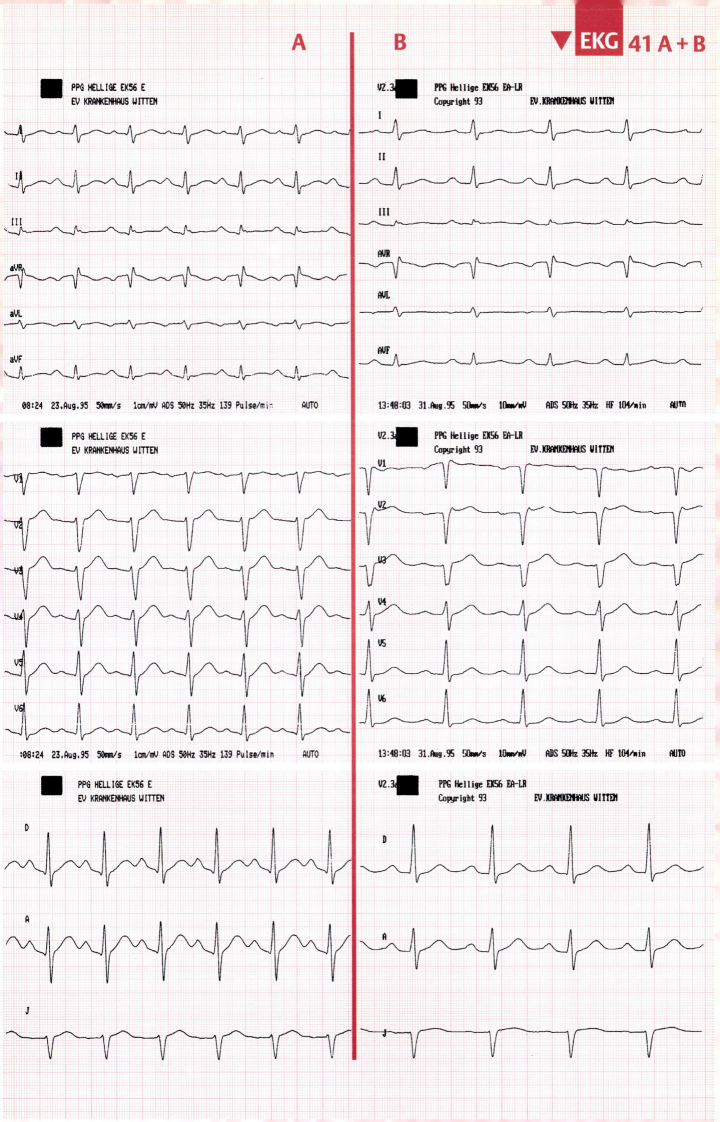

PPG HELLIGE EK56 E
EV KRANKENHAUS WITTEN

I

III

aVR

aVL

aVF

08:24 23.Aug.95 50mm/s   1cm/mV ADS 50Hz 35Hz 139 Pulse/min   AUTO

V2.3a   PPG Hellige EK56 EA-LR
Copyright 93   EV.KRANKENHAUS WITTEN

I

II

III

AVR

AVL

AVF

13:48:03 31.Aug.95 50mm/s   10mm/mV   ADS 50Hz 35Hz HF 104/min   AUTO

PPG HELLIGE EK56 E
EV KRANKENHAUS WITTEN

V1

V2

V3

V4

V5

V6

:08:24 23.Aug.95 50mm/s   1cm/mV ADS 50Hz 35Hz 139 Pulse/min   AUTO

V2.3a   PPG Hellige EK56 EA-LR
Copyright 93   EV.KRANKENHAUS WITTEN

V1

V2

V3

V4

V5

V6

13:48:03 31.Aug.95 50mm/s   10mm/mV   ADS 50Hz 35Hz HF 104/min   AUTO

PPG HELLIGE EK56 E
EV KRANKENHAUS WITTEN

D

A

J

V2.3a   PPG Hellige EK56 EA-LR
Copyright 93   EV.KRANKENHAUS WITTEN

D

A

J

Klinik 70jährige Patientin. Das EKG wurde 2 Stunden nach Reanimation wegen Kammerflimmerns registriert.

? EKG-Beurteilung? Wie beurteilen Sie den Rhythmus?

Ein P ist vor allen Kammeraktionen zu erkennen. In den Extremitätenableitungen sind die 2. und 3. Vorhofaktion in I und II flach positiv, in III flach negativ. Vor der 4. Aktion erscheint P in II flach negativ, das P-P-Intervall ist aber nicht verkürzt, wie es bei einer supraventrikulären Extrasystole zu erwarten wäre.
In den Brustwandableitungen erkennt man vor der 4. Kammeraktion sehr deutlich ein unverändertes P, so daß das in II flach negative P vermutlich ein Artefakt ist.
Insgesamt besteht ein Sinusrhythmus, genauer eine Sinusarrhythmie bei leicht wechselndem P-P-Intervall.

? Wie ist die erste Herzaktion mit der zuvor längeren Pause aufzufassen?

Bei vorangehender Pause und etwas veränderter P-Konfiguration, erkennbar in V1 – V3, handelt es sich vermutlich um eine supraventrikuläre Ersatzextrasystole. Über die Genese der vorangehenden Pause kann anhand des vorliegenden EKGs keine Aussage gemacht werden. Auf dem Monitor fanden sich einzelne polytope ventrikuläre Extrasystolen, so daß hier eine postextrasystolische Pause anzunehmen ist.

? Wie beurteilen Sie die Kammeranfangsgruppen?

Die QRS-Dauer beträgt 0,14 sec. Bei rSR'-Typ in V1 und deutlich verzögertem oberen Umschlagpunkt liegt ein Rechtsschenkelblock vor. Der Lagetyp ist ein Links- bis überdrehter Linkstyp, ein bifaszikulärer Block vom anterioren Typ ist sehr wahrscheinlich.
Es liegt ein positiver Index nach Gubner und Ungerleider vor, es gibt aber keine weiteren Zeichen einer linksventrikulären Hypertrophie. Echokardiographisch war der linke Ventrikel mäßig dilatiert, deutlich hypertrophiert, ubiquitär hypokinetisch.

? Wie sieht die Beurteilung der Kammerendteile aus?

Die ST-Strecken verlaufen annähernd horizontal. Auffällig sind die schlecht abgrenzbaren T-Wellen, die in III in negative Wellen überzugehen scheinen, in V4 eine positive Nachschwankung zeigen, in V5 positiv-negativ-positiv sind. Es handelt sich hierbei um typische TU-Verschmelzungswellen (U-Wellen → **EKG 46**). TU-Verschmelzungswellen erschweren eine exakte Messung der eigentlichen QT-Dauer. Die QT-Dauer kann in den Fällen abgeschätzt werden, in denen der absteigende Teil der T-Welle erkennbar ist. Deren extrapolierte Kreuzung mit der Nullinie begrenzt die QT-Dauer. TU-Verschmelzungswellen weisen ebenso auf eine deutlich verlängerte und damit meist inhomogene Repolarisation hin und sind ein ähnliches proarrhythmisches Zeichen wie eine QT-Verlängerung per se.

Die Ursache für die TU-Verschmelzungswellen im vorliegenden Fall war die Kombination einer Hypokaliämie mit einem Klasse-I-Antiarrhythmikum (Chinidin). TU-Verschmelzungswellen können allein durch eine deutliche Hypokaliämie hervorgerufen werden, aber auch durch Medikation mit Klasse-Ia-, Klasse-Ic- und Klasse-III-Antiarrhythmika.
Antiarrhythmika der Klasse Ia sind z. B.: Chinidin, Procainamid, Ajmalin.
Klasse-Ic-Antiarrhythmika: z. B. Propafenon, Flecainid.
Klasse-III-Antiarrhythmika: z. B. Sotalol, Amiodaron.

Zur Ergänzung sei nebenbei hinzugefügt:
Klasse-Ib-Antiarrhythmika: z. B. Mexiletin, Lidocain, Tocainid,
Klasse-II-Antiarrhythmika: β-Blocker,
Klasse IV: Calciumantagonisten (vorrangig vom Verapamil- oder Diltiazemtyp).

Wenn unter einem Antiarrhythmikum eine deutliche QT-Verlängerung registriert wird, muß die Indikation zur antiarrhythmischen Medikation dringend überprüft werden. Wenn das Antiarrhythmikum wegen potentiell lebensbedrohlicher Arrhythmien eingesetzt wurde, sollte die Therapie in einer rhythmologisch erfahrenen Klinik umgestellt werden.
Im vorliegenden Fall war davon auszugehen, daß das Kammerflimmern durch die Kombination der Hypokaliämie mit dem Antiarrhythmikum ausgelöst wurde. Nach Absetzen der Medikation und Ausgleichen der Elektrolyte ließ sich zu einem späteren Zeitpunkt durch eine programmierte Ventrikelstimulation keine ventrikuläre Tachykardie auslösen.

Zusammenfassung

Sinusrhythmus, einmalige supraventrikuläre Ersatzextrasystole, links- bis überdrehter Linkstyp, Rechtsschenkelblock; positiver Index nach Gubner und Ungerleider als Hinweis auf eine linksventrikuläre Hypertrophie; deutliche TU-Verschmelzungswellen bei Hypokaliämie und Chinidin-Therapie.

Bemerkungen: Koronarangiographisch wurde eine signifikante koronare Herzerkrankung ausgeschlossen.
Die Chinidin-Medikation war wegen eines einmalig und nur kurzzeitig aufgetretenen Vorhofflimmerns 8 Monate zuvor begonnen worden. Bis auf eine Digitalisierung wegen der systolischen Dysfunktion des linken Ventrikels wurde initial keine antiarrhythmische Medikation eingesetzt, zumal die Patientin unter dem Vorhofflimmern seinerzeit nicht symptomatisch war.
1 Woche später wurde eine niedrig dosierte β-Blockertherapie hinzugefügt.

Fortsetzung S. 108 ▶

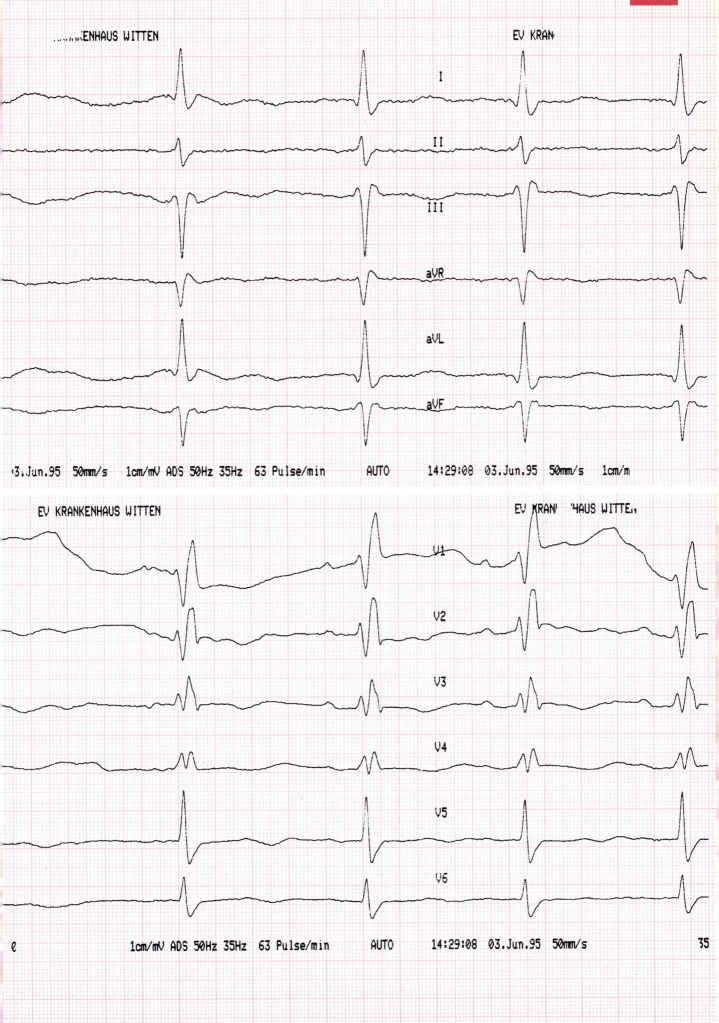

EV KRANKENHAUS WITTEN   EV KRAN

I

II

III

aVR

aVL

aVF

3.Jun.95   50mm/s   1cm/mV ADS 50Hz 35Hz   63 Pulse/min   AUTO   14:29:08   03.Jun.95   50mm/s   1cm/m

EV KRANKENHAUS WITTEN   EV KRAN   HAUS WITTEN

V1

V2

V3

V4

V5

V6

e   1cm/mV ADS 50Hz 35Hz   63 Pulse/min   AUTO   14:29:08   03.Jun.95   50mm/s   35

Hypokaliämie

Bei der Hypokaliämie führt die erniedrigte extrazelluläre Serum-Kalium-Konzentration zu einer Hyperpolarisation (Anstieg des Membranruhepotentials auf mehr als –100 mV). Folge ist eine Verlängerung des Aktionspotentials und der Repolarisationsphase. Dabei vermindert sich die Plateau-Phase (Phase II) des Aktionspotentials, und die Repolarisation läuft verlangsamt ab.

Im EKG resultiert bei Hypokaliämie eine ST-Senkung; die T-Amplitude nimmt ab, wobei im Einzelfall T auch negativ werden kann. Es bildet sich eine prominente U-Welle aus, bei deutlicher Hypokaliämie in Form einer TU-Verschmelzung, wobei die U-Welle höher wird als die T-Welle (Abb. **41**).

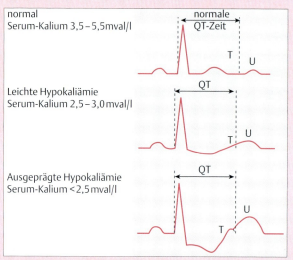

Abb. 41 EKG-Veränderungen bei leichter und schwerer Hyperkaliämie im Vergleich zum normalen EKG.

Die für Hypokaliämietypischen Veränderungen der Kammerendteile lassen sich am besten in den linkslateralen Ableitungen I, aVF, V4 – V6 beurteilen. Bei TU-Verschmelzungswellen ist die eigentliche QT-Dauer nur schwer zu bestimmen. Hier empfiehlt sich folgendes Vorgehen: Auch bei TU-Verschmelzungswellen ist oft der Beginn des absteigenden Schenkels der T-Welle vor dem Übergang in die U-Welle zu erkennen. Als QT-Dauer wird die Kreuzung der virtuellen Verlängerung des absteigenden Schenkels von T mit der Nullinie angenommen. So konstruiert, ist die QT-Dauer bei Hypokaliämie in der Regel nicht verlängert.

Die Gefahr der Hypokaliämie liegt in der deutlich höheren Inzidenz supraventrikulärer und ventrikulärer Tachykardien. Eine erhöhte Gefährdung besteht insbesondere in Kombination mit Ischämien, entzündlichen Veränderungen, Digitalis und Klasse I-Antiarrhythmika.

QT-Verlängerung

Eine stark verlängerte frequenzkorrigierte QT-Dauer geht oft mit einer deutlich ausgeprägten U-Welle mit TU-Verschmelzung einher. Ausnahme ist eine QT-Verlängerung durch eine ausgeprägte Hypokalzämie, die keine prominente U-Welle zeigt und nicht die Gefahr ventrikulärer Tachykardien in sich birgt. Bei Verlängerung der QT (U)-Dauer, insbesondere in Verbindung mit deutlicher Variation der QT-Dauer in den einzelnen Ableitungen des Zwölfkanal-EKGs, wird eine lokale Dispersion der Refraktärzeiten angenommen, die zu Reentry-Arrhythmien führen kann. Eine verlängerte QT-Dauer mit TU-Verschmelzungswellen ist somit ein Marker einer erhöhten und eventuell lebensbedrohlichen arrhythmogenen Gefährdung.

Unterschieden werden angeborene und erworbene Formen der QT-Verlängerung:

- Die selten auftretenden familiären **angeborenen Formen** sind das autosomal rezessiv vererbbare Jervell-Lange-Nielsen-Syndrom (mit Innenohrschwerhörigkeit) und das vermutlich autosomal dominant vererbbare Romano-Ward-Syndrom. Insbesondere betroffene Kinder weisen eine hohe Mortalität auf.

- Bei den **erworbenen Formen** stehen die Hypokäliämie und die proarrhythmische Nebenwirkung von Antiarrhythmika der Klasse Ia (Chinidin, Ajmalin, Procainamid), Klasse Ic (Propafenon, Flecainid) und Klasse III (Sotalol) im Vordergrund. Auch im Rahmen schwerer Ischämien kann die frequenzkorrigierte QT-Dauer deutlich verlängert sein und mit einer erhöhten arrhythmogenen Gefährdung einhergehen.

Die in Einzelfällen mit Subarachnoidalblutungen oder zerebralen Operationen nachweisbaren QT-Verlängerungen führen selten zu ventrikulären Tachykardien.

Von den genannten erworbenen Formen abzugrenzen ist eine Verlängerung der QT-Dauer bei hochgradig verbreitertem QRS-Komplex (ausgeprägter Schenkelblock, ventrikuläre Extrasystolen, Ersatzrhythmus bei AV-Block 3. Grades). Hier ist die verlängerte QT-Dauer Folge der verzögerten intraventrikulären Erregungsausbreitung.

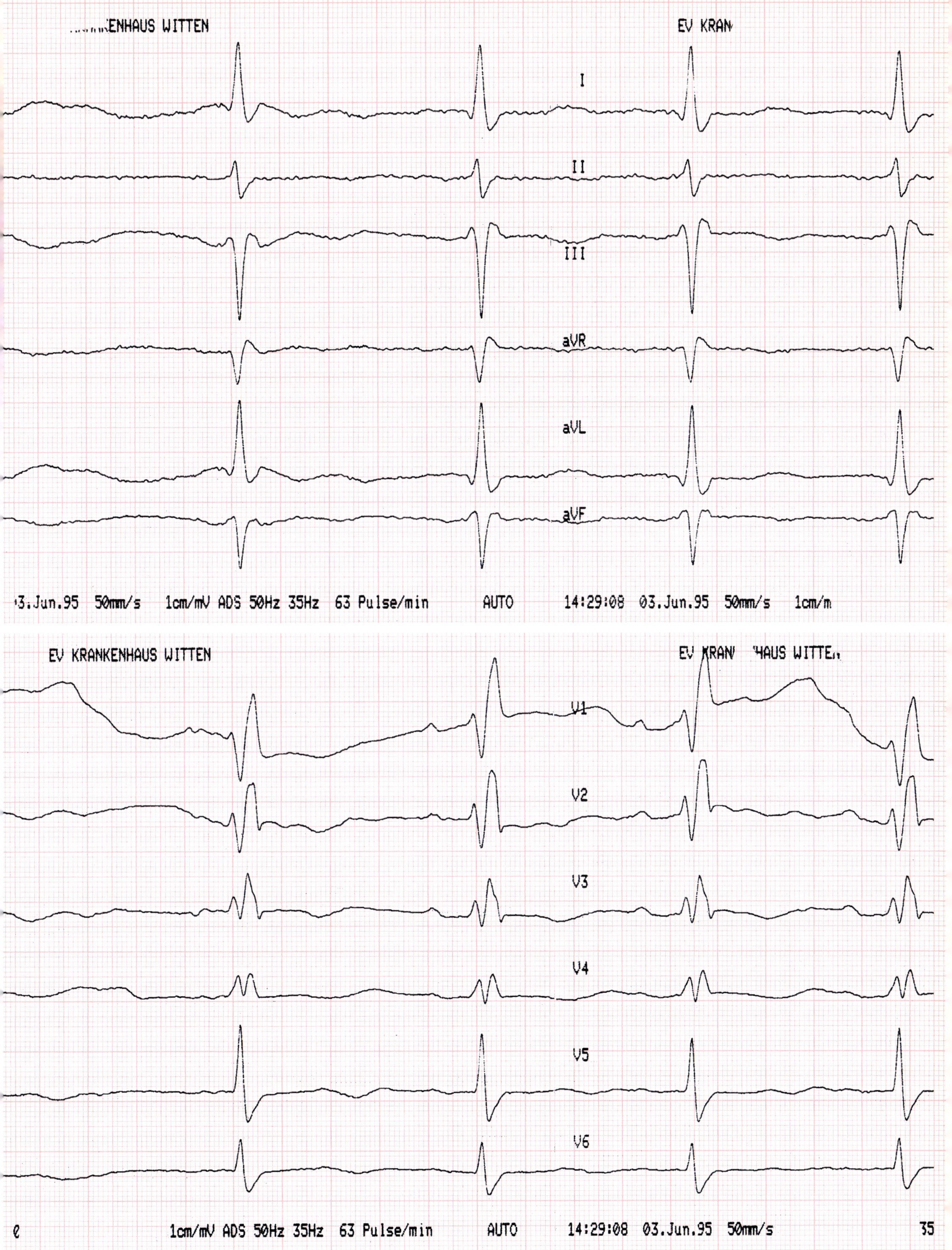

I

II

III

aVR

aVL

aVF

'3.Jun.95 50mm/s   1cm/mV ADS 50Hz 35Hz 63 Pulse/min   AUTO   14:29:08 03.Jun.95 50mm/s   1cm/m

EV KRANKENHAUS WITTEN   EV KRAN' 'HAUS WITTE.

V1

V2

V3

V4

V5

V6

ℓ   1cm/mV ADS 50Hz 35Hz 63 Pulse/min   AUTO   14:29:08 03.Jun.95 50mm/s   35

Klinik Gleiche Patientin wie in **EKG 42**, EKG vor Entlassung, ausgeglichener Kaliumhaushalt, Therapie mit Digitoxin und einem niedrig dosierten β-Blocker.

? EKG-Beurteilung? Worin unterscheiden sich die EKGs?

Es besteht unverändert ein Sinusrhythmus. Die P-Wellen sind jetzt in II, III und aVF von höherer Amplitude als im Vor-EKG. Die Ursache ist nicht im Ausgleich der Hypokaliämie zu vermuten, sondern in dem damaligen Zustand nach Kammerflimmern, Reanimation und Defibrillation mit nachfolgender funktioneller P-Abflachung.

? Wie beurteilen Sie die Vorhofaktionen vor der 2. und 6. Kammeraktion in den Extremitätenableitungen?

Die beiden Vorhofaktionen treten vorzeitig ein und werden auf die Kammern übergeleitet. In beiden Fällen ist das P in I sehr flach, in II und III deutlich positiv. Es handelt sich um supraventrikuläre Extrasystolen, nach der Konfiguration aus oberen Anteilen des rechten Vorhofes bei einer intraatrialen Erregungsausbreitung von rechts oben nach links unten. Vermutlich handelt es sich in beiden Fällen um den gleichen Focus.

Leichte Unterschiede der P-Wellen-Konfiguration erklären sich aus dem unterschiedlichen Kopplungsintervall zu den vorausgehenden Normalaktionen. Auch sinusrhythmische P-Wellen sind bei Sinusarrhythmie in Abhängigkeit vom Kopplungsintervall häufig etwas unterschiedlich konfiguriert. Auch in den Brustwandableitungen findet sich als 1. und 5. Aktion jeweils eine supraventrikuläre Extrasystole. Der häufig gebrauchte Terminus einer kompensatorischen oder nicht kompensatorischen Pause nach ventrikulären oder supraventrikulären Extrasystolen ist bei der EKG-Beurteilung wegen der vielen Ausnahmen wenig hilfreich.

? Wie beurteilen Sie die Kammeranfangsgruppen im Vergleich zum Vor-EKG?

Der Lagetyp ist jetzt etwas deutlicher ein überdrehter Linkstyp. Der Index nach Gubner und Ungerleider ist unverändert positiv. Die QRS-Dauer hat auf 0,12 sec abgenommen, es besteht weiterhin ein Rechtsschenkelblock. Zeichen der linksventrikulären Hypertrophie mit einem hohen R in V5 (3,9 mV) sind jetzt deutlicher.

Bei den Kammerendteilen hat sich die QT-Dauer auf jetzt 0,36 sec normalisiert. Die rechtspräkordiale ST-Streckensenkung mit Übergang in präterminal negative T-Wellen wird durch den Rechtsschenkelblock verursacht, zumindest in V1 und V2 (eventuell noch V3). In V4 sind die ST-Strecken nach oben konvexbogig deszendierend gesenkt, übergehend in präterminal negative T-Wellen. In V5 und V6 sind die ST-Strecken diskret gesenkt mit Übergang in positive T-Wellen bei Hypertrophie und Digitalistherapie.

Zusammenfassung

Sinusrhythmus, supraventrikuläre Extrasystole, bifaszikulärer Block vom anterioren Typ (linksanteriorer Hemiblock und Rechtsschenkelblock); Zeichen der linksventrikulären Hypertrophie; Veränderungen der linkspräkordialen Kammerendteile bei Hypertrophie und Digitalistherapie; normalisierte QT-Dauer nach Ausgleich der Hypokaliämie und Absetzen der Chinidin-Medikation.

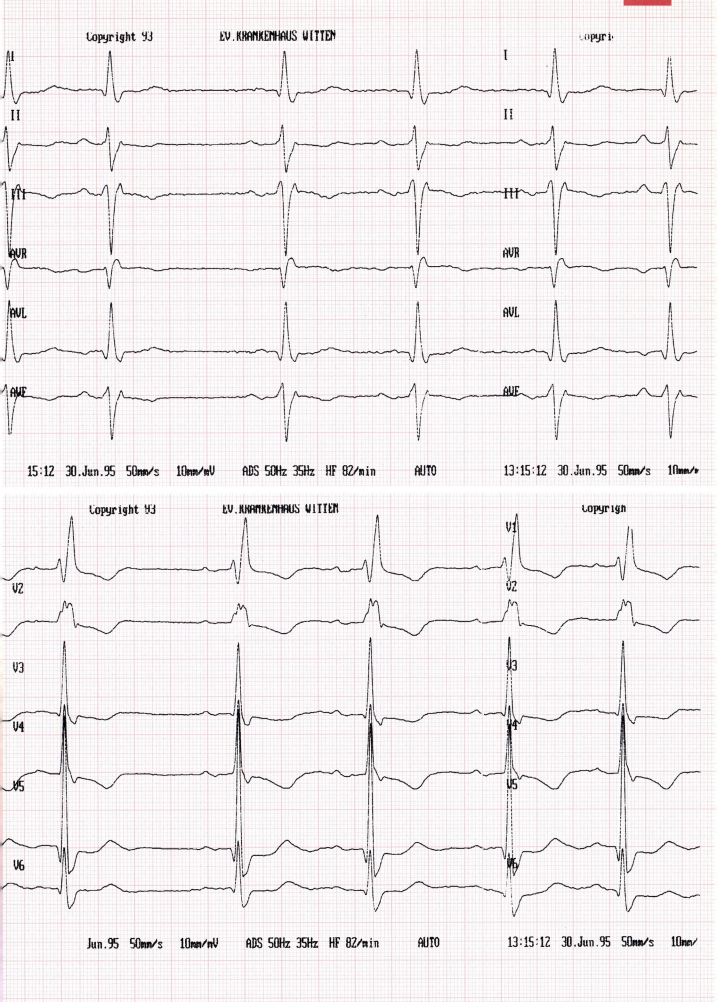

EV.KRANKENHAUS WITTEN

I

II

III

AVR

AVL

AVF

15:12 30.Jun.95 50mm/s   10mm/mV   ADS 50Hz 35Hz HF 82/min   AUTO   13:15:12 30.Jun.95 50mm/s   10mm/

EV.KRANKENHAUS WITTEN

V1

V2

V3

V4

V5

V6

Jun.95 50mm/s   10mm/mV   ADS 50Hz 35Hz HF 82/min   AUTO   13:15:12 30.Jun.95 50mm/s   10mm/

Klinik 74jährige Patientin. Die Patientin beklagte seit einigen Monaten eine Abnahme ihrer körperlichen Leistungsfähigkeit, eine zunehmende Belastungsdyspnoe und Schwindelattacken. Unter Therapie mit Ipratropriumbromid und Orciprenalin persistierte Bradykardien. Das vorliegende EKG wurde unter der Therapie mit Theophyllin, 2 x 350 mg / Tag, abgeleitet.

Dargestellt sind nur die Extremitäten- und Nehb-Ableitungen.

? **EKG-Beurteilung?**
Wie beschreiben Sie den Vorhofrhythmus?

Die ersten 3 Aktionen sind sinusrhythmisch, dabei beträgt der P-P-Abstand zwischen der 1. und 2. Aktion 1080 msec, zwischen der 2. und 3. Aktion 1020 msec, formal besteht eine Sinusbradyarrhythmie. Das nächste Kopplungsintervall ist noch länger, die veränderte P-Konfiguration spricht für eine atriale Ersatzextrasystole. Die nächste sinusrhythmische Vorhofaktion folgt in einem etwas kürzeren Abstand; danach wieder eine ektope atriale Ersatzextrasystole, erkenntlich an dem negativen P in II und III.

In den Nehb-Ableitungen ist das Bild einem instabilen Sinusrhythmus und einer supraventrikulären Ersatzextrasystole (vorletzte Aktion) ähnlich.

Es besteht also trotz positiv-chronotroper Medikation eine Sinusbradyarrhythmie mit mittleren Frequenzen um 45 – 50/min. Der instabile Sinusrhythmus ist einem Sinusknotensyndrom zuzuordnen. Die AV-Überleitungszeit ist mit einer PQ-Dauer von 0,20 sec grenzwertig.

? **Wie beurteilen Sie die Kammerkomplexe?**

Linkstyp, die QRS-Dauer beträgt 0,10 sec. In den vorliegenden Ableitungen sind die Kammeranfangsgruppen unauffällig.

Die linkslateralen Ableitungen I, aVL und Nehb D zeigen ST-Streckensenkungen mit Übergang in positive TU-Verschmelzungswellen. Deutlicher werden diese TU-Wellen in Nehb A und I. Ursächlich lag eine kombinierte Hypokaliämie / Hypokalzämie zugrunde.

___
Zusammenfassung

Sinusknotensyndrom, Sinusbradyarrhythmie mit intermittierenden ektopen atrialen Ersatzextrasystolen. Linkstyp; gesenkte ST-Streckenverläufe mit Übergang in TU-Verschmelzungswellen vorwiegend linkslateral bei Hypokaliämie und Hypokalzämie.
___

Bemerkungen: Bei einem Serum-Kaliumwert von 4,3 mval/l am nächsten Tag persistierten diskrete ST-Streckensenkungen in den linkslateralen Ableitungen, TU-Verschmelzungswellen lagen nicht mehr vor. Aufgrund der Beschwerdesymptomatik und dokumentierten Minimalfrequenzen von 33/min wurde ein Zweikammer-Schrittmachersystem implantiert. Wegen der grenzwertigen AV-Überleitungszeit wurde von einem AAI-System abgesehen.

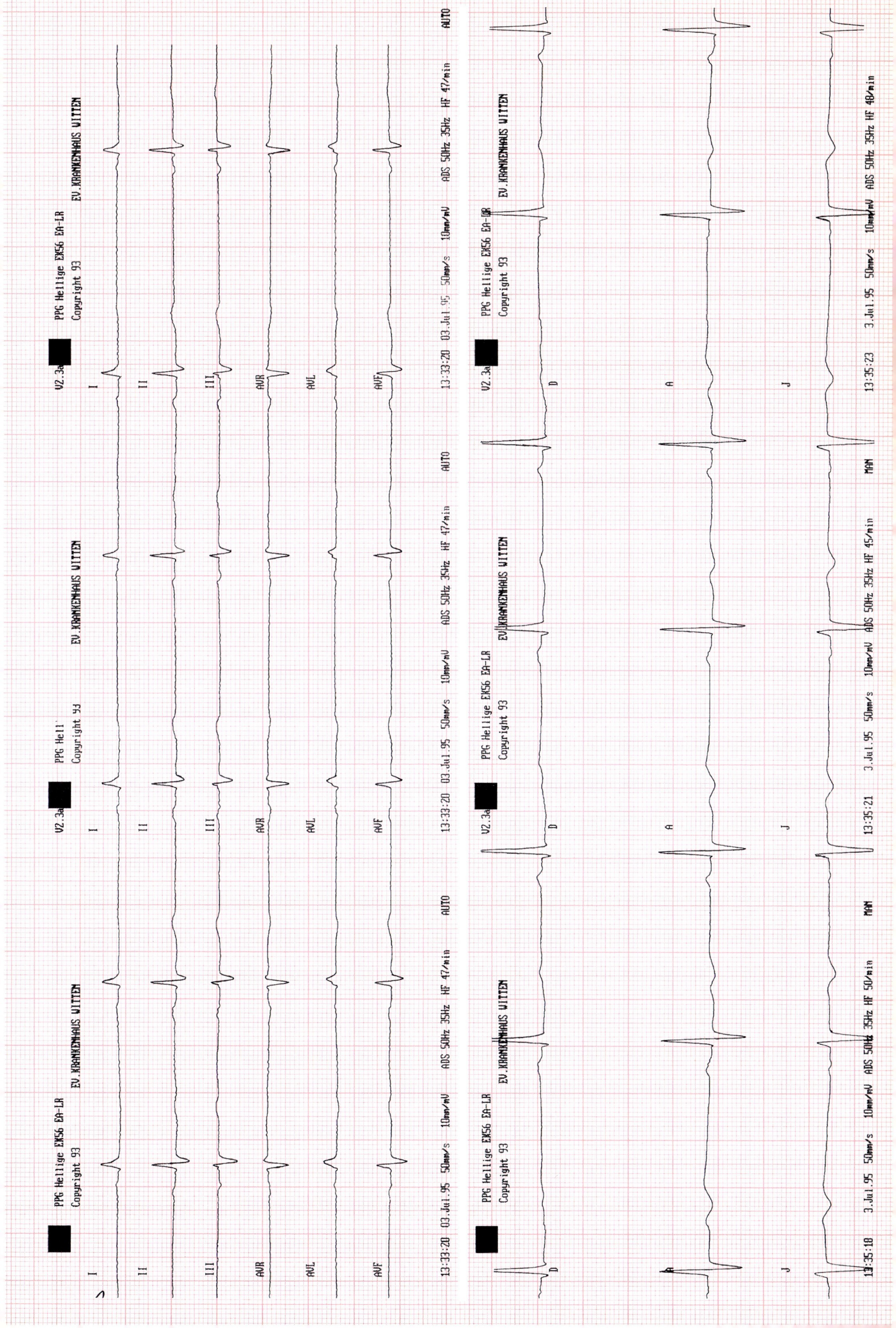

I
II
III
AVR
AVL
AVF

PPG Hellige EKS6 EA-LR
Copyright 93
EV.KRANKENHAUS WITTEN
V2.3a

13:33:18 03.Jul.95 50mm/s 10mm/mV ADS 50Hz 35Hz HF 50/min MAN

I
II
III
AVR
AVL
AVF

PPG Hellige EKS6 EA-LR
Copyright 93
EV.KRANKENHAUS WITTEN
V2.3a

13:33:20 03.Jul.95 50mm/s 10mm/mV ADS 50Hz 35Hz HF 47/min AUTO

I
II
III
AVR
AVL
AVF

PPG Hellige EKS6 EA-LR
Copyright 93
EV.KRANKENHAUS WITTEN
V2.3a

13:33:20 03.Jul.95 50mm/s 10mm/mV ADS 50Hz 35Hz HF 47/min AUTO

D
A
J

PPG Hellige EKS6 EA-LR
Copyright 93
EV.KRANKENHAUS WITTEN
V2.3a

13:35:21 3.Jul.95 50mm/s 10mm/mV ADS 50Hz 35Hz HF 50/min MAN

D
A
J

PPG Hellige EKS6 EA-LR
Copyright 93
EV.KRANKENHAUS WITTEN
V2.3a

13:35:21 3.Jul.95 50mm/s 10mm/mV ADS 50Hz 35Hz HF 45/min MAN

D
A
J

PPG Hellige EKS6 EA-LR
Copyright 93
EV.KRANKENHAUS WITTEN
V2.3a

13:35:23 3.Jul.95 50mm/s 10mm/mV ADS 50Hz 35Hz HF 48/min

Klinik 73jährige Patientin, Aortenklappenersatz vor 18 Monaten, altersentsprechende körperliche Leistungsfähigkeit.

? EKG-Beurteilung?

Sinusrhythmus, die P-Dauer beträgt 0,12 sec; der 2. Anteil ist in nahezu allen Ableitungen höher als der 1., P mitrale, Frequenz 75/min., Normtyp.

? Wie beurteilen Sie die Kammeranfangsgruppen?

Die etwas verzögerte R-Amplitudenentwicklung in V2 und V3 ist bei deutlicher linksventrikulärer Hypertrophie (langjährige Aortenklappenstenose) nicht auffällig. Die QRS-Komplexe lassen die linksventrikuläre Hypertrophie nicht erkennen.

Nebenbemerkung: Nehb I leitet von der Lage her ähnlich ab wie V2. Der unterschiedlichen QRS-Konfiguration zwischen Nehb I und V2 liegt hier eine Fehlableitung von Nehb I zugrunde.

? Was fällt an den Kammerendteilen auf?

Die T-Wellen sind flach negativ in I und nach deszendierenden ST-Streckenverläufen deutlich präterminal negativ in II, III, aVF, V6 und Nehb A. In V5 und Nehb D sind die ST-Streckenabgänge gesenkt, die ST-Strecken nach oben konvexbogig angehoben mit Übergang in annähernd gleichschenklig terminal negative T-Wellen. Die Kammerendteilveränderungen in V5 und Nehb D sind für eine linksventrikuläre Hypertrophie und Schädigung sehr ungewöhnlich.
Präoperativ zeigten auch diese Ableitungen deszendierende ST-Streckensenkungen mit Übergang in präterminal negative T-Wellen. Ab dem 1. Monat postoperativ bis jetzt zum 18. Monat waren bei gelegentlichen EKG-Kontrollen die Kammerendteile unverändert geblieben, so daß die Ursache in der Herzoperation gesehen werden muß. Auch bei der aortokoronaren Bypass-Operation mit der dafür notwendigen Perikardiotomie kommt es zu teils passageren, teils persistierenden Kammerendteilveränderungen, die gelegentlich einen perioperativen Non-Q-Infarkt imitieren können. Kammerendteilveränderungen nach Kardiotomie oder Perikardiotomie können lebenslang bestehen bleiben.
Die im vorliegenden EKG nachweisbare ST-Hebung in V5 und Nehb D ist auch kein Hinweis auf eine Perikarditis im Rahmen eines sog. Postkardiotomiesyndromes (Dressler-Syndrom), nicht zuletzt auch wegen der langen Persistenz.

___
Zusammenfassung
___
Sinusrhythmus, Normtyp, P mitrale, regelrechte Amplitudenverhältnisse, Kammerendteilveränderungen bei Zustand nach Kardiotomie und bekannter linksventrikulärer Hypertrophie (Schädigungszeichen).

Veränderungen der Erregungsrückbildung Überblick

Obwohl die ST-Strecke und die T-Welle unterschiedliche elektrophysiologische Phasen darstellen, werden sie zu den Kammerendteilen zusammengefaßt. Begründet ist diese sprachliche Ungenauigkeit dadurch, daß ST-T-Veränderungen häufig miteinander auftreten.

Unspezifische ST- und T-Alterationen sind die häufigsten EKG-Veränderungen und verantwortlich für die Hälfte aller auffälligen EKGs. Die T-Welle ist häufig abnorm, weil die Erregungsrückbildung sehr empfindlich ist gegenüber physiologischen, pharmakologischen und organischen Veränderungen. An alleinigen T-Veränderungen lassen sich spezifische Diagnosen selten ablesen. Die Einordnung von Kammerendteilveränderungen kann sehr schwierig sein, da einerseits diskrete Formen bei schweren organischen Herzerkrankungen vorkommen und andererseits ausgeprägte ST-T-Veränderungen rein funktioneller Natur sein können.

Abb. **42** zeigt häufige Formen von Erregungsrückbildungsstörungen, wobei ST-Hebungen ausgespart wurden. Zur Nomenklatur der abgebildeten Veränderungen der Kammerendteile:
a) flache muldenförmige ST-Senkung mit Übergang in abgeflachtes T;
b) muldenförmige ST-Senkungen mit Übergang in ein isoelektrisches T;
c) isoelektrischer ST-Streckenabgang, nach oben konvexbogige deszendierende ST-Senkung mit Übergang in ein präterminal negatives T;
d) gesenkter ST-Streckenabgang, nach oben konvexbogig deszendierende ST-Streckensenkung mit Übergang in ein präterminal negatives T;
e) horizontaler ST-Streckenverlauf mit Übergang in ein gleichschenklig terminal negatives T.

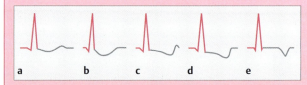

Abb. **42**   Kammerendteilveränderungen

Diesen fünf schematischen Formen ist eine Ursache nicht eindeutig zuzuordnen. Eine Ischämie kann beispielsweise allen 5 Formen zugrundeliegen. Ebenso kann es sich um unspezifische oder vegetative Veränderungen handeln, wobei mit zunehmender Ausprägung eine organische Ursache immer wahrscheinlicher wird. Form c und d wird häufig bei Hypertrophien angetroffen, Form e bei entzündlichen Herzerkrankungen.

Die unspezifische und oft labile Natur der ST-Strecke und insbesondere der T-Welle sollte nicht überraschen. Während die Depolarisation ein rascher und meist gleichförmiger Vorgang ist mit einer stabilen Potentialdifferenz an der Erregungsausbreitungsfront, ist die Repolarisation, die die Phase II und III des Aktionspotentials reflektiert, deutlich länger und ungleichmäßig. Es finden sich in dieser Phase mehrere verschiedene Grenzzonen mit unterschiedlichen Potentialdifferenzen. Schon eine Veränderung der Aktionspotentialdauer um wenige Prozent

Fortsetzung S. 118 ▶

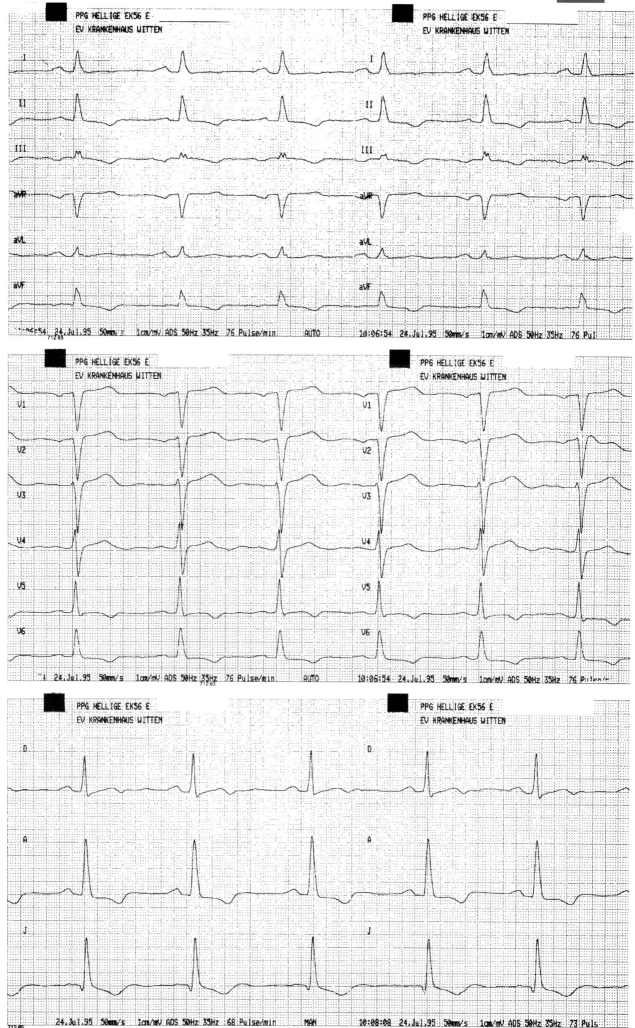

in einem Myokardareal, das weniger als 10 % ausmacht, kann zu auffälligen T-Veränderungen führen. Anders als der QRS-Komplex ist die T-Amplitude ohne Korrelation zur Myokardmasse. An dieser Stelle sei an die sehr hohen T-Wellen bei vegetativer Dystonie und die abgeflachten T-Wellen bei mittelgradiger linksventrikulärer Hypertrophie erinnert.

Im folgenden sind auszugsweise die möglichen Ursachen von Veränderungen der Kammerendteile aufgelistet:

1. Physiologische Ursachen:
   Orthostase, Hyper- oder Hypothermie, Hyperventilation, Angst; kohlenhydratreiche Ernährung, Tachykardie, körperliches Training;
2. Pharmakologische Ursachen:
   Digitalis; Antiarrhythmika, Psychopharmaka (Lithium, Phenothiazine, trizyklische Antidepressiva etc.);
3. Primäre Myokarderkrankungen:
   Hypertrophe und dilatative Kardiomyopathien, postpartale Kardiomyopathie, Myokarditis;
4. Sekundäre myokardiale Ursachen:
   Amyloidose, Hämochromatose, Kollagenosen und Vaskulitiden, neuromuskuläre Erkrankungen, maligne Infiltrationen;
5. Koronare Herzerkrankung;
6. Extrakardiale Ursachen:
   Elektrolytveränderungen, zerebrovaskuläre Erkrankungen, Anämie, allergische Reaktionen, Infektionen, endokrine Störungen, Lungenembolien.

Ohne Kenntnis des klinischen Hintergrundes müssen Veränderungen der Kammerendteile in mehr als 2/3 der Fälle als unspezifisch eingeordnet werden. Dieser Anteil sinkt auf ca. 10 %, wenn die Klinik des Patienten bekannt ist.

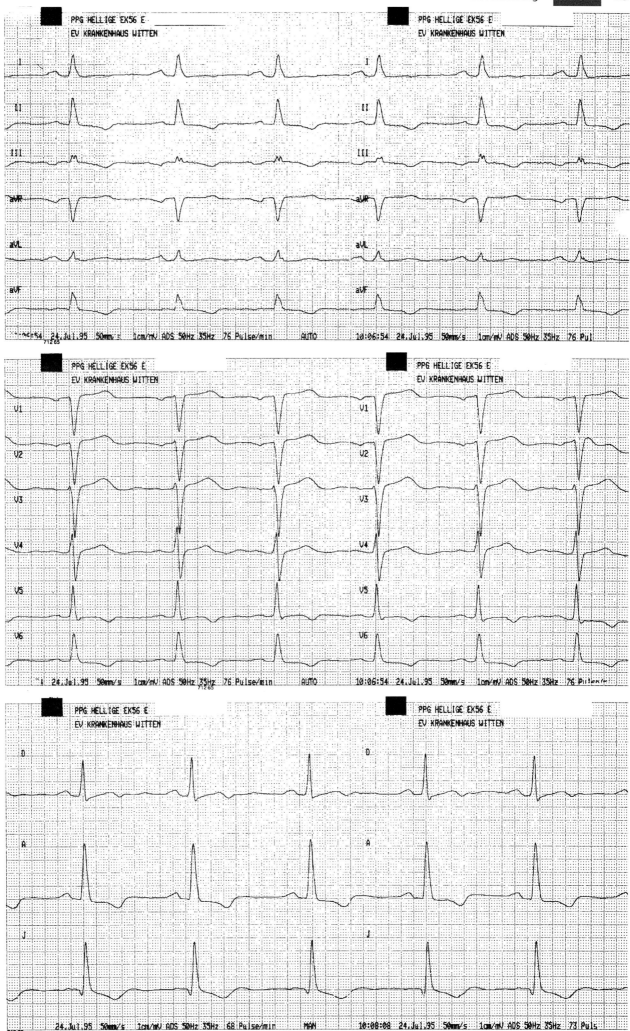

PPG HELLIGE EK56 E
EV KRANKENHAUS WITTEN

I
II
III
aVR
aVL
aVF

~C=54 24.Jul.95 50mm/s 1cm/mV ADS 50Hz 35Hz 76 Pulse/min AUTO 10:06:54 24.Jul.95 50mm/s 1cm/mV ADS 50Hz 35Hz 76 Pul

PPG HELLIGE EK56 E
EV KRANKENHAUS WITTEN

V1
V2
V3
V4
V5
V6

24.Jul.95 50mm/s 1cm/mV ADS 50Hz 35Hz 76 Pulse/min AUTO 10:06:54 24.Jul.95 50mm/s 1cm/mV ADS 50Hz 35Hz 76 Pulse/

PPG HELLIGE EK56 E
EV KRANKENHAUS WITTEN

D
A
J

24.Jul.95 50mm/s 1cm/mV ADS 50Hz 35Hz 68 Pulse/min MAN 10:08:08 24.Jul.95 50mm/s 1cm/mV ADS 50Hz 35Hz 73 Puls

Klinik 68jähriger Patient. Kardiale Vorerkrankungen sind nicht bekannt.

? EKG-Beurteilung?

Es besteht ein Sinusrhythmus, Frequenz 70/min, Linkstyp. Die P-Dauer beträgt 0,11 sec, die PQ-Dauer 0,20 sec. Die Kammeranfangsgruppe ist unauffällig.

? Wie beurteilen Sie die Kammerendteile und die insbesondere in V3 – V6 sowie Nehb D und A nach den T-Wellen auftretenden flach positiven U-Wellen?

Die T-Wellen in V5 und V6 sind grenzwertig abgeflacht, sie sollten in diesen Ableitungen mindestens 1/6 der zugehörigen R-Amplitude betragen. Diskret abgeflachte T-Wellen in den linkspräkordialen Ableitungen sind meist ein unspezifischer Befund und finden sich auch bei Herzgesunden.
Die U-Wellen haben eine maximale Amplitude von 0,15 mV in Nehb A und sind von T deutlich abzugrenzen.
Der Befund ist unauffällig (→ „U-Wellen").

Zusammenfassung

Sinusrhythmus, Linkstyp, grenzwertige AV-Überleitungszeit; unauffällige Kammeranfangsgruppen; grenzwertig abgeflachte T-Wellen linkslateral; unauffällige positive U-Wellen.

U-Wellen

Die Genese der U-Welle, die der T-Welle folgt, ist nicht geklärt. Die beiden favorisierten Konzepte nehmen als Ursache der U-Welle einerseits die Repolarisation der Purkinje-Fasern und andrerseits als mechanische Ursache die ventrikuläre diastolische Relaxation an.

Die U-Wellen sind positiv mit einer Amplitude von bis zu 50 % der T-Welle. Die höchsten Amplituden finden sich in der Regel in den Ableitungen V2 und V3. Die T- und U-Wellen sind meist gut voneinander zu separieren. TU-Verschmelzungen entstehen entweder durch eine QT-Veränderung oder durch eine vorzeitige U-Welle bei Hypokaliämie.

Veränderungen der U-Welle: U-Wellen können von auffällig hoher Amplitude oder invertiert sein. Eine Amplitudenzunahme findet sich bei Hypokaliämie, evtl. bei Digitalis und einigen Antiarrhythmika (z. B. Amiodaron).

Die häufigsten Ursachen einer invertierten, also negativen U-Welle sind links- oder ventrikuläre Hypertrophien und eine Ischämie. Funktionelle negative U-Wellen sind sehr selten.

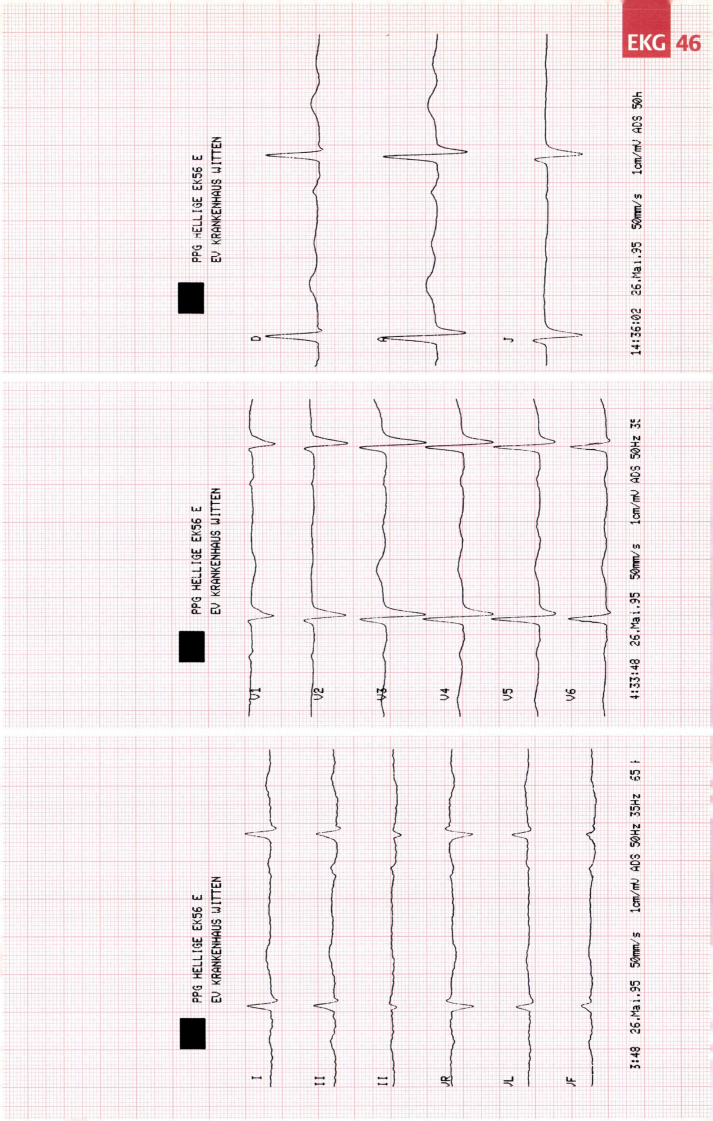

Klinik 69jährige Patientin, koronare Herzerkrankung mit Myokardinfarkt vor 8 Jahren und aortokoronare Bypass-Operation vor 7 Jahren; hochgradig eingeschränkte linksventrikuläre Funktion, Aortenklappenstenose 1. Grades, arterielle Grenzwerthypertonie; stationäre Aufnahme wegen Lungenödem; medikamentöse Therapie vor Aufnahme: Nifedipin 3 x 10 mg/Tag, Furosemid 2 x 40 mg/Tag, Digitoxin 2 x 0,07 mg/Tag

? EKG-Beurteilung? Wie beurteilen Sie den Rhythmus ?

Regelmäßiges Einfallen von Kammeraktionen mit einer Frequenz von 62/min. In den Extremitätenableitungen sind P-Wellen nicht eindeutig zu erkennen. In Ableitung V1 sieht man spitze Vorhofaktionen mit einer Dauer von 0,06 sec, Frequenz 248/min. Es besteht eine konstante Relation zu den Kammeraktionen, am besten zu erkennen am gleichen Abstand der letzten P-Welle unmittelbar vor jedem Kammerkomplex. Es fallen immer 4 Vorhofaktionen und eine Kammeraktion ein, so daß von einer 4:1-Überleitung gesprochen wird. Die Differentialdiagnose der supraventrikulären Tachykardien wird später noch ausführlich besprochen.

Die Vorhofaktionen zeigen nicht das typische Sägezahnmuster wie bei Vorhofflattern. Sie stehen auf einer Grundlinie, ein typischer Befund für eine ektope atriale Tachykardie. Es handelt sich hierbei um ein fokales atriales Zentrum mit einer sehr schnellen (pathologischen) Phase IV-Depolarisation. Diese Form der atrialen Tachykardie tritt bei schwerer myokardialer Schädigung auf, andererseits ist es eine typische tachykarde Proarrhythmie unter Digitalisintoxikation. Bei der Patientin lag der Digitoxin-Spiegel unter der erhöhten Dosis von 0,14 mg Digitoxin/Tag bei 38 ng/ml. Typisch für die Digitalisintoxikation ist neben der ektopen atrialen Tachykardie deren Überleitung im höheren atrioventrikulären Verhältnis, hier 4:1, während sonst meist 2:1 oder absolut arrhythmisch übergeleitet wird. Bei der vorliegenden 4:1-Überleitung ist die Frage, welche der Vorhofaktionen tatsächlich auf die Kammern übergeleitet wird, nicht relevant. In der Regel ist davon auszugehen, daß es die jeweils vorletzte Vorhofaktion vor dem Kammerkomplex ist.

? Wie beurteilen Sie die QRS-Komplexe? Um welchen Lagetyp handelt es sich? Wie sind die Hypertrophiezeichen zu beschreiben?

Der Lagetyp ist ein überdrehter Linkstyp, möglicherweise allein als Folge der deutlichen linksventrikulären Hypertrophie, nicht unbedingt als Zeichen eines linksanterioren Hemiblocks.
Zeichen der linksventrikulären Hypertrophie sind ein positiver Index nach Gubner und Ungerleider von 3,7 mV, ein positiver Sokolow-Lyon-Index und die Amplitude von R in V5 mit 3,2 mV. Die QRS-Dauer beträgt 0,11 sec. Der Beginn der endgültigen Negativität in V6 liegt bei 0,055 bis 0,6 sec und ist damit grenzwertig im Sinne einer diskreten Verzögerung der linksventrikulären Erregungsausbreitung (inkompletter Linksschenkelblock).

? Anamnestisch wurde vor 8 Jahren ein Myokardinfarkt festgestellt. Zeigen sich Infarktresiduen?

In V1 – V4 findet sich ein zwar langsamer, aber stetiger R-Aufbau, kein eindeutiges Q. Dieser Befund ist mit der deutlichen linksventrikulären Hypertrophie vereinbar.

Das Q in V5 und V6 ist für die R-Amplitude nicht tief, die Breite beträgt nur 0,02 – 0,025 sec und ist damit ebenfalls nicht auffällig. Insgesamt zeigen sich keine eindeutigen Residuen eines abgelaufenen Q-Infarkts.
Dopplerechokardiographisch war der linke Ventrikel global funktionseingeschränkt ohne regional verstärkte Dyskinesie. Bei Durchsicht der Vorunterlagen bestand seinerzeit nur ein geringer Enzymanstieg, retrospektiv ein anterolateraler Non-Q-Infarkt.

? Wie beurteilen Sie die Kammerendteile?

Die linkspräkordialen und linkslateralen Ableitungen I, aVL, V4 – V6 zeigen gesenkte ST-Streckenverläufe mit Übergang in präterminal negative T-Wellen, die als Schädigungszeichen bei linksventrikulärer Hypertrophie aufgefaßt werden können. Die Anteile der Digitalisintoxikation, der bekannten koronaren Herzerkrankung und des Zustandes nach Perikardiotomie sind nicht abschätzbar.
Die QT-Dauer ist mit 0,44 sec frequenzbezogen auf 115 % verlängert. Unter Digitalistherapie kommt es dagegen tendentiell zu einer QT-Verkürzung, die aber selten Signifikanz erreicht.

Zusammenfassung

Ektope atriale Tachykardie bei Digitalisintoxikation mit regelmäßiger 4:1-Überleitung, überdrehter Linkstyp; Zeichen der linksventrikulären Hypertrophie und Schädigung, wobei an den Veränderungen der Kammerendteile die Digitalisintoxikation, die bekannte Herzkrankheit und der Zustand nach Perikardiotomie (aortokoronare Bypass-Operation) beteiligt sein kann.

Bemerkungen: Nach Digitalispause ging bei einem Digitalisspiegel von 22 ng/ml die ektope atriale Tachykardie in einen Sinusrhythmus über.
Ektope atriale Tachykardien sollten nicht mit Klasse I-Antiarrhythmika behandelt werden, da zum einen der Entstehungsmechanismus einer schnellen fokalen Phase-IV-Depolarisation für diese Antiarrhythmika meist refraktär ist und zum anderen bei vorgeschädigtem Myokard negativ-inotrope und proarrhythmische Effekte zu befürchten sind.
Bei ektoper atrialer Tachykardie ohne Digitalisintoxikation stellt die Verbesserung der myokardialen Funktion die Therapie der Wahl dar.
Eine elektrische Kardioversion oder eine Überstimulation macht ebenfalls keinen Sinn, da der Fokus unbeeinflußt bleibt. Bei tachykarder atrioventrikulärer Überleitung der ektopen atrialen Tachykardie kann eine negativ-dromotrope, d. h. eine überleitungsblockierende Medikation notwendig werden.

Um im vorliegenden EKG den Anteil einer evtl. Ischämie an den Veränderungen der Kammerendteile klären zu können, sind kurzfristige EKG-Kontrollen bei entsprechender Klinik eventuell sogar in 10- bis 20-minütigen Abständen notwendig. Nur bei einer Ischämie werden sich rasche Veränderungen zeigen; Kammerendteilveränderungen durch eine Digitalistherapie, eine hypertrophiebedingte Schädigung oder eine Perikardiotomie sind stabil.

Fortsetzung S. 124 ▶

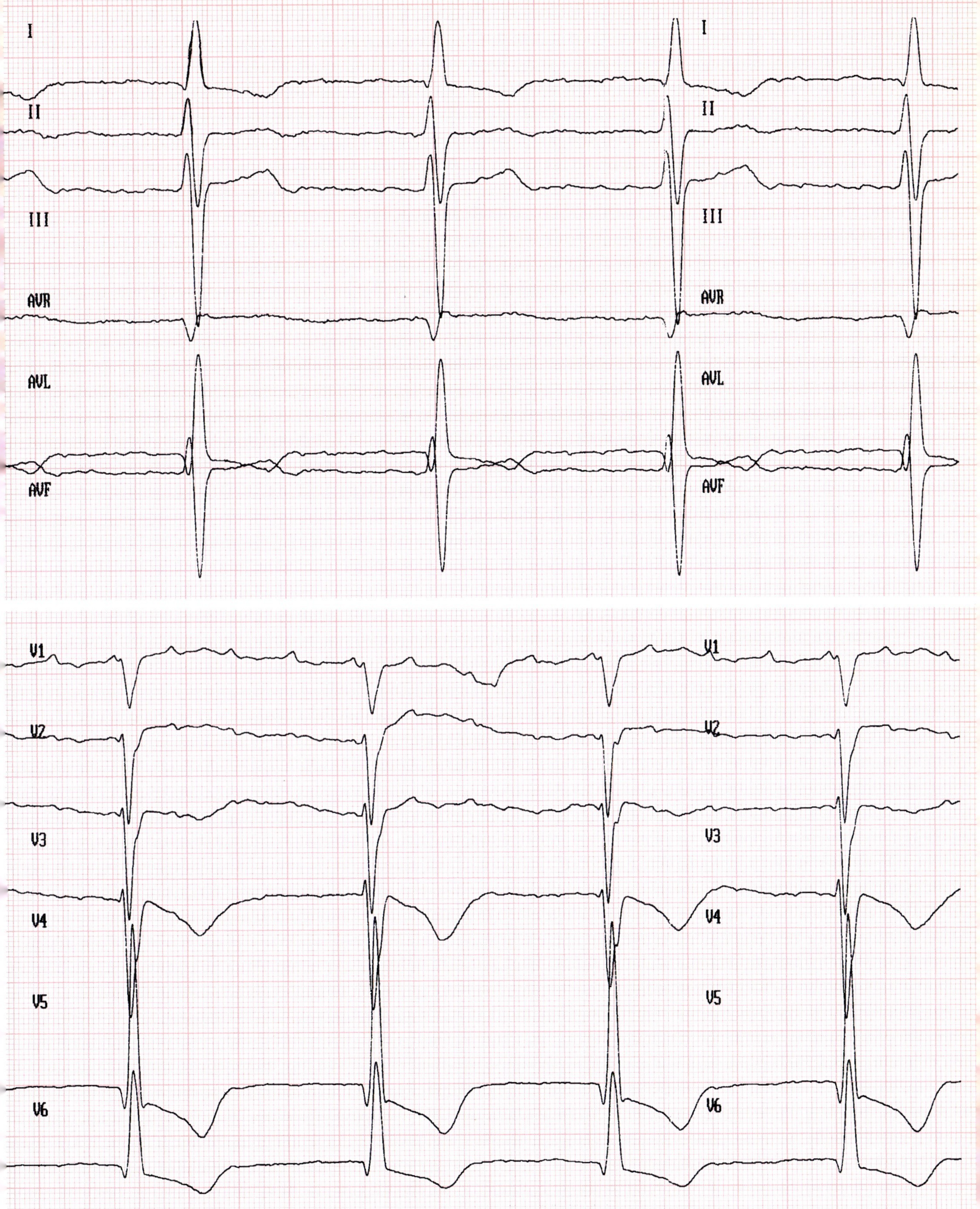
I
II
III
AVR
AVL
AVF
I
II
III
AVR
AVL
AVF
V1
V2
V3
V4
V5
V6
V1
V2
V3
V4
V5
V6

Digitalis

Veränderungen von ST und T treten häufig bei Therapie mit Herzglykosiden auf. Die ST-Strecke ist meist muldenförmig, seltener deszendierend oder horizontal gesenkt, die T-Welle abgeflacht oder invertiert. Die digitalisbedingten Veränderungen der Kammerendteile werden durch eine bestehende Hypertrophie, koronare Herzerkrankung, antiarrhythmische Therapie, Hypokaliämie oder Tachykardie verstärkt.

Eine Differenzierung zwischen digitalisbedingten Veränderungen der Kammerendteile und anderen Ursachen ist im Einzelfall schwierig. Für Digitaliszeichen spricht eine relativ kurze T-Dauer, da unter Herzglykosiden die Dauer der Phase II und damit des gesamten Aktionspotentials leicht abnimmt. Dagegen ist bei Ischämie die QT-Dauer tendentiell verlängert.

Digitalisbedingte Arrhythmien: Herzglykoside können ein breites Spektrum tachykarder und bradykarder Arrhythmien hervorrufen. Basis bradykarder Arrhythmien ist der negativ-chronotrope und -dromotrope Effekt, teils direkt und teils über eine verstärkte Vago-tonie. Supraventrikuläre und ventrikuläre Extrasystolen und Tachykardien entstehen aus der Kombination einer verkürzten Refraktärzeit und einer verlangsamten Geschwindigkeit der Erregungsausbreitung als Basis von Reentry-Arrhythmien. Daneben wird eine automatische Ursache fokaler Arrhythmien provoziert. Wenn zusätzlich eine organische Herzerkrankung oder eine Elektrolytstörung zugrundeliegt, sind die proarrhythmischen Effekte von Herzglykosiden verstärkt.

Die beschriebenen bradykarden und tachykarden Einflüsse können therapeutisches Ziel sein (z. B. Frequenzkontrolle bei Vorhofflimmern durch Überleitungsblockierung im AV-Knoten) und sind bezüglich der Extrasystolen bis zur supraventrikulären oder ventrikulären Tachykardie als toxische Nebenwirkung anzusehen.

Allgemein wird ein gesundes Herz auf eine Digitalis-Überdosierung eher mit bradykarden Arrhythmien reagieren, ein vorgeschädigtes Myokard mit tachykarden Arrhythmien. Proarrhythmische Effekte sind bei Überdosierung häufig, können aber auch bei normalen oder niedrig-normalen Serumkonzentrationen auftreten.

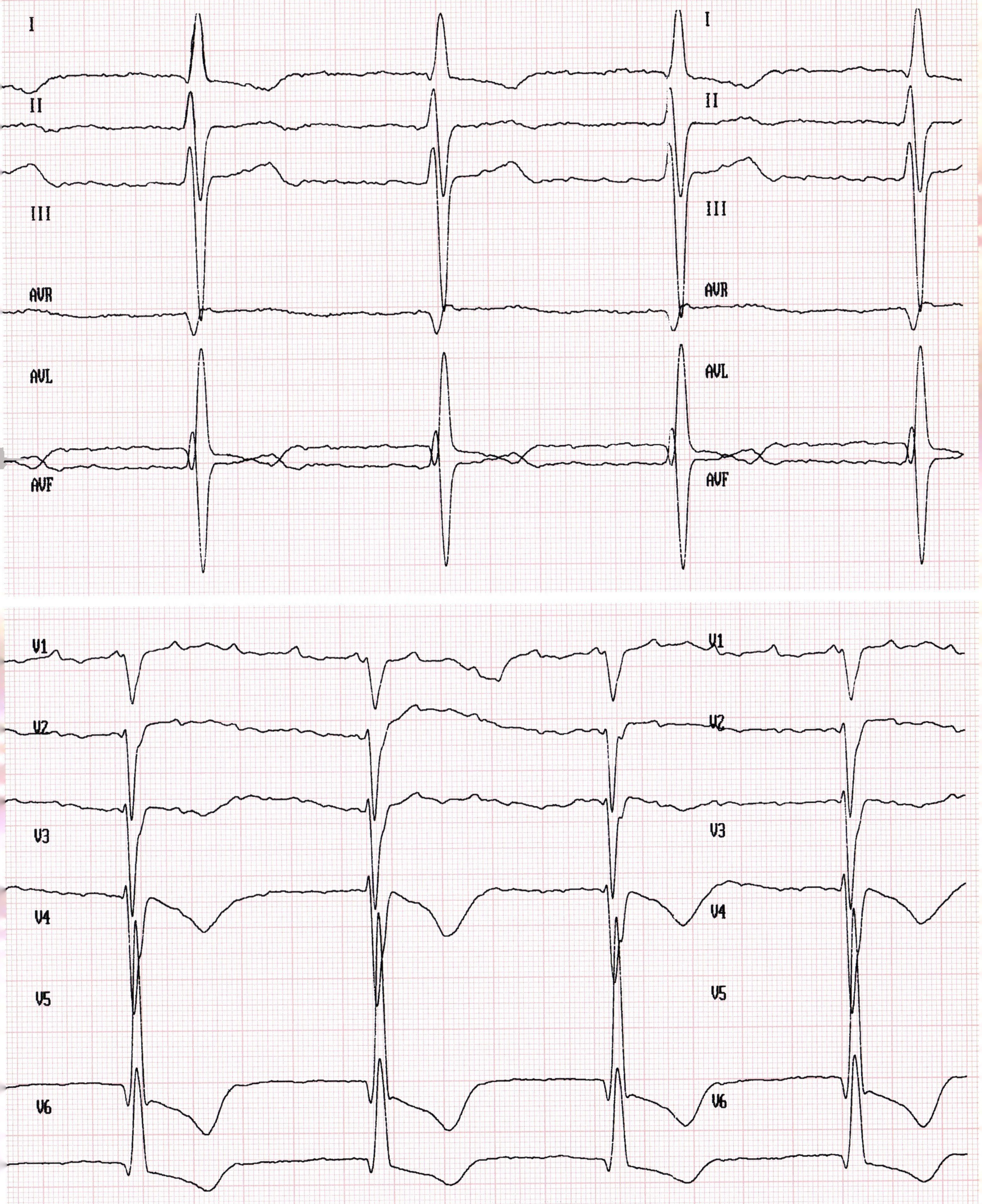
I
II
III
AVR
AVL
AVF
V1
V2
V3
V4
V5
V6

Klinik 58jährige Patientin, intermittierendes Vorhofflimmern, Therapie mit Sotalol, 3 x 160 mg/Tag; vor 4 Tagen mehrfach Tachykardiephasen mit präsynkopaler Symptomatik; seit 1 Tag intermittierendes retrosternales und linksthorakales Beklemmungsgefühl.

? **EKG-Beurteilung?**

Es liegt ein Sinusrhythmus, Frequenz 70/min.

? **Welcher Lagetyp liegt vor?**

In mehreren Extremitätenableitungen finden sich annähernd gleich hohe negative und positive Vektoren, zudem besteht eine grenzwertige periphere Niedervoltage (nur in III ist die QRS-Gesamtamplitude 0,6 mV). Bei überwiegendem R in III und aVF ist ein Steiltyp anzunehmen.

? **Welche Auffälligkeiten zeigen die Kammeranfangsgruppen?**

Für die Höhe von R ist das Q in II, III und aVF auffällig, zudem besteht in Nehb D ein ganz überwiegendes Q mit einem nur kleinen nachfolgenden R.
Die ST-Strecken sind in diesen Ableitungen angehoben, so daß ein (frischer) Hinterwandinfarkt angenommen werden muß. Da auch in V6 eine Amplitudenreduktion im Vergleich zu V4 und V5 vorliegt, handelt es sich um einen posterolateralen Myokardinfarkt. Die Lokalisation der Myokardinfarkte wird später besprochen (→ S. 144 ff.).

? **Wie sind in diesem Zusammenhang die hohen R-Amplituden in den rechtspräkordialen Ableitungen V1 und V2 zu verstehen? Sind sie Zeichen einer rechtsventrikulären Belastung?**

Es handelt sich hierbei um spiegelbildliche Veränderungen bei posterolateralem Myokardinfarkt. Bei Abnahme der Vektoren, die auf die linke Seitenhinterwand hinweisen, nehmen die Vektoren nach rechts vorne zu. Es handelt sich hierbei also nicht um einen Hinweis auf eine Rechtsbelastung, die sonst zusammen mit dem Steiltyp naheliegend wäre. Zudem ist der beschriebene Steiltyp durch den abgelaufenen posterolateralen Myokardinfarkt mitverursacht, da hierdurch R in I – III deutlich reduziert ist.

? **Welche Auffälligkeiten zeigen die Kammerendteile?**

Zunächst fallen die schon vorbeschriebenen aszendierenden ST-Streckenhebungen mit Übergang in positive T-Wellen in II, III, aVF und Nehb D auf, die auf einen frischen Myokardinfarkt hinweisen. Spiegelbildlich gesenkt sind die ST-Strecken in I, aVL, V1 – V4 und Nehb A und I. Diese Veränderungen sind sog. indirekte Infarktzeichen. Sie erklären sich daraus, daß die Vektoren der Kammerendteile, die über einen Bereich mit einem Myokardinfarkt eine ST-Streckenhebung verursachen, sich auf der Gegenseite negativ abbilden.
Auch das oben beschriebene hohe R in V1 und V2 ist ein indirektes Infarktzeichen.

Zudem besteht eine deutliche QT-Verlängerung mit 0,54 sec, entsprechend einer relativen QT-Dauer von 150 % für eine

Herzfrequenz von 70/min. Bei einem frischen Myokardinfarkt kommt es in der Regel zu einer mäßigen QT-Verlängerung, aber nicht in dem genannten Ausmaß. In diesem Fall zeigte schon das Vor-EKG 10 Tage vor der stationären Aufnahme eine QT-Verlängerung auf 140 % unter hochdosierter Sotalol-Therapie.

Zusammenfassung

Sinusrhythmus, formal Steiltyp; Zeichen eines frischen posterolateralen Myokardinfarkts; als indirekte Infarktzeichen rechtspräkordiale R-Amplitudenzunahme und ST-Streckensenkungen in den rechts- und linkspräkordialen Ableitungen und den hochsitzenden anterolateralen Anteilen; ausgeprägte QT-Verlängerung unter hochdosierter Sotalol-Medikation.

Verlauf: Am gleichen Tag wurden rezidivierende Tachykardien dokumentiert (→ **EKG 49 A + B**). 1 Woche später koronarangiographischer Nachweis eines Verschlusses des Ramus circumflexus der linken Herzkranzarterie.

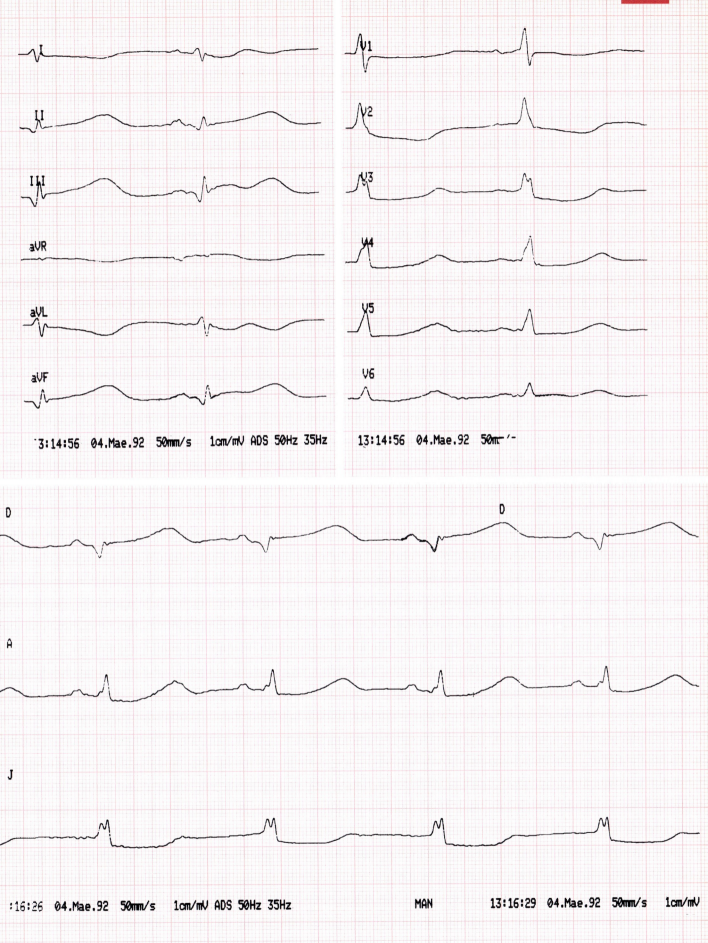

I

II

III

aVR

aVL

aVF

V1

V2

V3

V4

V5

V6

13:14:56 04.Mae.92 50mm/s   1cm/mV ADS 50Hz 35Hz

13:14:56 04.Mae.92 50mm/s

D

A

J

D

:16:26 04.Mae.92 50mm/s   1cm/mV ADS 50Hz 35Hz   MAN   13:16:29 04.Mae.92 50mm/s   1cm/mV

Gleiche Patientin wie in EKG 48. Die Patientin hatte unmittelbar vor der stationären Aufnahme noch ihre Mittagsdosis Sotalol eingenommen. Am Monitor wurden mehrfache Tachykardiephasen dokumentiert, wobei die Patientin eine ähnliche präsynkopale Symptomatik angab wie in den vier Tagen zuvor.

? Abgebildet sind 2 Monitorstreifen. Versuchen Sie die einzelnen Aktionen zu beurteilen. Was fällt in der Tachykardiephase auf?

Es muß betont werden, daß eine eindeutige Zuordnung von Vorhofaktionen oder Kammerkomplexen anhand einer einkanaligen Monitorableitung schwierig ist.

Im oberen EKG (**EKG 49 A**) zeigt sich zunächst eine Normalaktion und angekoppelt eine ventrikuläre Extrasystole. Nach der nächsten Normalaktion finden sich 5 unterschiedlich konfigurierte Kammeraktionen, die als polymorphe ventrikuläre Salve bezeichnet werden können, übergehend in eine schnelle ventrikuläre Tachykardie.

Eine ventrikuläre Tachykardie ist anzunehmen, weil die Kammerkomplexe im Vergleich zu den Normalaktionen deutlich breiter und different konfiguriert sind. Bei der Tachykardie fällt auf, daß bei den ersten Aktionen die Spitzen nach oben zeigen, dann nach einer Phase der Amplitudenreduktion nach unten. Die ventrikuläre Tachykardie endet spontan mit 2 erneut unterschiedlich konfigurierten, sehr breiten ventrikulären Extrasystolen; schließlich folgte eine sinusrhythmische Normalaktion.

Es handelt sich bei der schnellen ventrikulären Tachykardie um eine „Torsade de pointes". Sie endet meist spontan, gelegentlich aber letal.

Der untere EKG-Streifen (**EKG 49 B**) zeigt einen ähnlichen Auslösemechanismus der Schraubentachykardie. Nach einer Normalaktion folgt eine ventrikuläre Extrasystole. Nach der 2. Normalaktion finden sich 3 polytope ventrikuläre Extrasystolen als Salve, übergehend in eine typische Schraubentachykardie, deren spontane Terminierung nur 2 sec später hier nicht mehr registriert ist.

Bei dem frischen Posterolateralinfarkt der Patientin besteht zwar eine erhöhte Vulnerabilität für ventrikuläre Tachykardien, aber Torsade des pointes-Tachykardien sind ohne QT-Verlängerung (z. B. durch Antiarrhythmika) bei Myokardinfarkten selten.

Zusammenfassung

Unter dokumentierter deutlicher QT-Verlängerung bei Sotalol-Medikation rezidivierende, selbstterminierende ventrikuläre Schraubentachykardien (Torsade des pointes).

Verlauf: Nachdem Sotalol abgesetzt wurde, normalisierte sich die QT-Dauer bis auf eine Restverlängerung von 110 %, ventrikuläre Schraubentachykardien traten nicht mehr auf. Deutliche QT-Verlängerungen sind unter Sotalol nicht häufig. Dennoch empfehlen sich bei allen Neueinstellungen auf Sotalol oder andere Antiarrhythmika initial kurzfristige EKG-Kontrollen. Zu achten ist dabei auf die beschriebene QT-Verlängerung oder eine deutliche Zunahme auch der QRS-Dauer.

Torsade de pointes (Schraubentachykardie, Spitzenumkehrtachykardie)

Die Bezeichnung „Schraubentachykardie" bezieht sich auf eine Form der ventrikulären Tachykardie mit wechselnden Amplituden der Kammeraktionen, deren Spitzen sich im typischen Fall um die Nullinie zu schrauben scheinen. Die Frequenz dieser ventrikulären Tachykardie liegt meist über 200/min. Nach dem heutigen Sprachgebrauch umfaßt der Terminus „Torsade de pointes" ein Syndrom aus der Kombination der oben genannten Form der ventrikulären Tachykardie mit einer deutlich verlängerten QT-Dauer. Ähnliche Tachykardien ohne QT-Verlängerungen werden als polymorphe ventrikuläre Tachykardien bezeichnet, nicht als Torsaden.

Ausgelöst werden die typischen Schraubentachykardien meist durch relativ weit gekoppelte ventrikuläre Extrasystolen, die bei verlängerter QT-Dauer in die Phase einer ausgeprägten Dispersion der Refraktärzeiten fallen. Der genaue elektrophysiologische Mechanismus der Schraubentachykardien ist nicht bekannt; verschiedene Modelle werden diskutiert. Die zugrundeliegende QT-Verlängerung ist entweder angeboren oder verursacht durch Bradykardien, Hypokaliämien oder Klasse-Ia-, -Ic- oder -III-Antiarrhythmika. Für die Therapie ist die Unterscheidung in Torsade de pointes-Tachykardien und polymorphe ventrikuläre Tachykardien anhand der verlängerten oder normalen QT-Dauer eminent wichtig. Primäre Therapie der Torsaden ist die intravenöse Gabe von Magnesium, evtl. gefolgt von einer vorzugsweise atrialen höherfrequenten Stimulation.

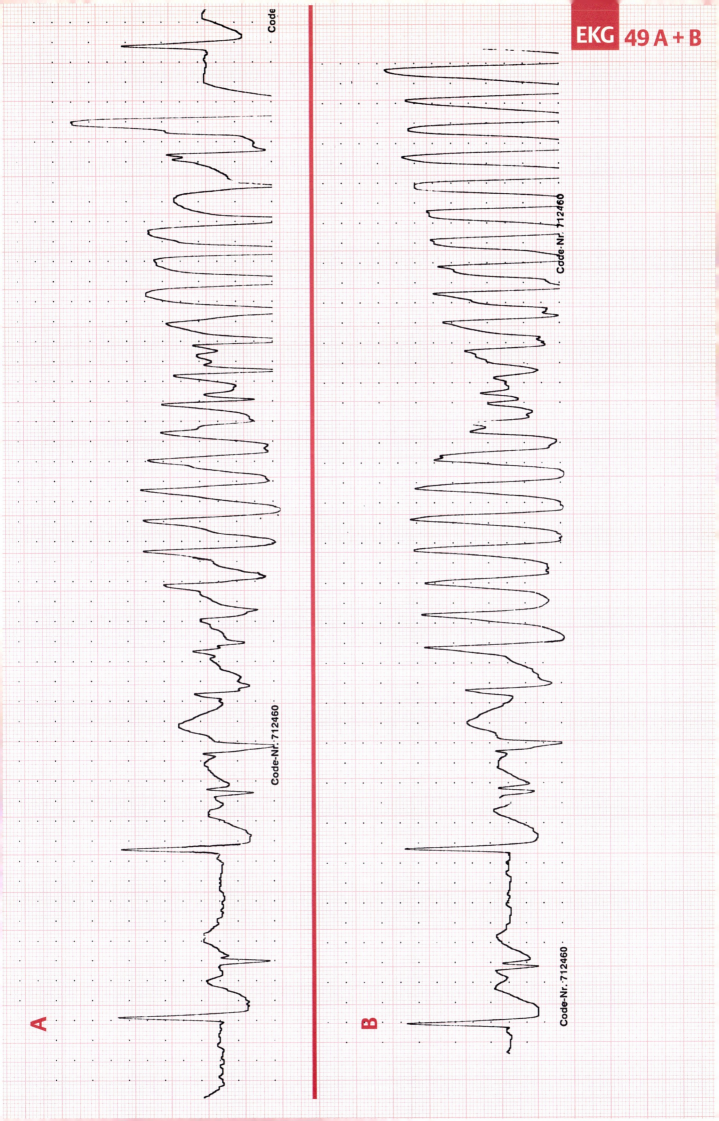

EKG 49 A + B

A

Code

Code-Nr. 712460

B

Code-Nr. 712460

Code-Nr. 712460

Klinik 68jähriger Patient, langjährige chronisch-obstruktive Atemwegserkrankung, Myokardinfarkt vor 5 Jahren.

? EKG-Beurteilung? Wie beurteilen Sie die P-Konfiguration?

Es besteht ein Sinusrhythmus, die P-Dauer beträgt 0,10 sec. Die P-Amplitude liegt in II gering über 0,2 mV und ist damit nicht überhöht. Biphasisches P in V1 – V3. Insgesamt keine eindeutigen Kriterien eines P mitrale oder dextroatriale.

? Wie beurteilen Sie den Lagetyp?

Bei ganz überwiegend negativen Vektoren in I und leicht überwiegend negativen Vektoren in II (R 0,6 mV, S 0,7 mV) und bei stark überwiegendem R in aVR liegt ein überdrehter Rechtstyp vor als Hinweis auf einen linksposterioren Hemiblock. Differentialdiagnostisch ist bei einem solchen Lagetyp an einen Situs inversus zu denken, das P in I ist jedoch positiv. Bei einem Situs inversus liegt der Sinusknoten links, die atriale Erregung erfolgt von links nach rechts, damit ist P in I negativ.

? Wie ist die QRS-Dauer? Welche Befunde ergeben sich aus der Beurteilung der QRS-Komplexe?

Die QRS-Dauer beträgt knapp 0,12 sec (0,11 – 0,12 sec), am besten in V3 ablesbar.
In V1 liegt ein qR-Typ vor, die endgültige Negativität beginnt nach 0,07 sec. Die Summe von R in V1 und S in V5 liegt weit über 1,05 mV, dem Sokolow-Lyon-Index für die rechtsventrikuläre Hypertrophie. Nimmt man die QRS-Dauer mit 0,12 sec an, liegt ein Rechtsschenkelblock vor. Definitionsgemäß ist dann der Sokolow-Lyon-Index für die rechtsventrikuläre Hypertrophie nicht anwendbar, und zusammen mit dem überdrehten Rechtstyp ergibt sich der Befund eines bifaszikulären Blocks vom posterioren Typ (Rechtsschenkelblock und linksposteriorer Hemiblock).
Wird jedoch die QRS-Dauer mit weniger als 0,12 sec angenommen, so ergeben sich deutliche Zeichen einer rechtsventrikulären Hypertrophie, wobei auch der Lagetyp z. T. durch die rechtsventrikuläre Belastung zu erklären wäre. Ein überdrehter Rechtstyp wird dabei aber in der Regel nicht erreicht, ein linksposteriorer Hemiblock liegt auch hier zugrunde.

Allein anhand des EKGs ist die oben erwähnte Differentialdiagnose schwer zu klären. Dopplerechokardiographisch ergaben sich trotz der langjährigen obstruktiven Atemwegserkrankung keine Hinweise auf ein Cor pulmonale. Andererseits wäre bei schmaleren QRS-Komplexen ein so hochpositiver rechtsventrikulärer Sokolow-Lyon-Index nahezu immer mit dem Befund einer rechtsventrikulären Dilatation verbunden. Insoweit ist der Befund eines bifaszikulären Blocks vom posterioren Typ wahrscheinlicher.

? Der Patient soll vor 5 Jahren einen Myokardinfarkt erlitten haben. Ergeben sich dafür Hinweise?

Das auffällige Q in V1 – V3 und der aufgesplitterte QRS-Komplex in V3 erwecken den Verdacht auf einen anteroseptalen Myokardinfarkt. Bestätigt wurde diese Diagnose nach der Vorlage von früheren EKGs und durch den echokardiographischen Befund. Andererseits kommt bei Rechtsschenkelblock ein Q in V1 und V2 als Normbefund vor, so daß die beschriebenen Veränderungen für sich genommen nicht spezifisch sind.

? Wie beurteilen Sie die Kammerendteile?

ST-Streckensenkungen mit Übergang in präterminal negative T-Wellen finden sich in II, III, aVF sowie V1 – V4, bei komplettem Rechtsschenkelblock sind die T-Negativierungen in V1 – V2, eventuell noch in V3 normal. Die Veränderungen der Kammerendteile V4, V5 und aVF sind damit jedoch nicht in Verbindung zu bringen. T-Negativierungen in III und aVF sind in der Regel ohne sichere pathologische Bedeutung. Die Veränderungen der Kammerendteile in V4 und V5 können dem abgelaufenen Vorderwandinfarkt zugeordnet werden.

___Zusammenfassung___

Sinusrhythmus, überdrehter Rechtstyp und Rechtsschenkelblock (bifaszikulärer Block vom posterioren Typ); Q in V1 – V3, hier als Zeichen eines abgelaufenen anteroseptalen Myokardinfarkts; dem Myokardinfarkt können auch die Veränderungen der Kammerendteile in V4 und V5 zugeordnet werden.

Bifaszikulärer Block vom posterioren Typ (Rechtsschenkelblock und linksposteriorer Hemiblock)

Das linksposteriore Hemibündel ist aufgrund seines kurzen und breitgefächerten Verlaufs wenig vulnerabel, so daß ein linksposteriorer Hemiblock recht selten ist. Die Diagnose wird bei Erwachsenen über den Rechts- oder überdrehten Rechtslagetyp gestellt. Dieser Lagetyp ist nicht spezifisch für den linksposterioren Hemiblock. Differentialdiagnostisch ist an einen asthenischen Körperbau, ein Lungenemphysem, eine rechtsventrikuläre Hypertrophie und an einen ausgedehnten Lateralwandinfarkt zu denken. Sicher ist das Vorliegen eines linksposterioren Hemiblocks, wenn zuvor ein anderer (normaler) Lagetyp dokumentiert wurde.

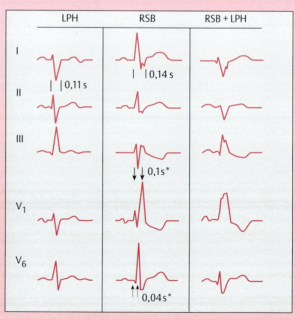

Abb. **43** EKG bei linksposteriorem Hemiblock (links), komplettem Rechtsschenkelblock (Mitte) und bifaszikulärem Block vom posteriorem Typ (Kombination Rechtsschenkelblock und linksposterior Hemiblock, rechts).
In Ableitung I ist die QRS-Dauer eingezeichnet, in V1 und V6 nur der obere Umschlagpunkt.

Fortsetzung S. 132 ▶

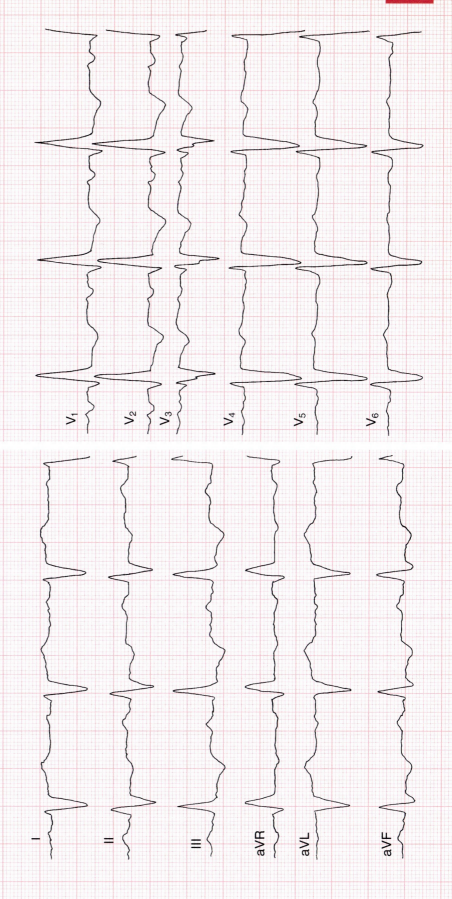

Abb. **43** zeigt links den Lagetyp bei linksposteriorem Hemiblock. In der Mitte ist ein schematisches Beispiel eines kompletten Rechtsschenkelblocks wiederholt mit dem verbreiterten QRS und dem verspäteten oberen Umschlagpunkt in V1. Der normale Lagetyp bei Rechtsschenkelblock ist ein Linkstyp, gelegentlich ein Normtyp.

Beim bifaszikulären Block vom posterioren Typ wird ein kompletter Rechtsschenkelblock von einem linksposteri-oren Hemiblock begleitet. Der Verdacht auf diese seltene Kombination (Abb. **43** rechts) ergibt sich, wenn ein kompletter Rechtsschenkelblock mit einem Rechts- oder überdrehten Rechtstyp assoziiert ist. Auch hier ist die Diagnose eines bifaszikulären Blocks vom posterioren Typ erst dann sicher, wenn ein Lagetypwechsel stattgefunden hat.

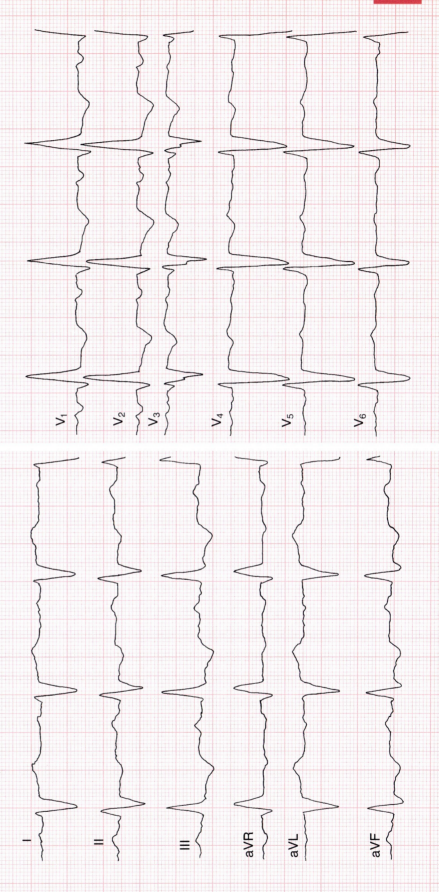

Klinik 72jährige Patientin, koronare Zweigefäßerkrankung (Ramus interventricularis anterior und rechte Herzkranzarterie) ohne Myokardinfarkt, befriedigende körperliche Leistungsfähigkeit, keine Synkopen.

? EKG-Beurteilung? Wie beurteilen Sie Lagetyp und QRS-Dauer?

Es besteht ein Sinusrhythmus, Frequenz 86/min. Bei überwiegend negativem Vektor in I und II und positivem Vektor in III liegt ein überdrehter Rechtstyp vor.

Die P-Dauer beträgt 0,12 sec, die intraatriale Erregungsausbreitung ist leicht verzögert.

Die QRS-Dauer ist mit 0,12 sec verlängert und ergibt mit einem rsR'-Typ in V1 einen Rechtsschenkelblock. Die Kombination eines überdrehten Rechtstyps (linksposteriorer Hemiblock) mit einem Rechtsschenkelblock erfüllt die Kriterien eines bifaszikulären Blocks vom posterioren Typ.

Mit einer PQ-Dauer von 0,20 sec besteht zudem bei der etwas angehobenen Grundfrequenz ein grenzwertiger AV-Block 1. Grades. Bei nur grenzwertiger PQ-Dauer und fehlender Bradykardie-Symptomatik ist eine Schrittmacherimplantation nicht angezeigt.

? Wie ist das Q in III und aVF zu beurteilen?

Das Q in III läßt an ein Pardee-Q denken (→ **EKG 72**). Für dessen Definition darf allerdings kein Rechtstyp oder überdrehter Rechtstyp vorliegen, wie im vorliegenden EKG.

Allgemein besitzt ein alleiniges Q in III nur eine geringe Spezifität bezüglich eines Hinterwandinfarkts. Die Spezifität erhöht sich durch ein gleichzeitiges Q in aVF, insbesondere aber durch ein Q in II. Das Q in aVF ist bezogen auf die nachfolgende R-Amplitude ausreichend tief, es fehlt aber ein Q in II, auch in Nehb D zeigt sich nur ein minimales Q.

Insgesamt lassen sich aus dem EKG nur vage Hinweise auf einen alten Hinterwandinfarkt ziehen, angiographisch war ein Infarkt ausgeschlossen worden.

? Wie beurteilen Sie die Kammerendteile?

Deszendierende ST-Streckenverläufe mit Übergang in negative T-Wellen in III sind ein Normbefund.

Die rechtspräkordialen Ableitungen weisen die für einen Rechtsschenkelblock typischen deutlichen ST-Streckensenkungen mit Übergang in präterminal negative T-Wellen auf. Diese Veränderungen sind diskreter auch in V3 zu erkennen, das als Übergangszone zu bezeichnen ist. In den linkslateralen Ableitungen sind die Kammerendteile unauffällig.

Die Abnahme der R-Amplituden in V5, V6 und Nehb D ist lagetypbedingt, der Hauptvektor ist nach rechts abgedreht.

Zusammenfassung

Sinusrhythmus, bifaszikulärer Block vom posterioren Typ (überdrehter Rechtstyp und Rechtsschenkelblock); grenzwertiger AV-Block 1. Grades; Vorhofleitstörung; unauffällige Kammerendteile.

I

II

III

aVR

aVL

aVF

D

A

J

EV.KRHS.WITTEN

V1

V2

V3

V4

V5

V6

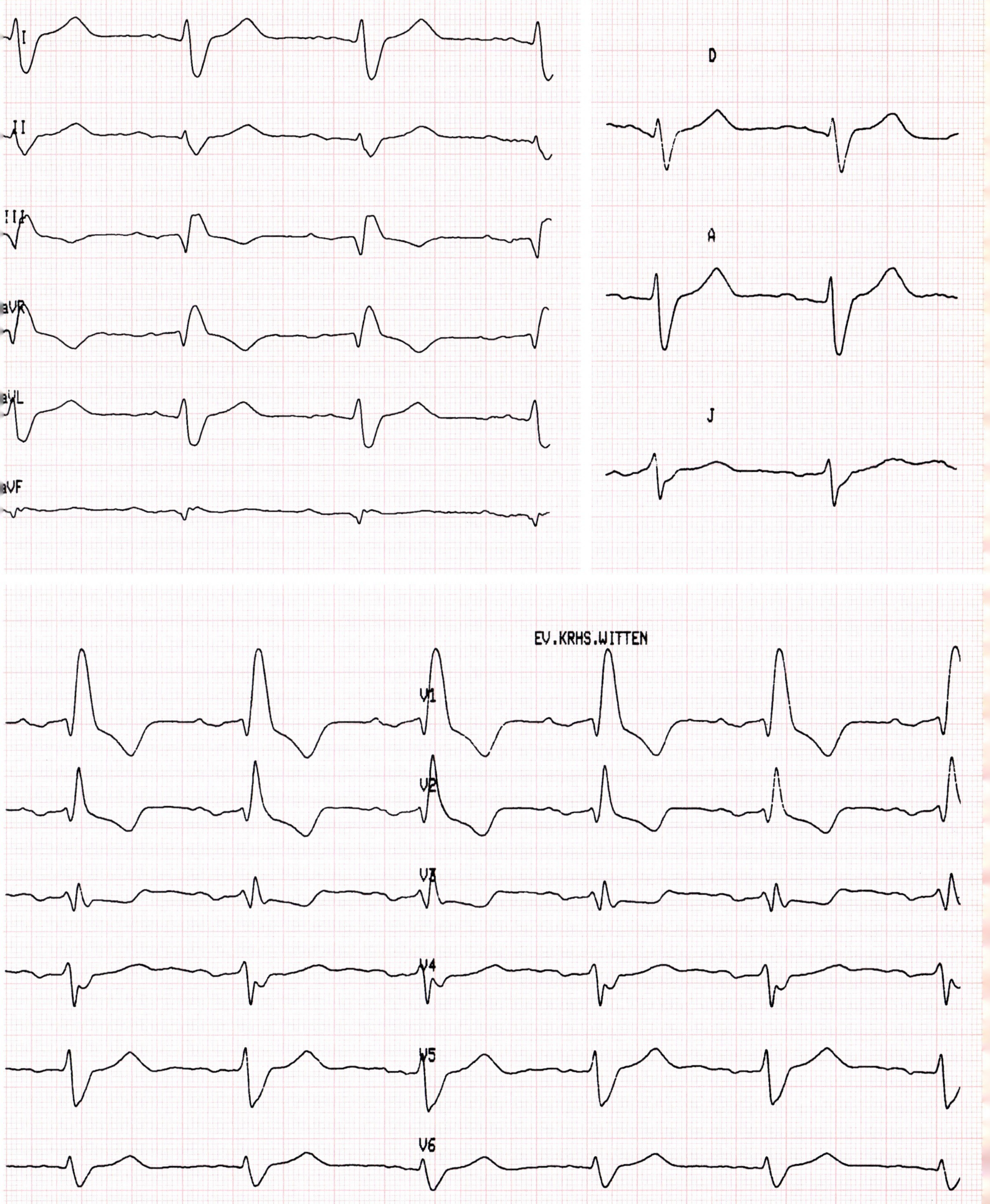

Klinik 40jährige Patientin; arterielle Hypertonie nicht bekannt. **EKG 52 A** ist das Aufnahme-EKG, das untere EKG (**EKG 52 B**) wurde 8 Tage nach Hysterektomie abgeleitet. Die Patientin war zu diesem Zeitpunkt beschwerdefrei.

Zusammenfassung

Elektrodenvertauschung in den Extremitäten-Ableitungen. Die Brustwandableitungen zeigen keine wesentliche Befunddifferenz im Vergleich zum Vor-EKG, wobei auch hier nicht identische Ableitpunkte gewählt wurden.

? **Wie beurteilen Sie das obere EKG (52 A)?**

Es liegt ein Sinusrhythmus vor, Frequenz 62/min, Linkstyp. Die P-Dauer beträgt 0,10 sec, die PQ-Dauer 0,15 sec.

? **Wie beurteilen Sie die Kammeranfangsgruppen und die Kammerendteile?**

In den Extremitätenableitungen unauffällige QRS-Komplexe. Aus S in V2 und R in V5 ergibt sich ein deutlich positiver Sokolow-Lyon-Index. Die Kammerendteile sind unauffällig. Insgesamt weist das EKG auf eine mögliche linksventrikuläre Hypertrophie hin, sonst unauffälliger Befund.

? **Wie beurteilen Sie im Vergleich dazu das untere EKG (52 B)? Welche Änderungen sind eingetreten? Was ist die Ursache?**

Der Sinusrhythmus ist unverändert, Frequenz 84/min. Im Gegensatz zum Vor-EKG zeigt sich jetzt ein Steiltyp; in I bestehen überwiegend positive Vektoren, das R in III überwiegt aber. Das P ist jetzt in III biphasisch.

? **Was hat sich an den QRS-Komplexen und den Kammerendteilen in den Brustwandableitungen geändert?**

Die QRS-Konfiguration ist weitgehend konstant, die R-Amplituden in V4 – V6 sind etwas niedriger. Die Kammerendteile sind unverändert normal.

? **Wie beurteilen Sie zusammengenommen die Änderungen in den Extremitäten- und Brustwandableitungen?**

Eine so deutliche Änderung des Lagetyps vom Links- zum Steiltyp wäre nur zu erklären durch eine hochakute Rechtsherzbelastung oder einen neuaufgetretenden linksposterioren Hemiblock. In beiden Fällen wären aber deutliche Veränderungen in den Brustwandableitungen zu erwarten. So zeigen sich bei einer hochakuten Rechtsbelastung eine ST-Hebung und T-Negativierung in den rechtspräkordialen Ableitungen und eine Linksverschiebung des R/S-Übergangs.

Zu der Möglichkeit eines linksposterioren Hemiblocks: Er tritt isoliert sehr selten auf. Zudem kommt es hier in der Regel zu einer Rechtsverschiebung des R/S-Übergangs.
Tatsächlich ist die scheinbare Änderung des Lagetyps Folge einer Elektrodenvertauschung. Auch die diskreten Unterschiede der R- und S-Amplituden in V4 – V6 sind durch den nicht identischen Ableitungspunkt bedingt.

Das EKG soll zeigen, daß bei einer Änderung des Lagetyps im Verlauf, die hier bei neu aufgetretenem SI-QIII-Typ auf eine akute Rechtsbelastung hinweisen würde, differentialdiagnostisch immer auch an eine Elektrodenvertauschung gedacht werden muß. Bei Diskrepanz von EKG und klinischem Befund sollte das EKG unmittelbar kontrolliert werden.

EKG 52 A + B

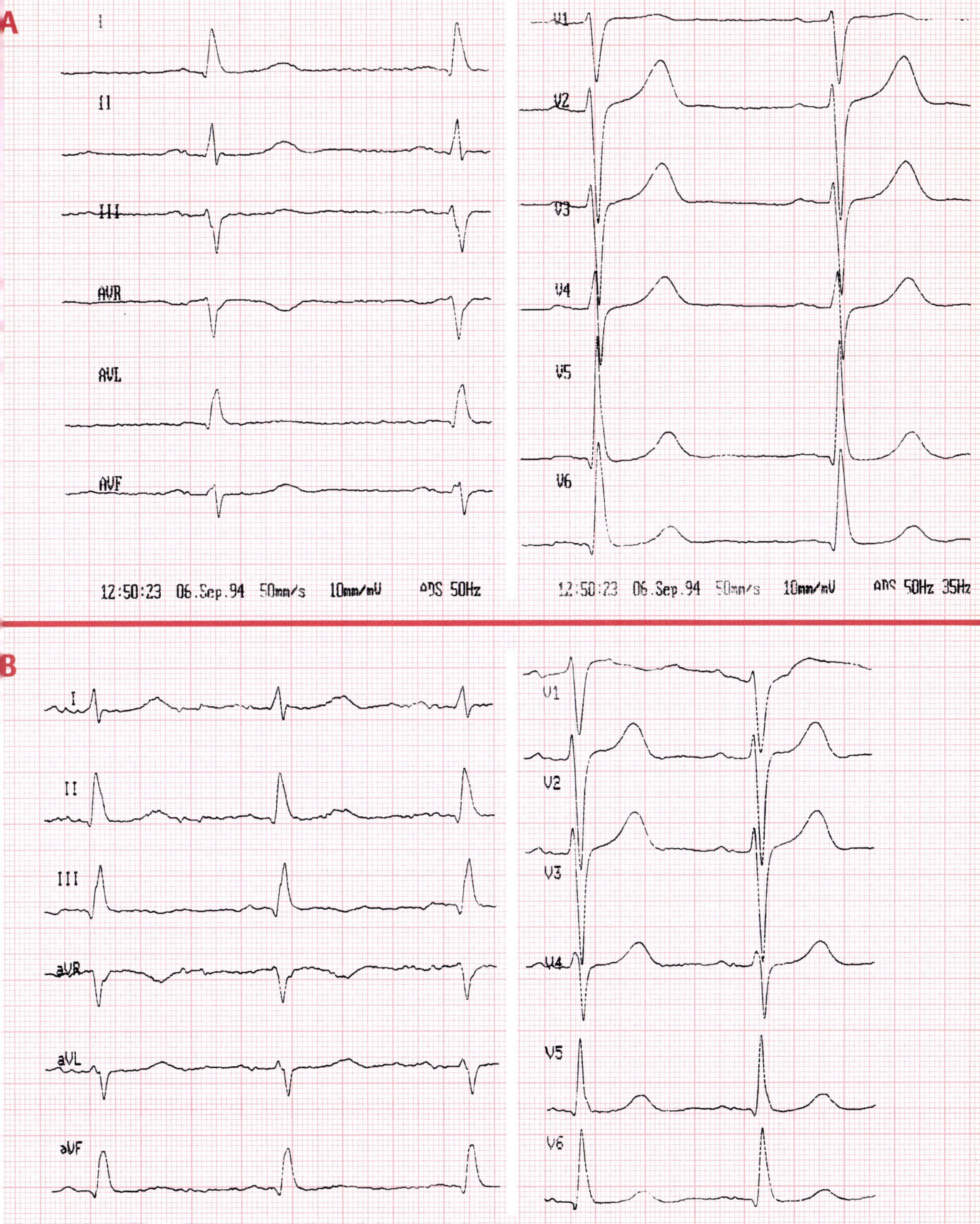

A
I
II
III
AVR
AVL
AVF
12:50:23 06.Sep.94 50mm/s 10mm/mV ADS 50Hz
V1
V2
V3
V4
V5
V6
12:50:23 06.Sep.94 50mm/s 10mm/mV ADS 50Hz 35Hz
B
I
II
III
aVR
aVL
aVF
V1
V2
V3
V4
V5
V6

Klinik 32jährige Patientin, Nikotinkonsum, orale Kontrazeptiva; kurze Zeit vor der stationären Aufnahme starke thorakale Schmerzen, dann Blutdruckabfall; Intubation und Beatmung; fremdanamnestisch angeblich periphere arterielle Verschlußkrankheit; zum Zeitpunkt der EKG-Ableitung schwerer kardiogener Schock mit systolischen Blutdruckwerten um 50 mmHg trotz Katecholamin-Gabe.

? **EKG-Beurteilung? Wie beurteilen Sie den Rhythmus?**

In den Extremitätenableitungen ist der Rhythmus schwer zu erkennen. Die Kammeraktionen sind mit einer Frequenz von 123/min tachykard und regelmäßig. Es fallen hier die spitzen T-Wellen in I bis III und aVF auf. Unter Berücksichtigung der anderen Ableitungen bestätigt sich hier die Kombination von P- und T-Wellen, so daß in den Extremitätenableitungen eine Sinustachykardie mit deutlichem AV-Block 1. Grades vorliegt.

Die beiden unteren EKG-Streifen wurden 2 – 3 Minuten später registriert. Die P-Wellen sind besser zu erkennen, Frequenz um 100/min.
Nehmen wir in dem untersten EKG-Streifen die 1. Zweiergruppe von Kammeraktionen, so hat die 1. Aktion eine PQ-Zeit von 0,24 sec. Vor der 2. Kammeraktion ist PQ 0,30 sec, die 3. Vorhofaktion wird nicht übergeleitet, und bei der 4. Aktion fängt der Zyklus wieder von vorne an. Es handelt sich um einen AV-Block 2. Grades mit einer 3:2-Überleitung. 3:2-Überleitung bedeutet hier, daß 3 Vorhofaktionen zu 2 übergeleiteten Kammerkomplexen führen. Da die PQ-Dauer sich vor der Überleitungsblockierung zunehmend verlängert, liegt ein Typ I oder ein sog. Wenckebach-Typ des AV-Blocks 2. Grades vor.
Wir werden bei den bradykarden Rhythmusstörungen die Beurteilung und Charakterisierung der AV-Blockierungen noch eingehend besprechen.

? **Welcher Lagetyp liegt vor? Wie beurteilen Sie die Kammeranfangsgruppen?**

In I überwiegen die negativen Vektoren, R in II und III sind annähernd gleich hoch; auch das S in aVR entspricht dem in aVL. Daher weist der Hauptvektor nahezu senkrecht nach unten, und es liegt ein Steiltyp vor mit Tendenz zum Rechtstyp.
Die QRS-Dauer beträgt 0,10 sec. Die QRS-Gesamtamplitude in V1 – V4 ist etwas niedrig, in V1 bestehen (unauffällige) QS-Komplexe, die R-Amplitudenentwicklung in V2 und V3 erscheint etwas verzögert, ist aber nicht pathologisch. Zusammengefaßt ergeben die Kammeranfangsgruppen keinen eindeutigen Hinweis auf einen frischen Q-Infarkt.

? **Wie beurteilen Sie die Kammerendteile?**

Auffällig sind deutliche ST-Streckenhebungen in aVR, V1 und V2, diskret auch in III (insbesondere im unteren Streifen). In aVR, V1 und V2 gehen die ST-Streckenhebungen in terminal negative T-Wellen über. Spiegelbildlich zeigen sich ausgeprägte ST-Streckensenkungen mit Übergang in präterminal negative T-Wellen in I, V4 – V6 sowie Nehb D und A.
Insgesamt ergeben sich die Befunde eines hochakuten Cor pulmonale bei fulminanter Lungenembolie. Typisch dafür ist der Lagetyp, der dafür linksverschobene R/S-Übergang zwischen V4 und V5, insbesondere aber die angehobenen ST-Streckenverläufe mit Übergang in terminal negative T-Wellen in den rechtspräkordialen Ableitungen. Der intermittierende AV-Block 2. Grades wird bei der Lungenembolie sonst nicht

beschrieben und dürfte im vorliegen Fall Folge der globalen kardialen Ischämie bei kardiogenem Schock mit zunächst therapierefraktärer arterieller Hypotonie sein.

Zusammenfassung

Sinustachykardie, intermittierender AV-Block 2. Grades Typ Wenckebach, phasenweise 3:2-Überleitung; Steiltyp, Tendenz zum Rechtstyp; dafür linksverschobener R/S-Übergang zwischen V4 und V5. Deutliche Kammerendteilveränderungen, die in Zusammenhang mit Lagetyp und Klinik auf ein akutes Cor pulmonale hinweisen.

Klinischer Verlauf: Klinisch und echokardiographisch Bestätigung einer fulminanten Lungenembolie. Unter Lysetherapie (dabei zeitweise Herzdruckmassage!) zunehmende Öffnung der Lungenstrombahn, in der späteren Lungenperfusionsszintigraphie nur noch begrenzter Perfusionsausfall.

Akutes Cor pulmonale (Lungenembolie)

Die partielle Verlegung der Lungenstrombahn durch eine große Lungenembolie führt zu einer akuten Druckbelastung und damit Dilatation des rechten Ventrikels; eine Gasaustauschstörung kann eine Ischämie zur Folge haben. Durch die rechtsventrikuläre Dilatation dreht der Lagetyp oft im Uhrzeigersinn. Die Herzlängsachse – von der Herzspitze her betrachtet – rotiert ebenfalls im Uhrzeigersinn, und der linke Ventrikel wird weiter nach hinten und links abgedrängt.

Folgende EKG-Zeichen können bei einem akuten Cor pulmonale auftreten:
- SI-QIII-Typ durch die Drehung der Längsachse, gekennzeichnet durch ein deutliches S in I und Q in III. Im Unterschied zum Hinterwandinfarkt fehlt ein Q in II.
- Drehung des Lagetyps im Uhrzeigersinn, z. B. vom Norm- zum Steiltyp. In seltenen Fällen kann sich auch ein Sagittaltyp ausbilden (SI- SII- SIII-Typ).
- Passagerer inkompletter oder kompletter Rechtsschenkelblock.
- Linksverschiebung des R/S-Übergangs durch die Abdrängung des linken Ventrikels nach hinten und links.
- Auffällige Veränderungen der Kammerendteile mit ST-Hebung und terminal negativem T in III und V1 – V3, hier auch gelegentlich mit TU-Verschmelzungswellen.

Die genannten EKG-Zeichen sind im Zusammenhang mit einer entsprechenden Klinik einer akuten Rechtsherzbelastung zwar sehr spezifisch (insbesondere wenn Vor-EKGs zum Vergleich vorliegen), aber ihre Sensitivität ist ausgesprochen schlecht. Nur 15 – 25 % der Patienten mit nachgewiesener Lungenembolie zeigen entsprechende EKG-Veränderungen. Zudem sind die meisten EKG-Zeichen einer akuten Rechtsherzbelastung sehr flüchtig und nur in den ersten Stunden oder Tagen zu dokumentieren. Bei chronischer Druckbelastung der rechten Herzhälfte können sich natürlich EKG-Kriterien einer rechtsventrikulären Hypertrophie und eines P pulmonale ausbilden.

Oft ist die vorübergehende Natur der EKG-Veränderungen der sensitivste Hinweis auf eine abgelaufene Lungenembolie, so daß mehrfache EKG-Kontrollen bei Verdacht auf eine akute Rechtsbelastung zu empfehlen sind.

Eine akute Lungenembolie kann häufig Arrhythmien auslösen; im Vordergrund stehen Sinustachykardien, gelegentlich ein Vorhofflimmern oder Vorhofflattern. Ventrikuläre Arrhythmien sind seltener und treten im Rahmen der Ischämie insbesondere bei kardialer Vorschädigung auf.

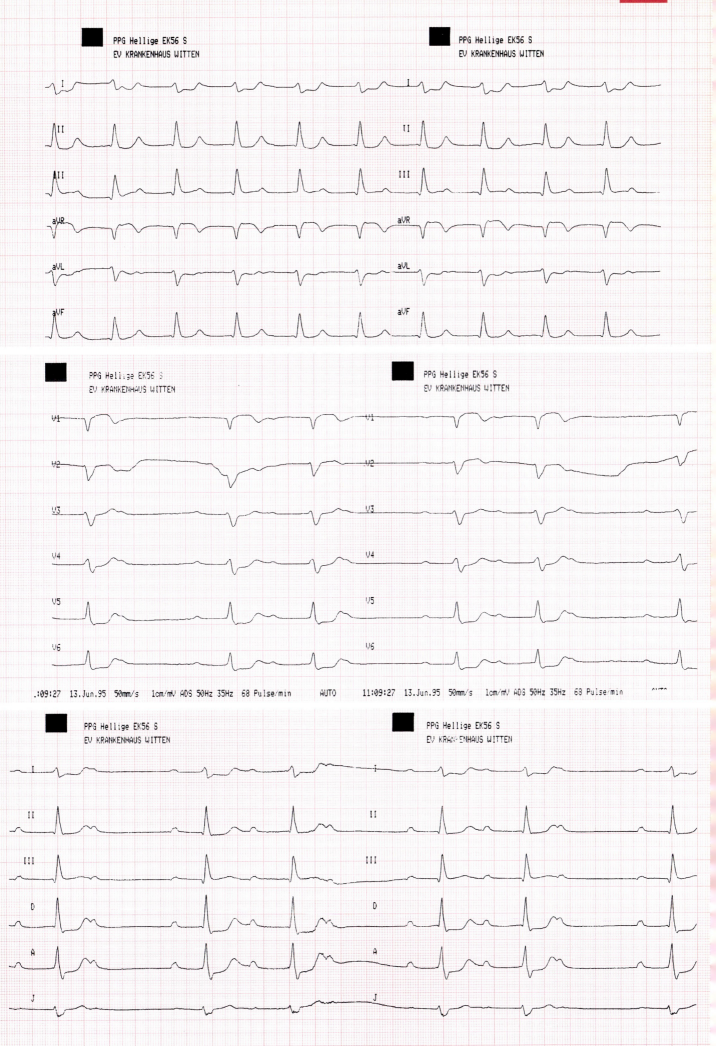

PPG Hellige EK56 S
EV KRANKENHAUS WITTEN

.:09:27 13.Jun.95 50mm/s   1cm/mV ADS 50Hz 35Hz 68 Pulse/min   AUTO   11:09:27 13.Jun.95 50mm/s   1cm/mV ADS 50Hz 35Hz 68 Pulse/min

Klinik **EKG 54 A** zeigt von derselben Patientin wie in **EKG 53** eine EKG-Registrierung 17 Monate vor der Lungenembolie, **EKG 54 B** eine Verlaufskontrolle 7 Tage nach der Lungenembolie.

? **Wie beurteilen Sie zunächst EKG 54 A?**

Es besteht ein Sinusrhythmus, Frequenz 90/min, Steiltyp. Die P-Wellen sind unauffällig. Schon zum damaligen Zeitpunkt bestand ein SI-QIII-Typ ohne klinischen Hinweis auf abgelaufene Lungenembolien. Der Befund eines SI-QIII-Types ist wenig spezifisch für eine akute Rechtsherzbelastung, es sei denn, daß er bei entsprechender Symptomatik neu auftritt.

? **Wie beurteilen Sie die Kammerkomplexe?**

Die QRS-Dauer beträgt 0,09 sec. Das Q in den inferioren Ableitungen II, III, aVF und in Nehb D erfüllt nicht die Kriterien eines Pardee-Q; die zu kleinen Amplituden und die maximale Zeitdauer von nur 0,02 sec sprechen dagegen.
Bei den Kammerendteilen fällt ein diskret angehobener ST-Streckenabgang mit aszendierendem Verlauf und Übergang in positive T-Wellen in den inferioren und linkslateralen Ableitungen auf, was als funktioneller Befund zu werten ist.

Zusammenfassung

Sinusrhythmus, Steiltyp; unauffällige Kammeranfangsgruppen, leichte vegetative Veränderungen der Kammerendteile.

Bemerkungen: Das **EKG 53** zeigt bei fulminanter Lungenembolie eine nur ganz diskrete Rechtsdrehung der Hauptachse in den Extremitätenableitungen. Auch der R/S-Übergang ist nur von V3 / 4 zu V4 / 5 verschoben. Am auffälligsten sind die neu aufgetretenen, nach oben konvexbogigen ST-Streckenhebungen in den rechtspräkordialen Ableitungen.

EKG 54 B wurde registriert, als die Patientin völlig beschwerdefrei war. Klinisch bestanden keine Zeichen einer persistierenden Rechtsbelastung.

? **EKG-Beurteilung?**

Es liegt ein Sinusrhythmus vor, Frequenz 83/min, Steiltyp. Im Vergleich zum EKG vor Lungenembolie bestehen nur minimale Veränderungen, wie z. B. das jetzt überwiegende S in V4, wobei es sich allein um ableitungsbedingte Veränderungen handeln kann. Insgesamt ist dem EKG die zwischenzeitlich ausgeprägte Lungenembolie mit vorübergehendem kardiogenen Schock nicht anzusehen.

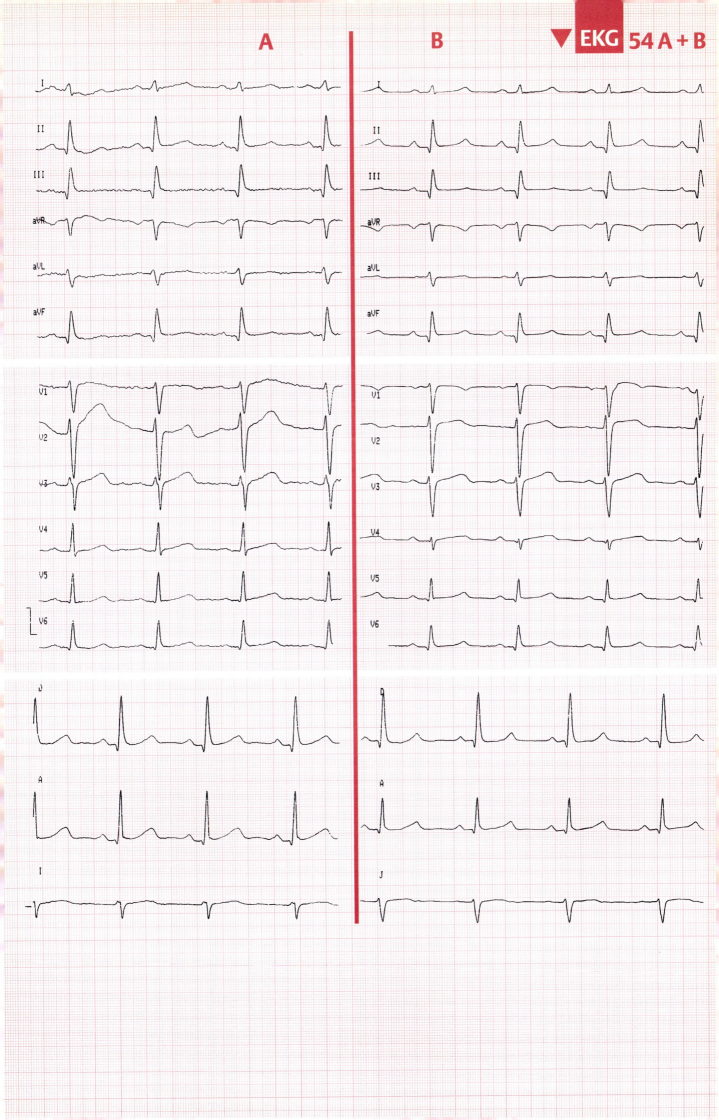

Klinik 59jährige Patientin, Zustand nach Cholezystektomie vor 5 Jahren, rezidivierende Lungenembolien sind bekannt, mäßige Ruhedyspnoe; die Blutgas-
analyse offenbart eine globale respiratorische Insuffizienz.

? EKG-Beurteilung? Wie beurteilen Sie den Rhythmus?

Es besteht Sinustachykardie, Frequenz 140/min. Die P-Wellen
zeigen in II, III und aVF Amplituden von bis zu 0,5 mV und sind
zudem erhöht in V4 – V6. Zur Beurteilung des Lagetyps ist in I
der negative Vektor leicht überwiegend, die R-Amplitude in II
und III annähernd gleich hoch, so daß der Vektor nahezu
senkrecht steht. Es liegt somit ein Steiltyp vor. Die sehr hohen
P-Wellen sind bei diesem Ausmaß nicht Folge einer Sympathikotonie, sondern als P dextroatriale einzuordnen. Die P-
Dauer beträgt 0,1 sec. PQ ist mit 0,16 sec frequenzbezogen
grenzwertig lang.

? Wie beurteilen Sie die Kammeranfangsgruppen?

Die QRS-Dauer beträgt 0,09 sec. Das EKG ist in den rechtspräkordialen Ableitungen artefaktüberlagert. Dennoch ist bei
Durchsicht aller Kammeraktionen in V1 ein r'-Anteil zu erkennen, somit besteht eine diskrete Verzögerung der rechtsventrikulären Erregungsausbreitung. Der R/S-Übergang ist linksverschoben zwischen V5 und V6 und weist bei dem Steiltyp
ebenfalls auf eine Rechtsbelastung hin. Der Sokolow-Lyon-
Index einer rechts-ventrikulären Hypertrophie ist hier negativ
(minimales R in V1, S in V5 0,8 mV).

? Was fällt an den Kammerendteilen auf?

Die ST-Strecken sind in den inferioren Ableitungen annähernd muldenförmig gesenkt mit Übergang in präterminal
negative T-Wellen. Die übrigen Kammerendteile sind nicht
auffällig. Dieser Befund ist für sich nicht typisch für eine chronische rechtsventrikuläre Belastung und möglicherweise Folge der Tachykardie. Prinzipiell kann allein anhand des EKGs
eine inferiore Ischämie nicht ausgeschlossen werden.

Zusammenfassung

Sinustachykardie, P dextroatriale, Steiltyp, ganz diskrete
Verzögerung der rechtsventrikulären Erregungsausbreitung und linksverschobener R/S-Übergang als Hinweis
auf eine Rechtsherzbelastung; die ST-Streckensenkungen
in den inferioren Ableitungen sind ätiologisch nicht eindeutig zuzuordnen.

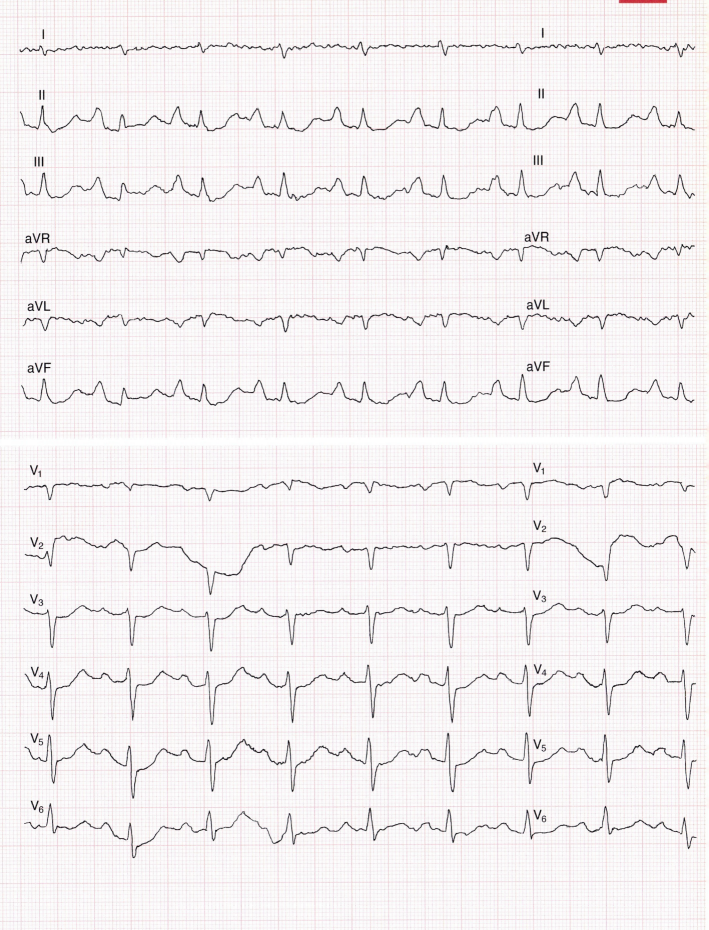

Klinik 70jährige Patientin, keine kardiale Anamnese; bei Beschwerdefreiheit im 1. EKG vom 14.07.1995 (**EKG 56 A**) klagte die Patientin vor dem 2. EKG am 18.07.1995 (**EKG 56 B**) über 20 Minuten lang anhaltende retrosternale und linksthorakale Schmerzen; Beschwerdefreiheit bei dem letzten Kontroll-EKG vom 25.07.1995 (**EKG 56 C**).

? **Wie beurteilen Sie das EKG 56 A (oben)?**

Es besteht ein Sinusrhythmus, Frequenz 107/min, Linkstyp (überwiegend negativer Vektor in III; kleiner, aber überwiegend positiver Vektor in II). Die P-Dauer beträgt 0,10 sec, die PQ-Dauer 0,18 sec, so daß – bezogen auf die tachykarde Grundfrequenz – ein AV-Block 1. Grades vorliegt.

? **Was fällt an den Kammeranfangsgruppen und den Kammerendteilen auf?**

Die QRS-Dauer beträgt 0,10 sec. Das tiefe S in V2 und V3 weist mit geringer Spezifität auf eine mögliche linksventrikuläre Hypertrophie hin. Linksverschobener R/S-Übergang in V6. Die R-Progression ist in V1 – V4 etwas verzögert, bedingt durch den Lagetyp und den linksverschobenen R/S-Übergang, und ist nicht hinweisend auf einen abgelaufenen Vorderwandinfarkt.

Die QT-Dauer ist mit 0,33 sec leicht verlängert, entsprechend einer relativen QT-Dauer von 110 %.
In den Extremitätenableitungen fällt eine diskrete ST-Streckenhebung in III mit Übergang in terminal negative T-Wellen auf; in aVF sieht man minimal angehobene ST-Streckenverläufe mit Übergang in isoelektrische T-Wellen. Ohne Q in den inferioren Ableitungen ist dieser Befund bei fehlender Klinik ohne pathologische Bedeutung.
In den Brustwandableitungen regelrechte Kammerendteile.

Zusammenfassung

Sinustachykardie, Linkstyp, AV-Block 1. Grades; Zeichen einer möglichen linksventrikulären Hypertrophie; unauffällige Kammerendteile.

? **Wie beurteilen Sie das EKG 56 B (Mitte)? Welche Veränderungen sind eingetreten?**

Es besteht ein Sinusrhythmus, Frequenz 87/min, Linkstyp. Die PQ-Dauer beträgt 0,20 sec bei etwas niedrigerer Herzfrequenz; weiterhin grenzwertiger AV-Block 1. Grades.
Die Kammeranfangsgruppen sind in den Extremitätenableitungen nahezu unverändert, in den Brustwandableitungen hat die Tiefe von S in V2 und V3 etwas abgenommen, dafür die R-Amplitude in V3 – V6 zugenommen. Die Veränderungen sind ableitungsbedingt.
Zu beachten sind die Veränderungen der Kammerendteile. Die ST-Strecken in I, II und aVL verlaufen nach oben konvexbogig mit Übergang in präterminal negative T-Wellen, in V5 und V6 sind die T-Wellen fast gleichschenklig terminal negativ. Als spiegelbildliche Veränderungen sind die ST- und T-Hebungen in III, aVF leicht verstärkt, ebenso in V1 – V4.

? **Wie ordnen Sie diesen Befund ein?**

Im vorliegenden Fall zeigen die Ableitungen I, aVL, V5 und V6 ST-T-Negativierungen (Nehb D ist hier nicht mitabgeleitet), so daß von einer anterolateralen Ischämie auszugehen ist. Bei der verstärkten ST-Streckenhebung in III und aVF handelt es sich um spiegelbildliche Veränderungen, nicht um die primäre Ischämielokalisation. Wären III und aVL die primären Ischämielokalisationen, so wäre in V1 – V3 eine spiegelbildliche ST-Senkung zu erwarten und nicht eine ST-Hebung wie im vorliegenden EKG.

Zusammenfassung

Sinusrhythmus, Linkstyp, AV-Block 1. Grades; leichte ableitungsbedingte Veränderungen der Kammeranfangsgruppe in den Brustwandableitungen; neu aufgetretene Veränderungen der Kammerendteile in den anterolateralen Ableitungen, hochgradiger Verdacht auf eine Ischämie.

? **Wie beurteilen Sie das EKG 56 C (unten) im Vergleich zu EKG 56 A und B?**

Es besteht ein Sinusrhythmus, Frequenz 99/min, Linkstyp. Die PQ-Dauer beträgt 0,19 sec.
Keine signifikante Änderung der Kammeranfangsgruppen. Unter Berücksichtigung der etwas differenten Elektrodenposition im Vergleich zum 1. EKG sind die Kammerendteile wieder normalisiert, keine Zeichen eines abgelaufenen Q- oder Non-Q-Infarkts.

Bemerkungen: Passagere Veränderungen der Kammerendteile sind hochverdächtig auf Ischämien, wenn sie von einer entsprechenden Klinik begleitet sind. Normalisieren sich in den kurz hintereinander geschriebenen EKGs Kammerendteilveränderungen wieder, so sollte das kein Grund zur Beruhigung sein, da es sich um den Befund einer instabilen Angina pectoris handelt, falls diese Veränderungen in Ruhe auftreten.

Myokardischämie
Elektrophysiologische Grundlagen, Lokalisationsdiagnostik

Die Diagnostik myokardialer Ischämien ist eine Domäne des EKGs. Dennoch weist das Aufnahme-EKG nur ca. 50 % der Myokardinfarkte eindeutig nach, in 40 % der Fälle finden sich unspezifische Veränderungen und in 10 % ist das EKG normal. Die Sensitivität erhöht sich bei mehrfachen EKG-Kontrollen auf über 95 %.

Elektrophysiologie der Myokardischämie: Bei einem experimentellen Verschluß einer Koronararterie bildet sich innerhalb von Sekunden über dem ischämischen Areal eine negative T-Welle aus, schon nach 60 – 90 sec folgt dann die maximale ST-Hebung mit Übergang in ein hochpositives T.

Bei der klinischen Myokardischämie ist das EKG-Bild des initialen Stadiums aufgrund von Kollateralen, subtotalen oder intermittierenden Verschlüssen der Koronararterie viel bunter (Abb. 44). Das Verhalten von ST-T hängt ganz wesentlich davon ab, ob die Ischämie ihren Schwerpunkt subendokardial, subepikardial oder transmural hat; zudem wird die Form der Kammerendteile davon beeinflußt, ob durch die Ischämie mehr die Aktionspotentialdauer verkürzt oder die

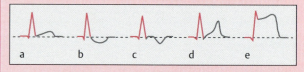

Abb. 44 Kammerendteilveränderungen bei frischer Myokardischämie.

Fortsetzung S. 146 ▶

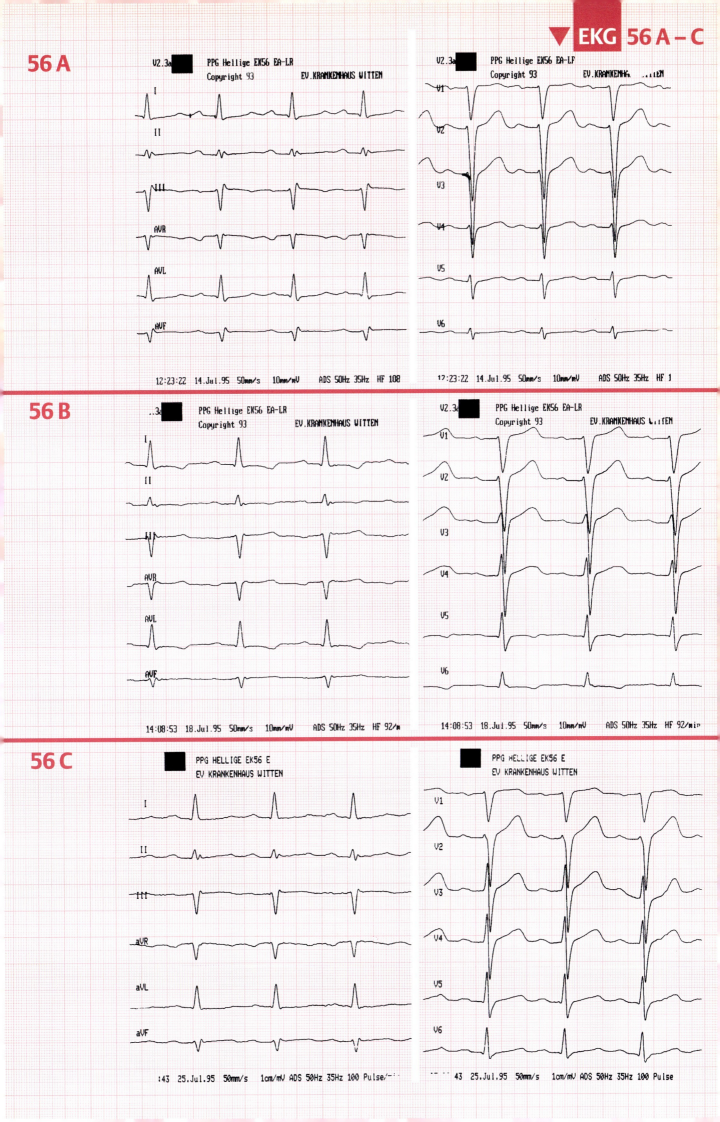

56 A

V2.3a ■ PPG Hellige EK56 EA-LR
Copyright 93   EV.KRANKENHAUS WITTEN

I

II

III

AVR

AVL

AVF

12:23:22 14.Jul.95 50mm/s   10mm/mV   ADS 50Hz 35Hz HF 108

V2.3a ■ PPG Hellige EK56 EA-LF
Copyright 93   EV.KRANKENHA..WITTEN

V1

V2

V3

V4

V5

V6

12:23:22 14.Jul.95 50mm/s   10mm/mV   ADS 50Hz 35Hz HF 1

56 B

..3a ■ PPG Hellige EK56 EA-LR
Copyright 93   EV.KRANKENHAUS WITTEN

I

II

III

AVR

AVL

AVF

14:08:53 18.Jul.95 50mm/s   10mm/mV   ADS 50Hz 35Hz HF 92/m

V2.3a ■ PPG Hellige EK56 EA-LR
Copyright 93   EV.KRANKENHAUS WITTEN

V1

V2

V3

V4

V5

V6

14:08:53 18.Jul.95 50mm/s   10mm/mV   ADS 50Hz 35Hz HF 92/min

56 C

■ PPG HELLIGE EK56 E
EV KRANKENHAUS WITTEN

I

II

III

aVR

aVL

aVF

:43 25.Jul.95 50mm/s   1cm/mV ADS 50Hz 35Hz 100 Pulse/-

■ PPG HELLIGE EK56 E
EV KRANKENHAUS WITTEN

V1

V2

V3

V4

V5

V6

43 25.Jul.95 50mm/s   1cm/mV ADS 50Hz 35Hz 100 Pulse

Repolarisationsdauer verlängert wird. Das Zusammenwirken dieser verschiedenen Einflüsse erklärt, warum beim gleichen Patienten die Veränderungen der Kammerendteile abhängig von der Schwere der Ischämie variieren können.

Verletzungsstrom: Die Ähnlichkeit einer ausgeprägten ST-Hebung bei Myokardischämie mit einem monophasischen Aktionspotential führte für dieses EKG-Bild zu dem Terminus „monophasische Deformierung". Verantwortlich für die ST-Hebung ist ein sog. diastolischer Verletzungsstrom durch ein permanentes Potentialgefälle vom ungeschädigten zum geschädigten Myokardareal. Es resultiert eine Absenkung des Nullniveaus in der Diastole (der T-P-Strecke), die von den normalen EKG-Geräten ausgeglichen wird. Bei vollständiger Depolarisation ist die ST-Strecke nur scheinbar angehoben (Abb. **45**). Die im Verlauf abnehmende ST-Hebung ist Folge eines geringeren und schließlich versiegenden Verletzungsstroms.

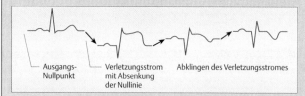

Ausgangs-Nullpunkt — Verletzungsstrom mit Absenkung der Nullinie — Abklingen des Verletzungsstromes

Abb. **45** Schema der EKG-Veränderungen durch den Verletzungsstrom bei frischer Ischämie.

Direkte und indirekte Ischämiezeichen: Solange nur Veränderungen der Kammerendteile im Rahmen einer Minderperfusion nachzuweisen sind, kann es sich um reversible Ischämien ohne Zelluntergang (Infarzierung) handeln. Entscheidendes Kriterium einer Nekrose ist ein neu entstehendes oder zunehmendes Q, meist bei gleichzeitiger R-Reduktion in der gleichen Ableitung. Der zentrale nekrotische Bezirk eines Myokardinfarkts ist elektrisch stumm, die abgestorbenen Myozyten bilden keine Aktionspotentiale. Die dem nekrotischen Gebiet entsprechenden QRS-Vektoren fallen aus, so daß die Vektoren der gegenüberliegenden intakten Kammerwand überwiegen. Hierdurch wird die Vektorschleife bei größeren Infarkten von der Infarktzone weggelenkt.

Abb. **46** zeigt schematisch die EKG-Veränderungen, die über der Nekrosezone, der Randzone und den gegenüberliegenden Myokardarealen abgeleitet werden können. Die direkten Infarkt- und Ischämiezeichen werden über dem minderperfundierten Areal abgeleitet, die indirekten Zeichen über dem gegenüberliegenden unbeschädigten Myokard.

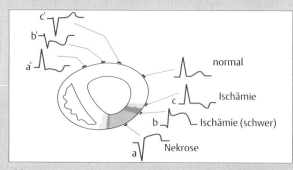

normal

Ischämie

Ischämie (schwer)

Nekrose

Abb. **46** Gegenüberstellung der direkten und indirekten Infarktzeichen.

Direkte Infarktzeichen sind:

1) Über der Nekrosezone ein neu aufgetretenes oder vertieftes und verbreitertes Q mit Verminderung oder Verlust der R-Amplitude; abhängig vom Ausmaß der Nekrose resultiert ein qR-, QR-, Qr- oder ein QS-Komplex;

2) eine ST-Hebung in der Nekrose- und Randzone, solange ein diastolischer Verletzungsstrom fließt;

3) ST-Senkungen und/oder T-Negativierungen über umgebenden Myokardarealen.

Dementsprechend sind **indirekte Infarktzeichen** zu 1) auffällige R-Amplituden, zu 2) ST-Senkungen und zu 3) ST-Hebungen mit Übergang in eventuell hoch positive T-Wellen (Abb. **46**). Vektoren, die in 90 %-Stellung zur Ischämiezone liegen, bleiben unbeeinflußt.

Während beim Vorderwandinfarkt die direkten Infarktzeichen mit dem direkten Abgriff über den Brustwandableitungen diagnostisch wegweisend sind, ist das Verständnis von direkten und indirekten Infarktzeichen bei inferioren, posterioren und posterolateralen Myokardinfarkten sehr wichtig. Insbesondere wenn routinemäßig keine posterioren Ableitungen (Nehb D, V8, V9) abgeleitet werden, sind bei posterioren Infarkten auffällig hohe R-Amplituden in V1 und V2 mit und ohne Veränderungen der Kammerendteile gelegentlich der einzige Hinweis auf einen Myokardinfarkt. Im folgenden wird das Verteilungsmuster der direkten und indirekten Infarktzeichen zur Bestimmung der Infarktlokalisation erläutert.

Koronarmorphologie und Infarktlokalisation: In ca. 70 % der Fälle liegt ein ausgeglichener koronarer Versorgungstyp vor (Abb. **47**). Hierbei teilen sich die rechte Herzkranzarterie und der Ramus circumflexus die Versorgung posteriorer Myokardanteile, wobei die rechte Herzkranzarterie noch das hintere Drittel des intraventrikulären Septums und der Ramus

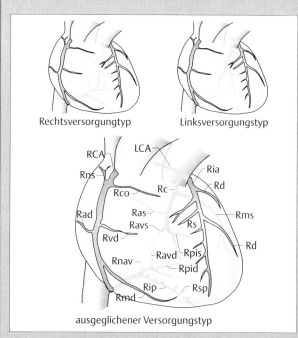

Rechtsversorgungstyp   Linksversorgungstyp

ausgeglichener Versorgungstyp

Abb. **47** Koronare Versorgungstypen
Abbkürzungen:

LCA	= Hauptstamm der linken Herzkranzarterie
RIA	= Ramus interventricularis anterior
RC	= Ramus circumflexus
RCA	= Rechte Herzkranzarterie
RD	= Ramus diagonalis
RS	= Ramus septalis
RMS	= Ramus marginalis
RAS	= Ramus atrialis sinister
RAVS	= Ramus atrioventricularis sinister
RNS	= Sinusknotenarterie
RCO	= Conusast
RVD	= Ramus ventricularis dexter
RAD	= Ramus atrialis dexter
RMD	= Ramus marginalis dexter
RIP	= Ramus interventricularis posterior
RAVD	= Ramus atrioventricularis dexter
RNAV	= AV-Knotenarterie
RPLD	= Ramus posterlateralis dexter
RPLS	= Ramus posterolateralis sinister

Fortsetzung S. 148 ▶

56 A

V2.3a   PPG Hellige EK56 EA-LR
Copyright 93   EV.KRANKENHAUS WITTEN

I

II

III

AVR

AVL

AVF

12:23:22 14.Jul.95 50mm/s 10mm/mV   ADS 50Hz 35Hz HF 108

V2.3a   PPG Hellige EK56 EA-LF
Copyright 93   EV.KRANKENHA. ...ITEN

V1

V2

V3

V4

V5

V6

12:23:22 14.Jul.95 50mm/s 10mm/mV   ADS 50Hz 35Hz HF 1

56 B

..3a   PPG Hellige EK56 EA-LR
Copyright 93   EV.KRANKENHAUS WITTEN

I

II

III

AVR

AVL

AVF

14:08:53 18.Jul.95 50mm/s 10mm/mV   ADS 50Hz 35Hz HF 92/m

V2.3a   PPG Hellige EK56 EA-LR
Copyright 93   EV.KRANKENHA. L..ifEN

V1

V2

V3

V4

V5

V6

14:08:53 18.Jul.95 50mm/s 10mm/mV   ADS 50Hz 35Hz HF 92/min

56 C

PPG HELLIGE EK56 E
EV KRANKENHAUS WITTEN

I

II

III

aVR

aVL

aVF

:43 25.Jul.95 50mm/s 1cm/mV ADS 50Hz 35Hz 100 Pulse/

PPG HELLIGE EK56 E
EV KRANKENHAUS WITTEN

V1

V2

V3

V4

V5

V6

.. 43 25.Jul.95 50mm/s 1cm/mV ADS 50Hz 35Hz 100 Pulse

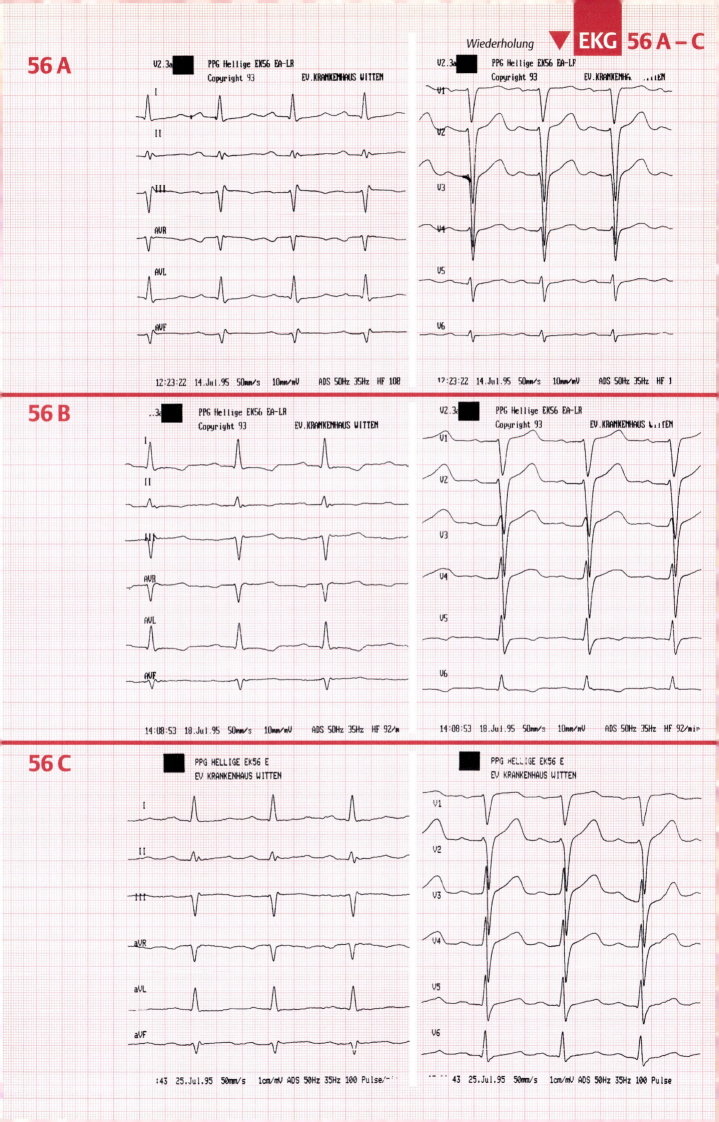

circumflexus posterolaterale Anteile des linken Ventrikels versorgen. Beim Rechtsversorgungstyp werden große Teile der posterioren von der großen rechten Herzkranzarterie versorgt; der Ramus circumflexus ist klein und auf die Versorgung höhersitzender posterolateraler Areale beschränkt. Beim Linksversorgungstyp wird nahezu die gesamte posteriore Wand vom Ramus circumflexus der linken Herzkranzarterie perfundiert, einschließlich des hinteren Drittels des interventrikulären Septums. Die rechte Herzkranzarterie ist hier als kleines Gefäß auf die Versorgung von Anteilen des rechten Ventrikels beschränkt.

Der Ramus interventricularis anterior (RIVA) versorgt als große Koronararterie die vorderen zwei Drittel des Kammerseptums, paraseptale Anteile des rechten Ventrikels und die vordere freie Wand des linken Ventrikels. Er zieht nicht selten um die Herzspitze herum bis zum Sulcus interventricularis posterior.

Die Infarktlokalisation hängt vom Ort des Gefäßverschlusses ab, die Infarktgröße zusätzlich von einer eventuellen kollateralen Versorgung des Ischämieareals und einer Restperfusion bei subtotalem Verschluß.

Die Abb. 48-50 zeigen schematisch die Ischämiezonen bei unterschiedlicher Verschlußlokalisation. Dargestellt ist das typische Verteilungsmuster der direkten und indirekten Infarktzeichen in den 12 Standardableitungen, ergänzt durch die Nehb-Ableitungen.

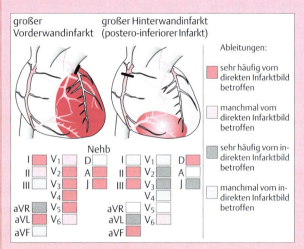

Abb. **48** Direkte und indirekte Infarktzeichen bei großem Vorder- und großem Hinterwandinfarkt.

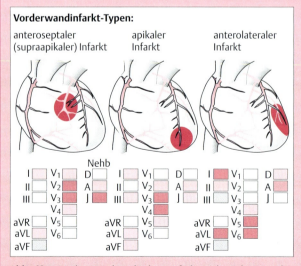

Abb. **49** Direkte und indirekte Infarktzeichen bei Vorderwandinfarkttypen.

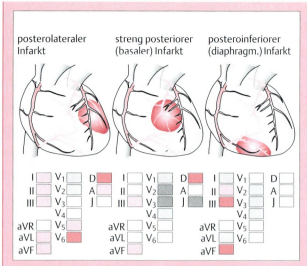

Abb. **50** Direkte und indirekte Infarktzeichen bei Hinterwandinfarkttypen.

Zusammengefaßt sind für die verschiedenen Infarktlokalisationen folgende Veränderungen typisch:

Großer Vorderwandinfarkt (Abb. **48** links): einfache Diagnose durch direkte Infarktzeichen in den meisten Brustwandableitungen.

Großer Hinterwandinfarkt (Abb. **48** rechts): einfache Diagnose durch direkte Infarktzeichen in allen inferioren und posterioren Ableitungen, daneben auffällige indirekte Infarktzeichen (hohe R-Amplituden) in den septalen und apikalen Brustwandableitungen.

Anteroseptale, apikale und anterolaterale Infarkte (Abb. **49**) werden über das Verteilungsmuster der direkten Infarktzeichen in den Brustwandableitungen unterschieden. Septale Infarkte haben ihren Schwerpunkt in V2 und V3, apikale Infarkte in V3 und V4, anterolaterale Infarkte in V5 und V6. Es kommen alle Übergänge vor. Indirekte Infarktzeichen sind hier weniger bedeutsam.

Posterolateraler Infarkt (Abb. **50** links): Direkte Infarktzeichen in den linkslateralen Ableitungen I, aVL, V6 sowie in der posterioren Ableitung Nehb D. Auch ohne routinemäßige Nehb-Ableitung kann dieser Infarkttyp über die linkslateralen Ableitungen diagnostiziert werden. Zu beachten sind hier auch die indirekten Infarktzeichen in V1 und V2.

Streng posteriorer (posterobasaler) Infarkt (Abb. **50** Mitte): direkte Infarktzeichen in Nehb D und in V7 – V9. Im Standard-Zwölfkanal-EKG ist man auf die indirekten Infarktzeichen in den präkordialen Ableitungen angewiesen und sollte nachträglich die genannten posterioren Ableitungen registrieren.

Diaphragmaler (streng inferiorer) Infarkt (Abb. **50** rechts): Direkte Infarktzeichen finden sich in den inferioren Ableitungen II, III und aVF. Die lateralen und posterioren Ableitungen V6 und Nehb D bleiben im typischen Falle unverändert. Gelegentlich können indirekte Infarktzeichen in den septalen und apikalen Ableitungen auffallen.

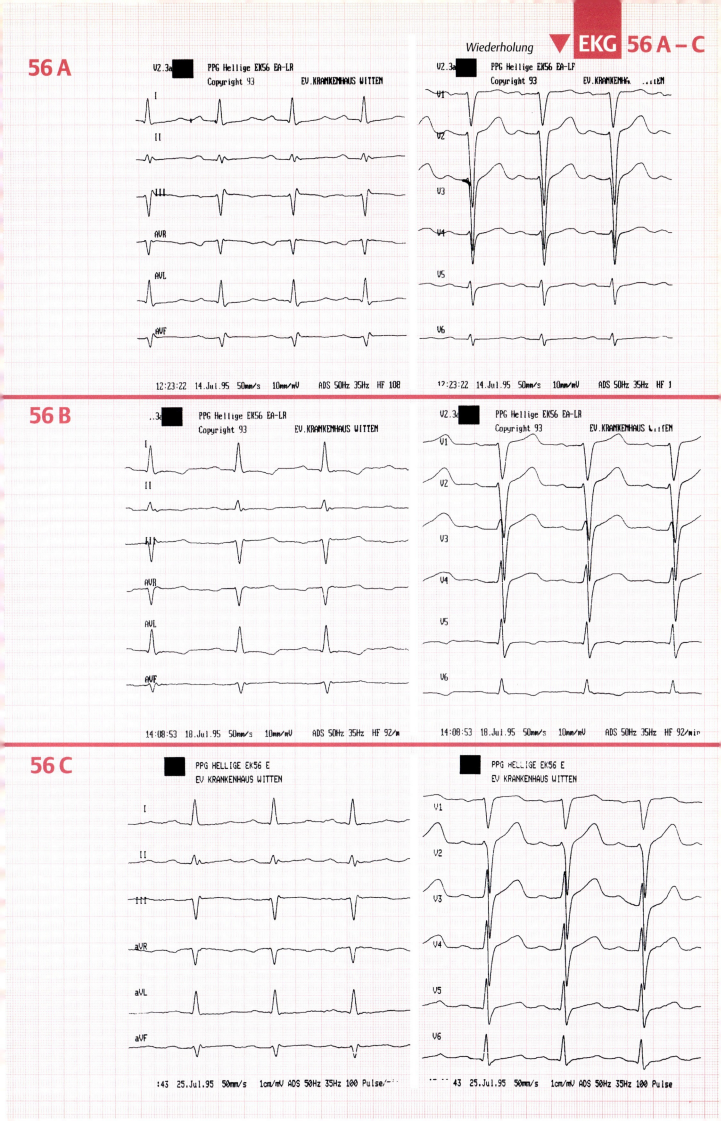

56 A

Wiederholung

V2.3a PPG Hellige EK56 EA-LR
Copyright 93   EV.KRANKENHAUS WITTEN

I
II
III
AVR
AVL
AVF

V1
V2
V3
V4
V5
V6

12:23:22 14.Jul.95 50mm/s 10mm/mV   ADS 50Hz 35Hz HF 108

12:23:22 14.Jul.95 50mm/s 10mm/mV   ADS 50Hz 35Hz HF 1

56 B

..3a PPG Hellige EK56 EA-LR
Copyright 93   EV. KRANKENHAUS WITTEN

I
II
III
AVR
AVL
AVF

V2.3a PPG Hellige EK56 EA-LR
Copyright 93   EV. KRANKENHAUS WITTEN

V1
V2
V3
V4
V5
V6

14:08:53 18.Jul.95 50mm/s 10mm/mV   ADS 50Hz 35Hz HF 92/m

14:08:53 18.Jul.95 50mm/s 10mm/mV   ADS 50Hz 35Hz HF 92/min

56 C

PPG HELLIGE EK56 E
EV KRANKENHAUS WITTEN

I
II
III
aVR
aVL
aVF

PPG HELLIGE EK56 E
EV KRANKENHAUS WITTEN

V1
V2
V3
V4
V5
V6

:43 25.Jul.95 50mm/s 1cm/mV ADS 50Hz 35Hz 100 Pulse/-

43 25.Jul.95 50mm/s 1cm/mV ADS 50Hz 35Hz 100 Pulse

Klinik 72jähriger Patient, Zustand nach Hinterwandinfarkt und aortokoronarer Bypass-Operation; stationäre Aufnahme am 09.07.1995 mit heftigen retrosternalen Beschwerden, ähnliche Symptomatik wie bei dem vorangegangenen Hinterwandinfarkt; am 11.07.1995 (**EKG 57 A,** links) beschwerdefrei, rezidivierende thorakale Beschwerden am 13.07.1995 (**EKG 57 B,** rechts).

? Wie beurteilen Sie das EKG 57 A?

Es besteht ein Sinusrhythmus, Frequenz um 65/min. Linkstyp.

? Wie beurteilen Sie die Kammeranfangsgruppen? Finden sich Hinweise auf den abgelaufenen Hinterwandinfarkt?

Die QRS-Dauer beträgt 0,10 sec. Positiver Sokolow-Lyon-Index mit einer R-Amplitude in V5 von 2,9 mV als Hinweis auf eine linksventrikuläre Hypertrophie.

Als Zeichen des abgelaufenen Hinterwandinfarkts besteht ein breites und tiefes Q in III (0,8 mV; 0,04 sec), zudem auch ein breites Q in aVF, diskret in II. Vor allem die Q-Dauer ist spezifisch für den Infarktnachweis. Zusätzlich ist das R in II an der Spitze leicht aufgesplittert.

Bei fehlendem Q in V6 handelt es sich um einen abgelaufenen Hinterwandinfarkt ohne Beteiligung der Lateralwand. Nehb D fehlt, so daß die Frage nach einem streng inferioren Infarkt (in diesem Falle bestehen keine direkten Infarktzeichen in Nehb D) oder einem posteroinferioren Infarkt (mit Beteiligung von Nehb D) nicht zu beantworten ist.

? Wie fällt die Beurteilung der Kammerendteile aus?

In III ist die ST-Strecke um 0,1 mV angehoben, übergehend in flach negative T-Wellen, ebenso ganz leicht angedeutet in aVF. Diese Veränderungen weisen auf eine mögliche Aneurysmabildung im Bereich des alten Hinterwandinfarkts hin, wenngleich auch nur als sehr vages Zeichen. Differentialdiagnostisch kann es sich auch um eine inferiore Reischämie handeln, die sichere Unterscheidung gelingt nur mit Verlaufskontrollen.

In I, aVL, V5 und V6 sind die ST-Strecken gesenkt mit Übergang in präterminal negative T-Wellen, hier als mögliche Schädigungszeichen bei linksventrikulärer Hypertrophie. Der Patient war nicht digitalisiert.

Zusammenfassung

Sinusrhythmus, Linkstyp; Zeichen eines abgelaufenen Hinterwandinfarkts mit persistierenden ST-Hebungen in III und aVF als vager Hinweis auf eine Aneurysmabildung; Zeichen der linksventrikulären Hypertrophie und Schädigung.

? Wie beurteilen Sie im Unterschied dazu EKG 57 B?

Es besteht ein Sinusrhythmus, Frequenz 91/min, Linkstyp. Die QRS-Komplexe sind im Vergleich zu **EKG 57 A** unverändert. Weiterhin bestehen Zeichen des abgelaufenen Hinterwandinfarkts, wobei die Aufsplitterung in II etwas besser zu erkennen ist. Ableitungsbedingt ist in diesem EKG das R in V6 höher als in V5.

? Was hat sich an den Kammerendteilen verändert?

In III leichte Zunahme der ST-Hebung mit Übergang in terminal negative T-Wellen, in aVF keine Zunahme der ST-Hebungen, aber ebenfalls stärker terminal negative T-Wellen. Hier ergibt sich der Verdacht auf eine inferiore Ischämie. Die linkslateralen Ableitungen V5 und V6 zeigen demgegenüber eine Zunahme der ST-Senkung mit jetzt höherem T in I, aVL, V5 und V6.

? Handelt es sich hierbei ebenfalls um Ischämiezeichen? Oder liegen normale Veränderungen hypertrophiebedingter Schädigungszeichen bei angehobener Herzfrequenz vor?

Eine Tachykardie verstärkt bei linksventrikulärer Hypertrophie und Schädigung eine ST-Streckensenkung und in der Regel auch eine T-Negativierung. Insoweit ist die hier höhere T-Amplitude auffällig. Der Befund ist entweder als spiegelbildliche Veränderung und damit als indirektes Zeichen der inferioren Ischämie oder als direktes Zeichen einer zusätzlichen anterolateralen Ischämie aufzufassen.

Zusammenfassung

Sinusrhythmus. Linkstyp; abgelaufener inferiorer Myokardinfarkt; Zeichen einer inferioren Reischämie; linksventrikuläre Hypertrophie. Das deutlich höhere T in V4 – V6 im Vergleich zum Vor-EKG erweckt den Verdacht auf eine zusätzliche anterolaterale Ischämie (differentialdiagnostisch allein indirekte Zeichen der inferioren Ischämie).

Bemerkungen: Die Koronarangiographie am selben Tag zeigte einen Verschluß der rechten Herzkranzarterie als Ursache des inferioren Myokardinfarkts. Zudem war der Ramus circumflexus der linken Herzkranzarterie mehr als 90 % stenosiert als Ursache der instabilen Angina pectoris mit inferiorer und anterolateraler Ischämie.

A

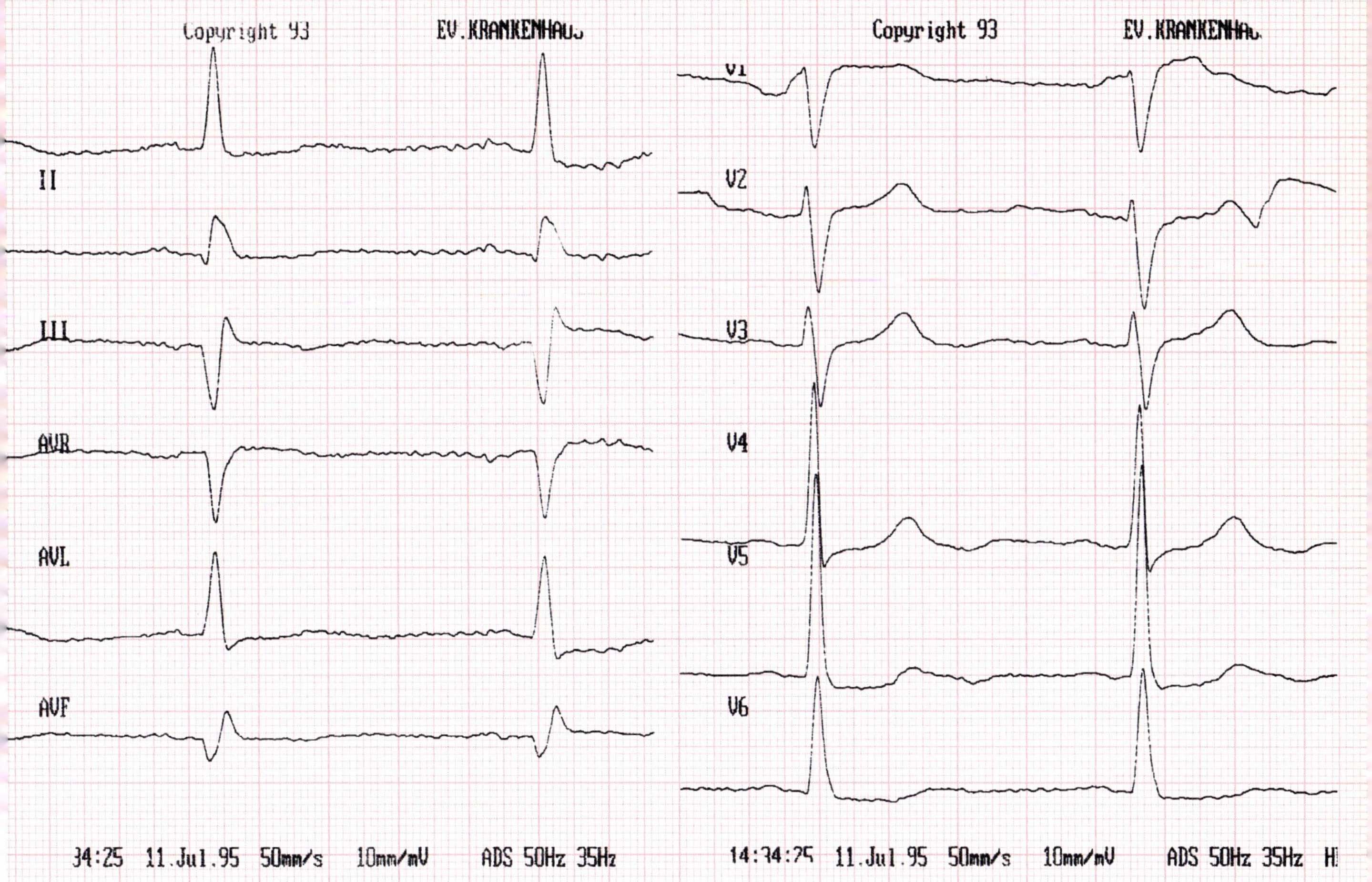

II

III

AVR

AVL

AVF

V1

V2

V3

V4

V5

V6

Copyright 93   EV.KRANKENHAUS

Copyright 93   EV.KRANKENHAUS

34:25 11.Jul.95 50mm/s   10mm/mV   ADS 50Hz 35Hz

14:34:25 11.Jul.95 50mm/s   10mm/mV   ADS 50Hz 35Hz H

B

EV KRANKENHAUS WITTEN

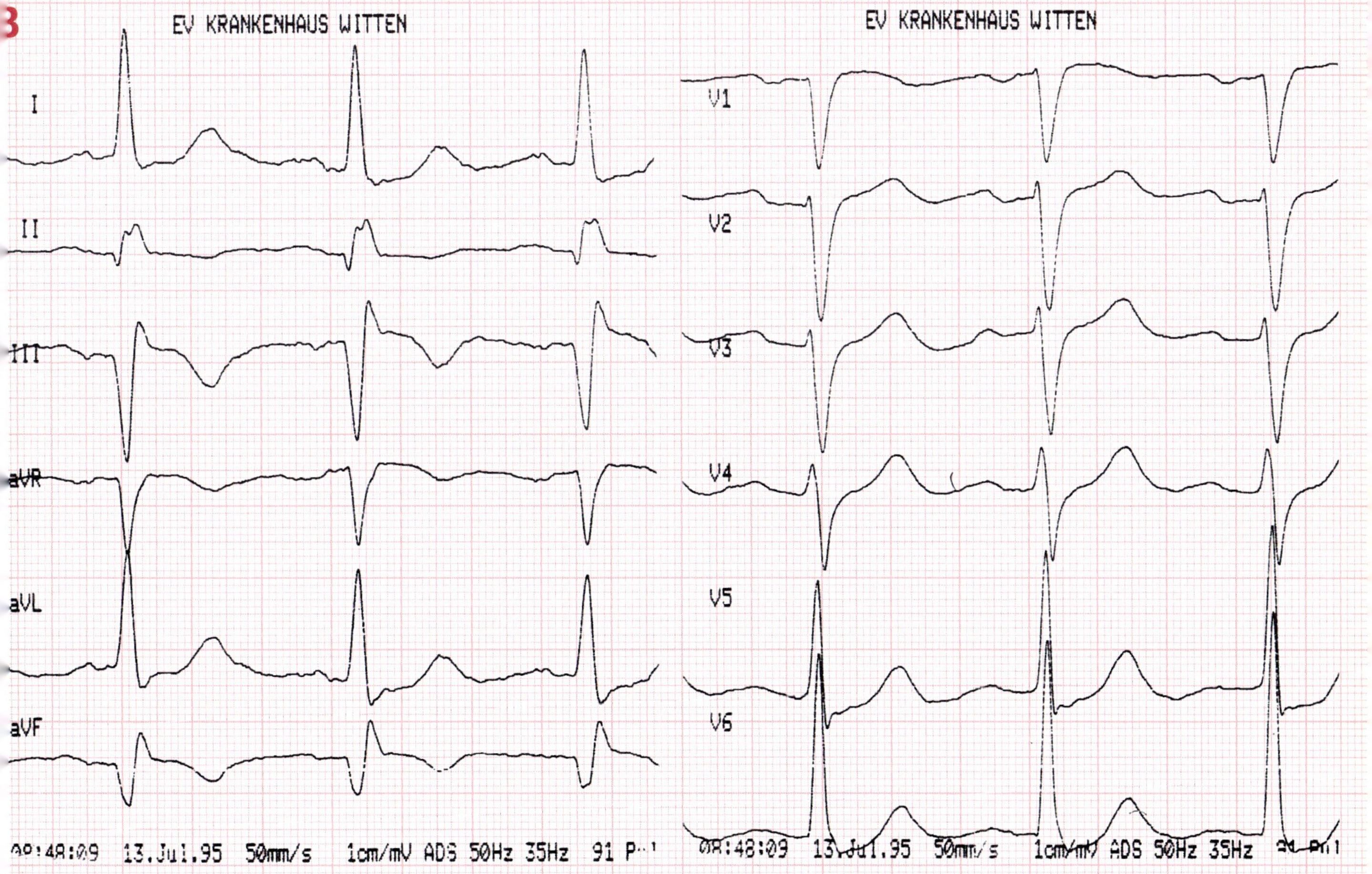

EV KRANKENHAUS WITTEN

I

II

III

aVR

aVL

aVF

V1

V2

V3

V4

V5

V6

09:48:09 13.Jul.95 50mm/s   1cm/mV ADS 50Hz 35Hz 91 P

08:48:09 13.Jul.95 50mm/s   1cm/mV ADS 50Hz 35Hz

Klinik 17jähriger Patient, keine weiteren Angaben.

? EKG-Beurteilung?

Es besteht ein Sinusrhythmus, Frequenz 70/min. In III kann das P bei Sinusrhythmus negativ sein.

Zum Lagetyp: In I überwiegt leicht der positive Vektor, ebenso in II und III, so daß ein Normtyp anzunehmen ist. Differentialdiagnostisch lassen die nicht sehr unterschiedlichen R- und S-Amplituden in nahezu allen Extremitätenableitungen auch an einen Sagittaltyp denken. Letztendlich ist der Übergang fließend. Die QRS-Amplituden sind für einen Sagittaltyp etwas hoch. Andererseits ist bei dem Alter des Patienten ein Sagittaltyp nicht pathologisch.

? Wie beurteilen Sie die QRS-Komplexe?

Die QRS-Dauer beträgt 0,09 sec. In V1 findet sich ein rSr's'r''-Typ, entsprechend einer diskreten Verzögerung der rechtsventrikulären Erregungsausbreitung als Normbefund bei dem jugendlichen Patienten. Unauffällige Kammerkomplexe mit persistierendem S in den linkslateralen Ableitungen.

? Was fällt Ihnen an den Kammerendteilen auf?

In V1 – V3 sind die ST-Strecken gering angehoben, übergehend in präterminal negative T-Wellen. Die übrigen Kammerendteile sind unauffällig. Diese T-Negativierungen in den rechtspräkordialen Ableitungen sind bei Kindern ein Normbefund. Bis zum Erwachsenenalter bilden sie sich zunächst in V3, dann in V2 zurück, persistieren oft in V1.

Zusammenfassung

Sinusrhythmus, Normtyp; diskrete Verzögerung der rechtsventrikulären Erregungsausbreitung; altersbezogen unauffälliges negatives T in V2 und V3; insgesamt altersentsprechender Stromkurvenverlauf.

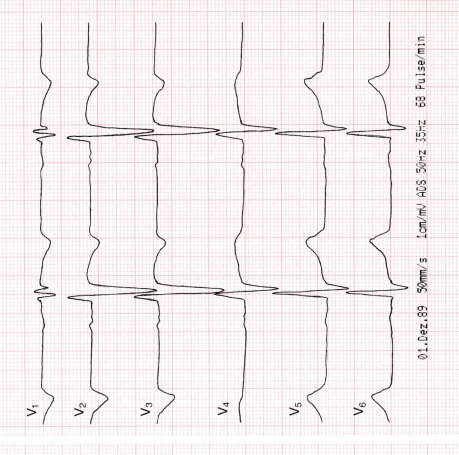

01.Dez.89 50mm/s 1cm/mV ADS 50Hz 35Hz 68 Pulse/min

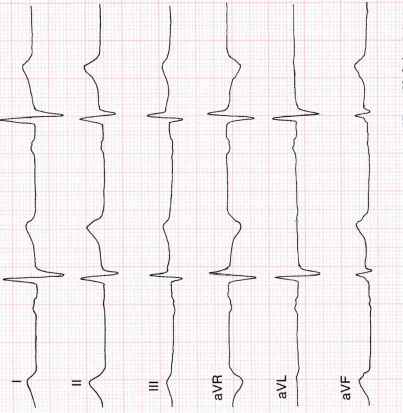

01.Dez.89 50mm/s 1cm/mV ADS 50Hz 35Hz 68 Pulse/min

Klinik 66jähriger Patient. Er klagt seit 2 Tagen über ein atemabhängiges rechtsthorakales Druckgefühl. Zuweisung wegen des Verdacht auf einen Non-Q-Myokardinfarkt.

? **EKG-Beurteilung? Wie beurteilen Sie den Rhythmus? Bitte sehen Sie sich wie immer alle Ableitungen genau an.**

Auf den ersten Blick scheint ein Sinusrhythmus vorzuliegen mit normal konfigurierten P-Wellen. In Nehb D und A erkennt man aber den P-Wellen regelmäßig vorangehende kleine Zacken. Es handelt sich hier um die atrialen Impulse eines Schrittmachers.

Die stimulierten Vorhofaktionen ähneln in ihrer Konfiguration sinusrhythmischen P-Wellen, weil die atriale Schrittmachersonde mit ihrer Lage im rechten Herzohr sinusknotennah stimuliert.

Frequenz 62/min, überdrehter Linkstyp.

? **Wie beurteilen Sie die Kammeranfangsgruppen?**

Die QRS-Dauer beträgt 0,10 sec. Die QS-Komplexe in III sind bei fehlendem Q in II und aVF Folge des überdrehten Linkstyps und nicht Hinweis auf einen Hinterwandinfarkt.

In mehreren Ableitungen, besonders deutlich aber wieder in Nehb D und A zu erkennen, geht den Kammerkomplexen ein 2. kleiner Schrittmacherimpuls voraus. Bei allein Schrittmacherausgelöster Kammererregung müßten die QRS-Komplexe deutlich verbreitert sein. Die normale QRS-Dauer beweist hier eine atrioventrikuläre Überleitung. Der etwas träge Anstieg der Kammeranfangsgruppe in Nehb D und A belegt, daß es sich bei den Kammeraktionen um sog. Kombinationssystolen handelt. Hierbei werden unterschiedliche Anteile der Kammererregung vom Schrittmacherimpuls ausgelöst, die parallele atrioventrikuläre Überleitung übernimmt den übrigen Teil der ventrikulären Depolarisation. Je nach dem Anteil an der Kammererregung resultiert ein schmaler bis deutlich verbreiteter QRS-Komplex.

Im vorliegenden Fall übernimmt die atrioventrikuläre Überleitung den überwiegenden Anteil der ventrikulären Stimulation. Die QRS-Morphologie ist unauffällig.

? **Wie beurteilen Sie die Kammerendteile?**

Auffällig sind die terminal negativen T-Wellen in II, III, aVF, V1 – V6 und die präterminal negativen T-Wellen in Nehb D und A. Differentialdiagnostisch kommen in Frage:
- eine myokardiale Ischämie,
- eine Perimyokarditis,
- funktionelle Veränderungen der Kammerendteile bei intermittierender ventrikulärer Stimulation des Schrittmachers.

An dieser Stelle ist zu wiederholen, daß die Kammerendteile auf sehr verschiedene Einflüsse oder Schädigungen identisch reagieren können, so daß ohne Kenntnis von Klinik, Vor-EKGs und Verlauf allein mit der vorliegenden Registrierung keine eindeutige Differenzierung möglich ist.

Im vorliegenden Fall konnten eine Ischämie und eine entzündliche Herzerkrankung nach dem klinischen Verlauf ausgeschlossen werden. Bei körperlicher Anstrengung und der damit verbundenen höheren atrialen Frequenz erlahmte die atrioventrikuläre Überleitung und die Ventrikel wurden ausschließlich vom Schrittmacher stimuliert. Insoweit handelt es

sich hier um ähnliche funktionelle Kammerendteilveränderungen wie bei intermittierendem Linksschenkelblock (→ **EKG 23**).

Zusammenfassung

Zweikammer-Schrittmacher mit atrialer Stimulation und ventrikulären Kombinationssystolen (überwiegender Anteil der atrioventrikulären Überleitung); überdrehter Linkstyp (linksanteriorer Hemiblock); unauffällige Kammeranfangsgruppe; funktionelle Veränderungen der Kammerendteile bei intermittierender ventrikulärer Stimulation (Differentialdiagnose nur aus der Kenntnis des klinischen Verlaufes).

PPG HELLIGE EK56 E
EV KRANKENHAUS WITTEN

I II III aVR aVL aVF

7:44 03.Mai.95 50mm/s 1cm/mV ADS 50Hz 35Hz 62 Pulse/min AUTO

13:27:44 03.Mai.95 50mm/s 1cm/mV ADS 50Hz 35Hz 62 F

V1 V2 V3 V4 V5 V6

13:27:44 03.Mai.95 50mm/s 1cm/mV ADS 50Hz 35Hz 62 Pulse/min AUTO

13:27:44 03.Mai.95 50mm/s 1cm/mV ADS 50Hz 35Hz 62 Pulse/mi

D A J

39:20 03.Mai.95 50mm/s 1cm/mV ADS 50Hz 35Hz 62 Pulse.

13:29:23 03.Mai.95 50mm/s 1cm/mV ADS 50Hz 35Hz 63 Pulse/mi

Klinik 60jähriger Patient, kardial beschwerdefrei, insbesondere keine pektanginösen Beschwerden. Einige Wochen zuvor war im Ruhe-EKG ein negatives T im gesamten Vorderwandbereich aufgefallen. Der echokardiographische Befund war unauffällig. Der Patient wurde mit dem vorliegenden Ergometrie-EKG und dem Verdacht auf belastungsabhängige ischämische Kammerendteilveränderungen vorgestellt.

? Wie beurteilen Sie das linke, vor der Ergometrie abgeleitete Elektrokardiogramm? Es liegen jeweils V2, V4 und V6 vor.

Es besteht ein Sinusrhythmus, Frequenz 77/min. QS-Komplex in V2, hohes R in V4 und V6. In V4 und V6 isoelektrische ST-Streckenverläufe mit Übergang in präterminal negative T-Wellen.
Bei Vorlage nur einzelner Ableitungen, deren topographische Lage gerade wegen der bei Ergometrie notwendigen Fixierung abweichen kann, ist eine zurückhaltende Beurteilung der Kammeranfangsgruppen sinnvoll.

? Welche Änderung findet sich unter der Belastung mit 100 Watt über 3 Minuten im mittleren EKG?

Es besteht Sinustachykardie, Frequenz 125/min. Leichte Veränderungen der intraventrikulären Erregungsausbreitung mit Abnahme von S.
Im Vordergrund stehen aber die deutlich gesenkten ST-Streckenabgänge und die deszendierenden ST-Streckenverläufe mit Übergang in präterminal negative T-Wellen in V4 und V6. In V2 sind die ST-Strecken stärker angehoben, übergehend in höher positive T-Wellen. Pektanginöse Beschwerden waren nicht angegeben worden.

? Wie ist das rechte EKG zu beurteilen, das 3 Minuten nach Ende der Belastung abgeleitet wurde?

Das EKG zeigt wieder ähnliche Kammeranfangsgruppen wie das EKG vor Belastung und eine Rückbildung der Veränderungen der Kammerendteile. Dabei liegen im Vergleich zum Ausgangs-EKG noch deszendierende ST-Streckenverläufe mit Übergang in präterminal negative T-Wellen in V4 und V6 vor. In V2 ist die ST-Hebung wieder rückläufig, T ist biphasisch (positiv-negativ).

? Was ist Ihrer Meinung nach die Ursache der unter Belastung deutlich verstärkten Veränderungen der Kammerendteile?

Im vorliegenden EKG sind die ST-Strecken unter Belastung ausgeprägt deszendierend gesenkt. Die schon in Ruhe vorhandenen terminal negativen T-Wellen schränken aber ihre Aussagekraft stark ein, zudem wurden vom Patienten keine pektanginösen Beschwerden beklagt.

___Zusammenfassung___
Schon in Ruhe terminal negative T-Wellen in V4 und V6. Die unter Belastung ausgeprägten ST-Streckensenkungen mit Übergang in präterminal negative T-Wellen sind vor diesem Hintergrund nicht als spezifischer Hinweis auf eine Ischämie zu werten. Verdacht auf linksventrikuläre Hypertrophie.

Zum weiteren klinischen Verlauf → **EKG 61** und **62**.

Ergometrie

Im folgenden werden einige wichtige Aspekte des Belastungs-EKGs besprochen.

Indikationen

- Koronare Herzerkrankung: Klärung der Verdachtsdiagnose auf eine kHK; bei nachgewiesener kHK Beurteilung der körperlichen Leistungsfähigkeit, evtl. der Ischämieschwelle.
- Kardiomyopathien, Herzvitien: Beurteilung der körperlichen Leistungsfähigkeit; Therapiekontrolle; Frage der Operationsnotwendigkeit.
- Arterielle Hypertonie: Frage der Belastungshypertonie; Kontrolle einer antihypertensiven Therapie.
- Allgemeine Testung der kardiopulmonalen Leistungsfähigkeit: bei Sportlern, Risikoberufen etc.
- Herzrhythmusstörungen: Hier ist die Wertigkeit der Ergometrie geringer als die des Langzeit-EKGs.

Auswertung von Kammerendteilveränderungen

Nur bei unauffälligen Kammerendteilen im Ruhe-EKG sind belastungsabhängige ST-Senkungen (selten -Hebungen) ausreichend spezifisch für eine kHK. Abb. 51 zeigt schematisch die Spezifität verschiedener Kammerendteilveränderungen, die bei der Ergometrie registriert werden können.

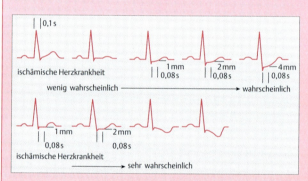

Abb. **51** Kammerendteilveränderungen unter Ergometrie.

Abflachung der T-Welle: Dieses Zeichen ist sehr unspezifisch und kann nicht als Hinweis auf eine koronare Herzerkrankung verwertet werden. Auch unter Belastung auftretende isolierte T-Negativierungen oder eine belastungsabhängige Pseudonormalisierung von negativen T-Wellen in Ruhe sind unspezifisch.
Aszendierende ST-Streckensenkungen: Referenzpunkt für die Bestimmung des ST-Niveaus ist das Ende der PQ-Strecke am Übergang zur Kammeranfangsgruppe.
Bei abgesenktem J-Punkt und aszendierender ST-Strecke muß festgelegt werden, an welchem Punkt der ST-Strecke deren Senkung ermittelt wird. Je nach Autor liegt dieser Referenzpunkt 60 msec (3 mm) oder 80 msec (4 mm) nach dem J-Punkt. Auffällig ist eine ST-Senkung um mindestens 0,1 mV an einem der genannten Referenzpunkte. Mit zunehmender ST-Senkung steigt deren Spezifität für eine signifikante koronare Herzerkrankung auch bei aszendierendem Verlauf.
Horizontale ST-Senkungen: Belastungsabhängige horizontale ST-Senkungen sind schon ab einer Tiefe von 0,1 mV recht spezifisch. Die Spezifität steigt auch hier mit dem Ausmaß der horizontalen ST-Senkung.

Fortsetzung S. 158 ▶

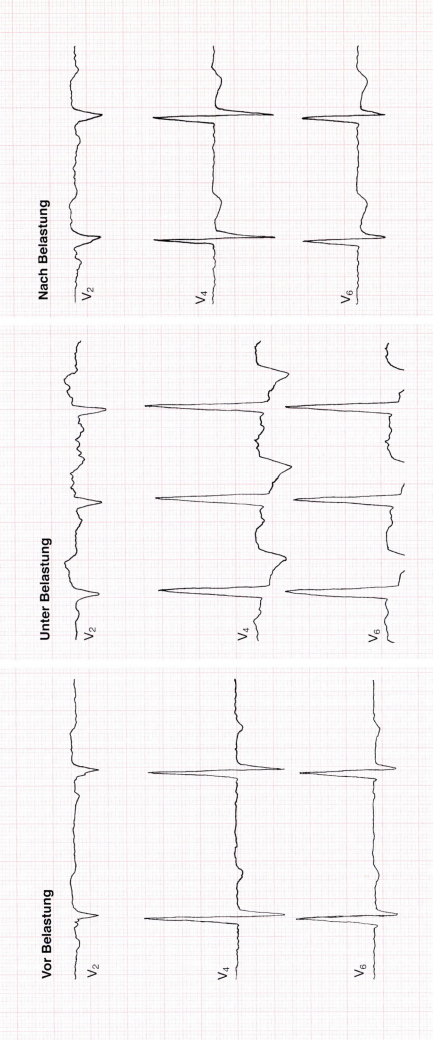

Vor Belastung

V$_2$

V$_4$

V$_6$

Unter Belastung

V$_2$

V$_4$

V$_6$

Nach Belastung

V$_2$

V$_4$

V$_6$

Deszendierende ST-Senkungen: Unter Belastung neu auftretende deszendierende ST-Senkungen sind unter Berücksichtigung der Einflußkriterien (→ „Spezifität / Sensitivität") ein starker Hinweis auf eine signifikante kHK.

ST-Hebungen: In Ableitungen mit Zeichen eines abgelaufenen Myokardinfarkts sind ST-Hebungen meist unspezifisch. Sonst sind belastungsabhängige ST-Hebungen selten und in diesen Fällen ein Hinweis auf eine schwere Ischämie.

Abbruch-Kriterien

Um die relativ geringe Sensitivität des Belastungs-EKGs zu erhöhen, sollten insbesondere Patienten mit Verdacht auf eine kHK nahezu bis an die Grenze ihrer körperlichen Belastungsfähigkeit gebracht werden. Das Ausmaß der Belastung muß der Indikation immer angepaßt werden. Zu beachten sind in jedem Falle folgende Abbruch-Kriterien:

- starke typische Angina pectoris,
- horizontale oder deszendierende ST-Streckensenkungen um mehr als 2 mm,
- ST-Hebungen in Ableitungen ohne Infarktresiduen,
- ventrikuläre Tachykardie (ab Dreier-Salven),
- paroxysmale supraventrikuläre Tachykardien,
- Linksschenkelblock,
- Anstieg des systolischen Blutdrucks über 230 – 250 mmHg, abhängig von Alter und kardialen Vorerkrankungen; diastolisch über 120 mmHg,
- Abfall von Blutdruck oder Pulsfrequenz unter Belastung, ausgeprägte Dyspnoe, allgemeine körperliche Erschöpfung, Schwindelgefühl, neu auftretende Blässe.

Die Herzfrequenz ist für sich genommen kein Abbruchkriterium, sondern ein Kriterium der Ausbelastung. Von den vielen Formeln für die Ausbelastung sind die bekanntesten „200 – Lebensalter" und „220 – Lebensalter" (in Watt).

Sensitivität und Spezifität des Belastungs-EKGs

Sensitivität: Eine befriedigende Sensitivität der Ergometrie ist nur zu erwarten, wenn die Patienten bis an die Grenze ihrer körperlichen Leistungsfähigkeit belastet werden. Eine unauffällige Ergometrie auf niedriger Belastungsstufe schließt eine koronare Herzerkrankung in keiner Weise aus. Auch mit einer Ergometrie an der körperlichen Leistungsgrenze liegt die Sensitivität für eine koronare Eingefäßerkrankung nur bei ca. 40 %, für eine Zweigefäßerkrankung bei 70 % und für eine Dreigefäßerkrankung bei 80 %. Die Angaben zur Sensitivität schwanken in den Studien sehr stark und sind abhängig vom Ergometrieprotokoll und vom Patientenkollektiv.

Belastungsabhängige ST-Senkungen erlauben keine Lokalisation der Myokardischämie und lassen nur sehr unzuverlässig auf das stenosierte Koronargefäß schließen. So können Patienten mit Stenosen der rechten Koronararterie isolierte ST-Senkungen in V4 – V6 aufweisen; bei Stenosen des RIVA können die ST-Senkungen in den inferioren Ableitungen II, III und aVF auffallen.

Spezifität: Falsch-positive Ergometrien mit koronarangiographisch unauffälligem Befund der großen epikardialen Koronargefäße finden sich bei:

- linksventrikulärer Druckbelastung,
- Digitalistherapie,
- Therapie mit Antiarrhythmika der Klasse I und III,
- trizyklischen Antidepressiva,
- Präexzitationssyndromen,
- koronarer Mikroangiopathie („small vessel disease"),
- gelegentlich bei Mitralklappenprolaps,
- ST-Senkungen in Ableitungen mit Infarktresiduen,
- schon in Ruhe bestehenden ST-Senkungen.

Bei Frauen mittleren Alters werden ebenfalls gehäuft falsch-positive Belastungs-EKGs abgeleitet. Die Spezifität von Veränderungen der Kammerendteile ist mit oder ohne typische Angina pectoris im Vergleich zu gleichaltrigen Männern geringer.

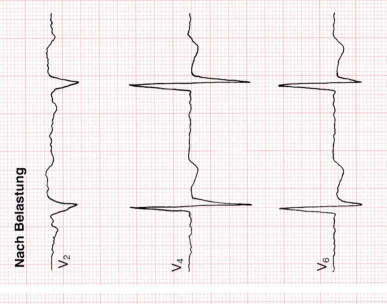

Nach Belastung

V₂

V₄

V₆

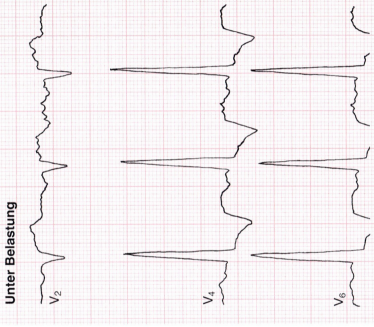

Unter Belastung

V₂

V₄

V₆

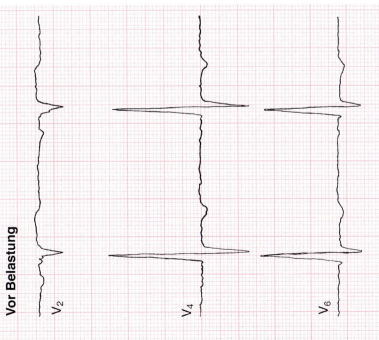

Vor Belastung

V₂

V₄

V₆

Aus völliger Beschwerdefreiheit heraus erlitt der Patient, dessen Ergometriebefund in **EKG 60** diskutiert wurde, während seiner Tätigkeit in unserer Klinik am 14.12.1994 morgens gegen 8.00 Uhr eine Synkope. Es wurde ein Kammerflimmern dokumentiert, die schnell einsetzende Reanimation und Defibrillation waren erfolgreich.
EKG 61 A und B sowie **EKG 62 A und B** zeigen den Verlauf über die nächsten 2 Tage.

EKG 61 A (oben) wurde wenige Minuten nach der Reanimation abgeleitet.

? EKG-Beurteilung? Wie beurteilen Sie den Rhythmus?

Zu erkennen sind regelmäßig und tachykard einfallende monomorphe Kammerkomplexe mit einer Frequenz von 119/min. In den Extremitätenableitungen sind die Vorhofaktionen nur angedeutet zu erkennen, besser in V1 – V3. P erscheint auf ca. 0,15 sec verlängert und deutlich doppelgipflig mit einem Abstand der beiden P-Gipfel von 0,08 sec.

? Wie beurteilen Sie die Kammeranfangsgruppen?

Die QRS-Dauer beträgt 0,11 sec, überdrehter Linkstyp. Das Q in aVL ist nicht tief, aber etwas breiter als 0,02 sec. Es erscheint auf den ersten Blick nicht pathologisch, ist aber beachtenswert.
In den Brustwandableitungen ist das R in V2 kaum zu beurteilen, die ausgeprägte ST-Hebung wird aus der Kammeranfangsgruppe nach oben gezogen (→ unten).
Hohes R in V4 als Zeichen der linksventrikulären Hypertrophie, kein auffälliger R-Verlust oder neu aufgetretenes Q.

? Wie beurteilen Sie die Kammerendteile?

Hier fallen die sehr ausgeprägten, nach oben konvexbogigen ST-Streckenhebungen ins Auge. In V1 – V3 ergibt sich der typische Befund einer monophasischen Deformierung, wenn auch in V3 die ST-Hebung aus dem absteigenden Schenkel von R hochgezogen ist.
Die ST-Strecken sind bis V5 angehoben; beteiligt sind auch I und aVL. Mit Ausnahme von V1 besteht bereits ein Übergang in terminal negative T-Wellen. Die inferioren Ableitungen und V6 zeigen spiegelbildliche Veränderungen, das heißt ST-Streckensenkungen.

Zusammenfassung
Sinustachykardie, Verdacht auf P mitrale (differentialdiagnostisch deutliche Vorhofleitstörung, wie sie nach elektrischer Kardioversion häufig ist), überdrehter Linkstyp; Zeichen der linksventrikulären Hypertrophie; frischer Vorderwandinfarkt, formal bereits im Übergang zum Stadium II (reaktives Folgestadium).

Die formale **Stadieneinteilung nach Myokardinfarkt** wird in EKG 65 erläutert.

Bemerkungen: Bei dem Patienten wurde schon 15 Minuten nach Beginn der Symptomatik eine intravenöse Fibrinolysetherapie eingeleitet. Ein Anstieg der Herzenzyme blieb aus, eine Infarzierung war zunächst verhindert worden.

EKG 61 B (unten) zeigt ein Verlaufs-EKG 11 Stunden später.

? EKG-Beurteilung?

Es liegt ein Sinusrhythmus vor, Frequenz 99/min, Linkstyp. Die P-Dauer beträgt jetzt 0,13 sec; fragliches P mitrale. Die beiden P-Gipfel in V3 und V4 liegen mehr als 0,04 sec auseinander. Echokardiographisch bestand jedoch weder eine linksventrikuläre Hypertrophie, noch eine linksatriale Dilatation.

? Wie beurteilen Sie die Kammeranfangsgruppen?

Auffällig ist weiterhin das Q in aVL in Relation zu R. In den Brustwandableitungen kein R-Verlust und auch kein neues Q als Hinweis auf eine Nekrose.
In V1 – V3 sind die ST-Strecken noch angehoben, diskret auch in aVL, mit Übergang in terminal negative T-Wellen. Auch in V4 und V5 sind die T-Wellen negativ, in V6 flach positiv. Formal könnte es sich hier um ein reaktives Folgestadium eines Non-Q-Vorderwandinfarkts handeln. Die Kreatinkinase war bis zu diesem Zeitpunkt jedoch nicht angestiegen.

Zusammenfassung
Sinusrhythmus, Linkstyp; Vorhofleitstörung (im EKG Verdacht auf P mitrale, echokardiographisch aber unauffälliger Befund). Bild eines Non-Q-Infarkts im Vorderwandbereich, formal im Übergang zum reaktiven Folgestadium, jedoch kein spezifischer Anstieg der Herzenzyme am ersten Tag.

A

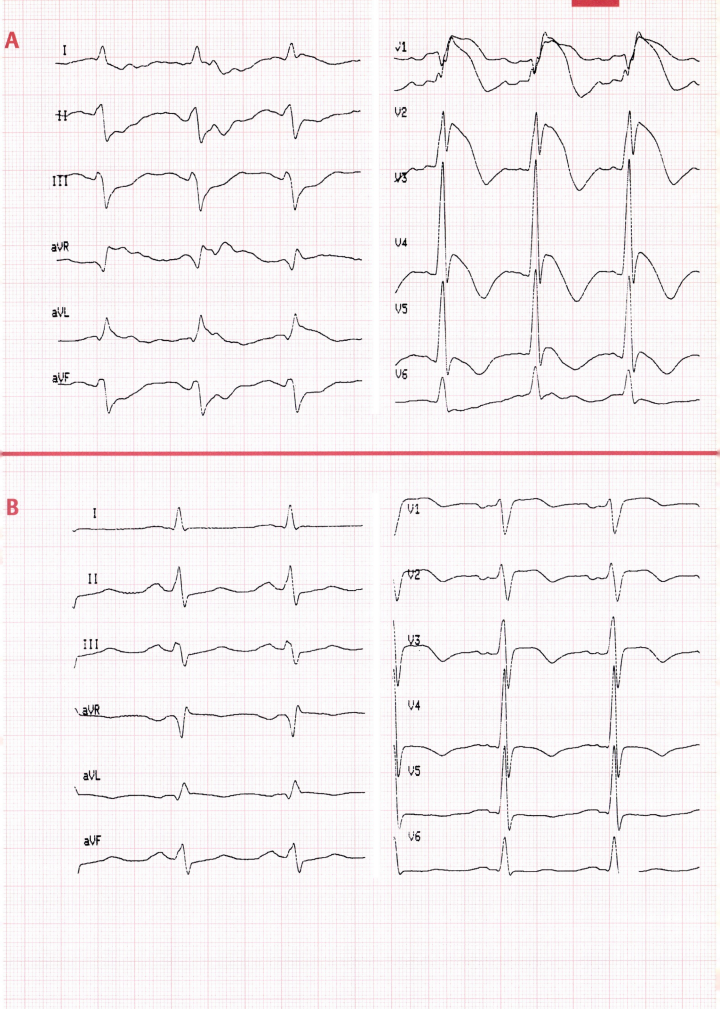

B

Weiterer klinischer Verlauf:

Am Morgen des nächsten Tages fiel bei dem beschwerdefreien Patienten (EKG 60 + 61) am Überwachungsmonitor eine deutliche ST-Streckenhebung auf, und es wurde **EKG 62 A** (oben) abgeleitet.

? EKG-Beurteilung?

Es liegt ein Sinusrhythmus vor, Frequenz 91/min, links- bis überdrehter Linkstyp.

? Welche Veränderungen zeigen die Kammeranfangsgruppen im Verlauf?

In V1 und V2 finden sich jetzt QS-Komplexe, in V3 ein typisches versenktes R mit breitem und tiefem Q und nachfolgendem S bei nur kleinem R. Die linkslateralen Kammeranfangsgruppen sind unverändert.

Es ist also eine zwischenzeitlich eingetretene anteroseptale Nekrose anzunehmen.

? Was fällt an den Kammerendteilen auf? Beachten Sie bitte nicht nur ST und T.

Die ST-Strecken sind in V1 – V3 wieder stark angehoben, die zuvor negativen T-Wellen haben sich partiell aufgerichtet. Insgesamt spricht der Befund für eine akute Reischämie anteroseptal.
In der Infarktrandzone (V4 und V5) sind die T-Wellen verstärkt terminal negativ. Die linkslateralen Ableitungen I und V6 zeigen diskret gesenkte ST-Streckenverläufe mit Übergang in präterminal negative T-Wellen.
Ein ebenso auffälliger wie seltener Befund sind die ausgeprägten negativen U-Wellen in V1 – V5; in den inferioren Ableitungen imponieren sie als positiv-negativ-positive TU-Verschmelzungswellen. Negative U-Wellen sind ein vager Hinweis auf eine akute Ischämie, eine eigene diagnostische Bedeutung kommt ihnen jedoch nicht zu.

___ **Zusammenfassung** ___

Sinusrhythmus, links- bis überdrehter Linkstyp; anteroseptaler Reinfarkt mit R-Amplitudenverlust und infarkttypischen Veränderungen der Kammerendteile (Stadium I, frisches Stadium).

Weiterer klinischer Verlauf:

Der Patient wurde unter erneuter intravenöser Fibrinolysetherapie sofort zur Koronarangiographie mit Akut-PTCA verlegt.
Die Koronarangiographie ergab ca. 50 Minuten nach Beginn der 2. Fibrinolysetherapie einen unauffälligen Befund der großen epikardialen Gefäße. Auch das Infarktgefäß, der Ramus interventricularis anterior, war frei von erkennbaren arteriosklerotischen Veränderungen. Diskutiert wurde eine intravaskuläre Thrombusbildung oder ein langanhaltender Koronarspasmus.
Entsprechend den EKG-Veränderungen zeigte die Laevokardiographie eine apikoseptale Akinesie.

EKG 62 B (unten) wurde am nächsten Tag abgeleitet.

? EKG-Beurteilung?

Es liegt ein Sinusrhythmus, Frequenz 72/min, Norm- bis Linkstyp.
Bei Zustand nach zweimaliger Ischämie anteroseptal-apikal ist die R-Amplitudenentwicklung in V2 und V3 verzögert, es bestehen aber keine QS-Komplexe mehr. In V4 – V6 unauffällige Kammeranfangsgruppen.
Es besteht eine nur noch geringe ST-Streckenhebung im Vergleich zum Vor-EKG. Dafür deutliche terminal negative T-Wellen in V1 – V3 als stadientypischer Infarktverlauf.

Bemerkungen: Auch nach der 2. Ischämie war infolge der früh einsetzenden Fibrinolysetherapie der Enzymanstieg mit einem maximalen Kreatinkinasewert von 210 U/l und einem CK-MB-Anteil von 19 U/l nur gering. Bei späteren echokardiographischen Kontrollen konnte eine allenfalls angedeutete anteroseptale Hypokinesie festgestellt werden.

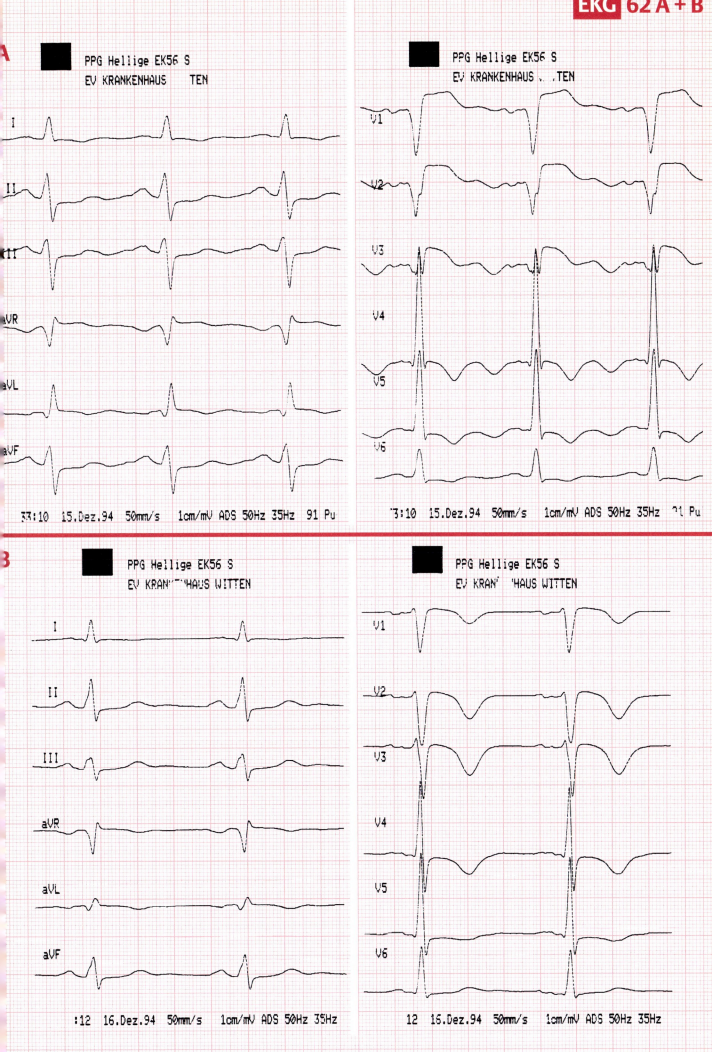

A

PPG Hellige EK56 S
EV KRANKENHAUS   TEN

I

II

III

aVR

aVL

aVF

33:10 15.Dez.94 50mm/s   1cm/mV ADS 50Hz 35Hz 91 Pu

PPG Hellige EK56 S
EV KRANKENHAUS   TEN

V1

V2

V3

V4

V5

V6

3:10 15.Dez.94 50mm/s   1cm/mV ADS 50Hz 35Hz   1 Pu

B

PPG Hellige EK56 S
EV KRAN HAUS WITTEN

I

II

III

aVR

aVL

aVF

:12 16.Dez.94 50mm/s   1cm/mV ADS 50Hz 35Hz

PPG Hellige EK56 S
EV KRAN HAUS WITTEN

V1

V2

V3

V4

V5

V6

12 15.Dez.94 50mm/s   1cm/mV ADS 50Hz 35Hz

Klinik 64jähriger Patient mit bekannter koronarer Zweigefäßerkrankung (90%-ige Stenosen des Ramus interventricularis anterior und des Ramus circumflexus der linken Herzkranzarterie). Eine aortokoronare Bypass-Operation war vorgesehen. Stationäre Aufnahme am 05.08.1995 mit starken retrosternalen Beschwerden, in den Hals und den linken Arm ausstrahlend.

? **EKG-Beurteilung (EKG 63 A)?**

Es besteht ein Sinusrhythmus, Frequenz 57/min. Steiltyp (R in III höher als in I).

? **Wie beurteilen Sie die Kammeranfangsgruppen und -endteile?**

Die QRS-Dauer beträgt 0,08 sec. Die Kammeranfangsgruppen sind in den Extremitätenableitungen unauffällig. In V2 und V3 verzögerte R-Amplitudenentwicklung, R/S-Umschlag zwischen V3 und V4. QRS in V4 – V6 unauffällig.
Bei den Kammerendteilen fallen zunächst die gleichschenklig terminal negativen T-Wellen in I und aVL sowie V1 – V4 auf. Diese weisen auf eine anteroseptal-apikale Ischämie (V1 – V4), die zudem auch hochsitzende laterale Anteile miteinbezieht (I und aVL) hin. In V5 sind die ST-Strecken flach deszendierend, übergehend in präterminal negative T-Wellen. In V6 bestehen ganz leicht gesenkte ST-Streckenverläufe mit Übergang in abgeflachte T-Wellen.
Die QT-Dauer ist mit 0,6 sec extrem verlängert. Bei einer Frequenz von 55/min beträgt die normale QT-Dauer 0,4 sec.

Bei dem Patienten bestand zu diesem Zeitpunkt weder eine Elektrolytstörung, noch eine antiarrhythmische Therapie. Es fehlen ebenfalls Synkopen bei ihm selbst oder familiär gehäuft, wie sie bei einem angeborenen langen QT-Syndrom vorkommen.
Bei Ischämien tritt oft eine mäßige QT-Verlängerung auf, die aber nur selten ein Ausmaß wie im vorliegenden Fall erreicht.

___ **Zusammenfassung** ___
Sinusrhythmus, Steiltyp, mögliche R-Amplitudenreduktion in V2 und V3; Zeichen einer frischen Ischämie anteroseptal und apikal sowie hochsitzend linkslateral, ausgeprägte QT-Verlängerung bei Ischämie.

Klinischer Verlauf:
Unter Antikoagulation und antianginöser Therapie war der Patient rasch beschwerdefrei, das Ausmaß der Veränderungen der Kammerendteile rückläufig; die relative QT-Dauer ging auf 120% zurück; kein Anstieg der herzspezifischen Enzyme; echokardiographisch kein Hinweis auf einen abgelaufenen Myokardinfarkt.
2 Tage später traten erneut heftige pektanginöse Beschwerden auf. Abgeleitet wurde **EKG 63 B** (Mitte).

? **EKG-Beurteilung? Welche Veränderungen fallen im Vergleich zu EKG 63 A auf?**

Weiterhin liegt ein Sinusrhythmus mit einer Frequenz von 55/min vor; Norm- bis Steiltyp. Wie im Vor-EKG bestehen in V1 – V4 ausgeprägt terminal negative T-Wellen, dazu auch in V5, präterminal negativ in V6; die T-Negativierung in V4 – V6 hat zugenommen.

Die QT-Dauer ist mit 0,54 sec auf 135% verlängert. Der leichte Rückgang der QT-Dauer im Vergleich zu **EKG 52 A** basiert vor allem auf dem schmaleren T.

? **Was fällt Ihnen an den inferioren Ableitungen auf?**

Die ST-Streckenverläufe in II, III und aVF sind leicht angehoben, übergehend in positive T-Wellen, so daß der Verdacht auf eine kombinierte anteriore und inferiore Ischämie besteht.
Die Kammeranfangsgruppen zeigen keine wesentliche Befundänderung. Die R-Amplitudenentwicklung zwischen V1 und V4 ist etwas harmonischer und ohne Hinweis auf einen abgelaufenen Q-Infarkt. Die leichten Unterschiede zum Vor-EKG sind ableitungsbedingt.

___ **Zusammenfassung** ___
Sinusrhythmus, Norm- bis Steiltyp; Zeichen einer erneuten anterioren Ischämie, die auch die anterolateralen Ableitungen V5 und V6 einschließt, sowie Zeichen einer zusätzlichen Ischämie in den inferioren Ableitungen.

Bemerkungen: In der Koronarangiographie wurden die vorbeschriebenen Stenosen des Ramus interventricularis anterior und des Ramus circumflexus der linken Herzkranzarterie jetzt als subtotal eingestuft. Es folgte eine notfallmäßige aortokoronare Bypass-Operation.

EKG 63 C (unten) zeigt den Befund 13 Tage nach der ACVB-Operation.

? **EKG-Beurteilung?**

Es liegt ein Sinusrhythmus vor, Frequenz 88/min, Normtyp. Die QRS-Dauer beträgt 0,08 sec. Im Verlauf keine erkennbare R-Reduktion oder Neuentwicklung eines pathologischen Q.

? **Wie beurteilen Sie die Kammerendteile?**

Unauffälliger Befund in den Extremitätenableitungen. In V4 flach deszendierende ST-Streckenverläufe mit Übergang in angedeutet präterminal negative T-Wellen, in V5 minimal gesenkte ST-Streckenverläufe mit Übergang in positive T-Wellen. Die QT-Dauer ist jetzt mit 0,37 sec nur noch auf 115% verlängert.

___ **Zusammenfassung** ___
Sinusrhythmus, Normtyp; keine Zeichen eines abgelaufenen Q-Infarkts; ganz diskrete Veränderungen der Kammerendteile in V4 und V5 bei Zustand nach Perikardiotomie (aortokoronare Bypass-Operation).

Bemerkungen: Nach der aortokoronaren Bypass-Operation war die QT-Dauer mit 115% nur noch mäßig verlängert. Die sehr lange QT-Dauer in **EKG 63 B**, insbesondere aber in **EKG 63 A** ist retrospektiv tatsächlich als ischämie-bedingt zu deuten. Die sehr tiefen T-Negativierungen waren Zeichen einer Ischämie, nicht eines Infarkts. Eine Nekrose mit Enzymanstiegen blieb aus.

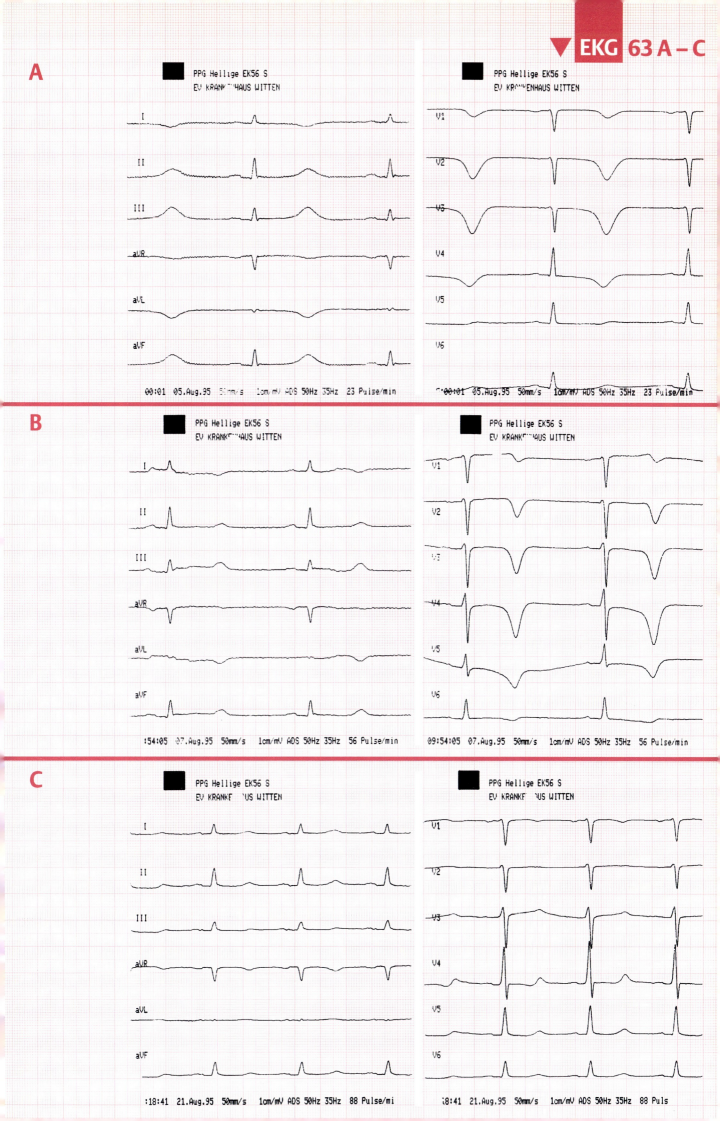

A

PPG Hellige EK56 S
EV KRANKENHAUS WITTEN

I, II, III, aVR, aVL, aVF
V1, V2, V3, V4, V5, V6

00:01 05.Aug.95 50mm/s 1cm/mV ADS 50Hz 35Hz 23 Pulse/min

B

PPG Hellige EK56 S
EV KRANKENHAUS WITTEN

I, II, III, aVR, aVL, aVF
V1, V2, V3, V4, V5, V6

:54:05 07.Aug.95 50mm/s 1cm/mV ADS 50Hz 35Hz 56 Pulse/min
09:54:05 07.Aug.95 50mm/s 1cm/mV ADS 50Hz 35Hz 56 Pulse/min

C

PPG Hellige EK56 S
EV KRANKE US WITTEN

I, II, III, aVR, aVL, aVF
V1, V2, V3, V4, V5, V6

:18:41 21.Aug.95 50mm/s 1cm/mV ADS 50Hz 35Hz 88 Pulse/mi
:18:41 21.Aug.95 50mm/s 1cm/mV ADS 50Hz 35Hz 88 Puls

Klinik 28jährige Patientin, Angabe intermittierender Sinustachykardien, gelegentliche orthostatische Beschwerden, keine sportliche Betätigung.

EKG 64 A (oben) wurde bei dem Hausarzt morgens gegen 10.00 Uhr abgeleitet, die Patientin war zu diesem Zeitpunkt beschwerdefrei. Dargestellt sind die Ableitungen V4 – V6.

? EKG-Beurteilung?

Es besteht ein Sinusrhythmus, Frequenz 102/min. Die P-Dauer beträgt 0,09 sec, die P-Amplitude 0,25 – 0,3 mV in V5 und V6. Allein anhand der Ableitungen V4 bis V6 ist eine sichere Aussage über eine evtl. Rechtsherzbelastung nicht möglich. Es ist aber anzunehmen, daß die P-Wellen bei der jungen Patientin durch die Sympathikotonie und die mäßige Sinustachykardie überhöht sind.

Die QRS-Dauer beträgt 0,09 sec, altersbezogen ist die R-Amplitude in V5 und V6 nicht pathologisch.

? Wie beurteilen Sie die Kammerendteile?

Ganz leicht angehobener ST-Streckenabgang, aszendierender ST-Streckenverlauf mit Übergang in positive T-Wellen in V4. In V5 und V6 gehen die ST-Strecken annähernd isoelektrisch ab, aszendieren flach und gehen über in triphasische, positiv-negativ-positive T-Wellen.

Es wurde der Verdacht auf eine entzündliche Herzerkrankung gestellt (Perimyokarditis).

? Welche Differentialdiagnosen kommen in Frage?

Zu denken ist insbesondere an rein vegetative Veränderungen; eine Ischämie ist bei der jungen und beschwerdefreien Patientin wenig wahrscheinlich. Etwas ungewöhnlich für eine entzündliche Herzerkrankung sind die nahezu normalen Kammerendteile in V4.

Zusammenfassung

Sinustachykardie; hohes P in V5 und V6 bei Sympathikotonie; altersentsprechend regelrechte Amplitudenverhältnisse der Kammeranfangsgruppen; triphasische T-Wellen in V5 und V6 zur Abklärung.

Im Rahmen der ambulanten kardiologischen Untersuchung der Patientin wurde **EKG 64 B** (unteres Zwölfkanal-EKG) abgeleitet.

? EKG-Beurteilung? Was fällt im Vergleich zum Vor-EKG auf?

Es liegt ein Sinusrhythmus vor, Frequenz 105/min, Steiltyp. Die P-Dauer beträgt 0,09 sec, P in II 0,3 mV. Bei sonst fehlenden Hinweisen auf eine chronische oder akute Rechtsherzbelastung ist auch hier eine erhöhte Sympathikotonie als Ursache des hohen P anzunehmen.

Die QRS-Dauer beträgt 0,10 sec. In der Formanalyse unauffällig. Der Sokolow-Lyon-Index ist positiv, bei dem Alter der Patientin aber nicht spezifisch für eine linksventrikuläre Hypertrophie. Auch der Lagetyp und die Kammerendteile geben keinen Hinweis auf eine linksventrikuläre Hypertrophie.

? Was hat sich an den Kammerendteilen in den etwas mehr als 3 Stunden seit dem Vor-EKG verändert?

Die Kammerendteile sind jetzt als unauffällig zu bezeichnen. Dazu gehört auch die diskrete ST-Streckenhebung in den rechtspräkordialen Ableitungen V1 und V2, dazu V3 und gering auch V4. Das negative T in V5 und V6 ist jetzt verschwunden.

Bei sich so rasch verändernden T-Wellen ist eine entzündliche Herzerkrankung auszuschließen.

Wenn sich bei älteren Patienten die T-Wellen in der hier dargestellten Art und Weise aufrichten, besteht der Verdacht auf eine Ischämie, zumal vegetative Veränderungen in der höheren Altersgruppe seltener werden.

Bei der jungen Patientin sind die passageren T-Negativierungen als vegetativ einzuordnen. Die Befunde der Dopplerechokardiographie und Ergometrie waren unauffällig.

Zusammenfassung

Sinustachykardie; Steiltyp; hohes P als Zeichen einer vermehrten Sympathikotonie; positiver Sokolow-Lyon-Index ohne Hinweis auf eine linksventrikuläre Hypertrophie; unauffällige Kammerendteile. Aus dem Verlauf sind die im Vor-EKG registrierten triphasischen T-Wellen in V5 und V6 als vegetativ einzuordnen.

A

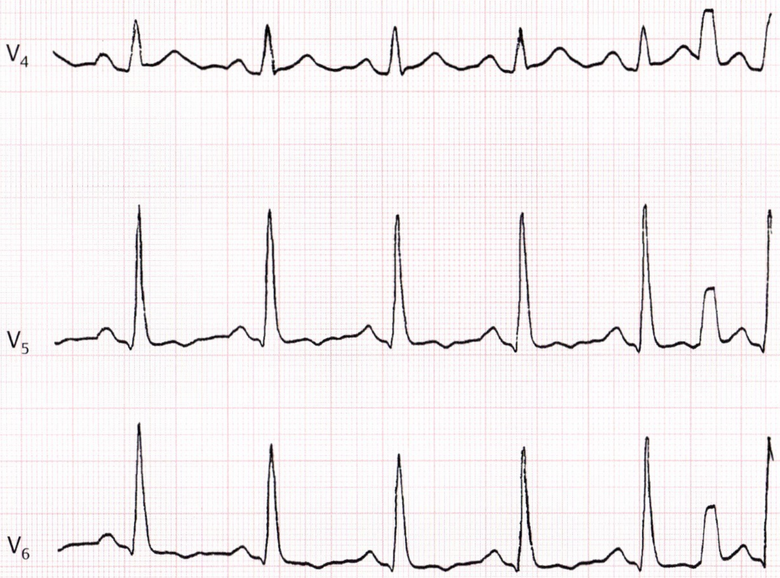

V₄

V₅

V₆

B

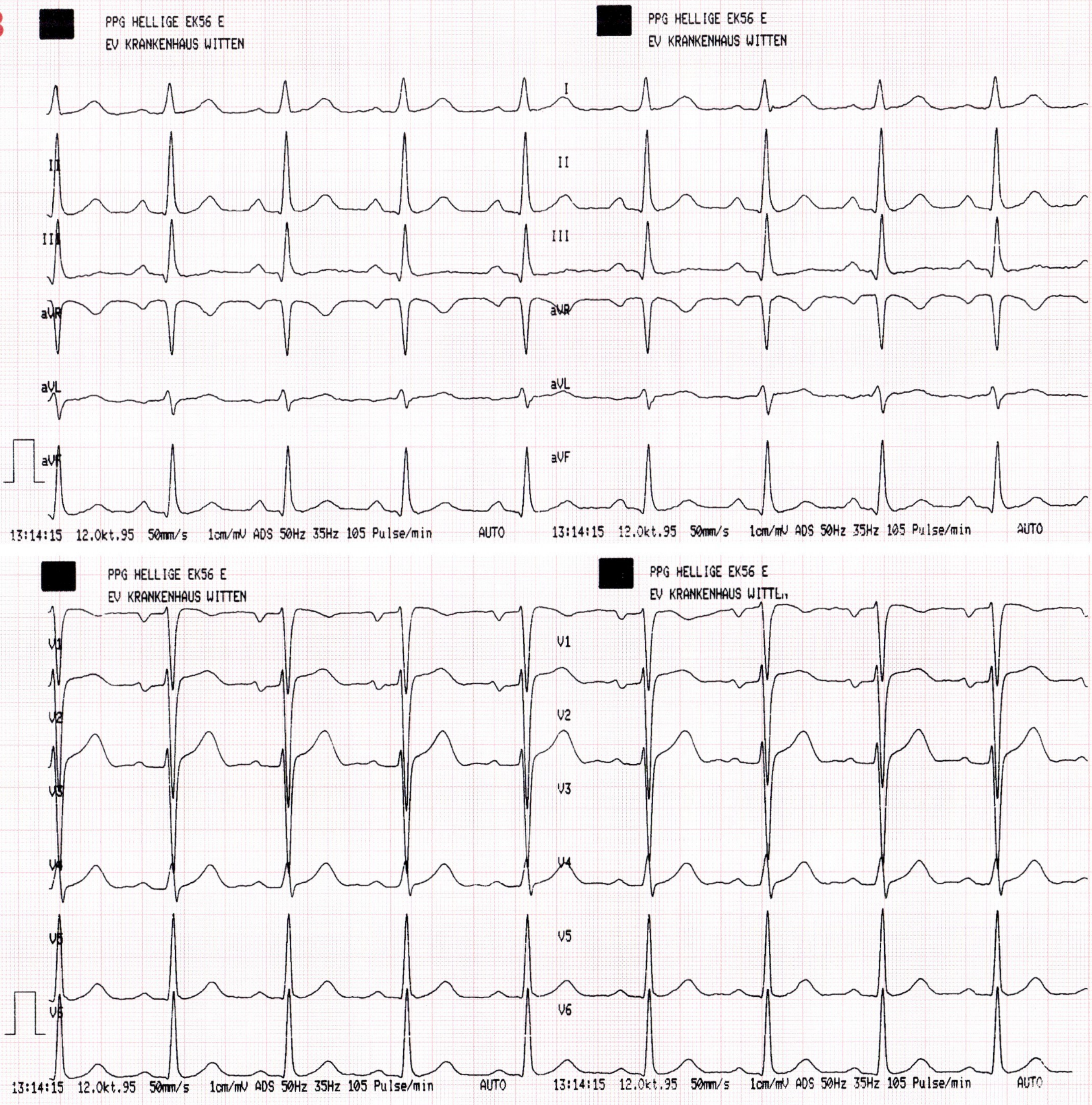

PPG HELLIGE EK56 E
EV KRANKENHAUS WITTEN

PPG HELLIGE EK56 E
EV KRANKENHAUS WITTEN

I

II

III

aVR

aVL

aVF

I

II

III

aVR

aVL

aVF

13:14:15 12.0kt.95 50mm/s 1cm/mV ADS 50Hz 35Hz 105 Pulse/min   AUTO   13:14:15 12.0kt.95 50mm/s 1cm/mV ADS 50Hz 35Hz 105 Pulse/min   AUTO

PPG HELLIGE EK56 E
EV KRANKENHAUS WITTEN

PPG HELLIGE EK56 E
EV KRANKENHAUS WITTEN

V1

V2

V3

V4

V5

V6

V1

V2

V3

V4

V5

V6

13:14:15 12.0kt.95 50mm/s 1cm/mV ADS 50Hz 35Hz 105 Pulse/min   AUTO   13:14:15 12.0kt.95 50mm/s 1cm/mV ADS 50Hz 35Hz 105 Pulse/min   AUTO

Klinik 85jährige Patientin, bekannte arterielle Hypertonie. Keine Ruheherzinsuffizienz, keine genauen anamnestischen Angaben.

? EKG-Beurteilung?

Es besteht ein Sinusrhythmus, Frequenz 74/min; überdrehter Linkstyp, linksanteriorer Hemiblock. Die P-Dauer beträgt 0,10 sec, PQ-Dauer 0,18 sec.

? Um welche Form der Rhythmusstörung handelt es sich in den Nehb-Ableitungen?

Die 3. und 5. normal konfigurierte Kammeraktion fallen vorzeitig ein, so daß es sich um supraventrikuläre Extrasystolen handelt. Die zweite supraventrikuläre Extrasystole zeigt in typischer Weise eine andere Konfiguration des vorangehenden P als die P-Wellen der Normalaktionen.
Das P der ersten supraventrikulären Extrasystole scheint in Nehb D und A tief negativ zu sein. Hier ist aber ein Artefakt anzunehmen, da bei supraventrikulären Extrasystolen die P-Wellen nicht derartig an Dauer und Amplitude im Vergleich zu den Normalaktionen gewinnen. Zudem ist in Nehb I die P-Konfiguration der beiden supraventrikulären Extrasystolen gleich.

? Was fällt an den Kammerkomplexen auf?

Als Zeichen der linksventrikulären Hypertrophie ist der Sokolow-Lyon-Index und der Index nach Gubner und Ungerleider positiv. Dazu paßt die diskrete ST-Streckensenkung mit Übergang in abgeflachte T-Wellen in Nehb D, die als Schädigungszeichen bei linksventrikulärer Hypertrophie einzuordnen ist. Aufgrund der starken Artefaktüberlagerung sind in V5 und V6 die Kammerendteile nicht mit letzter Sicherheit zu beurteilen. In solchen Fällen sollte man nicht einzelne Aktionen mit besonders deutlichen ST-Hebungen oder ST-Senkungen heraussuchen, weil diese nicht repräsentativ sind. Wenn bei entsprechender Klinik die Beurteilung der Kammerendteile sehr wichtig ist, muß das EKG evtl. neu geschrieben werden.

? Wie beurteilen Sie die QS-Komplexe in V2 und V3?

Bei linksventrikulärer Hypertrophie besteht oft in den rechtspräkordialen Ableitungen V1 – V3 oder gar V4 ein verzögerter R-Zuwachs, weil der Hauptvektor nach oben und hinten verlagert ist.
Im vorliegenden EKG zeigen sich in V1 – V3 jedoch reine QS-Komplexe, es fehlen positive Vektoren. Daraus ergibt sich hier der hochgradige Verdacht auf einen abgelaufenen anteroseptalen Myokardinfarkt. Die anteroseptale Lage resultiert aus dem Schwerpunkt der Veränderungen in V1 – V3. Nehb I zeigt ein kleines, nicht pathologisches Q.

? Was kann man über das Alter des abgelaufenen Myokardinfarkts sagen?

In V1 – V3 verlaufen die ST-Strecken nach unten konvexbogig angehoben, übergehend in positive T-Wellen. Bei einem frischen Myokardinfarkt sind die ST-Streckenhebungen in der Regel nach oben konvexbogig, so daß es sich hier wahrscheinlich um ein Endstadium oder Stadium III eines Myokardinfarkts handelt.

Das Stadium III braucht einige Tage bis Wochen bis zu seiner Ausbildung. Darüberhinaus ist eine Aussage, ob ein solches Infarktbild Wochen, Monate oder Jahre alt ist, nicht möglich.

Zusammenfassung

Sinusrhythmus, überdrehter Linkstyp (linksanteriorer Hemiblock); Zeichen der linksventrikulären Hypertrophie und Schädigung; Zeichen eines anteroseptalen Myokardinfarkts im Endstadium (Stadium III); 2 supraventrikuläre Extrasystolen.

Infarktstadien

Die Kammerendteile, nicht die Kammeranfangsgruppen, werden für die formale Einteilung der Infarktstadien herangezogen. Abb. **52** zeigt links den Stadienablauf eines Infarkts mit geringerer Nekrose, ablesbar an dem relativ kleinen Q und der weitgehend erhaltenen R-Amplitude, rechts mit ausgedehnter Nekrose.

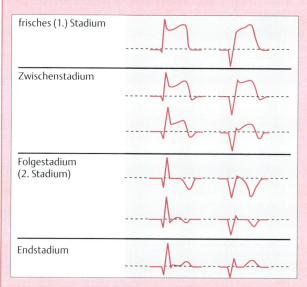

frisches (1.) Stadium

Zwischenstadium

Folgestadium (2. Stadium)

Endstadium

Abb. 52 Schematische Darstellung der Stadien eines Myokardinfarktes
Linke Seite: Beispiel eines Infarktes mit geringer Nekrose
Rechte Seite: Beispiel eines Infarktes mit ausgedehnter Nekrose.

Frisches Stadium (Stadium I): Das Stadium I ist gekennzeichnet durch eine unterschiedlich ausgeprägte ST-Hebung mit Übergang in ein positives T. Bei starken ST-Hebungen ergibt sich das Bild einer sog. monophasischen Deformierung. Andererseits kann die ST-Hebung gering sein und dann in ihrer Bedeutung übersehen werden.

Das dem Stadium I vorangehende Initialstadium mit ST-Senkungen, T-Negativierungen oder auffällig hohen T-Wellen wird beim frischen Myokardinfarkt häufig nicht registriert, weil die nachfolgenden ST-Hebungen schon innerhalb weniger Minuten auftreten können. Bei akutem Gefäßverschluß kann sich auch unmittelbar eine ST-Hebung ausbilden.

Folgestadium (Stadium II): Das Folgestadium ist gekennzeichnet durch isoelektrische oder sogar abgesenkte ST-Strecken mit Übergang in negative T-Wellen. Die T-Wellen sind meist gleichschenklig terminal negativ.

Fortsetzung S. 170 ▶

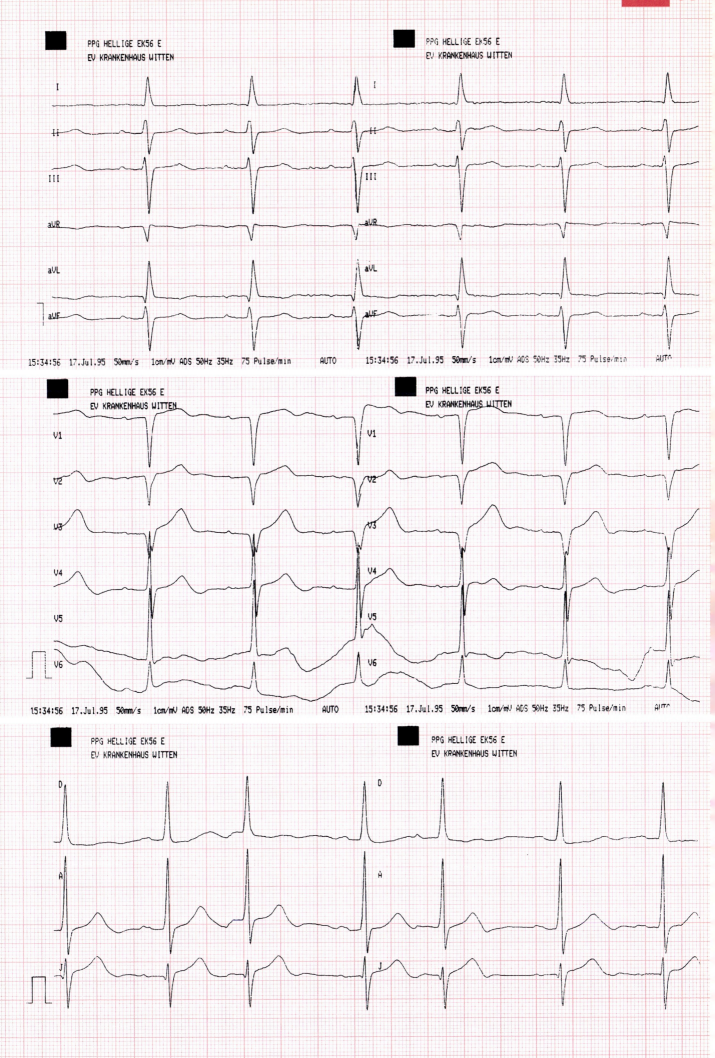

Zwischenstadium (Stadium I – II): Im Zwischenstadium sind die ST-Strecken noch angehoben, die T-Welle ist aber schon partiell oder im ganzen negativ.

Endstadium (Stadium III): Im Stadium III (Endstadium ist ein unglücklicher Begriff) sind die Kammerendteile wieder normalisiert. Die ST-Strecke verläuft horizontal oder flach aszendierend und geht in ein positives T über. Der abgelaufene Myokardinfarkt ist allenfalls an der Kammeranfangsgruppe ablesbar.

Die oben genannte Stadieneinteilung enthält sehr formale Kriterien. Da der Stadienablauf keinen zeitlichen Gesetzen folgt, kann aus dem EKG nur mit großer Vorsicht auf das Infarktalter geschlossen werden. So kann das Stadium II gelegentlich schon am 1. Tag erreicht werden, andrerseits kann das Infarktbild im Zwischenstadium (Stadium I – II) mit diskret angehobenen ST-Strecken und

negativen T-Wellen persistieren. Häufig wird auch in zumindest einigen Ableitungen das Stadium III nicht erreicht, die T-Wellen bleiben negativ. Die Geschwindigkeit, mit der die Infarktstadien durchlaufen werden, hängt neben der Infarktgröße auch davon ab, ob das Ischämieareal funktionell wirksam kollateral versorgt wird oder das Gefäß evtl. nur subtotal verschlossen ist mit geringer Restperfusion. Entscheidend ist auch eine spontane, medikamentöse oder interventionelle Reperfusion.

Persistierende ST-Hebungen und Herzwandaneurysma: Wochen und Monate nach Myokardinfarkt weisen persistierende ST-Hebungen auf ein mögliches Herzwandaneurysma hin, sind aber dafür im Vergleich zur Echokardiographie weder ein sehr spezifisches noch sensitives Zeichen.

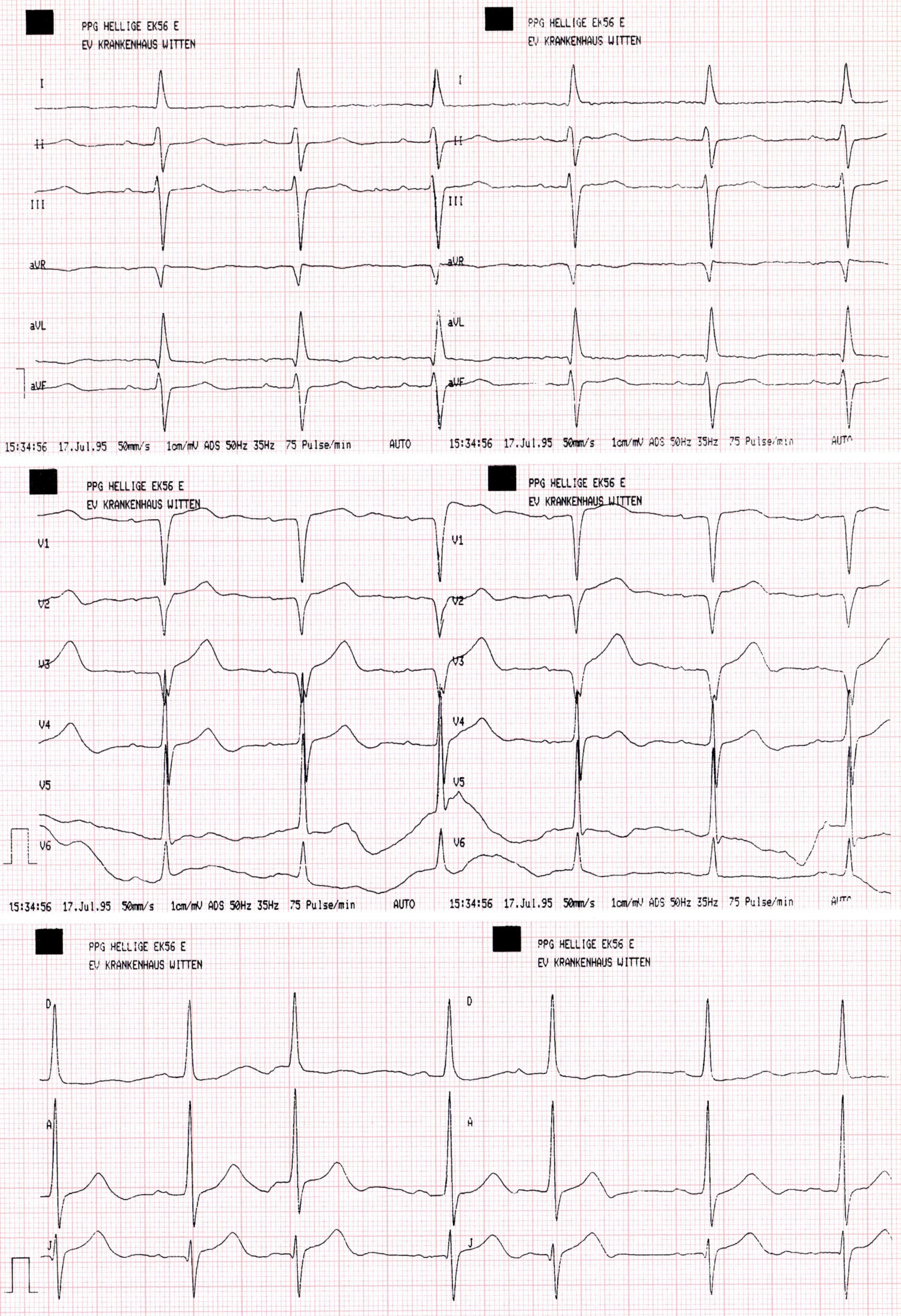

PPG HELLIGE EK56 E
EV KRANKENHAUS WITTEN

I

II

III

aVR

aVL

aVF

15:34:56 17.Jul.95 50mm/s   1cm/mV ADS 50Hz 35Hz 75 Pulse/min   AUTO

V1

V2

V3

V4

V5

V6

15:34:56 17.Jul.95 50mm/s   1cm/mV ADS 50Hz 35Hz 75 Pulse/min   AUTO

D

A

J

Klinik 66jähriger Patient, 40 Minuten vor der EKG-Registrierung thorakales Vernichtungsgefühl, anschließende Synkope. Vom Notarzt war initial ein Blutdruck von 70/40 mmHg gemessen worden, nach Volumengabe Kreislaufstabilisierung.

? EKG-Beurteilung? Wie beurteilen Sie Rhythmus und Lagetyp?

Es besteht Sinustachykardie, Frequenz 110/min, die P-Dauer beträgt 0,11 sec.
Zum Lagetyp: Es überwiegen die positiven Vektoren in I bis III; dabei ist R in III höher als in I, so daß ein Steiltyp vorliegt.

? Wie beurteilen Sie die Kammeranfangsgruppen und Kammerendteile in den Brustwand- und Nehb-Ableitungen?

In V1 und V2 sind die R-Amplituden normal. In V3 – V6 fällt ein Q auf, dessen Breite mit maximal 0,03 mehr imponiert als dessen Amplitude.
Besonders auffällig sind in V1 – V5 zum Teil stark angehobene ST-Streckenverläufe mit Übergang in hoch positive T-Wellen. Die ST-Hebung beginnt in V3 – V6 schon mit dem absteigenden Schenkel von R und ist nicht aus einem S hochgezogen (wie es bei einer Perikarditis nicht selten der Fall ist). Ähnliche Veränderungen finden sich auch in Nehb A und I.
Insgesamt besteht eine deutliche monophasische Deformierung der Kammerendteile in V1 – V4, Nehb A und I. Der Befund ist als frische Vorderwandischämie einzuordnen.

? Ist eine Aussage über die Infarktausdehnung möglich?

In den Vorderwandableitungen sind V1 – V5 betroffen. Wenn 3 oder mehr benachbarte EKG-Ableitungen direkte Infarktzeichen aufweisen, ist von einem größeren Infarkt auszugehen. Wenn nur in einer oder in 2 Ableitungen direkte Infarktzeichen vorliegen, ist eine Aussage über die Infarktgröße nicht möglich. Es können sich sehr unterschiedlich große Infarkte dahinter verbergen.
Im vorliegenden Fall zeigen sich die stärksten Veränderungen in den anteroseptalen und apikalen Ableitungen; in V6 besteht keine sichere ST-Hebung, in Nehb D als spiegelbildliche Veränderung eine ST-Senkung mit Übergang in präterminal negative T-Wellen (indirekte Ischämiezeichen).

? Wie beurteilen Sie die inferioren Ableitungen?

In den inferioren Ableitungen II, III und aVF besteht ein auffälliges Q mit einer Dauer von ca. 0,03 sec, Amplitude maximal jedoch nur 0,2 mV. In Nehb D beträgt die Q-Dauer ebenfalls 0,03 sec. In den inferioren Ableitungen sind die ST-Strecken mit ca. 0,15 mV angehoben, in positive T-Wellen übergehend.
Es ergibt sich der Verdacht auf einen älteren Hinterwandinfarkt, jetzt möglicherweise mit einer frischen Ischämiereaktion.

Zusammenfassung

Sinustachykardie, Steiltyp; frische ausgedehnte Vorderwandischämie (Schwerpunkt apikoseptal), indirekte Infarktzeichen in Nehb D; Zeichen eines abgelaufenen inferioren Myokardinfarkts mit Verdacht auf eine Reischämie. Differentialdiagnostisch handelt es sich dabei entweder um einen sehr ausgedehnten Vorderwandinfarkt mit Übergreifen auf posteriore Anteile der linksventrikulären Spitzenregion oder um eine begleitende signifikante Stenosierung im inferioren Versorgungsbereich (→ „Bemerkungen").

Bemerkungen: Wegen der ineffektiven Lysetherapie wurde der Patient einer akuten Koronarintervention zugeführt. Der Ramus interventricularis anterior war verschlossen, die Rekanalisation erfolgreich. Zusätzlich war die rechte Herzkranzarterie peripher verschlossen.
Nach der Reperfusion des Ramus interventricularis anterior zeigten sich Kollaterale zum Versorgungsgebiet der rechten Herzkranzarterie, so daß durch die unterbrochene Perfusion dieser kollateralen Versorgung die zusätzlich inferiore Ischämie bei Vorderwandinfarkt verständlich wird.

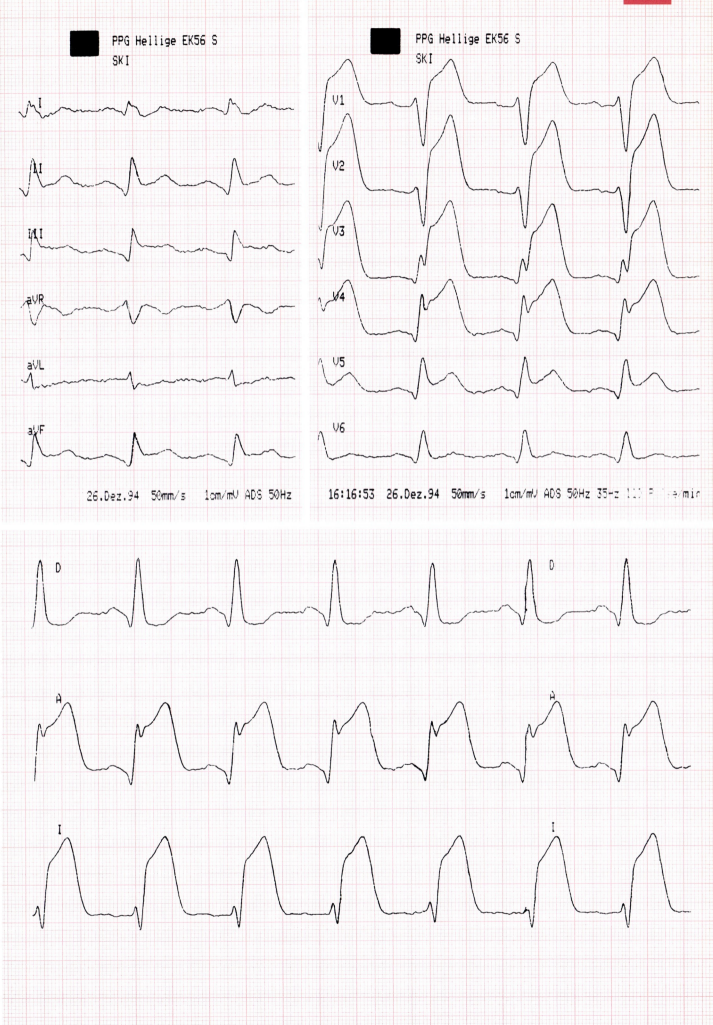

PPG Hellige EK56 S
SKI

I

II

III

aVR

aVL

aVF

26.Dez.94   50mm/s   1cm/mV ADS 50Hz

PPG Hellige EK56 S
SKI

V1

V2

V3

V4

V5

V6

16:16:53 26.Dez.94 50mm/s   1cm/mV ADS 50Hz 35-z 111 P ie/min

D

A

I

Klinischer Verlauf:

Der gleiche Patient, dessen Infarktbild in **EKG 66** dargestellt ist, wurde wenige Minuten später bewußtlos, während zufällig ein Kontroll-EKG geschrieben wurde.

? **EKG-Beurteilung?**

Einem solchen EKG liegt entweder ein Artefakt oder – wie im vorliegenden Fall – ein Kammerflimmern zugrunde. Die sehr unterschiedlich geformten Kammeraktionen fallen unregelmäßig und z. T. nicht voneinander abgrenzbar ein. Soweit Frequenzen überhaupt abschätzbar sind, liegen sie zwischen 350/min und 450/min. Eine typische QRS-Morphologie ist nicht mehr auszumachen. Kammerendteile können nicht abgegrenzt werden.

Zusammenfassung

Kammerflimmern im Rahmen eines frischen Vorderwandinfarkts.

Bemerkungen: Kammerflimmern ist selten primär, sondern geht meist aus einer monomorphen oder polymorphen ventrikulären Tachykardie hervor. Je länger ein Kammerflimmern besteht, desto schneller und niederamplitudiger wird es und geht schließlich in eine Nullinie über. Im vorliegenden Fall war die sofortige elektrische Defibrillation erfolgreich. Eine Fibrinolysetherapie war schon zuvor begonnen worden und blieb ohne die Zeichen einer Reperfusion ineffektiv, so daß der Patient einer akuten Koronardilatation zugeführt wurde.

EKG 68 A – C zeigt den EKG-Verlauf in den folgenden beiden Tagen sowie nach 3 1/2 Wochen.

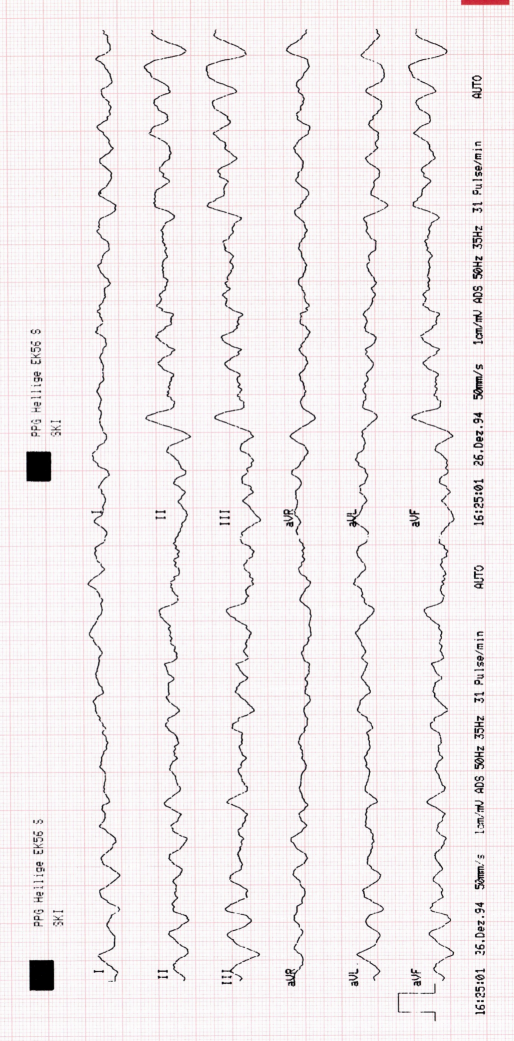

I

II

III

aVR

aVL

aVF

PPG Hellige EK56 S
SKI

PPG Hellige EK56 S
SKI

16:25:01   26.Dez.94   50mm/s   1cm/mV ADS 50Hz 35Hz   31 Pulse/min   AUTO

16:25:01   26.Dez.94   50mm/s   1cm/mV ADS 50Hz 35Hz   31 Pulse/min   AUTO

EKG 68 A (oben) wurde ca. 14 Stunden nach der Akut-PTCA des Ramus interventricularis anterior abgeleitet.

? EKG-Beurteilung? Welche Veränderungen sind im Vergleich zu EKG 66 eingetreten?

Es besteht ein Sinusrhythmus, Frequenz 86/min, Steiltyp. Die QRS-Dauer beträgt 0,11 sec.
Im Vergleich zu EKG 59 besteht eine R-Reduktion in I bei weiterhin diskret aufgesplitterter Kammeranfangsgruppe. Auch in II, III und aVF hat das R leicht abgenommen, das Q ist dafür breiter und in Relation zum R tiefer geworden.
In den rechtspräkordialen Ableitungen zeigt sich in V1 noch ein kleines R, in V2 ist es nur noch angedeutet vorhanden. In V3 und V4 handelt es sich um reine QS-Komplexe. Die R-Amplitudenreduktion sieht man auch in V5 und V6 mit Ausbildung eines breiten Q, das in V5 0,03 sec beträgt.
Insgesamt hat sich ein ausgedehnter Vorderwandinfarkt entwickelt, der V2 – V6 betrifft, daneben auch I. Im Bereich der Hinterwand ist der alte Q-Infarkt unverändert zu erkennen.

? Wie beurteilen Sie die Kammerendteile?

In den inferioren Ableitungen II, III und aVF besteht eine ST-Streckenhebung von knapp 0,1 mV, übergehend in positive T-Wellen. Auch in den linkspräkordialen Ableitungen sind die ST-Strecken angehoben, die T Wellen positiv, so daß insgesamt ein Stadium I (frisches Stadium) eines Vorderwandinfarkts vorliegt, möglicherweise in Kombination mit einem frischen Hinterwandreinfarkt.

Zusammenfassung

Sinusrhythmus, Steiltyp; Zeichen eines ausgedehnten Vorderwandinfarkts und eines älteren Hinterwandinfarkts, jeweils formal im Stadium I. In beiden Fällen handelt es sich um Q-Infarkte.
Solche ausgedehnten Infarktbilder sind selten, da sie häufig über maligne ventrikuläre Tachyarrhythmien oder über ein akutes Pumpversagen zum Tode führen.

EKG 68 B (Mitte) wurde am nächsten Tag abgeleitet.

? Welche Veränderungen sind im Verlauf eingetreten? Wie sind sie einzuordnen?

Es besteht ein Sinusrhythmus, Frequenz 81/min. Die QRS-Morphologie ist im Vergleich zu **EKG 57 A** nahezu identisch. Diskrete Amplitudendifferenzen der Kammeranfangsgruppen sind ableitungsbedingt und dürfen nicht überbewertet werden z. B. im Sinne einer Infarktausdehnung.

Deutliche Unterschiede finden sich jedoch in den Kammerendteilen. Die ST-Streckenhebungen in den inferioren Ableitungen sind rückläufig, betragen jetzt noch maximal 0,05 mV, auch die T-Wellen sind deutlich flacher. In I sind die T-Wellen flach negativ.
Die auch bei späteren Kontrollen fehlende T-Negativierung in den inferioren Ableitungen spricht retrospektiv für einen alten Hinterwandinfarkt im Stadium III, dessen passager verstärkte ST-Hebungen (**EKG 66 und 68 A**) auf einer Randischämie ohne erneute Nekrose basiert haben dürften.

In V1 – V5 sind die ST-Streckenhebungen ebenfalls rückläufig. Sie persistieren aber noch in V1 – V4; der Verlauf ist jetzt annähernd horizontal mit Übergang in terminal negative T-Wellen. Formal besteht ein Stadium I – II (Übergang zum reaktiven Folgestadium) eines Vorderwandinfarkts.

Zusammenfassung

Sinusrhythmus, Steiltyp; Zeichen eines ausgedehnten Vorderwandinfarkts im Übergang zum reaktiven Folgestadium (Stadium I bis II) und Zeichen eines abgelaufenen Hinterwandinfarkts, retrospektiv im Stadium III.

EKG 68 C (unten) wurde 3 1/2 Wochen nach dem Myokardinfarkt abgeleitet.

? Wie beurteilen Sie die Veränderungen im Vergleich zum Vor-EKG?

Es besteht ein Sinusrhythmus. Frequenz 73/min, formal jetzt ein Linkstyp. Die Lagetypänderung ist bedingt durch ein tieferes Q in III, ohne daß zwischenzeitlich ein Hinterwandreinfarkt aufgetreten war.
Eine diskrete Änderung der QRS-Morphologie liegt an der leicht rückläufigen QRS-Dauer von 0,10 sec, vorher 0,11 sec. In den Brustwandableitungen sind die Kammeranfangsgruppen im Vergleich zu **EKG 61 A** nahezu identisch.

? Wie beurteilen Sie die Kammerendteile?

Bei nur noch gering angehobenen ST-Streckenverläufen nehmen die terminal negativen T-Wellen in V2 – V6 deutlich zu.

? Handelt es sich hierbei um einen zusätzlichen pathologischen Befund?

Ohne klinischen Hinweis auf einen Reinfarkt zeigt sich nur ein stadientypischer Verlauf der Kammerendteile bei Zustand nach ausgedehntem Vorderwandinfarkt. In den inferioren Ableitungen persistieren angedeutete ST-Streckenhebungen mit aszendierendem Verlauf und Übergang in positive T-Wellen.

Zusammenfassung

Sinusrhythmus; ausgedehnter Vorderwandinfarkt im Stadium (I-) II, Hinterwandinfarkt im Stadium III; insgesamt phasentypische Veränderungen der Kammerendteile im Verlauf.

Infarktgröße

Die Prognose eines Myokardinfarkts hängt wesentlich von seiner Größe ab. Im Vergleich mit autoptischen Befunden kann die Infarktgröße aus dem Standard-Zwölfkanal-EKG schon beim Vorderwandinfarkt nur ungenau bestimmt werden, vielmehr noch beim Hinterwandinfarkt, kombinierten Infarkten und bei vorbestehenden EKG-Veränderungen. Allgemein gilt, daß der Myokardinfarkt um so größer ist, je mehr Ableitungen im frühen Stadium ausgeprägte ST-Hebungen zeigen und nachfolgend R-Amplitudenreduktionen mit tiefem Q bzw. QS-Komplexen aufweisen.

Prinzipiell ist aber auch auf dem Gebiet der Infarktgrößenabschätzung die Echokardiographie dem EKG überlegen.

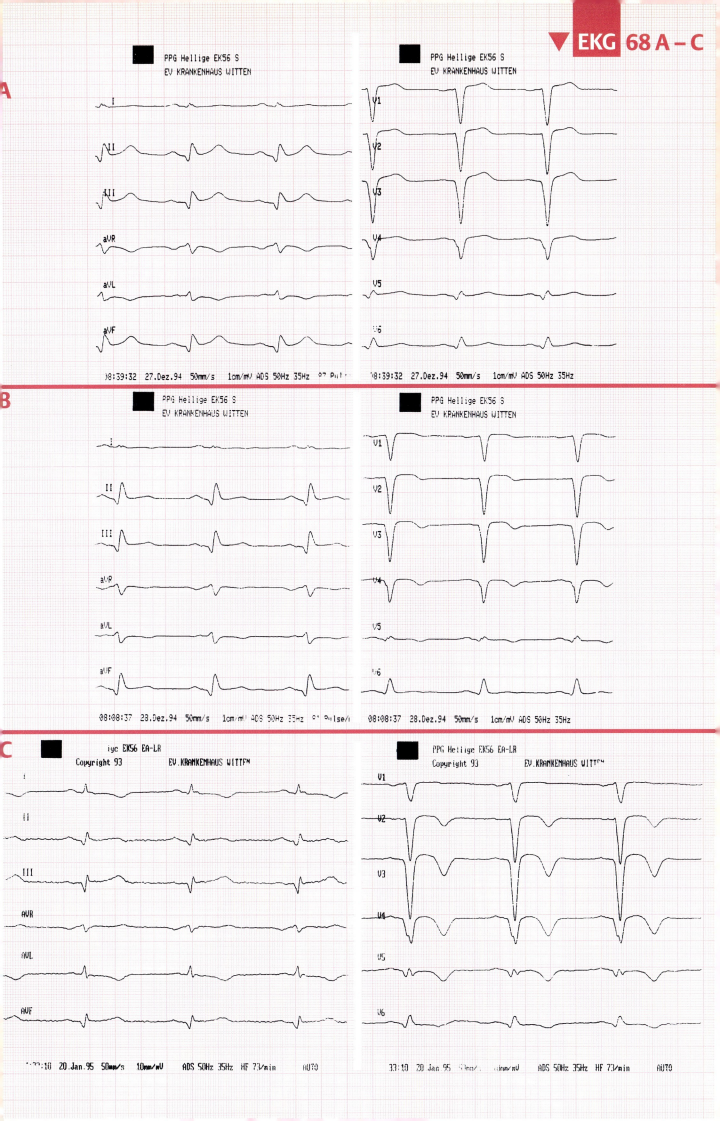

A

I

II

III

aVR

aVL

aVF

PPG Hellige EK56 S
EV KRANKENHAUS WITTEN

V1

V2

V3

V4

V5

V6

08:39:32 27.Dez.94 50mm/s   1cm/mV ADS 50Hz 35Hz 97 Puls

08:39:32 27.Dez.94 50mm/s   1cm/mV ADS 50Hz 35Hz

B

i

II

III

aVR

aVL

aVF

PPG Hellige EK56 S
EV KRANKENHAUS WITTEN

V1

V2

V3

V4

V5

V6

08:08:37 28.Dez.94 50mm/s   1cm/mV ADS 50Hz 35Hz 91 Pulse/

08:08:37 28.Dez.94 50mm/s   1cm/mV ADS 50Hz 35Hz

C

i

II

III

AVR

AVL

AVF

iyc EK56 EA-LR
Copyright 93   EV.KRANKENHAUS WITTEN

V1

V2

V3

V4

V5

V6

PPG Hellige EK56 EA-LR
Copyright 93   EV.KRANKENHAUS WITTEN

20.Jan.95 50mm/s   10mm/mV   ADS 50Hz 35Hz HF 73/min   AU70

33:10 20.Jan.95 50mm/s   10mm/mV   ADS 50Hz 35Hz HF 73/min   AU70

Klinik 69jährige Patientin, keine kardiopulmonalen Beschwerden. Vor 2 Jahren hatte sie nachts mehrere Stunden anhaltende heftigste thorakale Schmerzen verspürt, einen Arzt aber nicht aufgesucht.

❓ EKG-Beurteilung? Wie beurteilen Sie die Kammeranfangsgruppen?

Es liegt ein Sinusrhythmus vor, Frequenz 89/min, Linkstyp. Die P-Dauer beträgt 0,11 sec.

In I und aVL ist ein kleines, etwas über 0,02 sec breites Q primär nicht pathologisch. Unauffälliger Befund der inferioren Ableitungen.

Gegenüber V1 und V2 zeigt V3 kein R, sondern einen reinen QS-Komplex. Zwischen V3 und V4 R/S-Umschlag, d. h. ein sehr ausgeprägter Wechsel der Hauptvektorrichtung zwischen 2 benachbarten Ableitungen im Gegensatz zum meist allmählichen R/S-Übergang. In V4 kleines, mit 0,02 sec relativ breites Q, in V5 und V6 unauffälliges Q. Der Befund weist auf einen abgelaufenen supraapikalen Q-Infarkt hin.

Zur Erinnerung: Supraapikale oder apikale Myokardinfarkte (der Unterschied ist nur eine Frage der Nomenklatur) zeigen sich vorwiegend in V3 und V4.

❓ Wie beurteilen Sie die Kammerendteile?

Auffällig sind die linkslateralen Ableitungen mit ganz diskreten ST-Streckensenkungen mit Übergang in positive T-Wellen in I, V5 und V6, in isoelektrische T-Wellen in aVL. Bei fehlender Digitalisierung können diese diskreten Veränderungen der Kammerendteile keiner spezifischen Ursache zugeordnet werden. Die vordergründige Annahme ischämischer ST-Senkungen setzt wechselnde Veränderungen der Kammerendteile im Verlauf voraus. ST-Streckensenkungen können aber nach abgelaufenem Myokardinfarkt persistieren.

Die eigentlichen Infarktableitungen V3 und V4 zeigen unauffällige Kammerendteile, der ST-Streckenverlauf ist in V3 ebenso wie in V1 und V2 diskret angehoben und übergehend in positive T-Wellen, in V4 isoelektrisch mit Übergang ebenfalls in positive T-Wellen. Somit liegt ein Stadium III des Myokardinfarkts vor.

Zusammenfassung

Sinusrhythmus, Linkstyp; Zeichen eines abgelaufenen supraapikalen Q-Infarkts, formal im Stadium III; diskrete unspezifische anterolaterale Erregungsrückbildungsstörungen.

Echokardiographisch fand sich ein überraschend großes apikales Aneurysma.

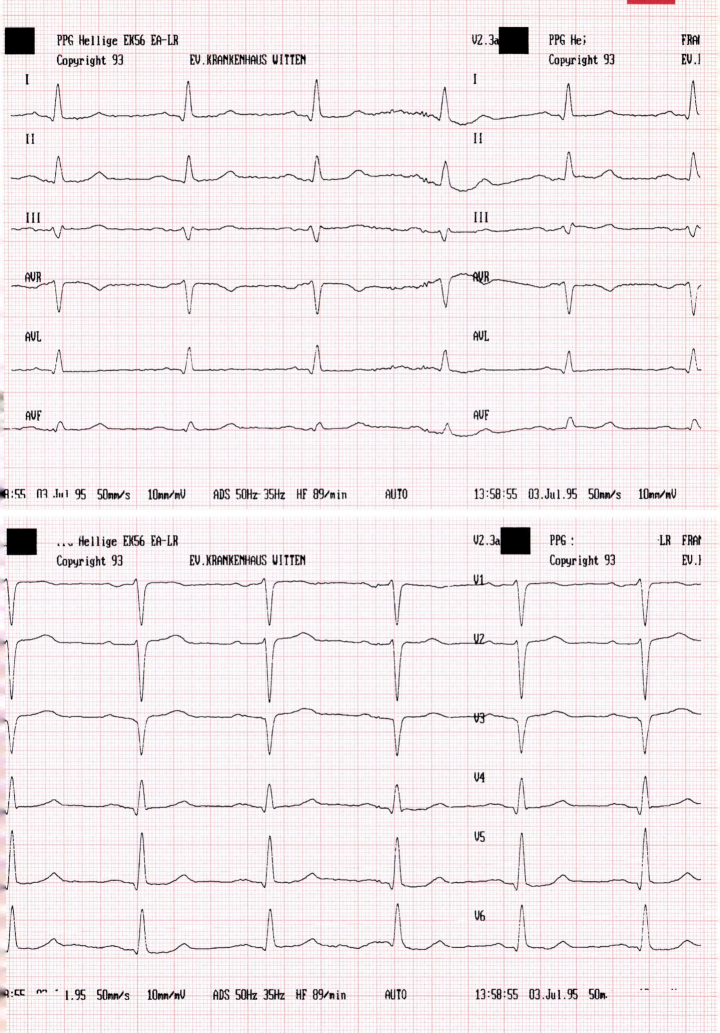

I

II

III

AVR

AVL

AVF

I

II

III

AVR

AVL

AVF

A:55 03 Jul 95 50mm/s   10mm/mV   ADS 50Hz 35Hz HF 89/min   AUTO   13:58:55 03.Jul.95 50mm/s   10mm/mV

V1

V2

V3

V4

V5

V6

A:55 03 1.95 50mm/s   10mm/mV   ADS 50Hz 35Hz HF 89/min   AUTO   13:58:55 03.Jul.95 50m.

Klinik 49jähriger Patient, multiple Risikofaktoren, seit 3 Wochen rezidivierende retrosternale Beschwerden, jetzt seit 4 Stunden anhaltend.
Links das Aufnahme-EKG um 12.39 Uhr, rechts eine Verlaufskontrolle um 17.23 Uhr.

? Wie beurteilen Sie das EKG 70 A (links)?

Es besteht ein Sinusrhythmus, Frequenz 67/min, Linkstyp. Die P-Dauer beträgt 0,11 sec, unauffällige P-Konfiguration.

? Was fällt an den Kammeranfangsgruppen auf?

Die QRS-Dauer beträgt 0,09 sec. In den Extremitätenableitungen unauffälliges QRS.
In V1 zeigt sich ein kleines R. Es fehlt in V2, so daß hier ein QS-Komplex vorliegt. In V3 – V6 erscheinen die R-Amplituden nicht vermindert. Das Q ist in V3 etwas tiefer als in V4 und V5, obwohl die R-Amplitude in V3 niedriger ist. Dementsprechend zeigt Nehb I ebenfalls ein auffälliges Q, ein niederamplitudiges, versenktes R, so daß die Veränderungen in den Kammeranfangsgruppen auf einen anteroseptalen Myokardinfarkt hinweisen.

? Wie beurteilen Sie die Kammerendteile? Finden sich indirekte Ischämiezeichen?

Die ST-Strecken sind am stärksten in V2 – V5 sowie Nehb A und I angehoben, übergehend in positive T-Wellen. Diskretere ST-Hebungen zeigen auch die anterolateralen Ableitungen I, aVL, V6 sowie Nehb D.
Normalerweise sind die direkten Veränderungen der Kammerendteile in mehr Ableitungen nachzuweisen, als die direkten QRS-Zeichen eines Infarkts, so auch im vorliegenden Fall.
Die gesenkten ST-Streckenverläufe in den inferioren Ableitungen II, III und aVF sind indirekte Ischämiezeichen.

? Wie beurteilen Sie das Alter des Myokardinfarkts?

Die ausgeprägten ST-Hebungen mit Übergang in positive T-Wellen sind typisch für eine frische Myokardischämie.
Die Ausbildung eines neuen Q oder einer R-Amplitudenreduktion braucht länger. Abhängig von der Restperfusion über Kollateralen oder von einem nur subtotalen Verschluß brauchen die direkten QRS-Infarktzeichen eine bis mehrere Stunden bis zu ihrer Entwicklung. Sie fehlen sogar ganz bei einem Non-Q-Infarkt.
Bei Nachweis von QS-Komplexen in V2 ist von einer Perfusionsstörung von mindestens 1 – 2 Stunden auszugehen, eine nähere Eingrenzung ist nicht möglich. Andererseits signalisieren die direkten QRS-Infarktzeichen in der Regel die schon entstandene Nekrose.

Zusammenfassung
Sinusrhythmus, Linkstyp; Zeichen eines frischen anteroseptalen Vorderwandinfarkts mit QS-Komplexen in V2, versenktem R in Nehb I und etwas auffälligem Q in V3. Deutliche ischämische Kammerendteilveränderungen auch in den apikalen und lateralen Wandanteilen.

Klinischer Verlauf:
Einleitung einer Lysetherapie, maximaler Kreatinkinase-Anstieg auf knapp 500 U/l.

EKG 70 B

? Wie beurteilen Sie das Verlaufs-EKG vom gleichen Tag?

Es liegt ein Sinusrhythmus vor, Frequenz 79/min, Linkstyp. Die QRS-Dauer beträgt jetzt 0,14 sec; Linksschenkelblock mit breitem R und oberem Umschlagspunkt nach 0,1 sec in V6.

? Erkennen Sie noch die Infarktzeichen?

In V1 beträgt R 0,05 mV, in V2 und V3 0,1 mV, in V4 0,2 mV. Das R ist in diesen Ableitungen zwar klein, es zeigt aber eine langsame Progression.
Wie Sie schon gesehen haben, sind bei einem Linksschenkelblock durch den nach hinten links abgedrehten Hauptvektor die R-Amplituden in den rechtspräkordialen und supraapikalen Ableitungen oft niedrig. Auch in Nehb I findet sich ein zwar kleines, aber deutliches R. Insoweit zeigt das EKG bei Linksschenkelblock keine eindeutigen direkten Infarktzeichen der Kammeranfangsgruppen trotz eines echokardiographisch und angiographisch nachgewiesenen anteroseptalen Myokardinfarkts (→ Bemerkungen).

? Sind die Kammerendteile auffällig?

Für einen Linksschenkelblock sind die angehobenen ST-Streckenverläufe mit Übergang in hochpositive T-Wellen in V1 – V3 unauffällig. Etwas ungewöhnlich sind allerdings die terminal negativen T-Anteile. Sie sind konkordant zu QRS. Dementsprechend zeigen V5, V6 und Nehb D biphasische, negativ-positive T-Wellen (als spiegelbildliche Veränderungen zu V1 – V3). Dieses abnorme Verhalten der terminalen T-Anteile ist ein Hinweis auf eine Ischämie.

? Welcher Zusammenhang besteht zwischen dem Vorderwandinfarkt und dem Linksschenkelblock? Welche klinische Bedeutung ergibt sich hieraus?

Der Schenkelblock ist Zeichen eines in der Regel ausgedehnten Myokardinfarkts.
Im vorliegenden Fall wurde ein Linksschenkelblock dokumentiert, obwohl der Myokardinfarkt mit einer maximalen Kreatinkinase von unter 500 U/l nicht ausgedehnt war. Der Verdacht auf einen schon vorbestehenden intermittierenden Linksschenkelblock wurde durch Vor-EKGs bestätigt.

In einem solchen Fall hat ein bei Ischämie auftretender Linksschenkelblock keine wesentliche prognostische Bedeutung.

Zusammenfassung
Sinusrhythmus, Linkstyp; kompletter Linksschenkelblock, darunter keine eindeutigen Infarktzeichen der Kammeranfangsgruppen; auffällige terminale T-Negativierungen in den rechtspräkordialen Ableitungen und negativ-positive T-Wellen in V5, V6 und Nehb D.

Bemerkungen: Koronarangiographisch bestand eine koronare Dreigefäßerkrankung mit 90%-iger Reststenose des Ramus interventricularis anterior nach Lysetherapie. Kleine anteroseptale Akinesie. Das EKG-Beispiel zeigt, wie ein Linksschenkelblock einen Myokardinfarkt maskieren kann.

Fortsetzung S. 182 ▶

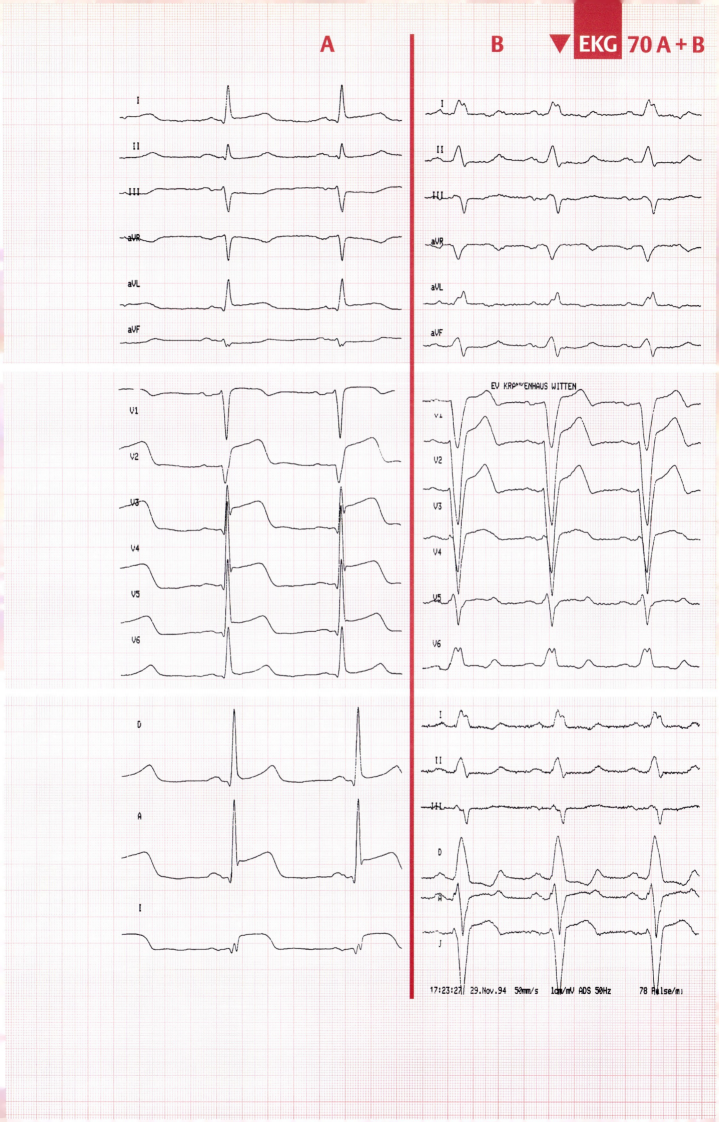

I

II

III

aVR

aVL

aVF

I

II

III

aVR

aVL

aVF

V1

V2

V3

V4

V5

V6

EV KRONVENHAUS WITTEN

V1

V2

V3

V4

V5

V6

D

A

I

I

II

III

D

A

J

17:23:27 29.Nov.94 50mm/s 1cm/mV ADS 50Hz 78 Pulse/mi

Bedeutung neuaufgetretener intraventrikulärer Leitungsblockierungen bei Myokardischämie

Bei ca. 10 % der Vorderwandinfarkte entwickelt sich ein intraventrikulärer Block, meist ein linksanteriorer Hemiblock, nächsthäufig ein Rechts-, seltener ein Linksschenkelblock. Ein Schenkelblock bei Hinterwandinfarkt ist selten; bei rechtsventrikulärer Beteiligung kommen Rechtsschenkelblockierungen vor.

Während ein ischämiebedingter linksanteriorer Hemiblock ohne prognostische Bedeutung ist, sind ein Rechts- oder mehr noch ein Linksschenkelblock Zeichen einer ausgedehnten Infarzierung mit deutlich höherer Mortalität (50 – 80 %). Mit der aufkommenden routinemäßigen Rekanalisation mit Thrombolyse oder Katheterintervention hat die prognostische Bedeutung infarktbedingter Schenkelblockierungen abgenommen.

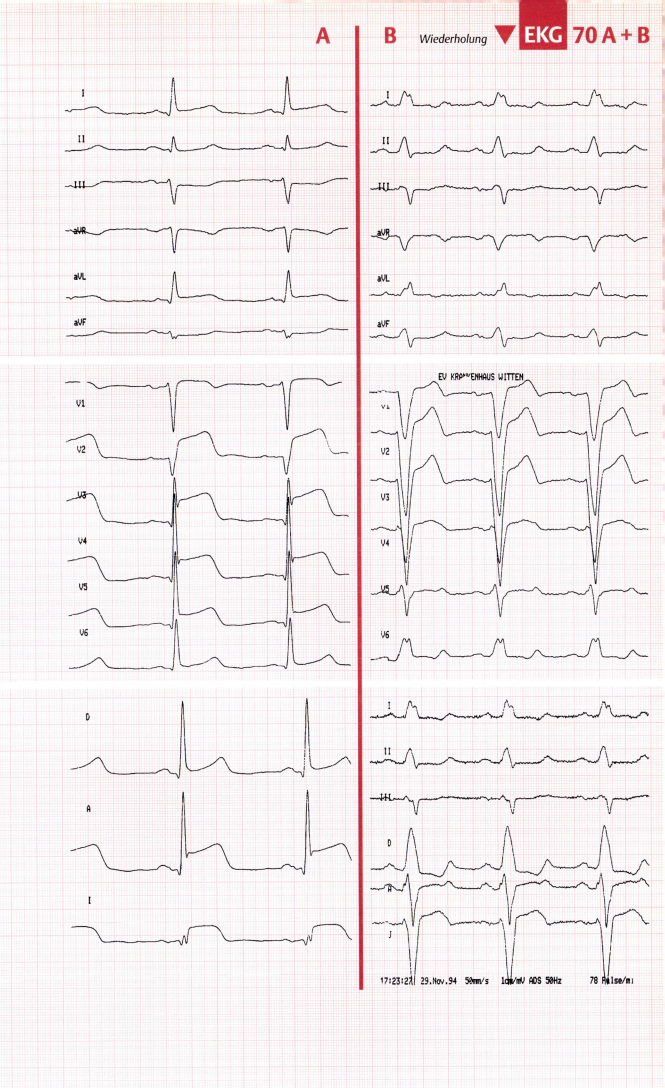

EV KRANKENHAUS WITTEN

17:23:27 29.Nov.94 50mm/s 1cm/mV ADS 50Hz 78 Pulse/min

Klinik 43jähriger Patient. Erstmalig seit 1,5 Stunden bestehende retrosternale Schmerzen mit Ausstrahlung in den Unterkiefer, die linke Schulter und den linken Oberarm.

Links **EKG 71 A** bei Aufnahme, rechts Verlaufs-**EKG 71 B** am nächsten Tag.

? Wie beurteilen Sie zunächst das linke EKG (71 A)? Sind die Kammeranfangsgruppen auffällig?

Es liegen ein Sinusrhythmus vor, Frequenz 63/min, Linkstyp, unauffällige Vorhofaktionen. Die QRS-Dauer beträgt 0,10 sec. In V1 zeigt die 2. Aktion eine rSr'-Konfiguration als Hinweis auf eine diskrete Verzögerung der rechtsventrikuläre Erregungsausbreitung. Sie fehlt aber in der 1. und 3. Aktion und dürfte somit atemabhängig sein. Die R-Amplituden erscheinen normal. Etwas auffälliges Q in Relation zu R in I und aVL, aber kein signifikanter Befund.

? Wo finden sich direkte und indirekte Ischämiezeichen?

Die ST-Hebungen sind am auffälligsten in I, aVL, V5 und V6, dazu in V4, Nehb D, A und I. Indirekte Ischämiezeichen mit deszendierenden ST-Streckensenkungen liegen vor in III, aVF und in den rechtspräkordialen Ableitungen. Insgesamt zeigt sich eine frische Ischämie anterolateral ohne sichere R-Reduktion, aber mit auffälligem Q in I und aVL.

? Wie beurteilen Sie im Vergleich dazu das rechte EKG (71 B)?

Es besteht ein Sinusrhythmus, Frequenz 93/min, Linkstyp. Die Kammeranfangsgruppen zeigen im Vergleich zum Vor-EKG nur den Hauch einer Zunahme von Q in I und aVL, die Amplitude von R in V5 und V6 ist etwas geringer, wobei auch andere QRS-Amplituden ohne Relation zum abgelaufenen Myokardinfarkt eine leichte Amplitudenminderung zeigen. Insgesamt besteht keine signifikante Veränderung der QRS-Komplexe im Verlauf.

? Wie beurteilen Sie die Kammerendteile?

In I, aVL, V4 – V6 sowie Nehb A und I sind die ST-Strecken im Vergleich zum Vor-EKG nur noch diskret angehoben, jetzt übergehend in terminal negative T-Wellen, so daß ein Übergang zum reaktiven Folgestadium (Stadium I – II) vorliegt. Im Stadium II wären die ST-Strecken nicht mehr angehoben, T wäre negativ. Die Veränderung der Kammerendteile zeigt keine Rückbildung der Ischämie oder eine erneute Ischämie mit jetzt negativen T-Wellen an, sondern ist typisch für den Ablauf nach Myokardinfarkt.

Die weitere Entwicklung der Kammerendteile kann kaum vorhergesagt werden. In vielen Fällen persistieren eine leichte ST-Hebung und die T-Negativierung, also Kennzeichen des Übergangs zum reaktiven Folgestadium. Die diskreten ST-Streckenhebungen betreffen hier die anterolateralen Ableitungen, in V2 und V3 bestehen nur T-Negativierungen.

___Zusammenfassung___
Sinusrhythmus, Linkstyp, Zustand nach anterolateralem Myokardinfarkt, formal im Übergang zum reaktiven Folgestadium.

Bemerkungen: Im vorliegenden Fall ist das kleine, aber relativ breite Q in I und aVL auf den abgelaufenen Myokardinfarkt zu beziehen, so daß ein Q-Infarkt vorliegt.

Q-Infarkt und Non-Q-Infarkt

Abhängig davon, ob durch einen Myokardinfarkt die ganze myokardiale Wand oder nur bestimmte, meist subendokardiale Wandanteile betroffen sind, werden transmurale und nicht-transmurale Myokardinfarkte unterschieden. Aufgrund einer inzwischen widerlegten Studie wurde lange Zeit ein transmuraler Infarkt mit einem Q-Infarkt und ein nicht-transmuraler Infarkt mit einem Non-Q-Infarkt gleichgesetzt. Es ist aber schon lange bekannt, daß viele Q-Infarkte nicht-transmural sind und einige transmurale Infarkte kein Q ausbilden. So hat sich beschreibend die Unterteilung in Q- und Non-Q-Infarkte durchgesetzt. Der Anteil der Non-Q-Infarkte beträgt ca. 25 – 40 % der Infarkte.

Gegenüber dem Q- weist der Non-Q-Infarkt folgende Besonderheiten auf:
- Gemessen an der linksventrikulären Auswurffraktion und dem initialen Anstieg der Herzenzyme ist die Infarktgröße kleiner,
- die Rate von Reischämien ist höher, die Reinfarktrate soll bis zu 30 % in den ersten Monaten betragen. Die höhere Reischämierate ist bedingt durch den höheren Anteil überlebender Myokardareale im kritischen Versorgungsbereich.

Während die Frühmortalität des Non-Q-Infarkts geringer ist als die des Q-Infarkts, ist die Einjahresprognose vergleichbar.

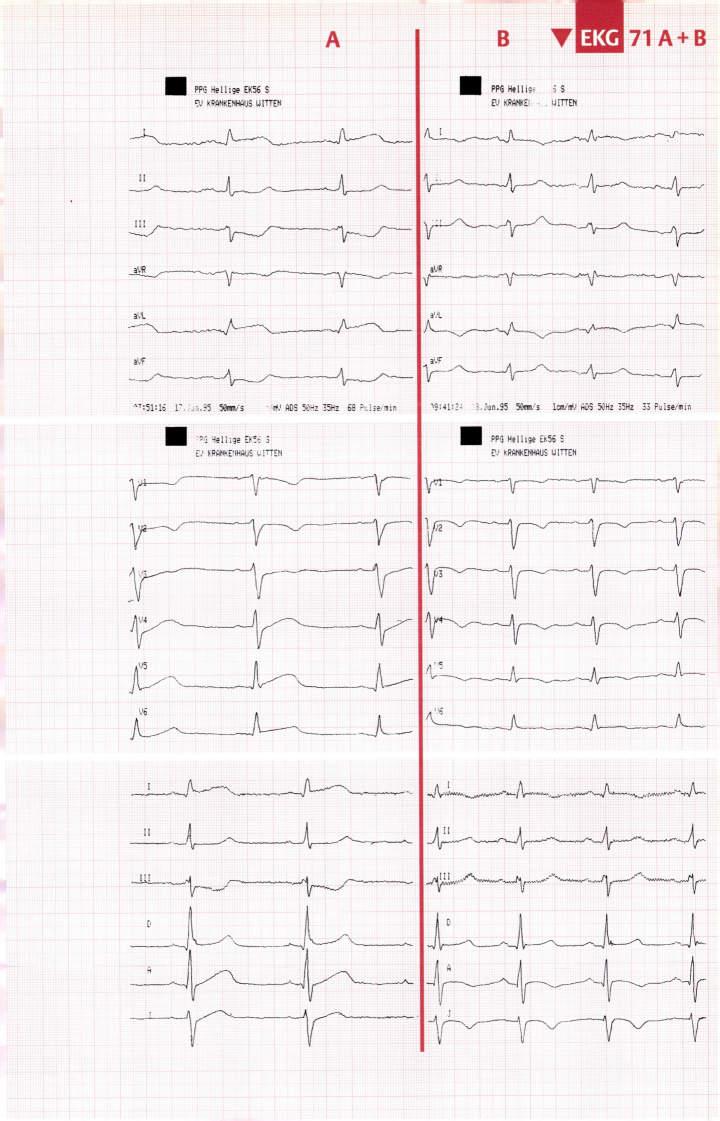

PPG Hellige EK56 S
EV KRANKENHAUS WITTEN

I

II

III

aVR

aVL

aVF

07:51:16 17.Jun.95 50mm/s 1/mV ADS 50Hz 35Hz 68 Pulse/min

PPG Hellige 56 S
EV KRANKEN... WITTEN

I

I

III

aVR

aVL

aVF

09:41:34 18.Jun.95 50mm/s 1cm/mV ADS 50Hz 35Hz 33 Pulse/min

PPG Hellige EK56 S
EV KRANKENHAUS WITTEN

V1

V2

V3

V4

V5

V6

PPG Hellige EK56 S
EV KRANKENHAUS WITTEN

V1

V2

V3

V4

V5

V6

I

II

III

D

A

J

I

II

III

D

A

J

Klinik 67jährige Patientin, gelegentliche uncharakteristische linksthorakale Beschwerden. Die Frage nach einem abgelaufenen Myokardinfarkt wird verneint.

? **EKG-Beurteilung?**

Es besteht ein Sinusrhythmus, Frequenz 82/min, Norm- bis Linkstyp. In I und II liegen ganz überwiegend positive Vektoren vor. In III sind die positiven und negativen Vektoren annähernd gleich hoch. Die P-Dauer beträgt 0,10 sec, in den Brustwandableitungen doppelgipflig, nicht als P mitrale einzuordnen.

? **Fällt Ihnen an den Kammeranfangsgruppen etwas auf?**

In den Brustwand- und Nehb-Ableitungen unauffällige Kammeranfangsgruppen.
Auffällig ist das Q in III mit einer Breite von etwas mehr als 0,03 sec, dessen Amplitude bei 0,2 mV liegt, damit weniger als ein Viertel des höchsten R in den Extremitätenableitungen (in II 1,1 mV). Das R in III erscheint versenkt. Kleines Q in II und aVF, wobei das Q in aVF knapp 0,03 sec mißt.
Die genannten Veränderungen sind ein möglicher, nicht aber spezifischer Hinweis auf einen abgelaufenen Hinterwandinfarkt. Eine Festlegung allein aufgrund des EKGs ist schwierig. Echokardiographisch zeigte sich tatsächlich eine posterobasale Akinesie; angiographisch wurde ein Verschluß der rechten Herzkranzarterie im Übergang zum distalen Drittel dokumentiert, zudem eine 90 %-ige Stenose des Ramus circumflexus der linken Herzkranzarterie.

? **Wie beurteilen Sie die Kammerendteile?**

In I und II, aVF, V2 – V6 sowie Nehb D, A und I sind die ST-Streckenabgänge leicht angehoben, die ST-Strecken verlaufen aszendierend und gehen in positive T-Wellen über. Bei konstantem Befund in Verlauf-EKGs sind die primär nicht auffälligen ST-Hebungen ohne Bezug zur dokumentierten kHK.

Zusammenfassung

Sinusrhythmus, Norm- bis Linkstyp; auffälliges Q in III und aVF, kleines Q in II als möglicher, aber nicht sicherer Hinweis auf einen abgelaufenen Hinterwandinfarkt; diskret angehobene ST-Streckenverläufe mit Übergang in positive T-Wellen in multiplen Ableitungen.

Hinterwandinfarkt: Sensitivität und Spezifität der EKG-Zeichen

Durch die Beteiligung der anterolateralen Ableitungen I, V5 und V6 sind posterolaterale Myokardinfarkte meist ohne Schwierigkeit zu diagnostizieren.

Problematischer sind posteriore Infarkte. Ihre Diagnose erfolgt über direkte Infarktzeichen in den inferioren Ableitungen II, III, aVF und in der posterioren Ableitung Nehb D (V8, V9). Indirekte Infarktzeichen können in den Ableitungen V1 – V3 registriert werden. Im frischen Stadium sind Sensitivität und Spezifität der EKG-Zeichen eines posterioren Infarkts durch die zusätzlichen Kammerendteilveränderungen noch recht hoch, sinken im Stadium III aber ab. Hinweisend auf einen abgelaufenen posterioren Infarkt ist ein Q von mindestens 30 msec, spezifischer noch von mindestens 40 msec (2 mm Breite) in III und aVF. Erhöht wird die Spezifität noch durch das Kriterium des sogenannten „Pardee-Q": Q in III > 1/4 des höchsten R in I – III.

Dieses Q/R-Kriterium und ein zusätzliches breites Q in II erhöhen zwar die Spezifität, vermindern aber noch weiter die schon geringe Sensitivität eines breiten Q in III und aVF. Nicht selten hinterlassen gesicherte Hinterwandinfarkte in den inferioren Ableitungen kein Q, das die oben genannten Kriterien erfüllt. Andrerseits sollte die Bedeutung des Q für die Diagnose eines Hinterwandinfarkts nicht überschätzt werden. Oft geht den negativen Vektoren ein ganz kleines R voran, so daß ein (r) S- oder (r) Sr'-Typ resultiert.

Differentialdiagnose eines breiten Q in III:
- rechts- oder linksventrikuläre Hypertrophie,
- Präexzitation,
- weit überdrehter Linkstyp,
- akutes Cor pulmonale.

Die Atemabhängigkeit eines Q in III und aVF ist kein sicheres Kriterium für die Differentialdiagnose zwischen einem Hinterwandinfarkt und einem lagebedingten Q.

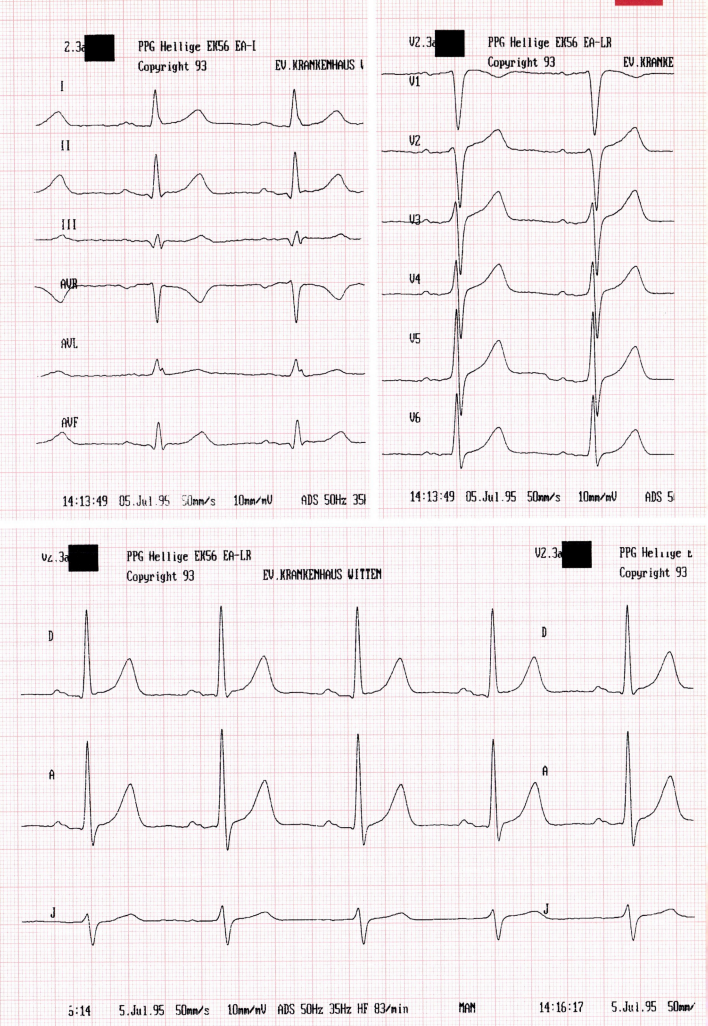

2.3a PPG Hellige EK56 EA-I
Copyright 93   EV.KRANKENHAUS W

I

II

III

AVR

AVL

AVF

14:13:49 05.Jul.95 50mm/s   10mm/mV   ADS 50Hz 35I

V2.3a PPG Hellige EK56 EA-LR
Copyright 93   EV.KRANKE

V1

V2

V3

V4

V5

V6

14:13:49 05.Jul.95 50mm/s   10mm/mV   ADS 5

V2.3a PPG Hellige EK56 EA-LR
Copyright 93   EV.KRANKENHAUS WITTEN

V2.3a PPG Hellige E
Copyright 93

D

A

J

5:14   5.Jul.95 50mm/s   10mm/mV ADS 50Hz 35Hz HF 83/min   MAN   14:16:17   5.Jul.95 50mm/

Klinik 62jährige Patientin, keine kardiale Beschwerde-symptomatik, vor 3 Jahren war der Verdacht auf einen abgelaufenen Myokardinfarkt geäußert worden.

? EKG-Beurteilung?

Es liegt ein Sinusrhythmus vor. Frequenz 110/min, Normtyp. Die Relation zwischen dem R in I und in III wechselt atemabhängig deutlich, R in I überwiegt aber gegenüber III.
Die P-Dauer beträgt 0,10 sec. In I und II ist der negative 2. Anteil etwas prominent, insgesamt aber nicht auffällig.
Die QRS-Dauer beträgt 0,10 sec. Tiefes S in V2 und hohes R in V4, zusammengenommen positiver Sokolow-Lyon-Index als Hinweis auf eine linksventrikuläre Hypertrophie, wobei in V5 und V6 die R-Amplitude wieder abnimmt.

? Wie beurteilen Sie das Q in II, III, aVF und V4 – V6?

Das Q in III und aVF hat eine Breite von 0,02 – 0,03 sec. Es beträgt in III atemabhängig 0,2 – 0,35 mV. R ist am höchsten in I mit 1,0 mV, das Q in III beträgt also mehr als ein $^1/_4$ des höchsten R in den Extremitätenableitungen. Zusammen mit dem Q in II und aVF könnte ein Hinterwandinfarkt abgelaufen sein. Das Q in V4 – V6 ist mit 0,02 sec zwar schmal, in bezug auf die nachfolgenden R-Amplituden aber recht tief.

Ohne Kenntnis von Vorgeschichte und Klinik sollte man bei dem vorliegenden EKG in der Frage eines abgelaufenen Myokardinfarkts zurückhaltend sein. Echokardiographisch fand sich keine Dyskinesie der Hinterwand. Anhand von Vor-EKGs bestand das Q in den genannten Ableitungen unverändert seit mehr als 15 Jahren. Im Vergleich zum EKG 72 zeigt sich, daß bezüglich eines abgelaufenen Hinterwandinfarkts falsch-positive und falsch-negative EKG-Befunde häufig sind.

? Sind die Kammerendteile unauffällig?

Die flach deszendierenden ST-Streckenverläufe mit Übergang in negative T-Wellen in III sind unauffällig. Wie schon erwähnt, kann T in III und aVF diskordant sein.
In V4 ist der ST-Streckenabgang um 0,05 mV minimal abgesenkt; die ST-Strecken aszendieren in positive T-Wellen, damit kein pathologischer Befund.

In V5 und V6 finden sich minimale ST-Streckensenkungen von maximal 0,05 mV, übergehend in positive T-Wellen. Auch diesen Befunden kommt bei ihrer Ausprägung keine sichere pathologische Bedeutung zu.

Zusammenfassung

Sinusrhythmus, Normtyp; positiver Sokolow-Lyon-Index, unter Berücksichtigung des Lagetyps und der R-Amplitude in V5 und V6 ist eine linksventrikuläre Hypertrophie weniger wahrscheinlich; Q in den inferioren Ableitungen (Kriterien eines Pardee-Q nicht erfüllt); schmales Q auch in den anterolateralen Ableitungen, kein sicherer Hinweis auf einen abgelaufenen Lateralwandinfarkt; keine pathologischen Veränderungen der Kammerendteile.

Bemerkungen: Zur Problematik eines positiven Sokolow-Lyon-Indexes: dopplerechokardiographisch bestand im vorliegenden Fall keine linksventrikuläre Hypertrophie.

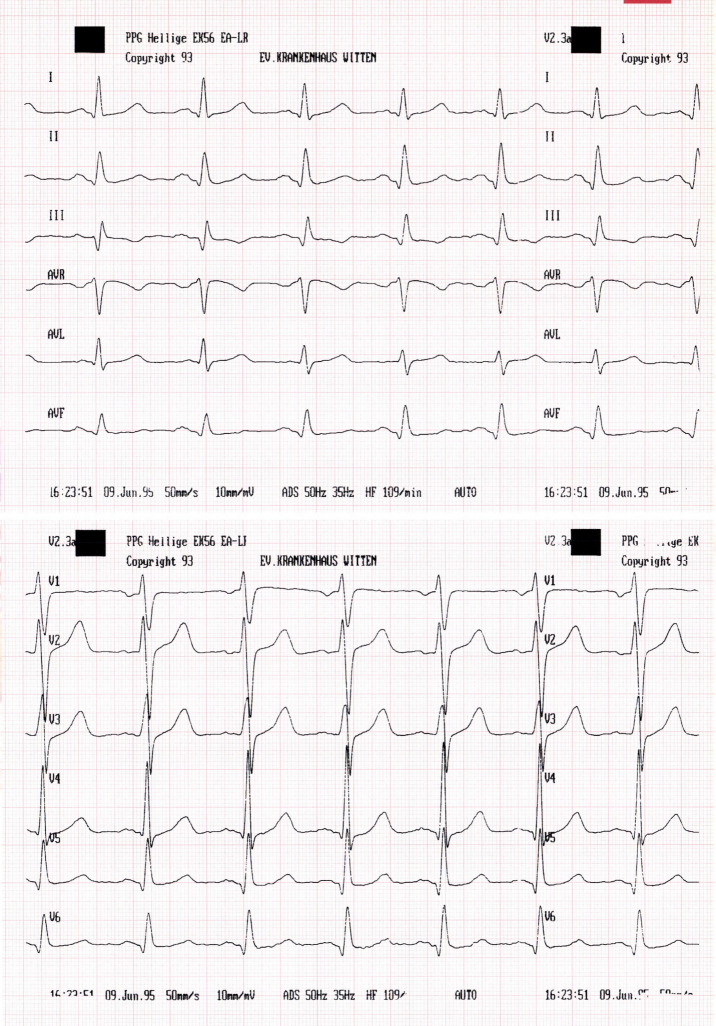

EV.KRANKENHAUS WITTEN

V2.3a

I

II

III

AVR

AVL

AVF

16:23:51 09.Jun.95 50mm/s 10mm/mV ADS 50Hz 35Hz HF 109/min AUTO 16:23:51 09.Jun.95 50mm/s

V2.3a

EV.KRANKENHAUS WITTEN

V2.3a

V1

V2

V3

V4

V5

V6

16:23:51 09.Jun.95 50mm/s 10mm/mV ADS 50Hz 35Hz HF 109/ AUTO 16:23:51 09.Jun.95 50mm/s

Klinik 60jähriger Patient, insulinpflichtiger Diabetes mellitus seit 15 Jahren, am Abend zuvor Schweißausbruch, Übelkeit, erstmalig kollabiert ohne Bewußtlosigkeit; keine pektanginösen Beschwerden.

? EKG-Beurteilung? Wie beurteilen Sie den Rhythmus?

Als Grundrhythmus besteht ein Sinusrhythmus, Frequenz 90/min. Die P-Dauer beträgt 0,14 sec (zu erkennen in V1). P ist deutlich doppelgipflig in V5, V6, Nehb D und A, möglicherweise P mitrale. Die PQ-Dauer beträgt 0,20 sec (bei der leicht angehobenen Frequenz AV-Block 1. Grades); überdrehter Linkstyp.

? Wie beurteilen Sie die Kammeranfangsgruppen?

In I kleines Q. QS-Komplexe in II, III und aVF, auffälliges Q und erniedrigte R-Amplitude in V5, V6, Nehb D und A. Es liegen direkte Infarktzeichen eines posterolateralen Infarkts vor unter Einbeziehung der inferioren, posterioren und anterolateralen Ableitungen.

? Liegt ein linksanteriorer Hemiblock vor? Wie beurteilen Sie die R-Amplituden in V1 – V3 bezogen auf den Lagetyp?

Der überdrehte Linkstyp ergibt sich aus den ausschließlich negativen Vektoren in II und III. Diese sind aber nicht Folge einer Abdrehung des Hauptvektors durch einen linksanterioren Hemiblock, sondern bedingt durch den Infarkt mit R-Amplitudenverlust in diesen Ableitungen als direkte Infarktzeichen.
Die relativ hohen R-Amplituden in den rechtspräkordialen Ableitungen sind wiederum indirekte Infarktzeichen durch Abnahme der in die Gegenrichtung weisenden Vektoren. In II und Nehb D ist R deutlich aufgesplittert. Der Befund weist auf eine lokale Verzögerung der Erregungsausbreitung hin.

? Wie beurteilen Sie die Kammerendteile?

Deutliche ST-Hebungen finden sich in den Ableitungen mit direkten Infarktzeichen der Kammeranfangsgruppen (II, III, aVF, V3 – V6 und Nehb D und A). Sichere T-Negativierungen fehlen noch, es besteht somit ein frisches Stadium des Myokardinfarkts. In V4 – V6, Nehb D und A sind initiale Anteile der Strecken zwischen T und P unter das Nullniveau gesenkt. Ursache sind negative U-Wellen.
Indirekte Ischämiezeichen mit ST-Streckensenkungen zeigen V1 und V2, auch die laterale Ableitung aVL.

? Welche Aussage kann man zum Alter des Infarkts machen?

Bei Ausbildung eines pathologischen Q und bei R-Amplitudenverlust ist der Infarkt zumindest einige Stunden alt. Anhand des Stadiums I der Kammerendteilveränderungen sollte der Infarkt nicht älter als 1 – 2 Tage sein.

? Wie beurteilen Sie die Rhythmusstörungen?

Es sind 2 Extrasystolen zu erkennen. Eine vorzeitige Aktion in den Extremitäten- und Brustwandableitungen ist identisch, eine weitere findet sich in der Nehb-Registrierung.
Die 1. Aktion hat eine QRS-Dauer von 0,12 sec und ist rechtsschenkelblockartig deformiert. Eine vorangehende Vorhofaktion ist nicht zu erkennen. Die QRS-Morphologie in V1 und die relativ kurze QRS-Dauer von 0,12 sec legten den Verdacht auf eine supraventrikuläre Extrasystole mit funktionellem Rechtsschenkelblock nahe. Aufgrund der engen Kopplung ist dabei das rechte Bündel noch refraktär.
Die Unterscheidungskriterien zwischen supraventrikulären und ventrikulären Extrasystolen werden noch eingehend besprochen. Kritisch für die Annahme einer supraventrikulären Extrasystole ist der unterschiedliche Initialvektor in II, III, aVL und aVF.
Unter dem Initialvektor versteht man den Vektor, der durch die ersten 10 msec der intraventrikulären Erregungsausbreitung gebildet wird. Er ist bei supraventrikulären Extrasystolen mit aberrierender Überleitung als Folge eines funktionellen Schenkelblocks meist identisch mit der normal übergeleiteten Aktion, da der Beginn der septalen Erregung noch übereinstimmt. Ventrikuläre Extrasystolen haben durch den anderen Erregungsursprung einen differenten Initialvektor.

Die Aktion im unteren Streifen weist eine QRS-Dauer von 0,19 sec auf, sie ist also deutlich breiter. Zudem ist die QRS-Morphologie in I – III different zur ersten Extrasystole. Hier handelt es sich mit Sicherheit um eine ventrikuläre Extrasystole. Während die möglicherweise supraventrikuläre Extrasystole mit aberrierender Überleitung noch eine Ähnlichkeit mit den Normalaktionen in den Extremitätenableitungen zeigt, ist die ventrikuläre Extrasystole insbesondere in I, III und Nehb A ganz anders konfiguriert.

Zusammenfassung

Sinusrhythmus; überdrehter Linkstyp; Verdacht auf P mitrale; AV-Block 1. Grades; frischer posterolateraler Q-Infarkt (Stadium I). Eine ventrikuläre Extrasystole; bei einer zweiten vorzeitigen Kammererregung handelt es sich möglicherweise um eine supraventrikuläre Extrasystole mit aberrierender Überleitung.

Bemerkungen: Schmerzlose Myokardinfarkte sind bei Diabetikern aufgrund einer kardialen vegetativen Neuropathie nicht selten. Von einer Fibrinolysetherapie mußte wegen einer proliferativen diabetischen Retinopathie mit bekannten Einblutungen Abstand genommen werden.

PPG Hellige EK56 S
EV KRANKENHAUS WITTEN

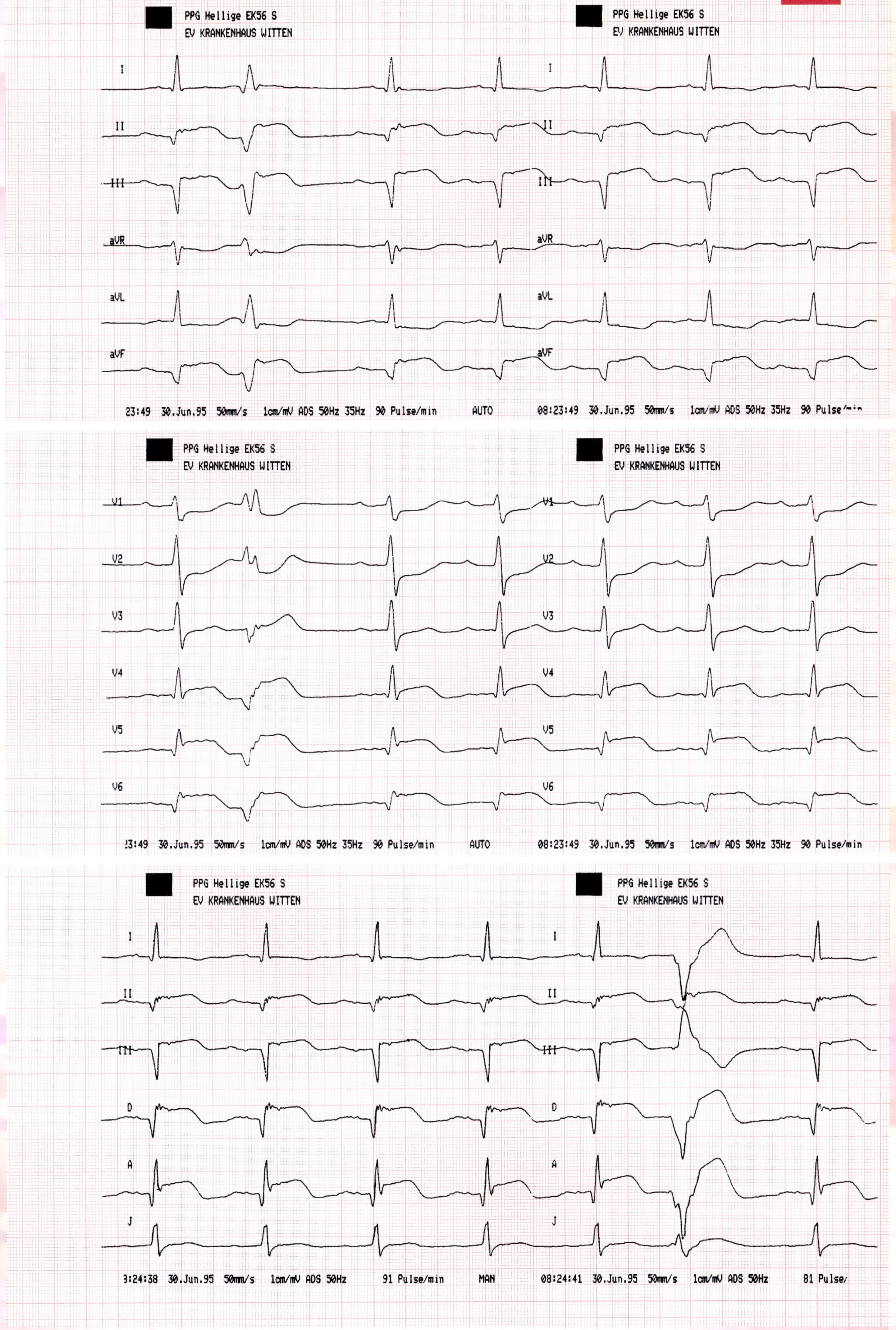

I

II

III

aVR

aVL

aVF

23:49 30.Jun.95 50mm/s 1cm/mV ADS 50Hz 35Hz 90 Pulse/min AUTO 08:23:49 30.Jun.95 50mm/s 1cm/mV ADS 50Hz 35Hz 90 Pulse/min

PPG Hellige EK56 S
EV KRANKENHAUS WITTEN
PPG Hellige EK56 S
EV KRANKENHAUS WITTEN

V1

V2

V3

V4

V5

V6

23:49 30.Jun.95 50mm/s 1cm/mV ADS 50Hz 35Hz 90 Pulse/min AUTO 08:23:49 30.Jun.95 50mm/s 1cm/mV ADS 50Hz 35Hz 90 Pulse/min

PPG Hellige EK56 S
EV KRANKENHAUS WITTEN
PPG Hellige EK56 S
EV KRANKENHAUS WITTEN

I

II

III

D

A

J

3:24:38 30.Jun.95 50mm/s 1cm/mV ADS 50Hz 91 Pulse/min MAN 08:24:41 30.Jun.95 50mm/s 1cm/mV ADS 50Hz 81 Pulse/

EKG 75 A (oben) zeigt das EKG fast 14 Stunden nach EKG 74.

? Welche Veränderungen sind im Vergleich zu EKG 74 eingetreten?

Es besteht weiter ein Sinusrhythmus, jetzt mit einer Frequenz von 60/min. Unverändert überdrehter Linkstyp bei R-Amplitudenverlust in II und III. Die AV-Überleitungszeit liegt mit 0,21 sec frequenzbezogen im oberen Grenzbereich.
Die Kammeranfangsgruppen zeigen im Vergleich zu dem Vor-EKG keine signifikanten Veränderungen. Neben II und III zeigt auch aVF QS-Komplexe; das R in V6 ist versenkt, angedeutet auch in V4 und V5. Man muß davon ausgehen, daß schon zum Zeitpunkt des Aufnahme-EKGs der Infarkt seine vollständige Ausdehnung nahezu erreicht hatte.

? Wie beurteilen Sie die Kammerendteile im Vergleich?

Die zuvor sehr ausgeprägten ST-Streckenhebungen in den inferioren und den linkslateralen Ableitungen sind deutlich geringer ausgeprägt und erreichen in III maximal 0,1 mV. T ist in III und V6 schon angedeutet negativ, es beginnt der Übergang zum reaktiven Folgestadium (Stadium I-II).
Der Rückgang der ST-Hebung ist für die Ausdehnung des Infarkts und die fehlende aktive Rekanalisation in typischer Weise langsam.
Spontane Rekanalisationen durch das körpereigene Fibrinolysesystem sind möglich, kommen aber meistens zu spät. Koronarangiographisch zeigte sich zu einem späteren Zeitpunkt ein hochsitzender Verschluß des Ramus circumflexus der linken Herzkranzarterie mit großem Infarktareal bei Tendenz zum Linksversorgungstyp (leichte Dominanz der A. circumflexa im Vergleich zur rechten Herzkranzarterie).

Zusammenfassung

Sinusrhythmus, überdrehter Linkstyp; grenzwertige AV-Überleitungszeit; Zeichen eines posterolateralen Myokardinfarkts (Q-Infarkts) im Stadium I (– II).

EKG 75 B (Mitte) wurde am nächsten Tag abgeleitet. Der Patient gab verstärkte Palpitationen und eine leichte Ruhedyspnoe an.

? EKG-Beurteilung? Wie beurteilen Sie den Rhythmus?

In V1 erkennt man ein Vorhofflimmern mit schnellen und etwas unregelmäßig einfallenden Vorhofwellen. Ein Vorhofflattern liegt sicherlich nicht vor, da einerseits die Formkonstanz fehlt, andererseits das kürzeste Intervall zwischen 2 Vorhofaktionen bei ca. 140 msec liegt. Das entspricht einer Vorhoffrequenz von fast 430/min. Die Grenzfrequenz des Vorhofflatterns liegt bei 350/min.
Das Vorhofflimmern wird absolut arrhythmisch auf die Kammern übergeleitet, im vorliegenden kurzen Streifen normfrequent.

Anmerkungen zur Frequenzbestimmung bei Vorhofflimmern:
Es macht keinen Sinn, mit dem EKG-Lineal 3 QRS-Komplexe auszumessen und die Frequenz z. B. mit 87/min bei Vorhofflimmern anzugeben. Die mittlere Überleitungsfrequenz erhält man durch Auszählen der Kammerkomplexe über einen

Registrierzeitraum von 5 oder 10 Sekunden und Umrechnung auf eine Minute. Bei stark unterschiedlichen Überleitungsfrequenzen empfiehlt es sich, neben der mittleren Kammerfrequenz auch die maximale und minimale Frequenz, bzw. den kürzesten und längsten R-R-Abstand anzugeben.

? Wie beurteilen Sie die Kammerkomplexe im Vergleich zu EKG 75 A?

Die Kammeranfangsgruppen sind unverändert. Als Zeichen des abgelaufenen posterolateralen Myokardinfarkts liegen in II, III und aVF QS-Komplexe vor, in V5 und V6 R-Amplitudenreduktionen und pathologische Q-Zacken. Der R/S-Übergang ist für einen überdrehten Linkstyp weiterhin rechtsverschoben zwischen V1 und V2 im Sinne indirekter Infarktzeichen.
In den Ableitungen mit direkten Infarktzeichen der Kammeranfangsgruppen sind die ST-Strecken unverändert angehoben (0,05 – 0,1 mV), jetzt aber in allen 5 Ableitungen übergehend in terminal flach negative T-Wellen.

Zusammenfassung

Absolute Arrhythmie bei neu aufgetretenem Vorhofflimmern; Normfrequenz; überdrehter Linkstyp (als Folge des R-Amplitudenverlustes in II und III); Zeichen eines posterolateralen Q-Infarkts im Stadium I – II.

Bemerkungen: Eine tachykarde Überleitung des Vorhofflimmerns wurde durch eine intravenöse Therapie mit Verapamil verhindert. Eine Rhythmisierung gelang auch in Kombination mit Digitalis nicht. Bei Zustand nach Myokardinfarkt ist eine antiarrhythmische Therapie von nicht lebensbedrohenden Arrhythmien wie Vorhofflimmern mit Klasse-Ia- oder Klasse-Ic-Antiarrhythmika wegen der vermehrten Auslösung maligner ventrikulärer Arrhythmien kontraindiziert.
Ein Therapieversuch mit Sotalol wurde bei stark eingeschränkter linksventrikulärer Funktion nicht toleriert. Da der Patient unter dem Vorhofflimmern hämodynamisch instabil war, erfolgte zunächst eine intravenöse Aufsättigung mit Amiodaron, später wurde auf eine orale Medikation umgestellt.

24 Tage später wurde **EKG 75 C** (unten) abgeleitet.

? EKG-Beurteilung?

Unter Amiodaron-Therapie wieder Sinusrhythmus. Die PQ-Dauer ist auf 0,22 sec bei einer Frequenz von 70/min verlängert; es liegt ein AV-Block 1. Grades vor.
Die Kammeranfangsgruppen in den inferioren Ableitungen zeigen unverändert QS-Komplexe. In V4 – V6 scheint im Vergleich mit dem Vor-EKG eine weitere leichte Reduktion von R eingetreten zu sein. Ursache dürften ableitungsbedingte Veränderungen sein, klinisch und serologisch hatte sich zwischenzeitlich kein posterolateraler Reinfarkt ereignet.

? Wie beurteilen Sie die Kammerendteile?

Auffällig ist zunächst die Zunahme der QT-Dauer mit Ausbildung von TU-Verschmelzungswellen, gut zu erkennen in V2. Die normale relative QT-Dauer für eine Frequenz von 70/min beträgt 0,36 sec. Die QT-U-Dauer ist hier auf fast 0,5 sec verlängert. Eine Elektrolytstörung lag nicht vor; die QT-Verlängerung ist als Nebenwirkung des Amiodaron aufzufassen (→ „Bemerkungen").

Fortsetzung S. 194 ▶

A

I
II
III
aVR
aVL
aVF

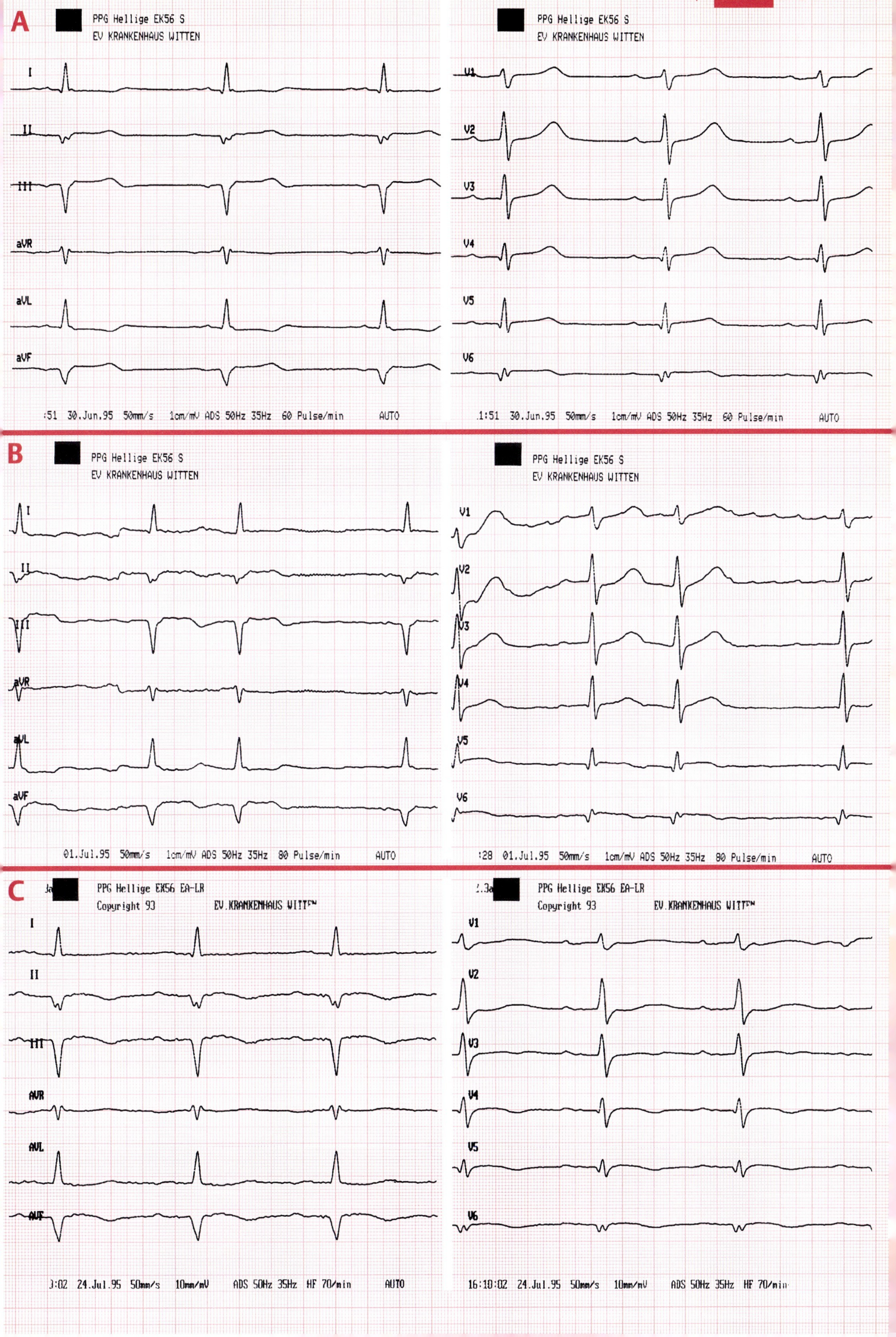

V1
V2
V3
V4
V5
V6

:51 30.Jun.95 50mm/s   1cm/mV ADS 50Hz 35Hz 60 Pulse/min   AUTO

.1:51 30.Jun.95 50mm/s   1cm/mV ADS 50Hz 35Hz 60 Pulse/min   AUTO

B

I
II
III
aVR
aVL
aVF

V1
V2
V3
V4
V5
V6

01.Jul.95 50mm/s   1cm/mV ADS 50Hz 35Hz 80 Pulse/min   AUTO

:28 01.Jul.95 50mm/s   1cm/mV ADS 50Hz 35Hz 80 Pulse/min   AUTO

C

I
II
III
AVR
AVL
AVF

V1
V2
V3
V4
V5
V6

:02 24.Jul.95 50mm/s   10mm/mV   ADS 50Hz 35Hz HF 70/min   AUTO

16:18:02 24.Jul.95 50mm/s   10mm/mV   ADS 50Hz 35Hz HF 70/min

Die ST-Strecken bleiben in den inferioren und linkslateralen Ableitungen angehoben, weiterhin mit Übergang in negative T-Wellen. Der Stadienablauf der Kammerendteile nach dem Myokardinfarkt ist im Übergang zum reaktiven Folgestadium (Stadium I – II) steckengeblieben. Es ist in der Regel ohne klinische Relevanz, in welchem Stadium nach dem Myokardinfarkt die Kammerendteile persistieren. Bleibende ST-Hebungen nach Myokardinfarkt werden als Hinweis auf ein Aneurysma gedeutet, allerdings ist dieses Zeichen weder spezifisch noch sensitiv. Bei dem ausgedehnten Infarktareal ist eine Dyskinesie ohnehin zu erwarten.

___Zusammenfassung___

Sinusrhythmus, überdrehter Linkstyp; unveränderte Zeichen eines posterolateralen Myokardinfarkts, persistierend im Stadium I – II. TU-Verschmelzungswellen und verlängerte QT-U-Dauer unter Amiodaron.

Bemerkungen: Eine QT-Verlängerung unter antiarrhythmischer Therapie ist ein Marker für eine erhöhte Gefährdung durch ventrikuläre Tachykardien. Proarrhythmische Effekte sind unter Amiodaron seltener beschrieben als unter anderen Antiarrhythmika. Dennoch wird bei einer deutlichen QT-Verlängerung wie im vorliegenden Fall empfohlen, die Therapie abzubrechen, zumal es sich bei dem behandelten Vorhofflimmern nicht um eine lebensbedrohende Arrhythmie handelt.

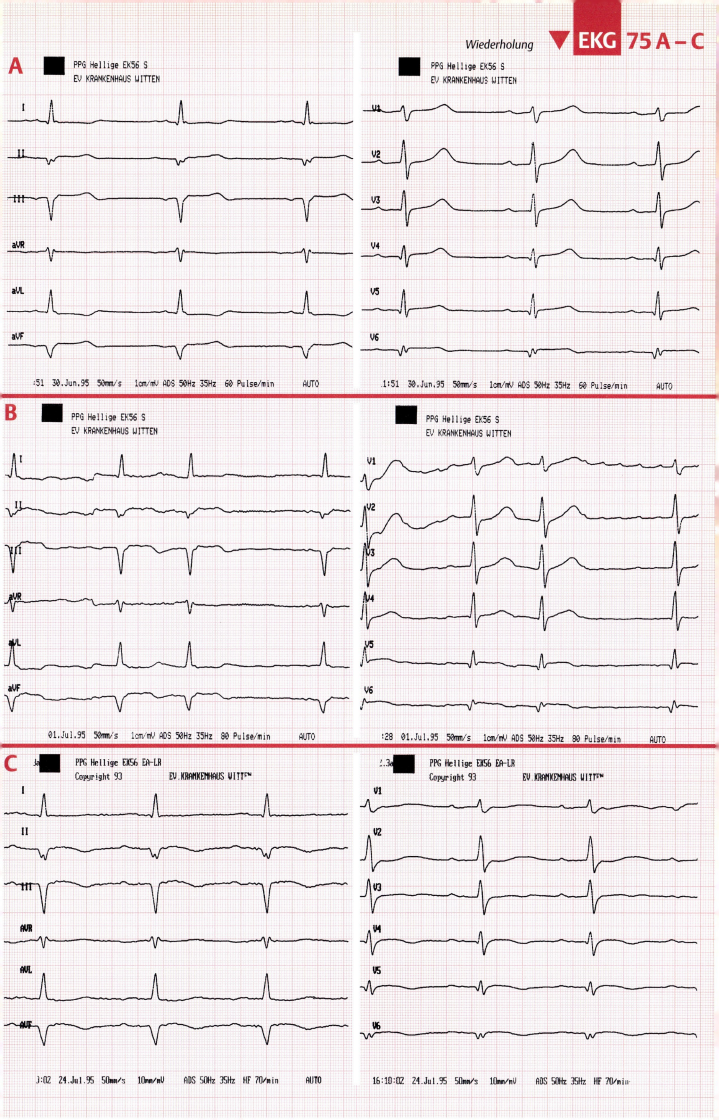

A

PPG Hellige EK56 S
EV KRANKENHAUS WITTEN

I II III aVR aVL aVF

V1 V2 V3 V4 V5 V6

:51 30.Jun.95 50mm/s 1cm/mV ADS 50Hz 35Hz 60 Pulse/min AUTO

PPG Hellige EK56 S
EV KRANKENHAUS WITTEN

.1:51 30.Jun.95 50mm/s 1cm/mV ADS 50Hz 35Hz 60 Pulse/min AUTO

B

PPG Hellige EK56 S
EV KRANKENHAUS WITTEN

I II III aVR aVL aVF

V1 V2 V3 V4 V5 V6

01.Jul.95 50mm/s 1cm/mV ADS 50Hz 35Hz 80 Pulse/min AUTO

PPG Hellige EK56 S
EV KRANKENHAUS WITTEN

:28 01.Jul.95 50mm/s 1cm/mV ADS 50Hz 35Hz 80 Pulse/min AUTO

C

PPG Hellige EK56 EA-LR
Copyright 93 EV.KRANKENHAUS WITTEN

I II III AVR AVL AUF

V1 V2 V3 V4 V5 V6

0:02 24.Jul.95 50mm/s 10mm/mV ADS 50Hz 35Hz HF 70/min AUTO

PPG Hellige EK56 EA-LR
Copyright 93 EV.KRANKENHAUS WITTEN

16:10:02 24.Jul.95 50mm/s 10mm/mV ADS 50Hz 35Hz HF 70/min

Klinik 43jähriger Patient. Angaben zur Vorgeschichte liegen nicht vor.

? **EKG-Beurteilung?**

Es besteht ein Sinusrhythmus, Frequenz 74/min. Normtyp; unauffällige Vorhofaktionen.

? **Wie ist die Kammeranfangsgruppen in den Brustwandableitungen zu beurteilen? Beachten Sie die R-Amplituden.**

In V1 findet sich eine diskrete Rechtsverspätung mit rSr'-Typ. In V2 beträgt das R 2,1 mV und ist in V3 niedriger als in V2 und in V5 niedriger als in V4 und in V6.

? **Wenn eine Brustwandableitung 2 Nachbarn mit höheren R-Amplituden hat, ist das ein Hinweis auf einen abgelaufenen Myokardinfarkt. Was liegt hier vor?**

Solche mehrfach sprunghaften Veränderungen der R-Amplituden in den Brustwandableitungen sind weder als Normvariante noch durch eine kardiale Erkrankung zu erklären, sondern Folge einer Elektrodenvertauschung. Vertauscht wurden hier die V2 und V5.

In der Regel ist die Entwicklung der R/S-Amplitude in den Brustwandableitungen auch unter Berücksichtigung von Schenkelblockierungen, Hypertrophien oder abgelaufenen Myokardinfarkten logisch. Ist die Entwicklung der QRS-Komplexe nicht zu verstehen, empfiehlt sich als erstes eine kurzfristige EKG-Kontrolle mit besonderer Beachtung der Elektrodenlage, die selbst kontrolliert werden muß.

Zusammenfassung

Sinusrhythmus, Normtyp; diskrete Verzögerung der rechtsventrikulären Erregungsausbreitung. Elektrodenvertauschung der Ableitungen V2 und V5. Wird dies berücksichtigt, sind die Amplitudenverhältnisse und Kammerendteile unauffällig.

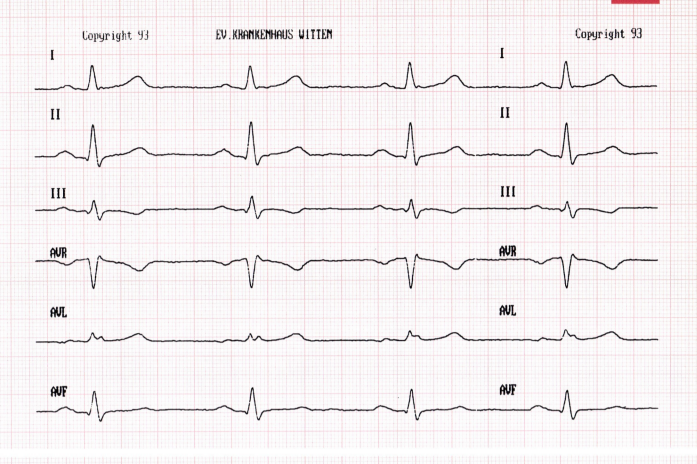

EV.KRANKENHAUS WITTEN

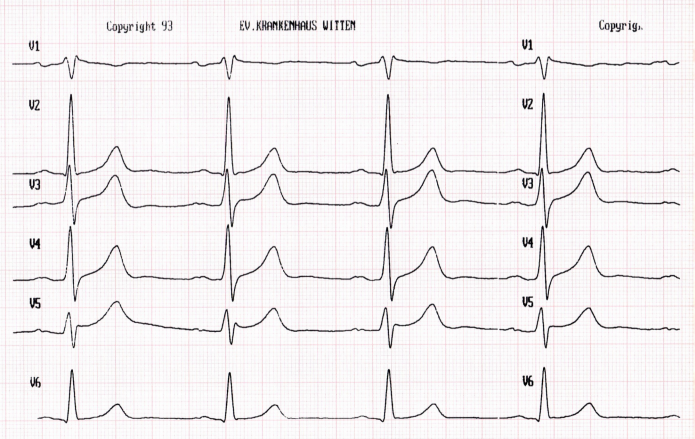

EV.KRANKENHAUS WITTEN

Klinik 57jähriger Patient, stationärer Aufenthalt zur Neueinstellung eines Diabetes mellitus, vor 30 Minuten einsetzendes thorakales Druckgefühl, Dyspnoe.

? EKG-Beurteilung?

Es besteht ein Sinusrhythmus, Frequenz 64/min, Norm- bis Steiltyp. Das Verhältnis der R-Amplituden in I und III wechselt atemabhängig. Die P-Dauer beträgt 0,09 sec, Die PQ-Dauer 0,21 sec, damit grenzwertige AV-Überleitungszeit.

? Wie beurteilen Sie die Kammeranfangsgruppen?

Die QRS-Dauer beträgt ca. 0,09 sec, am besten noch in aVL abzuschätzen. Die QRS-Morphologie selbst erscheint unauffällig. Ein pathologisches Q fehlt ebenso wie eine auffällige R-Amplitudenreduktion. Ein Vor-EKG, das zum Vergleich hätte herangezogen werden können, lag nicht vor.

? Wie schätzen Sie die ausgeprägten ST-Hebungen und -Senkungen ein?

Die ST-Strecken sind insbesondere in den inferioren Ableitungen II, III und aVF sowie in dem posterioren Nehb D angehoben, diskreter auch in der nach linkslateral zeigenden Ableitung I. Die ST-Streckenhebungen gehen aus dem absteigenden Schenkel des Hauptvektors hervor und gehen direkt über in eine angehobene Schulter, dann in positive T-Wellen. Es liegt ein frisches Stadium eines Hinterwandinfarkts mit lateraler Beteiligung vor (Ableitung I).
Demgegenüber weisen die präkordialen Ableitungen V1 – V6, Nehb A und I sowie die hochlaterale Ableitung aVL eine ausgeprägte ST-Streckensenkung spiegelbildlich zum frischen Hinterwandinfarkt auf.

? Handelt es sich bei den z. T. sehr ausgeprägten ST-Streckensenkungen in den präkordialen Ableitungen tatsächlich nur um spiegelbildliche Veränderungen, damit um indirekte Infarktzeichen?

Es ist kein Zufall, daß Hinterwandinfarkte mit ähnlich ausgeprägten ST-Streckensenkungen im Vorderwandbereich wie im vorliegenden Fall häufig mit hämodynamisch wirksamen Stenosen des Ramus interventricularis anterior assoziiert sind. Bei freier anteriorer Perfusion sind die spiegelbildlichen ST-Streckensenkungen meist geringer.

? Was sagen Sie zum Alter des Myokardinfarkts?

Bei fehlender R-Reduktion kann bislang nur von einer schweren Ischämie gesprochen werden, eine Infarzierung ist noch nicht nachzuweisen. Prinzipiell kann es sich auch um reversible Veränderungen bei einer vasospastischen Angina (Prinzmetal-Angina) handeln. Evtl. ist auch durch eine aktive Reperfusion ein Infarkt zu verhindern. Bei unveränderter Kammeranfangsgruppe und sehr ausgeprägten Kammerendteilveränderungen ist die Dauer der Ischämie mit dem Beginn der Symptomatik vor 30 Minuten gleichzusetzen.

Zusammenfassung

Sinusrhythmus, Norm- bis Steiltyp; grenzwertige AV-Überleitungszeit; frische Hinterwandischämie ohne sichere Veränderungen der Kammeranfangsgruppen. Auffällige ST-Streckensenkungen in den linkspräkordialen Ableitungen als möglicher, nicht aber spezifischer Hinweis auf eine zusätzliche anteriore Ischämie.

Bemerkungen: Bei früh einsetzender Lysetherapie bildeten sich die Veränderungen der Kammerendteil rasch zurück. Anstieg der CK von 28 auf 240 U/l. Am nächsten Tag ergab sich der Verdacht auf einen Reverschluß des Infarktgefäßes. Koronarangiographisch stellte sich eine Dreigefäßerkrankung mit subtotaler Stenose der rechten Herzkranzarterie dar. Es erfolgte eine notfallmäßige aortokoronare Bypass-Operation.
Im vorliegenden Fall wurde die begleitende ausgeprägte ST-Senkung über der Vorderwand als Zeichen einer zusätzlichen Vorderwandischämie gedeutet.

Hinterwandinfarkt:
Bedeutung von anteroseptalen ST-Senkungen

Im Standard-Zwölfkanal-EKG sind inferiore Infarkte anhand der direkten Infarktzeichen in den inferioren Ableitungen II, III und aVF zu erkennen, posterolaterale Infarkte in I und V6. Posteriore Infarkte bilden in den Standardableitungen keine direkten Infarktzeichen ab. Hinweisend sind indirekte Infarktzeichen in V1 – V3 mit Zunahme der R-Amplituden und ST-Senkungen.

In vielen Studien wurde untersucht, ob ST-Senkungen in den anterioren Ableitungen, die einen posterioren Infarkt begleiten, tatsächlich nur spiegelbildliche Veränderungen darstellen, oder Ausdruck einer zusätzlichen anterioren Ischämie sind. Die Ergebnisse lassen sich folgendermaßen zusammenfassen:
- Sind die anterioren ST-Senkungen und T-Negativierungen im Vergleich zu der ST-Hebung in den posterioren Ableitungen gering ausgeprägt, handelt es sich eher um einen Spiegelbildeffekt, also um indirekte Infarktzeichen.
- Sind die ST-Senkungen in den anterioren Ableitungen sehr tief und/oder bis in die anterolateralen Ableitungen ausgedehnt, ergibt sich der Verdacht auf eine zusätzliche anteriore Perfusionsstörung. Die klinische Relevanz dieser Unterscheidung liegt in der schlechteren Prognose einer Kombination einer anterioren und posterioren Ischämie, die eine rasche invasive Diagnostik erfordert.

I
II
III
aVR
aVL
aVF

02:49:41 14.Jun.95 50mm/s 1cm/mV ADS 50Hz 35Hz 64 Pulse/min AUTO 02:49:41 14.Jun.95 50mm/s 1cm/mV ADS 50Hz 35Hz 64 Pulse

V1
V2
V3
V4
V5
V6

49:41 14.Jun.95 50mm/s 1cm/mV ADS 50Hz 35Hz 64 Pulse/min AUTO 02:49:41 14.Jun.95 50mm/s 1cm/mV ADS 50Hz 35Hz 64 Pulse/min

51 14.Jun.95 50mm/s 1cm/mV ADS 50Hz 63 Pulse/min MAN 02:50:53 14.Jun.95 50mm/s 1cm/mV ADS 50Hz 63 Pulse

Klinik 75jähriger Patient, Posterolateralinfarkt vor 3 Monaten. Zustand nach Koronardilatation des Ramus circumflexus und Stentimplantation vor 6 Wochen; vor 18 Monaten Implantation eines Herzschrittmachers; seit 2 Stunden anhaltende retrosternale Schmerzen, ähnlich der damaligen Infarktsymptomatik.

? **EKG-Beurteilung? Wie beurteilen Sie den Rhythmus?**

Zu erkennen sind sinusrhythmische Vorhofaktionen mit einer Frequenz von 81/min. P ist in II mit 0,25 mV und in Nehb D und A mit 0,35 mV überhöht.

In einem gleichbleibenden Abstand zu den P-Wellen finden sich Schrittmacherimpulse mit nachfolgenden breiten Kammeraktionen. Es handelt sich um ein Zweikammer-Schrittmachersystem mit vorhofgesteuerter Ventrikelstimulation. Schon an dieser Stelle sei vermerkt, daß die sehr deutlichen Schrittmacherimpulse ein unipolares System beweisen.

Allein anhand des EKGs ist nicht zu klären, warum das P in einigen Ableitungen überhöht ist, da bei der ventrikulären Stimulation eventuelle Zeichen einer rechtsventrikulären Hypertrophie verlorengehen. Retrospektiv war eine vermehrte Sympathikotonie Ursache der hohen P-Wellen. Echokardiographisch bestanden keine Rechtsbelastungszeichen.

? **Wie sind die QRS-Komplexe zu beurteilen?**

Bei ventrikulärer Schrittmacherstimulation sind die Kammerkomplexe deutlich verbreitert; die Konfiguration ähnelt entweder einem Linksschenkelblock oder einer unspezifischen Verzögerung der intraventrikulären Erregungsausbreitung.

Hier erinnert die Morphologie in I und aVL an einen Linksschenkelblock, dazu paßt auch die Morphologie in V1 – V4. Auffällig dafür sind die niedrigen R-Amplituden in V5, V6 und Nehb D bei bekanntem Posterolateralinfarkt vor 3 Monaten. Ohne Vergleich mit Vor-EKGs ist die Frage nach einem weiteren R-Verlust durch einen Reinfarkt nicht zu klären.

? **Sind die Kammerendteile auffällig?**

Ähnlich wie bei einem Linksschenkelblock sind bei ventrikulärer Stimulation eines Schrittmachers die Kammerendteile diskordant zur Kammeranfangsgruppe, gut zu sehen in I, III und V2.

Auffällig ist jedoch in V6 die zu dem kleinen R konkordante nach oben konvexbogige ST-Streckenhebung mit Übergang in ein terminal negatives T sowie die im Vergleich zu den anderen Ableitungen auffällige ST-Hebung in Nehb D, ebenfalls mit Übergang in terminal negative T-Wellen.

Diese Veränderungen der Kammerendteile legten bei der entsprechenden Klinik den Verdacht auf eine erneute Ischämie im Lateralwandbereich nahe.

___Zusammenfassung___
Sinusrhythmus mit angekoppelter ventrikulärer Stimulation eines Zweikammer-Schrittmachersystems; R-Amplitudenreduktion in den posterolateralen Ableitungen bei Zustand nach Posterolateralinfarkt; Verdacht auf Reischämie im gleichen Bereich.

Zur weiteren Abklärung mußten die ventrikulären Eigenaktionen des Patienten beurteilt werden. Hierzu wurde das Intervall der ventrikulären Stimulation nach der sinusrhythmischen Vorhofaktion so umprogrammiert, daß eine atrioventrikuläre Überleitung möglich wurde, → **EKG 78 B**.

? **Wie beurteilen Sie EKG 78 B?**

Es besteht weiterhin ein Sinusrhythmus, AV-Block 1. Grades mit einer PQ-Dauer von 0,22 sec, überdrehter Linkstyp.

? **Wie beurteilen Sie die Kammeranfangsgruppen?**

Die QRS-Dauer beträgt 0,14 sec. Die Morphologie in I, aVL, V5, V6 und Nehb D zeigt einen Linksschenkelblock, zusätzlich besteht aber auch in V1 eine deutlich verspätete endgültige Negativität (rSr's'-Typ). Somit liegt die Kombination eines Linksschenkelblocks mit einer zusätzlichen allgemeinen Verzögerung der intraventrikulären Erregungsausbreitung vor.

? **Welche Auffälligkeiten ergeben sich für einen Linksschenkelblock?**

Zum einen sind für einen Linksschenkelblock – vor allem bei überdrehtem Linkstyp – die R-Amplituden in V2 – V4 auffällig hoch. Andererseits zeigen die linkslateralen Ableitungen I, aVL, V5 und V6 ein auffälliges Q, das bei einem Linksschenkelblock nur selten nachzuweisen ist. Der QRS-Komplex in Nehb D ist deutlich aufgesplittert.

Zusammengefaßt handelt es sich um die Zeichen eines abgelaufenen posterolateralen Q-Infarkts mit Zunahme der rechtspräkordialen R-Amplituden als indirekte Infarktzeichen.

? **Wie beurteilen Sie die Kammerendteile?**

Für einen Linksschenkelblock fällt die Konkordanz der ST-Strecken in I, aVL, V6 und Nehb D auf, hier mit Übergang in flache, terminal negative T-Wellen. Diese Kammerendteilveränderungen weisen mit hoher Wahrscheinlichkeit auf eine frische posterolaterale Ischämie hin.

Die ST-Senkungen in V1 – V4 sowie Nehb A und I sind als spiegelbildliche Veränderungen aufzufassen.

___Zusammenfassung___
Sinusrhythmus, überdrehter Linkstyp; hohe P-Amplituden bei vermehrter Sympathikotonie; linksschenkelblockartige und zusätzlich unspezifische Verzögerung der intraventrikulären Erregungsausbreitung; Zeichen einer frischen posterolateralen Reischämie.

Bemerkungen: Die notfallmäßige Koronarangiographie bestätigte den Reverschluß des Ramus circumflexus im Bereich des implantierten Stents. Der Verlauf war nach Rekanalisation komplikationslos, der Reinfarkt mit einem maximalen Kreatinkinase-Anstieg auf 160 U/l klein.

Fortsetzung S. 201 ▶

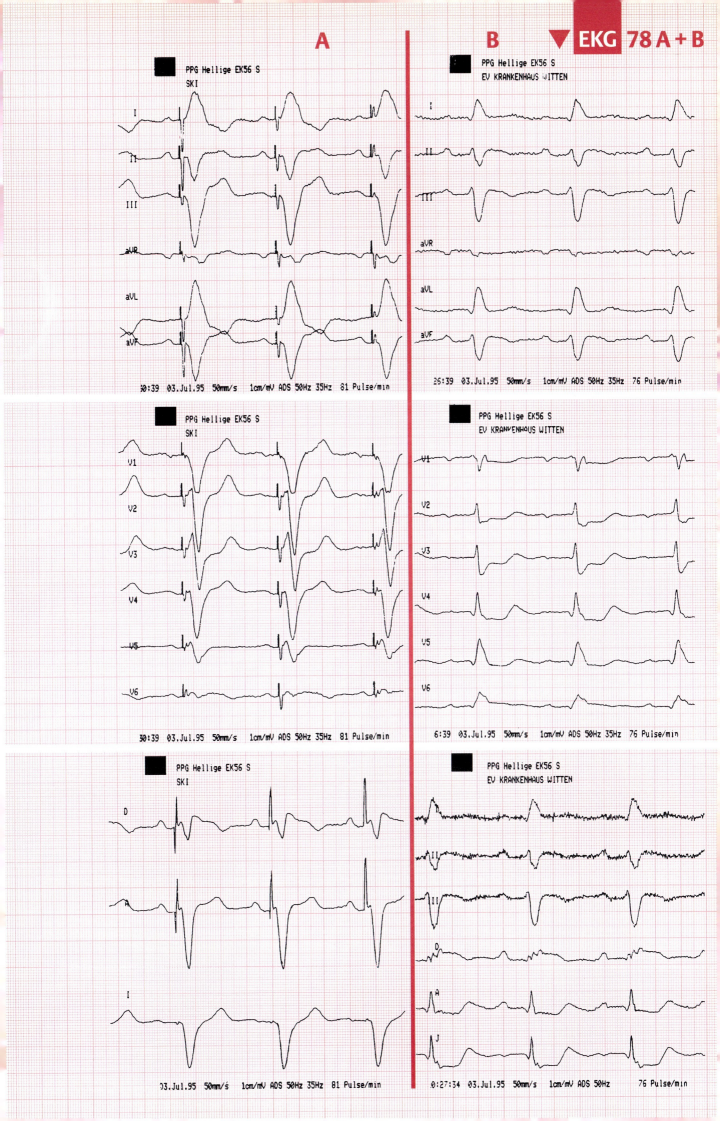

A

PPG Hellige EK56 S
SKI

I
II
III
aVR
aVL
aVF

30:39 03.Jul.95 50mm/s   1cm/mV ADS 50Hz 35Hz 81 Pulse/min

PPG Hellige EK56 S
SKI

V1
V2
V3
V4
V5
V6

30:39 03.Jul.95 50mm/s   1cm/mV ADS 50Hz 35Hz 81 Pulse/min

PPG Hellige EK56 S
SKI

D
A
I

03.Jul.95 50mm/s   1cm/mV ADS 50Hz 35Hz 81 Pulse/min

B

PPG Hellige EK56 S
EV KRANKENHAUS WITTEN

I
II
III
aVR
aVL
aVF

26:39 03.Jul.95 50mm/s   1cm/mV ADS 50Hz 35Hz 76 Pulse/min

PPG Hellige EK56 S
EV KRANKENHAUS WITTEN

V1
V2
V3
V4
V5
V6

6:39 03.Jul.95 50mm/s   1cm/mV ADS 50Hz 35Hz 76 Pulse/min

PPG Hellige EK56 S
EV KRANKENHAUS WITTEN

I
II
III
D
A
J

0:27:34 03.Jul.95 50mm/s   1cm/mV ADS 50Hz   76 Pulse/min

Erkennung von Myokardischämien bei Herzschrittmacherpatienten

Bei rechtsapikaler ventrikulärer Stimulation eines Herzschrittmachers sind die Kammerkomplexe deutlich verbreitert. Sie zeigen entweder ein Linksschenkelblockbild oder eine unspezifische Verzögerung der intraventrikulären Erregungsausbreitung ohne typisches Schenkelblockbild. Die Kammerendteile und hier insbesondere die ST-Strecken sind in allen Ableitungen mit Ausnahme der R/S-Übergangszone diskordant.

Die Ischämiediagnostik wird erschwert durch die individuell sehr unterschiedliche Form der Kammeranfangsgruppen. So sind QS-Komplexe in den apikoseptalen Ableitungen nicht selten; evtl. können sie auch bis V6 registriert werden, ohne daß ein Myokardinfarkt abgelaufen ist.

Erfahrungsgemäß ist insbesondere die Diagnose von inferioren oder anteroseptalen Ischämien bei permanenter ventrikulärer Stimulation sehr erschwert oder nur aus der Verlaufsbeobachtung möglich.

Hinweise auf Myokardischämien sind:
- neu auftretende oder sich verbreiternde Q-Zacken sowie R-Amplitudenverluste im Vergleich zum Vor-EKG bei gleichem Stimulationsverhalten,
- deutlich veränderte Kammerendteile im Vergleich zum Vor-EKG bei gleicher Form von QRS,
- konkordante ST-Verläufe in mindestens zwei benachbarten Ableitungen.

Bei erhaltener atrioventrikulärer Überleitung kann die Stimulationsfrequenz oder die atrioventrikuläre Verzögerung des Schrittmachers passager verändert werden, so daß bei normaler intraventrikulärer Erregungsausbreitung die üblichen EKG-Kriterien einer Ischämie angelegt werden können. Zu beachten sind aber die bei intermittierender Stimulation bei normaler Überleitung auftretenden funktionellen Veränderungen der Kammerendteile (→ **EKG 59** und **196 B**).

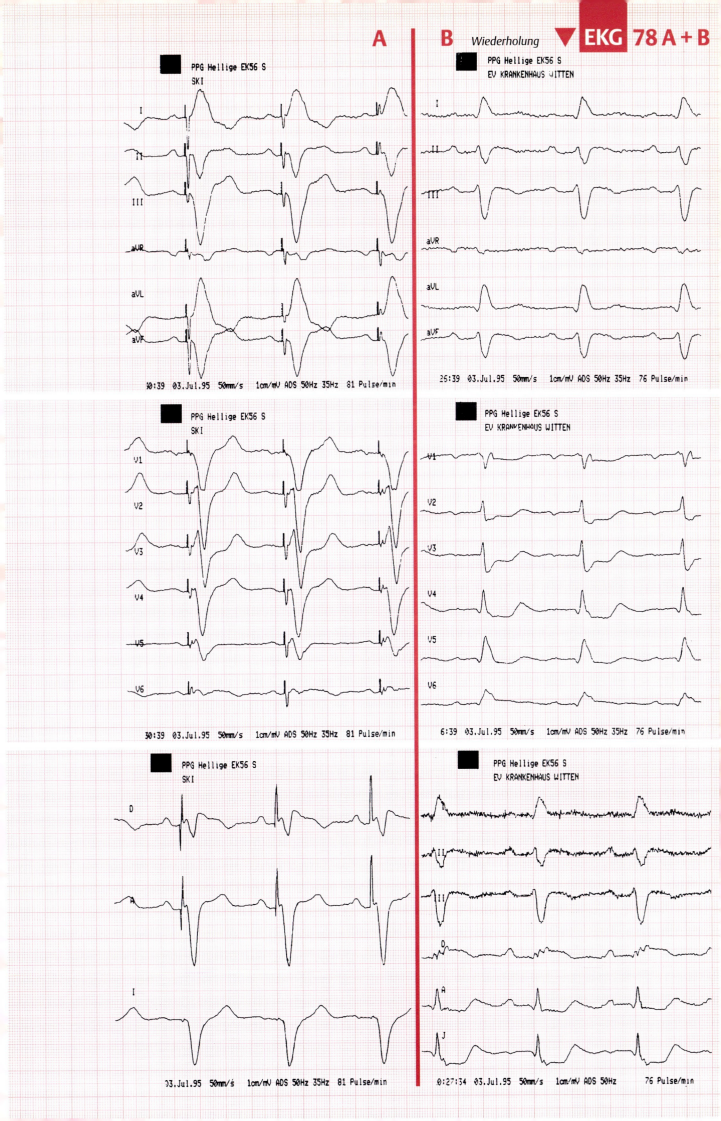

A

PPG Hellige EK56 S
SKI

I

II

III

aVR

aVL

aVF

30:39 03.Jul.95 50mm/s   1cm/mV ADS 50Hz 35Hz 81 Pulse/min

PPG Hellige EK56 S
SKI

V1

V2

V3

V4

V5

V6

30:39 03.Jul.95 50mm/s   1cm/mV ADS 50Hz 35Hz 81 Pulse/min

PPG Hellige EK56 S
SKI

D

A

I

03.Jul.95 50mm/s   1cm/mV ADS 50Hz 35Hz 81 Pulse/min

B *Wiederholung*

PPG Hellige EK56 S
EV KRANKENHAUS WITTEN

I

II

III

aVR

aVL

aVF

26:39 03.Jul.95 50mm/s   1cm/mV ADS 50Hz 35Hz 76 Pulse/min

PPG Hellige EK56 S
EV KRANKENHAUS WITTEN

V1

V2

V3

V4

V5

V6

6:39 03.Jul.95 50mm/s   1cm/mV ADS 50Hz 35Hz 76 Pulse/min

PPG Hellige EK56 S
EV KRANKENHAUS WITTEN

II

II

D

A

J

0:27:34 03.Jul.95 50mm/s   1cm/mV ADS 50Hz   76 Pulse/min

Klinik 80jährige Patientin, Schrittmacherimplantation vor 7 Jahren; stationäre Aufnahme mit Unwohlsein, Übelkeit, Ruhedyspnoe.

? EKG-Beurteilung? Wie beurteilen Sie den Rhythmus?

Vorhofaktionen sind nicht mit Sicherheit zu erkennen. Eine eindeutige Differenzierung gegenüber überlagernden Artefakten ist schwierig. Regelmäßige retrograde P-Wellen in den Kammerendteilen fehlen ebenfalls. Anzunehmen ist ein ganz feines Vorhofflimmern.

Die Kammeraktionen sind schrittmacherstimuliert mit einer Frequenz von 70/min.

? Wie beurteilen Sie die Kammeranfangsgruppen?

Es zeigt sich das Bild eines modifizierten Rechtsschenkelblocks bei rechtsapikaler ventrikulärer Stimulation. Auffällige Veränderungen der QRS-Komplexe fallen nicht ins Auge.

? Bestehen auffällige Veränderungen der Kammerendteile?

Bei zu erwartender Diskordanz der Kammerendteile besteht in I eine konkordante ST-Streckenhebung; aVL zeigt ein ähnliches Bild. Sehr auffällig sind auch die nach oben konvexbogigen ausgeprägten ST-Streckenhebungen in V2 – V4, in V2 und V3 mit Übergang in terminal negative T-Wellen, die damit zu den zugehörigen Kammeranfangsgruppen konkordant sind.

In V5 sind die Kammerendteile nicht auffällig. V6 ist bei Elektrodenlösung und starken Artefakten nicht beurteilbar.

Es ergibt sich somit der Verdacht auf eine Ischämie anteroseptal-apikal (V2 – V4) und lateral (I). Eine Beurteilung der Kammereigenaktionen war nicht möglich, da bei Umprogrammierung des Schrittmachersystems die Patientin zunächst keine Eigenaktionen entwickelte.

___Zusammenfassung___

Regelrechte Funktion eines VVI-Schrittmachersystems mit einer Stimulationsfrequenz von 70/min; Vorhofaktionen nicht eindeutig erkennbar; Zeichen einer frischen Vorderwandischämie.

EKG 80 A – C wurde bei der gleichen Patientin registriert.

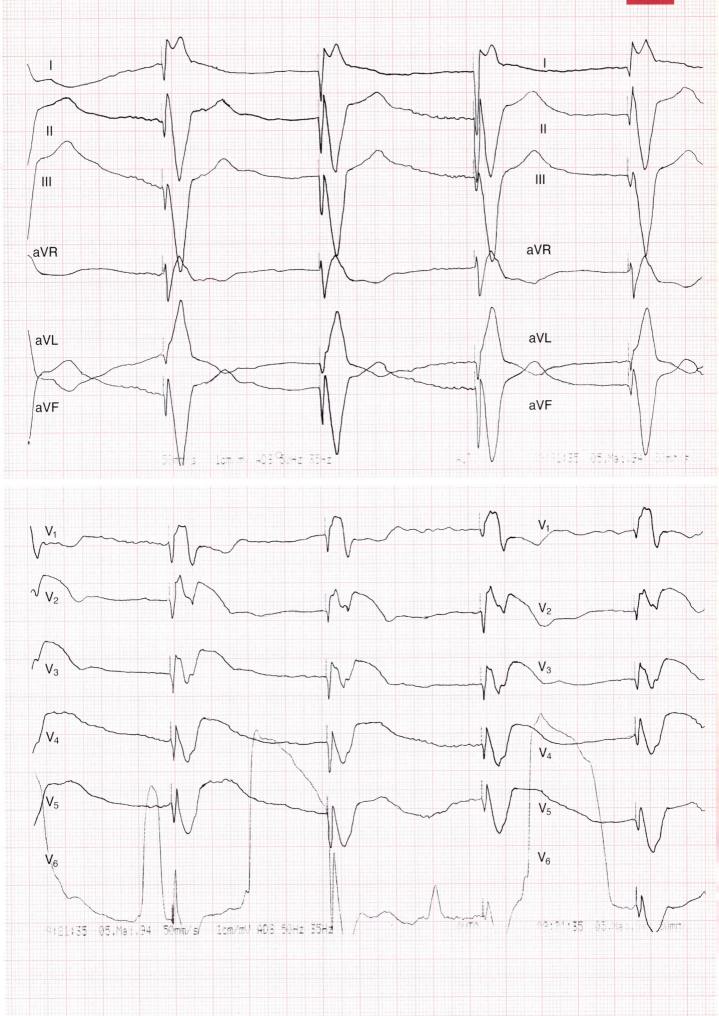

EKG 80 A (oben) zeigt im Vergleich zu **EKG 79** das EKG 14 Monate vor dem akuten Myokardinfarkt.

? EKG-Beurteilung? Wie beurteilen Sie den Rhythmus?

In V1 ist der Rhythmus als Vorhofflimmern zu erkennen, die Vorhofwellen sind flach, unregelmäßig und schnell. Die ersten 3 Kammerkomplexe sind übergeleitet, der 4. ausgelöst durch einen ventrikulären Stimulus eines VVI-Schrittmachers.

? Wie beurteilen Sie die übergeleiteten und die stimulierten Kammeranfangsgruppen?

Die normalen QRS-Komplexe zeigen einen Linkstyp, die QRS-Dauer beträgt 0,08 sec.
Das tiefe S in V2 ist ein möglicher, nicht aber spezifischer Hinweis auf eine linksventrikuläre Hypertrophie, die R-Amplituden in den linkslateralen Ableitungen V5 und V6 sind klein. Definitionsgemäß besteht eine linkspräkordiale Niedervoltage, da die Gesamt-QRS-Amplitude in V5 und V6 0,7 mV nicht überschreitet.
Die stimulierte Kammeranfangsgruppe ähnelt stark dem Befund bei Myokardischämie (**EKG 79**), wir werden darauf noch einmal zurückkommen.

? Wie ordnen Sie die Kammerendteile ein?

Bis auf V1 und V2 sind die ST-Streckenverläufe nicht angehoben. Flach negative T-Wellen finden sich in II, III, aVF und V3 – V6. Die Patientin war nicht digitalisiert.

> **Zusammenfassung**
> Absolute Arrhythmie bei Vorhofflimmern, Linkstyp. Linkspräkordiale Niedervoltage; unspezifische Zeichen einer linksventrikulären Hypertrophie; intermittierende ventrikuläre Stimulation eines VVI-Herzschrittmachers mit funktionellen T-Negativierungen bei normaler atrioventrikulärer Überleitung.

EKG 80 B (Mitte) wurde wenige Stunden nach dem Aufnahme-EKG (**EKG 79**) abgeleitet.

? EKG-Beurteilung?

Es besteht weiterhin ein Vorhofflimmern mit absoluter Arrhythmie. Es liegen durchweg Eigenaktionen vor, keine Schrittmacheraktionen.
Im Vergleich zu **EKG 80 A** sind die Kammerkomplexe jetzt nach dem Myokardinfarkt deutlich verbreitert, die QRS-Dauer beträgt 0,16 sec. Bei überdrehtem Linkstyp und Rechtsschenkelblock (in V1 qR-Konfiguration) liegt ein bifaszikulärer Block vom anterioren Typ vor.

? Welche Ableitungen zeigen direkte Infarktzeichen?

In V1 ist das Q auffällig breit und leicht aufgesplittert, am besten zu erkennen an der 3. Kammeraktion. Auch V2 – V4 zeigen ein breites und aufgesplittertes Q, die R-Amplituden sind deutlich reduziert im Vergleich zu V1. In V5 und V6 erscheinen die Kammeranfangsgruppen für die QRS-Dauer und den Lagetyp unauffällig.

? Wie beurteilen Sie die Kammerendteile?

In I und aVL sind die ST-Strecken leicht angehoben und gehen in annähernd isoelektrische T-Wellen über. Die ST-Hebungen in II, III und aVF sind unauffällig diskordant bei deutlicher Verzögerung der intraventrikulären Erregungsausbreitung. Ausgeprägte und nach oben konvexbogige ST-Hebungen zeigen V2 – V5; V6 ist noch als unauffällig einzuordnen. In V1 weisen die deszendierenden ST-Streckensenkungen ebenfalls einen nach oben konvexbogigen Verlauf auf. Übergang in terminal negative T-Wellen in V1 – V3. Insgesamt zeigen die Kammerkomplexe einen frischen Q-Infarkt in V1 – V4 mit ischämiebedingten Veränderungen der Kammerendteile auch in I, aVL und V5.

> **Zusammenfassung**
> Absolute Arrhythmie bei Vorhofflimmern; im Vergleich zu dem EKG 16 Monate vor Myokardinfarkt jetzt bifaszikulärer Block vom anterioren Typ mit deutlicher Verzögerung der intraventrikulären Erregungsausbreitung (QRS 0,16 sec). Zeichen eines frischen Vorderwand-Q-Infarkts. Ausdehnung: anteroseptal und apikal sowie hochsitzend lateral (I und aVL). Stadium I – II.

Bemerkungen: Es lagen keine Daten vor, ob der jetzt deutliche bifaszikuläre Schenkelblock tatsächlich erst unter dem Myokardinfarkt aufgetreten war. Wie schon erwähnt, ist damit eine deutlich schlechtere Prognose verbunden, vorwiegend aufgrund eines großen Infarktareals. Die Patientin entwickelte kurz nach der stationären Aufnahme die Zeichen einer hochgradigen Linksherzinsuffizienz.

EKG 80 C (unten) zeigt den Befund vom folgenden Tag.

? EKG-Beurteilung? Wie beurteilen Sie den Rhythmus?

Bei persistierendem Vorhofflimmern zeigen sich 3 schrittmacherstimulierte Kammeraktionen. Trotz der deutlichen direkten Infarktzeichen der übergeleiteten Kammeraktionen sind die stimulierten QRS-Komplexe sowohl im Vergleich zum Aufnahme-**EKG 79** als auch zu **EKG 80 A** unverändert. Die veränderte intraventrikuläre Erregungsausbreitung unter ventrikulärer Stimulation maskiert den Myokardinfarkt.
Im Vergleich zum Vor-**EKG 79** sind die ST-Strecken in V2 – V5 geringer angehoben, das gleiche gilt für I und aVL. Die Veränderungen sind stadientypisch nach Myokardinfarkt, auch wenn die T-Negativierungen noch nicht zugenommen haben.

> **Zusammenfassung**
> Vorhofflimmern; im vorliegenden kurzen Streifen ausschließlich schrittmacherausgelöste Kammeraktionen eines VVI-Systems; Zeichen eines abgelaufenen Vorderwandinfarkts, Abnahme der ST-Streckenhebungen in V2 – V5 als stadientypischer Verlauf nach Myokardinfarkt.

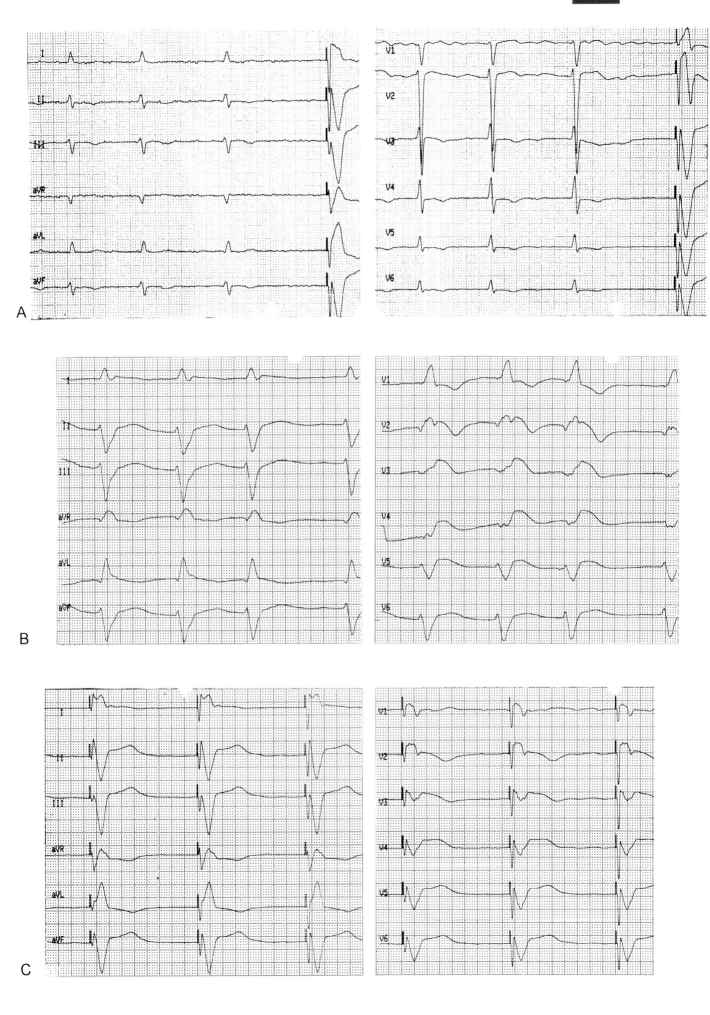

Klinik 66jähriger Patient, arterielle Hypertonie; vorbestehender Linksschenkelblock; seit 2,5 Stunden thorakales Beklemmungsgefühl, zum Zeitpunkt der EKG-Registrierung noch leichte Restsymptomatik unter antianginöser Therapie.

? EKG-Beurteilung? Wie beurteilen Sie den Rhythmus?

Der Rhythmus ist in den Extremitätenableitungen weniger gut zu erkennen als in Nehb D und A. Hier zeigt sich eine Sinustachykardie, Frequenz 111/min. Die P-Dauer beträgt 0,12 sec, in den Brustwandableitungen doppelgipflig; Verdacht auf P mitrale; Linkstyp.

? Wie beurteilen Sie die Kammeranfangsgruppen?

Die QRS-Dauer beträgt 0,14 sec. Linksschenkelblock, in V6 beginnt die endgültige Negativität nach 0,09 sec. Die Aufsplitterung der Kammeranfangsgruppe in V5 und V6 sowie Nehb A ist bei einem Linksschenkelblock kein seltener Befund. Auch die geringe R-Progression in V1 – V4 findet sich häufig. Somit sind eindeutige Zeichen eines Q-Infarkts nicht zu erkennen.

Das tiefe S in V1 und V2 sowie Nehb I weist zusammen mit dem hohen R in Nehb D auf eine linksventrikuläre Hypertrophie hin.

? Sind die Kammerendteile unauffällig?

Die für einen Linksschenkelblock typische Diskordanz der Kammerendteile fehlt in V5, V6 und Nehb A. Hier sind bei überwiegendem R die ST-Strecken aszendierend angehoben mit Übergang in positive T-Wellen. In I und aVL sind ST-T annähernd isoelektrisch. Im Normalfall ist hier ein deszendierender ST-Streckenverlauf mit Übergang in präterminal negative T-Wellen zu erwarten.

Anhand der beschriebenen Veränderungen der Kammerendteile ergibt sich der hochgradige Verdacht auf einen frischen anterolateralen Myokardinfarkt.

Die Lokalisation ergibt sich aus der Beteiligung der lateralen Ableitungen I und aVL und der anterolateralen Ableitungen V5, V6 und Nehb A ohne Mitreaktion der posterioren Ableitung Nehb D.

Zusammenfassung

Sinustachykardie, Linkstyp; P mitrale; Linksschenkelblock; Zeichen der linksventrikulären Hypertrophie; frische anterolaterale Ischämie, noch keine auffälligen Veränderungen der Kammeranfangsgruppen.

Myokardinfarkte bei vorbestehenden Schenkelblockierungen

Je nach Art des Schenkelblocks und je nach Infarktlokalisation kann ein Schenkelblock einen Myokardinfarkt in seiner Diagnostizierbarkeit unbeeinflußt lassen, er kann ihn maskieren oder fälschlicherweise die Diagnose eines Infarkts suggerieren.

Es beeinflussen sich Schenkelblockierungen und Infarktlokalisation wie folgt:

Rechtsschenkelblock und Vorderwandinfarkt: Da bei Rechtsschenkelblock der Beginn von QRS und die Kammerendteile

in V4 – V6 normal sind, ist die Diagnose eines apikalen oder anterolateralen Infarkts recht sicher möglich. Schwieriger kann es sein, einen anteroseptalen Myokardinfarkt zu erkennen; ausnahmsweise kann bei Rechtsschenkelblock ein tiefes und breites Q dem hohen und eventuell aufgesplittertem R vorangehen. Die Kammerendteile sind bei Rechtsschenkelblock in V1, häufig auch in V2 diskordant, so daß eine konkordante ST-Hebung auf eine anteroseptale Ischämie hinweist.

Rechtsschenkelblock und Hinterwandinfarkt: Auch in dieser Kombination ist die Infarktdiagnose meist gut zu stellen. Der Rechtsschenkelblock ist meist mit einem Linkstyp, nicht selten auch mit einem überdrehten Linkstyp assoziiert. Differentialdiagnostische Schwierigkeiten ergeben sich dann, wenn bei weit überdrehtem Linkstyp in III ein tiefes und breites Q vorliegt. Die Kammerendteile in den inferioren Ableitungen können normal beurteilt werden und werden durch den Rechtsschenkelblock nicht beeinflußt.

Linksschenkelblock und Vorderwandinfarkt: In dieser Kombination ist die Infarktdiagnose oft unsicher und erst aus der Verlaufsbeobachtung möglich. Es wurden unterschiedliche diagnostische Kriterien zur sicheren Diagnose eines Myokardinfarkts bei Linksschenkelblock vorgeschlagen, die aber alle nur mäßig sensitiv und spezifisch sind. Mit einer Infarktdiagnose interferieren folgende EKG-Befunde beim Linksschenkelblock:

- QS-Komplexe sind in V1 und V2 nicht selten, können auch in V3 noch zu registrieren und die R-Amplituden bis V5 deutlich verzögert sein;
- Beim Linksschenkelblock sind die Kammerendteile diskordant. Bei linksventrikulärer Hypertrophie sind die ST-Strecken bei tiefem S in V2 und V3 (V4) stark angehoben.
- In der R/S-Übergangszone können die Kammerendteile konkordant sein.

Folgende Kriterien wurden für die Diagnose eines Myokardinfarkts bei Linksschenkelblock vorgeschlagen:

- Ein Q in V6; spezifischer eine Q-Dauer von mehr als 0,04 sec in den linkslateralen Ableitungen I, aVL, V5 oder V6,
- rasche ST-T-Veränderungen in den Kontroll-EKGs,
- eine auffällige ST-Hebung in Proportion zur Tiefe von S in den Ableitungen bis V4,
- konkordante ST-Hebungen in den linkslateralen Ableitungen.

Während die Diagnose eines anterolateralen Myokardinfarkts über ein Q in V5 und V6 und/oder eine konkordante ST-Hebung relativ sicher möglich ist, sind die Schwierigkeiten bei apikalen, insbesondere bei anteroseptalen Infarkten größer. Zu achten ist hier auf eine Abnahme der ohnehin kleinen R-Amplituden in V2 oder V3 gegenüber V1 und auf einen Formenwandel der Kammerendteile im Verlauf.

Linksschenkelblock und Hinterwandinfarkt: Auch in dieser Kombination ist der Infarkt oft maskiert. Der normale Lagetyp bei Linksschenkelblock ist ein Links- oder überdrehter Linkstyp. Den überwiegend negativen Vektoren der Kammeranfangsgruppe folgt ein diskordant angehobener ST-Streckenverlauf mit Übergang in positive T-Wellen. Hinweisend auf einen Myokardinfarkt sind dann auffällig hohe ST-Hebungen und QS-Komplexe in den inferioren Ableitungen. Eine sichere Aussage ist oft nur im Vergleich zu Vor-EKGs möglich. Gelegentlich kann als indirektes Ischämiezeichen die ST-Hebung in den Ableitungen V1 – V3 auffallend gering ausfallen.

Zusammengefaßt ist häufiger beim Links- als bei Rechtsschenkelblock die Diagnose eines Myokardinfarkts erschwert. In vielen Fällen entscheidet die Verlaufsbeobachtung. Zudem kann bei fehlenden Vorunterlagen nicht entschieden werden, ob der Schenkelblock vorbestehend oder infarktbedingt ist.

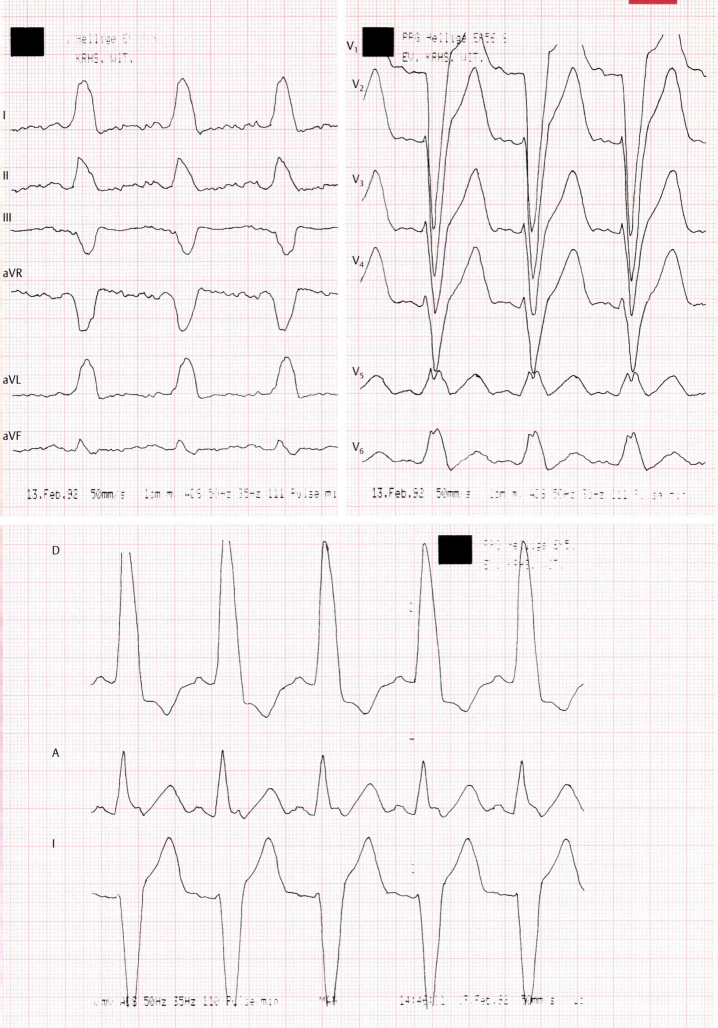

Klinik 66jähriger Patient, heimatnahe Übernahme des Patienten aus seinem Ferienort. Er war 12 Tage zuvor reanimiert worden. Nach Angaben des Hausarztes war das EKG 2 Monate vor dem Urlaub unauffällig gewesen.

? EKG-Beurteilung? Wie beurteilen Sie den Lagetyp?

Es liegt ein Sinusrhythmus vor, Frequenz 91/min. Die P-Dauer beträgt 0,12 sec, es besteht eine Verzögerung der atrialen Erregungsausbreitung.
Die PQ-Dauer beträgt 0,19 sec; es liegt ein grenzwertiger AV-Block 1. Grades vor.
In II und III deutlich überwiegende negative Vektoren, in I leicht überwiegende negative Vektoren. Der Vektor zeigt nach rechts oben. Wir kommen später auf den Lagetyp zurück.

? Was ist an der Kammeranfangsgruppe verändert?

Die QRS-Dauer ist mit 0,18 sec ausgeprägt verbreitert. In V1 erfüllt ein rsR'-Typ die Kriterien eines Rechtsschenkelblocks. Auffällig sind die QS-Komplexe in V4, V5 und Nehb A sowie das deutliche Q in aVL, V2, V3, Nehb I. Deutliche R-Amplitudenverluste in V6 und Nehb D und versenktes R in I insgesamt als Zeichen eines ausgedehnten Vorderwandinfarkts mit Einbeziehung posterolateraler Anteile (Nehb D).

? Wie beurteilen Sie im Zusammenhang mit dem ausgedehnten Vorderwandinfarkt den Lagetyp?

Das versenkte R in I maskiert einen linksanterioren Hemiblock, erkennbar an dem tiefen S in II und III. Zusammen mit dem Rechtsschenkelblock resultiert ein bifaszikulärer Block vom anterioren Typ.
Der Schenkelblock war unter dem Myokardinfarkt neu aufgetreten als zusätzlicher Hinweis auf die große Ausdehnung des Infarkts.

? Wie beurteilen Sie die Kammerendteile?

Auffällig sind die nach oben konvexbogigen ST-Streckenhebungen in I und aVF; daneben bestehen deutlich angehobene ST-Streckenverläufe mit Übergang in positive T-Wellen in V4 – V6 sowie Nehb D und A.
Persistierende ST-Streckenhebungen nach Myokardinfarkt werden als Hinweis auf ein Aneurysma gewertet, wobei nahezu jeder etwas ausgedehntere Q-Infarkt im Vorderwandbereich ein Aneurysma ausbildet. Einen andeutungsweisen Übergang in das reaktive Folgestadium weisen nur die Ableitungen aVL und Nehb I auf. Dabei liegt Nehb I im Übergangsbereich zwischen den ST-Streckensenkungen der rechtspräkordialen Ableitungen (bei Rechtsschenkelblock) und den ST-Streckenhebungen in den linkspräkordialen Ableitungen.

? Wie beurteilen Sie das Alter des Myokardinfarkts?

Bei ausgeprägtem R-Verlust über der Vorderwand und überwiegendem Stadium I der Veränderungen der Kammerendteile kann zum Alter des Infarkts nur gesagt werden, daß er zumindest einige Stunden alt ist, mehr nicht. Tatsächlich war der Myokardinfarkt vor 12 Tagen eingetreten. Sie erkennen an diesem Beispiel erneut, daß eine Altersbestimmung von

Myokardinfarkten anhand des EKG kaum möglich ist. Zudem sind infarktbedingte Veränderungen der Kammerendteile von evtl. frischen Reischämiezeichen ohne Vorlage von Vergleich-EKGs nicht zu differenzieren.

Zusammenfassung

Sinusrhythmus, grenzwertiger AV-Block 1. Grades; ausgedehnter Vorderwandinfarkt mit Beteiligung posterolateraler Anteile, Stadium I (-II); versteckter überdrehter Linkstyp als Folge des Vorderwandinfarkts. Rechtsschenkelblock.
Den weiteren Verlauf zu EKG 82 zeigt **EKG 83 A** und **B**.

EKG 82

PPG Hellige EK56 S
EV KRANKENHAUS WITTEN
PPG Hellige EK56 S
EV KRANKENHAUS WITTEN
I
II
III
aVR
aVL
aVF
29.Jul.95 50mm/s 1cm/mV ADS 50Hz 35Hz 91 Pulse/min
AUTO
08:33:26 29.Jul.95 50mm/s 1cm/mV ADS 50Hz 35Hz 91 Pulse/min
PPG Hellige EK56 S
EV KRANKENHAUS WITTEN
PPG Hellige EK56 S
EV KRANKENHAUS WITTEN
V1
V2
V3
V4
V5
V6
29.Jul.95 50mm/s 1cm/mV ADS 50Hz 35Hz 91 Pulse/min
AUTO
08:33:26 29.Jul.95 50mm/s 1cm/mV ADS 50Hz 35Hz 91 Pulse/min
PPG Hellige EK56 S
EV KRANKENHAUS WITTEN
PPG Hellige EK56 S
EV KRANKENHAUS WITTEN
I
II
III
D
A
I
29.Jul.95 50mm/s 1cm/mV ADS 50Hz 89 Pulse/min
MAN
08:34:28 29.Jul.95 50mm/s 1cm/mV ADS 50Hz 90 Pulse/min

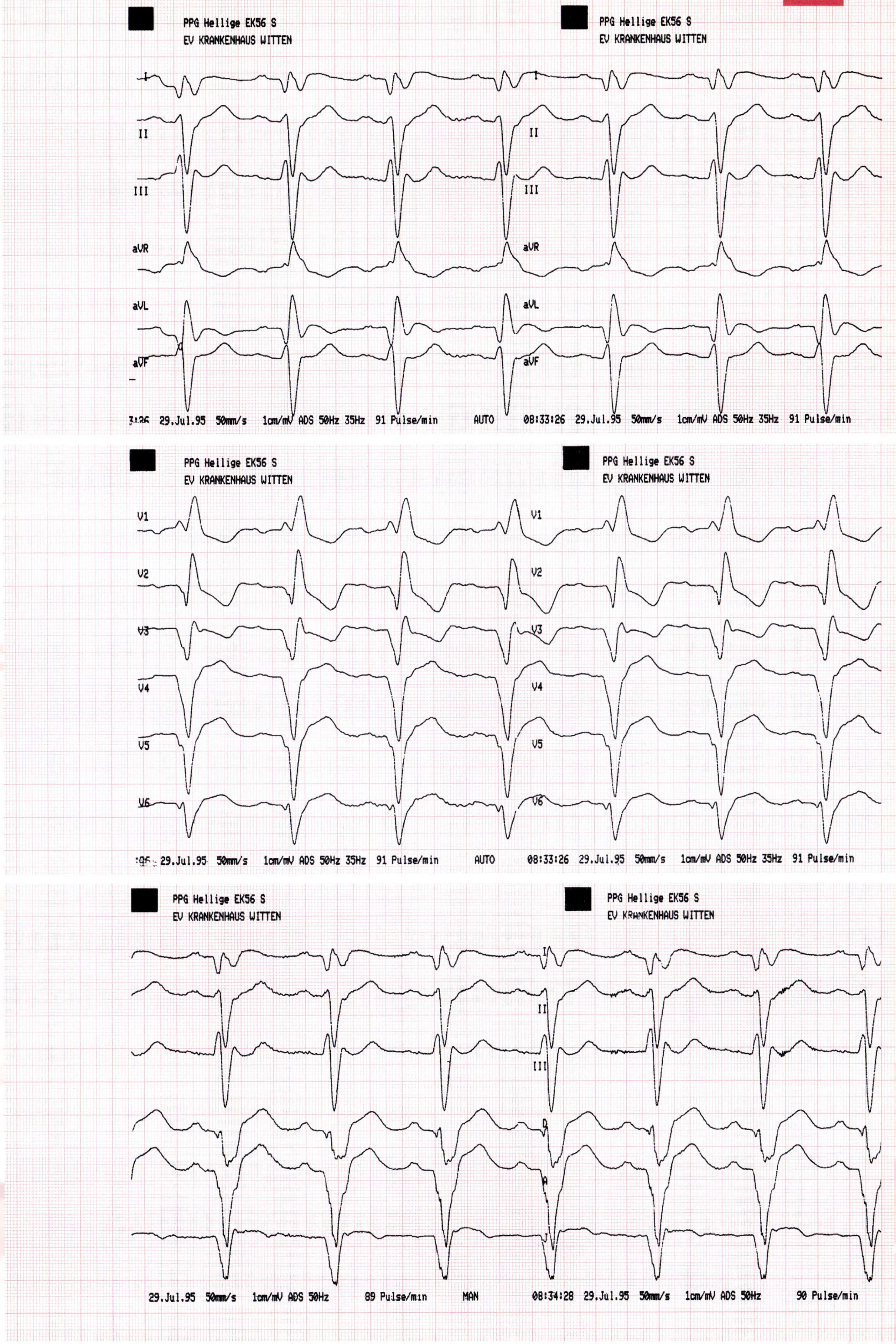

EKG 83 A (links) zeigt den Befund zwei Tage nach **EKG 82**.

? EKG-Beurteilung? Wie ordnen Sie die Veränderungen ein?

Es liegt weiterhin ein Sinusrhythmus vor, Frequenz 64/min.; überdrehter Linkstyp.
Die Kammerkomplexe in V1 – V3 zeigen einen Verlust bzw. eine deutliche Reduktion von R, in V1 genaugenommen von R'. Es liegen nun in V2 und V3 ebenfalls QS-Komplexe vor, unverändert auch in V4. Zudem ist in III der R'-Anteil jetzt nicht mehr nachzuweisen. In aVL lag vorher ein QRs'-Typ vor, jetzt nur ein QR-Typ.

? Was hat sich an den QRS-Komplexen verändert?

Die QRS-Dauer betrug in **EKG 82** 0,16 sec, im vorliegenden EKG nur noch 0,13 sec. Es besteht zwar weiterhin ein Rechtsschenkelblock, die Verzögerung der rechtsventrikulären Erregungsausbreitung ist aber deutlich rückläufig und erklärt die vorbeschriebenen Veränderungen der QRS-Morphologie. Es handelt sich also nicht um einen anteroseptalen Reinfarkt mit Verlust entsprechender R-Restamplituden. Die übrigen Zeichen eines ausgedehnten Vorderwandinfarktes sind unverändert.

? Wie beurteilen Sie die Kammerendteile?

Die ST-Streckenhebung in I und aVL persistiert, jetzt aber übergehend in terminal negative T-Wellen (Übergang zum reaktiven Folgestadium).
Bei geringerer Verzögerung der intraventrikulären Erregungsausbreitung zeigen sich in V1 nur noch flach deszendierende ST-Streckenverläufe mit Übergang in präterminal negative T-Wellen, in V2 und V3 sind die ST-Streckenverläufe jetzt flach aszendierend. Es bestehen noch diskrete ST-Streckenhebungen in den linkslateralen Ableitungen V4 – V6 mit Übergang in positive T-Wellen.

Während also in I und aVL ein Stadium I bis II vorliegt, entsprechen die Veränderungen der Kammerendteile in den Brustwandableitungen einem Stadium III mit noch leicht persistierenden ST-Hebungen.

Zusammenfassung

Sinusrhythmus, überdrehter Linkstyp und Rechtsschenkelblock (bifaszikulärer Block vom anterioren Typ); Abnahme der Verzögerung der intraventrikulären Erregungsausbreitung im Verlauf; ausgedehnter Vorderwandinfarkt, formal im Stadium I – II.

Weiterer Verlauf:
Der Patient stellte sich mehr als 5 Wochen nach dem Myokardinfarkt zu einer ambulanten Kontrolle vor, als erneut retrosternale Beschwerden auftraten, verbunden mit Dyspnoe, Schweißausbruch und Kollapsgefühl.

EKG 83 B (rechts) wurde 10 Minuten nach Symptombeginn abgeleitet.

? EKG-Beurteilung? Vergleichen Sie den Befund mit EKG 82 und EKG 83 A.

Es besteht ein Sinusrhythmus, Frequenz 67/min.; weiterhin bifaszikulärer Block vom anterioren Typ.

Die PQ-Dauer beträgt 0,20 sec, bei einer Herzfrequenz von 67/min noch kein AV-Block 1. Grades.

? Was hat sich an den Kammeranfangsgruppen verändert?

Die QRS-Dauer beträgt jetzt wieder 0,16 sec, die Kammeranfangsgruppen ähneln wieder **EKG 82**.
Auffällig ist das jetzt etwas vermehrt aufgesplittete Q in V2 und V3. Das Q in V2 ist breiter und die R-Amplitude in V2 kleiner. Eine zwischenzeitliche Infarktausdehnung war zu diskutieren, nach dem klinischen Verlauf aber nicht anzunehmen.
Bei geringerer Verzögerung der intraventrikulären Erregungsausbreitung in **EKG 83 A** bestand noch ein kleines R in den linkslateralen Ableitungen V5, V6 und Nehb D.
Insgesamt sind die Kammeranfangsgruppen im Vergleich zu **EKG 82** nicht signifikant verändert.

? Wie beurteilen Sie die Kammerendteile?

Im Vergleich zu dem initialen EKG sind die ST-Strecken in V1 deszendierend gesenkt und zeigen nur angedeutet einen nach oben konvexbogigen Verlauf. Diese nach oben konvexbogige Anhebung mit Übergang in terminal negative T-Wellen ist in V2 bis V6 sowie Nehb A und I deutlicher ausgeprägt.

? Handelt es sich um eine Reischämie? Um einen phasentypischen Verlauf nach Infarkt? Ist es Folge der wieder vermehrten Verzögerung der intraventrikulären Erregungsausbreitung?

Gegen einen nur phasentypischen Ablauf nach Vorderwandinfarkt spricht vor allem die nach oben konvexbogige ST-Anhebung in V2 und V3, nachdem bei ähnlicher QRS-Dauer in **EKG 82** die ST-Streckensenkungen nur flach gebogen verliefen.
An der QRS-Dauer alleine kann es auch nicht liegen, da sich bei vergleichbarer QRS-Dauer im initialen EKG die Kammerendteile in **EKG 83 B** wesentlich unterscheiden. Somit ist der Befund als Reischämie im Vorderwandbereich einzuordnen.
Auch die wieder verstärkte intraventrikuläre Erregungsausbreitungsverzögerung ist ein mögliches Ischämiezeichen.

Zusammenfassung

Sinusrhythmus. Bifaszikulärer Block vom anterioren Typ. QRS-Dauer wieder auf 0,16 sec verlängert. In V2 und V3 im Verlauf verbreitertes Q. In V2 Abnahme der R-Amplitude, klinisch kein Hinweis auf einen zwischenzeitlichen anteroseptalen Reinfarkt. Frische Ischämie im Vorderwandbereich.

Bemerkungen: Die für den nächsten Tag vorgesehene Koronarangiographie wurde notfallmäßig vorgezogen. Der Ramus interventricularis anterior war abgangsnah komplett verschlossen. Der Ramus circumflexus, der den distalen Anteil des Ramus interventricularis anterior über Kollateralen versorgte, war proximal subtotal stenosiert, das Gefäß wurde notfallmäßig dilatiert und mit einem intrakoronaren Stent versorgt.

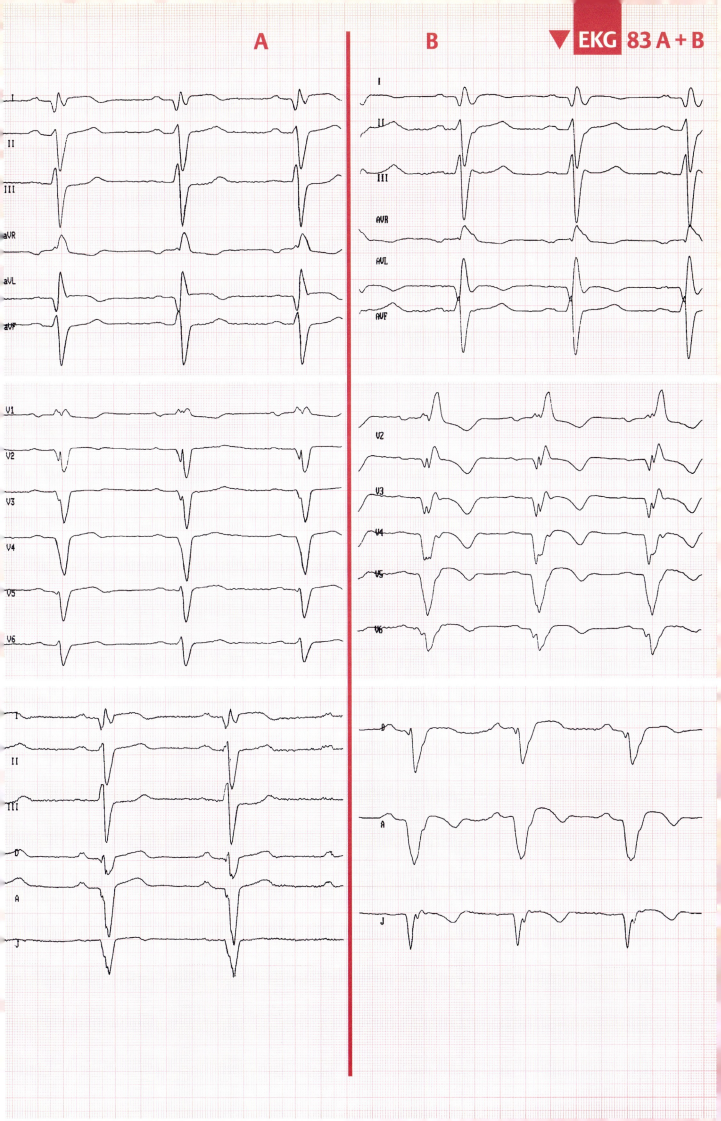

Klinik 69jähriger Patient, stationärer Aufenthalt wegen eines metastasierenden Prostatakarzinoms, seit 5 Minuten stärkste retrosternale Beschwerden, kurze Bewußtlosigkeit.

? EKG-Beurteilung? Wie beurteilen Sie den Rhythmus?

Auffällig sind bradykarde Kammeraktionen mit einer Frequenz von 42/min.

? Wie hoch ist die Vorhoffrequenz? Welcher Zusammenhang besteht zwischen Vorhof- und Kammerrhythmus?

Die sinusrhythmischen Vorhofaktionen weisen eine Frequenz von 96/min auf. Zu erkennen ist ein jeweils unterschiedlicher Abstand zwischen den Vorhof- und den Kammeraktionen; beide Rhythmen sind für sich regelmäßig und unabhängig voneinander, so daß ein AV-Block 3. Grades mit vollständiger AV-Dissoziation vorliegt.

? Wo liegt das ventrikuläre Ersatzzentrum, wenn die Kammerkomplexe schmal sind?

Die QRS-Dauer beträgt 0,11 sec. Dies bedeutet, daß die intraventrikuläre Erregungsausbreitung über das normale Erregungsleitungssystem gehen und somit das Zentrum oberhalb der Bifurkation in den rechten und linken Schenkel im His-Bündel liegen muß. Der AV-Block selbst wird im AV-Knoten liegen.
Im Falle eines tiefsitzenden ventrikulären Ersatzrhythmus ist eine QRS-Dauer von mindestens 0,14 sec zu erwarten.

? Wie beurteilen Sie die Kammeranfangsgruppen?

Bei einer QRS-Dauer von 0,11 sec zeigt V1 einen rSr'-Typ, somit eine diskrete Verzögerung der rechtsventrikulären Erregungsausbreitung. Die R-Amplitudenentwicklung über der Vorderwand ist regelrecht, auch in den übrigen Ableitungen besteht kein Hinweis auf ein pathologisches Q oder eine R-Amplitudenreduktion.

? Was fällt an den Kammerendteilen auf?

Ausgeprägte ST-Streckenhebungen mit Übergang in hochpositive T-Wellen zeigen II, III, aVF, V4 – V6 sowie Nehb D und A, z. T. mit dem Bild einer monophasischen Deformierung (II, III, aVF), so daß ein ausgedehnter posterolateraler Myokardinfarkt droht.
Indirekte Ischämiezeichen sind in I, aVL, V1 und V2 sowie Nehb I zu finden. Entsprechend der kurzen Symptomatik des Patienten handelte es sich um die Zeichen einer frischen Ischämie.

Zusammenfassung

Sinusrhythmus, AV-Block 3. Grades; suprabifurkales Ersatzzentrum mit einer Frequenz von 42/min; akute posterolaterale Ischämie, kein pathologisches Q oder erkennbare R-Amplitudenreduktion.

Den weiteren Verlauf zu **EKG 84** zeigt **EKG 85 A+B**

Erregungsbildungs- und -leitungsstörungen bei Myokardinfarkt

Um die bei Myokardinfarkten auftretenden bradykarden Arrhythmien zu verstehen, ist die Kenntnis der Anatomie der koronaren Versorgung von Sinus- und AV-Knoten wichtig (Abb. **53** und **54**).
Die Sinusknotenarterie entspringt meist den proximalen Anteilen der rechten Herzkranzarterien, seltener dem proximalen oder distalen Ramus circumflexus der linken Herzkranzarterie. Der AV-Knoten und das His-Bündel werden ganz überwiegend aus der rechten Herzkranzarterie versorgt; es liegt hier jedoch häufig auch eine Mischversorgung mit Kollateralen aus dem RIVA vor. Die Faszikel werden teils überwiegend vom RIVA, teils mischversorgt (rechte Herzkranzarterie).

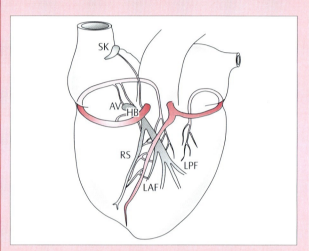

Abb. **53** Gefäßversorgung des Erregungsbildungs- und Erregungsleitungssystems des Herzens.
Abkürzungen:
SK = Sinusknoten   RS = Rechter Schenkel
AV = AV-Knoten   LAF = Linksanteriores Faszikel
HB = His-Bündel   LPF = Linksposteriores Faszikel

RCA
LAD
RCA+LAD

Abb. **54** Zuordnung der Blutversorgung von AV-Knoten, His-Bündel und Faszikeln zu den Herzkranzarterien.
Abkürzungen:
RCA = Rechte Herzkranzarterie
LAD = Ramus interventricularis anterior (RIA)

In bis zu 20 % der Fälle treten im Rahmen eines Myokardinfarkts relevante Bradykardien auf. Bei den Erregungsbildungsstörungen handelt es sich um Sinusbradykardien, vorwiegend beim frischen Hinterwandinfarkt. Ursache ist meist ein proximaler Verschluß der rechten Herzkranzarterie, seltener des Ramus circumflexus der linken Herzkranzarterie, so daß es sich in vielen Fällen um große Hinterwandinfarkte, evtl. mit rechtsventrikulärer Beteiligung, handelt. Die Sinusbradykardien bis hin zum

Fortsetzung S. 216 ▶

EKG 84

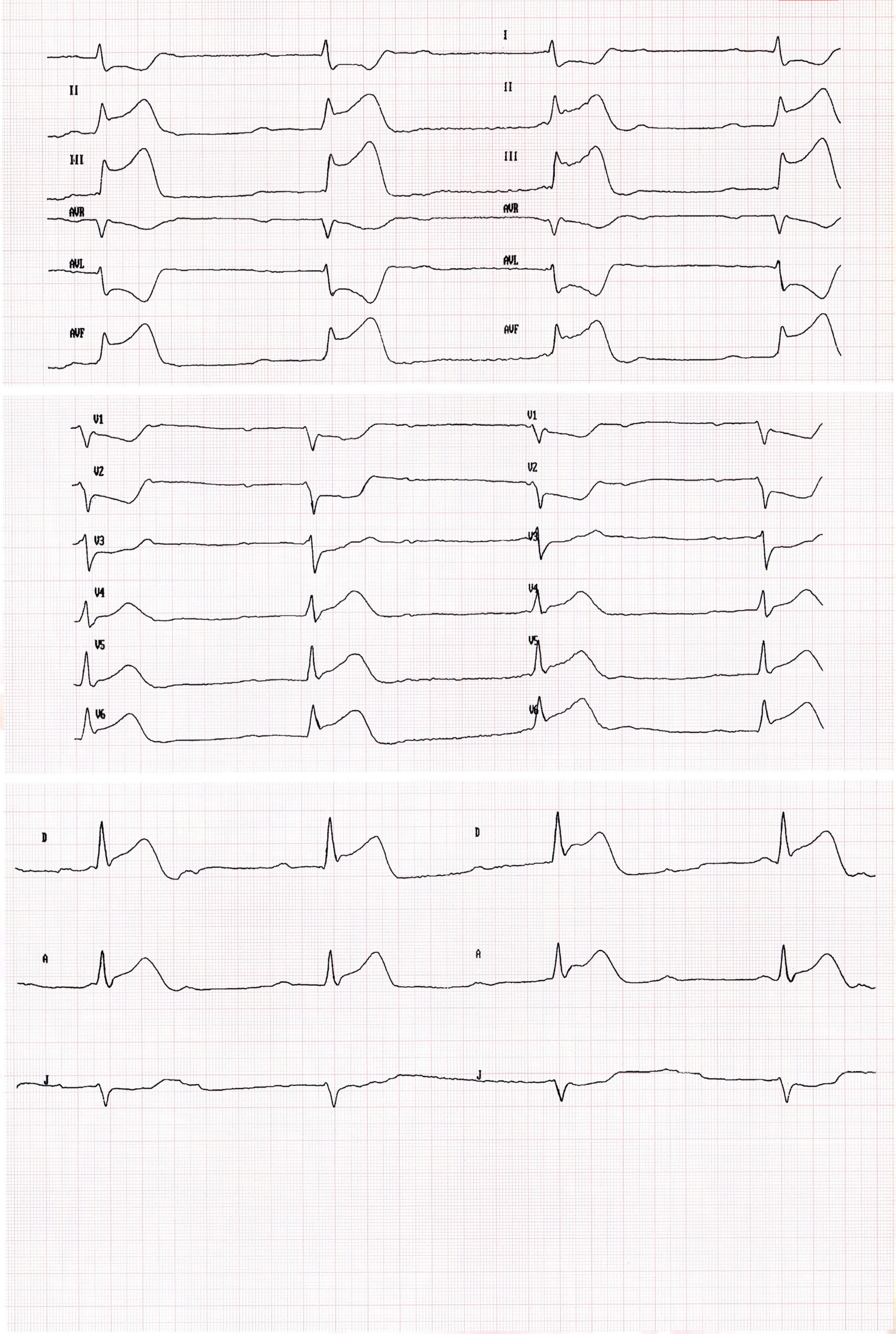

Sinusknotenstillstand halten oft nur Stunden an und können mit positiv-chronotroper Medikation angegangen werden. Es können auch ausreichend frequente suprabifurkale Ersatzrhythmen einspringen. Nur gelegentlich wird die Versorgung mit einem passageren Schrittmacher nötig; ausgesprochen selten persistiert eine hochgradige Sinusknotendysfunktion.

Auch bei den AV-Überleitungsstörungen überwiegen die Hinterwandinfarkte mit einem Anteil von 70 – 90 %. Es bestehen charakteristische Unterschiede der AV-Blockierungen, die durch einen Hinter- oder Vorderwandinfarkt verursacht sind.

AV-Blockierungen bei Hinterwandinfarkt: Trotz der ganz überwiegenden Perfusion des AV-Knotens und des His-Bündels durch die rechte Herzkranzarterie sind organische Zerstörungen dieser Strukturen beim Hinterwandinfarkt sehr selten. Hauptursache ist eine Kollateralversorgung über die linke Herzkranzarterie. Die proximalen, meist im AV-Knoten lokalisierten AV-Blockierungen sind bedingt durch eine funktionelle und meist passagere Schädigung, an der zumindest in der Frühphase eine vermehrte Freisetzung von Adenosin beteiligt ist. In der Mehrzahl der Fälle kann mit dem Adenosin-Antagonisten Theophyllin die früh auftretende ischämische AV-Blockierung durchbrochen werden.

Nur in vereinzelten Fällen persistiert eine hochgradige AV-Blockierung, die mit einem Herzschrittmacher versorgt werden muß. Bei den passageren AV-Blockierungen nach Hinterwandinfarkt unterscheidet man

- die schon in den ersten Stunden einsetzenden Blockierungen, die meist innerhalb von 1 – 3 Tagen wieder verschwinden und
- die erst am 2. Tag einsetzenden Blockierungen, die gelegentlich bis zu 3 Wochen anhalten können.

AV-Blockierungen bei Vorderwandinfarkt: Diese Kombination ist seltener und prognostisch ungünstiger. Ursächlich ist hier die periphere Blutversorgung der 3 Faszikel durch den RIVA, so daß es sich in der Regel um peripher gelegene, trifaszikuläre Blockierungen handelt, meist bei schon vorbestehendem uni- oder bifaszikulärem Block. Eine positive-chronotrope oder -dromotrope Medikation zeigt in vielen Fällen keinen oder nur einen sehr unsicheren Effekt. In der Ära vor dem routinemäßigen Versuch einer Frührekanalisation waren die passageren AV-Blockierungen mit einer deutlich höheren Mortalität verbunden. Ursache war in der Regel nicht die AV-Blockierung per se, sondern der größere Myokardinfarkt.

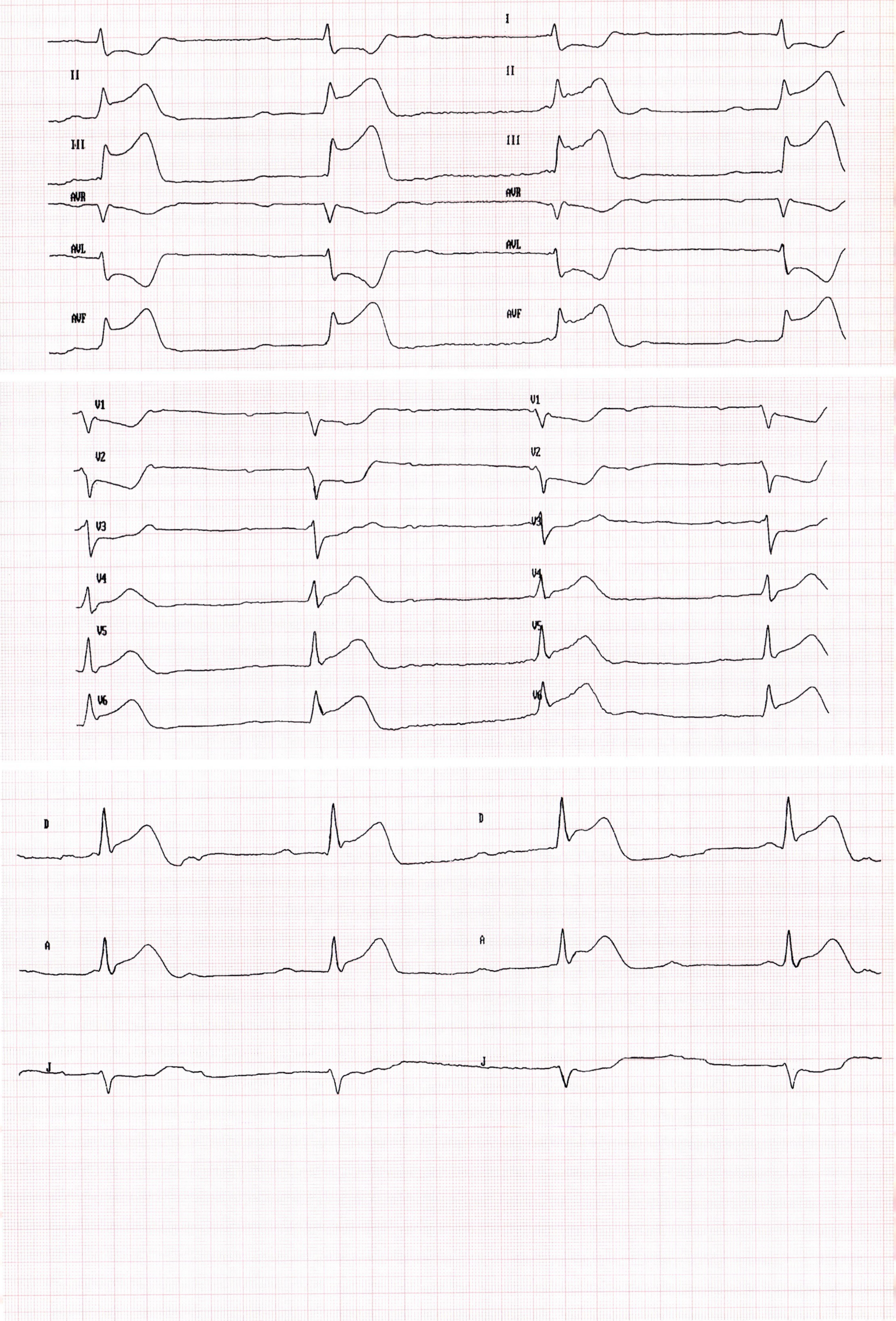

I

II

II

III

III

AVR

AVR

AVL

AVL

AVF

AVF

V1

V1

V2

V2

V3

V3

V4

V4

V5

V5

V6

V6

D

D

A

A

J

J

Weiterer klinischer Verlauf:

Während die Fibrinolysetherapie vorbereitet wurde, normalisierten sich innerhalb von 20 Sekunden die Kammerendteile am Monitor, die pektanginösen Beschwerden verschwanden, und es wurde eine normale atrioventrikuläre Überleitung registriert.

EKG 85 B (rechts) wurde wenige Minuten später abgeleitet.

? EKG-Beurteilung?

Es liegt ein Sinusrhythmus vor, Frequenz 95/min, überdrehter Linkstyp (linksanteriorer Hemiblock anzunehmen). Die AV-Überleitungszeit ist mit 0,16 sec normal.

? Wie beurteilen Sie die Kammeranfangsgruppen?

Die QRS-Dauer beträgt 0,09 sec. In III und aVF geht dem tiefen S ein kleines R voraus. Auch in den linkslateralen Ableitungen V5 und V6 sowie Nehb D bestehen keine infarkttypischen Veränderungen der Kammeranfangsgruppen. Auffällig ist der R/S-Übergang in V3 bei überdrehtem Linkstyp, andererseits persistiert ein deutliches S bis V6. Insgesamt handelt es sich hierbei nicht um indirekte Infarktzeichen eines posterolateralen Myokardinfarkts.

? Sind die Kammerendteile noch auffällig verändert?

Nur wenige Minuten, nachdem die ST-Strecken noch ausgeprägt angehoben waren, sind die Kammerendteile jetzt annähernd normal. Das T ist in I, V5, V6 und Nehb D grenzwertig flach.

Zusammenfassung

Sinusrhythmus, linksanteriorer Hemiblock; normale AV-Überleitungszeit; unauffällige Kammeranfangsgruppen. Es sind keine ischämietypischen Veränderungen der Kammerendteile mehr nachzuweisen.
Hochgradiger Verdacht auf eine vasospastische oder Prinzmetal-Angina.

EKG 85 A (links) zeigt im Vergleich zu dem **EKG 85 B** ein Vor-EKG, das 10 Wochen zuvor abgeleitet worden war.

? EKG-Beurteilung? Welche Unterschiede zeigen sich zu dem EKG nach Ischämie (85 B)?

Es besteht ein Sinusrhythmus, Frequenz 75/min., überdrehter Linkstyp (linksanteriorer Hemiblock). Die P-Dauer beträgt 0,11 sec; die PQ-Dauer 0,14 sec, die QRS-Dauer 0,10 sec.
Die Kammeranfangsgruppen zeigen im Vergleich zu **EKG 85 B** eine ganz diskrete Rechtsverspätung (rSr'-Konfiguration in V1). Der R/S-Übergang liegt weiter links zwischen V3 und V4. Es besteht eine grenzwertige linkspräkordiale Niedervoltage. Insgesamt sind die Unterschiede nicht signifikant.
Die Kammerendteile sind unauffällig, die T-Wellen sind im Vergleich zu dem EKG nach der Ischämie hochpositiv.

Zusammenfassung

Sinusrhythmus, linksanteriorer Hemiblock; diskrete Verzögerung der rechtsventrikulären Erregungsausbreitung; unauffällige Kammerendteile.

Bemerkungen: Schon wenige Minuten nach der Prinzmetal-Ischämie hatte sich das **EKG 85 B** so weit normalisiert, daß nur noch die Kammerendteile geringe Unterschiede (abgeflachte T-Wellen) im Vergleich zu dem Vor-**EKG 85 A** zeigten.

Prinzmetal-Angina

Der Prinzmetal-Angina liegt ein Koronarspasmus zugrunde, der eine epikardiale Koronararterie stenosiert oder okkludiert. Der Spasmus ist fokal und kann sowohl normale als auch arteriosklerotisch veränderte Koronarbezirke betreffen.

Die resultierende Ischämie führt in der typischen Form der Prinzmetal-Angina zu einer ausgeprägten ST-Hebung bis zur monophasischen Deformierung in den Ableitungen des entsprechenden Versorgungsgebietes. Das EKG gestattet in dieser Phase keine Differenzierung zwischen einer vasospastischen und einer arteriosklerotisch-thrombotischen Ischämie. Wenn sich der Koronarspasmus üblicherweise innerhalb von Minuten bis zu einer halben Stunde löst, normalisieren sich die Kammerendteile rasch.

Mögliche Komplikationen der vasospastischen Angina sind

- ventrikuläre Tachykardien bis hin zum plötzlichen Herztod insbesondere bei proximalem Spasmus einer großen Herzkranzarterie oder bei undulierenden Veränderungen der Kammerendteile mit mehrfachem Wechsel von ST-Hebungen und -Senkungen mit mehrfachen Reperfusionen;
- in seltenen Fällen protrahierte Ischämien mit und ohne sekundäre Thrombenbildung und resultierender Infarzierung.

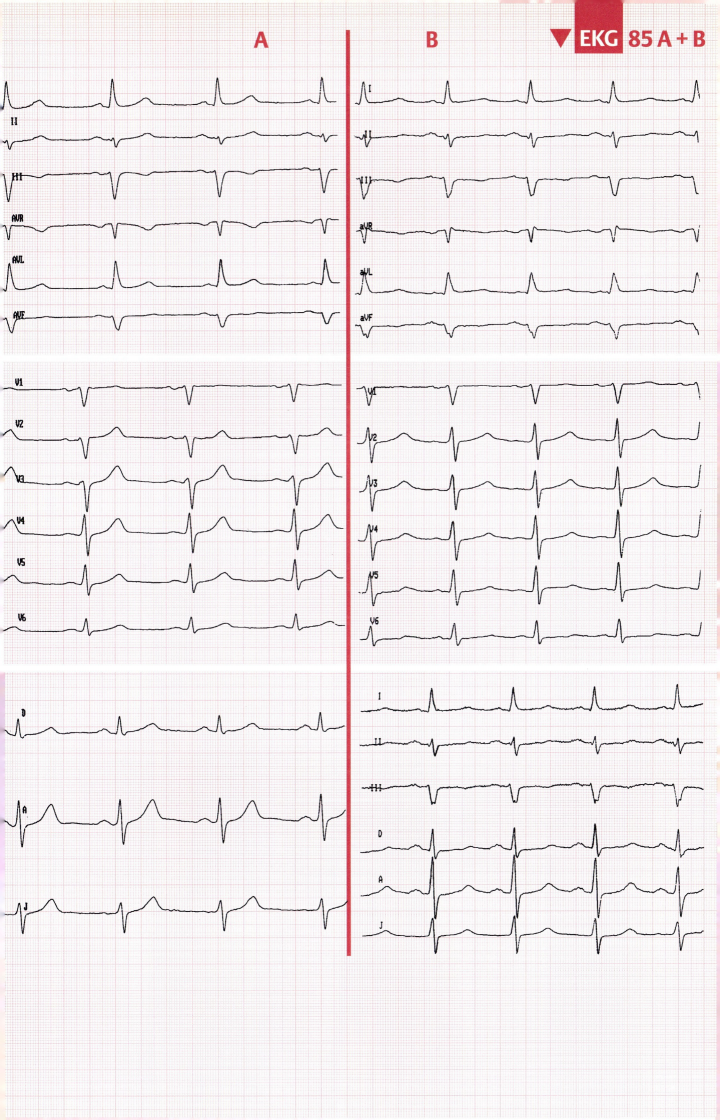

73jährige Patientin, arterielle Hypertonie. Vor 9 Stunden hatten heftige retrosternale Beschwerden eingesetzt, die für 2 Stunden anhielten. Stationäre Aufnahme mit den Zeichen eines Lungenödems.

? EKG-Beurteilung? Wie beurteilen Sie den Rhythmus?

Es besteht ein Sinusrhythmus, Frequenz 67/min, überdrehter Linkstyp; es ist ein linksanteriorer Hemiblock anzunehmen. Die QRS-Dauer beträgt 0,14 sec mit einer rSr'-Konfiguration in V1 und einem auf 0,1 sec verzögerten oberen Umschlagpunkt. Zusammengefaßt besteht ein bifaszikulärer Block vom anterioren Typ (Kombination eines Rechtsschenkelblocks und eines linksanterioren Hemiblocks).

? Wie beurteilen Sie vor diesem Hintergrund die Kammeranfangsgruppen in den Extremitätenableitungen und in V1 – V6?

Ein auffälliges Q fehlt. Die R-Amplitude ist insbesondere in V2, angedeutet auch in V3, sehr hoch und nimmt bis V6 kontinuierlich ab.

Bei einem bifaszikulären Block vom anterioren Typ ist eine kontinuierliche Abnahme der R-Amplitude von den rechts- zu den linkspräkordialen Ableitungen nicht ungewöhnlich. Auffällig ist aber die hohe R-Amplitude in V2 in Zusammenhang mit dem niedrigen R in V6, so daß die Ableitungen V7 – V9 zusätzlich erfolgten.

Die Ableitungspunkte V7, V8 und V9 werden in gleicher Höhe wie V4 – V6 in der hinteren Axillarlinie, der Scapularlinie bzw. der Paravertebrallinie abgeleitet. Sie dienen zur näheren Beurteilung posterolateraler Prozesse.

? Wie beurteilen Sie die QRS-Komplexe in V7 – V9 in Zusammenhang mit V2?

Die weitere Abnahme der schon sehr kleinen R-Amplituden in V7 – V9 beweist eine infarktbedingte posterolaterale R-Amplitudenreduktion mit hohem R in V2 als indirektes Infarktzeichen.

? Was fällt an den Kammerendteilen auf?

Der linksanteriore Hemiblock verursacht selbst keine Veränderungen der Kammerendteile. Auch der Rechtsschenkelblock führt nur in den rechtspräkordialen Ableitungen zu diskordanten ST-Streckensenkungen und T-Negativierungen. Vor diesem Hintergrund sind die angehobenen und aszendierenden ST-Streckenverläufe mit Übergang in positive T-Wellen in II, III, V4 – V9 auffällig und weisen auf eine frische posterolaterale Ischämie hin.

Es liegt noch ein Stadium I vor, T ist positiv. Die ausgesprochen tiefe ST-Streckensenkung in V2 kann als indirektes Infarktzeichen angesehen werden.

? Wie schätzen Sie das Alter des Myokardinfarkts ein?

Die Infarktdauer dürfte mit dem Symptombeginn vor 9 Stunden übereinstimmen, da es einerseits schon zur R-Reduktion gekommen ist, andererseits sich die Kammerendteile noch im Stadium I befinden.

? Wie beurteilen Sie die Ableitungen Vr3 und Vr4 (rechtsthorakal spiegelbildlich zu V3 und V4 abgeleitet)?

Im Vergleich zu V1 fällt in den rechtspräkordialen Ableitungen ein tiefes Q auf, in Vr4 ist die ST-Strecke um ca. 0,1 mV angehoben, übergehend in positive T-Wellen. Es ergibt sich hierbei der Verdacht auf eine rechtsventrikuläre Beteiligung des posterolateralen Myokardinfarkts.

Zusammenfassung

Sinusrhythmus, bifaszikulärer Block vom anterioren Typ; frischer Posterolateralinfarkt (Q-Infarkt) im Stadium I; Verdacht auf rechtsventrikuläre Beteiligung.

Bemerkungen: Im vorliegenden Fall bot sich echokardiographisch das Bild eines ausgedehnten Hinterwandinfarkts mit stark eingeschränkter Auswurffraktion des linken Ventrikels. Koronarangiographisch bestätigte sich ein Verschluß der rechte Herzkranzarterie im proximalen Drittel bei koronarem Rechtsversorgungstyp.

Rechtsventrikulärer Infarkt

Ein rechtsventrikulärer Infarkt ist meist Folge eines proximalen Verschlusses der rechten Herzkranzarterie. Seltener kann beim ausgeprägten Linksversorgungstyp ein Verschluß des Ramus circumflexus der linken Herzkranzarterie eine rechtsventrikuläre Infarzierung zur Folge haben. Nur ausnahmsweise kann auch ein Vorderwandinfarkt mit einer begrenzten rechtsventrikulären Beteiligung einhergehen.

Bei posteroinferiorem Infarkt ist eine rechtsventrikuläre Beteiligung nicht selten, sie wird je nach Nachweismethode und Kollektiv mit 30 – 60 % angegeben. Die klinische Relevanz einer rechtsventrikulären Beteiligung ergibt sich aus dem größeren Infarktareal mit veränderter rechts- und linksventrikulärer Hämodynamik und dem vermehrten Auftreten sowohl von Erregungsbildungs- und -leitungsstörungen als auch ventrikulären Tachykardien.

Das EKG-Kennzeichen eines rechtsventrikulären Infarkts ist in der akuten Phase mit einer Spezifität von mehr als 80 % eine ST-Hebung von mindestens 0,10 mV in einer der Ableitungen Vr3 oder Vr4. Noch spezifischer ist eine höhere ST-Hebung in diesen Ableitungen als in einer der Ableitungen V1 – V3. Differentialdiagnostisch sind ein Linksschenkelblock oder eine ausgeprägte linksventrikuläre Hypertrophie und Schädigung zu beachten, die ebenfalls zu ST-Hebungen in den rechtspräkordialen Ableitungen führen, aber am typischen EKG-Bild in den linkspräkordialen Ableitungen zu erkennen sind.

Bei mehr als der Hälfte der Patienten mit rechtsventrikulärem Infarkt sind die ST-Hebungen in den rechtspräkordialen Ableitungen 10 Stunden nach Symptombeginn nicht mehr nachzuweisen. Jenseits der 12 Stunden sind breite und tiefe Q-Zacken in den rechtspräkordialen Ableitungen sensitiver als ST-Hebungen, in dieser Phase entziehen sich aber viele rechtsventrikuläre Infarkte der EKG-Diagnose. Aus den genannten Gründen sollten schon initial bei jedem Hinterwandinfarkt die rechtspräkordialen Ableitungen aufgezeichnet werden, zumindest aber die Ableitung Vr4. Klinisch ergibt sich aus dem Nachweis einer rechtsventrikulären Beteiligung am Hinterwandinfarkt häufig die Konsequenz einer vermehrten Volumengabe, um das Herzzeitvolumen aufrecht erhalten zu können.

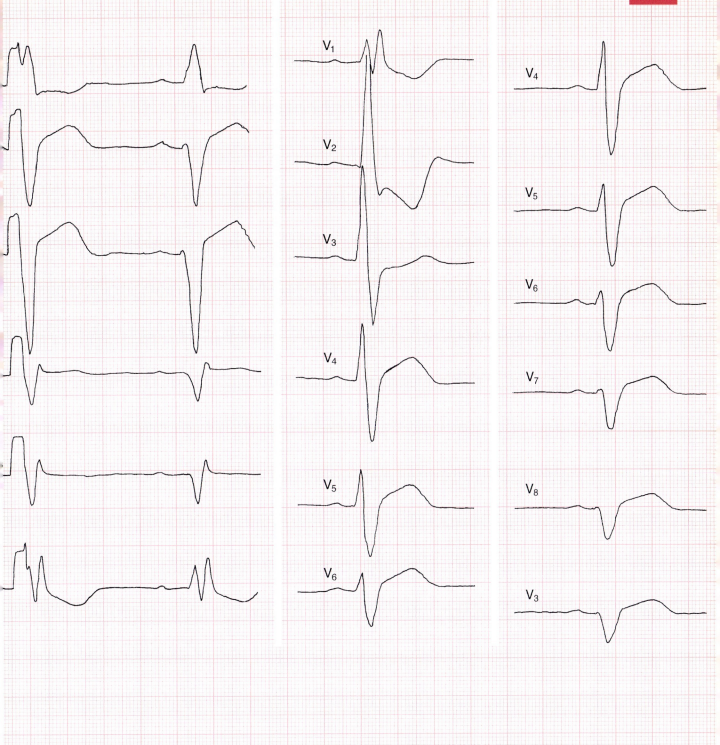

Klinik 69jähriger Patient; vor 2 Tagen stundenlang anhaltende Schmerzen im Bereich des gesamten Thorax, in beide Arme ausstrahlend; stationäre Aufnahme mit den Zeichen eines akuten arteriellen Verschlusses im linken Unterschenkel.

? EKG-Beurteilung? Wie beurteilen Sie den Lagetyp?

Es liegt ein Sinusrhythmus vor, Frequenz 107/min. Die P-Dauer beträgt 0,11 sec; P in II 0,2 mV, in Nehb D und A 0,25 mV. Es ergibt sich die Frage nach einer Rechtsherzbelastung (P dextroatriale). Zum Lagetyp: Es bestehen negative Vektoren in I und II, überwiegend positive Vektoren in III, so daß ein überdrehter Rechtstyp vorliegt.

? Was fällt an den Kammeranfangsgruppen auf?

In I und II handelt es sich um QS-Komplexe, ebenso in V5, V6 und Nehb A. Typisches versenktes R in diesen Ableitungen; auffälliges Q auch in V4 und in Nehb D mit R-Amplitudenreduktion. Das Q in III ist in Relation zu R auffällig, die Q-Dauer beträgt zudem 0,03 sec.
Insgesamt ergibt sich das Bild eines Lateralwandinfarkts mit anterolateraler (I, V4 – V6, Nehb A) und posteriorer (II, III und Nehb D) Beteiligung.

? Wie beurteilen Sie die Annahme einer rechtsventrikulären Belastung bei hohem P, überdrehtem Rechtstyp und hohem R in V1 und formal positivem Sokolow-Lyon-Index der rechtsventrikulären Hypertrophie?

Der überdrehte Rechtstyp ist Folge des R-Amplitudenverlustes in I und II; ebenso sind das S in V5 und das R in V1 indirekte Infarktzeichen. Tatsächlich ergab sich klinisch und echokardiographisch kein Hinweis auf eine Rechtsherzbelastung. Die hohen P-Wellen sind – wie schon in anderen Beispielen – Folge der verstärkten Sympathikotonie.

? Wie beurteilen Sie die Kammerendteile?

Direkte Infarktzeichen mit angehobenen ST-Streckenverläufen mit Übergang in positive T-Wellen zeigen I, II, V4 – V6 sowie Nehb D und A. Angedeutete ST-Streckenhebungen bestehen in V3 und Nehb I, deren QRS-Komplexe unauffällig sind. In den rechtspräkordialen Ableitungen finden sich ST-Streckensenkungen als indirekte Infarktzeichen. Die Kammerendteile zeigen ein Stadium I des Myokardinfarkts.

? Wie schätzen Sie das Alter des Myokardinfarkts ein?

Das thorakale Schmerzereignis war 2 Tage her. Dazu paßt der R-Amplitudenverlust in den lateralen Ableitungen. Die Kammerendteile sind noch im Stadium I. In einigen Fällen nimmt im Verlauf die ST-Hebung nur leicht ab; die T-Wellen bleiben positiv, so daß ein Stadium II nicht ausgebildet wird. Insoweit sprechen auch die frisch imponierenden Kammerendteilveränderungen nicht gegen einen 2 Tage alten Myokardinfarkt.

Zusammenfassung

Sinusrhythmus; formal überdrehter Rechtstyp als Folge eines lateralen Q-Infarkts im Stadium I; weit rechtsverschobener R/S-Übergang als indirektes Infarktzeichen; hohes P bei Sympathikotonie.

Bemerkungen: Dopplerechokardiographisch konnte im ausgedehnten posteroapikalen Aneurysma ein flottierender Thrombus als Quelle der Embolie in den linken Unterschenkel nachgewiesen werden. Koronarangiographie: Verschluß des Ramus circumflexus der linken Herzkranzarterie, signifikante Stenosen auch im Bereich des Ramus interventricularis anterior und der rechten Herzkranzarterie. Der Patient lehnte 1988 die vorgeschlagene aortokoronare Bypass-Operation ab. Er blieb seitdem bis auf eine leichte Belastungsdyspnoe beschwerdefrei.

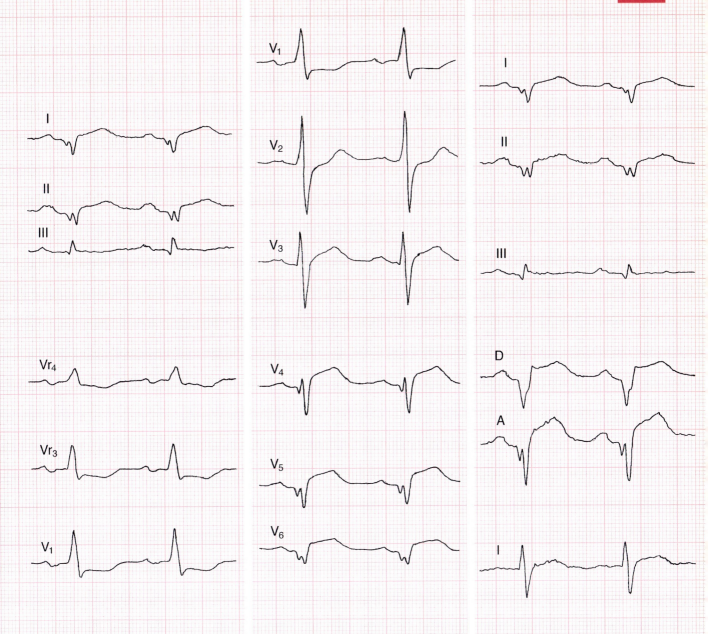

Klinik 78jähriger Patient, arterielle Hypertonie, angeblich Zustand nach Myokardinfarkt.

? **EKG-Beurteilung?**

Es liegt ein Sinusrhythmus vor, Frequenz 75/min. Zur Erinnerung: Bei Sinusrhythmus können die P-Wellen in III negativ sein. Die P-Dauer beträgt 0,11 sec; kein typischer Befund eines P mitrale; Steiltyp.

? **Zeigen die Kammeranfangsgruppen Residuen des angegebenen älteren Myokardinfarkts?**

In den Extremitätenableitungen unauffällige QRS-Komplexe. In V1 QS-Komplexe, in V2 kleines R mit raschem Zuwachs in V3 und V4. Auffällig ist eine Knotung in V3 und V4 und angedeutet auch im absteigenden Schenkel des S in V2.
Knotungen in 2 oder mehr benachbarten Ableitungen können Zeichen eines abgelaufenen Myokardinfarkts sein. Im vorliegenden Fall war eine umschriebene apikoseptale Akinesie echokardiographisch nachweisbar.
Knotungen sind allerdings ein häufiger Befund im Übergangsbereich (R/S-Übergang), auch in 2 benachbarten Ableitungen. Insoweit ist dieses Zeichen wenig spezifisch.

? **Wie beurteilen Sie die Veränderungen der Kammerendteile?**

Sehr auffällig sind in V3 die flach aszendierenden ST-Streckenverläufe mit Übergang in terminal negative T-Wellen. In V4 bestehen diskret horizontal gesenkte ST-Streckenverläufe, ebenfalls mit Übergang in terminal negative T-Wellen. Hierbei kann es sich um bleibende Veränderungen der Kammerendteile nach abgelaufenem Myokardinfarkt handeln, differentialdiagnostisch ist eine erneute Ischämie nicht auszuschließen.

Beteiligt an den Veränderungen der Kammerendteile ist zudem eine echokardiographisch nachweisbare deutliche linksventrikuläre Hypertrophie. Diese ist bei negativem Sokolow-Lyon-Index Ursache der deszendierenden ST-Streckensenkungen mit Übergang in präterminal negative T-Wellen in II, III, aVF, V5, V6, Nehb D und A. Für die linksventrikuläre Hypertrophie spricht auch das 2,5 mV messende R in Nehb A. Die Kammerendteile sind also einerseits durch die ausgeprägte linksventrikuläre Hypertrophie verändert, andererseits besteht in V3 und V4 ein Mischbild mit einem abgelaufenen Myokardinfarkt.

? **Wie beurteilen Sie den Lagetyp bei linksventrikulärer Hypertrophie?**

Wie in **EKG 31** beschrieben, ist ein Steiltyp in Assoziation mit den Zeichen einer linksventrikulären Hypertrophie verdächtig auf eine zusätzliche rechtsventrikuläre Belastung. Der Patient war jedoch ausgesprochen schlank. Klinisch und echokardiographisch bestanden keine Zeichen einer Rechtsherzbelastung, so daß der Lagetyp als habituell anzusehen ist.

Zusammenfassung

Sinusrhythmus, Steiltyp; diskrete Zeichen eines abgelaufenen apikoseptalen Myokardinfarkts, formal im Stadium II, wobei die Kammerendteile zusätzlich durch eine linksventrikuläre Hypertrophie und Schädigung beeinflußt werden.

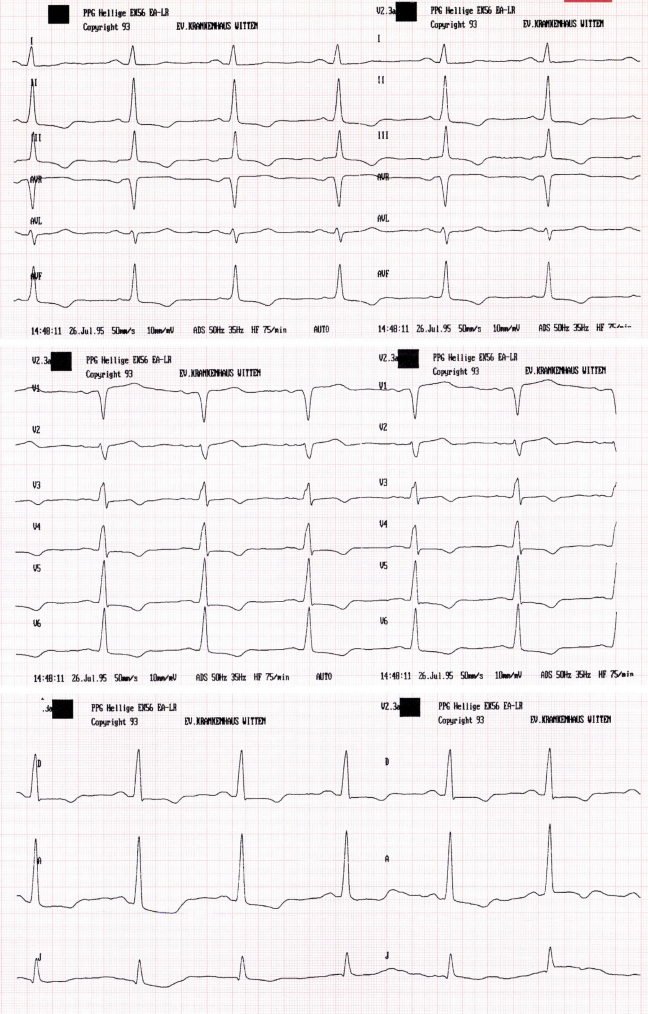

PPG Hellige EK56 EA-LR
Copyright 93   EV.KRANKENHAUS WITTEN

I
II
III
AVR
AVL
AVF

14:48:11 26.Jul.95 50mm/s   10mm/mV   ADS 50Hz 35Hz HF 75/min   AUTO

V1
V2
V3
V4
V5
V6

14:48:11 26.Jul.95 50mm/s   10mm/mV   ADS 50Hz 35Hz HF 75/min   AUTO

D
A
J

14:49:46   26.Jul.95 50mm/s   10mm/mV ADS 50Hz 35Hz HF 75/min   MAN   14:49:49 26.Jul.95 50mm/s   10mm/mV ADS 50Hz 35Hz HF 75

Klinik 51jähriger Patient, seit 2 Jahren leichte Einschränkung seiner körperlichen Leistungsfähigkeit, keine typischen pektanginösen Beschwerden; seit 15 Jahren bekanntes Asthma bronchiale.

? EKG-Beurteilung? Wie beurteilen Sie den Rhythmus?

Zu erkennen sind regelmäßig einfallende Vorhofaktionen und angekoppelte Kammeraktionen, auffällig ist aber das negative P in I.

? Wie ist damit die Richtung der atrialen Erregungsausbreitung?

Bei negativem P in I muß die Vorhoferregung von links nach rechts erfolgen, entgegen der Ableitungsrichtung von I. Bei positivem P in II und III läuft die Erregung von oben nach unten, zusammengenommen also von links oben nach rechts unten. Vordergründig stellt sich also der Verdacht auf einen linksatrialen Fokus. Wir werden darauf noch zurückkommen.

? Wie beurteilen Sie den Lagetyp?

Bei überwiegend negativem Vektor in I und positivem Vektor in II und III liegt ein Rechtstyp vor. Der Lagetyp ist für einen Erwachsenen ungewöhnlich (→ unten).

? Was fällt an den Kammerkomplexen auf?

Die Brustwandableitungen zeigen ein überwiegendes R in V1, dann in Richtung V6 eine zunehmende R-Amplitudenreduktion mit QS-Komplexen in V6 und mit nur angedeutetem R in V4 und V5. In den gleichen Ableitungen sind die ST-Streckenverläufe annähernd isoelektrisch, übergehend in terminal negative T-Wellen.

Auf den ersten Blick ergibt sich der hochgradige Verdacht auf einen abgelaufenen Vorderwandinfarkt mit Schwerpunkt in den lateralen Ableitungen, der auch die QS-Komplexe in V6 und die QR-Komplexe in I erklärt.

? Stimmen Sie dieser Einschätzung zu?

Gehen wir an den Anfang der Geschichte zurück: Registriert wurden ein negatives P in I und ein positives P in II und III. Ein linksatrialer Focus sitzt meist basisnah, so daß zumindest in II das P negativ sein sollte .

Die Alternative ist eine umgekehrte Richtung der Erregungsausbreitung durch einen Situs inversus. Der Situs inversus erklärt auch den Lagetyp und den Befund der Brustwandableitungen, da sozusagen auf der „falschen", d. h. herzfernen Thoraxhälfte abgeleitet wird.

Zusammenfassung

Situs inversus, typische Veränderungen bei konventioneller Ableitung mit negativem P in I, Rechtslagetyp, abnehmenden R-Amplituden in den linkspräkordialen und linkslateralen Ableitungen.

Lageanomalien des Herzens, Situs inversus

Das Herz liegt beim Situs inversus spiegelbildlich zur normalen Lage auf der rechte Seite im Thorax. Der venöse Vorhof liegt links vorne, die venöse Kammer rechts vorne und die beiden arteriellen Kammern (üblicherweise der linke Vorhof und der linke Ventrikel) rechts hinten. Der Situs inversus ist die häufigste Lageanomalie des Herzens und in 5 – 10 % der Fälle mit einem angeborenen Herzfehler kombiniert. In diesen Fällen können die EKG-Veränderungen sehr komplex sein.

Richtungsweisendes Zeichen beim Situs inversus ohne weitere Fehlbildung ist ein negatives P in I bei Sinusrhythmus. Die linkslaterale Lage des Sinusknotens mit einer intraatrialen Erregungsausbreitungsrichtung nach rechts unten erklärt das negative P in I; P ist in II, III und aVF positiv. Differentialdiagnostisch kommt bei negativem P in I bei normaler Lage des Herzens ein linksatrialer Fokus in Frage. Die meist basisnahe Lage eines linksatrialen Fokus hat ein negatives P in II zur Folge.

Vordergründige differentialdiagnostische Kriterien des Situs inversus sind aber der Lagetyp und die Konfiguration der linkspräkordialen Ableitungen.

Die spiegelbildliche Anordnung des Herzens verändert in gleicher Weise die Vektorschleife; der Hauptvektor weist nach rechts unten und hinten. In der Frontalebene resultiert ein Rechtstyp, evtl. auch ein überdrehter Rechtstyp. In der Horizontalebene (Brustwandableitungen) vermindern sich die in V1 noch hohen R-Amplituden in Richtung auf V6. Durch die bei Situs inversus herzferne Ableitung der linkslateralen Ableitungen sind diese auffallend niederamplitudig und oft überwiegend negativ (rs- oder rS-Komplexe). Dagegen weisen die rechtspräkordialen Ableitungen Vr4 – Vr6 hohe R-Amplituden und unauffällige Kammerendteile auf.

Bei Verdacht auf Situs inversus sollten die Extremitäten- und Brustwandableitungen spiegelbildlich angeordnet werden. Das so abgeleitete EKG kann dann nach den üblichen Kriterien beurteilt werden.

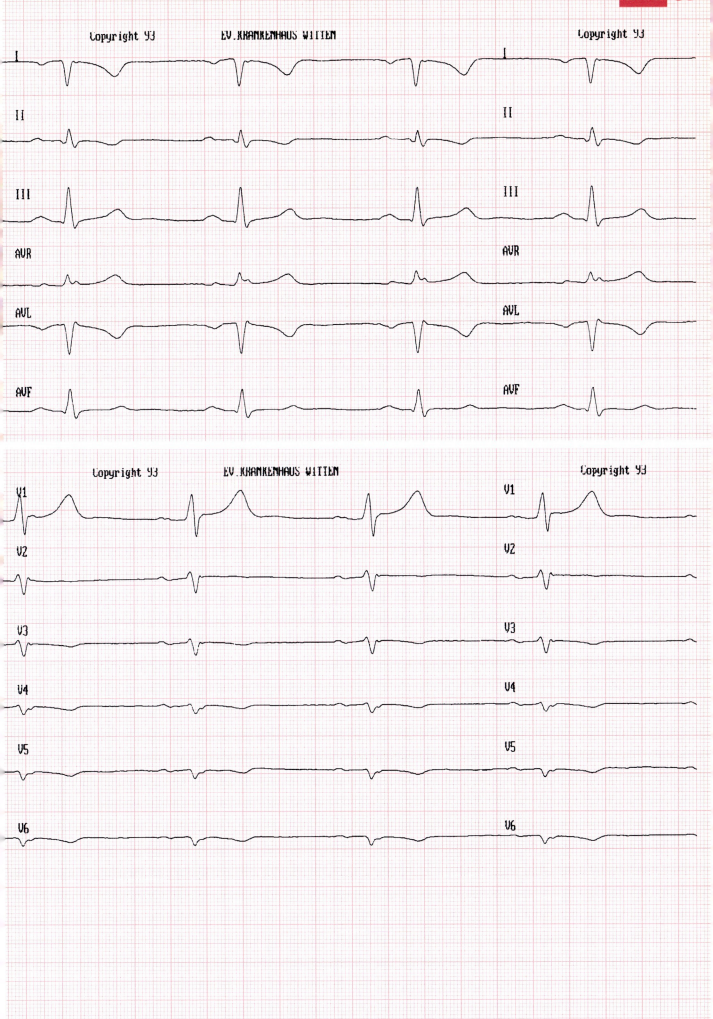

I

II

III

AVR

AVL

AVF

V1

V2

V3

V4

V5

V6

Klinik 72jähriger Patient, Zustand nach mehrfachen Myokardinfarkten; chronisch-obstruktive Atemwegserkrankung; stationäre Aufnahme mit hochgradiger Ruhedyspnoe, kurz darauf Intubation und Beatmung.

? EKG-Beurteilung? Wie beurteilen Sie die P-Wellen?

Es liegt Sinustachykardie vor, Frequenz 107/min. Die P-Dauer beträgt 0,10 sec. Die P-Amplitude in II beträgt 0,25 – 0,3 mV, geringere Amplitude in den übrigen Ableitungen, dennoch auffällig hoch. In V1 – V3 biphasisches P mit ähnlich breiten positiven und negativen Anteilen, steiler Übergang vom 1. positiven zum 2. negativen Anteil. Insbesondere die Veränderungen in den rechtspräkordialen Ableitungen sprechen für ein P dextroatriale und weniger für eine Sympathikotonie als Ursache eines erhöhten P in II.
Die PQ-Dauer beträgt 0,19 sec, bei der Sinustachykardie besteht AV-Block 1. Grades.

? Welcher Lagetyp liegt vor?

In I – III sind die Vektoren überwiegend negativ, positiv nur in aVR. Der Vektor zeigt nach rechts oben. Es ergibt sich der Verdacht auf einen Sagittaltyp, wenngleich die Amplituden dafür recht hoch sind. Wir werden darauf zurückkommen. Bedenken Sie hierbei auch, daß bei einem Sagittaltyp des älteren Patienten der Vektor in der Regel nach hinten weist.

? Erkennen Sie Zeichen eines abgelaufenen Myokardinfarkts?

II, III und aVF weisen ein breites und tiefes Q auf, II auch ein versenktes R als Zeichen eines abgelaufenen Hinterwandinfarkts.
Die Brustwandableitungen zeigen ein breites und tiefes Q, beginnend in V1 und in V2 und V3 zunehmend. In V4 und V5 liegen QS-Komplexe vor mit R/S-Umschlag zwischen V5 und V6. Es besteht eine ausgedehnte Vorderwandnarbe mit Residuen in 5 benachbarten Ableitungen.

? Wie beurteilen Sie die Kammerendteile?

In II ist die ST-Strecke diskret angehoben mit Übergang in flach positive T-Wellen. Die ST-Strecken sind in III und aVF annähernd isoelektrisch, ebenfalls in flach positive T-Wellen übergehend. Es besteht somit ein Stadium III. Die persistierende ST-Streckenhebung in II weist auf ein mögliches Aneurysma im Hinterwandbereich hin. Diese Assoziation ist bei Hinterwandinfarkten jedoch schwach.
In V2 – V5 verlaufen die ST-Strecken angehoben, nach oben konvexbogig, übergehend in isoelektrisch oder flach negative T-Wellen. Es kann sich hierbei sowohl um persistierende ST-Streckenhebungen nach Myokardinfarkt oder in Zusammenhang mit der Symptomatik bei der stationären Aufnahme auch um eine frische Ischämie handeln.
Das Gefühl sprach eher für persistierende ST-Streckenhebungen, wie sich auch im Verlauf bestätigte.

? Wie ist das hohe R in V1 zu interpretieren?

Die QRS-Dauer beträgt 0,10 sec, es besteht also kein Rechtsschenkelblock. Bei fehlenden Infarktzeichen in V6 ist das hohe R in V1 nicht als indirektes Infarktzeichen eines lateralen Myokardinfarkts anzusehen. Es ist dagegen Zeichen einer rechtsventrikulären Hypertrophie, wobei sich die Berechnung des rechtsventrikulären Sokolow-Lyon-Indexes verbietet, da das QS in V5 Folge des Vorderwandinfarkts ist.
Für die rechtsventrikuläre Hypertrophie spricht auch der nicht-infarktbedingte Rechtstyp und das P dextroatriale.

? Kommen wir zu dem zunächst besprochenen Lagetyp zurück. Wie erklärt sich der Sagittaltyp?

Die überwiegend negativen Vektoren in II und III sind Folge des Hinterwandinfarkts. Sie sind nicht Zeichen eines üblichen Sagittaltyps mit nach hinten abgedrehtem Hauptvektor, der in diesem Fall nach vorne weist (hohes R in V1).

Zusammenfassung

Sinustachykardie; AV-Block 1. Grades; P dextroatriale; Rechtstyp (exakter Lagetyp bei infarktbedingter R-Reduktion in II und III nicht bestimmbar); alter Hinter- und ausgedehnter Vorderwandinfarkt; Verdacht auf Aneurysmabildung im Hinter- und Vorderwandbereich; Zeichen der rechtsventrikulären Hypertrophie.

Bemerkung: Bei dem Patienten lag ein ausgeprägtes Cor pulmonale vor, die linksventrikuläre Funktion war hochgradig eingeschränkt. Es entwickelte sich unter einer beiderseitigen Pneumonie eine therapieresistente globale respiratorische Insuffizienz.

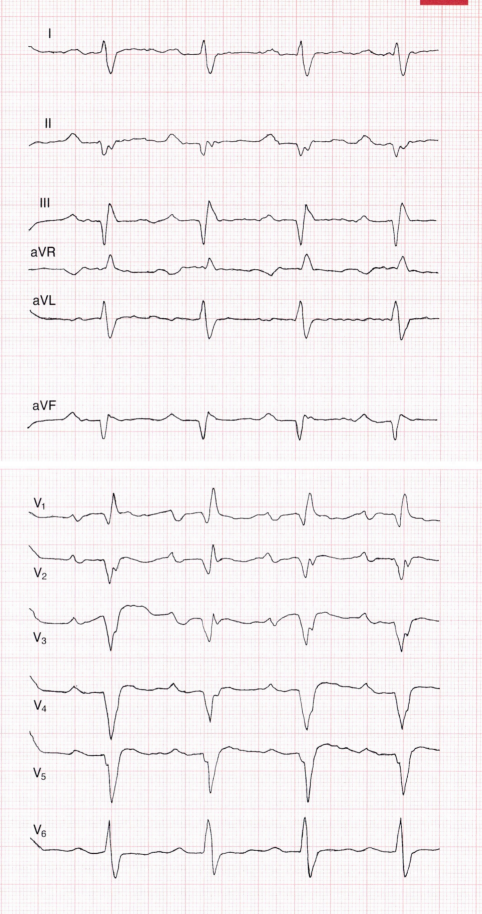

Klinik 56jährige Patientin, seit Monaten belastungsabhängige Schmerzen im Rücken; eine orthopädische Rehabilitation war ohne wesentlichen Erfolg geblieben. Am Abend des 06.09.1995 vorübergehende starke Rückenschmerzen in Ruhe, erneut am 07.09.1995 2 Stunden vor der stationären Aufnahme.

EKG 91 A (oben) zeigt den Aufnahmebefund.

? **EKG-Beurteilung?**

Es besteht ein Sinusrhythmus, Frequenz 80/min, Linkstyp. Die PQ-Dauer beträgt 0,16 sec.

? **Wie beurteilen Sie die Kammeranfangsgruppen?**

In II, III und aVF findet sich ein kleines Q, das bei einer Breite von maximal 0,02 sec nicht auf einen abgelaufenen Hinterwandinfarkt hinweist.
In den Brustwandableitungen zeigt V1 eine ganz diskrete Rechtsverspätung. Der RS-Übergang liegt zwischen V1 und V2, in V2 rsr'-Konfiguration. Harmonische Entwicklung der R-Amplitude in V3 bis V6. Das Q in V3 und V4 ist mit 0,15 mV bzw. 0,2 mV nicht tief, die Dauer beträgt ebenfalls nur 0,02 sec. Insgesamt zeigen die Kammeranfangsgruppen keine sichere R-Reduktion als Zeichen einer Nekrose. Zu beachten ist aber das Q, das in V3 und V4 etwas tiefer als in V5 und V6 ist.

? **Wie beurteilen Sie die Kammerendteile?**

In I und aVL sind die ST-Strecken nach oben konvexbogig angehoben, hier mit Übergang in terminal negative T-Wellen. Die ST-Senkungen in den inferioren Ableitungen sind als spiegelbildliche Veränderungen (indirekte Ischämiezeichen) zu werten.
In V2 – V5, geringer auch in V1, sind die nach oben konvexbogigen ST-Streckenhebungen recht ausgeprägt. Sie gehen auch hier in terminal negative T-Wellen über. Es liegt also ein Stadium I – II einer Vorderwandischämie vor.

___ **Zusammenfassung** ___
Sinusrhythmus, Linkstyp; diskrete Rechtsverspätung; Ischämiezeichen nahezu im gesamten Vorderwandbereich, formal im Übergang zum reaktiven Folgestadium (Stadium I und II). Unter Berücksichtigung der Kammerendteilveränderungen ist das Q in V3 und V4 auffällig.

Bemerkungen: Zu dem Zeitpunkt, als das EKG registriert wurde, klagte die Patientin weiterhin über anhaltende Rückenschmerzen, die nicht bewegungsabhängig waren und als pektanginös gedeutet wurden. Es ergab sich die Frage nach einer Fibrinolysetherapie. Einerseits war die starke Schmerzsymptomatik erstmals schon am Vorabend aufgetreten, die Kammerendteile waren formal im Übergang zum reaktiven Folgestadium und die Patientin hatte 2 Tage zuvor eine intragluteale Injektion erhalten. Andererseits waren die Rückenschmerzen vor 2 Stunden erneut aufgetreten und hielten an. In der Entscheidungsphase wurde nach 10 Minuten ein Kontroll-EKG abgeleitet, das eine leichte Zunahme der ST-Hebungen in V2 – V5 zeigte, so daß unter der Annahme einer frischen Ischämie und noch diskreter Nekrosezeichen eine Fibrinolyse eingeleitet wurde.

EKG 91 B (Mitte) zeigt das EKG 5 Stunden später.

? **EKG-Beurteilung?**

Es besteht ein Sinusrhythmus, Frequenz 81/min, Normtyp. Im Vergleich zum Vor-EKG haben sich in V1 – V3 die R-Amplituden zu reinen QS-Komplexen reduziert. In V4 ist das R versenkt, es erscheint wie eingestaucht mit tiefem Q und tiefem S. Kleines Q auch in V5; in V6 unauffällige Kammeranfangsgruppe.
Die ST-Strecken sind I und aVL noch leicht angehoben und gehen in terminal negative T-Wellen über. Das Ausmaß der ST-Hebungen in V1 – V5 ist rückläufig. Die im Vor-EKG nach oben konvexbogige ST-Streckenhebung ist jetzt in eine flach aszendierende ST-Streckenhebung übergegangen, die T-Wellen sind terminal negativ.

___ **Zusammenfassung** ___
Sinusrhythmus, Normtyp; anteroseptal-apikaler Q-Infarkt, Stadium I – II.

Bemerkungen: Die spätere Koronarangiographie zeigte ein zu 80% stenosiertes Infarktgefäß (Ramus interventricularis anterior) mit einem guten anterograden Fluß, so daß eine Rekanalisation erfolgt war. Nach dem EKG-Befund war aber offensichtlich die Ischämiedauer zu lang, um eine Infarzierung zu verhindern.

EKG 91 C (unten) wurde 8 Tage später abgeleitet. Die Patientin war seit dem Myokardinfarkt beschwerdefrei. Anhand der Kammerendteilveränderungen wurde der Verdacht auf eine Reischämie geäußert.

? **EKG-Beurteilung? Wie beurteilen Sie die Kammerendteile?**

Es besteht ein Sinusrhythmus, Frequenz 57/min, Normtyp. Normale Vorhofaktionen und AV-Überleitungszeit.
In den Extremitätenableitungen ist die Kammeranfangsgruppe in I unverändert. In aVL hat neben der R-Amplitude auch die QRS-Gesamtamplitude abgenommen. Ursache dürfte eine leichte Drehung des Hauptvektors im Uhrzeigersinn sein, so daß er jetzt nahezu senkrecht auf aVL steht.
In den Brustwandableitungen sind die Kammeranfangsgruppen kaum verändert mit QS-Komplexen in V2 und V3 und verminderter R-Amplitude in V4.

Die Kammerendteile zeigen eine rückläufige ST-Hebung in I, aVL, V1 – V5 und zudem tiefe, gleichschenkelig terminal negative T-Wellen in V2 – V4. Diese tiefen T-Wellen sind im stadientypischen Ablauf nach Myokardinfarkt entstanden; sie sind für sich genommen kein sicherer Hinweis auf eine Reischämie im Infarktbereich.
Die Differentialdiagnose erfolgt über eine evtl. Beschwerdesymptomatik der Patientin, den Verlauf der Herzenzyme und engmaschige EKG-Kontrollen. Bei deutlich wechselnden ST-T-Veränderungen mehrere Tage nach Myokardinfarkt ist eine erneute Ischämie wahrscheinlich. Demgegenüber zeigen stadientypische Veränderungen der Kammerendteile einen allmählichen und konsequenten Formenwandel.

___ **Zusammenfassung** ___
Sinusrhythmus, Norm- bis Steiltyp; diskrete Verzögerung der rechtsventrikulären Erregungsausbreitung; anteroseptal-apikaler Q-Infarkt, jetzt im Stadium II (reaktives Folgestadium). Es sind noch minimale ST-Hebungen in V3 und V4 zu erkennen, so daß strenggenommen noch ein Übergangsstadium vorliegt.

A

PPG HELLIGE EK56 E
EV KRANKENHAUS WITTEN

I
II
III
aVR
aVL
aVF

V1
V2
V3
V4
V5
V6

01:01 07.Sep.95 50mm/s   1cm/mV ADS 50Hz 35Hz 80 Pulse/min

'1:01 07.Sep.95 50mm/s   1cm/mV ADS 50Hz 35Hz 80 Pulse/min

B

PG Hellige EK56 S
EV KRANKENHAUS WITTEN

I
II
III
aVR
aVL
aVF

V1
V2
V3
V4
V5
V6

48:32 07.Sep.95 50mm/s   1cm/mV ADS 50Hz 35Hz 31 Pulse/min   AUTO

50:23 07.Sep.95 50mm/s   1cm/mV ADS 50Hz 35Hz 78 Pulse/min   AUTO

C

PPG HELLIGE EK56 E
EV KRANKENHAUS WITTEN

I
II
III
aVR
aVL
aVF

PPG HELLIGE EK56 E
EV KRAN HAUS WITTEN

V1
V2
V3
V4
V5
V6

2 15.Sep.95 50mm/s   1cm/mV ADS 50Hz 35Hz 57 Pulse/min   AUTO

13:52 15.Sep.95 50mm/s   1cm/mV ADS 50Hz 35Hz 57 Pulse/min   AUT

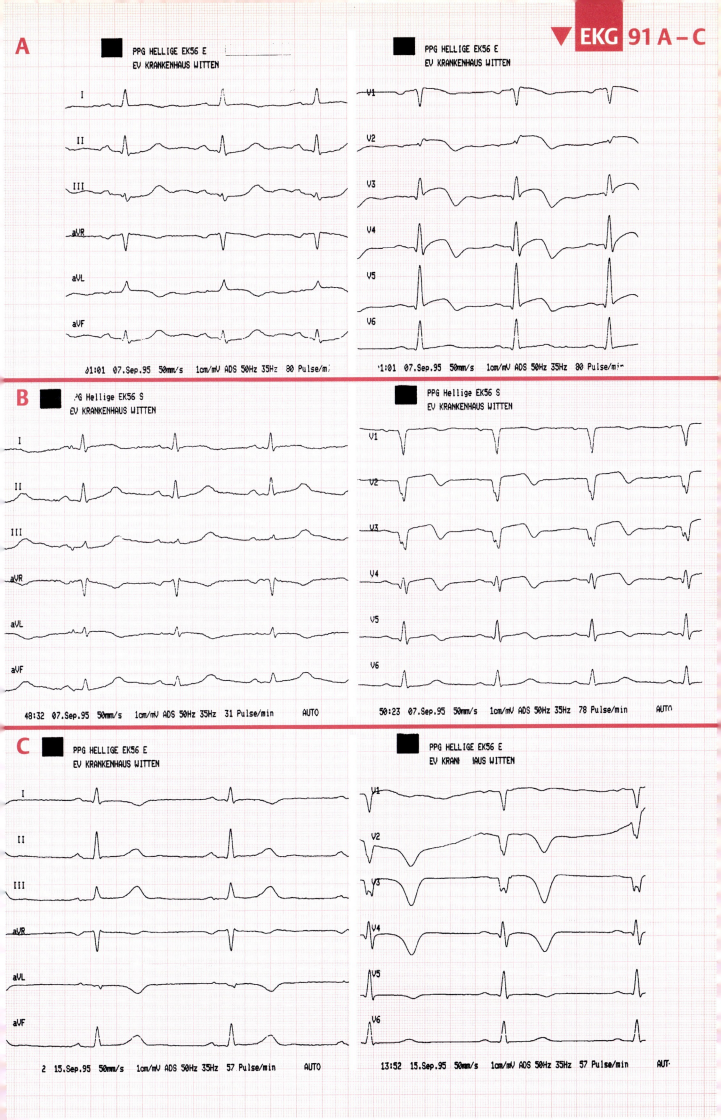

Klinik 55jähriger Patient, heftige retrosternale Schmerzen gegen 2.00 Uhr morgens am Aufnahmetag; stationäre Aufnahme 1 Stunde später. **EKG 92 A** wurde gegen 3.04 Uhr abgeleitet.

? EKG-Beurteilung?

Es liegt ein Sinusrhythmus vor, Frequenz 70/min, Norm- bis Steiltyp. Die R-Amplituden in I und III sind annähernd gleich. Die P-Dauer beträgt 0,10 sec; die PQ-Dauer 0,12 sec.

? Sind die Kammeranfangsgruppen auffällig?

Die QRS-Dauer beträgt 0,09 sec. In den Extremitätenableitungen unauffälliger Befund der Kammeranfangsgruppen. In V1 – V3 besteht ein relativ hohes R und in V2 und V3 eine hohe QRS-Gesamtamplitude, beides nicht eindeutig als pathologischer Befund zu werten. Das kleine Q in V5 und V6 ist unauffällig.

? Wie beurteilen Sie die Kammerendteile?

In II, III und aVF sind die ST-Strecken gering angehoben und gehen muldenförmig in relativ hohe T-Wellen über. Der Befund ist zwar nicht spezifisch für eine Ischämie, aber verdächtig.
In den Brustwandableitungen ist die ST-Strecke in V5 und V6 leicht angehoben, auch hier deutlich muldenförmige ST-Streckenverläufe mit Übergang in positive T-Wellen. Die ST-Streckensenkungen in V2 und V3 sind als spiegelbildliche Veränderungen aufzufassen.
Das EKG zeigt schon zu diesem Zeitpunkt eine anterolaterale Ischämie, eine Beteiligung inferiorer Wandanteile ist anzunehmen.

Zusammenfassung

Sinusrhythmus, Norm- bis Steiltyp; grenzwertig kurze PQ-Dauer; unauffällige Kammeranfangsgruppen; frische Ischämie anterolateral (möglicherweise auch inferior).

Klinischer Verlauf:
Bei nur geringer thorakaler Beschwerdesymptomatik und diskreten Veränderungen der Kammerendteile sah der diensthabende Arzt zunächst von einer Fibrinolyse ab. Ein Kontroll-EKG um 3.50 Uhr zeigte bei unverändert geringer Beschwerdesymptomatik des Patienten eine zunehmende ST-Streckenhebung, so daß gegen 4.00 Uhr die Fibrinolysetherapie begonnen wurde.

EKG 92 B (Mitte) wurde knapp 20 Minuten später abgeleitet.

? EKG-Beurteilung? Was hat sich gegenüber EKG 92 A verändert?

Es besteht ein Sinusrhythmus, Frequenz 95/min, Normtyp. Die Kammeranfangsgruppen sind im Vergleich zu **EKG 92 A** unverändert, keine auffällige R-Reduktion und kein neues pathologisches Q.
Verändert haben sich die Kammerendteile. Die inferioren Ableitungen II, III und aVF zeigen jetzt doch deutlichere ST-Streckenhebungen von ungefähr 0,1 mV, übergehend in positive T-Wellen. Auch die Hebungen in V5 und V6 nehmen zu. Sie betragen jetzt maximal 0,25 mV. Daneben besteht

auch eine geringe ST-Hebung in V4, in V4 – V6 übergehend in hochpositive T-Wellen. Die spiegelbildlichen ST-Streckensenkungen in V1 – V3 sind ebenfalls verstärkt.

Zusammenfassung

Sinusrhythmus mit angehobener Ruhefrequenz von 95/min., Normtyp; unveränderte Kammeranfangsgruppen (kein zwischenzeitlicher R-Verlust). Im Verlauf zunehmende inferiore und anterolaterale Ischämiezeichen.

Weiterer Verlauf:
Nur 1 Minute später wurde **EKG 92 C** (unten) abgeleitet, noch unter Fibrinolysetherapie. Der Patient gab zu diesem Zeitpunkt keine thorakalen Beschwerden mehr an.

? EKG-Beurteilung? Wie beurteilen Sie den Rhythmus?

Dargestellt sind nur die Extremitätenableitungen über mehrere Sekunden. Die erste Aktion ist noch sinusrhythmisch. Zu erkennen ist dann eine Folge von 5 unregelmäßigen Kammeraktionen mit unterschiedlicher und im Vergleich zur sinusrhythmischen Aktion aberranter Konfiguration. Nach der nächsten sinusrhythmischen Herzaktion fallen erneut 2 different konfigurierte Kammeraktionen ein.

? Um was handelt es sich bei den Arrhythmien?

Es handelt sich nach der 1. Aktion um eine polymorphe ventrikuläre Fünfersalve und nach der 2. sinusrhythmischen Aktion um eine ebenfalls als polymorph einzuordnende ventrikuläre Zweiersalve.
Polymorphe ventrikuläre Extrasystolien weisen definitionsgemäß mindestens 2, meist aber mehrere verschiedene Morphologien auf. Dagegen ist das Charakteristikum monomorpher ventrikulärer Extrasystolen deren gleichbleibende Konfiguration. Monomorph (gleiche Morphologie) und monotop (gleicher Ursprung) können in der Regel gleichgesetzt werden. Polymorph ist aber nicht mit polytop gleichzusetzen, da bei gleichem Erregungsursprung (Monotopie) eine unterschiedliche Erregungsausbreitung zur Polymorphie führt.

? Bitte beachten Sie die sinusrhythmischen Normalaktionen. Was ist der Mechanismus der polytopen ventrikulären Salven?

Im Vergleich zu **EKG 92 B** ist die ST-Streckenhebung in II, III und aVF nicht mehr nachzuweisen, so daß eine Reperfusion des Ischämiegefäßes unter Fibrinolyse anzunehmen ist. In dieser Phase wurden sog. Öffnungs- oder Reperfusionsarrhythmien registriert (siehe „Reperfusion nach Ischämie", S. 234).

Zusammenfassung

Sinusgrundrhythmus. Reperfusion unter Fibrinolyse; polytope ventrikuläre Salven (Reperfusionsarrhythmien).

Bemerkungen: Die Reperfusionsarrhythmien sistierten spontan nach etwa 1 Minute. Der Patient blieb im weiteren Verlauf beschwerdefrei; höhergradige ventrikuläre Arrhythmien wurden in einem späteren Langzeit-EKG nicht dokumentiert.

Fortsetzung S. 234 ▶

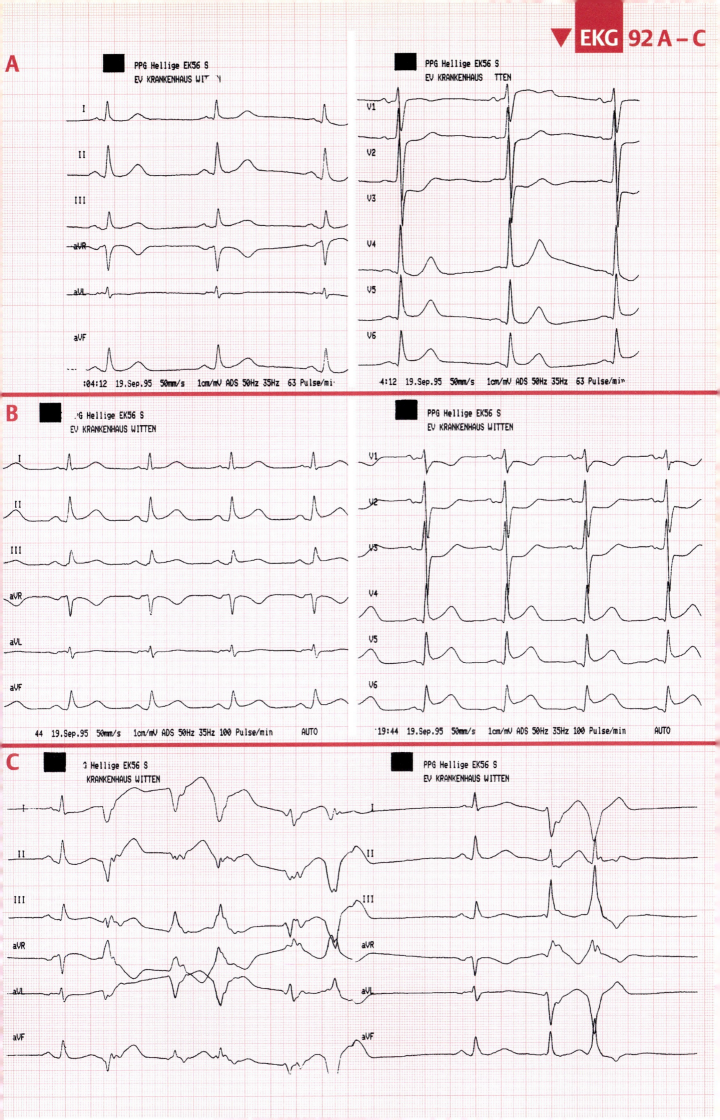

A

PPG Hellige EK56 S
EV KRANKENHAUS WIT...N

PPG Hellige EK56 S
EV KRANKENHAUS ...TTEN

I

II

III

aVR

aVL

aVF

V1

V2

V3

V4

V5

V6

:04:12 19.Sep.95 50mm/s 1cm/mV ADS 50Hz 35Hz 63 Pulse/mi·

4:12 19.Sep.95 50mm/s 1cm/mV ADS 50Hz 35Hz 63 Pulse/min

B

..G Hellige EK56 S
EV KRANKENHAUS WITTEN

PPG Hellige EK56 S
EV KRANKENHAUS WITTEN

I

II

III

aVR

aVL

aVF

V1

V2

V3

V4

V5

V6

44 19.Sep.95 50mm/s 1cm/mV ADS 50Hz 35Hz 100 Pulse/min   AUTO

·19:44 19.Sep.95 50mm/s 1cm/mV ADS 50Hz 35Hz 100 Pulse/min   AUTO

C

· Hellige EK56 S
KRANKENHAUS WITTEN

PPG Hellige EK56 S
EV KRANKENHAUS WITTEN

I

II

III

aVR

aVL

aVF

I

II

III

aVR

aVL

aVF

Reperfusion nach Ischämie

Nach thrombotischem Verschluß des infarktbezogenen Koronargefäßes kommt es zwar gelegentlich zu einer spontanen Reperfusion, meist persistiert aber der Verschluß, oder die Reperfusion erfolgt so spät, daß sich eine Nekrose ausbildet. Günstig für die Früh- und Spätprognose ist eine thrombolytische oder interventionelle Reperfusion. Bei der medikamentösen Thrombolyse ist man auf klinische und EKG-Zeichen angewiesen, ob eine effektive Reperfusion tatsächlich eingetreten ist.

Für eine effektive Reperfusion sprechen:

- eine rasche Abnahme der pektanginösen Symptomatik,
- eine innerhalb von Minuten eintretende, deutliche Abnahme der ST-Hebung um mindestens 50 %.
- Reperfusionsarrhythmien.

Diese Reperfusionsarrhythmien können sehr unterschiedlich ausgeprägt sein. Bei Hinterwandinfarkten werden häufig vorübergehende Sinusbradykardien dokumentiert, nicht selten in Kombination mit einer arteriellen Hypotonie. Unabhängig von der Infarktlokalisation und mehr abhängig von der Größe des Ischämieareals sind als ventrikuläre Reperfusionsarrhythmien, die nicht von der Infarktlokalisation, dafür von der Größe des Ischämieareals abhängen, einzuordnen:

- passager gehäufte, monotope oder polytope ventrikuläre Extrasystolen,
- ein beschleunigter, idioventrikulärer Rhythmus; es handelt sich hier um einen fokalen (parasystolischen) ventrikulären Rhythmus mit einer Frequenz von meist 80 – 100/min,
- meist nichtanhaltende ventrikuläre Tachykardien, selten anhaltende ventrikuläre Tachykardien, evtl. übergehend in Kammerflimmern.

Die genannten Reperfusionsarrhythmien treten nur über einen kurzen Zeitraum von einer halben bis zu wenigen Minuten auf. Obwohl sie sehr beeindruckend sein können, ist eine prophylaktische Therapie vor der Reperfusion nicht angezeigt. Nur anhaltende ventrikuläre Tachykardien oder hochgradige Bradykardien werden entsprechend akut behandelt.

Keines der genannten Zeichen einer Reperfusion ist ein sicherer Hinweis auf eine ausreichende Gefäßöffnung. Die Spezifität ist aber hoch, wenn sie zusammen auftreten, d. h., daß ein Patient unter Thrombolyse beschwerdefrei wird und am Monitor eine deutliche Abnahme der ST-Hebung und der Reperfusionsarrhythmien zu erkennen sind.

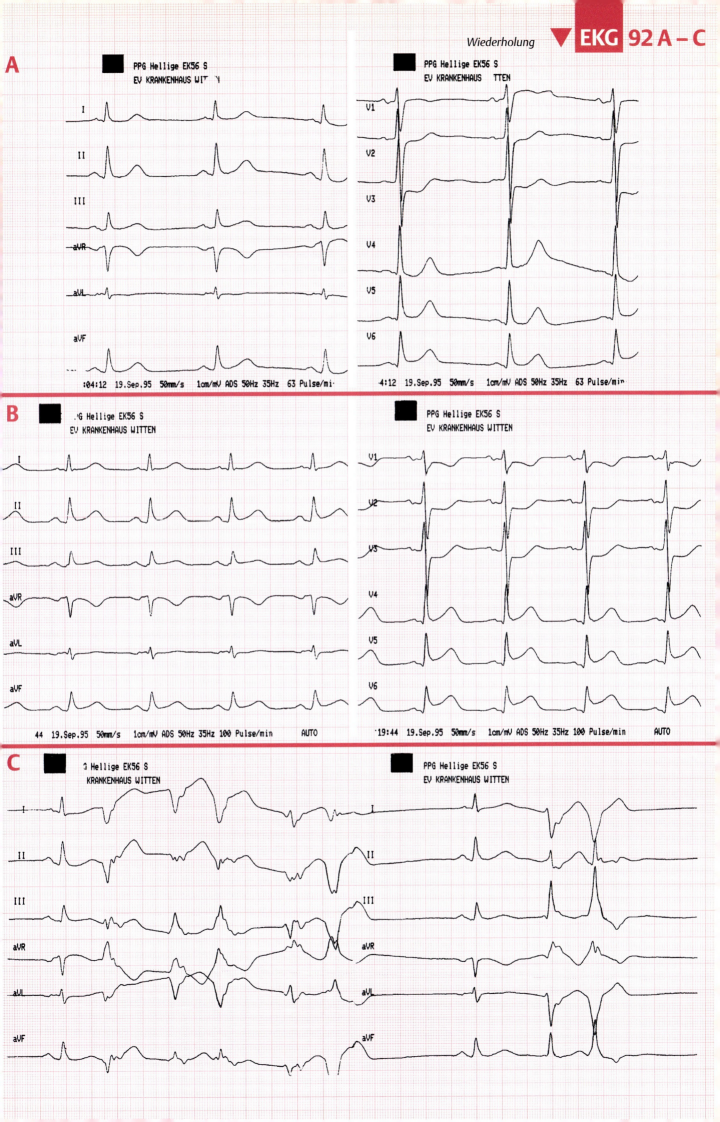

A

PPG Hellige EK56 S
EV KRANKENHAUS WITTEN

I

II

III

aVR

aVL

aVF

:04:12 19.Sep.95 50mm/s   1cm/mV ADS 50Hz 35Hz 63 Pulse/min

PPG Hellige EK56 S
EV KRANKENHAUS TTEN

V1

V2

V3

V4

V5

V6

-4:12 19.Sep.95 50mm/s   1cm/mV ADS 50Hz 35Hz 63 Pulse/min

B

G Hellige EK56 S
EV KRANKENHAUS WITTEN

I

II

III

aVR

aVL

aVF

44 19.Sep.95 50mm/s   1cm/mV ADS 50Hz 35Hz 100 Pulse/min   AUTO

PPG Hellige EK56 S
EV KRANKENHAUS WITTEN

V1

V2

V3

V4

V5

V6

19:44 19.Sep.95 50mm/s   1cm/mV ADS 50Hz 35Hz 100 Pulse/min   AUTO

C

Hellige EK56 S
KRANKENHAUS WITTEN

I

II

III

aVR

aVL

aVF

PPG Hellige EK56 S
EV KRANKENHAUS WITTEN

I

II

III

aVR

aVL

aVF

Das EKG stammt von demselben Patienten wie in **EKG 92** und wurde 3,5 Stunden später abgeleitet.

> **?** EKG-Beurteilung? Ist eine Infarzierung nachzuweisen?

Es liegt ein Sinusrhythmus vor, Frequenz 71/min, Normtyp. In den Extremitätenableitungen sind die Kammeranfangsgruppen unverändert.

In den Brustwandableitungen hat die R-Amplitude in V5 und V6 leicht abgenommen; das Q ist kaum tiefer, die Dauer beträgt 0,02 sec. Wenn man eine ableitungsbedingte Variabilität einräumt, ist der Befund nicht typisch für einen R-Amplitudenverlust, insbesondere wegen des unveränderten Q. Auch ein S fehlt, wie es bei einem versenkten R typisch wäre. Es besteht keine auffällige Knotung oder Aufsplitterung in den anterolateralen Anteilen.

> **?** Wie beurteilen Sie die Kammerendteile?

In I ist T etwas abgeflacht, ganz angedeutet präterminal negativ. In aVL isoelektrischer ST-Verlauf mit Übergang in ein terminal negatives T, das neu ist.

In V4 ist der ST-Streckenabgang minimal gesenkt; es folgt ein flach aszendierender ST-Streckenverlauf mit Übergang in abgeflachte T-Wellen. In V5 und V6 sind die ST-Strecken horizontal und isoelektrisch, die T-Wellen sind nur in V5 abgeflacht.

Die linkslateralen Ableitungen V4 – V6 können den Befund eines Non-Q-Infarkts nicht beweisen. Auffällig ist aber aVL: die nach oben konvexbogige ST-Strecke und der Übergang in terminal negative T-Wellen ist ein möglicher Hinweis auf eine hochsitzende laterale Non-Q-Ischämie.

Zusammenfassung

Sinusrhythmus, Normtyp; kein sicherer R-Amplitudenverlust bei Zustand nach posterolateraler Ischämie und Fibrinolysetherapie. Vermutlich ableitungsbedingt verminderte R-Amplituden in V5 und V6, kein pathologisches Q. Zeichen eines hochsitzenden linkslateralen Non-Q-Infarkts.

Bemerkungen: Die Kreatinkinase stieg nach Fibrinolysetherapie auf maximal 190 U/l, der CK-MB-Anteil betrug 9% und war damit spezifisch. Nach dem Befund von aVL ergibt sich der Verdacht auf eine kleine hochsitzende anterolaterale Non-Q-Infarzierung.

Nach dem **EKG 92 B** drohte dem Patienten ein ausgedehnter posterolateraler Myokardinfarkt, der durch die Fibrinolysetherapie weitgehend abgewendet werden konnte. Die in solchen Fällen indizierte Koronarangiographie wurde zunächst vom Patienten abgelehnt. Er wurde 4 Wochen später mit einem posterolateralen Reinfarkt aufgenommen, bei Instabilität koronarangiographiert und mit dem Befund einer koronaren Dreigefäßerkrankung innerhalb der folgenden Tage operiert.

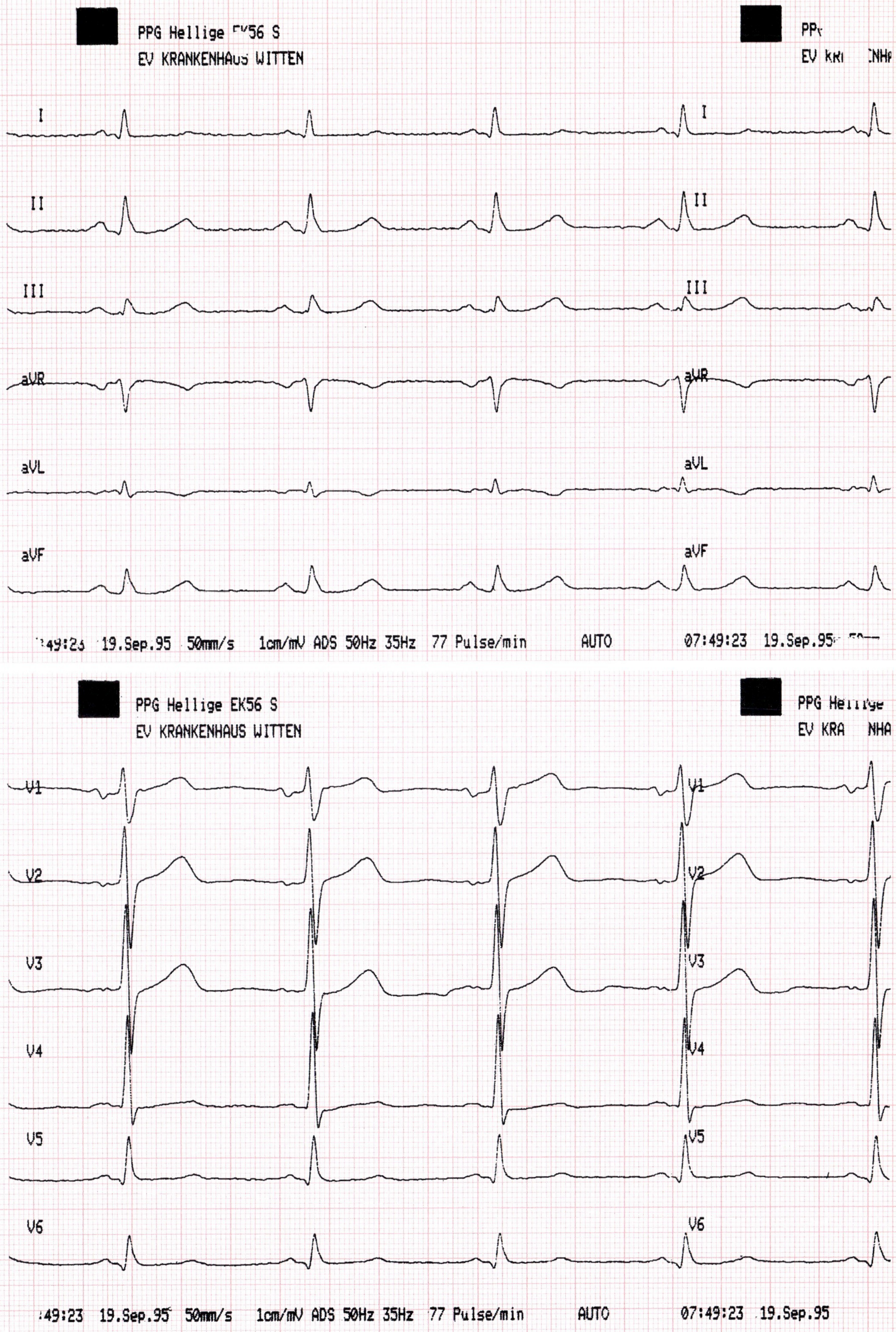

I

II

III

aVR

aVL

aVF

PPG Hellige EK56 S
EV KRANKENHAUS WITTEN

PPr
EV kRI NHA

I

II

III

aVR

aVL

aVF

:49:23 19.Sep.95 50mm/s   1cm/mV ADS 50Hz 35Hz 77 Pulse/min   AUTO   07:49:23 19.Sep.95 50

PPG Hellige EK56 S
EV KRANKENHAUS WITTEN

PPG Hellige
EV KRA NHA

V1

V2

V3

V4

V5

V6

V1

V2

V3

V4

V5

V6

:49:23 19.Sep.95 50mm/s   1cm/mV ADS 50Hz 35Hz 77 Pulse/min   AUTO   07:49:23 19.Sep.95

Klinik 44jähriger Patient. Der Patient suchte notfallmäßig die Klinik auf mit dem selbst geäußerten Verdacht auf einen frischen Myokardinfarkt. Beginn der thorakalen Schmerzsymptomatik 1 Stunde zuvor.

Das linke EKG ist das Aufnahme-EKG. Das rechte EKG wurde nach der Lysetherapie geschrieben, **EKG 95 A** noch einmal 45 Minuten später.

? **Wie beurteilen Sie das Aufnahme-EKG links (EKG 94 A)?**

Es liegt ein Sinusrhythmus vor, Frequenz 82/min, Normtyp. Inwieweit in III und aVF sowie V6 eine R-Reduktion im Verlauf aufgetreten ist, ist bei Fehlen von Vor-EKGs nicht zu entscheiden. Kein pathologisches Q. Hohes R in V3 und Nehb A als vager Hinweis auf eine mögliche linksventrikuläre Hypertrophie, die später echokardiographisch ausgeschlossen wurde.

? **Welche Veränderungen zeigen die Kammerendteile?**

Deutliche ST-Hebungen mit nach oben konvexbogigem Verlauf und Übergang in positive T-Wellen zeigen II, III, aVF, V4 – V6 sowie Nehb D und A. Es liegt ein frischer posterolateraler Myokardinfarkt vor. Deutliche ST-Streckensenkungen in V1 – V3 sind indirekte Ischämiezeichen, das gleiche gilt für aVL und Nehb I.

? **Wie ist das Alter des Myokardinfarkts zu beurteilen?**

Bei ausgeprägten Kammerendteilveränderungen des Stadiums I, aber allenfalls diskreten R-Amplitudenreduktionen posterolateral, ist noch keine wesentliche Infarzierung dokumentiert, die Ischämie besteht höchstens wenige Stunden. Eine Lysetherapie ist unter Ausschluß der üblichen Kontraindikationen angezeigt.

Zusammenfassung

Sinusrhythmus, Normtyp; frischer posterolateraler Myokardinfarkt.

? **Wie beurteilen Sie das EKG nach Lysetherapie (EKG 94 B, rechts)? Welche Veränderungen sind an den Kammeranfangsgruppen eingetreten?**

Weiterhin besteht ein Sinusrhythmus, Frequenz 75/min. Als Lagetyp imponiert jetzt ein Linkstyp. Der zuvor in III positive Vektor ist jetzt durch ein ausgeprägtes Q überwiegend negativ. Eine R-Reduktion besteht diskret auch in II und aVF.

In aVF findet sich jetzt ein breites, für die R-Amplitude auch auffällig tiefes Q.

In den Brustwandableitungen R-Amplitudenminderung in V5 und V6, angedeutet auch in Nehb D.

Insgesamt ist trotz der Lysetherapie zwischenzeitlich ein Q-Infarkt eingetreten.

? **Wie beurteilen Sie die Kammerendteile? Ist von einem Lyseerfolg zu sprechen?**

Die ST-Streckenhebungen in den posterolateralen Ableitungen haben stark abgenommen, parallel dazu war der Patient zu diesem Zeitpunkt beschwerdefrei.

Ohne Rekanalisation sind ST-Streckenhebungen bei einem frischen Myokardinfarkt nicht so schnell rückläufig wie im vorliegenden Fall, so daß von einem partiellen Lyseerfolg auszugehen ist. III und aVF zeigen bereits den Übergang in das reaktive Folgestadium.

Zusammenfassung

Sinusrhythmus, Linkstyp; R-Amplitudenreduktion bzw. Entwicklung eines zunehmenden Q in den posterolateralen Ableitungen als Folge einer Nekrose. Deutlicher Rückgang der ST-Streckenhebungen, bereits mit Übergang in das reaktive Folgestadium als Zeichen einer zumindest partiellen Effektivität der Lysetherapie.

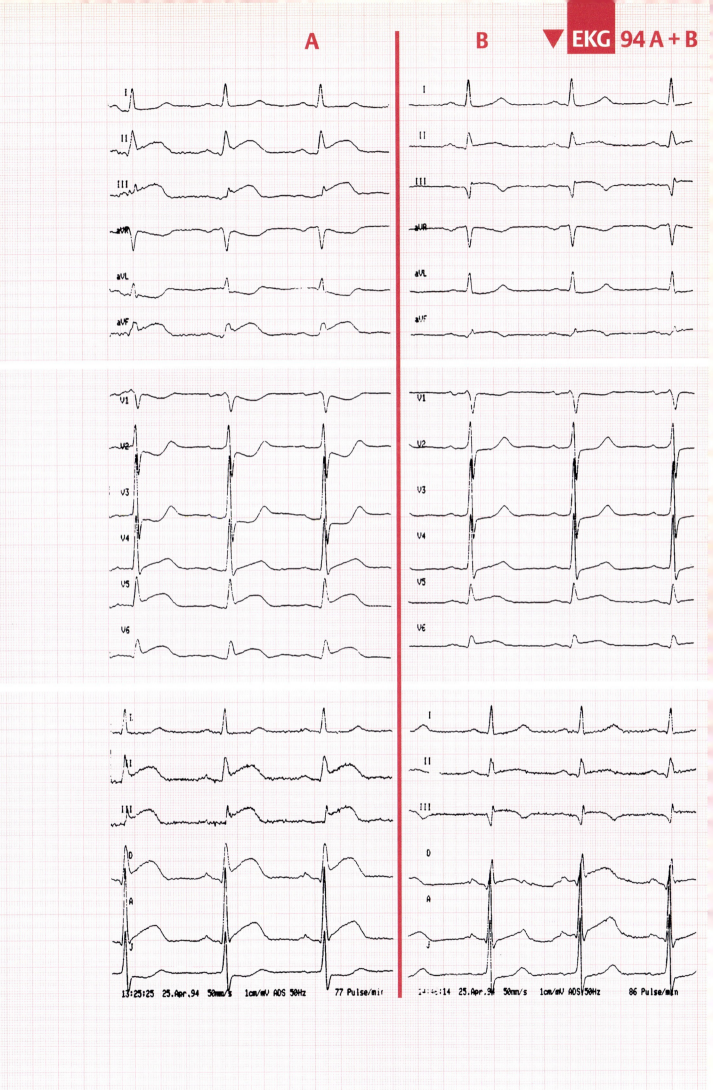

13:25:25 25.Apr.94 50mm/s 1cm/mV AOS 50Hz 77 Pulse/min

14:46:14 25.Apr.94 50mm/s 1cm/mV AOS 50Hz 86 Pulse/min

? Wie beurteilen Sie im Vergleich zu dem EKG 94 A nun das EKG 95 A, das 46 Minuten später abgeleitet wurde? Wie haben sich die Kammeranfangsgruppen verändert?

Es besteht ein Sinusrhythmus, Frequenz um 85/min. Formal liegt jetzt ein Norm- bis Steiltyp vor.

Bei auffälligem Q in II, III, aVF, V5, V6 und Nehb D zeigen alle diese Ableitungen eine Zunahme der R-Amplitude durch eine ausgeprägte monophasische Deformierung (ausgeprägte ST-Streckenhebung) als Folge einer akuten Reischämie bei anzunehmendem Reverschluß des zuvor wiedereröffneten Gefäßes. Auch die ST-Streckensenkungen in aVR, aVL, V1 – V3 und Nehb I als indirekte Infarktzeichen haben stark zugenommen.

Zusammenfassung

Sinusrhythmus; akute Reischämie posterolateral bei Verdacht auf Reverschluß des zuvor unter Lysetherapie eröffneten Infarktgefäßes.

Bemerkungen: Der Patient wurde mit dem Reverschluß nach primär erfolgreicher Lysetherapie unverzüglich einer Notfallkoronarangiographie zugeführt. Der verschlossene Ramus circumflexus wurde wiedereröffnet.

EKG 95 B zeigt den Befund 8 Tage später.

? EKG-Beurteilung?

Es besteht ein Sinusrhythmus, Frequenz 62/min, Linkstyp. Die P-Dauer beträgt 0,10 sec, die PQ-Dauer 0,17 sec. Die QRS-Dauer liegt bei 0,10 sec. Ein infarkttypisches Q liegt in den inferioren Ableitungen II, III und aVF vor, zudem auch in V6 und angedeutet V5. Das Q in III und aVF erfüllt die Kriterien eines Pardee-Q sowohl in bezug auf die Amplitude als auch die Breite von Q, die in aVF 0,05 sec erreicht.

In V6 ist das Q auffällig durch seine Relation zu dem amplitudengeminderten R. In V5 ist das Q klein und schmal und nur fraglich mit den posterolateralem Infarkt assoziiert.

Als indirekte Infarktzeichen ist der R/S-Übergang jenseits V1 rechtsverschoben; R ist in V2 und V3 auffällig hoch.

Insgesamt handelt es sich um die Zeichen eines posterolateralen Q-Infarkts, wobei im Vergleich zu **EKG 94 B** eine Infarktausdehnung vorliegt.

? Wie beurteilen Sie die Kammerendteile?

Die ST-Strecken sind in den Ableitungen mit Infarktresiduen noch leicht angehoben und gehen in terminal negative T-Wellen über, so daß noch ein Stadium I bis II vorliegt. Die leichte ST-Senkung in aVL ist als spiegelbildlich einzuordnen.

Zusammenfassung

Sinusrhythmus, Linkstyp; direkte und indirekte Zeichen eines abgelaufenen posterolateralen Myokardinfarkts, formal noch im Übergang zum reaktivem Folgestadium.

Bemerkungen: Auch durch die Akut-PTCA konnte die Infarzierung posterolateral nicht verhindert werden. Die Frage, inwieweit durch die initiale Fibrinolysetherapie und die später notwendige Notfall-PTCA das Infarktareal im Vergleich zum spontanen Verlauf verkleinert werden konnte, kann naturgemäß nicht beantwortet werden. Die Latenzzeiten, in denen koronare Interventionen zur Verkleinerung des Infarktareals erfolgversprechend sind, waren noch nicht abgelaufen.

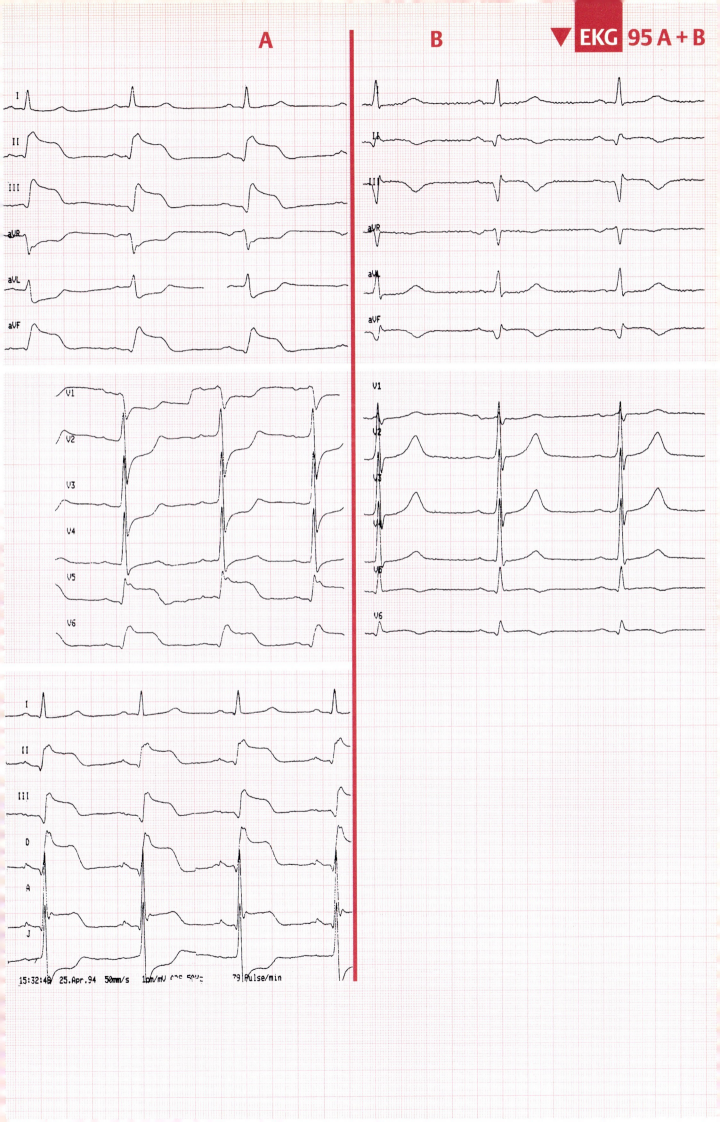

A

B

I

II

III

aVR

aVL

aVF

V1

V2

V3

V4

V5

V6

I

II

III

D

A

J

15:32:48 25.Apr.94 50mm/s 1mm/mV QRS 59ms 79 Pulse/min

Klinik 46jähriger Patient, seit 3 Tagen belastungsunabhängig auftretende linksthorakale Beschwerden, z. T. stundenlang anhaltend; thorakales Beklemmungsgefühl, geringe Dyspnoe.
Es folgen 4 EKGs im Verlauf, → zusätzlich **EKG 97 A + B**.

? **Wie beurteilen Sie EKG 96 A (links)? Es ist das Aufnahme-EKG, abgeleitet am 27.05.1994.**

Es liegt ein Sinusrhythmus vor, Frequenz 83/min, Linkstyp.
Die P-Dauer beträgt 0,11 sec; P-Amplitude in II 0,25 mV; auch in Nehb D und A ist P überhöht (→ 7).
Wir werden auf das hohe P noch einmal zurückkommen.

? **Wie beurteilen Sie die Kammeranfangsgruppen?**

Die QRS-Dauer beträgt 0,09 sec. Kein pathologisches Q. In V4 beträgt R 2,4 mV als nichtspezifischer Hinweis auf eine mögliche linksventrikuläre Hypertrophie. Auch in Nehb A ist die Amplitude entsprechend erhöht.

? **Wie schätzen Sie die Kammerendteile ein?**

In multiplen Ableitungen ist der ST-Streckenabgang deutlich angehoben. Der J-Punkt ist in einigen Ableitungen durch den zunächst kurzzeitig deszendierenden ST-Streckenverlauf betont, zum Beispiel in I, Nehb D und A. Die ST-Streckenhebung betrifft nahezu alle Ableitungen, nur aVR zeigt spiegelbildliche Veränderungen. Deutlich aszendierende ST-Streckenverläufe mit Übergang in zumeist hochpositive T-Wellen.

? **Was meinen Sie: Handelt es sich um eine Ischämie oder eine entzündliche Herzerkrankung?**

Eine Ischämie war wegen der ubiquitären Verteilungen weniger wahrscheinlich. Es bestand der Verdacht auf eine frische Peri(Myo-)karditis. Im Stadium I finden sich hierbei angehobene ST-Streckenverläufe mit Übergang in positive T-Wellen, in typischer Weise aus einem S hochgezogen (wie z. B. in II oder V4).
Bei einer hochgradigen Ischämie gehen die ST-Streckenhebungen meist aus dem abfallenden Schenkel von R hervor.

? **Wie beurteilen Sie bei Annahme einer Perikarditis die P-Amplitude und die PQ-Strecken?**

Ein weniger bekanntes Zeichen einer Perikarditis ist die Absenkung der PQ-Strecke. Eine Absenkung des Nullpunktes (Übergang der PQ-Strecke zur Kammeranfangsgruppe) fällt auf in II, aVF, Nehb D und A. Die Nullinie liegt deutlich unterhalb der T-P-Strecke. Die Ursache wird in einer durch die Entzündung veränderten atrialen Erregungsrückbildung vermutet. Als Folge der abgesenkten PQ-Strecke ist die P-Amplitude grenzwertig erhöht; bei Bezug auf die T-P-Strecke wäre sie normal.

Zusammenfassung

Sinusrhythmus, Linkstyp; hohes R in den linkspräkordialen Ableitungen bei schlankem Habitus; Zeichen einer frischen Perikarditis (Stadium I); als Folge der Perikarditis auch Absenkung der PQ-Strecke.

? **Wie beurteilen Sie im Vergleich dazu das EKG 96 B (rechts)?**

Es besteht ein Sinusrhythmus, Frequenz 74/min. Linkstyp. Keine signifikanten Veränderungen der Kammeranfangsgruppen bis auf ableitungsbedingte Differenzen in den Brustwand- und Nehb-Ableitungen.

? **Wie beurteilen Sie die Kammerendteile im Verlauf?**

Die ST-Streckenabgänge und die ST-Strecken selbst sind weniger angehoben, die T-Amplituden rückläufig. Negative T-Wellen liegen noch nicht vor.

? **Welche Bedeutung kommt der Abnahme der ST-Streckenhebungen zu? Ergibt sich hieraus ein Hinweis auf eine Ausheilung der Perikarditis?**

Aus dem stadienhaften Ablauf einer Perikarditis ist zu vermuten, daß die geringere ST-Anhebung den Übergang zum Stadium II einleitet. Eine Aussage über die entzündliche Aktivität ist nicht möglich.

Zusammenfassung

Sinusrhythmus, Linkstyp; Perikarditis, mit geringerer ST-Streckenhebung im Verlauf, formal noch im Stadium I.

Perikarditis – Myokarditis

Die Ursachen einer Perikarditis und einer Myokarditis sind sehr zahlreich. Während die Myokarditis nur selten eindeutig aus dem EKG zu diagnostizieren ist, sind die EKG-Zeichen einer Perikarditis spezifischer. Es kommen aber auch uncharakteristische Veränderungen und atypische Abläufe vor. Entscheidend für die Diagnose einer Perikarditis oder Myokarditis ist oft der serielle Ablauf der EKG-Veränderungen in Zusammenhang mit einer entsprechenden Klinik.

EKG-Veränderungen bei Perikarditis

Ursache der Veränderungen der Kammerendteile sind subepikardiale Verletzungsströme, verursacht durch die oberflächliche myokardiale Entzündung und/oder die perikardiale Läsion.

Anhand der Veränderungen der Kammerendteile werden 3 Stadien unterschieden (Abb. **55**):

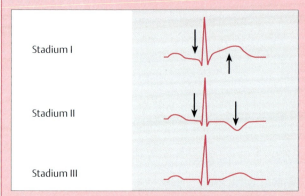

Abb. **55** Stadienhafter Verlauf der Kammerendteilveränderungen einer Peri (Myo-)karditis.

Fortsetzung S. 244 ▶

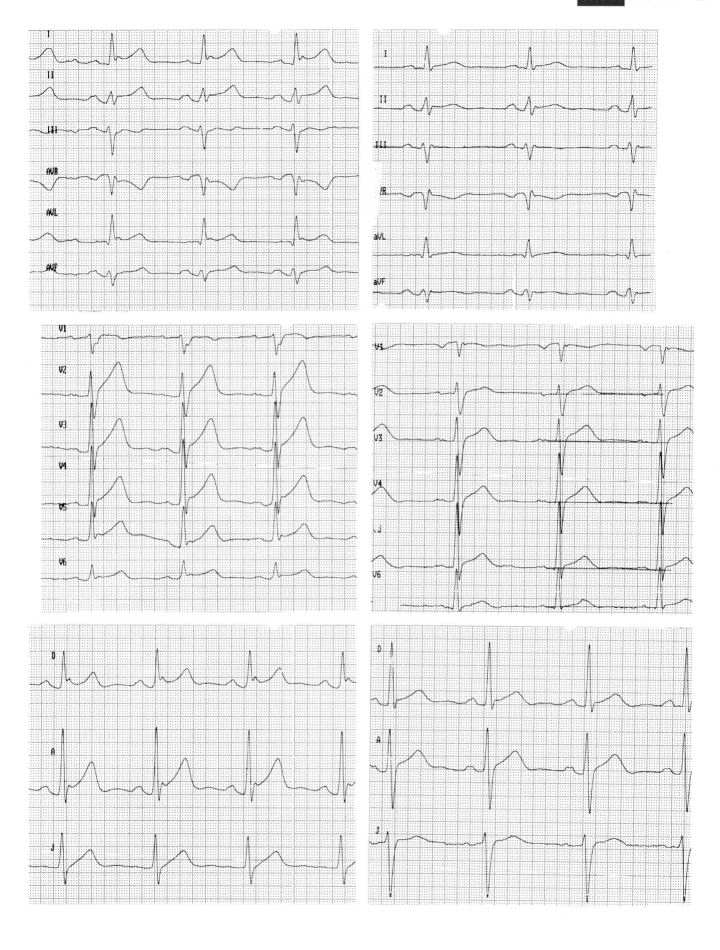

Stadium I (frisches Stadium): Kennzeichen ist eine ST-Hebung mit Übergang in positive T-Wellen in nahezu allen Ableitungen mit Ausnahme von aVR und V1. Im Unterschied zur Myokardischämie sind die ST-Strecken nach unten konvexbogig und oft aus einem erhaltenen S hochgezogen. Die ST-Hebung beträgt meist nur 0,1 – 0,3 mV und bildet keine typische monophasische Deformierung.

In ca. 80 % der Fälle ist in der Frühphase der Perikarditis die PQ-Strecke gegenüber der T-P-Strecke abgesenkt.

Stadium II (Folgestadium): In diesem Stadium sind die T-Wellen invertiert, meist spitz und gleichschenklig terminal negativ. Die ST-Strecken sind isoelektrisch oder noch gering angehoben. Allein elektrokardiographisch kann in diesem Stadium nicht eindeutig zwischen einer Perikarditis und einer Myokardischämie oder einem abgelaufenen Non-Q-Infarkt differenziert werden. Unterscheidungskriterien sind die meist ubiquitären Veränderungen der Kammerendteile bei Perikarditis.

Stadium III: Die Kammerendteile haben sich wieder normalisiert. Die PQ-Strecke verläuft auf dem Niveau der T-P-Strecke.

In einem Zwischenstadium (Stadium I – II) sind die ST-Strecken isoelektrisch oder noch minimal angehoben, die T-Welle ist flach positiv, isoelektrisch oder flach negativ. Während bei Myokardinfarkt die T-Inversion bei noch deutlicher ST-Hebung beginnt, ist bei der Perikarditis mit Beginn der T-Inversion ST in der Regel kaum mehr angehoben.

In mehr als 40 % der Fälle mit einer Perikarditis kommen atypische EKG-Verläufe vor. Sie umfassen

- eine isolierte PQ-Absenkung,
- das Fehlen von Stadium I oder Stadium II,
- ST-T-Veränderungen nur in einigen Ableitungen,
- T-Inversion bei noch deutlicher ST-Hebung.

Neben der Myokardischämie muß die Perikarditis auch gegen vegetative ST-Hebungen abgegrenzt werden (sog. Zeichen der frühen Repolarisation). Unterscheidungskri-terium ist hier, daß das Verhältnis von ST-Hebung zu T-Amplitude in den präkordialen Ableitungen bei der Perikarditis mehr und bei vegetativen Veränderungen weniger als 25 % betragen soll. Wichtigstes differial-diagnostisches EKG-Zeichen einer Perikarditis ist aber der stadientypische Verlauf ohne signifikanten Anstieg der Herzenzyme.

Bei unkomplizierter Perikarditis kommen Sinustachykardien vor, andere Rhythmusstörungen sind selten und in der Regel Ausdruck einer zusätzlichen Herzerkrankung.

EKG-Veränderungen bei Myokarditis

Auch bei histologisch nachgewiesener Myokarditis mit deutlich eingeschränkter linksventrikulärer Funktion können Veränderungen der Kammerendteile diskret und unspezifisch sein oder ganz fehlen. Am häufigsten finden sich bei einer Myokarditis gleichschenklig terminal negative T-Wellen vorwiegend in den Ableitungen V2 – V6. Eine ST-Hebung wie bei der Perikarditis fehlt. Die Differenzierung gegenüber einer Myokardischämie kann dann erschwert sein, wenn im Rahmen der Myokarditis muldenförmige oder deszendierende ST-Senkungen mit Übergang in präterminal negative T-Wellen auftreten. Insgesamt ist die EKG-Diagnose einer Myokarditis unsicherer als die einer Perikarditis.

Dafür sind bei der Myokarditis supraventrikuläre und ventrikuläre Tachykardien häufiger. Es können auch AV-Blockierungen oder Schenkelblockierungen auftreten, letztere sollen Zeichen einer schlechteren Prognose sein.

Gemeinsam für beide Formen der entzündlichen Herzerkrankungen gilt, daß die entzündliche Aktivität dem EKG nicht abgelesen werden kann. Sowohl können schwerste Infiltrationen mit einem normalen EKG einhergehen, als auch bei histologisch nur diskreter Perikarditis ausgeprägte tiefe T-Negativierungen registriert werden und im Ausheilungsstadium bei histologisch unauffälligem Befund diskrete Veränderungen der Kammerendteile persistieren.

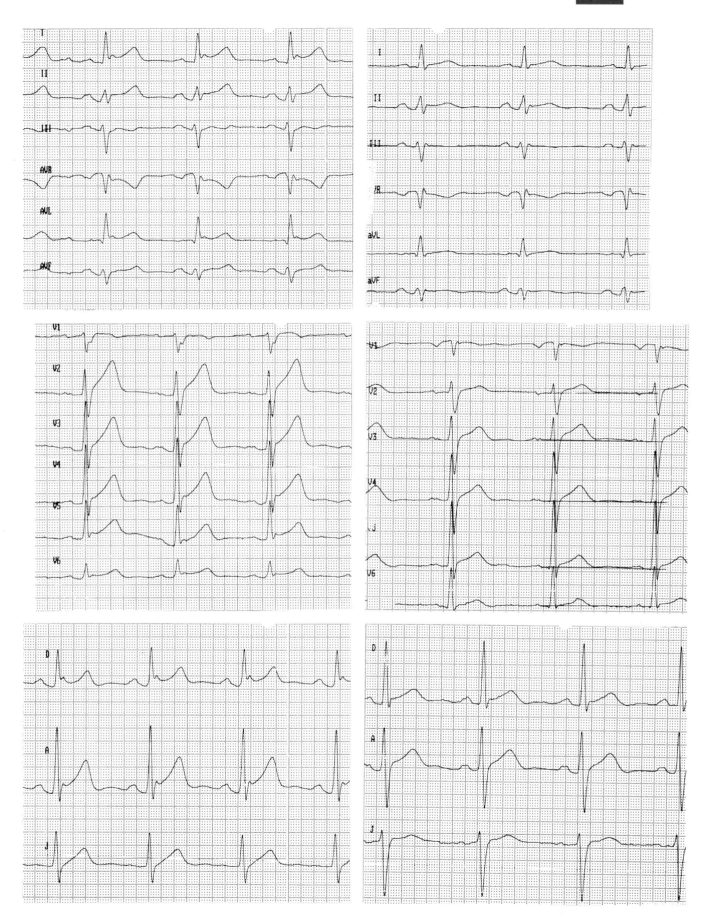

? **Wie beurteilen Sie das 4 Tage später abgeleitete EKG 97 A (links)?**

Es besteht unverändert Sinusrhythmus, Links- bis überdrehter Linkstyp. Die Kammeranfangsgruppen zeigen keine Befunddifferenz.

Die ST-Strecken sind jetzt nicht mehr angehoben. In V4 deutliche, in V5 angedeutete Kerbung der T-Welle. Kerbung bedeutet hier, daß der T-Vektor sich zwar vorübergehend ändert, aber nicht das Nullniveau kreuzt. Die übrigen Ableitungen zeigen unauffällige Kammerendteile.

? **EKG 97 B (rechts) zeigt den Verlauf 2 Tage später. Wie beschreiben Sie die Veränderungen?**

Im Vergleich zum **EKG 97 A** sind die T-Wellen in V4 nahezu unverändert gekerbt, in V5 zeigt sich jetzt jedoch eine deutliche T-Negativierung. V6, Nehb A und D weisen neuaufgetretene negative Kerbungen der T-Welle auf.

Nach dem Verlauf besteht jetzt ein Übergang zum Stadium II einer Perimyokarditis.

___ **Zusammenfassung** ___

EKG 96 A und B und EKG 97 A und B zeigen eine initial frische Perimyokarditis mit dem zeitlichen Ablauf des Übergangs in ein Stadium II. Dabei auch partielle Normalisierung der anfangs abgesenkten PQ-Strecke.

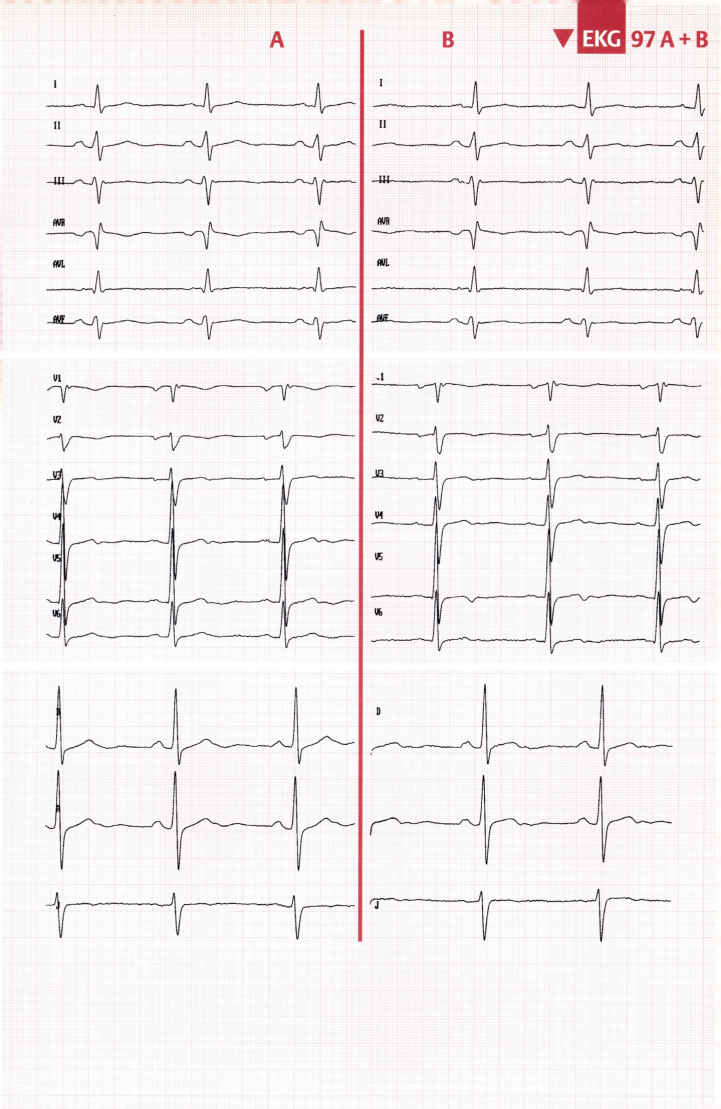

Klinik 61jähriger Patient, arterielle Hypertonie; vor 3 Wochen Infekt der oberen Atemwege; 2 Wochen später 3 Tage lang anhaltende leichte Beschwerden linksthorakal und im Bereich des linken Schulterblattes, nicht sicher atemabhängig; jetzt beschwerdefrei.

? Wie lautet Ihre EKG-Beurteilung?

Es besteht ein Sinusrhythmus. In den leicht arterfaktüberlagerten Extremitätenableitungen sind die Vorhofaktionen nicht leicht zu erkennen, am besten noch in II und aVF. Normale Darstellung der P Wellen in den Brustwandableitungen. Frequenz 91/min.

In I beträgt die R-Amplitude 0,9 mV (und ist damit höher als in III), dafür S in I 0,7 mV. Somit liegt ein Steiltyp vor, der positive Nettovektor in III ist höher als in I.

? Welche Auffälligkeiten zeigen die Kammeranfangsgruppen?

Die QRS-Dauer beträgt 0,14 sec. Rechtsschenkelblock mit rsR'-Konfiguration in V1. Von einem kleinen S kann man in V1 nur sprechen, weil die mittlere Einkerbung der Kammeranfangsgruppe gering unter die Nullinie reicht. Läge der Fußpunkt der Einkerbung oberhalb der Nullinie, würde es sich um einen aufgesplitterten R-Komplex handeln.

Es fallen die hohen R-Amplituden in nahezu allen Brustwandableitungen auf als Hinweis auf eine mögliche linksventrikuläre Hypertrophie. Dabei ist weder der Index nach Gubner und Ungerleider, noch der Sokolow-Lyon-Index positiv, und keine der R-Amplituden in den linkspräkordialen Ableitungen erreicht mehr als 2,5 mV.

? Wie beurteilen Sie das Q in den inferioren Ableitungen?

In II und III ist ein kleines Q nachzuweisen, das aber bei einer Dauer von unter 0,03 sec und einer maximalen Tiefe von weniger als einem Viertel des R in II nicht als spezifischer Hinweis auf einen abgelaufenen Hinterwandinfarkt gewertet werden kann. Ähnliche Befunde sind bei normalem Herzen sehr häufig.

? Wie ordnen Sie die Veränderungen der Kammerendteile differentialdiagnostisch ein?

In allen inferioren und allen Brustwandableitungen bestehen deutlich gesenkte ST-Streckenabgänge, deszendierende ST-Streckenverläufe mit Übergang in tiefe, terminal negative T-Wellen. In I deszendierende ST-Streckenverläufe mit Übergang in präterminal negative T-Wellen, in aVR spiegelbildliche Veränderungen zu den inferioren Ableitungen.

Bei Rechtsschenkelblock sind ST-Streckensenkungen und T-Negativierungen in V1 und V2 normal, auch wenn das Ausmaß hier insbesondere in V2 auffällt. Die Kammerendteilveränderungen in V3 – V6 sind durch den Rechtsschenkelblock ohnehin nicht erklärt.

Bei Annahme einer Ischämie fällt auf, daß die ausgeprägten Veränderungen sowohl die Vorder- als auch die Hinterwand betreffen. Denkbar wäre eine Stenose des Hauptstammes der linken Herzkranzarterie mit einer Perfusionsminderung im Bereich des Ramus interventricularis anterior und des Ramus circumflexus der linken Herzkranzarterie.

Eine weitere Möglichkeit ist eine Perimyokarditis nach dem abgelaufenen Infekt der oberen Atemwege. Die Differenzierung zwischen ischämischen und entzündlichen Veränderungen der Kammerendteile ist aus einem einzigen EKG meist nicht möglich. Die Unterscheidung erfolgt aus dem klinischen Bild, den Laborwerten und dem EKG-Verlauf. Im vorliegenden Fall zeigten die Veränderungen der Kammerendteile im Laufe der nächsten 2 Wochen nur eine ganz langsame und allmähliche Rückbildung. Die Herzenzyme blieben unauffällig. Echokardiographisch bestand eine mäßiggradige linksventrikuläre Hypertrophie mit normaler systolischer Funktion.

Den Veränderungen der Kammerendteile lag in diesem Fall eine Perimyokarditis zugrunde. Differentialdiagnostisch kämen noch ausgeprägte Schädigungszeichen bei linksventrikulärer Hypertrophie in Frage. Dagegen spricht aber die ubiquitäre Ausbreitung der Veränderungen der Kammerendteile und die allmähliche Rückbildung der T-Negativierungen im Verlauf.

Zusammenfassung

Sinusrhythmus, Steiltyp, Rechtsschenkelblock; diskrete Hinweise auf eine linksventrikuläre Hypertrophie. Veränderungen der Kammerendteile bei Perimyokarditis.

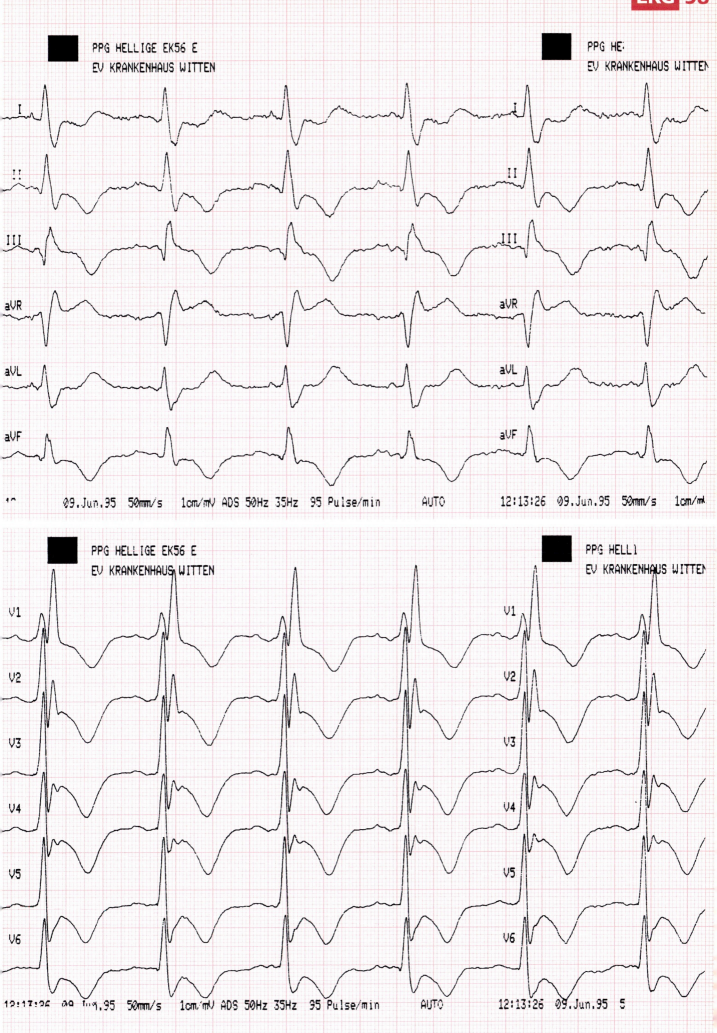

PPG HELLIGE EK56 E
EV KRANKENHAUS WITTEN

PPG HE:
EV KRANKENHAUS WITTEN

I

II

III

aVR

aVL

aVF

09.Jun.95 50mm/s   1cm/mV ADS 50Hz 35Hz   95 Pulse/min   AUTO   12:13:26 09.Jun.95 50mm/s   1cm/mV

PPG HELLIGE EK56 E
EV KRANKENHAUS WITTEN

PPG HELL1
EV KRANKENHAUS WITTEN

V1

V2

V3

V4

V5

V6

12:17:26 09.Jun.95 50mm/s   1cm/mV ADS 50Hz 35Hz   95 Pulse/min   AUTO   12:13:26 09.Jun.95 5

Klinik 53jährige Patientin, seit 2 Tagen wechselnde thorakale Beschwerden, nicht abhängig von Atmung, Bewegung und körperlicher Belastung. Allmähliche Abnahme der Schmerzsymptomatik in den Stunden vor der Registrierung von **EKG 99 A** (oben).

EKG 99 A (oben)

 EKG-Beurteilung? Sind die Kammeranfangsgruppen auffällig?

Es liegt ein Sinusrhythmus vor, Frequenz 94/min. Die P-Dauer beträgt 0,11 sec, die PQ-Dauer 0,14 sec., Linkstyp, die QRS-Dauer beträgt 0,08 sec. Für einen Linkstyp rechtsverschobener R/S-Übergang zwischen V1 und V2; auffällige R-Reduktionen oder Q-Zacken liegen in den lateralen Ableitungen aber nicht vor.

? Wie beurteilen Sie die Kammerendteile?

Deszendierende ST-Streckensenkungen finden sich in II, III und aVF sowie in V2 – V6, jeweils übergehend in präterminal negative T-Wellen. In V2 – V4, aber auch in den inferioren Ableitungen verlaufen die deszendierenden ST-Strecken nach oben konvexbogig.
Die Patientin erhielt zu diesem Zeitpunkt keine Medikation, die Elektrolyte lagen im Normbereich.

? Welche Differentialdiagnosen kommen in Frage?

Für eine Ischämie ist das anteriore und inferiore Verteilungsmuster auffällig, das kritische Versorgungsgebiet wäre sehr ausgedehnt.
Für eine entzündliche Herzerkrankung ist die Ausdehnung wiederum typisch; auch ein nach oben konvexbogiger ST-Streckenverlauf ist dabei möglich.
Bei einer Perimyokarditis sind weniger deszendierende, als vielmehr horizontale ST-Strecken zu erwarten mit Übergang in terminal negative T-Wellen. Dennoch ist die Form der vorliegenden Veränderungen der Kammerendteile auch mit einer Perimyokarditis vereinbar.

Zusammenfassung

Sinusrhythmus, Linkstyp; rechtsverschobener R/S-Übergang (ohne erkennbares klinisches Korrelat); deutliche Veränderungen der inferioren und anterioren Kammerendteile, Verdacht auf Perimyokarditis.

Bemerkungen: Eine eindeutige Differenzierung zwischen einer entzündlichen und einer ischämischen Herzerkrankung ist mit dem EKG schwierig. Echokardiographisch war die linksventrikuläre Funktion bei persistierenden ST-Streckensenkungen unauffällig; es bestand kein Perikarderguß. Sollte es sich tatsächlich um Veränderungen der Kammerendteile in Rahmen einer schweren Ischämie gehandelt haben, müßte sich echokardiographisch in dieser Phase eine regionale Hypo- oder Akinesie zeigen, auch wenn noch kein Myokardinfarkt eingetreten ist.
Die Herzenzyme waren zu keinem Zeitpunkt erhöht.

EKG 99 B (Mitte) zeigt den Verlauf 3 Tage später.

? EKG-Beurteilung? Welche Veränderungen zeigen sich im Verlauf?

Es besteht ein Sinusrhythmus, Frequenz 83/min, Linkstyp. Unveränderter Befund der Vorhofaktionen. Auch die Kammeranfangsgruppen sind bis auf V1 und V2 unverändert. Die leichte Reduktion von R in V1 und V2 ohne Q oder ein deutlich tieferes S ist nicht als pathologisch zu werten, sondern ableitungsbedingt.
Die ST-Streckensenkungen sowohl in den inferioren als auch den anterioren Ableitungen sind im Verlauf deutlich rückläufig, die T-Wellen geringer präterminal negativ. Die nahezu ubiquitären Veränderungen der Kammerendteile der Perimyokarditis bilden sich in typischer Weise langsam zurück.

Zusammenfassung

Sinusrhythmus, Linkstyp; ableitungsbedingte Differenzen der Kammeranfangsgruppen im Vergleich zum Vor-EKG. Im Verlauf Abnahme der Veränderungen der inferioren und anterioren Kammerendteile bei Perimyokarditis.

EKG 99 C (unten) wurde 9 Tage nach dem 1. EKG abgeleitet.

 EKG-Beurteilung? Wie beurteilen Sie den Verlauf der Kammerendteilveränderungen?

Es liegt ein unveränderter Sinusrhythmus vor, Frequenz 77/min, Linkstyp. Für entzündliche Herzerkrankungen typische Senkungen der PQ-Strecke (→ **EKG 96**) waren in **EKG 99 A** in II, V4 – V6 nachzuweisen mit spiegelbildlichen Hebungen von PQ in aVR und V1.
Diese Veränderungen sind in **EKG 99 C** rückläufig.
Weiterhin unauffällige Kammeranfangsgruppen, das Bild der anterioren Ableitungen ähnelt wieder **EKG 99 A**.
Die ST-Strecken sind in den inferioren Ableitungen noch leicht gesenkt, nach oben konvexbogig übergehend in präterminal negative T-Wellen. In V2 – V4 beginnen sich die T-Wellen terminal wieder aufzurichten, es erfolgt hier der Übergang vom reaktiven Folgestadium zum Endstadium (Stadium II – III).

Zusammenfassung

Sinusrhythmus, Linkstyp; unveränderter Befund der Kammeranfangsgruppen; konstante Veränderungen der Kammerendteile in den inferioren Ableitungen bei Perimyokarditis, in den linkspräkordialen Ableitungen beginnender Übergang in das Stadium III.

Bemerkungen: Serologisch lag eine Coxsackie-Virusmyokarditis vor. Das Kontroll-EKG, 3 Wochen später, zeigte nur ganz angedeutete T-Negativierungen in II, III, aVF und V4.

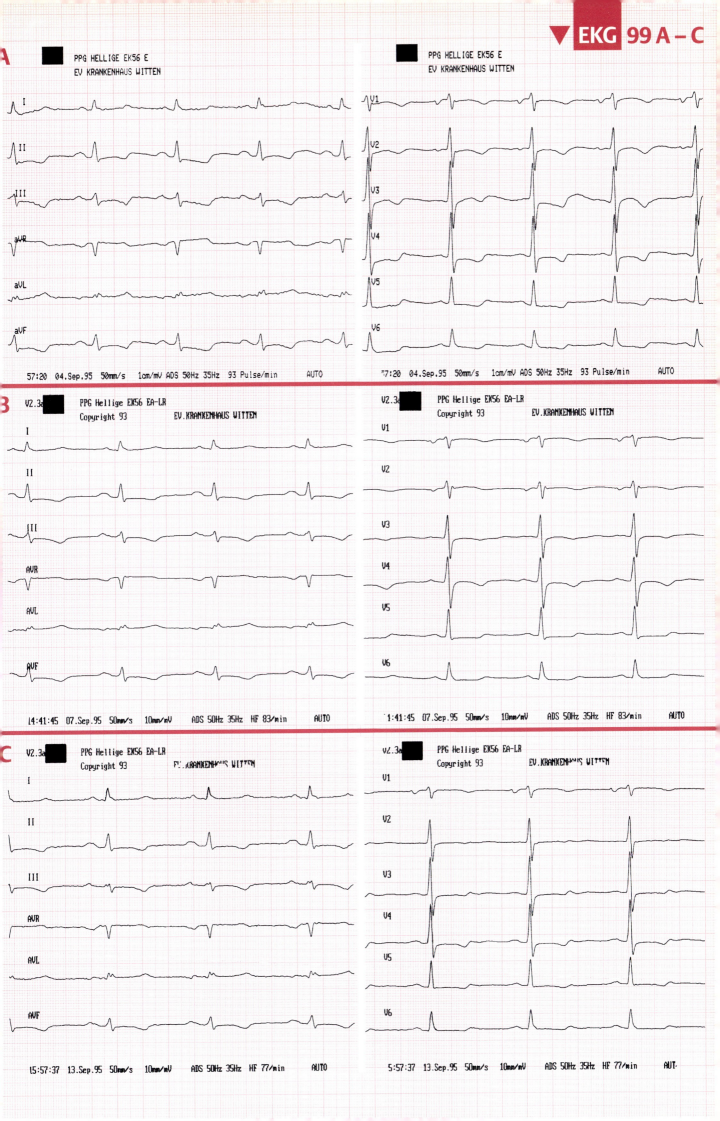

A

PPG HELLIGE EK56 E
EV KRANKENHAUS WITTEN

I II III aVR aVL aVF

V1 V2 V3 V4 V5 V6

57:20 04.Sep.95 50mm/s 1cm/mV ADS 50Hz 35Hz 93 Pulse/min AUTO

57:20 04.Sep.95 50mm/s 1cm/mV ADS 50Hz 35Hz 93 Pulse/min AUTO

B

V2.3a PPG Hellige EK56 EA-LR
Copyright 93 EV.KRANKENHAUS WITTEN

I II III AVR AVL AVF

V2.3a PPG Hellige EK56 EA-LR
Copyright 93 EV.KRANKENHAUS WITTEN

V1 V2 V3 V4 V5 V6

14:41:45 07.Sep.95 50mm/s 10mm/mV ADS 50Hz 35Hz HF 83/min AUTO

1:41:45 07.Sep.95 50mm/s 10mm/mV ADS 50Hz 35Hz HF 83/min AUTO

C

V2.3a PPG Hellige EK56 EA-LR
Copyright 93 EV.KRANKENHAUS WITTEN

I II III AVR AVL AVF

V2.3a PPG Hellige EK56 EA-LR
Copyright 93 EV.KRANKENHAUS WITTEN

V1 V2 V3 V4 V5 V6

15:57:37 13.Sep.95 50mm/s 10mm/mV ADS 50Hz 35Hz HF 77/min AUTO

5:57:37 13.Sep.95 50mm/s 10mm/mV ADS 50Hz 35Hz HF 77/min AUT·

Klinik 27jähriger Patient, keine kardiale Beschwerdesymptomatik. Das EKG wurde im Rahmen einer präoperativen Diagnostik vor Arthroskopie abgeleitet.

? EKG-Beurteilung?

Es besteht ein Sinusrhythmus, Frequenz 70/min, Linkstyp. In III überwiegt das S gering.
Die P-Dauer beträgt 0,10 sec; in V3 – V5 angedeutet doppelgipflig, aber kein Befund eines P mitrale.

? Wie beurteilen Sie die Kammeranfangsgruppen bei dem Alter des Patienten?

Die QRS-Dauer beträgt 0,10 sec. In den Extremitätenableitungen unauffällige Kammeranfangsgruppen; rSR'-Typ in V1 im Sinne einer diskreten Verzögerung der rechtsventrikulären Erregungsausbreitung als Normbefund bei dem jungen Patienten.
Die R-Amplituden insbesondere in V4 (4,9 mV) und Nehb A (6,0 mV) sind auch für das junge Alter des Patienten ausgesprochen hoch und weisen auf eine linksventrikuläre Hypertrophie hin.

? Wie sind die Veränderungen der Kammerendteile einzuordnen?

Die linkspräkordialen Ableitungen V2 – V6, dazu die Nehb-Ableitungen, I und II, aVL und aVF zeigen gesenkte ST-Streckenabgänge, deszendierende ST-Streckenverläufe mit Übergang in terminal negative T-Wellen. Positive U-Wellen schließen sich an. Das negative T erreicht in V5 und Nehb A 2,0 mV. Der Befund spricht für eine ausgeprägte linksventrikuläre Hypertrophie und Schädigung.
Das Ausmaß der Veränderungen der Kammerendteile ist allerdings ungewöhnlich für sekundäre linksventrikuläre Hypertrophien als Folge einer schweren arteriellen Hypertonie oder einer Aortenklappenstenose. Dennoch werden dabei gelegentlich vergleichbare Befunde registriert.

Wahrscheinlicher ist eine primäre hypertrophe Kardiomyopathie, sei es in der obstruktiven oder nicht-obstruktiven Form. Im vorliegenden Fall lag eine hypertrophe obstruktive Kardiomyopathie vor mit einem maximalen Druckgradienten im linksventrikulären Ausflußtrakt von 70 mmHg. Echokardiographisch imponierte eine basal betonte Hypertrophie des interventrikulären Septums mit einer Myokarddicke von 30 mm. Auch die linksventrikuläre Hinterwand war mit 15 mm hypertrophiert.

___ **Zusammenfassung** ___
Sinusrhythmus, Linkstyp; diskrete Verzögerung der rechtsventrikulären Erregungsausbreitung; Zeichen einer linksventrikulären Hypertrophie mit ausgeprägten Veränderungen der Kammerendteile (terminal negative T-Wellen). Ursache: primäre hypertrophe obstruktive Kardiomyopathie.

Bemerkungen: Ähnlich ausgeprägte T-Negativierungen können gelegentlich auch bei einer Perimyokarditis registriert werden. Die Differenzierung erfolgt klinisch und dopplerechokardiographisch.

Hypertrophe Kardiomyopathien

Bei den primären hypertrophen Kardiomyopathien werden Formen mit und ohne intraventrikuläre Obstruktion unterschieden.
Folgende EKG-Veränderungen kommen mit unterschiedlicher Häufigkeitsverteilung bei beiden Formen vor:

- Am häufigsten sind Veränderungen der Kammerendteile im Sinne typischer Schädigungszeichen bei linksventrikulärer Hypertrophie. Charakteristisch sind stark ausgeprägte, weitgehend symmetrische T-Negativierungen in den linkspräkordialen Ableitungen. ST-T-Veränderungen finden sich bei 70 – 80 % der Patienten mit hypertropher Kardiomyopathie, die auffälligen T-Negativierungen bei 30 – 60 %.

- Zeichen der linksventrikulären Hypertrophie sind bei der nicht obstruktiven Form mit 60 % nur wenig häufiger als bei der obstruktiven Form mit 70 %. Symptomatische Patienten mit ausgeprägten Hypertrophien weisen nahezu alle deutliche EKG-Veränderungen auf. Dagegen ist das EKG bei lokalisierten oder mäßig ausgeprägten hypertrophen Kardiomyopathien oft unauffällig.

- Ein P mitrale ist bei der obstruktiven Form mit 60 % häufiger als bei der nicht obstruktiven Form (20 %).

- Ein auffälliges Q in den inferioren Ableitungen II, III, aVF und/oder den präkordialen Ableitungen V2 – V6 ist bei der obstruktiven Form bei 20 – 50 % der Patienten nachzuweisen, bei der nicht obstruktiven Form bei 20 %. Die Ursache dieser Q-Zacken, die einen inferioren, häufiger aber einen apikoseptalen Myokardinfarkt imitieren können, ist unklar und hängt nicht mit der Dicke des interventrikulären Septums oder dem Ausmaß einer intraventrikulären Obstruktion zusammen.

- Ein Linksschenkelblock, gelegentlich auch ein Rechtsschenkelblock, wird häufiger bei der nicht-obstruktiven Form als bei der obstruktiven Form gefunden.

Weitere EKG-Zeichen können sein: QT-Verlängerung, rechtsventrikuläre Hypertrophie, linksanteriorer Hemiblock, AV-Block 1. Grades.

Die Inzidenz supraventrikulärer und ventrikulärer Arrhythmien ist deutlich erhöht. Supraventrikuläre Tachykardien finden sich bei 25 – 50 % der Patienten. Ein Vorhofflimmern kann über den Verlust der atrialen Beteiligung an der Füllungsphase des hypertrophierten und steifen linken Ventrikels zu einer akuten Linksherzinsuffizienz mit Stauung führen.

Bei mehr als 75 % der Patienten mit hypertrophen Kardiomyopathien werden ventrikuläre Arrhythmien registriert. Prognosebestimmend sind ventrikuläre Tachykardien, wobei der Vorhersagewert nicht-anhaltender ventrikulärer Salven für einen plötzlichen Herztod gering ist.

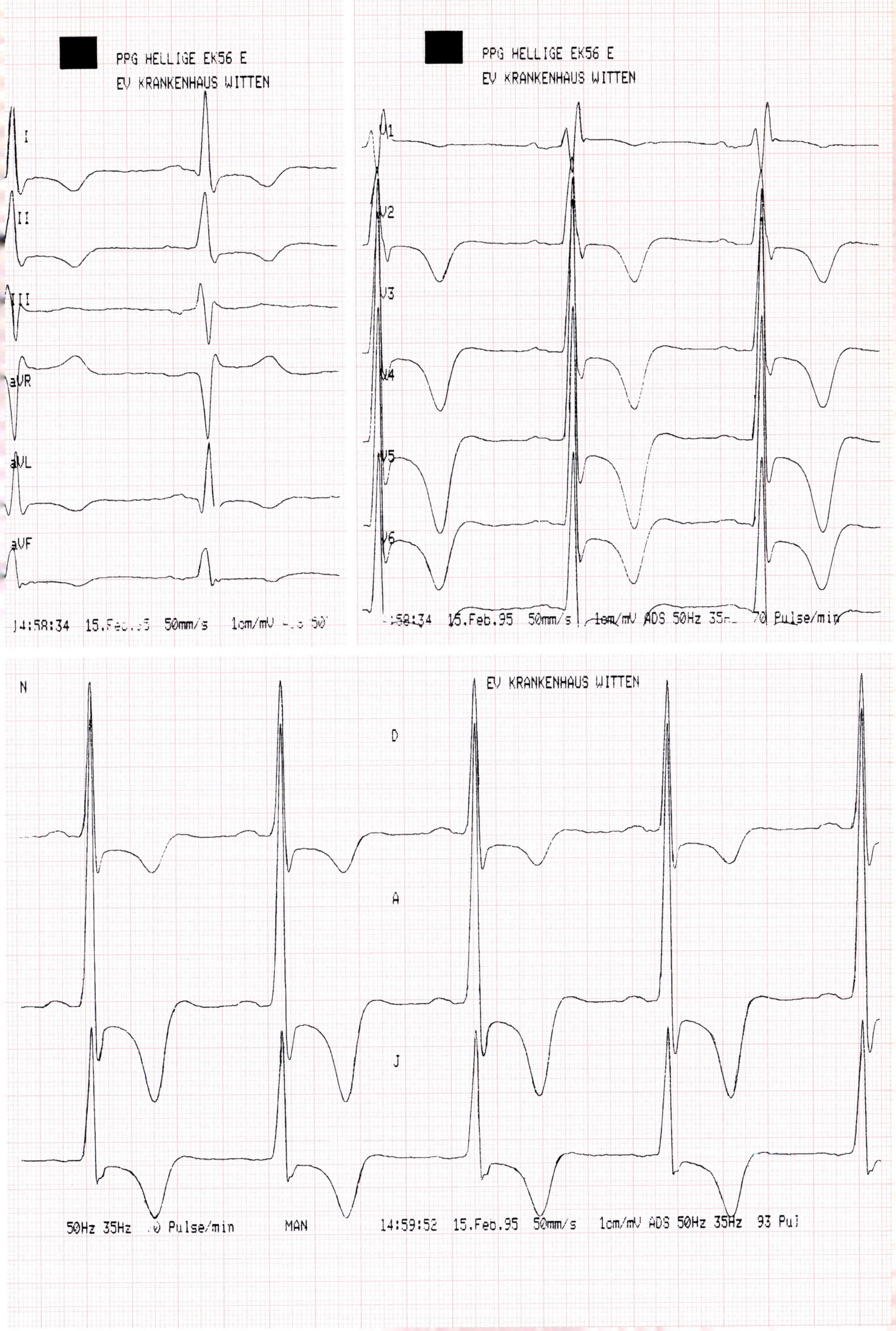

PPG HELLIGE EK56 E
EV KRANKENHAUS WITTEN

I
II
III
aVR
aVL
aVF

14:58:34 15.Feb.95 50mm/s 1cm/mV

PPG HELLIGE EK56 E
EV KRANKENHAUS WITTEN

V1
V2
V3
V4
V5
V6

:58:34 15.Feb.95 50mm/s 1cm/mV ADS 50Hz 35Hz 70 Pulse/min

EV KRANKENHAUS WITTEN

N
D
A
J

50Hz 35Hz .0 Pulse/min MAN 14:59:52 15.Feb.95 50mm/s 1cm/mV ADS 50Hz 35Hz 93 Pul

Klinik 41jähriger Patient, seit einigen Jahren gelegentliche belastungsunabhängige Tachykardiephasen, keine Synkopen.

? **EKG-Beurteilung?**

Es liegt ein Sinusrhythmus vor, Frequenz 94/min; überdrehter Linkstyp. Die P-Dauer beträgt 0,10 sec, die PQ-Dauer 0,15 sec.

? **Wie beurteilen Sie die Kammeranfangsgruppen? Liegt ein alter posterolateraler Myokardinfarkt vor?**

In II bestehen atemabhängig QS-Komplexe bzw. ein kleines R, in III und aVF ein tiefes und breites Q, in V6 ein auffälliges Q und versenktes R. Zudem ist der R/S-Übergang mit überwiegend positiven Vektoren in V1 rechtsverschoben, wie es bei posterolateralen Myokardinfarkten häufig ist.

? **Liegt tatsächlich ein Zustand nach Myokardinfarkt vor? Oder gibt es eine andere Ursache für die beschriebenen Veränderungen der Kammeranfangsgruppen?**

In V1 – V5 ist ein initial träger Anstieg der Kammeranfangsgruppe zu erkennen, übergehend in den Steilanstieg von R. Es handelt sich hierbei um eine Delta-Welle als Ausdruck einer Präexzitation von Teilen der Ventrikel über ein akzessorisches Bündel.
Zusammen mit den angegebenen rezidivierenden paroxysmalen Tachykardien liegt ein WPW-Syndrom vor.
Wie im vorliegenden Fall kann eine deutliche Präexzitation über die initial veränderte Kammererregung unterschiedliche Infarktbilder oder abnorme Lagetypen imitieren.

? **Was fällt an den Kammerendteilen auf?**

In I, II, aVF und V6 sind die ST-Streckenabgänge leicht angehoben, die ST-Strecken aszendieren und gehen in positive T-Wellen über. In III sind die horizontal verlaufenden ST-Strecken ebenfalls leicht angehoben, übergehend in positive T-Wellen.
Es liegt in der Natur einer Präexzitation, daß es mit zunehmender ektoper Erregungsausbreitung über die akzessorische Bahn auch zu unterschiedlich ausgeprägten Veränderungen der Kammerendteile kommt.

? **Zurück zum Lagetyp. Liegt ein linksanteriorer Hemiblock vor?**

Bei negativer Delta-Welle in II und III liegt zwar formal ein überdrehter Linkstyp vor, aber es besteht kein linksanteriorer Hemiblock.

? **Sie werden gelernt haben, daß bei einem WPW-Syndrom die PQ-Dauer verkürzt ist. Im vorliegenden Fall ist sie normal. Spricht das gegen die Diagnose?**

Eine Verkürzung der PQ-Dauer liegt nur bei ungefähr 50 % der Fälle mit einer Präexzitation vor und hängt ganz wesentlich vom Ausmaß der Präexzitation ab. Entscheidende Determinante der PQ-Dauer ist die Erregungsleitungsgeschwindigkeit der akzessorischen Bahn. Schnell leitende Bahnen haben eine kurze PQ-Dauer zur Folge, insbesondere wenn sie

rechtsseitig liegen und damit die intraatriale Leitungszeit vom Sinusknoten zur akzessorischen Bahn kürzer ist als die zu den linksseitig gelegenen Bahnen.
Die verkürzte PQ-Dauer ist also kein notwendiges Zeichen einer Präexzitation. Wie schon weiter oben erwähnt, ist eine mäßige PQ-Verkürzung zudem nicht spezifisch für eine Präexzitation, weil eine PQ-Dauer von 0,10 oder 0,11 sec häufig auch als Normbefund vorkommt.

--- **Zusammenfassung** ---
Sinusrhythmus, überdrehter Linkstyp; deutliche Delta-Welle als Zeichen einer Präexzitation (zusammen mit der Tachykardieanamnese liegt ein WPW-Syndrom vor); unauffällige Kammerendteile bei Präexzitation.

Bemerkungen: Der Präexzitation liegen in 15 – 20 % der Fälle auch 2 oder mehr akzessorische Leitungsbahnen zugrunde. Sie können sehr unterschiedlich lokalisiert sein, z. B. in der Nähe des interatrialen Septums, in der freien Wand rechts- oder linksatrial oder AV-Knoten-nah.

Präexzitation WPW-Syndrom

Präexzitation: Wenn ein atrialer Impuls im Vergleich zu einer normalen atrioventrikulären Überleitung über AV-Knoten-His-Purkinjefasern den Ventrikel vorzeitig erregt, wird von einer Präexzitation gesprochen (Abb. **56**). Verursacht wird die vorzeitige Erregungsüberleitung über atrioventrikuläre muskuläre Verbindungen (bestehend aus Arbeitsmuskulatur), die außerhalb des spezialisierten AV-Überleitungssystems angelegt sind und die Verzögerungen im AV-Knoten umgehen. Die Verbindungen werden akzessorische Bahnen genannt, nach dem histologischen Bild als sog. Kent-Bündel definiert. Diese Kent-Bündel, die in keiner direkten Verbindung mit dem normalen AV-Überleitungssystem stehen, sind verantwortlich für die häufigste Form der Präexzitation. Auf die anderen Formen akzessorischer Bahnen (nodo-ventrikuläre, atrio-hissäre und faszikulo-ventrikuläre Bahnen) wird im Rahmen dieses Buches nicht eingegangen. Ihre klinische Bedeutung ist z. T. umstritten.

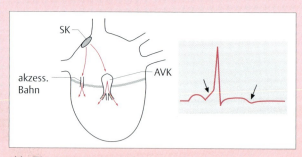

Abb. **56** Präexzitation. Links Schema der gleichzeitigen ventrikulären Depolarisation über das normale AV-Überleitungssystem und eine akzessorische Bahn (Kent-Bündel).
Rechts: Typische EKG-Veränderungen der Präexzitation

Die typischen EKG-Zeichen einer Präexzitation sind:
- eine PQ-Dauer von weniger als 0,12 sec im Sinusrhythmus;
- ein verbreiterter QRS-Komplex mit einem etwas abgeflachten, verzögerten Anstieg von QRS in zumindest einigen Ableitungen (sog. Delta-Welle) und normal konfigurierten terminalen QRS-Anteilen;

Fortsetzung S. 256 ▶

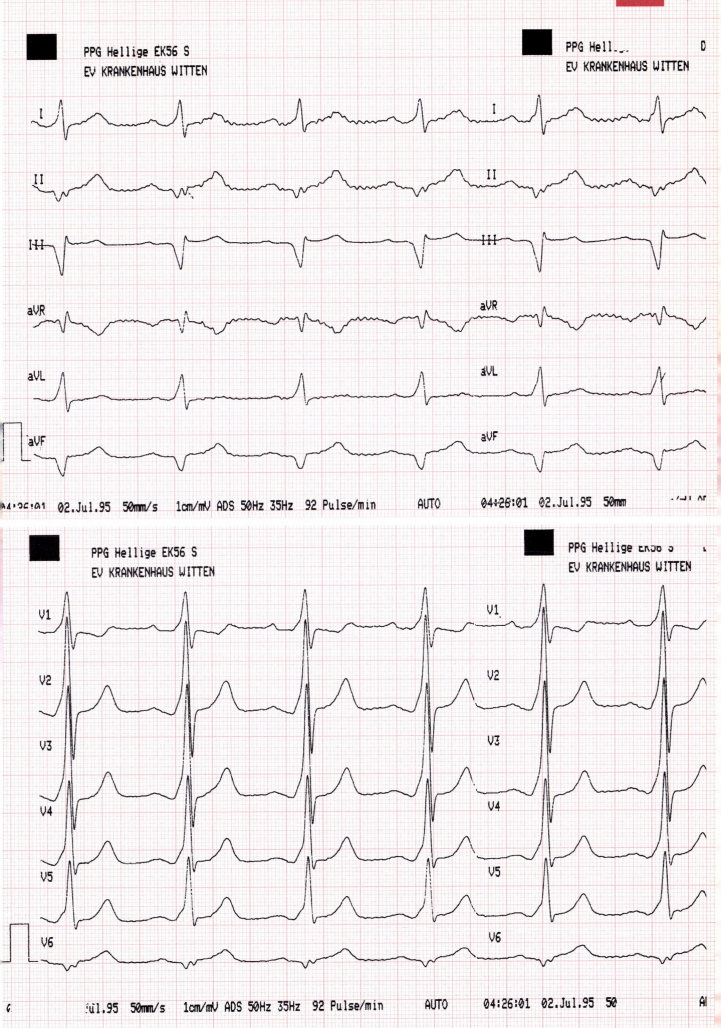

PPG Hellige EK56 S
EV KRANKENHAUS WITTEN

PPG Hell...
EV KRANKENHAUS WITTEN

I
II
III
aVR
aVL
aVF

I
II
III
aVR
aVL
aVF

04:26:01 02.Jul.95 50mm/s 1cm/mV ADS 50Hz 35Hz 92 Pulse/min AUTO 04:26:01 02.Jul.95 50mm

PPG Hellige EK56 S
EV KRANKENHAUS WITTEN

PPG Hellige EK56 S
EV KRANKENHAUS WITTEN

V1
V2
V3
V4
V5
V6

V1
V2
V3
V4
V5
V6

Jul.95 50mm/s 1cm/mV ADS 50Hz 35Hz 92 Pulse/min AUTO 04:26:01 02.Jul.95 50

- sekundäre ST-T-Veränderungen, die vom Ausmaß der Präexzitation abhängen. Diese Veränderungen der Kammerendteile sind in der Regel diskordant zu den Delta-Wellen und Hauptvektoren von QRS.

Die genannten EKG-Zeichen können inter- und intraindividuell variieren. So beträgt die PQ-Dauer in fast 50 % der Fälle mit Präexzitation mehr als 0,12 sec. Die Breite der Delta-Welle kann sehr unterschiedlich sein und ist gelegentlich vom Normbefund kaum zu differenzieren. Wenn die Breite der Delta-Welle im Laufe einer EKG-Registrierung variiert, spricht man von einem sog. Concertina-Effekt. Bei geringer Präexzitation sind die Kammerendteile unauffällig. ST-Senkungen können sich unter Ergometrie durch frequenzabhängige Zunahme der Präexzitation demaskieren.

WPW-Syndrom: Ein WPW-Syndrom bezeichnet die Kombination einer Präexzitation mit bestimmten Formen einer paroxysmalen supraventrikulären Tachykardie. Die bei WPW-Syndrom auftretenden Tachykardien werden in EKG 135 eingehend besprochen.

Anterograde Refraktärzeit der akzessorischen Bahn: Das normale AV-Überleitungssystem ist aufgrund einer relativ langen Refraktärzeit und der niedrigen Leitungsge-

schwindigkeit nur unter starker sympathikotoner Stimulation in der Lage, atrioventrikulär mit mehr als 200/min überzuleiten. Dagegen ist die effektive anterograde Refraktärzeit der akzessorischen Bahn interindividuell sehr unterschiedlich. Todesfälle durch ein WPW-Syndrom werden meist durch die Kombination eines Vorhofflimmerns mit einer sehr kurzen Refraktärzeit der akzessorischen Bahn und resultierenden Kammerfrequenzen von über 300/min verursacht.

Folgende EKG-Zeichen weisen auf eine lange Refraktärzeit der akzessorischen Bahn und damit auf eine geringe Gefährdung des Patienten hin:
- eine wechselnde Breite der Delta-Welle mit Abnahme bei höheren Frequenzen oder bei supraventrikulären Extrasystolen;
- ein positiver Ajmalin-Test. Nur akzessorische Bahnen mit längerer anterograder Refraktärzeit werden durch intravenöse Ajmalin-Gabe komplett oder partiell blockiert mit erkennbarer Abnahme oder Verschwinden der Delta-Welle.

PPG Hellige EK56 S
EV KRANKENHAUS WITTEN

04:26:01 02.Jul.95 50mm/s   1cm/mV ADS 50Hz 35Hz 92 Pulse/min   AUTO   04:26:01 02.Jul.95 50mm

PPG Hellige EK56 S
EV KRANKENHAUS WITTEN

ül.95 50mm/s   1cm/mV ADS 50Hz 35Hz 92 Pulse/min   AUTO   04:26:01 02.Jul.95 50

Klinik 39jähriger Patient, Amateur-Radrennfahrer, bislang keine Tachykardien verspürt.

? EKG-Beurteilung? Wie beurteilen Sie den QRS-Komplex?

Es liegt ein Sinusrhythmus vor, Frequenz 68/min, formal Rechtstyp. Die Vektoren in I sind überwiegend negativ. Wir werden auf diesen Lagetyp noch einmal zurückkommen.
Die PQ-Dauer ist auf 0,10 sec verkürzt. Die QRS-Dauer ist mit 0,14 sec verlängert als Folge einer deutlichen Präexzitation, erkennbar in nahezu allen Ableitungen. In den rechtspräkordialen Ableitungen ist die Delta-Welle positiv, früher als sternal-positiver Typ der Präexzitation bezeichnet.
Die Präexzitation imitiert einen Rechtsschenkelblock mit verspätetem oberen Umschlagpunkt in V1. Auch der Rechtslagetyp mit negativer Delta-Welle in I ist Folge der Präexzitation.

? Wie beurteilen Sie die Kammerendteile?

Bei der sehr deutlichen Delta-Welle als Ausdruck einer veränderten Erregungsausbreitung in einem signifikanten Anteil der Ventrikel zeigen sich ST-Hebungen in I und aVL und ST-Senkungen in III, aVF, V1 – V4.
Sollte sich hinter einem WPW-Syndrom eine zusätzliche koronare Herzerkrankung verbergen, ist eine Differenzierung der Veränderungen der Kammerendteile schwierig.

Zusammenfassung

Sinusrhythmus; deutliche Präexzitation mit verkürzter PQ-Dauer, Rechtstyp als Folge der Präexzitation, kein Zeichen einer rechtsventrikulären Belastung; mit der Präexzitation zusammenhängende diskrete Veränderungen der Kammerendteile.

Bemerkungen: Bei negativem Ajmalin-Test und auch sonst fehlenden Hinweisen auf eine lange anterograde Refraktärzeit der akzessorischen Bahn (→ **EKG 101**) wurden die Leitungseigenschaften der akzessorischen Bahn invasiv elektrophysiologisch überprüft. Bei einer kurzen effektiven Refraktärzeit der anterograden Leitung von 190 msec lag bei ausgelöstem Vorhofflimmern die maximale ventrikuläre Frequenz bei 340/min mit präsynkopaler Symptomatik. Aus diesem Grunde wurde der Patient der Katheterablation zugeführt, obwohl bislang keine spontanen Tachykardien aufgetreten waren.
Zu befürchten war aber ein Vorhofflimmern während eines Radrennens mit noch schnellerer Überleitungsfrequenz als Folge der starken Sympathikusaktivierung.

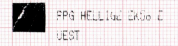

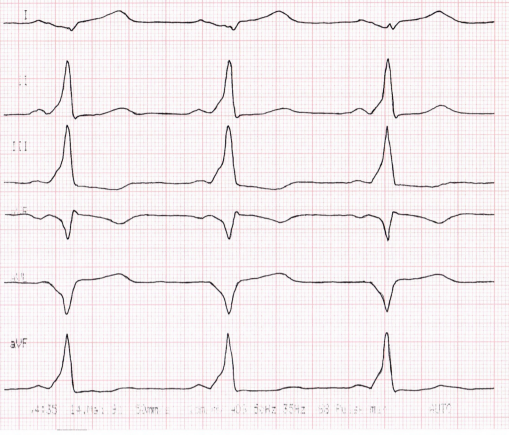

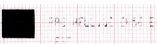

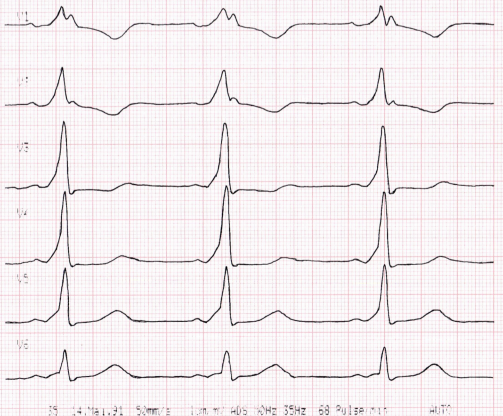

Klinik 45jährige Patientin, bislang keine Tachykardien. Vor 1 Jahr war der Verdacht auf eine Präexzitation geäußert worden.

? EKG-Beurteilung?

Es liegt ein Sinusrhythmus vor, Frequenz 90/min, Linkstyp. Die P-Dauer beträgt 0,10 sec; unauffällige Morphologie. Die PQ-Dauer beträgt 0,14 sec.

? Ergeben sich Hinweise auf eine Präexzitation?

Der Anstieg der Kammeranfangsgruppe ist etwas träge in II, aVF, V3 und V4, angedeutet auch Nehb A; die QRS-Dauer beträgt 0,10 sec.

Als im vorliegenden Fall 1 Jahr zuvor der Verdacht auf eine Präexzitation gestellt worden war, konnte bei einer eingehenden elektrophysiologischen Diagnostik keine akzessorische Bahn nachgewiesen werden.

Ähnliche diskret träge Anstiege der Kammeranfangsgruppe finden sich nicht selten. Die Indikation zur weiteren elektrophysiologischen Abklärung ist in solchen Fällen zu erwägen, in denen paroxysmale supraventrikuläre Tachykardien angegeben werden.

Wenn also bei ähnlichen diskreten Veränderungen der Kammeranfangsgruppe wie im vorliegenden Beispiel paroxysmale Tachykardien fehlen, ist ein Präexzitationssyndrom so wenig wahrscheinlich, daß eine invasive elektrophysiologische Diagnostik nicht indiziert ist.

? Was ist mit den Kammerendteilen?

Die Kammerendteile sind unauffällig.

Zusammenfassung

Sinusrhythmus, Linkstyp; normale PQ-Dauer; ganz leicht angedeutet träger Anstieg der Kammeranfangsgruppe in einigen Ableitungen, nicht spezifisch für eine Präexzitation; unauffällige Kammerendteile.

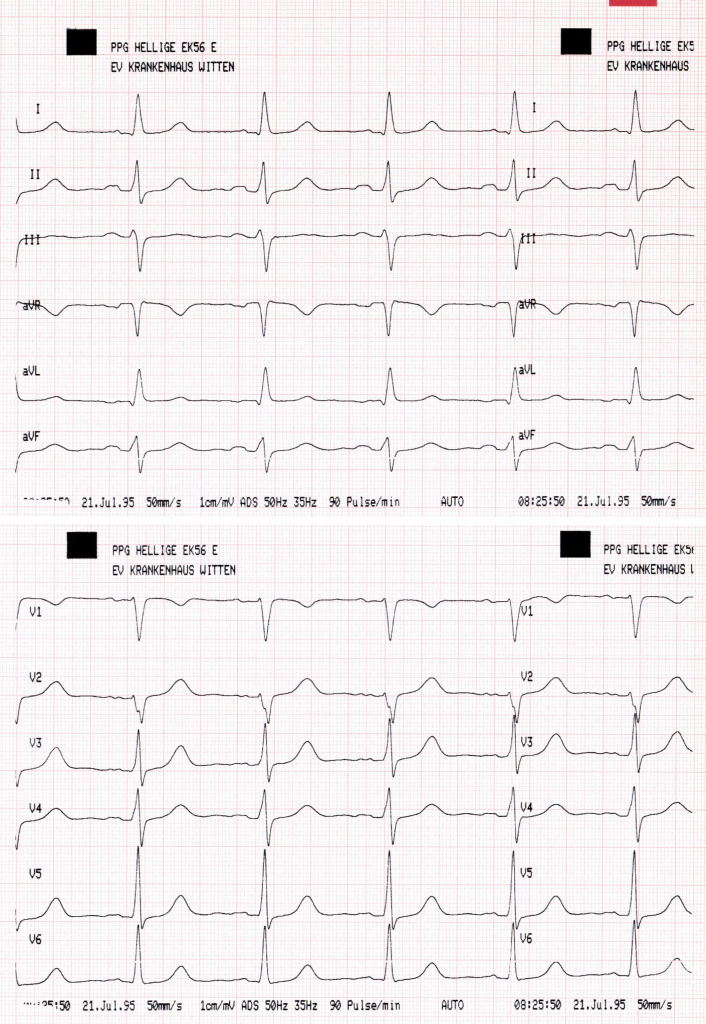

PPG HELLIGE EK56 E
EV KRANKENHAUS WITTEN

I

II

III

aVR

aVL

aVF

08:25:50 21.Jul.95 50mm/s 1cm/mV ADS 50Hz 35Hz 90 Pulse/min AUTO 08:25:50 21.Jul.95 50mm/s

PPG HELLIGE EK56 E
EV KRANKENHAUS WITTEN

V1

V2

V3

V4

V5

V6

08:25:50 21.Jul.95 50mm/s 1cm/mV ADS 50Hz 35Hz 90 Pulse/min AUTO 08:25:50 21.Jul.95 50mm/s

Klinik 19jähriger Patient, gelegentliche Tachykardien mit allmählichem Übergang in die Normfrequenz, starke vegetative Überlagerung mit Angabe einer körperlichen Leistungsminderung, häufiges belastungsunabhängiges thorakales Schmerzgefühl.

? **EKG-Beurteilung?**

Es liegt ein Sinusrhythmus vor, Frequenz 87/min, Linkstyp; normale P-Morphologie. Die PQ-Dauer ist mit 0,12 sec grenzwertig kurz.

? **Wie beurteilen Sie die QRS-Komplexe? Beachten Sie insbesondere V1 – V3.**

In V2 und V3 sowie Nehb I sind QS-Komplexe zu finden. In V1 besteht ein tiefes Q und ein kleines nachfolgendes R. Der Kammerkomplex erscheint etwas aufgesplittert, so daß sich der Verdacht auf einen anteroseptalen Myokardinfarkt ergeben könnte. Tatsächlich liegt aber eine Präexzitation vor, besonders gut zu erkennen in Nehb D und A sowie auch in V5 und V6.

In diesem Fall ist die Delta-Welle in den rechtspräkordialen Ableitungen bis V3 negativ und bestimmt so die auffällige Form der Kammeranfangsgruppen in diesen Ableitungen.

? **Wie beurteilen Sie die Kammerendteile?**

Die Präexzitation ist vergleichsweise diskret, so daß keine auffälligen Veränderungen der Kammerendteile zu finden sind. In V6 und Nehb D ist der ST-Streckenabgang minimal abgesenkt, der ST-Streckenverlauf aszendierend mit Übergang in positive T-Wellen.

Zusammenfassung

Sinusrhythmus, Linkstyp; deutliche Präexzitation, die PQ-Dauer ist niedrig-normal; unauffällige Kammerendteile.

Bemerkungen: Die früher häufig angewandte Einteilung in eine sternal-positive und sternal-negative Präexzitation abhängig von einer positiven oder negativen Delta-Welle in Ableitung V1 (und V2) ist nicht mehr aktuell.

Es gibt verschiedene Algorithmen, um anhand der Form und Ausschlagrichtung der Delta-Welle in verschiedenen Ableitungen auf die Lokalisation der akzessorischen Bahn schließen zu können. Alle bisherigen Einteilungskriterien haben eine gewisse Aussagekraft für bestimmte Lokalisationen von Bahnen, bei anderen versagen sie. Zur genauen Lokalisation ist eine elektrophysiologische Untersuchung unumgänglich. Hierbei sind allerdings die verschiedenen Lokalisationskriterien im Oberflächen-EKG hilfreich, um die Suche nach der Bahn abzukürzen. Die Lokalisationsalgorithmen werden im Rahmen dieses Buches nicht beschrieben. Wichtiger ist, daß Sie erkennen, daß überhaupt eine Präexzitation vorliegt.

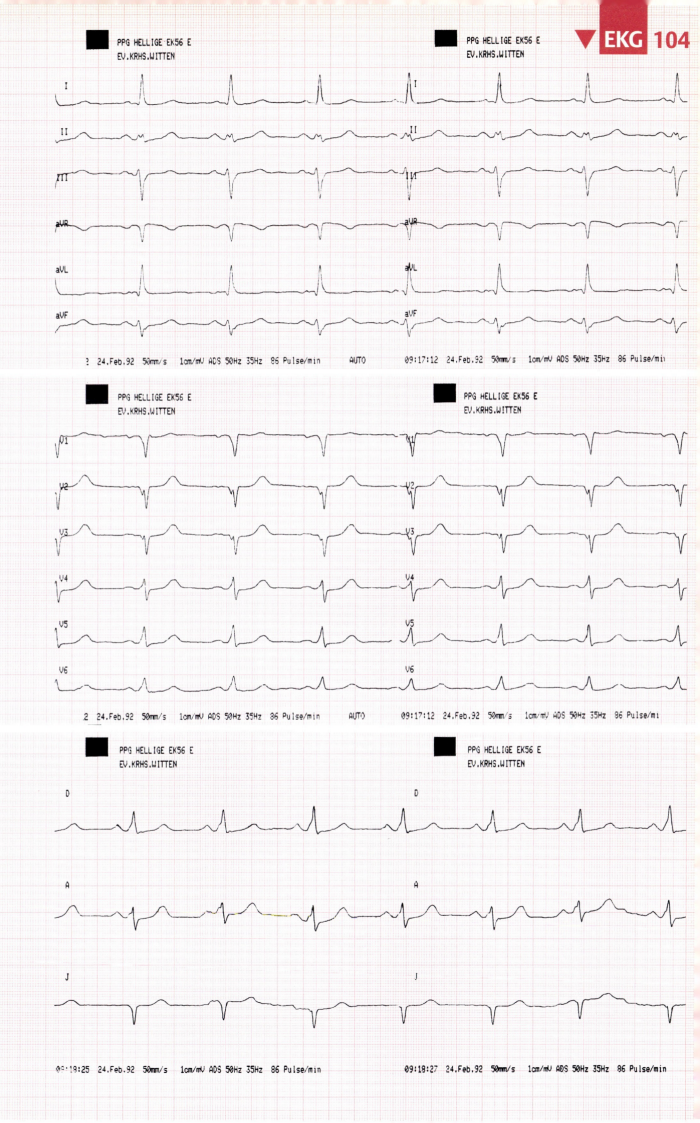

PPG HELLIGE EK56 E
EV.KRHS.WITTEN

PPG HELLIGE EK56 E
EV.KRHS.WITTEN

I

II

III

aVR

aVL

aVF

I

II

III

aVR

aVL

aVF

2 24.Feb.92 50mm/s   1cm/mV ADS 50Hz 35Hz 86 Pulse/min   AUTO   09:17:12 24.Feb.92 50mm/s   1cm/mV ADS 50Hz 35Hz 86 Pulse/min

PPG HELLIGE EK56 E
EV.KRHS.WITTEN

PPG HELLIGE EK56 E
EV.KRHS.WITTEN

V1

V2

V3

V4

V5

V6

V1

V2

V3

V4

V5

V6

.2 24.Feb.92 50mm/s   1cm/mV ADS 50Hz 35Hz 86 Pulse/min   AUTO   09:17:12 24.Feb.92 50mm/s   1cm/mV ADS 50Hz 35Hz 86 Pulse/min

PPG HELLIGE EK56 E
EV.KRHS.WITTEN

PPG HELLIGE EK56 E
EV.KRHS.WITTEN

D

A

J

D

A

J

09:19:25 24.Feb.92 50mm/s   1cm/mV ADS 50Hz 35Hz 86 Pulse/min   09:18:27 24.Feb.92 50mm/s   1cm/mV ADS 50Hz 35Hz 86 Pulse/min

35jähriger Patient, keine Beschwerden, gute körperliche Leistungsfähigkeit, keine Palpitationen.

? EKG-Beurteilung? Wie beurteilen Sie den Rhythmus?

Als Grundrhythmus besteht ein Sinusrhythmus, wobei der unterschiedliche P-P-Abstand eine Sinusarrhythmie aufzeigt. Die P-Morphologie ist gleichbleibend, Frequenz um 80/min.

? Beachten Sie bitte die 4. und die vorletzte Herzaktion. Liegt eine intermittierende Delta-Welle im Sinne einer intermittierenden Präexzitation vor?

Für eine intermittierende Präexzitation ist folgender Befund typisch:
Wenn die Delta-Welle intermittierend auftritt, ist der Anteil der vorzeitigen Kammererregung unterschiedlich. Der Hauptteil und insbesondere der letzte Anteil der Kammererregung erfolgt aber über das normale Reizleitungssystem, so daß hiervon die Zeit vom Beginn der Vorhoferregung bis zum Ende von QRS abhängt. Dem entspricht die P-J-Zeit. Bei intermittierender Präexzitation ist diese P-J-Zeit konstant und unabhängig von der Breite der Delta-Welle.
Im vorliegenden Fall ist in der 4. und der vorletzten Kammeraktion der Beginn von P bis Ende QRS im Vergleich zu den Normalaktionen verkürzt (messen Sie es nach!). Es kann sich somit nicht um eine intermittierende Präexzitation handeln. Stattdessen sind es Extrasystolen, die mit der sinusrhythmischen Vorhofaktion zusammenfallen.

? Wie beurteilen Sie die etwas differente Form dieser 3 Extrasystolen im Vergleich zu den Normalaktionen?

In I fällt bei den vorzeitigen Aktionen ein deutliches S auf; das R in III ist deutlich höher. In V1 besteht ein rsr'-Typ, damit eine diskrete Verzögerung der rechtsventrikulären Erregungsausbreitung.
Da die QRS-Dauer nur 0,11 sec beträgt, kann es sich nicht um ventrikuläre Extrasystolen handeln. Ventrikuläre Extrasystolen habe eine QRS-Dauer von mindestens 0,12 sec; in der Regel beträgt sie 0,14 sec und mehr.
In Frage kommen supraventrikuläre Extrasystolen, genauer suprabifurkale Extrasystolen mit aberrierender Überleitung. In diesem Fall ist das rechte Bündel aufgrund der Vorzeitigkeit der Extrasystolen noch teilrefraktär und weist eine verlangsamte Überleitung auf.

Im vorliegenden Fall ist aber die diskrete Verzögerung der rechtsventrikulären Erregungsausbreitung aller drei supraventrikulären Extrasystolen gleich, unabhängig von ihrer Vorzeitigkeit. Aus diesem Grund ist eine vorzeitigkeitsabhängige aberrierende Überleitung unwahrscheinlich. Beachten Sie, daß der Abstand der 1. Extrasystole zu der vorangehenden Normalaktion mit 480 msec am kürzesten ist, bei der 2. Extrasystole 600 msec und bei der 3. 690 msec mißt.
Tatsächlich handelt es sich um sog. faszikuläre Extrasystolen. Sie haben ihren Ursprung knapp unterhalb der Bifurkation in Anteilen des Erregungsleitungssystems und sind aus diesem Grunde etwas different zu den Normalaktionen konfiguriert. Durch die Nähe zur Bifurkation des Reizleitungssystems sind sie aber nicht wesentlich verbreitert, weil sie bei der Erregungsausbreitung schnell Anschluß an die übrigen Leitungsbündel finden.

? Wie beurteilen Sie die P-Welle nach der 1. Extrasystole (2. Aktion)?

Bei Vergleich mit den übrigen Kammeraktionen ist die P-Welle in der ST-Strecke auszumachen. Die P-Morphologie ist nicht verändert, also sinusrhythmisch. In diesem Fall war die faszikuläre Extrasystole deutlich früher und damit vor der Vorhofaktion aufgetreten. Das unterschiedliche Kopplungsintervall der drei Extrasystolen zu den vorangehenden Normalaktionen spricht bei gleicher Morphologie der faszikulären Extrasystole für einen fokalen Mechanismus. Formal besteht also eine faszikuläre Parasystolie, die unabhängig von den Normalaktionen einfällt.

? Sind die Kammerkomplexe der Normalaktionen auffällig?

Die Kammerkomplexe sind unauffällig. Auch das Q in III ist Folge des Lagetyps; ein auffälliges Q in II oder aVF fehlt.

┌─ **Zusammenfassung** ─────────────────────┐

Sinusrhythmus, Linkstyp; faszikuläre Extrasystolen (faszikuläre Parasystolie); unauffälliger Befund der sinusrhythmischen Kammeraktionen.

└──┘

Bemerkungen: Es bestand weder eine prognostische noch eine symptomatische Indikation zur antiarrhythmischen Therapie der beschriebenen Extrasystolen. Zudem ist der fokale Mechanismus im Sinne einer verstärkten spontanen Phase-IV-Depolarisation in der Regel therapierefraktär. Bei hoher Spontanvariabilität der Aktivität solcher Foci handelt es sich oft nur um passagere Arrhythmien.

┌──┐
PJ-Zeit bei intermittierender Präexzitation

Bei intermittierender Präexzitation können Kammeraktionen, die ausschließlich über AV-Knoten – Hisbündel übergeleitet werden und damit eine normale QRS-Konfiguration haben, mit Aktionen mit breiter Delta-Welle abwechseln. Aufgrund ihrer Deformierung können Kammerkomplexe mit deutlicher Präexzitation mit ventrikulären Extrasystolen verwechselt werden. Differenziert werden kann mit der Bestimmung der sog. PJ-Zeit (Abb. **57**), gemessen vom Beginn der P-Welle bis zum J-Punkt. Wie schon beschrieben, verändert die vorzeitige Kammererregung über eine akzessorische Bahn zwar den Anfangsteil des QRS-Komplexes, die terminalen Anteile sind normal übergeleitet und damit unverändert. Bei wechselnder Breite der Delta-Welle verändert sich die PQ-Dauer, nicht aber die PJ-Zeit, da diese unabhängig von der Präexzitation ist. Wenn eine ventrikuläre Extrasystole nach einer Vorhofaktion einfällt, ist die PJ-Zeit in der Regel verkürzt (Abb. **57** c).

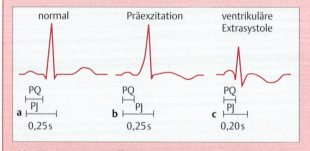

Abb. **57** PJ-Zeit zur Differenzierung zwischen einer intermittierenden Präexzitation und ventrikulären Extrasystolen.
└──┘

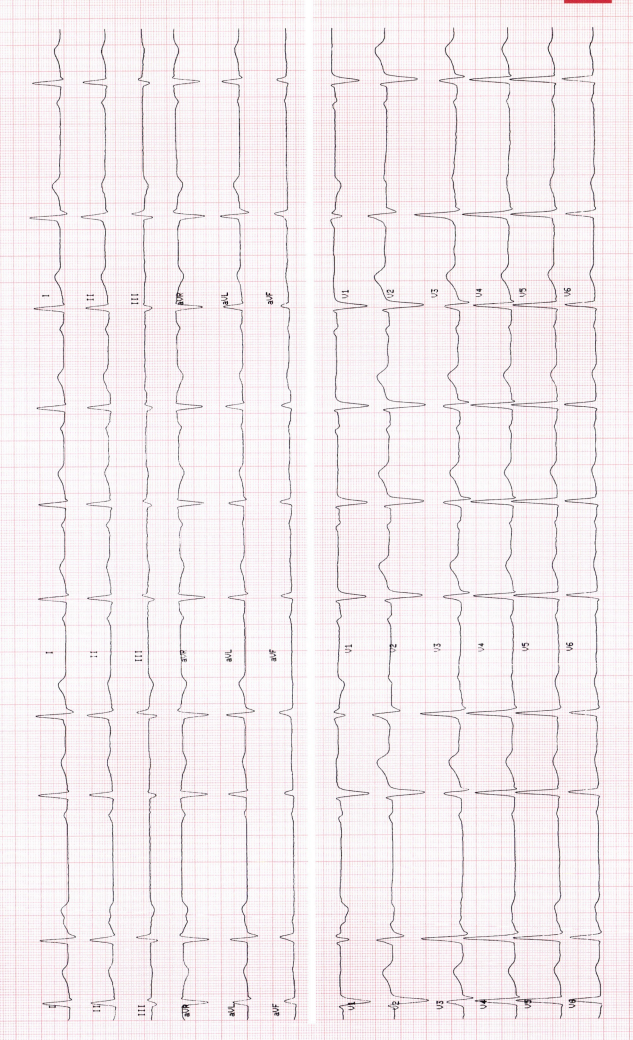

Klinik 37jährige Patientin, kardiopulmonal beschwerde-frei, keine Palpitationen.

? EKG-Beurteilung?

Es liegt ein Sinusrhythmus vor, Frequenz um 75/min, Linkstyp; normale Konfiguration der P-Welle; die QRS-Dauer beträgt 0,09 sec. Die Normalaktionen zeigen in V1 eine diskrete Rechtsverspätung und im übrigen unauffällige Kammeranfangsgruppen und Kammerendteile.

? Worum handelt es sich bei den vorzeitig einfallenden Kammeraktionen?

Da die Aktionen vorzeitig einfallen, handelt es sich um Extrasystolen. Sie fallen regelmäßig im Verhältnis von 2 Normalaktionen zu 1 Extrasystole ein (sog. 2:1-Extrasystolie).
Die QRS-Dauer der Extrasystolen beträgt 0,11 sec. Die Konfiguration unterscheidet sich von den Normalaktionen, allerdings ist der sog. Initialvektor in den meisten Ableitungen gleich.
Zur Wiederholung: Unter dem Initialvektor versteht man die initialen 10 msec der Kammeranfangsgruppe. Bei Normalaktionen zeigt er die initiale septale Depolarisation.

Differentialdiagnostisch handelt es sich bei den vorzeitig einfallenden Kammeraktionen um suprabifurkale Extrasystolen mit aberrierender Überleitung oder um faszikuläre Extrasystolen (→ **EKG 105**). Wahrscheinlicher sind supraventrikuläre Extrasystolen mit aberrierender Überleitung, da auch die Normalaktionen eine diskrete Rechtsverspätung aufweisen, die sich bei Vorzeitigkeit verstärkt.
Eine aberrierende Überleitung bedeutet eine vorzeitige Erregung in der relativen Refraktärzeit mit verlangsamter oder blockierter Erregungsleitung. Es handelt sich um einen Phase-III-Block oder einen frequenz-, bzw. kopplungsintervallabhängigen Block (→ **EKG 18**).

? In welchem Zusammenhang stehen die supraventrikulären Extrasystolen und die nachfolgenden P-Wellen?

Bei gleicher Konfiguration der P-Wellen nach den Extrasystolen und den übrigen Vorhofaktionen handelt es sich um einen durchgehenden Sinusrhythmus. Bei retrograder Vorhoferregung durch die supraventrikulären Extrasystolen müßte zumindest in II und III das P deutlich negativ sein als Folge der kaudokranialen intraatrialen Leitung.
Bei genauer Durchmessung der Vorhofaktionen fällt auf, daß der Abstand zwischen der Vorhofaktion nach der Extrasystole und der Vorhofaktion vor der jeweils 1. Normalaktion etwas länger ist als die übrigen P-P-Abstände. Die Ursache dieser wechselnden Sinusknoten-Aktivität dürfte vegetativer Natur sein mit Änderungen des Barorezeptorentonus durch die supraventrikulären Extrasystolen.

Zusammenfassung
Sinusrhythmus, Linkstyp; supraventrikuläre 2:1-Extrasystolie mit aberrierender Überleitung (inkompletter Rechtsschenkelblock); unauffälliger Stromkurvenverlauf der sinusrhythmischen Normalaktionen.

Bemerkung: Eine supraventrikuläre 2:1-Extrasystolie ist meist ein passagerer Befund und daher selten therapiebedürftig.

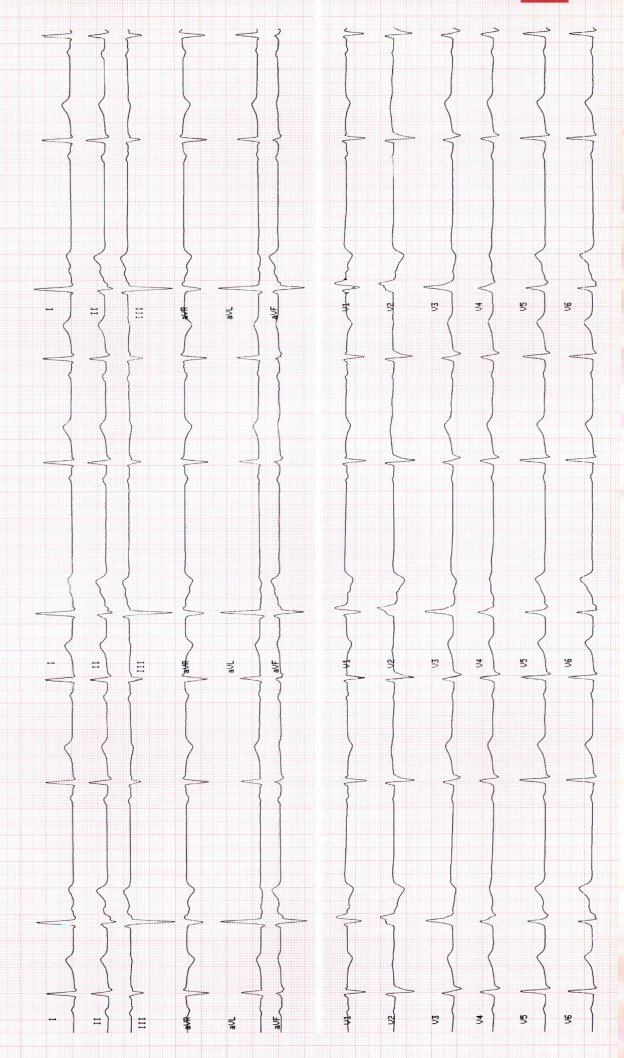

80jährige Patientin, chronisch-obstruktive Atemwegserkrankung, Linksherzinsuffizienz, initial zentrale Lungenstauung.

? EKG-Beurteilung? Wie beurteilen Sie den Rhythmus?

In den Extremitätenableitungen sind die mittleren 8 Herzaktionen in 4 Zweiergruppen aufgeteilt. Vor der 1. und letzten Kammeraktion und der 1. Aktion der 1., 2. und 4. Zweiergruppe sind sinusrhythmische Vorhofaktionen zu erkennen. Die P-Dauer beträgt 0,10 sec. P ist in I und II positiv, in III negativ. Die 1. Zweiergruppe zeigt das vergleichsweise weiteste Kopplungsintervall. Das P vor der 2. Kammeraktion dieser Gruppe ist leicht unterschiedlich konfiguriert im Vergleich zu den sinusrhythmischen Aktionen. Hier ergibt sich der Verdacht auf eine sinusknotennahe supraventrikuläre Extrasystole.

In der 2. – 4. Zweiergruppe sind die P-Wellen der jeweiligen supraventrikulären Extrasystolen schwieriger zu erkennen. Bei Vergleich der P-Wellen mit der 1. und letzten Aktion des EKG-Streifens ist diese vor der Extrasystole jeweils deutlich höher, weil sich hier die P-Wellen auf das T summieren.
Bei den Zweiergruppen handelt es sich formal um einen supraventrikulären Bigeminus (passageres Verhältnis von 1:1 von Normalaktionen zu Extrasystolen).
Auch in den Brustwandableitungen finden sich 2 supraventrikuläre Extrasystolen.

? Wie beurteilen Sie die unterschiedliche P-Konfiguration vor der 1. Aktion der 3. Zweiergruppe in den Extremitätenableitungen?

Bei deutlich unterschiedlicher P-Konfiguration zu den sinusrhythmischen P-Wellen mit etwas flacherem P in I, höherem P in II und positivem P in III liegt auch hier eine ektope Vorhofaktion vor. Ihr Ursprungsort liegt hoch im rechten Vorhof, etwas näher am interatrialen Septum. Die Richtung der intraatrialen Erregungsausbreitung ist steiler, damit P in III positiv, in I etwas flacher.

Insgesamt sind neben den sinusrhythmischen P-Wellen weitere 3 unterschiedliche Vorhofkonfigurationen zu erkennen. Es ergibt sich somit der Befund einer multifokalen supraventrikulären Extrasystolie.

? Wie beurteilen Sie den Lagetyp und die QRS-Komplexe?

Bei annähernd gleicher R- und S-Amplitude in II besteht ein Links- bis überdrehter Linkstyp.
Die QRS-Dauer beträgt 0,10 sec. Die linkslateralen Ableitungen I und aVL zeigen in der Spitze eine leichte unspezifische Knotung. Unauffälliger Befund der Kammeranfangsgruppen in den Brustwandableitungen; der linksverschobene R/S-Übergang jenseits V6 ist Folge des Lagetyps.

? Kammerendteile?

In I und aVL sind die ST-Strecken deszendierend gesenkt mit Übergang in präterminal negative T-Wellen. Die Veränderungen in III und aVF sind spiegelbildlich.
Die ST-Senkungen in I und aVL sind unspezifisch. Die Patientin war digitalisiert, wobei das Ausmaß der Veränderungen der Kammerendteile etwas über das bei Digitalistherapie übliche Maß hinausgeht.

In den Brustwandableitungen sind die Kammerendteile unauffällig. Die sehr flachen T-Wellen in V6 passen zu dem sehr kleinen R in der gleichen Ableitung.

Zusammenfassung
Sinusrhythmus; multifokale supraventrikuläre Extrasystolie, phasenweise mit dem Bild eines supraventrikulären Bigeminus; unauffällige Kammeranfangsgruppe, unspezifische Veränderungen der Kammerendteile in I und aVL, die etwas über das bei Digitalistherapie übliche Maß hinausgehen.

Multifokale supraventrikuläre Extrasystolen

Die P-Morphologie von supraventrikulären Extrasystolen in Abhängigkeit vom Entstehungsort wird in EKG 11 beschrieben.

Die monotope Form der supraventrikulären Extrasystolie ist durch einen gleichen Erregungsursprung und eine identische P-Wellenform der vorzeitigen atrialen Erregungen gekennzeichnet. Bei der multifokalen Form handelt es sich um meist gehäuft einfallende supraventrikuläre Extrasystolen mit wechselnder P-Morphologie ohne erkennbare Regelhaftigkeit.

Während die monotope supraventrikuläre Extrasystolie sehr häufig auch bei Herzgesunden nachzuweisen ist, sind multifokale supraventrikuläre Extrasystolen meist Zeichen einer atrialen Druck- oder Volumenbelastung und oft Vorläufer eines Vorhofflimmerns oder Vorhofflatterns.

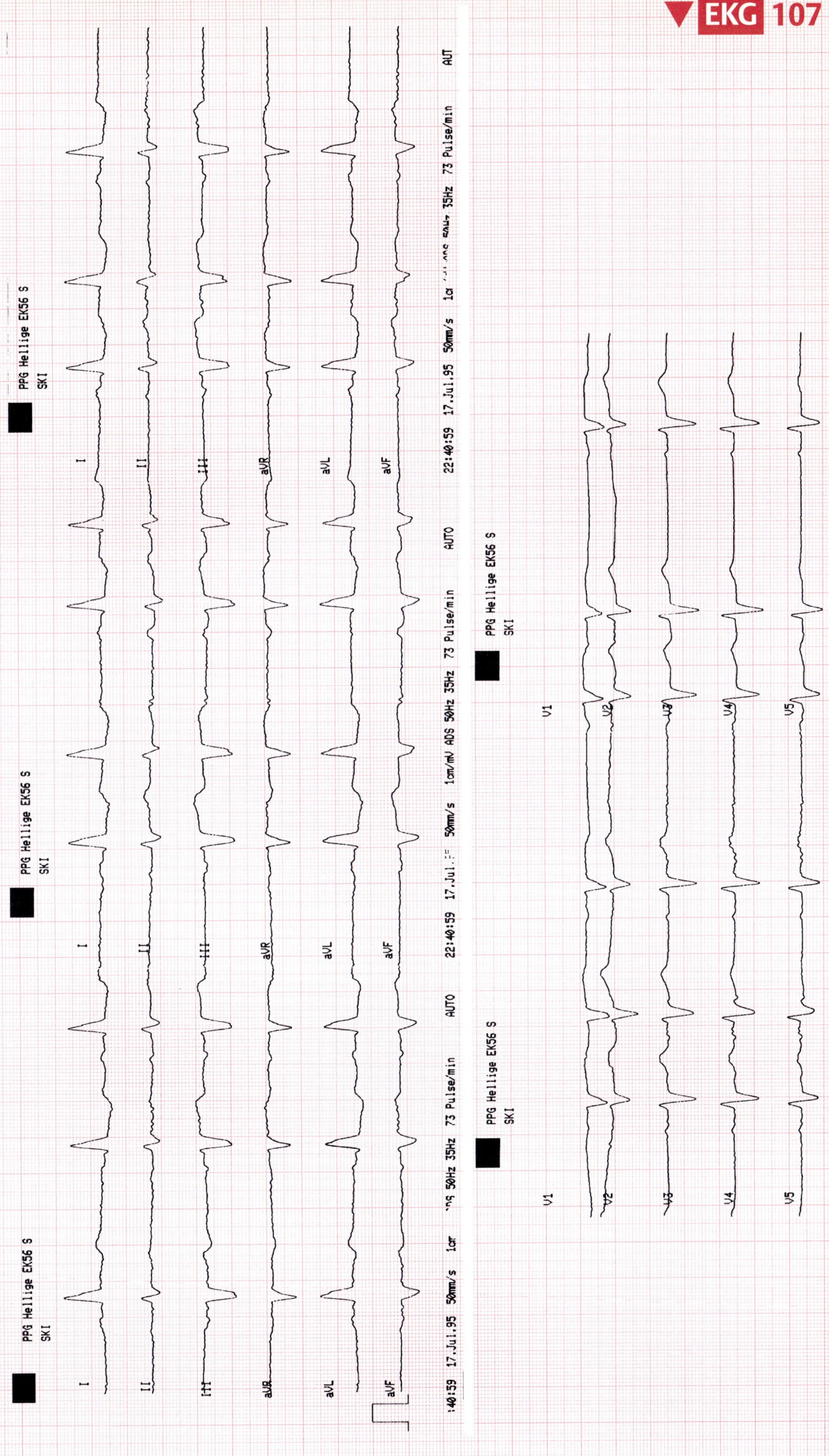

PPG Hellige EK56 S
SKI

PPG Hellige EK56 S
SKI

PPG Hellige EK56 S
SKI

PPG Hellige EK56 S
SKI

I

II

III

aVR

aVL

aVF

V1

V2

V3

V4

V5

22:40:59 17.Jul.95 50mm/s 1cm/mV 50Hz 35Hz 73 Pulse/min AUTO

:40:59 17.Jul.95 50mm/s 1cm 50Hz 35Hz 73 Pulse/min

Klinik 67jähriger Patient, arterielle Hypertonie, belastungsabhängige thorakale Beschwerden, keine Palpitationen.

Bitte beachten Sie, daß die simultane EKG-Registrierung in den Extremitäten- und Brustwandableitungen leicht verschoben ist. Von der 1. Kammeraktion in den Extremitätenableitungen sind in den präkordialen Ableitungen nur noch die Kammerendteile zu sehen.

? **EKG-Beurteilung? Wie beurteilen Sie den Rhythmus?**

Offensichtlich besteht eine deutliche Arrhythmie. Zudem sind die Kammerkomplexe unterschiedlich konfiguriert. Beginnen Sie in der systematischen Beurteilung von Arrhythmien zunächst mit der Suche nach evtl. vorhandenen sinusrhythmischen Aktionen.

? **Finden Sie sinusrhythmische Aktionen?**

In den Extremitätenableitungen sind die 2., 4., 8. und 10. Aktion sicher sinusrhythmisch, erkennbar an der gleichen und normalen P-Konfiguration. Es liegt mit einer PQ-Dauer von 0,26 sec ein AV-Block 1. Grades vor.

? **Wie sind die übrigen Vorhofaktionen einzuordnen?**

Die 1. Aktion ist nicht eindeutig zu beurteilen, da die P-Welle nur teilweise dargestellt ist. Die Zeit von Ende P bis zur Kammeranfangsgruppe ist etwas kürzer als bei den sinusrhythmischen Aktionen, so daß möglicherweise eine supraventrikuläre Extrasystole vorliegt.

Die P-Welle vor der 3. Kammeraktion fällt vorzeitig ein und ist in II und III überwiegend negativ. Das beweist eine retrograde atriale Erregung in kaudokranialer Richtung.

Das P vor der 5. Aktion ähnelt den sinusrhythmischen P-Wellen. Es fällt etwas vorzeitig ein; eine eindeutige Unterscheidungen zwischen einer sinusknotennahen supraventrikulären Extrasystole und einer Sinusarrhythmie ist nicht zu treffen.

Das Kopplungsintervall der 6. Aktion ist deutlich kürzer, das P ist auch hier negativ. Eine veränderte QRS-Konfiguration durch eine aberrierende Überleitung ist wahrscheinlicher als durch eine ventrikuläre Extrasystole, zumal auch der nächsten gleichkonfigurierten Kammeraktion eine atriale Ektopie vorangeht.

Die vorletzte Kammeraktion folgt ebenfalls auf eine ektope atriale Aktion, ihre Konfiguration unterscheidet sich aber deutlich, so daß hier eine ventrikuläre Extrasystole anzunehmen ist.

Eine Vorhofaktion vor dem letzten QRS-Komplex ist nicht zu erkennen.

Zusammengefaßt zeigen sich einzelne sinusrhythmische Aktionen und gehäufte supraventrikuläre Extrasystolen mit unterschiedlicher P-Konfiguration, z. T. mit aberrierender Überleitung auf die Kammern in Abhängigkeit von der Vorzeitigkeit. Dazu fällt eine ventrikuläre Extrasystole ein.

? **Wie beurteilen Sie die normalen QRS-Komplexe und den Lagetyp?**

Der Lagetyp ist ein Links- bis überdrehter Linkstyp.
In den Extremitätenableitungen sind die Kammeranfangsgruppen unauffällig. In V3 besteht ein tiefes S und zudem ein hohes R in V5; der Sokolow-Lyon-Index ist hochpositiv.

? **Was ist mit den Kammerendteilen? Beachten Sie auch die Kammerendteile nach aberrierender Überleitung.**

Auffällig sind die gering abgesenkten ST-Strecken in I mit Übergang in abgeflachte T-Wellen. In aVL sind deszendierende ST-Streckensenkungen mit Übergang in präterminal negative T-Wellen zu erkennen und in V5 und V6 diskret gesenkte ST-Streckenabgänge mit aszendierendem ST-Streckenverlauf mit Übergang in abgeflachte T-Wellen (bezogen auf die R-Amplitude). Als Ursache sind Schädigungzeichen bei linksventrikulärer Hypertrophie anzunehmen .

Bei Verzögerung der rechtsventrikulären Erregungsausbreitung der beiden supraventrikulären Extrasystolen müßten die Kammerendteile in den linkspräkordialen Ableitungen unbeeinflußt bleiben. Tatsächlich sind die Kammerendteile dieser Aktionen deutlich stärker verändert. Die Ursache liegt darin, daß es sich nicht um ein reines Rechtsschenkelblockbild handelt. Auch der Beginn der endgültigen Negativität in V6 ist verzögert, somit bestehen Zeichen einer zusätzlichen Verzögerung der linksventrikulären Erregungsausbreitung, die die diskordanten Kammerendteilveränderungen erklärt.

Zusammenfassung

Sinusrhythmus, gehäufte multifokale supraventrikuläre Extrasystolen, z. T. mit aberrierender Überleitung auf die Kammern (in Abhängigkeit von der Vorzeitigkeit und damit der Refraktärzeitverhältnisse); eine ventrikuläre Extrasystole; AV-Block 1. Grades; Links- bis überdrehter Linkstyp; Zeichen der linksventrikulären Hypertrophie und Schädigung.

PPG Hellige EK56 EA-LR
Copyright 93
EV. KRANKENHAUS WITTEN

V2.3e

I

II

III

AVR

AVL

AVF

13:56:13 19.Jun.95 50mm/s 10mm/mV ADS 50Hz 35Hz HF 101/min AUTO

Klinik 58jähriger Patient, arterielle Hypertonie, unauffälliger pulmonaler Befund des sehr schlanken Patienten.

? EKG-Beurteilung? Wie beurteilen Sie den Rhythmus?

Bei der Beurteilung eines EKG mit erhöhter Herzfrequenz müssen initial 3 Fragen beantwortet werden:
1. Handelt es sich tatsächlich um eine Tachykardie (Frequenz über 100/min), und wie hoch ist die Herzfrequenz?
2. Handelt es sich um eine regelmäßige Tachykardie; ist der P-P- oder R-R-Abstand gleichbleibend?
3. Handelt es sich um eine Tachykardie mit schmalen oder breiten Kammerkomplexen? Die Grenze liegt wie bei den Schenkelblockierungen bei 0,12 sec.

Das vorliegende EKG zeigt eine Tachykardie mit einer Frequenz um 150 – 160/min; das RR-Intervall ist wechselnd, die QRS-Dauer beträgt 0,09 sec. Zusammengefaßt handelt es sich also um eine unregelmäßige supraventrikuläre Tachykardie.
Die schmalen QRS-Komplexe schließen eine ventrikuläre Tachykardie aus.

? Welche Differentialdiagnosen kommen in Frage? Welche Form liegt hier vor?

Als unregelmäßige supraventrikuläre Tachykardien kommen in Frage:
● eine tachykarde Sinusarrhythmie (Sinustachyarrhythmie),
● eine Sinustachykardie mit supraventrikulären Extrasystolen,
● ein Vorhofflimmern mit absoluter Arrhythmie,
● ein Vorhofflattern mit absoluter Arrhythmie oder
● eine ektope (fokale) atriale Tachykardie mit unregelmäßiger Überleitung.

Die Differenzierung erfolgt über die Beurteilung der Vorhofaktionen. Im vorliegenden Fall sind keine regelmäßigen P-Wellen zu erkennen. Zu beachten ist die Verwechslungsmöglichkeit mit T-Wellen. Zugrunde liegt ein Vorhofflimmern mit tachyarrhythmischer Überleitung auf die Kammern. Die Vorhoffrequenz kann nicht beurteilt werden.

? Bestehen auffällige Kammeranfangsgruppen? Wie ordnen Sie den Lagetyp ein?

Die Kammeraktionen sind in einigen Ableitungen leicht unterschiedlich konfiguriert. Ursache ist zum einem das wechselnde Kopplungsintervall mit leicht veränderter intraventrikulärer Erregungsausbreitung, zum anderen eine wechselnde Überlagerung durch die Vorhofflimmerwellen. Die Kammeranfangsgruppen sind insgesamt unauffällig.
Lagetyp ist ein Steiltyp, der für das Alter des Patienten ungewöhnlich ist. Weitere Hinweise auf eine rechtsventrikuläre Belastung fehlen. Der Steiltyp erklärt sich hier durch die sehr schlanke Konstitution des Patienten mit tieferem Zwerchfellstand als bei adipösen Patienten.

? Wie beurteilen Sie die Kammerendteile?

Wie Sie noch weiteren Beispielen entnehmen werden, sind die Kammerendteile bei supraventrikulären Tachykardien durch die verkürzte Aktionspotentialdauer und die Abdre-

hung der Vektorschleife der T-Wellen oft auffällig verändert, auch bei Jugendlichen ohne myokardiale Erkrankungen.
Im vorliegenden EKG sind die ST-Strecken in den inferioren Ableitungen II, III und aVF diskret gesenkt; linkspräkordial bestehen keine Auffälligkeiten. Bei der Tachykardie muß der Verdacht auf eine inferiore Ischämie mit äußerster Vorsicht gestellt werden. Den hier registrierten ST-Streckensenkungen kommt keine sichere pathologische Bedeutung zu.

Zusammenfassung

Vorhofflimmern mit tachykarder Form der absoluten Arrhythmie. Steiltyp (bei schlankem Habitus); unauffällige Kammeranfangsgruppen; diskrete ST-Streckensenkungen in den inferioren Ableitungen bei Tachykardie.

Überblick über supraventrikuläre Tachykardien

Der nicht ganz korrekte Ausdruck „supraventrikuläre Tachykardien" umfaßt Tachykardien, deren Entstehung und Perpetuierung
● tatsächlich in den Vorhöfen liegt (z. B. Vorhofflimmern, Vorhofflattern, ektope atriale Tachykardie),
● auf eine duale Leitungsbahn im AV-Überleitungsbereich angewiesen ist (AV-Knoten-Reentry-Tachykardie) und
● von einer akzessorischen atrioventrikulären Verbindung abhängt und für den Reentry-Kreis Ventrikelmuskulatur nutzt (WPW-Reentry-Tachykardie).

Definitionsgemäß liegt eine Tachykardie dann vor, wenn Vorhöfe und/oder Ventrikel mit einer Frequenz von mehr als 100/min erregt werden. Das augenfälligste Kennzeichen supraventrikulärer Tachykardien sind regelmäßig oder unregelmäßig einfallende tachykarde Kammeraktionen mit einer QRS-Dauer von unter 0,12 sec. Wie Sie noch sehen werden, gibt es von diesem Muster zahlreiche Abweichungen.

So können z. B.
● beim Vorhofflimmern durch Blockierungen im AV-Knoten die Kammerfrequenzen deutlich unter 100/min liegen;
● bei vorbestehendem Schenkelblock oder bei tachykardieabhängigem funktionellen Schenkelblock die QRS-Komplexe verbreitert sein;
● beim WPW-Syndrom die Kammerkomplexe entweder durch eine antidrome Form der AV-junktionalen Tachykardie oder durch eine überwiegend über die akzessorische Bahn laufende tachykarde Überleitung eines Vorhofflimmerns verbreitert sein.

Folgende häufigere und typische Formen der supraventrikulären Tachykardien werden unterschieden:
● (inadäquate) Sinustachykardie,
● Vorhofflimmern,
● Vorhofflattern,
● ektope atriale Tachykardie,
● AV-Reentry-Tachykardie,
● AV-junktionale Reentry-Tachykardien bei WPW.

Daneben gibt es seltenere, bzw. schwer zu differenzierende Formen von supraventrikulären Tachykardien:
● Sinusknoten-Reentry-Tachykardie,
● atypische AV-Knoten-Reentry-Tachykardie,
● permanente Form der AV-junktionalen Tachykardie,
● Vorhofflattern Typ II.

Fortsetzung S. 274 ▶

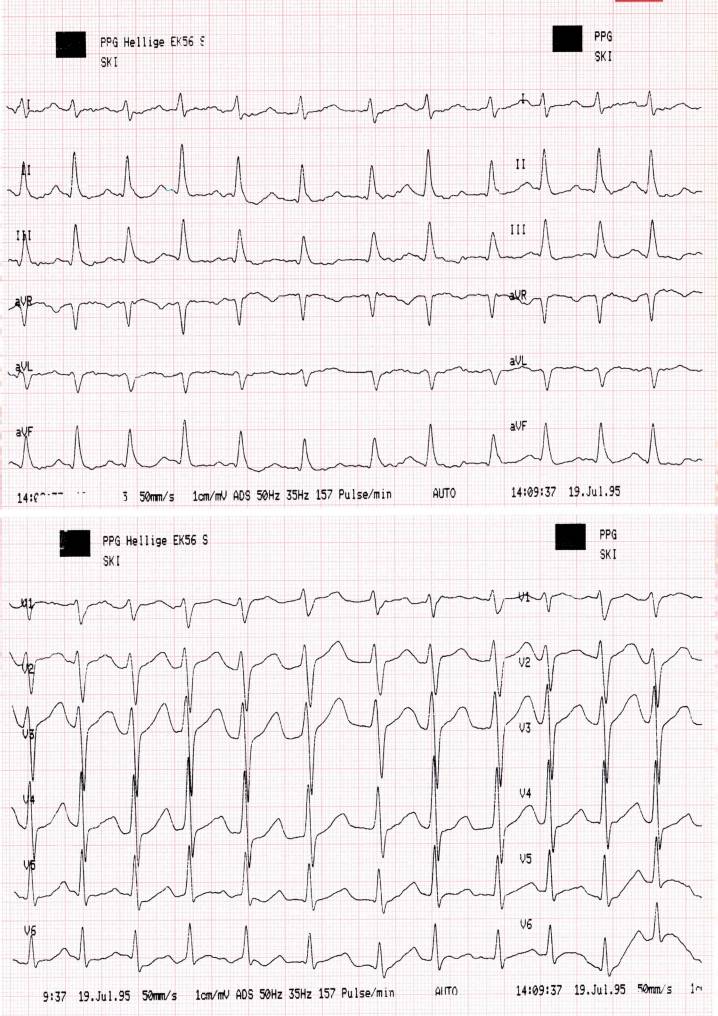

PPG Hellige EK56 S
SKI

PPG
SKI

I

II

III

aVR

aVL

aVF

14:0?:??   3 50mm/s   1cm/mV ADS 50Hz 35Hz 157 Pulse/min   AUTO   14:09:37 19.Jul.95

PPG Hellige EK56 S
SKI

PPG
SKI

V1

V2

V3

V4

V5

V6

9:37 19.Jul.95 50mm/s   1cm/mV ADS 50Hz 35Hz 157 Pulse/min   AUTO   14:09:37 19.Jul.95 50mm/s 1c

Vorhofflimmern

Abgesehen von der Sinustachykardie ist das Vorhofflimmern die häufigste Form der supraventrikulären Tachykardie. Bei über 65-jährigen liegt die Prävalenz für Vorhofflimmern bei ca. 10 %, wenn eine kardiovaskuläre Erkrankung vorliegt, und bei 2 % ohne erkennbare Herzerkrankung.

Trotz der Häufigkeit dieser Arrhythmie ist der Pathomechanismus nur z. T. geklärt. Nach Studien mit intrakardialem Mapping scheinen bei chronischem Vorhofflimmern mehrere (mehr als 5) Reentry-Kreise nebeneinander zu operieren und den Vorhof völlig desorganisiert zu depolarisieren. Bei paroxysmalem (intermittierendem) Vorhofflimmern scheinen 1 oder 2 extrem schnelle und instabile Reentry-Kreise vorzuliegen, deren Zykluslängen so kurz sind, daß die Vorhöfe nicht im Verhältnis von 1:1 erregt werden können. Voraussetzung für ein Vorhofflimmern ist die dabei dokumentierte starke Abnahme der Refraktärzeit des Vorhofmyokards auf unter 100 msec.

Im EKG ist das Vorhofflimmern als unregelmäßige Undulation der Grundlinie mit variabler Amplitude und Morphologie zu erkennen. Soweit die Frequenz der Flimmerwellen überhaupt bestimmbar ist, liegt sie zwischen 350 und 600/min. Entscheidendes Kriterium ist eine unregelmäßige Kammererregung ohne erkennbare Periodik, die sog. absolute Arrhythmie der Kammeraktionen. Bei sehr feinem Vorhofflimmern ohne eindeutig erkennbare Flimmerwellen kann die unregelmäßige Folge der QRS-Komplexe

der einzige diagnostische Schlüssel zum Vorhofflimmern sein. Eine regelmäßige Überleitung von Vorhofflimmern ist nicht möglich. Wenn QRS-Komplexe regelmäßig einfallen, besteht ein AV-Block 3. Grades mit einem suprabifurkalen oder ventrikulären Ersatzrhythmus.

Anhand der Amplitude der Flimmerwellen kann qualitativ zwischen einem feinen und einem groben Vorhofflimmern unterschieden werden. Die Unterscheidung weist nur vage auf die Zeitdauer und die Ätiologie des Vorhofflimmerns hin. Ein grobes Vorhofflimmern mit Frequenzen unter 400/min wird häufiger bei intermittierendem bzw. noch nicht sehr lange bestehendem Vorhofflimmern beobachtet, zudem bei hypertrophiertem linken Vorhof. Feine Flimmerwellen finden sich häufiger bei lange bestehendem chronischen Vorhofflimmern und bei ischämischen Schädigungen.
Ein grobes Vorhofflimmern ist von einem Vorhofflattern dadurch zu differenzieren, daß bei letzterem die Vorhofaktionen frequenz- und formkonstant sind. Bei grobem Vorhofflimmern lassen sich meist in den inferioren oder den rechtspräkordialen Ableitungen variierende Vorhofaktionen nachweisen. Trotz des diskutierten unterschiedlichen Pathomechanismus eines intermittierenden (paroxysmalen) Vorhofflimmerns ist dieses in vielen Fällen Zeichen einer Übergangsphase zu einem chronischen Vorhofflimmern. Je länger ein intermittierendes Vorhofflimmern anhält, um so größer ist die Gefahr einer Perpetuierung über eine Abnahme der atrialen Refraktärzeit.

PPG Hellige EK56 S
SKI

PPG
SKI

14:0̶9̶:̶3̶7̶   3 50mm/s   1cm/mV ADS 50Hz 35Hz 157 Pulse/min   AUTO   14:09:37 19.Jul.95

PPG Hellige EK56 S
SKI

PPG
SKI

9:37 19.Jul.95 50mm/s   1cm/mV ADS 50Hz 35Hz 157 Pulse/min   AUTO   14:09:37 19.Jul.95 50mm/s   1cm

Klinik 84jährige Patientin, Arrhythmien seit mehr als 10 Jahren bekannt, arterielle Hypertonie, keine kardiale Medikation, zweimalige Synkope in den letzten 6 Wochen.

? EKG-Beurteilung? Wie beurteilen Sie den Rhythmus?

Die Kammeraktionen fallen unregelmäßig ein. Auf der Suche nach dem Vorhofrhythmus zeigen sich in den Extremitätenableitungen nur angedeutete wellenförmige Veränderungen der Grundlinie. In V1 erkennt man schnelle und unregelmäßige Vorhofaktionen unterschiedlicher Konfiguration, entsprechend einem Vorhofflimmern. Die Überleitung auf die Kammern ist normfrequent bis leicht bradykard.

? Was bedeutet diese Überleitungsfrequenz ohne kardiale Medikation?

Vorhofflimmern wird in Ruhe normalerweise mit Frequenzen von 130 – 200/min übergeleitet, zumeist liegen die Frequenzen um 150 – 180/min.
Eine normfrequente oder gar leicht bradykarde Überleitung ohne bradykardisierende Medikation beweist eine verzögerte atrioventrikuläre Überleitung. Die Verzögerung ist in der Regel im AV-Knoten gelegen, zumal bei normaler QRS-Dauer.

? Wie beurteilen Sie den Lagetyp und die Kammerkomplexe?

Der Lagetyp ist ein Links- bis überdrehter Linkstyp.
V1 zeigt eine angedeutete Verzögerung der rechtsventrikulären Erregungsausbreitung.
Der Sokolow-Lyon-Index ist positiv als Hinweis auf eine linksventrikuläre Hypertrophie (echokardiographisch bestätigt). Dazu passen die linkslateral betonten Veränderungen der Kammerendteile mit deszendierenden ST-Streckensenkungen und mit Übergang in präterminal negative T-Wellen als Schädigungszeichen bei linksventrikulärer Hypertrophie.

Zusammenfassung

Normfrequente bis leicht bradykarde Form der absoluten Arrhythmie bei Vorhofflimmern; atrioventrikuläre Überleitungsverzögerung ohne bradykardisierende Medikation. Links- bis überdrehter Linkstyp; angedeutete Verzögerung der rechtsventrikulären Erregungsausbreitung. Zeichen der linksventrikulären Hypertrophie und Schädigung.

Bemerkung: Im Langzeit-EKG wurden tagsüber minimale Frequenzen von 35/min und asystolische Pausen bis zu 3,1 sec dokumentiert, so daß bei Zustand nach zweimaliger Synkope ein VVI-Schrittmacher implantiert wurde.

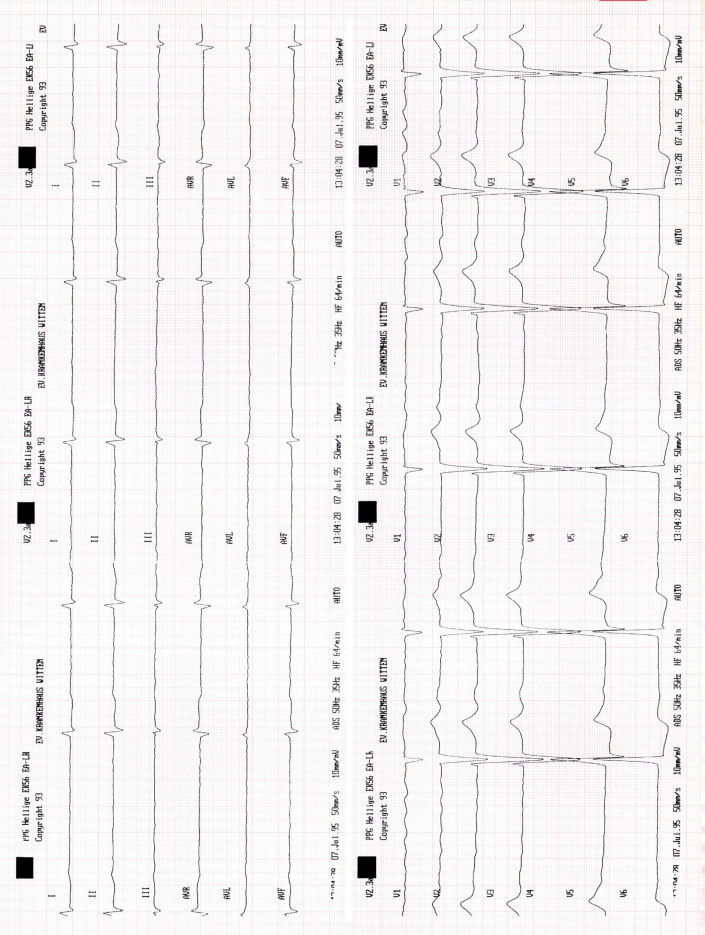

Klinik 53jähriger Patient, langjährige arterielle Hypertonie und chronisch-obstruktive Atemwegserkran-
kung, rezidivierendes Tachykardiegefühl mit pektanginösen
Beschwerden, keine Synkopen, angeblicher Myokardinfarkt
vor 8 Jahren.

? EKG-Beurteilung? Wie beurteilen Sie den Rhythmus?

Die Fragen nach Tachykardie, QRS-Dauer und Regelmäßigkeit sind so zu beantworten:
Es handelt sich um eine unregelmäßige Tachykardie (Frequenz um 180/min) mit breiten Kammerkomplexen (die QRS-
Dauer beträgt 0,14 sec). Die Unregelmäßigkeit ist am besten
in V1 an den unterschiedlich langen Strecken zwischen dem
Ende von T und dem nächsten QRS-Komplex zu erkennen.

Die erste Differentialdiagnose bei Tachykardien mit breiten
Kammerkomplexen ist ein ventrikuläre Tachykardie. Des weiteren kommen in Frage

- supraventrikuläre Tachykardien mit aberrierender Überleitung,
- supraventrikuläre Tachykardien bei vorbestehendem
Schenkelblockbild und eine
- antidrome Form der Reentry-Tachykardie bei WPW-Syndrom. Hier erfolgt die ventrikuläre Erregung vollständig
über das akzessorische Bündel, damit unabhängig vom
normalen Erregungsleitungssystem.

Die Kriterien zur Unterscheidung von supraventrikulären
Tachykardien mit aberrierender Überleitung und ventrikulären Tachykardien werden bei EKG 146 eingehend erläutert (→ S. 354).
Anhand der morphologischen Kriterien der Kammeranfangsgruppen in V1 und V6 ergäbe sich der Verdacht auf eine ventrikuläre Tachykardie. Die Morphologie der ventrikulären
Aktionen ist zwar nicht absolut konstant, aber sehr ähnlich,
so daß man von einer monomorphen Tachykardie sprechen
kann. Bei polymorphen Tachykardien ist die QRS-Morphologie stark wechselnd.
Eine monomorphe ventrikuläre Tachykardie kann zwar zu
Beginn und bei Terminierung unregelmäßig sein, in der
eigentlichen Tachykardiephase ist sie aber regelmäßig. Die
Ursache liegt in dem Reentry-Mechanismus, wobei die Erregung mit einer bestimmten Leitungsgeschwindigkeit durch
eine definierte Zone teilweise geschädigten Myokards kreist.
Im vorliegenden Fall ist die Tachykardie mit breiten Kammerkomplexen aber unregelmäßig.
Somit kann es sich nicht um eine monomorphe ventrikuläre
Tachykardie handeln.

? Welche Rhythmusstörung liegt Ihrer Meinung nach vor?

Da es sich um eine unregelmäßige monomorphe Tachykardie
handelt, ist ein Vorhofflimmern wahrscheinlich. Bei aberrierender Überleitung zeigt sich meist ein rechtsschenkelblock-
artiges Bild. Im vorliegenden Fall liegt ein Linksschenkelblock
vor. Tatsächlich handelt es sich um eine Tachyarrhythmia
absoluta bei Vorhofflimmern mit vorbestehendem Linksschenkelblock.

? Sind die Kammeranfangsgruppen auffällig?

Die leichte Variabilität der QRS-Morphologie ist durch das
wechselnde Kopplungsintervall bedingt. Das S in V1 – V3
weist eine maximale Amplitude von knapp 3 mV auf; echokardiographisch wurde eine linksventrikuläre Hypertrophie
bestätigt.

? Wie beurteilen Sie die ausgeprägt angehobenen ST-Streckenverläufe mit Übergang in hochpositive T-Wellen in V1 – V3?

Die diskordante ST-Hebung mit Übergang in positive T-Wellen ist typisch für den Linksschenkelblock. Die zusätzliche
Tachykardie verstärkt die Veränderungen der Kammerendteile, ohne daß eine Ischämie vorliegen muß.

___Zusammenfassung___
Tachykarde Form der absoluten Arrhythmie bei Vorhofflimmern, Linksschenkelblock; Linkstyp; Zeichen der
linksventrikulären Hypertrophie.

Bemerkungen: Anhand des EKGs wählte der behandelnde
Arzt in der Akutsituation Verapamil i.v., was zu einer deutlichen Frequenzabnahme führte. Die Therapie wurde zunächst auf Digitoxin und Verapamil eingestellt. Wegen pektanginöser Beschwerden in den Tachykardiephasen erfolgte
eine Koronarangiographie, die eine kHK ausschloß.

EKG 111

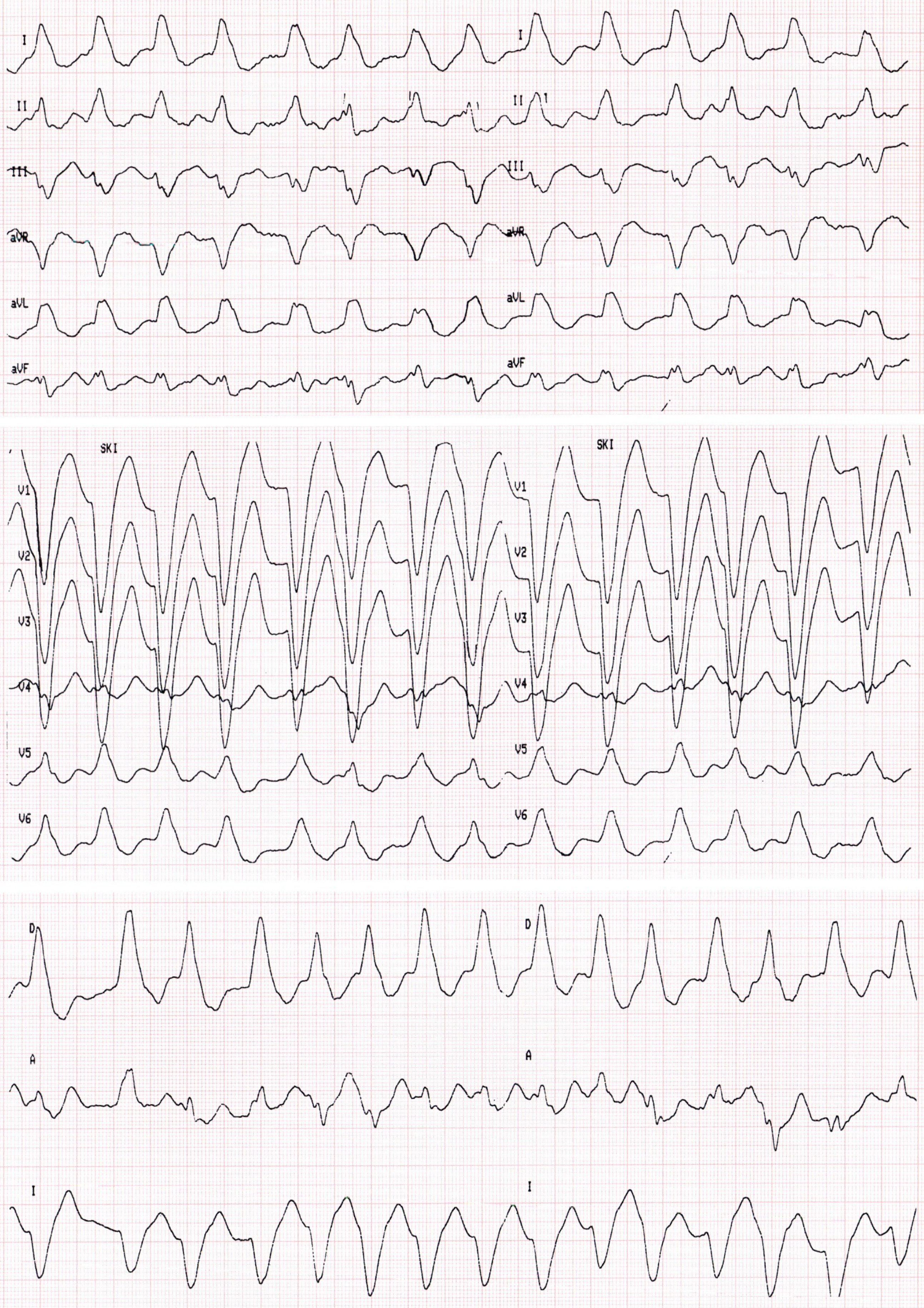

Die EKGs sind von demselben Patienten wie EKG 111.
EKG 112 A (links) wurde $^1/_2$ Jahr nach **EKG 111** abgeleitet. Der Patient war wegen einer exazerbierten chronisch-obstruktiven Atemwegserkrankung stationär aufgenommen worden.

? EKG-Beurteilung? Wie beurteilen Sie den Rhythmus?

Im Vergleich zum Vor-EKG (EKG 111) folgen die Kammerkomplexe regelmäßig auf vorangehende Vorhofaktionen. Die P-Dauer beträgt 0,13 sec, Verdacht auf P mitrale; die PQ-Dauer beträgt 0,24 sec (AV-Block 1. Grades); Linkstyp.

? Wie beurteilen Sie die Kammeranfangsgruppen im Vergleich zum Vor-EKG?

Die QRS-Dauer beträgt 0,17 sec. Trotz der längeren QRS-Dauer ist die Morphologie dem Vor-EKG ähnlich. Dies beweist nachträglich, daß es sich im Vor-EKG nicht um eine ventrikuläre Tachykardie gehandelt hat. Unverändert liegt ein Linksschenkelblock vor.

? Kammerendteile?

Wie im Vor-EKG fallen die steil ansteigenden ST-Strecken mit Übergang in hochpositive T-Wellen in V1 – V4 sowie in Nehb A und I auf. Anhand der ST-T-Morphologie sind eine Hyperkaliämie oder eine Ischämie nicht auszuschließen; beides lag hier aber nicht vor. In mehreren zwischenzeitlichen EKG-Kontrollen wurden ähnliche Kammerendteile registriert. In den linkslateralen Ableitungen I, aVL, V5 und V6 sowie Nehb D sind die ST-Strecken deutlich gesenkt mit Übergang in präterminal negative T-Wellen und regelrecht diskordant zu den überwiegend positiven Vektoren der Kammeranfangsgruppen.

___Zusammenfassung___

Sinusrhythmus, Frequenz 94/min. Linkstyp. AV-Block 1. Grades; Linksschenkelblock (QRS-Dauer beträgt 0,17 sec); keine pathologischen Veränderungen der Kammerendteile.

EKG 112 B (rechts) wurde 1 Tag zuvor abgeleitet.

? EKG-Beurteilung? Wie beurteilen Sie die Kammerkomplexe?

Es liegt ein Sinusrhythmus vor, Frequenz 82/min. Normtyp. Die P-Dauer beträgt 0,14 sec; Verdacht auf P mitrale. Die PQ-Dauer beträgt 0,25 sec.
Die QRS-Dauer beträgt jetzt nur 0,11 sec. Die R-Amplituden entwickeln sich etwas verzögert in V2 und V3, die Kammeranfangsgruppe in V3 und V4 ist leicht aufgesplittert. Es besteht eine diskrete Verzögerung der intraventrikulären Erregungsausbreitung.

? Wie beurteilen Sie die Kammeranfangsgruppen in den Nehb-Ableitungen?

Zu erkennen ist eine etwas unterschiedliche Morphologie der 1. Kammeranfangsgruppe im Vergleich zu den nächsten 3, deren QRS-Dauer minimal länger ist. Unter Berücksichtigung von **EKG 90 A** liegt bei dem Patienten ein intermittierender Linksschenkelblock vor. Die Nehb-Ableitungen zeigen eine ebenfalls etwas wechselnde intraventrikuläre Erregungsausbreitung als Ursache der leichten Unterschiede in der QRS-Morphologie.
Typische Zeichen einer linksventrikulären Hypertrophie fehlen, alle Indizes sind negativ.

? Wie ordnen Sie die Kammerendteile ein?

In den inferioren Ableitungen II, III und aVF sowie den linkslateralen bzw. posterioren Ableitungen V6 und Nehb D verlaufen die ST-Strecken leicht gesenkt und gehen in flach positive T-Wellen über. Als Ursache kommen funktionelle Veränderungen der Kammerendteile bei intermittierendem Linksschenkelblock und Schädigungszeichen bei echokardiographisch nachgewiesener linksventrikulärer Hypertrophie in Frage.
Gegen funktionelle Veränderungen der Kammerendteile bei intermittierendem Linksschenkelblock spricht die Verteilung der ST-Streckensenkungen. Sie sind hier vor allem in den Ableitungen zu finden, die in der Phase des Linksschenkelblocks überwiegend positive Vektoren der Kammeranfangsgruppen zeigen. Vergleichen Sie hierzu **EKG 19**: Zu erwarten sind funktionelle ST-T-Senkungen in den Ableitungen mit überwiegend negativen Hauptvektoren in der Phase des Linksschenkelblocks.

___Zusammenfassung___

Sinusrhythmus, Normtyp, P mitrale, AV-Block 1. Grades; bei intermittierendem Linksschenkelblock jetzt schmale Kammerkomplexe, leichte Variabilität der intraventrikulären Erregungsausbreitung; diskrete Schädigungszeichen bei linksventrikulärer Hypertrophie.

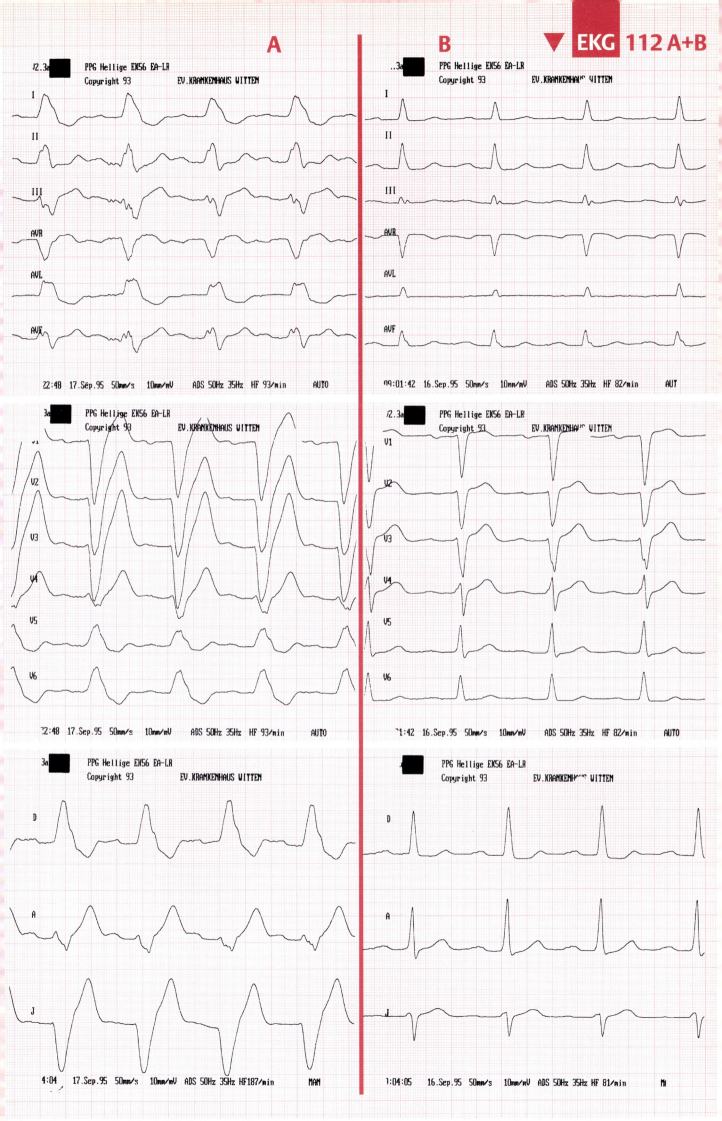

A

A

I2.3a PPG Hellige EK56 EA-LR
Copyright 93   EV.KRANKENHAUS WITTEN

I

II

III

AVR

AVL

AVF

22:48 17.Sep.95 50mm/s 10mm/mV ADS 50Hz 35Hz HF 93/min   AUTO

3a PPG Hellige EK56 EA-LR
Copyright 93   EV.KRANKENHAUS WITTEN

V1

V2

V3

V4

V5

V6

22:48 17.Sep.95 50mm/s 10mm/mV ADS 50Hz 35Hz HF 93/min   AUTO

3a PPG Hellige EK56 EA-LR
Copyright 93   EV.KRANKENHAUS WITTEN

D

A

J

4:04 17.Sep.95 50mm/s 10mm/mV ADS 50Hz 35Hz HF187/min   MAN

B

.3a PPG Hellige EK56 EA-LR
Copyright 93   EV.KRANKENHAUS WITTEN

I

II

III

AVR

AVL

AVF

09:01:42 16.Sep.95 50mm/s 10mm/mV ADS 50Hz 35Hz HF 82/min   AUT

I2.3a PPG Hellige EK56 EA-LR
Copyright 93   EV.KRANKENHAUS WITTEN

V1

V2

V3

V4

V5

V6

1:42 16.Sep.95 50mm/s 10mm/mV ADS 50Hz 35Hz HF 82/min   AUTO

PPG Hellige EK56 EA-LR
Copyright 93   EV.KRANKENHAUS WITTEN

D

A

J

1:04:05 16.Sep.95 50mm/s 10mm/mV ADS 50Hz 35Hz HF 81/min   M

Klinik 49jährige Patientin, arterielle Hypertonie, aorto-koronare Bypass-Operation vor 5 Jahren; kein Myokardinfarkt, Angabe einer leichten Dyspnoe und eines gelegentlichen belastungsunabhängigen linksthorakalen Druckgefühls.

? **EKG-Beurteilung? Wie beurteilen Sie den Rhythmus?**

Es zeigt sich eine unregelmäßige Tachykardie (Frequenz um 110/min) mit breiten Kammerkomplexen (QRS-Dauer beträgt 0,13 sec). Die QRS-Morphologie bleibt annähernd gleich, so daß eine ventrikuläre Tachykardie aufgrund des unregelmäßigen R-R-Abstandes auszuschließen ist (→ auch **EKG 111**).

? **Zur weiteren Differenzierung müssen Sie die Vorhofaktionen beurteilen. Welcher Vorhofrhythmus liegt vor?**

Die Vorhofaktionen sind tachykard und unregelmäßig. Ihre Form ist nicht konstant, wie beim Vorhofflattern zu fordern. Es besteht ein grobes Vorhofflimmern. Die Vorhoffrequenz ist mit 380 – 400/min abzuschätzen. Nach Übereinkunft beträgt die Grenzfrequenz für ein Vorhofflattern 350/min. Sie werden aber noch sehen, daß die Morphologie der Vorhofaktionen das wichtigere Kriterium zur Differenzierung zwischen Vorhofflimmern und Vorhofflattern ist.

Die Kammeranfangsgruppen zeigen einen Rechtsschenkelblock, so daß differentialdiagnostisch eine supraventrikuläre Tachykardie mit aberrierender Überleitung (frequenzabhängiger Rechtsschenkelblock) oder mit vorbestehendem stabilen Rechtsschenkelblock vorliegt.
Wahrscheinlicher ist hier ein vorbestehender Rechtsschenkelblock, da auch bei etwas weiterem Kopplungsintervall zwischen der 2. und 3. Aktion die QRS-Morphologie unverändert bleibt.
Ein sinusrhythmisches Vor-EKG ein $1/2$ Jahr zuvor bestätigte den konstanten Rechtsschenkelblock. Bei aberrierender Überleitung mit funktionellem Rechtsschenkelblock beträgt die QRS-Dauer oft 0,12 – 0,13 sec; hier ist die QRS-Dauer mit 0,14 sec länger.

? **Sind die Kammeranfangsgruppen und Kammerendteile unauffällig?**

Für eine Rechtsschenkelblock ist die QRS-Morphologie in allen Ableitungen unauffällig. Auch die Kammerendteile sind in V1 – V3, Nehb A und I regelrecht diskordant, in den linkspräkordialen Ableitungen normal konfiguriert. Prinzipiell ähnelt Nehb A den linkspräkordialen Ableitungen, hat aber hier – fehlabgeleitet – eine Konfiguration wie V3.

Zusammenfassung

Tachykarde Form der absoluten Arrhythmie bei grobem Vorhofflimmern, Normtyp; Rechtsschenkelblock; unauffällige Kammerendteile.

PPG HELLIGE EK56 E
EV KRANKENHAUS WITTEN

I
II
III
aVR
aVL
aVF

06.Jun.95 50mm/s   1cm/mV ADS 50Hz 35Hz 114 Pulse/min   AUTO   11:44:56 06.Jun.95 50mm/s   1cm/mV ADS 50Hz 35Hz 114 Pulse/min

V1
V2
V3
V4
V5
V6

06.Jun.95 50mm/s   1cm/mV ADS 50Hz 35Hz 114 Pulse/min   AUTO   11:44:56 06.Jun.95 50mm/s   1cm/mV ADS 50Hz 35Hz 114 Pulse/min

D
A
J

.Jun.95 50mm/s   1cm/mV ADS 50Hz 35Hz 95 Pulse/min   MAN   11:51:37 06.Jun.95 50mm/s   1cm/mV ADS 50Hz 35Hz 113 Pulse/min

Klinik 47jähriger Patient, starker Alkoholkonsum am Abend vor der stationären Aufnahme, keine pektanginösen Beschwerden.

? EKG-Beurteilung? Wie beurteilen Sie den Rhythmus?

In der ersten systematischen Einordnung des Rhythmus handelt es sich um eine regelmäßige Tachykardie mit schmalen Kammerkomplexen. Die einmalige verbreiterte Kammeraktion wird zunächst außer acht gelassen. Norm- bis Linkstyp. Die Kammerfrequenz liegt bei 162/min.

? Erkennen Sie die Vorhofaktionen? Wie hoch ist ihre Frequenz?

In II und Nehb D erkennt man zwischen 2 QRS-Komplexen 3 Wellen. Die 1. Welle kommt für eine T-Welle zu früh und ist eine Vorhofaktion. Die letzte Welle ist für T zu spät und ebenfalls eine Vorhofaktion. Die mittlere der 3 Wellen ist das T der vorausgehenden Kammeraktion.
Somit besteht eine regelmäßige 2:1-Überleitung der Vorhofaktionen, die Vorhoffrequenz beträgt 324/min. Gut zu erkennen sind die beiden Vorhofaktionen auch in III und aVF.

Differentialdiagnostisch kommen eine schnelle ektope atriale Tachykardie oder ein Vorhofflattern in Frage. Bei der ektopen atrialen Tachykardie (→ spätere Beispiele) handelt es sich um kleine spitze Vorhofaktionen auf einer isoelektrischen Grundlinie. Dagegen ist beim Vorhofflattern eine Sägezahnform typisch, hier fehlt eine eigentliche Nullinie. Im vorliegenden Fall ist insbesondere in aVL zu erkennen, daß keine Nullinie auf Vorhofebene besteht; die Vorhofaktionen gehen wellenförmig ineinander über. Es handelt sich somit um ein Vorhofflattern mit 2:1-Überleitung.

? Wie ist die einzelne breite Kammeraktion einzuordnen?

Mit einer QRS-Dauer von 0,13 sec und einer stark differierenden Konfiguration in V2 – V4 handelt es sich um eine ventrikuläre Extrasystole. Sie ist ohne erkennbaren Einfluß auf die fortlaufende supraventrikuläre Tachykardie.

? Wie beurteilen Sie die übrigen Kammerkomplexe?

Die QRS-Dauer beträgt 0,09 sec. Die Kammeranfangsgruppen sind in allen Ableitungen unauffällig.
Dagegen finden sich deutliche Veränderungen der Kammerendteile mit ST-Senkungen in den inferioren und linkspräkordialen Ableitungen, übergehend in präterminal negative T-Wellen. Die Ursache kann allein in der Tachykardie liegen, es handelt sich dann um funktionelle Veränderungen der Kammerendteile. Eine Differenzierung gegenüber anderen Ursachen wie eine Digitalisierung, Hypokaliämie oder Ischämie ist nicht sicher möglich.

___ **Zusammenfassung** ___

Vorhofflattern (Vorhoffrequenz 324/min) mit regelmäßiger 2:1-Überleitung auf die Kammern. Norm- bis Linkstyp; eine ventrikuläre Extrasystole; unauffällige Kammeranfangsgruppen, deutliche Veränderungen der Kammerendteile (bei Tachykardie).

Bemerkungen: Das Vorhofflattern sistierte 10 Minuten später spontan, der Patient verließ sofort die Klinik auf eigenen Wunsch. 3 Wochen später stellte er sich mit einem Vorhofflimmern erneut vor, ebenfalls nach starkem Alkoholkonsum am Abend zuvor.
Alkoholexzesse sind ein bekannter Auslösemechanismus für ein meist nur Stunden anhaltendes Vorhofflimmern, seltener Vorhofflattern. Dopplerechokardiographisch besteht dabei meist kein Zusammenhang mit einer typischen alkoholtoxischen Kardiomyopathie.
Bei besonders alkoholsensitiven Patienten können auch unter moderatem Alkoholkonsum regelmäßig supraventrikuläre Tachykardien ausgelöst werden.

Vorhofflattern

Vorhofflattern ist seltener als Vorhofflimmern. Grundlage ist ein meist rechtsatrialer Reentry-Kreis, der permanent durchlaufen wird, so daß eine kontinuierliche atriale elektrische Aktivität vorliegt und damit eine Nullinie fehlt. Die Vorhoffrequenz liegt bei 250 – 350/min. In seltenen Fällen sind höhere Frequenzen möglich; unter Therapie mit Antiarrhythmika kann die Vorhofflatterfrequenz andrerseits auf unter 200/min abgesenkt werden.

Im EKG imponieren die aneinandergereihten Vorhofflatterwellen als Sägezahnmuster insbesondere in den Ableitungen II, III, aVF und V1 (V2). In den linkslateralen Ableitungen sind die Vorhofaktionen kaum abzugrenzen.

Bei intakter atrioventrikulärer Überleitung und mittleren Vorhofflatterfrequenzen um 300/min besteht in der Regel eine 2:1-Überleitung, so daß eine regelmäßige Tachykardie mit schmalen Kammerkomplexen resultiert, sofern ein funktioneller oder vorbestehender Schenkelblock fehlt. In absteigender Reihenfolge kann die Überleitung auch unregelmäßig oder im Verhältnis von 4:1 sein, ganz selten auch 3:1. Wenn eine höhergradige Überleitungsblockierung als 2:1 nicht Folge einer antiarrhythmischen Medikation ist, besteht der Verdacht auf eine beeinträchtigte AV-Überleitung.

Eine 1:1-Überleitung des Vorhofflatterns ist selten und in den meisten Fällen durch eine Abnahme der Vorhofflatterfrequenz unter Antiarrhythmika verursacht.

In der Differentialdiagnose des Vorhofflatterns können folgende Probleme auftauchen:
- Bei 2:1-Überleitung wird eine Vorhofflatterwelle durch den QRS-Komplex und die 2. durch die T-Welle überlagert (→ EKG 114 und 130). Bei der Differenzierung hilft gelegentlich der Carotisdruckversuch. Mit der vagal ausgelösten AV-Überleitungsblockierung demaskieren sich die Vorhofflatterwellen.
- Ein schnelles Vorhofflattern grenzt sich gegenüber einem groben Vorhofflimmern durch die Konstanz von Frequenz und Morphologie der Vorhofaktionen ab.
- Schwieriger ist die Differentialdiagnose gegenüber einer ektopen atrialen Tachykardie (→ EKG 128). Das typische Sägezahnmuster der Vorhofaktionen kann bei Vorhofflattern gelegentlich nur andeutungsweise zu erkennen und gleichzeitig können die P-Wellen in V1 und V2 spitz positiv sein.

Vorhofflattern ist tendentiell eine instabile Arrhythmie mit Übergang entweder in Sinusrhythmus oder Vorhofflimmern. Selten persistiert es für Monate.

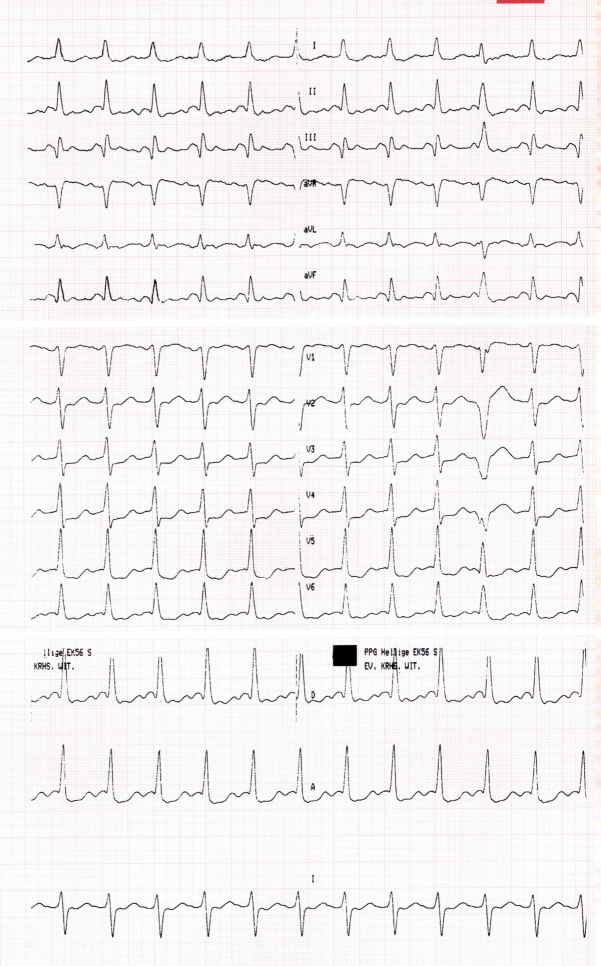

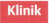

Klinik 64jähriger Patient, rechtsseitiger Hirninsult vor 2 Wochen, arterielle Hypertonie, β-Blockertherapie.

? **EKG-Beurteilung? Wie beurteilen Sie den Rhythmus?**

Regelmäßige Kammeraktionen mit einer Frequenz von 64/min. Linkstyp.
Die Vorhofaktionen sind besonders gut zu erkennen in II und aVF. Die typische Sägezahnform eines Vorhofflatterns ist hier deutlich. Das Verhältnis zu den Kammeraktionen ist 4:1; eine Flatterwelle beginnt mit QRS, 3 weitere folgen bis zur nächsten Kammeraktion. Die Vorhoffrequenz liegt somit bei 256/min. Bei einem Spektrum von 250 – 350/min ist diese Vorhofflatterfrequenz relativ niedrig. Das 4:1-Verhältnis der Überleitung ist Folge der β-Blockertherapie.

? **Wie beurteilen Sie die Kammerkomplexe?**

Auffällig ist das Q in II und aVF sowie das tiefe S bei nur angedeutetem R in III. Zu beachten ist die Überlagerung durch die Vorhofflatterwellen. Die Frage nach einem abgelaufenen Hinterwandinfarkt kann allein anhand des EKGs nicht sicher beantwortet werden. Die Anamnese war leer und der echokardiographische Befund unauffällig.
Der R-Aufbau ist in V2 und V3 verzögert, beim vorliegenden Linkstyp aber nicht pathologisch.
Die Kammerendteile sind in den präkordialen Ableitungen wegen der hier nur sehr flachen Vorhofflatterwellen gut zu beurteilen und unauffällig. In den inferioren Ableitungen ist die Beurteilung erschwert; ausgeprägte ST-Streckensenkungen oder T-Negativierungen können jedoch ausgeschlossen werden.

Zusammenfassung

Vorhofflattern mit regelmäßiger 4:1-Überleitung, Linkstyp; auffälliges Q in II und aVF (klinisch kein Hinweis auf einen abgelaufenen Hinterwandinfarkt); unauffällige Kammerendteile.

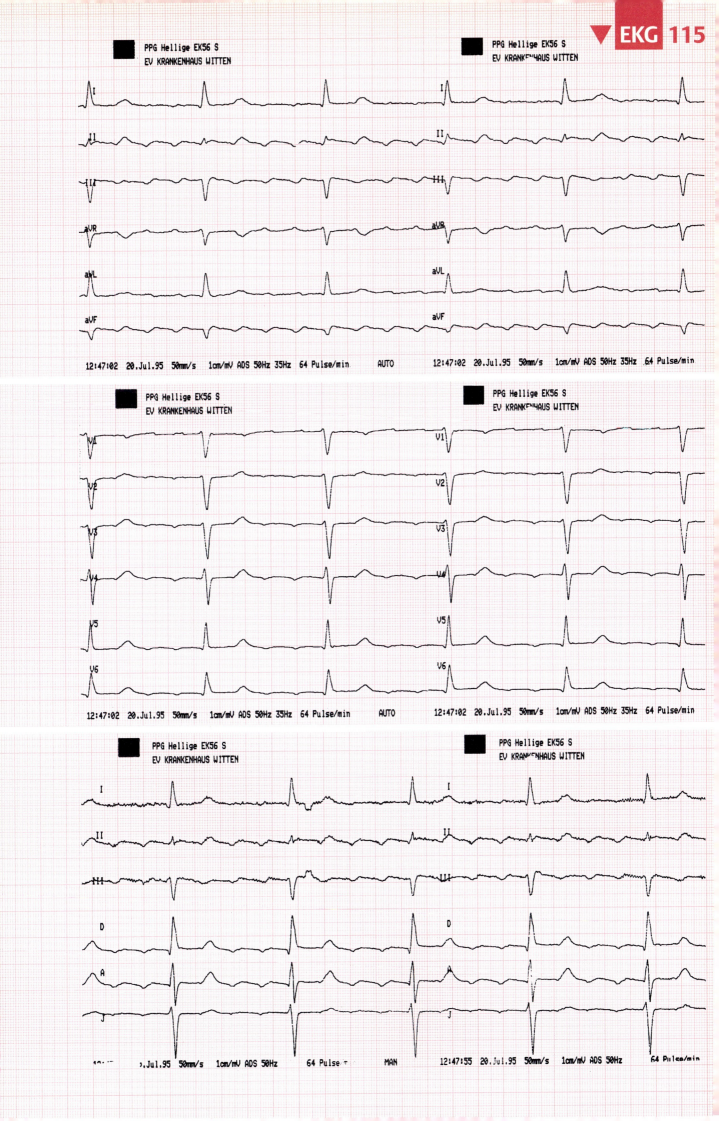

PPG Hellige EK56 S
EV KRANKENHAUS WITTEN

I
II
III
aVR
aVL
aVF

12:47:02 20.Jul.95 50mm/s 1cm/mV ADS 50Hz 35Hz 64 Pulse/min AUTO

PPG Hellige EK56 S
EV KRANKENHAUS WITTEN

I
II
III
aVR
aVL
aVF

12:47:02 20.Jul.95 50mm/s 1cm/mV ADS 50Hz 35Hz 64 Pulse/min

PPG Hellige EK56 S
EV KRANKENHAUS WITTEN

V1
V2
V3
V4
V5
V6

12:47:02 20.Jul.95 50mm/s 1cm/mV ADS 50Hz 35Hz 64 Pulse/min AUTO

PPG Hellige EK56 S
EV KRANKENHAUS WITTEN

V1
V2
V3
V4
V5
V6

12:47:02 20.Jul.95 50mm/s 1cm/mV ADS 50Hz 35Hz 64 Pulse/min

PPG Hellige EK56 S
EV KRANKENHAUS WITTEN

I
II
III
D
A
J

.Jul.95 50mm/s 1cm/mV ADS 50Hz 64 Pulse MAN

PPG Hellige EK56 S
EV KRANKENHAUS WITTEN

I
II
III
D
A
J

12:47:55 20.Jul.95 50mm/s 1cm/mV ADS 50Hz 64 Pulse/min

Klinik 58jähriger Patient, seit wenigen Tagen anhaltende Tachykardie, arterielle Hypertonie, keine pektanginösen Beschwerden, leichte Belastungsdyspnoe.

? **EKG-Beurteilung? Wie beurteilen Sie den Rhythmus?**

In der ersten systematischen Zuordnung handelt es sich um eine Tachykardie mit einer mittleren Frequenz um 120 – 125/min; die Tachykardie ist unregelmäßig, die Kammerkomplexe sind schmal.

? **Bitte suchen Sie wieder die Vorhofaktionen. Welche Art der supraventrikulären Tachykardie liegt vor?**

Besonders gut in III und aVF, zudem aber auch in Nehb D und A ist der typische Sägezahn eines Vorhofflatterns zu erkennen, die Vorhoffrequenz beträgt 250/min.
In V1 bilden die Vorhofaktionen kleine positive P-Wellen aus. Hier könnte sich auf den ersten Blick auch der Verdacht auf eine ektope atriale Tachykardie ergeben. Die Strecke zwischen den P-Wellen ist aber nicht horizontal, sondern nach oben konvexbogig angehoben.

? **Welches Überleitungsverhältnis zeigt das Vorhofflattern?**

Die ersten Aktionen werden teils im Verhältnis von 2:1, teils von 3:1 übergeleitet, dann eine zeitlang regelmäßig 2:1. In den Nehb-Ableitungen erfolgt die Überleitung erst regelmäßig 2:1, dann mit wechselndem Verhältnis und unterschiedlichem R-R-Intervall. Somit liegt eine intermittierende 2:1-Überleitung und eine phasenweise absolut arrhythmische Überleitung des Vorhofflatterns vor.

? **Sind die Kammeranfangsgruppen auffällig?**

Die präkordialen Ableitungen sind ebenso wie die Nehb-Ableitungen unauffällig.
In den inferioren Ableitungen II, III und aVF ist das Q unterschiedlich tief und recht breit, abhängig von der Überlagerung mit Vorhofflatterwellen. Die 2. Kammeraktion fällt auf den aufsteigenden Schenkel einer Vorhofflatterwelle; hier ist das Q flach und kurz. Ein abgelaufener Hinterwandinfarkt ist sehr fraglich, und klinisch ergab sich dafür kein Hinweis.

? **Wie beurteilen Sie die Kammerendteile?**

In den inferioren Ableitungen ist die Beurteilung durch die supraventrikuläre Tachykardie erschwert, auffällige ST-Hebungen oder -Senkungen wären aber erkennbar. T erscheint annähernd isoelektrisch. Auch in den linkspräkordialen Ableitungen sind die T-Wellen abgeflacht, deutliche ST-Streckensenkungen sind nicht zu erkennen.

Zusammenfassung

Vorhofflattern, Frequenz um 250/min; Überleitung intermittierend im Verhältnis von 2:1 oder mit absoluter Arrhythmie; Normtyp; abgeflachte T-Wellen linkspräkordial bei Tachykardie.

PPG Hellige EK56 S
SKI

PPG Hellige EK56 S
SKI

I

II

III

aVR

aVL

aVF

14:58:51 07.Jul.95 50mm/s   1cm/mV ADS 50Hz 35Hz 127 Pulse/min   AUTO   14:58:51 07.Jul.95 50mm/s   1cm/mV ADS 50Hz 35Hz 127 Pu

PPG Hellige EK56 S
SKI

PPG Hellige EK56 S
SKI

V1

V2

V3

V4

V5

V6

14:58:51 07.Jul.95 50mm/s   1cm/mV ADS 50Hz 35Hz 127 Pulse/min   AUTO   14:58:51 07.Jul.95 50mm/s   1cm/mV ADS 50Hz 35Hz 127 Pulse/min

PPG Hellige EK56 S
SKI

PPG Hellige EK56 S
SKI

D

A

I

07.Jul.95 50mm/s   1cm/mV ADS 50Hz 35Hz 108 Pulse/min   MAN   15:00:19 07.Jul.95 50mm/s   1cm/mV ADS 50Hz 35Hz 127

Klinik 84jährige Patientin, arterielle Grenzwerthypertonie, keine Palpitationen.

? EKG-Beurteilung? Wie beurteilen Sie den Rhythmus?

Es zeigt sich in nahezu allen Ableitungen eine grobe Wellenform mit einer Frequenz von 300/min, wobei der Abstand nicht absolut gleich bleibt. In den Extremitäten- und den Brustwandableitungen nimmt die Amplitude ab; die jeweils letzten Aktionen sind offenbar sinusrhythmisch.
Eine angenommene Vorhoffrequenz um 300/min spricht für ein Vorhofflattern. Damit nicht vereinbar ist die wechselnde und zuletzt auslaufende Wellenform.

? Wie erklärt sich vor diesem Hintergrund die konstante Kammerfrequenz?

Die beschriebenen Wellen sind sehr auffällig. Beachten Sie aber III!
Hier zeigt sich ein konstanter Sinusrhythmus mit einer Frequenz von 64/min, so daß die beschriebene Wellenform in den übrigen Ableitungen ein Artefakt sein muß.
Die Patientin litt unter einem Morbus Parkinson mit einem wechselnden Intentionstremor. Dieser Tremor wurde im EKG als Artefakt registriert.

? Warum ist in III kein Artefakt zu erkennen?

Ableitung I und II haben beide den rechten Arm gemeinsam, die ungestörte Ableitung III leitet vom linken Arm zum linken Bein ab. Der Tremor bestand nur am rechten Arm; es lag ein rechtsseitiger Hemiparkinson vor.
Die Goldberger-Ableitungen zeigen alle den Tremor, weil sie einzeln gegen die zum Nullpotential zusammengeschalteten Ableitungen I – III registriert werden. Das gleiche gilt für die Brustwandableitungen. Aus diesem Grunde ist ein Artefakt in nur einer der Extremitätenableitungen dann in allen Goldberger- und allen Brustwandableitungen zu finden.

? Wie beurteilen Sie QRS und Kammerendteile?

Es liegt ein Linkstyp vor, die QRS-Dauer beträgt 0,08 sec. Die Kammeranfangsgruppen sind unauffällig.
Das deutlich negative T in V1 ist normal. Auffällig sind die triphasischen, positiv-negativ-positiven T-Wellen in V2 und V3 und die abgeflachten T-Wellen in V4. Dieser Befund ist oft unspezifisch, formal ist eine Ischämie anteroseptal-apikal nicht auszuschließen. Im vorliegenden Fall persistierten die diskreten Veränderungen der Kammerendteile bei den nächsten EKG-Kontrollen. In den linkslateralen Ableitungen sind die Kammerendteile unauffällig.

Zusammenfassung
Sinusrhythmus, Linkstyp; Artefaktüberlagerung durch einen rechtsseitigen Hemiparkinson; unauffällige Kammeranfangsgruppen; diskrete unspezifische Veränderungen der Kammerendteile anteroseptal-apikal.

Artefakte, Differentialdiagnose zu realen Herzrhythmusstörungen

Artefakte entstehen meist durch Bewegung des Patienten, seltener durch Zug an den Elektrodenkabeln oder durch technische Störungen. Sie können als einmaliger Ausschlag, in Serie oder permanent auftreten. Auf den ersten Blick imponieren sie als Rhythmusstörungen, können aber bei genauer Analyse in den meisten Fällen als Artefakte identifiziert werden. Dabei sind folgende Punkte zu beachten:

- Bewegungsartefakte betreffen meist nicht alle Elektroden, so daß einige Ableitungen einen auffälligen Ausschlag zeigen, andere nicht. Kardiale Ereignisse sind in einem unterschiedlichen Ausmaß in allen Ableitungen zu erkennen.
- Artefakte, die mit ventrikulären Extrasystolen verwechselt werden können, halten sich an keine Refraktärzeiten und haben auch keine Kammerendteile. Damit können nach einer vorangehenden Aktion sehr frühzeitig einfallende oder auch nur ganz kurze Artefakte differenziert werden.
- Bei in Serie auftretenden oder anhaltenden Artefakten (z. B. Kältezittern oder periodische technische Störungen) fällt auf, daß ein davon unabhängiger EKG-Grundrhythmus persistiert.
- Bei ausgeprägten Artefakten ist eine erneute EKG-Registrierung einer mit Unsicherheit behafteten Interpretation vorzuziehen.

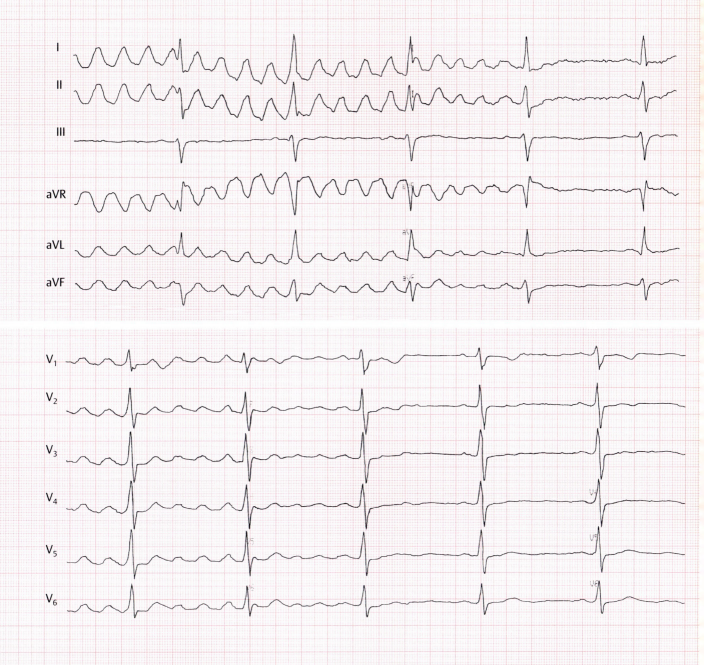

Klinik 69jähriger Patient, seit ¹/₂ Jahr verstärkte Palpitationen, dabei Wechsel von tachykarden und bradykarden Phasen; zweimalige Präsynkope im Sitzen; chronisch-obstruktive Atemwegserkrankung.

? EKG-Beurteilung? Wie beurteilen Sie den Vorhofrhythmus?

Ein Vorhofflimmern ist am besten in II, III und aVF zu erkennen.

? Welche Relation besteht zu den Kammerkomplexen?

Die Kammerkomplexe fallen mit einem konstanten Intervall von 1150 msec ein, entsprechend einer Frequenz von 52/min. Da ein Vorhofflimmern immer unregelmäßig übergeleitet wird, muß von einer totalen AV-Dissoziation, also einem AV-Block 3. Grades ausgegangen werden.

? Auffällig ist die abwechselnde QRS-Morphologie. Wo sitzt das Ersatzzentrum und was ist der mögliche Mechanismus der alternierenden QRS-Morphologie?

Zunächst wären 2 unterschiedliche Ersatzzentren denkbar, die aufgrund ihrer Lokalisation und Erregungsausbreitung zu einer unterschiedlichen QRS-Morphologie führen. Da beide Zentren unabhängig voneinander wären, könnte der QRS-Abstand nicht konstant bleiben.
Die QRS-Breite von 0,11 sec spricht für ein suprabifurkales Ersatzzentrum. In einem EKG 1 Jahr zuvor bestand ein Sinusrhythmus, die Kammeranfangsgruppen waren identisch zu der hier steiltypischen QRS-Morphologie (Aktionen 2, 4 und 6). Diese Kammeraktionen weisen also die für den Patienten normale intraventrikuläre Erregungsausbreitung auf. Im Wechsel dazu finden sich die Kammerkomplexe mit einem linksanterioren Hemiblock, so daß es sich um ein suprabifurkales Ersatzzentrum mit einem intermittierenden linksanterioren Hemiblock handelt. Ursache ist offensichtlich eine ungewöhnlich lange Refraktärzeit des linksanterioren Bündels von mehr als 1150 msec, so daß jede 2. Überleitung in diesem Bündel blockiert wird.

? Wie beschreiben Sie die Kammerkomplexe?

Die steiltypischen Kammerkomplexe sind korreliert mit einem überwiegenden R in V1 und einem deutlichen S in V5, der Sokolow-Lyon-Index für eine rechtsventrikuläre Hypertrophie von 1,05 mV wird aber nicht erreicht. Dennoch ergibt der Lagetyp und die beschriebene QRS-Morphologie den Verdacht auf eine rechtsventrikuläre Belastung. Bei dieser gleichen QRS-Morphologie sind die ST-Strecken in den inferioren Ableitungen deutlich deszendierend gesenkt mit Übergang in präterminal negative T-Wellen. Die Ursache dieser Veränderungen der Kammerendteile ist nicht ersichtlich. Der Patient war nicht digitalisiert, es bestanden keine klinischen Zeichen einer koronaren Herzerkrankung.
Die Kammeranfangsgruppen mit linksanteriorem Hemiblock sind in den Brustwandableitungen nur diskret rechtsverspätet, die Vektoren in den rechtspräkordialen Ableitungen überwiegend negativ. Die linkslateralen Ableitungen I, aVL und V6 zeigen eine ganz diskrete ST-Streckensenkung mit Übergang in positive T-Wellen.

Zusammenfassung

Vorhofflimmern; AV-Block 3. Grades; suprabifurkales Ersatzzentrum mit einem alternierenden linksanterioren Hemiblock; Zeichen der rechtsventrikulären Belastung; unspezifische Veränderungen der Kammerendteile in den inferioren und linkslateralen Ableitungen.

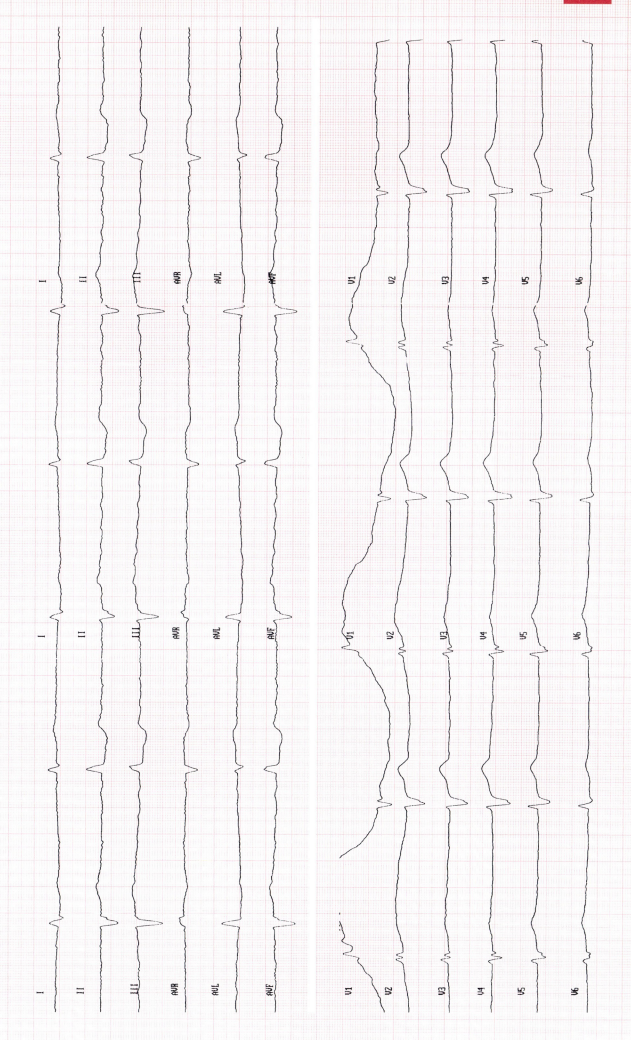

In **EKG 119** sehen Sie einen Auszug eines 2 Tage später abgeleiteten Langzeit-EKGs; weiterhin keine kardiale Medikation.

> **?** **Beurteilen Sie zunächst alle Streifen des Langzeit-EKGs.**
> **Welcher Rhythmus liegt in dem obersten Streifen vor?**

Die Kammeraktionen fallen unregelmäßig ein, als Vorhoferregung zeigen sich teils gröbere, teils feinere Wellen, es
besteht ein grobes Vorhofflimmern mit absoluter Arrhythmie. Leichte Variationen in der QRS-Morphologie können
nicht näher beurteilt werden.

> **?** **Wie beurteilen Sie den 2. Streifen?**

Die ersten 3 Aktionen sind sinusrhythmisch. Es folgt der
Übergang in ein grobes Vorhofflimmern, erkenntlich an der
wechselnden Morphologie der Vorhofwellen im unteren
Kanal. Die 5. und 7. Kammeraktion sind deutlicher breiter,
hier handelt es sich um 2 ventrikuläre Extrasystolen aus 2 verschiedenen Zentren.
In dem 3. Streifen persistiert das Vorhofflimmern, die beiden
ventrikulären Extrasystolen sind monomorph.

> **?** **Wie beurteilen Sie den 4. und 5. Streifen?**

Zu erkennen ist ein Vorhofflattern anhand der gleichbleibenden P-Morphologie, die Vorhoffrequenz liegt etwas über
300/min. Im oberen Streifen ist der Abstand zwischen der 1.
und 2. sowie 3. und 4. und 4. und 5. Kammeraktion gleich,
der Abstand der 2. zur 3. Kammeraktion etwas verkürzt. Im
unteren Streifen zeigt sich durchgehend ein konstanter R-R-
Abstand. Es handelt sich hier um einen überwiegenden AV-
Block 3. Grades. Bei dem kürzeren R-R-Abstand und gleicher
QRS-Morphologie ist einmalig eine verzögerte atrioventrikuläre Überleitung erfolgt.
Im 5. Streifen erkennt man einen diskreten Wechsel der QRS-
Konfiguration im oberen Kanal A, der auf den gleichen
Befund hinweist, der auch in **EKG 195** erhoben wurde, also
eine intermittierende Hemiblockierung der intraventriku-
lären Erregungsausbreitung.

> **?** **Welcher Rhythmus liegt in den unteren beiden Streifen vor?**

Hier besteht ein Sinusrhythmus mit insgesamt 4 monomorphen ventrikulären Extrasystolen.

> ┌─ **Zusammenfassung** ─────────────
> Wechsel von Sinusrhythmus, Vorhofflattern und Vorhof-
> flimmern; phasenweise tachykarde, teils normfrequente
> Überleitung des Vorhofflimmerns; intermittierender AV-
> Block 3. Grades; in der späteren sinusrhythmischen Phase
> nur grenzwertige AV-Überleitungszeiten; polytope ven-
> trikuläre Extrasystolen.

Bemerkungen: Bei der sehr inkonstanten atrioventrikulären
Überleitung, teils mit AV-Block 3. Grades, teils tachyarrhyth-
misch bei Vorhofflimmern, wurde ein Zweikammer-Schrittmachersystem implantiert und der Sinusrhythmus zunächst
unter der Therapie mit Digitoxin und Sotalol stabilisiert. Nach
zwischenzeitlichen Tachyarrhythmierezidiven wurde auf
Amiodaron umgestellt.
Der Patient gab keine intermittierenden tachykarden Palpitationen mehr an.

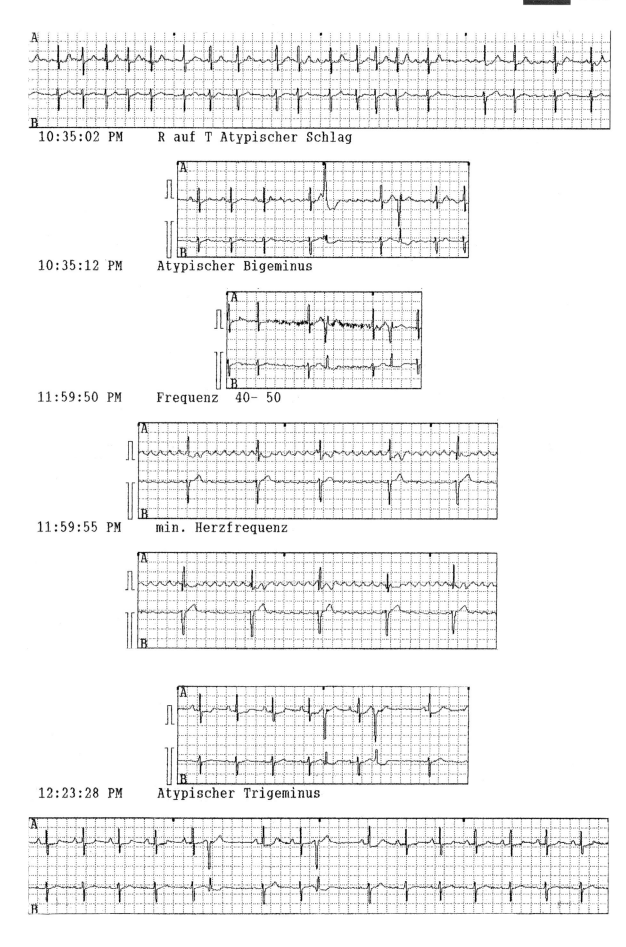

10:35:02 PM   R auf T Atypischer Schlag

10:35:12 PM   Atypischer Bigeminus

11:59:50 PM   Frequenz   40- 50

11:59:55 PM   min. Herzfrequenz

12:23:28 PM   Atypischer Trigeminus

Klinik 52jähriger Patient, langjährige arterielle Hypertonie, rezidivierende paroxysmale Tachykardie; antiarrhythmische Therapie mit Flecainid (Klasse Ic-Antiarrhythmikum).

? **EKG-Beurteilung? Wie beurteilen Sie den Rhythmus?**

Gut zu erkennen ist die typische Sägezahnform eines Vorhofflatterns in III und aVF, etwas weniger deutlich auch in II und aVL. Die Vorhoffrequenz beträgt 219/min, die Kammerfrequenz 73/min. Es besteht eine regelmäßige 3:1-Überleitung. Dieses 3:1-Verhältnis ist in V1 am besten zu erkennen. Wie bereits dargestellt, wird ein Vorhofflattern in der Regel im Verhältnis von 2:1, 4:1 oder unregelmäßig übergeleitet. Eine regelmäßige 3:1-Überleitung ist sehr ungewöhnlich, im vorliegenden Fall aber durch die Flecainid-Medikation bedingt.

? **Wie ist die Annahme eines Vorhofflatterns mit der relativ langsamen Vorhoffrequenz von 219/min zu vereinbaren?**

Die atriale Frequenz eines Vorhofflatterns liegt normalerweise zwischen 250/min und 350/min. Unter antiarrhythmischer Medikation kann aber die Flatterfrequenz deutlich abgesenkt werden, wie auch im vorliegenden Fall. Gelegentlich kann eine Abnahme der Vorhofflatterfrequenz bei nur geringer Überleitungsbehinderung zu einer 1:1-Überleitung und damit zu einer sprunghaft ansteigenden Kammerfrequenz führen. Dieser Effekt wurde insbesondere bei Chinidin-Medikation beobachtet.

? **Wie beurteilen Sie die Kammerkomplexe einschließlich der Kammerendteile?**

Es besteht ein Linkstyp; die QRS-Dauer beträgt 0,10 sec., unauffällige Kammeranfangsgruppen.
In I, V2 – V6, Nehb D und A sind die ST-Strecken deutlich gesenkt.

? **Welche Veränderung weist daraufhin, daß die Therapie mit dem Klasse-Ic-Antiarrhythmikum unverzüglich abgesetzt werden sollte?**

Die QT-Dauer, am besten zu erkennen in V2 und V3, ist mit 0,52 sec bei einer Herzfrequenz von 72/min deutlich verlängert (auf über 140%) als Hinweis auf eine deutliche proarrhythmische Gefährdung. Wenn sich unter antiarrhythmischer Therapie eine QT-Verlängerung einstellt, sind ST-Streckensenkungen häufig assoziiert. Der Patient war zusätzlich digitalisiert.

___Zusammenfassung___

Langsames Vorhofflattern unter antiarrhythmischer Therapie, regelmäßige 3:1-Überleitung; Linkstyp; unauffällige Kammeranfangsgruppen; hochgradige QT-Verlängerung unter einem Klasse-Ic-Antiarrhythmikum; zusätzliche ST-Senkung vorwiegend in den linkspräkordialen Ableitungen bei QT-Verlängerung und Digitalistherapie.

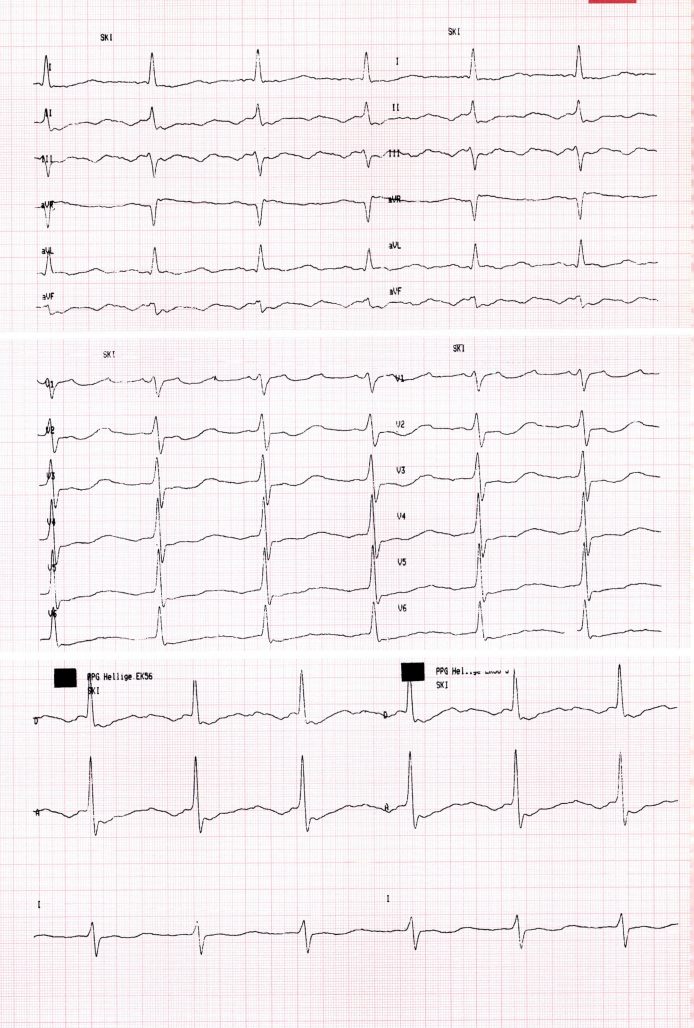

Klinik 53jährige Patientin, chronisch-obstruktive Atemwegserkrankung, zudem dokumentierte rezidivierende Lungenembolien; jetzt stationäre Aufnahme mit einem Atemwegsinfekt und vermehrter Ruhedyspnoe.

? EKG-Beurteilung? Wie beurteilen Sie den Rhythmus?

Es handelt sich wieder um eine regelmäßige Tachykardie mit schmalen Kammerkomplexen, Frequenz 131/min. Die P-Wellen sind besonders gut in Nehb D und A zu erkennen. Die P-Welle geht den QRS-Komplexen voraus, eine 2. P-Welle ist zwischen den Kammeraktionen nicht auszumachen. Bei einem 2:1-Überleitungsverhältnis müßte die 2. P-Welle zwischen R und T liegen. Es besteht in diesem Fall eine Sinustachykardie.

? Wie beurteilen Sie den Lagetyp und die P-Form?

Es liegt ein Rechtstyp vor. Die P-Wellen sind in II mit 0,25 mV grenzwertig hoch; in Nehb D und A erreichen sie aber eine Höhe von 0,3 – 0,35 mV als Zeichen eines P dextroatriale. Die P-Dauer beträgt 0,11 sec. P ist in manchen Ableitungen angedeutet doppelgipflig, sichere Hinweise auf ein P biatriale ergeben sich aber nicht.

? Sind die Kammeranfangsgruppen und -endteile auffällig?

Bis auf den Rechtslagetyp sind die Kammeranfangsgruppen unauffällig.
Unter Berücksichtigung der Tachykardie sind die Kammerendteile ebenfalls unauffällig. In V6 , Nehb D und A sind die ST-Streckenabgänge minimal abgesenkt; die ST-Strecken verlaufen flach aszendierend und gehen in positive T-Wellen über.

___Zusammenfassung___

Sinustachykardie, Rechtstyp und P dextroatriale als Hinweis auf eine rechtsventrikuläre Belastung; unauffällige Kammeranfangsgruppen und -endteile bei Tachykardie.

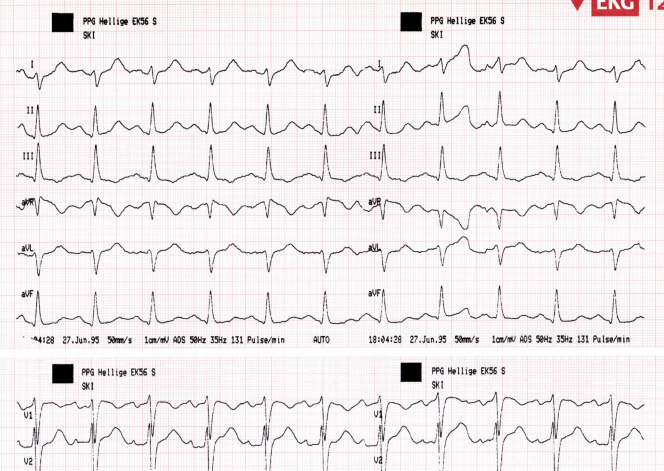

PPG Hellige EK56 S
SKI

I
II
III
aVR
aVL
aVF

04:28 27.Jun.95 50mm/s   1cm/mV ADS 50Hz 35Hz 131 Pulse/min   AUTO

PPG Hellige EK56 S
SKI

I
II
III
aVR
aVL
aVF

18:04:28 27.Jun.95 50mm/s   1cm/mV ADS 50Hz 35Hz 131 Pulse/min

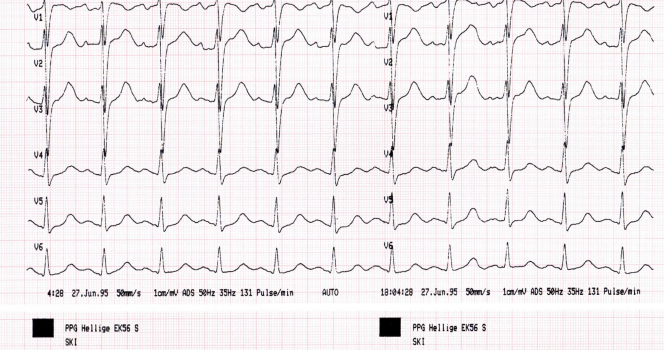

PPG Hellige EK56 S
SKI

V1
V2
V3
V4
V5
V6

4:28 27.Jun.95 50mm/s   1cm/mV ADS 50Hz 35Hz 131 Pulse/min   AUTO

PPG Hellige EK56 S
SKI

V1
V2
V3
V4
V5
V6

18:04:28 27.Jun.95 50mm/s   1cm/mV ADS 50Hz 35Hz 131 Pulse/min

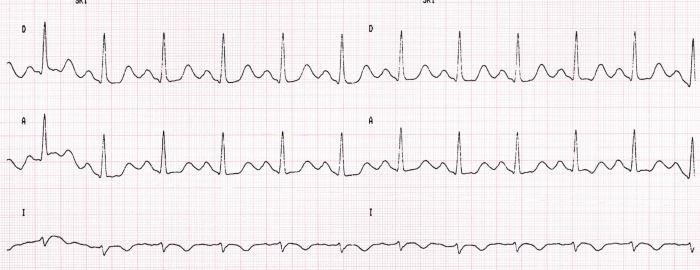

PPG Hellige EK56 S
SKI

D
A
I

16:07 27.Jun.95 50mm/s   1cm/mV ADS 50Hz 35Hz 130 Pulse/min   MAN

PPG Hellige EK56 S
SKI

D
A
I

18:06:09 27.Jun.95 50mm/s   1cm/mV ADS 50Hz 35Hz 133 Pulse/min   MAN

Klinik 66jährige Patientin, koronare Herzkrankheit ohne Myokardinfarkt, intermittierendes Vorhofflimmern bei mittelgradiger linksatrialer Vergrößerung als Folge einer linksventrikulären Complianceminderung.

? **EKG-Beurteilung? Wie beurteilen Sie den Rhythmus?**

In den Extremitätenableitungen sind die P-Wellen von den T-Wellen nur andeutungsweise abgrenzbar, am besten noch in aVL. Am deutlichsten sind die Vorhofaktionen in V1. Unter Berücksichtigung der Lage von P zu T sind die P-Wellen in I und II positiv, so daß von einem Sinusrhythmus auszugehen ist. Die P-Dauer beträgt 0,12 sec, das P in V1 weist auf ein mögliches P mitrale hin. Die PQ-Dauer ist mit 0,30 sec im Sinne eines ausgeprägten AV-Blocks 1. Grades verlängert.

? **Wie fällt die Beurteilung der Kammeranfangsgruppe aus?**

Die QRS-Breite beträgt 0,09 sec. Unauffällige QRS-Komplexe.

? **Was fällt Ihnen an den Kammerendteilen auf?**

Mit Ausnahme eines spiegelbildlichen Befundes in aVR und isoelektrischem ST in aVL finden sich in den übrigen Ableitungen unterschiedlich ausgeprägte muldenförmige ST-Streckensenkungen mit Übergang in positive T-Wellen. Die QT-Dauer beträgt 0,44 sec; das Ende von T fällt mit P zusammen. Bei einer Herzfrequenz von 93/min ist die frequenzbezogene relative QT-Dauer mit 140% deutlich verlängert.

Prinzipiell kommen 4 Ursachen in Frage:
1. Hypokaliämie,
2. Hypokalziämie,
3. Therapie mit Antiarrhythmika (Klasse Ia, Klasse Ic, Klasse III),
4. angeborene Syndrome mit langer QT-Zeit (Long-QT-Syndrom).
In diesem Fall war das intermittierende Vorhofflimmern mit einem Klasse-Ic-Antiarrhythmikum therapiert worden. Beteiligt an der ST-Senkung war eine Digitalisierung, wobei die ST-Streckensenkung weit über das dabei übliche Maß hinausgeht.

___Zusammenfassung___
Sinusrhythmus, Norm- bis Linkstyp, AV-Block 1. Grades mit einer PQ-Zeit von 0,30 sec., unauffällige Kammeranfangsgruppen; deutliche Veränderungen der Kammerendteile (bei Digitalisierung und QT-Verlängerung unter Therapie mit einem Klasse-Ic-Antiarrhythmikum).

EKG 122

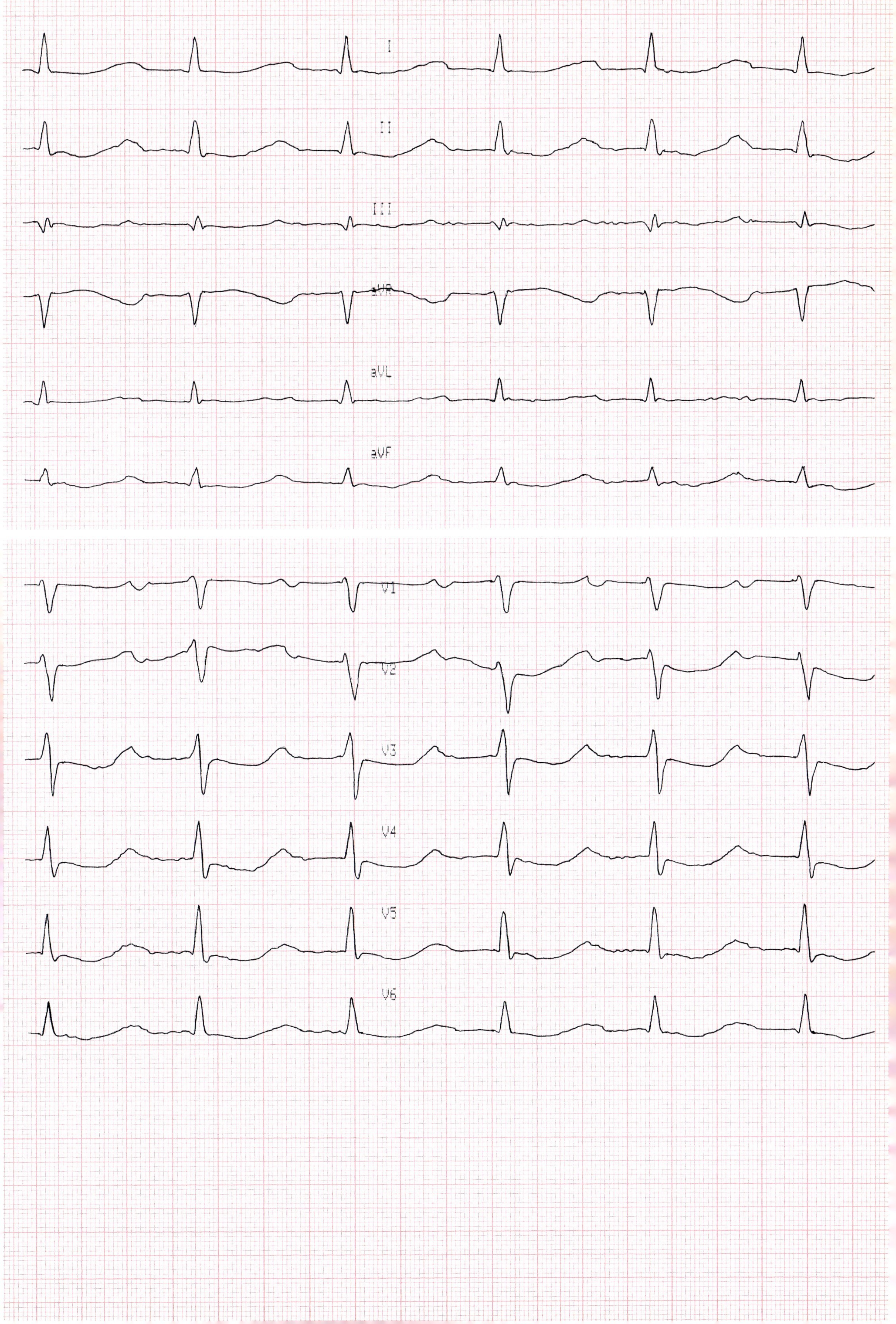

EKG 123 A + B sowie **EKG 124** sind von derselben Patientin wie **EKG 122**.

EKG 123 A (oben) wurde 1 Tag vor **EKG 122** registriert. Dargestellt sind nur die Nehb-Ableitungen.

? Wie beurteilen Sie den Rhythmus?

Auf den ersten Blick ist der Rhythmus sehr unregelmäßig, so daß man den Streifen systematisch von rechts nach links analysieren muß.
Es beginnt mit einer offensichtlich sinusrhythmischen Vorhofaktion. Mit einer verlängerten PQ-Dauer von 0,22 sec ist ein schmaler QRS-Komplex angekoppelt.

? Welcher Rhythmus liegt nach der 1. Kammeraktion vor?

Bei Vergleich der ST-Strecke mit den nächsten Kammeraktionen fällt hier ein nach oben angehobener bogiger Verlauf unmittelbar nach dem QRS-Komplex auf. Eine weitere Vorhofaktion steckt möglicherweise in der T-Welle und es folgen noch 2 weitere, so daß insgesamt 4 Aktionen einer supraventrikulären Tachykardien zu finden sind, die nicht auf die Kammern übergeleitet werden.
Die etwas unterschiedliche Konfiguration der Vorhofaktionen ergibt den Befund einer schmalen kurzen polymorphen supraventrikulären Salve, formal kaum abzugrenzen von einem kurzen groben Vorhofflimmern.

? Welchen Ursprung hat die 2. Kammeraktion?

Es geht keine Vorhofaktion voraus; die Morphologie der Kammeranfangsgruppe ist identisch mit den nachfolgenden, so daß es sich um eine suprabifurkale Ersatzextrasystole handelt nach einer Pause der ventrikulären Aktionen von über 1300 msec, der supraventrikulären Aktionen nur von etwas mehr 700 msec.
Die nächsten 4 Herzaktionen sind sinusrhythmisch.

? Wie beurteilen Sie die PQ-Dauer dieser Aktion?

Die PQ-Dauer der 1. der 4 Aktionen liegt mit 0,17 sec im Normbereich, die nächste ist schon auf 0,22 sec verlängert, dann 0,23 sec und schließlich 0,24 sec. Es besteht also ein AV-Block 1. Grades, wobei die atrioventrikuläre Überleitung sich zunehmend verzögert, sozusagen ermüdet. Bei fortbestehendem Sinusrhythmus würde man jetzt entweder eine Stabilisierung des AV-Blocks 1. Grades auf einem bestimmten Niveau erwarten oder eine intermittierenden AV-Block 2. Grades Typ I (Wenckebach).

? Wie geht der Rhythmus nach der 6. Kammeraktion weiter?

Ähnlich wie nach der 1. Kammeraktion setzt ein grobes Vorhofflimmern ein, hier aber übergehend in ein feines Vorhofflimmern.

Zusammenfassung

Wechsel von sinusrhythmischen Aktionen und intermittierenden supraventrikulären Tachyarrhythmien (grobes und feineres Vorhofflimmern); eine supraventrikuläre Ersatzextrasystole; AV-Block 1. Grades mit zunehmender AV-Überleitungsverzögerung in einer Phase mit Sinusrhythmus.

Bemerkung: Wegen dieses instabilen Rhythmus war die Medikation mit einem Klasse-Ic-Antiarrhythmikum eingeleitet worden mit dem Ergebnis einer ausgeprägten QT-Verlängerung (→ **EKG 122**). Die Medikation wurde daraufhin zunächst auf Sotalol, 2 x 80 mg/Tag, umgestellt.
Unter dieser Medikation wurde das **EKG 123 B** (unten) abgeleitet.

EKG-Beurteilung: Wie beurteilen Sie den Rhythmus?

Zu erkennen sind unregelmäßig einfallende Kammeraktionen mit gleichbleibender Konfiguration.

Welcher Vorhofrhythmus liegt vor?

In II und aVF ist eine regelmäßige Sägezahn-Konfiguration zu erkennen, die Frequenz des Vorhofflatterns beträgt 310/min. Es besteht ein wechselndes Überleitungsverhältnis, in den Nehb-Ableitungen im wesentlichen 4:1, wobei das R-R-Intervall nicht ganz konstant ist.

Wie beurteilen Sie die Kammerkomplexe?

Die QRS-Dauer beträgt 0,09 sec, atemabhängig Norm- bis Linkstyp; unauffälliger Befund der Kammeranfangsgruppen. Trotz der prominenten Vorhofaktionen sind deutlich deszendierende ST-Streckensenkungen mit Übergang in präterminal negative T-Wellen sowohl in den inferioren als auch in den linkspräkordialen Ableitungen zu erkennen. Die QT-Dauer ist am besten in I abzuschätzen und beträgt 0,40 sec bei einer Herzfrequenz von 75/min, die QT-Dauer ist damit auf 115% unter Therapie mit Sotalol verlängert.

Zusammenfassung

Vorhofflattern mit unregelmäßiger Überleitung auf die Kammern, durchschnittlich im Verhältnis von 4:1; Norm- bis Linkstyp; deutliche deszendierende ST-Streckensenkungen mit Übergang in präterminal negative T-Wellen inferior und linkspräkordial. Bei Registrierung bestand noch ein Restdigitalisspiegel, das Ausmaß der Veränderungen der Kammerendteile geht aber über das dabei zu erwartende Maß hinaus; keine Symptomatik einer koronaren Herzerkrankung.

Bemerkungen: Da die Patientin unter höherer Dosis Sotalol einen AV-Block 2.Grades und intermittierende SA-Blockierungen 2. Grades entwickelte und andererseits unter der rezidivierenden supraventrikulären Tachyarrhythmie deutlich symptomatisch war, wurde ein DDD-Schrittmacher implantiert und letztendlich unter Therapie mit Digoxin, Verapamil und Sotalol ein stabiler Sinusrhythmus erreicht.

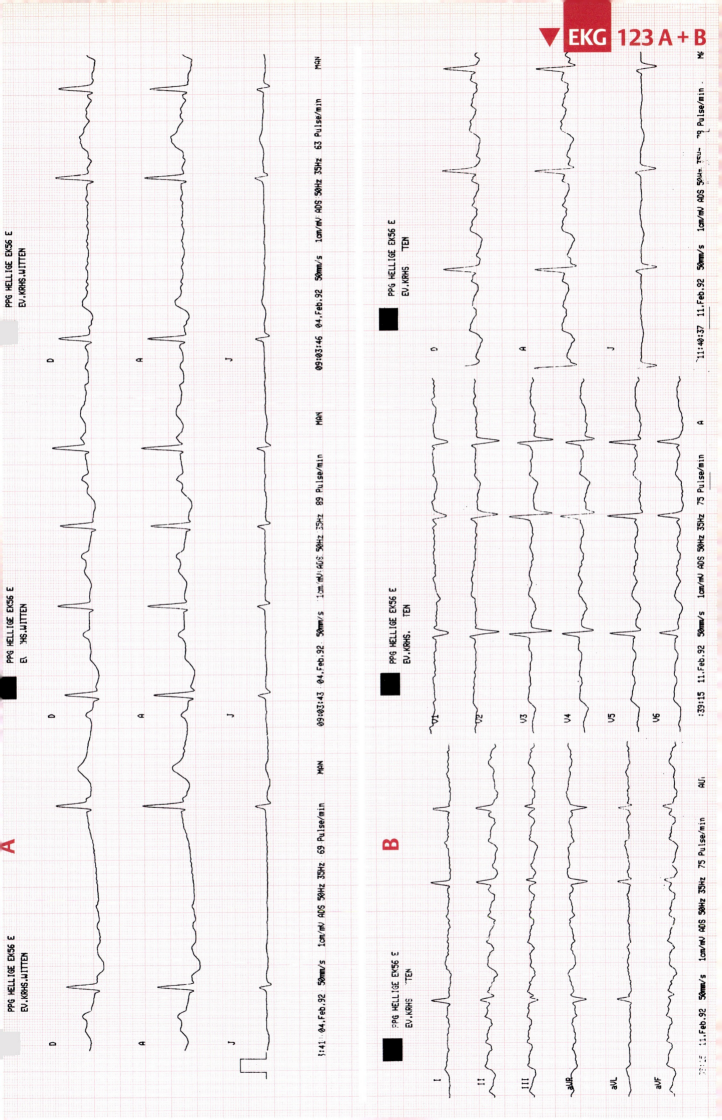

A

PPG HELLIGE EK56 E
EV.KRHS.WITTEN

PPG HELLIGE EK56 E
EV. KHS.WITTEN

PPG HELLIGE EK56 E
EV.KRHS.WITTEN

D

A

J

D

A

J

D

A

J

3:41: 04.Feb.92 50mm/s 1cm/mV ADS 50Hz 35Hz 69 Pulse/min MAN

09:03:43 04.Feb.92 50mm/s 1cm/mV ADS 50Hz 35Hz 89 Pulse/min MAN

09:03:46 04.Feb.92 50mm/s 1cm/mV ADS 50Hz 35Hz 63 Pulse/min MAN

B

PPG HELLIGE EK56 E
EV.KRHS, TEN

PPG HELLIGE EK56 E
EV.KRHS, TEN

PPG HELLIGE EK56 E
EV.KRHS, TEN

I

II

III

aVR

aVL

aVF

V1

V2

V3

V4

V5

V6

D

A

J

:TE 11.Feb.92 50mm/s 1cm/mV ADS 50Hz 35Hz 75 Pulse/min AVL

:39:15 11.Feb.92 50mm/s 1cm/mV ADS 50Hz 35Hz 75 Pulse/min A

11:40:37 11.Feb.92 50mm/s 1cm/mV ADS 50Hz 35Hz 79 Pulse/min M

Klinik Die gleiche Patientin wie in **EKG 122 und 123** wurde 1 Monat später mit einem 3 Stunden zuvor erstmalig aufgetretenen thorakalen Brennen, ausstrahlend in den Unterkiefer und in den Rücken, stationär aufgenommen.

? EKG-Beurteilung? Wie beurteilen Sie den Rhythmus?

Zu erkennen sind sinusrhythmische P-Wellen, die P-Dauer beträgt 0,13 sec.
Atrial getriggert folgen schrittmacherstimulierte breite Kammerkomplexe; keine ventrikulären Eigenaktionen.

? Wie beurteilen Sie die Kammerkomplexe?

In V1 ist ein kleines R zu erkennen, in V2 – V6 handelt es sich um QS-Komplexe. Dieser Befund ist allerdings bei ventrikulärer Stimulation kein ungewöhnlicher Befund und als Hinweis auf einen abgelaufenen Vorderwandinfarkt nicht zu verwerten.

? Was fällt Ihnen an den Kammerendteilen auf?

Zu erwarten ist bei ventrikulärer Stimulation eine Diskordanz von ST-T zu den breiten Kammerkomplexen. Auffällig im vorliegenden Fall ist die Konkordanz der T-Welle in V1 – V4, angedeutet auch V5 zu den QRS-Komplexen. Dieser Befund ist verdächtig für eine anteroseptal-apikale Ischämie, die hier auch tatsächlich vorlag.

Zusammenfassung

Sinusrhythmus; Vorhofleitstörungen; regelrechte Funktion eines Zweikammer-Schrittmachersystems im VAT-Modus; konkordante T-Wellen in V1 – V4 (V5) als Hinweis auf eine anteroseptal-apikale Ischämie.

Bemerkungen: Trotz einer sofort eingeleiteten Fibrinolysetherapie konnte ein ausgedehnter Vorderwandinfarkt nicht verhindert werden. Der Ramus interventricularis anterior war verschlossen (koronarangiographisch gesichert).

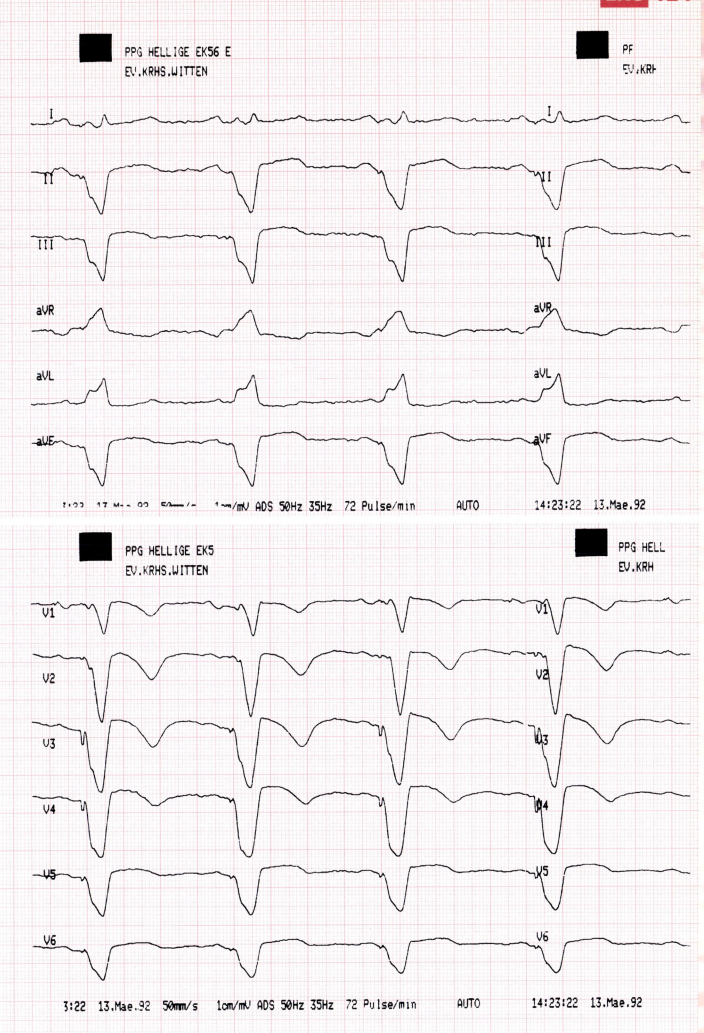

PPG HELLIGE EK56 E
EV.KRHS.WITTEN

PF
EV.KRH

I

II

III

aVR

aVL

aVF

3:22   13.Mae.92   50mm/s   1cm/mV ADS 50Hz 35Hz   72 Pulse/min   AUTO   14:23:22   13.Mae.92

PPG HELLIGE EK5
EV.KRHS.WITTEN

PPG HELL
EV.KRH

V1

V2

V3

V4

V5

V6

3:22   13.Mae.92   50mm/s   1cm/mV ADS 50Hz 35Hz   72 Pulse/min   AUTO   14:23:22   13.Mae.92

Klinik 28jährige Patientin, häufig rezidivierende Tachykardien, einmalige Tachykardiephase mit stärkster Hyperventilation und Präsynkope, so daß eine elektrische Kardioversion notwendig wurde.

Das linke EKG (**EKG 125 A**) wurde in einer für die Patientin typischen, aber wenig symptomatischen Tachykardiephase abgeleitet, das rechte EKG (**EKG 125 B**) 3 Tage später.

? **Wie beurteilen Sie den Rhythmus des linken EKGs (EKG 125 A)?**

Es ist eine regelmäßige Tachykardie mit schmalen Kammerkomplexen zu erkennen, Frequenz 196/min.

? **Erkennen Sie Vorhofaktionen? Vergleichen Sie auch mit dem rechten EKG.**

In I, II und aVL zeigen sich unmittelbar vor dem QRS-Komplex flach positive Wellen, die an Vorhofaktionen erinnern. Ähnliche Potentiale finden sich auch in V5 und V6 und sind im Kontroll-EKG nicht nachzuweisen.

Andererseits besteht in V1 eine diskrete Verzögerung der rechtsventrikulären Erregungsausbreitung in der Tachykardiephase, vergesellschaftet mit einem im Vergleich zum Kontroll-EKG höheren R in III und S in aVL. Zu diskutieren ist, ob das P kurz vor QRS beginnt, wie oben beschrieben, oder aus dem Ende von QRS herausragt und für den r'-Anteil in V1 verantwortlich ist. Allein anhand des EKGs ist eine sichere Unterscheidung nicht zu treffen. Es ergibt sich aber in beiden Fällen der hochgradige Verdacht auf eine AV-Knoten-Reentry-Tachykardie.

Die AV-Knoten-Reentry-Tachykardie wird in **EKG 126** eingehend beschrieben.

Eine WPW-Reentry-Tachykardie ist unwahrscheinlich. Bei ihr liegt die Vorhofaktion in der Regel deutlich hinter der Kammeranfangsgruppe.

Die nachfolgende elektrophysiologische Untersuchung bestätigte die Diagnose einer AV-Knoten-Reentry-Tachykardie. Die Vorhoferregungen begannen tatsächlich gering vor der ventrikulären Depolarisation, so daß das in V1 beschriebene r' hier nicht Ausdruck der Vorhofdepolarisation ist. Angenommen wurde die seltenere „Slow-fast„-Form (→ „Erläuterung" in **EKG 126**).

? **Wie beurteilen Sie die Kammeranfangsgruppen und die Kammerendteile?**

Die diskrete Rechtsverspätung in V1 ist Folge einer geringen frequenzabhängigen Leitungsverzögerung im rechten Bündel, die Kammeranfangsgruppen sind im übrigen unauffällig. In V1 – V6 sind die ST-Strecken gesenkt mit aszendierendem ST-Streckenverlauf und Übergang in positive T-Wellen. Wie schon erwähnt, sind bei höhergradigen Tachykardien regelmäßig Veränderungen der Kammerendteile zu erwarten.

Zusammenfassung

Regelmäßige Tachykardie mit schmalen Kammerkomplexen (AV-Knoten-Reentry-Tachykardie); Linkstyp, frequenzabhängige diskrete Verzögerung der rechtsventrikulären Erregungsausbreitung; Veränderungen der Kammerendteile bei Tachykardie.

? **Wie beurteilen Sie das EKG 125 B (rechts)?**

Es liegt ein normfrequenter Sinusrhythmus vor, Frequenz 74/min, Linkstyp; regelrechter Stromkurvenverlauf. Im Vergleich zur Registrierung während der Tachykardie haben sich die vorbeschriebenen terminalen QRS-Vektoren in I, aVL und V1 zurückgebildet.

Zusammenfassung

Normfrequenter Sinusrhythmus, Linkstyp, regelrechter Stromkurvenverlauf, keine erkennbare Präexzitation.

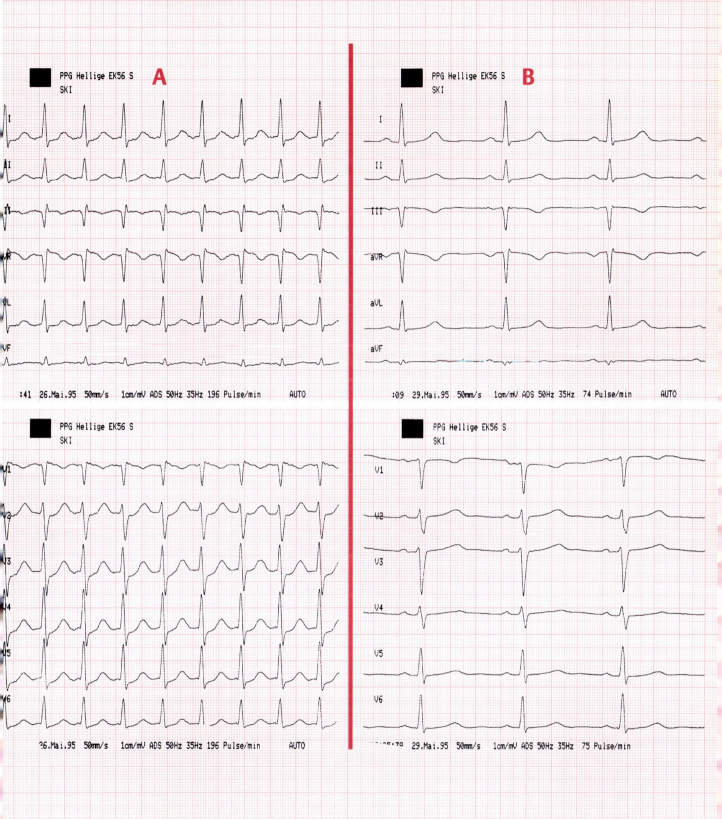

PPG Hellige EK56 S
SKI
A

PPG Hellige EK56 S
SKI
B

I
II
III
aVR
aVL
aVF

:41 26.Mai.95 50mm/s   1cm/mV ADS 50Hz 35Hz 196 Pulse/min   AUTO

:09 29.Mai.95 50mm/s   1cm/mV ADS 50Hz 35Hz 74 Pulse/min   AUTO

PPG Hellige EK56 S
SKI

PPG Hellige EK56 S
SKI

V1
V2
V3
V4
V5
V6

26.Mai.95 50mm/s   1cm/mV ADS 50Hz 35Hz 196 Pulse/min   AUTO

29.Mai.95 50mm/s   1cm/mV ADS 50Hz 35Hz 75 Pulse/min

Klinik 29jährige Patientin, seit mehr als 10 Jahren klagt die Patientin über Tachykardien mit paroxysmalem Charakter. Mit vagalen Manövern konnte die Patientin die Tachykardien häufig terminieren (Carotisdruck oder Valsalva-Preßversuch).

Die beiden oberen EKG-Streifen wurde bei Aufnahme registriert, der untere unmittelbar nach Carotisdruck.

? **Wie beurteilen Sie den Rhythmus in den oberen beiden EKG-Streifen (EKG 126 A)?**

Es handelt sich um eine regelmäßige Tachykardie mit schmalen Kammerkomplexen, Frequenz 123/min.

? **Welche Form der supraventrikulären Tachykardie ist anzunehmen? Erkennen Sie Vorhofaktionen?**

Auf den ersten Blick sind keine Vorhofaktionen zu erkennen. Auffällig ist aber das abgerundete r' in II, aVF, V1 – V6, das dem terminalen Anteil einer im QRS-Komplex versteckten Vorhofaktion entspricht. Es liegt eine AV-Knoten-Reentry-Tachykardie vor. Etwas ungewöhnlich ist die niedrige Tachykardiefrequenz, die aber von den Leitungseigenschaften der beteiligten Bahnen abhängt.

Im vorliegenden Fall erkennt man Anteile der Vorhoferregung kurz hinter QRS, so daß die häufigere Slow-Fast-Form der AV-Knoten-Reentry-Tachykardie anzunehmen ist.

? **Wie beurteilen Sie Lagetyp, QRS-Komplexe und Kammerendteile während der Tachykardie?**

Lagetyp ist ein Links- bis überdrehter Linkstyp. Die QRS-Dauer beträgt 0,09 sec.; unauffällige Kammeranfangsgruppen. Die Kammerendteile sind ebenfalls unauffällig; in I und V6 besteht eine minimale ST-Streckensenkung mit Übergang in positive T-Wellen.

EKG 126 (unten)

? **Was ist unter Carotisdruck eingetreten? Der Übergang ist leider nicht dokumentiert.**

Beim Carotisdruckversuch wurde die supraventrikuläre Tachykardie mit Übergang in einen normfrequenten Sinusrhythmus terminiert. Eine wesentliche Befundänderung der Kammerkomplexe liegt nicht vor.

Zusammenfassung

AV-Knoten-Reentry-Tachykardie von der Slow-Fast-Form; Links- bis überdrehter Linkstyp; unauffällige Kammerkomplexe und Kammerendteile; Terminierung der supraventrikulären Tachykardie durch Carotisdruck; Übergang in einen normfrequenten Sinusrhythmus.

AV-Knoten-Reentry-Tachykardie (AVKRT)

Anatomische Grundlagen: Bei Patienten mit AVKRT besteht eine Längsdissoziation des AV-Knotens in mindestens 2 Bahnen mit unterschiedlichen elektrophysiologischen Eigenschaften:
- Die α-Bahn hat eine langsame Leitungsgeschwindigkeit und eine kurze Refraktärzeit.
- Die β-Bahn leitet schnell bei längerer Refraktärzeit.

Anhand elektrophysiologischer Untersuchungen und der Erfahrungen bei Katheterablation ist gesichert, daß beide Bahnen schon außerhalb des eigentlichen AV-Knotens im Vorhof beginnen und in die AV-Knotenregion hineinziehen.

Mechanismus der AVKRT: Normalerweise erfolgt die atrioventrikuläre Überleitung über die schnelle β-Bahn (Abb. **58 a**). Eine supraventrikuläre Extrasystole wird in der β-Bahn aufgrund der längeren Refraktärzeit blockiert, langsam über die α-Bahn geleitet (Abb. **58 b**) und kehrt dann über die inzwischen nicht mehr refraktäre β-Bahn zum Vorhof zurück, um neu in die langsame α-Bahn einzutreten (Abb. **58 c**). Die anterograde Leitung über die langsame Bahn und die retrograde Leitung über die schnelle Bahn (sog. „Slow-Fast-Form") ist die übliche Form der AVKRT. Bei der unüblichen Form („Fast-Slow-Form") ist die Refraktärzeit der langsamen Bahnen länger; im Reentry-Kreis bildet die schnelle Bahn den anterograden und die langsame Bahn den retrograden Schenkel (Abb. **58 d**).

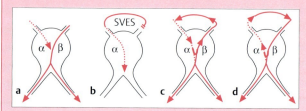

Abb. **58** Prinzip der dualen nodalen Leitungsbahn. Zusammenhang mit AV-Reentry-Tachykardie

EKG bei AVKRT: Bei dieser häufigsten Form der paroxysmalen supraventrikulären Tachykardie im jüngeren Lebensalter liegt in der Regel keine zusätzliche organische Herzerkrankung vor. Außer den Tachykardiephasen ist das EKG daher meist unauffällig. Die oben beschriebene Tachykardie wird häufig durch eine supraventrikuläre, seltener durch eine ventrikuläre Extrasystole initiiert. Bei der üblichen Slow-Fast-Form erfolgen Vorhof- und Kammerdepolarisation nahezu gleichzeitig, so daß die P-Welle in QRS versteckt ist. In 30 % der Fälle ragt die P-Welle aus dem QRS-Komplex heraus, häufig in Form einer neu auftretenden scheinbaren S-Zacke in den inferioren Ableitungen und einer r'-Zacke in V1. Typisches Kennzeichen der AVKRT ist also eine regelmäßige Tachykardie mit schmalen Kammerkomplexen ohne sicher erkennbare Vorhofaktionen. Die Frequenzen liegen zwischen 150 und 250/min, meist 170 – 200/min. Funktionelle Schenkelblockierungen können vorkommen. Bei Tachykardien über 200/min kann ein elektrischer Alternans beobachtet werden (EKG 137). Die Tachykardie terminiert in der Regel durch eine Blockierung in der anterograd leitenden langsamen Bahn mit oft etwas verzögertem Einspringen eines Sinusrhythmus.

Bei der unüblichen Fast-Slow-Form der AVKRT wird der Vorhof retrograd nach Leitung über die langsame Bahn erst weit nach der Kammeraktion depolarisiert, so daß die Vorhofaktionen erst vor den nachfolgenden QRS-Komplexen registriert werden. Wegen der retrograden, kaudokranialen Vorhoferregung sind die P-Wellen in den inferioren Ableitungen II, III und aVF negativ. Die Differentialdiagnose gegenüber einer ektopen atrialen Tachykardie und einer orthodromen Form der WPW-Reentry-Tachykardie kann schwierig sein.

Gelegentlich kann eine duale AV-Leitungsbahn durch eine elektrophysiologische Untersuchung aufgedeckt werden, ohne daß eine AVKRT auszulösen ist. In diesen Fällen sind die Leitungseigenschaften der Bahnen nicht so aufeinander abgestimmt, daß eine Reentry-Tachykardie unterhalten werden kann.

A

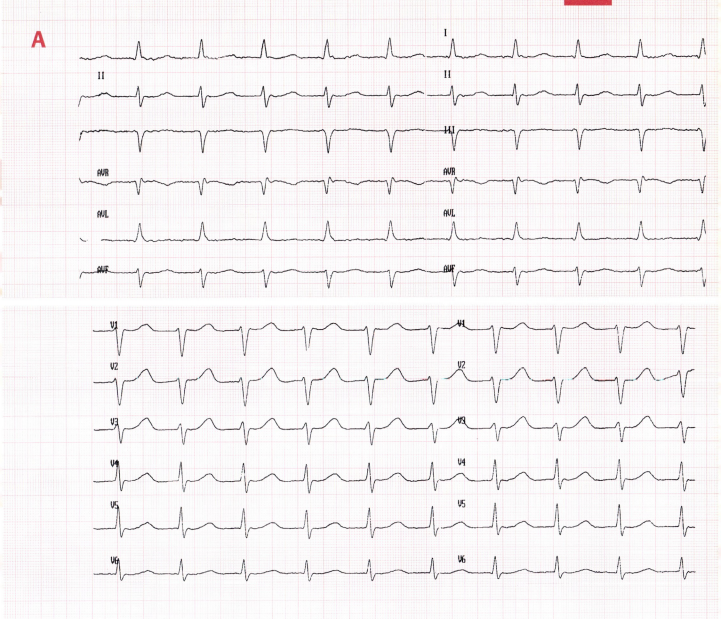

I
II
II
III
AVR
AVL
AVF

V1
V2
V3
V4
V5
V6

B

Nach Carotisdruck

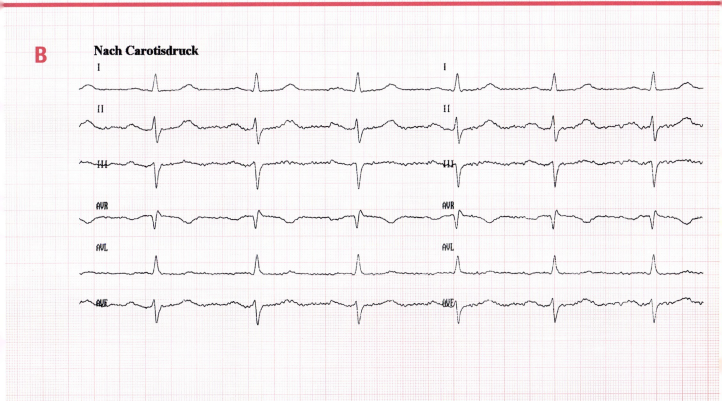

I
II
III
AVR
AVL
AVF

Klinik 65jährige Patientin, arterielle Hypertonie nicht bekannt, kein Hinweis auf eine koronare Herzerkrankung; chronisch-obstruktive Atemwegserkrankung; seit 90 Minuten tachykarde Palpitationen.

? **EKG-Beurteilung? Wie beurteilen Sie den Rhythmus?**

Es besteht eine regelmäßige Tachykardie mit schmalen QRS-Komplexen, Frequenz 180/min. Die QRS-Dauer beträgt 0,10 sec.

? **Welche Form der supraventrikulären Tachykardie liegt vor? Sind Vorhofaktionen eindeutig zu erkennen?**

Am besten zu erkennen in III und aVF findet sich eine etwas abgerundete Sägezahnform eines Vorhofflatterns. In aVF folgt dem steilen Aufstrich der Grundlinie in Höhe der anzunehmenden T-Welle ein allmählicher Abfall. Die jeweils 2. Flatterwelle ist in QRS versteckt und wird dort von einer diskreten ST-Streckensenkung überdeckt. Eine andere Differentialdiagnose kommt bei einer solchen Form der Vorhofaktionen nicht in Frage.

? **Wie beurteilen Sie den Lagetyp und die Kammeranfangsgruppen?**

Der Steiltyp erweckt bei dem Alter der Patientin den Verdacht auf eine rechtsventrikuläre Belastung. Andererseits ist zu beachten, daß sich der Lagetyp bei supraventrikulären Tachykardien häufig leicht im Uhrzeigersinn dreht; so kann z. B. ein Normtyp in einen Steiltyp übergehen.
Bei annähernd gleicher R- und S-Amplitude in I steht der Hauptvektor jedoch nahezu senkrecht, so daß eine allein tachykardiebedingte Drehung nicht die alleinige Ursache des auffälligen Lagetyps sein sollte. Weitere Hinweise auf eine rechtsventrikuläre Belastung fehlen allerdings. Die Kammeranfangsgruppen zeigen keinen pathologischen Befund. Echokardiographisch bestand kein Cor pulmonale.

? **Wie beurteilen Sie die Kammerendteile?**

III und aVF sowie V4 – V6 zeigen ST-Streckensenkungen mit Übergang in positive T-Wellen. Nach der Rhythmisierung sollte sich entscheiden, inwieweit auch noch andere Ursachen außer der Tachykardie für die Veränderungen der Kammerendteile verantwortlich sind. Bedenken Sie aber, daß tachykardiebedingte Veränderungen der Kammerendteile nach einer Kardioversion in der anschließenden Phase der Normfrequenz noch für Stunden persistieren können.

Zusammenfassung

Schnelles Vorhofflattern (→ „Bemerkungen") mit regelmäßiger 2:1-Überleitung auf die Kammern; Steiltyp; unauffällige Kammerkomplexe; diskrete Veränderungen der Kammerendteile bei Tachykardie.

Bemerkungen: Bei einer Kammerfrequenz von 181/min und einer 2:1-Überleitung liegt die Vorhoffrequenz mit 362/min oberhalb der Grenzfrequenz eines Vorhofflatterns. Nach dem rein formalen Kriterium einer Grenzfrequenz des Vorhofflattern von 350/min läge also ein grobes Vorhofflimmern vor.

Aber die Grenzfrequenz von Vorhofflattern / Vorhofflimmern von 350/min ist nur eine Übereinkunft. Die konstante Sägezahnform und die regelmäßige Überleitung beweisen ein schnelles Vorhofflattern und schließen ein Vorhofflimmern aus.

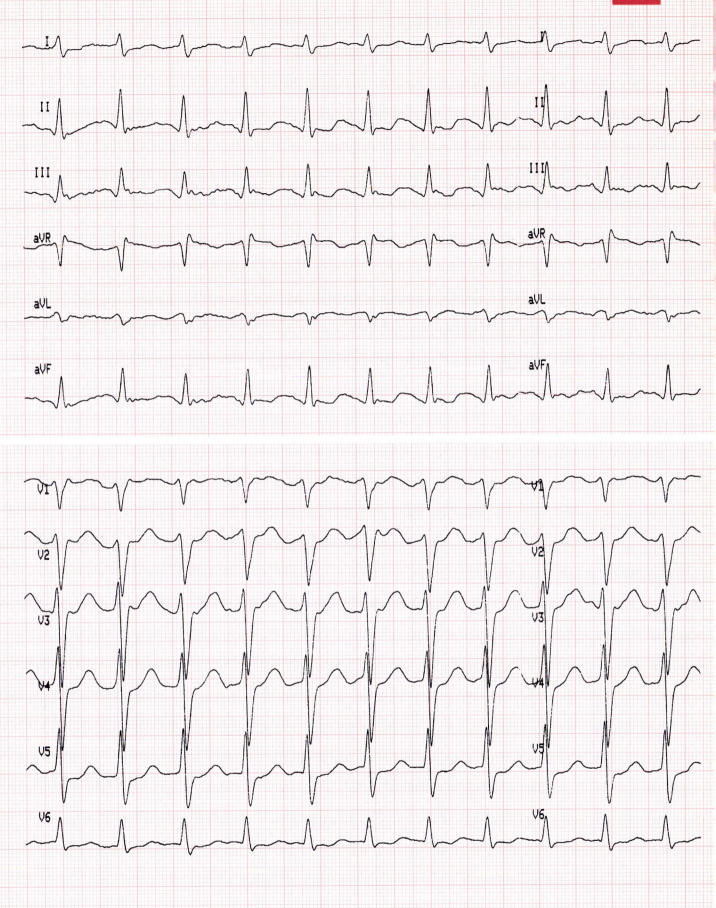

Klinik 79jährige Patientin. Sie war wegen eines intermittierenden Vorhofflimmerns rasch aufdigitalisiert worden.

? EKG-Beurteilung? Wie beurteilen Sie den Rhythmus?

Die Kammeraktionen sind leicht arrhythmisch. Insbesondere in V1 und V2 erkennt man regelmäßige tachykarde Vorhofaktionen mit einer Frequenz von 230/min.

? Was liegt Ihrer Meinung nach vor?

Bei einer Vorhoffrequenz von 230/min in Ruhe ist eine Sinustachykardie so gut wie ausgeschlossen. In Frage kommen entweder ein Vorhofflattern oder eine fokale ektope atriale Tachykardie. Charakteristisch für die atriale Tachykardie sind schmale, spitze P-Wellen auf einer isoelektrischen Grundlinie, wie auch im vorliegenden Beispiel. Bei einem typischen Vorhofflattern besteht in zumindest einer Ableitung eine sägezahnförmige Veränderung der Grundlinie.
Andererseits zeigen gerade die rechtspräkordialen Ableitungen V1 und V2 auch bei eindeutigem Vorhofflattern häufig kleine spitze P-Wellen ohne Sägezahnform, so daß zur sicheren Beurteilung des Rhythmus der Kurvenverlauf aller Ableitungen beachtet werden muß.
Im vorliegenden Fall ist das Überleitungsverhältnis der ektopen atrialen Tachykardie wechselnd, durchschnittlich 3:1, so daß eine Überleitungsblockierung anzunehmen ist. Diese Kombination ist typisch für eine Digitalisüberdosierung. Der Digitoxin-Spiegel der Patientin lag bei 33 ng/ml und damit oberhalb des therapeutischen Bereiches. Insbesondere bei älteren Patienten oder Patienten mit Cor pulmonale sind Symptome einer Digitalisintoxikation auch bei grenzwertig hohen Digitaliskonzentrationen möglich.

? Wie beurteilen Sie die Kammerkomplexe?

Es liegt ein Linkstyp vor. Die QRS-Dauer beträgt 0,09 sec. Der Sokolow-Lyon-Index ist mit 3,4 mV grenzwertig, die R-Amplitude in Nehb D beträgt 2,2 mV, so daß eine linksventrikuläre Hypertrophie möglich erscheint, echokardiographisch aber ausgeschlossen wurde. Trotz Digitalistherapie bestehen keine signifikanten Veränderungen der Kammerendteile.
In den Nehb-Ableitungen sind die Stromkurven zwischen den letzten 3 QRS-Komplexen artefiziell verändert.

Zusammenfassung

Ektope atriale Tachykardie mit unregelmäßiger Überleitung auf die Kammern, durchschnittlich im Verhältnis von 3:1, damit Zeichen der AV-Überleitungsverzögerung; typische proarrhythmische Konstellation bei Digitalisüberdosierung; Linkstyp; grenzwertiger Sokolow-Lyon-Index; unauffällige Kammerendteile.

Bemerkungen: Bei digitalisinduzierter ektoper atrialer Tachykardie sind antiarrhythmische Therapieversuche kontraindiziert, meist auch ohne Effekt. Bei schneller atrioventrikulärer Überleitung kann diese mit Kalziumantagonisten vom Verapamil- oder Diltiazemtyp oder mit β-Blockern beeinflußt werden. Primär muß die Digitalistherapie entweder ganz beendet oder nach einer Pause unter strenger Indikationsstellung mit niedriger Dosierung fortgeführt werden.
Wenn eine schwere myokardiale Schädigung Ursache der ektopen atrialen Tachykardie ist, besteht die Therapie der Wahl in der effektiven Therapie der Herzinsuffizienz .

Ektope atriale Tachykardie

Die atriale Tachykardie wird generiert durch einen schnellen atrialen Fokus; diskutiert wird in seltenen Fällen ein atrialer Reentry-Kreis. Der übliche fokale Mechanismus (schnelle spontane Phase-IV-Depolarisation) erklärt die meist fehlende Wirksamkeit von Antiarrhythmika, auch eine elektrische Kardioversion bleibt ohne Effekt.

Ursache ist entweder eine Digitalisintoxikation oder -überempfindlichkeit (insbesondere im Zusammenhang mit einer Hypokaliämie), alternativ eine kardiale Schädigung durch eine kHK, eine Kardiomyopathie oder ein Cor pulmonale.

EKG-Zeichen der ektopen atrialen Tachykardie: Die Vorhoffrequenz liegt zwischen 150 und 200/min, kann aber auch bis an 300/min heranreichen. Die P-Wellen sind meist klein und spitz, können aber insbesondere bei Cor pulmonale mit rechtsatrialer Hypertrophie hochamplitudig sein. Im Gegensatz zum Vorhofflattern mit seiner permanenten intraatrialen elektrischen Aktivität ist eines der Erkennungszeichen für eine atriale Tachykardie die horizontale Nullinie zwischen den Vorhofaktionen. Relativ langsame atriale Tachykardien können im Verhältnis von 1:1 auf die Kammern überleiten, meist beträgt es jedoch 2:1. Insbesondere bei Digitalisüberdosierung kann es unregelmäßig sein als Folge einer Wenckebach-Blockierung der AV-Überleitung.

Vagale Manöver beenden die Tachykardie nicht, können aber einen höhergradigen AV-Block auslösen. Die Differentialdiagnose langsamer atrialer Tachykardien gegenüber einer Sinustachykardie und schneller Formen gegenüber einem Vorhofflattern kann sehr schwierig sein.

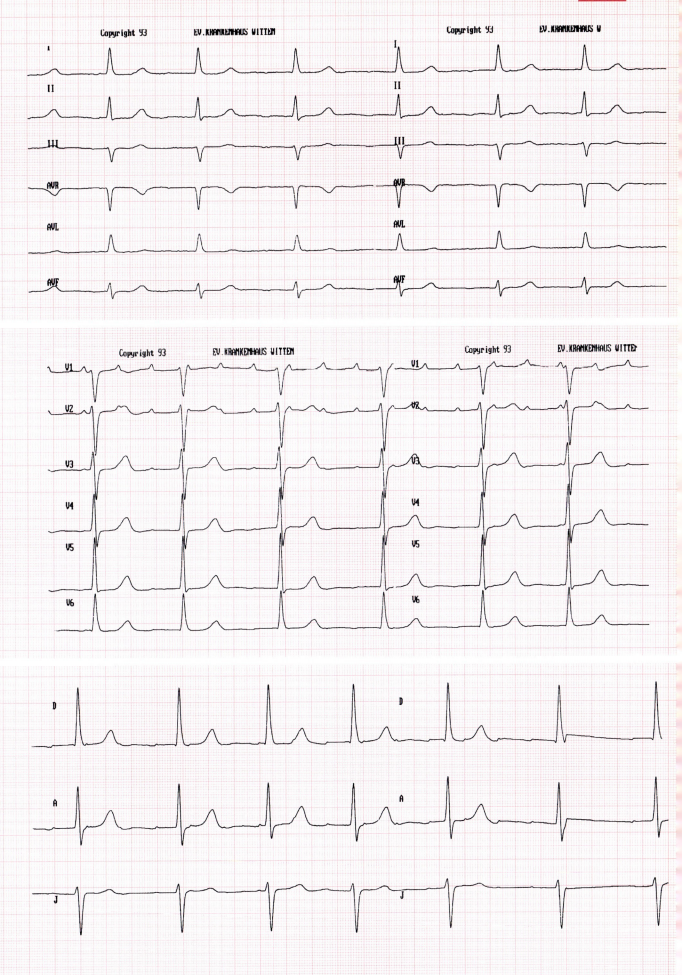

EKG 129 A (oben) zeigt das EKG derselben Patientin wie in **EKG 128** 1 Tag zuvor.

? **EKG-Beurteilung? In V1 sind deutlich tachykarde Vorhof-aktionen zu erkennen. Um welche Form der supraventrikulären Tachykardie handelt es sich?**

Gegen ein Vorhofflattern spricht die Formvariabilität; vergleichen Sie hierzu in V1 die Vorhofaktionen zwischen der 1. und 2. und der 2. und 3. Kammeraktion.
Die Konfiguration der folgenden Vorhofaktionen sind zwar ähnlich, der Abstand aber nicht konstant, so daß ein grobes Vorhofflimmern mit absolut arrhythmischer Überleitung vorliegt. Zur antiarrhythmischen Therapie → „Bemerkungen".

? **Was fällt im Vergleich zu EKG 128 an den Kammerkomplexen auf?**

Die QRS-Konfiguration ist unverändert. Der Sokolow-Lyon-Index ist mit 3,7 mV positiv.
Einziger Unterschied sind die in den linkslateralen Ableitungen I, aVL, V5 und V6 diskret gesenkten ST-Streckenverläufe mit Übergang in positive T-Wellen. Zu diesem Zeitpunkt bestand noch keine Digitalisierung.

Zusammenfassung
Grobes Vorhofflimmern mit absolut arrhythmischer Überleitung, Normfrequenz; Linkstyp; Sokolow-Lyon-Index 3,7 mV; diskrete ST-Streckensenkungen in den linkslateralen Ableitungen.

Bemerkungen: Die Patientin stand zu diesem Zeitpunkt unter einer Monotherapie mit Verapamil. In der Hoffnung auf eine Rhythmisierung war die Entscheidung zu einer extrem raschen Aufdigitalisierung bei reduzierter Verapamil-Dosis gefällt worden. Ergebnis war die schon vorbeschriebene ektope atriale Tachykardie in EKG 128.
Warum in diesem EKG ohne Digitalisierung eine leichte ST-Streckensenkung bestand, die dann unter Digitalisierung in EKG 128 nicht mehr nachzuweisen war, muß offen bleiben. Es lagen zum Zeitpunkt von EKG 129 A weder eine hypertensive Krise noch eine symptomatische Ischämie vor.

EKG 129 B (unten) war bei der gleichen Patientin 17 Monate zuvor abgeleitet worden. Die kardiale Medikation bestand damals aus einer Digitalisierung und 2 x 100 mg Metoprolol.

? **EKG-Beurteilung? Wie beurteilen Sie den Rhythmus?**

In V1 sind wieder unregelmäßige und unterschiedlich konfigurierte tachykarde Vorhofaktionen zu erkennen, es handelt sich wiederum um ein grobes Vorhofflimmern. Bei der P-Wellen-Konfiguration in V1 zwischen den letzten beiden Kammerkomplexen ist ein Übergang in ein Vorhofflattern zu diskutieren, allerdings sind die letzten beiden erkennbaren P-Wellen wieder unterschiedlich konfiguriert.

? **Die Kammerkomplexe scheinen auf den ersten Blick regelmäßig und bradykard einzufallen. Liegt ein AV-Block 3. Grades bei Vorhofflimmern vor?**

Bei genauer Ausmessung der R-R-Intervalle sind die Abstände zwischen der 1. und 2. Kammeraktion und der 3. und 4. Kammeraktion ähnlich, aber nicht identisch. Die Abstände zwischen der 2. und 3. und 4. und 5. Kammeraktion sind etwas kürzer, ebenfalls nicht identisch. Zudem ist die QRS-Konfiguration alternierend. Anhand der unregelmäßigen R-R-Abstände muß zumindest ein Teil der Kammeraktionen atrioventrikulär übergeleitet sein.

? **Welche Kammerkomplexe sind übergeleitet? Woher stammen die anderen Kammeraktionen?**

Bei Vergleich mit der QRS-Konfiguration in EKG 128 und EKG 129 A zeigt sich eine Übereinstimmung mit der 1., 3. und 5. Kammeraktion. Die 3. und 5. Kammeraktion weist auch das etwas kürzere Kopplungsintervall auf. Diese Kammeraktionen werden offensichtlich bradykard übergeleitet.
Bei Aktion 2 und 4 dürfte es sich aufgrund der etwas differenten QRS-Konfiguration, aber nur leicht verlängerten QRS-Dauer von 0,10 sec (übrige QRS-Komplexe 0,08 sec) um bifurkationsnahe faszikuläre Ersatzextrasystolen handeln.

? **Wie beurteilen Sie die Kammeranfangsgruppen?**

Bei den übergeleiteten Kammeraktionen besteht – wie bei den später abgeleiteten EKGs 128 und 129 A – ein Linkstyp, der Sokolow-Lyon-Index ist zu diesem Zeitpunkt aber noch negativ. Die faszikulären Ersatzextrasystolen weisen eine diskrete Rechtsverspätung auf; der R/S-Übergang liegt zwischen V1 und V2, das S persistiert bis V6. Auch der Lagetyp ist etwas weiter links gedreht.

? **Sind die Kammerendteile auffällig?**

Die Kammerendteile der übergeleiteten Kammeraktionen zeigen unter Digitalisierung und einer mäßigen Hypokaliämie von 3,2 mval/l eine horizontale bis flach deszendierende ST-Streckensenkung in I, aVL, V4 – V6 mit Übergang in präterminal negative T-Wellen. Angedeutete TU-Verschmelzungswellen, am besten zu erkennen in V3 und V4.
Wegen der etwas veränderten Erregungsausbreitung der faszikulären Ersatzextrasystole sind deren Kammerendteile different konfiguriert.

Zusammenfassung
Grobes Vorhofflimmern mit bradykarder, nur leicht unregelmäßiger Überleitung (sog. Pseudorhythmus). Bifurkationsnahe faszikuläre Ersatzextrasystolen. Mittlere Kammerfrequenz um 50/min. Die übergeleiteten Kammeraktionen zeigen einen Linkstyp, unauffällige Kammeranfangsgruppen, Veränderungen der linkslateralen Kammerendteile bei Digitalistherapie und mäßiger Hypokaliämie.

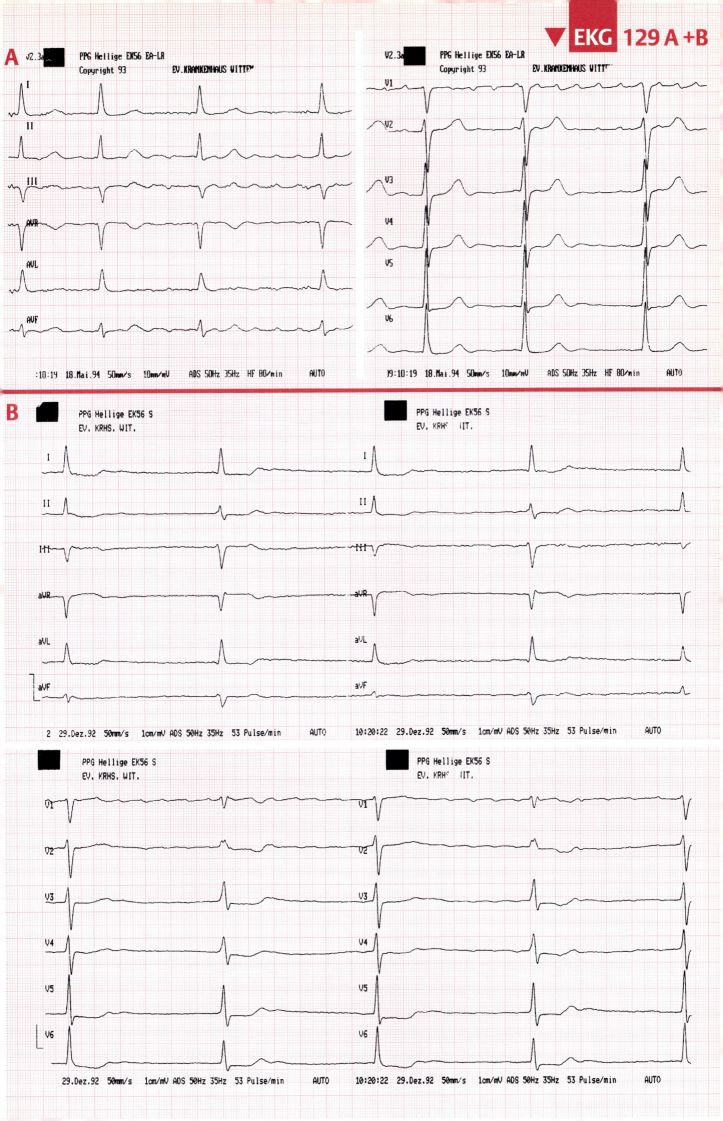

A

v2.3a PPG Hellige EK56 EA-LR
Copyright 93   EV.KRANKENHAUS WITTEN

I
II
III
aVR
aVL
aVF

:10:19 18.Mai.94 50mm/s 10mm/mV ADS 50Hz 35Hz HF 80/min AUTO

V2.3a PPG Hellige EK56 EA-LR
Copyright 93   EV.KRANKENHAUS WITTEN

V1
V2
V3
V4
V5
V6

)9:10:19 18.Mai.94 50mm/s 10mm/mV ADS 50Hz 35Hz HF 80/min AUTO

B

PPG Hellige EK56 S
EV. KRHS. WIT.

I
II
III
aVR
aVL
aVF

2 29.Dez.92 50mm/s 1cm/mV ADS 50Hz 35Hz 53 Pulse/min AUTO

PPG Hellige EK56 S
EV. KRHS. WIT.

I
II
III
aVR
aVL
aVF

10:20:22 29.Dez.92 50mm/s 1cm/mV ADS 50Hz 35Hz 53 Pulse/min AUTO

PPG Hellige EK56 S
EV. KRHS. WIT.

V1
V2
V3
V4
V5
V6

29.Dez.92 50mm/s 1cm/mV ADS 50Hz 35Hz 53 Pulse/min AUTO

PPG Hellige EK56 S
EV. KRHS. WIT.

V1
V2
V3
V4
V5
V6

10:20:22 29.Dez.92 50mm/s 1cm/mV ADS 50Hz 35Hz 53 Pulse/min AUTO

Klinik 58jährige Patientin, kombiniertes postrheumatisches Mitralklappenvitium 1. – 2. Schweregrades mit führender Mitralklappeninsuffizienz, leichte Ruhedyspnoe; seit mehr als 12 Stunden Tachykardiegefühl.

? EKG-Beurteilung? Wie beurteilen Sie den Rhythmus?

Zu erkennen ist eine regelmäßige Tachykardie mit schmalen Kammerkomplexen (QRS-Dauer beträgt 0,09 sec) mit einer Frequenz von 162/min. Es liegt somit eine supraventrikuläre Tachykardie vor.

? Um welche Form der supraventrikulären Tachykardie handelt es sich?

Sie erkennen Vorhofaktionen besonders gut in II, III und aVF. Bei einer Ruheherzfrequenz von 162/min ist eine Sinustachykardie nicht sehr wahrscheinlich. Die Vorhofaktionen bilden zudem zwischen 2 Kammerkomplexen einen typischen Sägezahn. Der jeweils 2. hat seinen Aufstrich während der Kammeranfangsgruppe, der flach absteigende Teil ist noch am besten in III und aVF zu erkennen. Es besteht somit ein Vorhofflattern mit einer Frequenz von 324/min und einer regelmäßigen 2:1-Überleitung.
Wie schon bei den anderen EKG-Beispielen mit Vorhofflattern sind die Vorhofaktionen in den Brustwandableitungen kaum erkennbar.

? Wie beurteilen Sie die Kammerkomplexe?

Als Lagetyp besteht ein Steiltyp. Bis auf eine diskrete Knotung in II, III, aVL und aVF sind die Kammeranfangsgruppen unauffällig.
Die linkslateralen Ableitungen I, V4 – V6 und Nehb D zeigen deutlich gesenkte ST-Streckenverläufe mit Übergang in präterminal negative T-Wellen bei Tachykardie, die Patientin war zudem digitalisiert. Typisch für digitalisbedingte Veränderungen der Kammerendteile ist deren deutliche Zunahme bei Tachykardie.

Zusammenfassung

Vorhofflattern mit regelmäßiger 2:1-Überleitung, Steiltyp; diskrete unspezifische Knotung der Kammeranfangsgruppen in den inferioren Ableitungen; deutliche linkslaterale Kammerendteilveränderungen bei Digitalistherapie und Tachykardie.

Bemerkungen: Nach ausbleibender Rhythmisierung unter Zugabe von Verapamil und später Sotalol wurde eine elektrische Kardioversion durchgeführt. Bei Vorhofflatterfrequenzen über 320/min ist erfahrungsgemäß eine elektrische Kardioversion erfolgreicher als eine programmierte Vorhofstimulation.

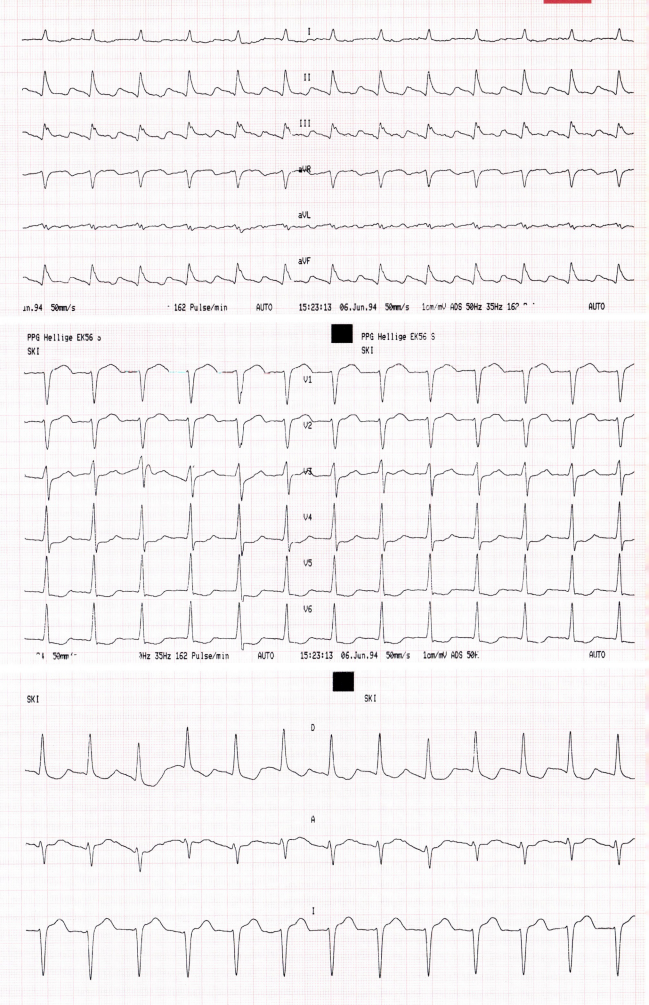

I

II

III

aVR

aVL

aVF

Jn.94 50mm/s   · 162 Pulse/min   AUTO   15:23:13 06.Jun.94 50mm/s   1cm/mV ADS 50Hz 35Hz 162 P :   AUTO

PPG Hellige EK56 5   ▉   PPG Hellige EK56 S
SKI   SKI

V1

V2

V3

V4

V5

V6

?4 50mm/s   ?Hz 35Hz 162 Pulse/min   AUTO   15:23:13 06.Jun.94 50mm/s   1cm/mV ADS 50H.   AUTO

▉

SKI   SKI

D

A

I

Klinik 81jährige Patientin; stationäre Aufnahme mit globaler Herzinsuffizienz im Stadium IV; 3 Stunden vor der EKG-Registrierung zunehmende Tachykardie, starke Dyspnoe. Die Patientin wurde intubiert und beatmet; passagerer Blutdruckabfall. Zum Zeitpunkt der EKG-Registrierung bestanden noch instabile Kreislaufverhältnisse.

? EKG-Beurteilung? Sind Vorhofaktionen zu erkennen? Im welchen Verhältnis stehen sie zu den Kammeraktionen?

Es zeigt sich eine regelmäßige Tachykardie mit schmalen Kammerkomplexen (QRS-Dauer beträgt 0,09 sec), Frequenz 150/min.

Insbesondere in V1 erkennt man spitzpositive P-Wellen, die den terminalen Anteilen der T-Wellen aufgepfropft sind. In I, II, Nehb D und A scheinen die Vorhofaktionen negative Anteile zu besitzen und sind somit ektopen Ursprungs.

Die P-Welle sitzt fast mittig zwischen 2 QRS-Komplexen. In V1 ist ein R' zu erkennen.

? Besteht eine 1:1- oder eine 2:1-Überleitung?

In Nehb D zeigt sich ein terminal negativer Anteil der P-Welle. Bei genauer Ausmessung müßte dieser Anteil noch nach QRS zu registrieren sein, wenn tatsächlich eine 2:1-Überleitung vorläge. Somit besteht ein atrioventrikuläres Verhältnis von 1:1.

Nach der P-Morphologie ist eine ektope atriale Tachykardie mit verzögerter atrioventrikulärer Überleitung anzunehmen.

? Welcher Lagetyp liegt vor?

Die Vektoren in I und II sind überwiegend negativ, in III atemabhängig überwiegend positiv oder überwiegend negativ, es besteht ein Sagittaltyp. Typisch ist dafür auch die periphere und linkspräkordiale Niedervoltage mit einer maximalen QRS-Amplitude von 0,5 mV in II und 0,7 mV in V6.

? Welche weiteren Zeichen einer Rechtsherzbelastung sind zu erkennen?

Neben dem Sagittaltyp besteht eine diskrete Verzögerung der rechtsventrikulären Erregungsausbreitung und ein linksverschobener R/S-Übergang in Nehb D. Das Vor-EKG zeigt zwar ebenfalls einen Sagittaltyp, der R/S-Übergang lag aber zwischen V4 und V5 und die Rechtsverspätung war nur ganz leicht angedeutet. Zusammen mit der Klinik und dem Pulmonaliskatheterbefund war eine akute Lungenembolie anzunehmen.

? Wie beurteilen Sie die Kammerendteile?

Alle linkspräkordialen Ableitungen zeigen ganz diskrete ST-Streckensenkungen mit Übergang in positive T-Wellen. Dieser Befund ist unspezifisch, evtl. alleine durch die Tachykardie verursacht. Die typische Veränderung der Kammerendteile für eine fulminante Lungenembolie wäre eine ST-Hebung in den rechtspräkordialen Ableitungen.

Zusammenfassung

Ektope atriale Tachykardie mit 1:1-Überleitung; AV-Block 1. Grades; Sagittaltyp; diskrete Verzögerung der rechtsventrikulären Erregungsausbreitung und linksverschobener R/S-Übergang als Zeichen der Rechtsherzbelastung; diskrete Veränderungen der unspezifischen tachykardiebedingten Kammerendteile linkspräkordial.

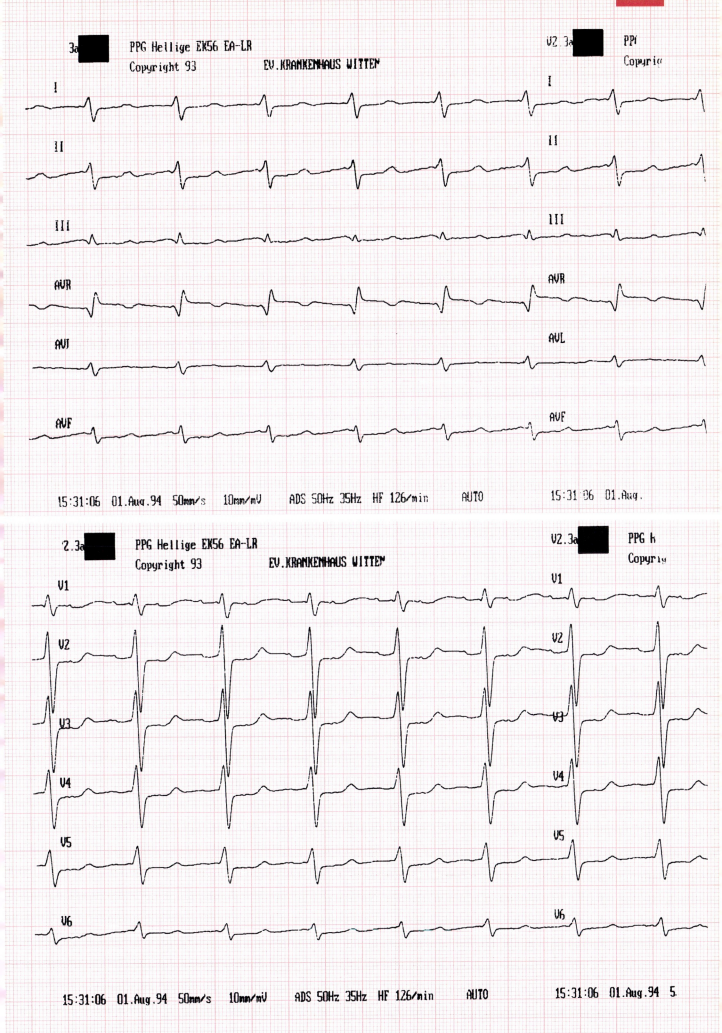

I
II
III
AVR
AVI
AVF

I
II
III
AVR
AVL
AVF

15:31:06 01.Aug.94 50mm/s   10mm/mV   ADS 50Hz 35Hz HF 126/min   AUTO   15:31 06 01.Aug.

V1
V2
V3
V4
V5
V6

V1
V2
V3
V4
V5
V6

15:31:06 01.Aug.94 50mm/s   10mm/mV   ADS 50Hz 35Hz HF 126/min   AUTO   15:31:06 01.Aug.94 5.

EKG 133 zeigt den Befund derselben Patientin wie in **EKG 131 und 132** mehr als 3 Monate später. Klinisch bestand noch eine globale Herzinsuffizienz im Stadium NYHA III.

? EKG-Beurteilung? Wie beurteilen Sie den Rhythmus?

Die Vorhofaktionen sind am besten in V1 zu erkennen. Der P-P-Abstand ist konstant und beträgt 320 msec, entsprechend einer Vorhoffrequenz von 188/min. Das atrioventrikuläre Überleitungsverhältnis ist unregelmäßig.

? Handelt es sich um ein Vorhofflattern oder um eine ektope atriale Tachykardie?

Nach der Form ist eine eindeutige Unterscheidung kaum möglich. Für eine ektope atriale Tachykardie spricht die Frequenz von 188/min. Bei einem Vorhofflattern erwartet man eine Sägezahnform, die in V1 nur andeutungsweise zu erkennen ist mit einer zwischen den P-Wellen flach aszendierenden Grundlinie. In II, III und aVF finden sich flach negative P-Wellen, der Verlauf zwischen ihnen ist flachbogig angehoben. Ein Vorhofflattern war wahrscheinlicher als eine ektope atriale Tachykardie.

Da die Unterscheidung therapeutisch relevant ist, wurde über einen rechtsatrialen Katheter eine Vorhofstimulation durchgeführt. Dabei konnte ein Vorhofflattern bewiesen werden mit beeinflußbarer Tachykardiefrequenz und Terminierung durch Überstimulation.

? Wie beurteilen Sie den Lagetyp? Welche Veränderungen zeigen die Kammeranfangsgruppen im Vergleich zu EKG 131 und EKG 132?

Bei dem Lagetyp handelt es sich weiterhin um einen Sagittaltyp, wobei die positiven Vektoren im Vergleich zu den negativen leicht zugenommen haben, der Vektor zeigt jetzt weniger nach rechts oben als vielmehr nach hinten.
In den Brustwandableitungen sind die Zeichen der rechtsventrikulären Belastung rückläufig. Die R-Amplitude ist in V1 und V2 geringer, der R/S-Übergang liegt jetzt in V4 und damit weiter rechts. Wie es bei einem Sagittaltyp üblich ist, persistiert ein deutliches S in den linkspräkordialen Ableitungen.

? Wie beurteilen Sie die Kammerendteile?

In I und II sind die T-Wellen nur etwas abgeflacht. In V4 – V6 flache triphasische, positiv-negativ-positive T-Wellen. Der Befund ist unspezifisch.

Zusammenfassung

Mit einer Frequenz von 188/min langsames Vorhofflattern mit unregelmäßiger Überleitung auf die Kammern; mittlere Kammerfrequenz um 60/min; Sagittaltyp; im Vergleich zum Vor-EKG R/S-Übergang weniger linksverschoben, jetzt in V4; unspezifische Veränderungen der diskreten Kammerendteile linkslateral.

Bemerkungen: Da die Patientin unter dem Vorhofflattern in Ruhe zu einer bradykarden und schon unter leichter körperlicher Belastung zu einer tachykarden Überleitung mit deutlicher Dyspnoe neigte, wurde eine stabile Rhythmisierung angestrebt. Nach mehreren Therapieversuchen gelang sie erst unter Therapie mit Amiodaron und Verapamil in niedriger Dosierung.

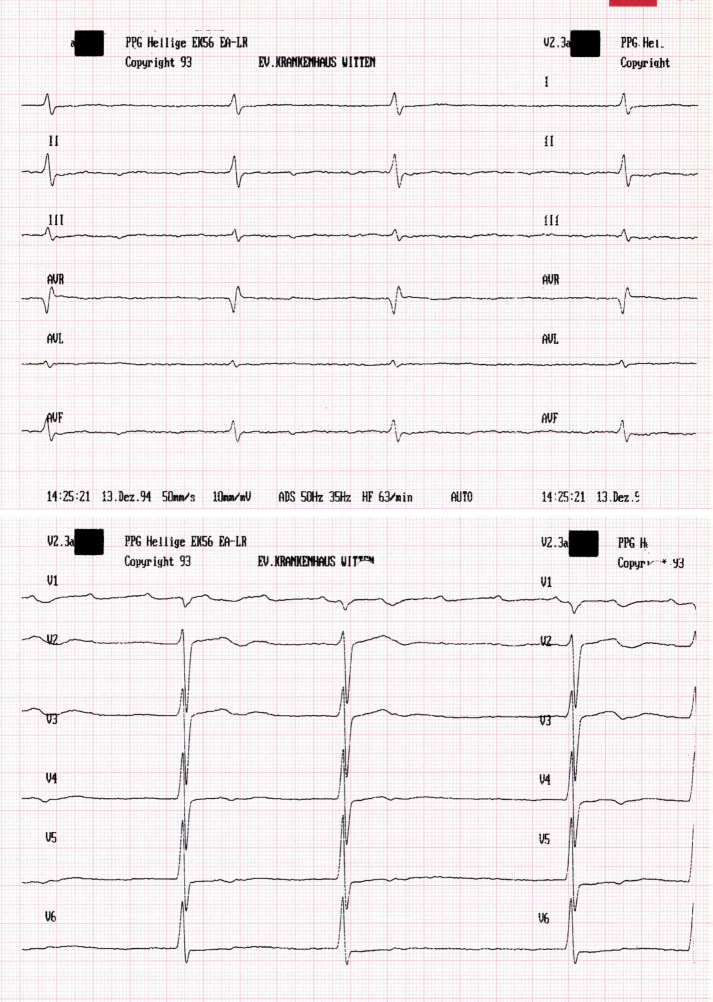

Klinik 83jährige Patientin, chronisch-obstruktive Atemwegserkrankung, globale Herzinsuffizienz im Stadium NYHA III – IV.

Extremitäten- und Brustwandableitungen in den ersten beiden EKG-Streifen sind simultan mit einer Schreibgeschwindigkeit von 50 mm/sec registriert. Die Nehb-Ableitungen unten sind mit 25 mm/sec geschrieben.

? **EKG-Beurteilung? Die Kammerkomplexe treten unregelmäßig auf. Beurteilen Sie bitte den jeweiligen Vorhofrhythmus Aktion für Aktion.**

Die Vorhofaktionen vor der 1., 3. und 5. Kammeraktion sind offensichtlich sinusrhythmisch. Die P-Dauer beträgt 0,12 sec; P ist angedeutet doppelgipflig, es ist ein P mitrale anzunehmen. Die Vorhofaktionen sind in I – III positiv.

Die 2. und 4. Kammeraktion ist normal konfiguriert und fällt vorzeitig ein. Die Vorhofaktionen sitzen auf dem absteigenden Schenkel von T. P ist in III schlecht zu beurteilen, in I und II offensichtlich positiv. Damit ist eine retrograde Vorhofaktion ausgeschlossen. Möglicherweise handelt es sich um sinusknotennahe supraventrikuläre Extrasystolen.

Zwischen der 5. und 6. Kammeraktion ist der supraventrikuläre Rhythmus komplexer. Es finden sich in schneller Folge 4 Vorhofkomplexe mit ähnlicher Konfiguration, aber mit unterschiedlichem Kopplungsintervall. Die Konfiguration in I, II, aVR und aVF erinnert mehr an eine ektope atriale Tachykardie als an eine kurze Phase eines intermittierenden Vorhofflatterns. Andererseits ist das minimale Kopplungsintervall von 200 msec für eine ektope atriale Tachykardie recht kurz, es schließt jedoch eine solche Tachykardieform nicht aus.

In den Nehb-Ableitungen zeigt sich zunächst ein normfrequenter Sinusrhythmus, dann fällt eine zusätzliche Vorhofaktion in die ST-Strecke der drittletzten Kammeraktion, die nächsten beiden Kammeraktionen folgen jeweils 2 schnelle Vorhofaktionen.

Insgesamt ist es ein buntes supraventrikuläres Bild mit sinusrhythmischen Aktionen, sinusknotennahen supraventrikulären Extrasystolen und kurzen Salven.

? **Was fällt noch an den sinusrhythmischen Vorhofaktionen auf?**

In Nehb D und A liegt die P-Amplitude bei 0,3 mV. Es ergibt sich hier der Befund eines P dextroatriale bei langjähriger chronisch-obstruktiver Atemwegserkrankung. Zusammen mit der Verbreiterung und der Doppelgipfligkeit der Vorhofaktionen ist ein P biatriale anzunehmen.

? **Wie beurteilen Sie die Kammerkomplexe?**

Es liegt ein Normtyp vor. Die QRS-Dauer beträgt 0,10 sec. In V1 besteht ein rSr'-Typ, somit eine diskrete Verzögerung der rechtsventrikulären Erregungsausbreitung. Diese Veränderung ist bei ihrer geringen Ausprägung zu unspezifisch, um sie ebenfalls als Hinweis auf eine rechtsventrikuläre Belastung zu werten. Im übrigen sind die Kammeranfangsgruppen unauffällig.

Bei den Kammerendteilen fällt eine ganz diskrete ST-Streckensenkung in den linkslateralen Ableitungen V4 – V6 auf, der Befund ist ebenfalls unspezifisch.

Zusammenfassung

Sinusrhythmus, sinusknotennahe supraventrikuläre Extrasystolen, daneben kurze supraventrikuläre Salvenextrasystolie; geringfügige Verzögerung der rechtsventrikulären Erregungsausbreitung; P biatriale; leichte Veränderungen der unspezifischen Kammerendteile linkslateral.

Bemerkungen: Nach der Form der in Salven auftretenden supraventrikulären Extrasystolen ist ein fokaler Mechanismus möglich. Zentrale Behandlungsmaßnahme ist in solchen Fällen die Besserung der hämodynamischen Situation. Im vorliegenden Fall fanden sich im Langzeit-EKG nach Überführung der globalen Herzinsuffizienz in ein Stadium II – III noch etwas mehr als 500 supraventrikuläre Extrasystolen 24 h und nur einzelne Zweiersalven.

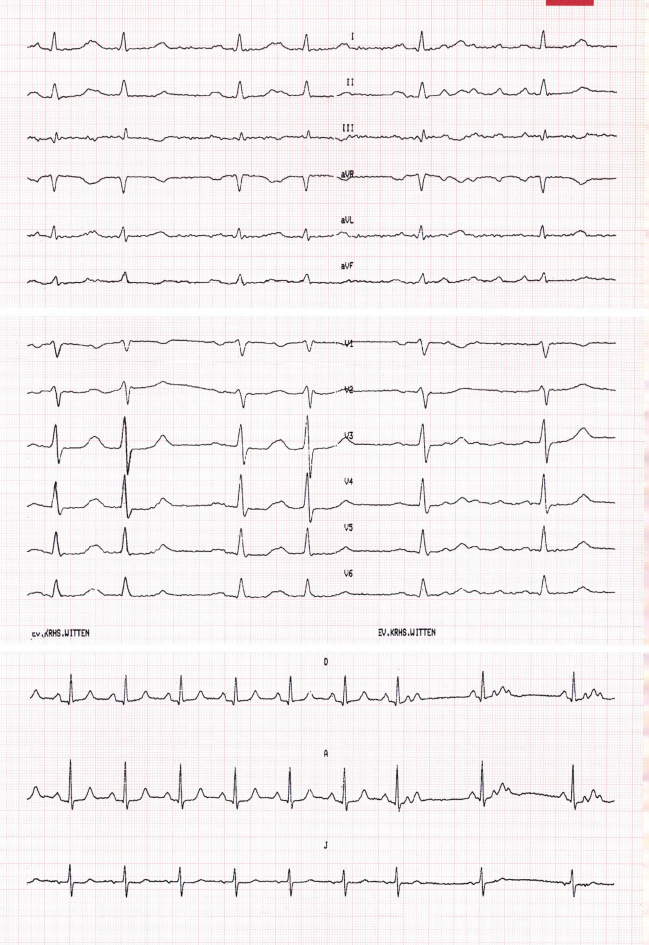

I

II

III

aVR

aVL

aVF

V1

V2

V3

V4

V5

V6

EV.KRHS.WITTEN   EV.KRHS.WITTEN

D

A

J

Klinik 28jährige Patientin; seit mehreren Jahren häufig rezidivierende Tachykardien, keine Synkopen.

? **EKG-Beurteilung? Wie beurteilen Sie den Rhythmus?**

In einer ersten Beurteilung ist festzustellen, daß es sich um eine regelmäßige Tachykardie mit schmalen Kammerkomplexen handelt, Frequenz 214/min. Damit fallen eine Sinustachykardie, ein Vorhofflimmern und ein Vorhofflattern mit 2:1-Überleitung aus. Zur weiteren Einteilung wäre die Identifizierung von Vorhofaktionen hilfreich.

? **Sind Vorhofaktionen zu erkennen?**

Auffällig sind flache Vorhofaktionen in den deszendierenden ST-Strecken in aVF, auch die anderen Ableitungen zeigen ganz leicht angedeutete Vorhofaktionen im Anschluß an die Kammeranfangsgruppen. Somit ist das sog. R-P-Intervall kürzer als das P-R-Intervall, ein typischer Befund für eine orthodrome WPW-Reentry-Tachykardie (→ **EKG 101**). Allerdings sind die Vorhofaktionen nur andeutungsweise auszumachen, so daß die Diagnose einer orthodromen WPW-Reentry-Tachykardie daran nicht mit Sicherheit festgemacht werden kann (→ „Bemerkungen").

? **Wie beurteilen Sie die Kammerkomplexe?**

Als Lagetyp besteht ein Steiltyp; tiefes S in V1 – V3, der Sokolow-Lyon-Index ist positiv. Bei dem Alter der Patientin und einer fehlenden Hypertonieanamnese sind die Veränderungen aber nicht spezifisch für eine linksventrikuläre Hypertrophie.
Auch die sehr deutlichen ST-Senkungen in II, III, aVF, V5 und V6 sind vermutlich allein tachykardiebedingt, somit funktioneller Natur. Eine eindeutige Beurteilung ist erneut erst im Abstand nach Terminierung der supraventrikulären Tachykardie möglich.

Zusammenfassung

Schnelle supraventrikuläre Tachykardie, Verdacht auf orthodrome WPW-Reentry-Tachykardie; Steiltyp. Der positive Sokolow-Lyon-Index ist in Anbetracht des Alters der Patientin nicht als spezifischer Hinweis auf eine linksventrikuläre Hypertrophie zu werten. Deutliche Veränderungen der Kammerendteile inferior und anterolateral bei Tachykardie.

Bemerkungen: Im späteren Kontroll-EKG war keine Präexzitation nachzuweisen. Die elektrophysiologische Untersuchung zeigte eine allein retrograd leitende akzessorische Bahn (sog. „versteckte Bahn"), die die Möglichkeit orthodromer WPW-Reentry-Tachykardien bei fehlender Delta-Welle erklärt.
Patienten mit allein retrograd leitenden Bahnen sind durch eine schnelle anterograde Leitung bei intermittierendem Vorhofflimmern weniger gefährdet. Dennoch wurde bei der Patientin wegen der häufig rezidivierenden und symptomatischen Tachykardien eine Katheterablation der akzessorischen Bahn durchgeführt.

Tachykardien bei WPW-Syndrom

Beim Präexzitationssyndrom können 3 verschiedene Tachykardieformen registriert werden (Abb. 59):
1) die orthodrome AV-junktionale Reentry-Tachykardie,
2) die antidrome AV-junktionale Reentry-Tachykardie,
3) supraventrikuläre Tachykardien (insbesondere Vorhofflimmern, Vorhofflattern) mit tachykarder Überleitung über die akzessorische Bahn.

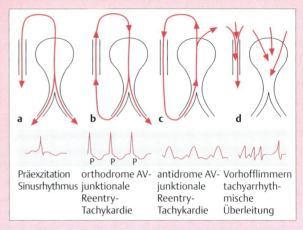

a	b	c	d
Präexzitation Sinusrhythmus	orthodrome AV-junktionale Reentry-Tachykardie	antidrome AV-junktionale Reentry-Tachykardie	Vorhofflimmern tachyarrhythmische Überleitung

Abb. **59** Tachykardie-Formen bei WPW-Syndrom

1) Orthodrome AV-junktionale Reentry-Tachykardie (Abb. **59 b**): Obwohl die akzessorische Bahn (Kent-Bündel) schneller als der AV-Knoten überleitet, hat das Kent-Bündel in der Regel die längere Refraktärzeit bei langsameren Herzfrequenzen (normaler Sinusrhythmus). Das bedeutet, daß die akzessorische Bahn länger als der AV-Knoten braucht, um eine Erregung atrioventrikulär überleiten zu können. Als Folge kann eine früh einfallende supraventrikuläre Extrasystole auf eine noch refraktäre akzessorische Bahn treffen und allein über AV-Knoten – Hisbündel übergeleitet werden. Der resultierende QRS-Komplex ist normal konfiguriert, eine Deltawelle ist nicht zu erkennen. Die Kammererregung wird über den ventrikulären Eintrittspunkt der akzessorischen Bahn zum Vorhof zurückgeleitet und tritt erneut über AV-Knoten – Hisbündel ventrikulär über. Der beschriebene Makro-Reentry-Kreis unterhält die orthodrome Form der AV-junktionalen Reentry-Tachykardie. Die Kammerkomplexe sind schmal, wenn nicht zusätzlich ein vorbestehender Schenkelblock oder eine aberrierende Überleitung vorliegt.

Da die Ventrikel- der retrograden Vorhoferregung vorangeht, findet sich die retrograde P-Welle hinter dem QRS-Komplex, meist in der ST-Strecke, seltener zu Beginn von T.

Eine Sonderform des WPW-Syndroms sind ausschließlich retrograd leitende akzessorische Bahnen. In diesem Fall fehlt eine anterograde akzessorische Leitung und damit eine Delta-Welle, so daß von einer „versteckten" Bahn gesprochen wird. Der Verdacht auf eine AV-junktionale Reentry-Tachykardie bei versteckter akzessorischer Bahn ergibt sich dann, wenn bei schmalem QRS im normalen EKG in der Tachykardie die P-Welle deutlich hinter QRS zu finden ist – als Differentialdiagnose zur AV-Knoten-Reentry-Tachykardie.

Fortsetzung S. 328 ▶

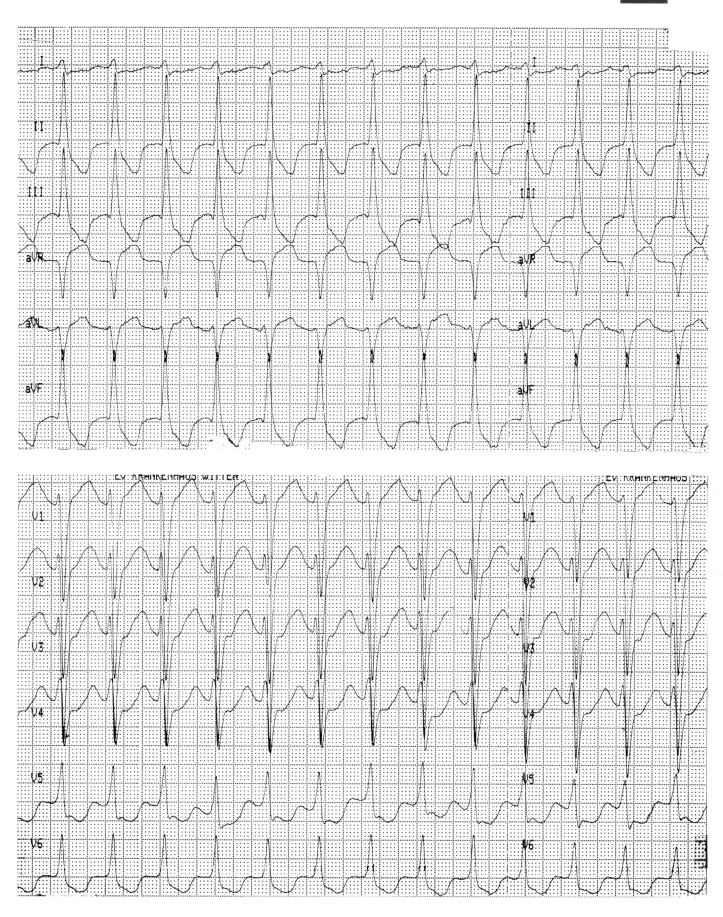

2) Antidrome Form der AV-junktionalen Reentry-Tachykardie (Abb. 59 c): Antidrom bedeutet, daß der anterograde Schenkel der Reentry-Tachykardie durch das akzessorische Bündel und der retrograde Schenkel durch Hisbündel – AV-Knoten gebildet wird. Durch den ektopen ventrikulären Eintritt der Erregung sind die QRS-Komplexe breit und deformiert. Ursache ist eine ungewöhnlich kurze Refraktärzeit der akzessorischen Bahn, so daß eine früh einfallende supraventrikuläre Extrasystole im AV-Knoten blockiert und über die akzessorische Bahn übergeleitet wird.

Die resultierende Tachykardie mit breiten Kammerkomplexen ist von einer ventrikulären Tachykardie nach den formalen EKG-Kriterien kaum zu differenzieren.

3) Tachykarde Überleitung einer supraventrikulären Tachykardie über die akzessorische Bahn (Abb. 59 d): Während bei der orthodromen und der antidromen Form der AV-junktionalen Reentry-Tachykardie die akzessori-sche Bahn einen notwendigen Teil des Reentry-Kreises darstellt und die Tachykardie damit unterhält, ist das Kent-Bündel bei Vorhofflimmern, Vorhofflattern, AV-Knoten-Reentry-Tachykardie und ektoper atrialer Tachykardie nur ein „bystander". Diese genannten Tachykardien treten unabhängig von der akzessorischen Bahn auf. Insbesondere Vorhofflimmern ist potentiell gefährlich. Bei Tachykardie kann die anterograde Refraktärzeit der akzessorischen Bahn auf unter 200 msec absinken und so hohe Überleitungsfrequenzen ermöglichen, daß Kammerflimmern entstehen kann. Die Inzidenz von Vorhofflimmern ist bei Patienten mit WPW-Syndrom deutlich höher als in der Normalbevölkerung und normalisiert sich nach Ablation des Kent-Bündels. Es wird angenommen, daß die meisten Episoden von Vorhofflimmern durch vorherige AV-junktionale Reentry-Tachykardien ausgelöst werden.

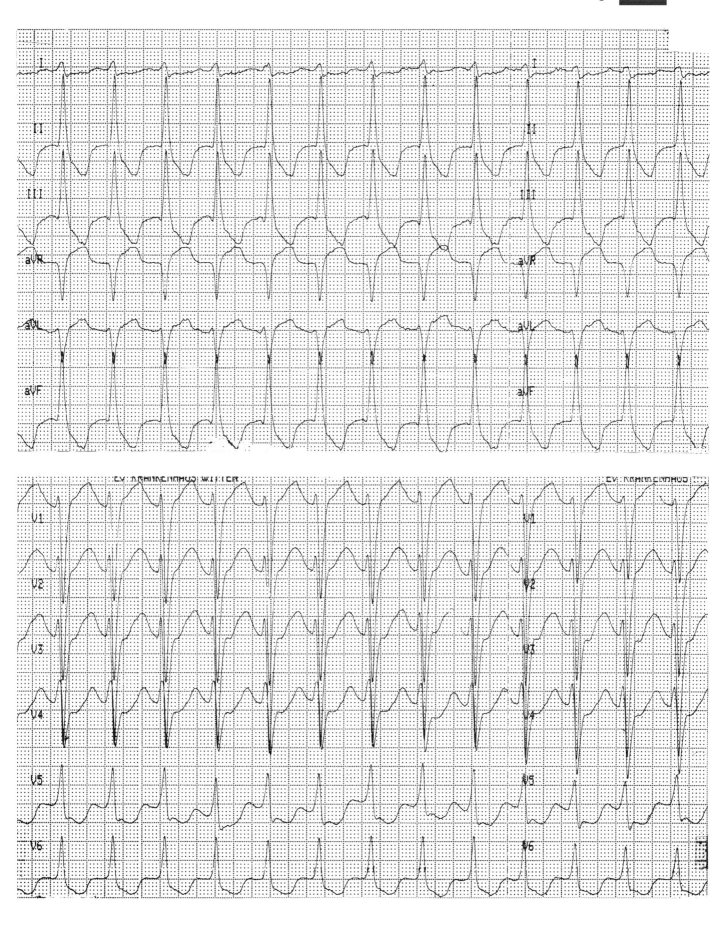

Klinik 72jährige Patientin, langjährige chronisch-obstruktive Atemwegserkrankung. Sie wird wegen ausgeprägter Ruhedyspnoe auf die Intensivstation aufgenommen.

? EKG-Beurteilung? Wie beurteilen Sie den Rhythmus?

Es besteht eine unregelmäßige Tachykardie mit schmalen Kammerkomplexen. Die mittlere Frequenz liegt bei 240/min. Die QRS-Dauer beträgt 0,08 sec.

? Welche Form der supraventrikulären Tachykardie kommt in Frage?

Eine ektope atriale Tachykardie ist nicht wahrscheinlich, weil die typischen kleinen und spitzen P-Wellen fehlen. Für ein Vorhofflattern ist die Kammerfrequenz für eine 2:1-Überleitung zu hoch. Das atrioventrikuläre Überleitungsverhältnis könnte auch 1:1 betragen, in diesem Fall sollten die QRS-Komplexe aber regelmäßig einfallen.
Die supraventrikuläre Tachykardie basiert hier tatsächlich auf einem Vorhofflimmern mit einer ungewöhnlich raschen Überleitung auf die Kammern. Ursache dafür war einerseits eine ausgeprägte Hyperthyreose und andererseits eine Überdosierung der antiasthmatischen Medikation (Theophyllinintoxikation).

? Wie beurteilen Sie die Kammeranfangsgruppen?

Als Lagetyp liegt ein Linkstyp vor. Keine Zeichen eines abgelaufenen Myokardinfarkts.
rSr'-Konfiguration in V1 und rSR'-Konfiguration in V2 als Zeichen einer diskreten Verzögerung der rechtsventrikulären Erregungsausbreitung. Formal ist der Sokolow-Lyon-Index einer rechtsventrikulären Hypertrophie positiv, R in V1 und S in V5 erreicht 1,5 mV. Dopplerechokardiographisch war der rechte Ventrikel dilatiert und mäßig hypertrophiert. Anhand der trikuspidalen Regurgitationsgeschwindigkeit konnte dopplerechokardiographisch eine deutliche pulmonale Hypertonie nachgewiesen werden.

? Wie beurteilen Sie die Kammerendteile?

In I, II, aVL und V3 – V6 liegen zum Teil deutlich gesenkte ST-Streckenverläufe mit Übergang in präterminal negative T-Wellen vor. Die Ursache lag in der Tachykardie, zudem sind auch bei Thyreotoxikose funktionelle Veränderungen der Kammerendteile beschrieben.

___ **Zusammenfassung** ___
Vorhofflimmern mit sehr tachykarder Überleitung auf die Kammern bei Hyperthyreose und Überdosierung der antiasthmatischen Medikation. Linkstyp. Zeichen der Rechtsherzbelastung (Verzögerung der rechtsventrikulären Erregungsausbreitung und positiver Sokolow-Lyon-Index der rechtsventrikulären Hypertrophie). Störungen der linkspräkordialen Erregungsrückbildung bei Tachykardie (und Hyperthyreose).

Bemerkungen: Die QRS-Komplexe variieren insbesondere in V1 – V4 von Aktion zu Aktion etwas, ein Zusammenhang mit dem jeweiligen R-R-Intervall ist nicht herzustellen. In diesem Fall wäre eine unterschiedliche Phase-III-Blockierung anzunehmen.

Ein β-Blocker kam wegen der obstruktiven Atemwegserkrankung nicht in Frage. Unter Verapamil-Dauerinfusion und vorsichtiger Aufdigitalisierung ließ sich die Kammerfrequenz auf 100 – 120/min absenken. Eine orale Verapamil-Medikation hatte dagegen nur einen geringen Effekt. Die Ursache liegt darin, daß Verapamil ein Racemat ist. Während in der oralen Form die D-Form vorherrscht, ist es in der intravenösen Form die L-Form, die einen deutlich stärkeren negativ-chronotropen Effekt besitzt als die D-Form.
Eine Frequenzkontrolle gelang erst bei euthyreoter Stoffwechsellage unter thyreostatischer Medikation. Nach einer späteren elektrischen Kardioversion schlug ein vorübergehender Sinusrhythmus nach genau 3 Minuten wieder in ein Vorhofflimmern um.

Praktische Differentialdiagnose der supraventrikulären Tachykardien

Die Differenzierung der supraventrikulären Tachykardien kann in manchen Fällen eindeutig, in anderen unmöglich sein. Es ist schon Einiges gewonnen, wenn die Differentialdiagnose auf 2 mögliche Tachykardieformen eingegrenzt werden kann. Die Differenzierung ist kein Sport von EKG-Freaks, sondern hat grundlegende therapeutische Konsequenzen. So muß eine Sinustachykardie, eine ektope atriale Tachykardie und ein Vorhofflattern ganz unterschiedlich angegangen werden.

Für die praktische Beurteilung von Tachykardien, hier insbesondere der supraventrikulären Formen, sollten Sie sich folgende Fragen beantworten:
1) Sind die Kammerkomplexe schmal oder verbreitert?
2) Ist die Tachykardie regelmäßig oder unregelmäßig?
3) Sind Vorhofaktionen zu erkennen?
4) Wie ist die P-Konfiguration?
5) Wie ist das Zahlenverhältnis von Vorhof- und Kammeraktionen?
6) Wie sind erkennbare P-Wellen zu den QRS-Komplexen positioniert?

Aus der Beantwortung dieser Fragen ergeben sich vielfältige differentialdiagnostische Überlegungen:

Zu 1.): Eine QRS-Dauer unter 0,12 sec beweist eine supraventrikuläre Tachykardieform. Bei einer QRS-Dauer von 0,12 – 0,13 sec kann es sich neben einer ventrikulären Tachykardie auch um supraventrikuläre Tachykardien mit funktionellem oder vorbestehendem Schenkelblock handeln; ab einer QRS-Dauer von 0,14 sec liegt meist eine ventrikuläre Tachykardie vor. Differentialdiagnostisch sind supraventrikuläre Tachykardien mit breitem Schenkelblock oder eine antidrome Form der WPW-Reentry-Tachykardie kaum voneinander zu unterscheiden.

Zu 2.): Eine regelmäßige Tachykardie schließt ein Vorhofflimmern nahezu aus. Während eine AV-Knoten-Reentry-Tachykardie und eine AV-junktionale Reentry-Tachykardie regelmäßig sind, können Sinustachykardien, Vorhofflattern und ektope atriale Tachykardien regelmäßig oder unregelmäßig auf die Kammern übergeleitet werden. Zudem können auch die Vorhofaktionen bei Sinustachyarrhythmie und ektoper atrialer Tachykardie unregelmäßig sein.

Fortsetzung S. 332 ▶

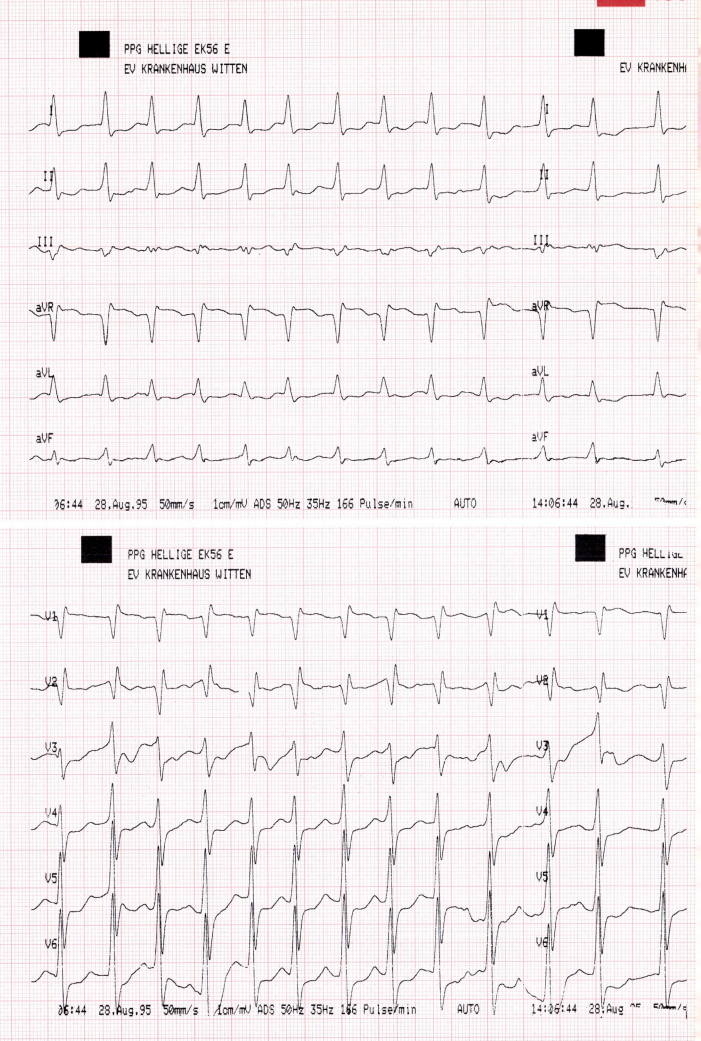

PPG HELLIGE EK56 E
EV KRANKENHAUS WITTEN

EV KRANKENHA

I

II

III

aVR

aVL

aVF

06:44 28.Aug.95 50mm/s   1cm/mV ADS 50Hz 35Hz 166 Pulse/min   AUTO   14:06:44 28.Aug.   50mm/s

PPG HELLIGE EK56 E
EV KRANKENHAUS WITTEN

PPG HELLIGE
EV KRANKENHA

V1

V2

V3

V4

V5

V6

06:44 28.Aug.95 50mm/s   1cm/mV ADS 50Hz 35Hz 166 Pulse/min   AUTO   14:06:44 28.Aug 95 50mm/s

Zu 3.): Wenn bei einer regelmäßigen Tachykardie mit schmalen Kammerkomplexen P-Wellen nicht zu erkennen sind, ergibt sich der Verdacht auf eine AV-Knoten-Reentry-Tachykardie. Aber auch bei WPW-Reentry-Tachykardie können P-Wellen sehr flach und damit kaum zu erkennen sein. Wenn P-Wellen abzugrenzen sind, müssen sie mit den nächsten Fragen weiter analysiert werden.

Zu 4.): Ein gleichförmiges sägezahnartiges Muster der P-Wellen – am besten zu erkennen in den Ableitungen II, III, aVF, V1 und V2 – beweist ein Vorhofflattern.

Sind die P-P-Abstände bei Frequenzen von über 320/min nicht konstant und ihre Konfiguration etwas wechselnd, liegt kein Vorhofflattern, sondern ein grobes Vorhofflimmern vor, gelegentlich auch „Flimmerflattern" genannt.

Eine ektope atriale Tachykardie zeichnet sich durch tachykarde P-Wellen auf einer horizontalen Grundlinie aus, wobei die Vorhofaktionen eine sehr unterschiedliche Morphologie haben können. Im typischen Fall finden sich in V1 kleine spitze positive P-Wellen.

Aus der P-Konfiguration kann auf den Ursprungsort der atrialen Erregung bzw. auf deren Ausbreitungsrichtung geschlossen werden. Bei Sinustachykardien sind die P-Wellen normal konfiguriert. Negative P-Wellen in den inferioren Ableitungen sind Zeichen einer retrograden Vorhoferregung und bei WPW-Reentry- und AV-Knoten-Reentry-Tachykardie zu finden. Je nach Sitz des Fokus kann sich auch bei der ektopen atrialen Tachykardie die Erregung in kaudokranialer Richtung ausbreiten.

Zu 5.): Eine 1:1-Relation von atrialen und ventrikulären Erregungen liegt vor bei der AV-Knoten- und WPW-Reentry-Tachykardie, häufig auch bei der Sinustachykardie, wenn nicht zusätzlich eine Störung der atrioventrikulären Überleitung vorliegt. Auch atriale Tachykardien mit Frequenzen unter 150/min können 1:1 übergeleitet werden, selten auch ein Vorhofflattern, dessen atriale Frequenz durch Antiarrhythmika vermindert wurde.

Ein Verhältnis von 2:1 oder höher oder eine unregelmäßige Überleitung schließen eine WPW- und eine AV-Knoten-Reentry-Tachykardie aus. Ein festes Überleitungsverhältnis spricht für ein Vorhofflattern oder eine ektope atriale Tachykardie und schließt ein Vorhofflimmern aus. Ein unregelmäßiges Überleitungsverhältnis kommt vor bei Vorhofflimmern, Vorhofflattern und ektoper atrialer Tachykardie, seltener bei einer Sinustachykardie.

Zu 6.): Wenn die P-Welle im Verhältnis 1:1 in QRS versteckt ist oder partiell aus dem Kammerkomplex herausragt, besteht der Verdacht auf eine AV-Knoten-Reentry-Tachykardie.

Bei der WPW-Reentry-Tachykardie liegt die retrograde Vorhofaktion meist in der ST-Strecke, so daß der Abstand von R zu P kürzer ist als der von P zu R. Bei Sinustachykardie und ektoper atrialer Tachykardie mit 1:1-Überleitung ist meist der P-R-Abstand kürzer als der von R zu P. Bedenken Sie aber, daß schon bei mäßiger AV-Überleitungsverzögerung auch bei Sinustachykardie der R-P-Abstand unter den PR-Abstand verkürzt sein kann.

Zusammengefaßt ist die Diagnose eines Vorhofflimmerns und einer Sinustachykardie in den meisten Fällen eindeutig zu stellen. Schwierig ist immer wieder die Differentialdiagnose zwischen einem Vorhofflattern und einer ektopen atrialen Tachykardie einerseits und zwischen einer WPW- und AV-Knoten-Reentry-Tachykardie andrerseits.

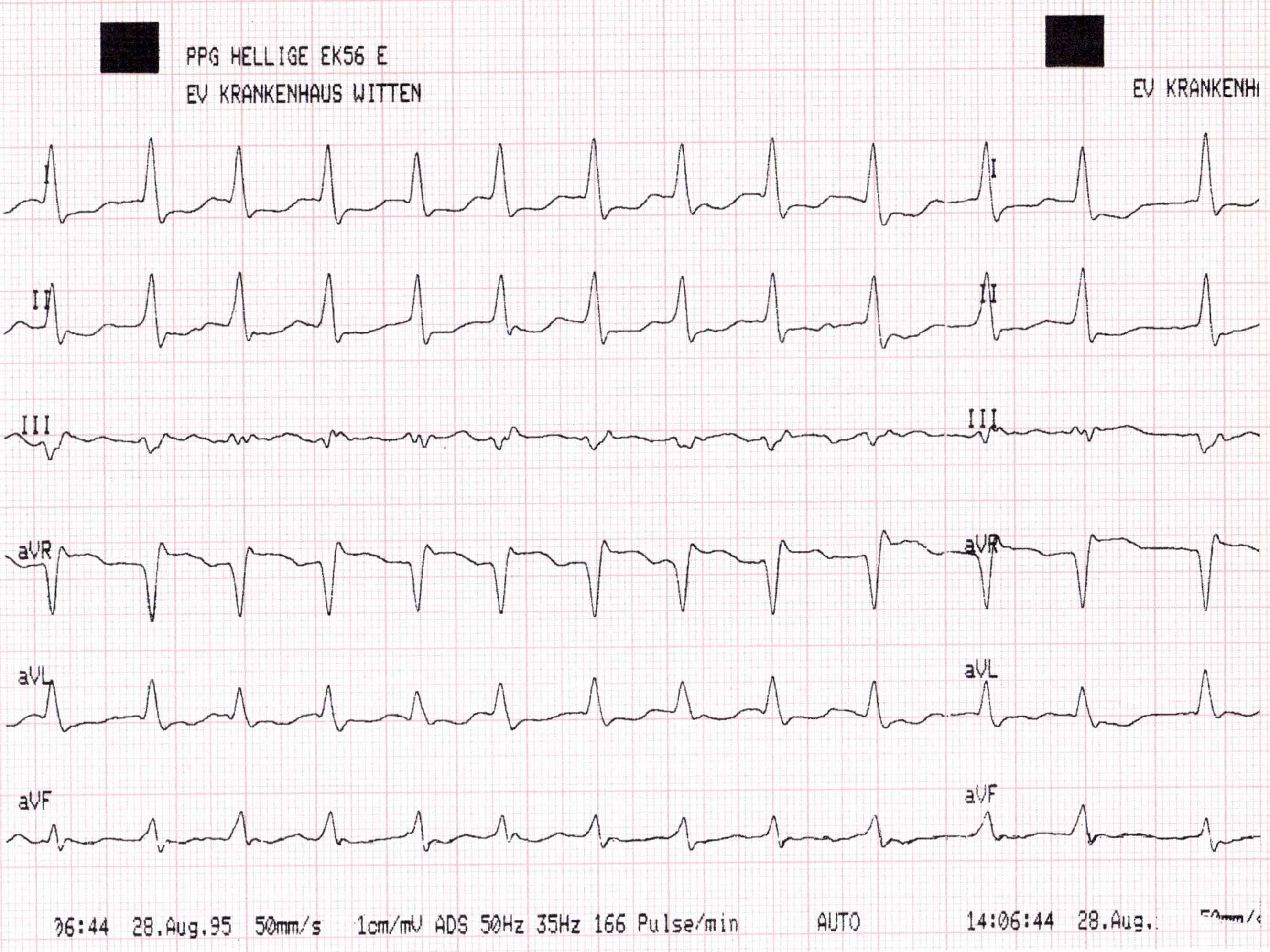

PPG HELLIGE EK56 E
EV KRANKENHAUS WITTEN

EV KRANKENH

I

II

III

aVR

aVL

aVF

06:44 28.Aug.95 50mm/s   1cm/mV ADS 50Hz 35Hz 166 Pulse/min   AUTO   14:06:44 28.Aug.   50mm/s

PPG HELLIGE EK56 E
EV KRANKENHAUS WITTEN

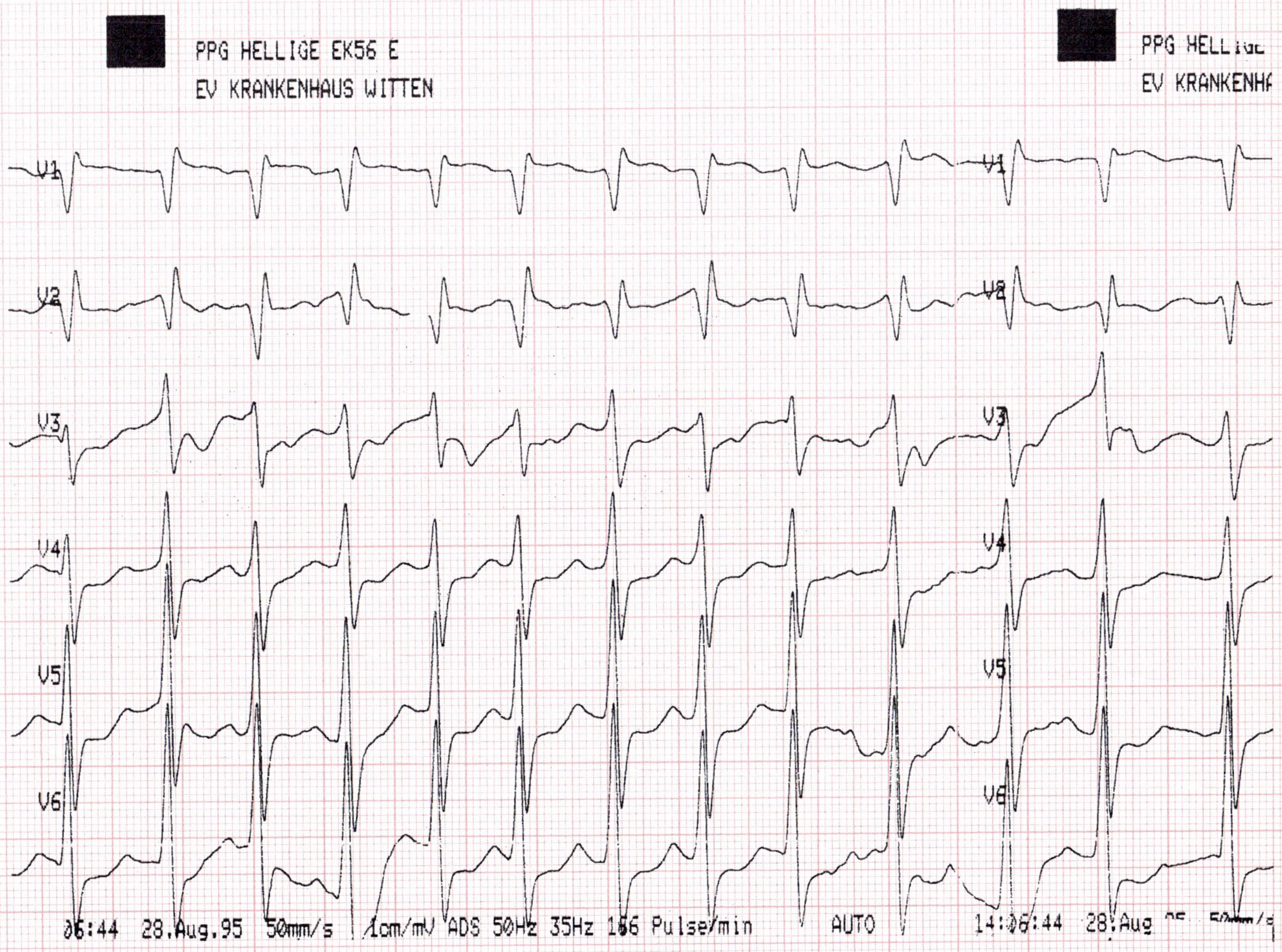

PPG HELLIGE
EV KRANKENH

V1

V2

V3

V4

V5

V6

06:44 28.Aug.95 50mm/s   1cm/mV ADS 50Hz 35Hz 166 Pulse/min   AUTO   14:06:44 28.Aug. 95 50mm/s

Klinik 32jähriger Patient, seit der Kindheit intermittierende Tachykardie, die nie länger als eine halbe Stunde angehalten hatten und nur gering symptomatisch waren; am 09.08.1995 erstmaliger Kollaps ohne Bewußtlosigkeit im Rahmen einer Tachykardie.

Dargestellt ist das Aufnahme-EKG in einem auswärtigen Krankenhaus.

? **EKG-Beurteilung? Wie beurteilen Sie den Rhythmus? Sind Vorhofaktionen zu erkennen?**

Zu erkennen sind in einer gewissen Regelmäßigkeit einfallende schmale Kammerkomplexe mit einer Frequenz von 240/min. Vorhofaktionen sind nicht sicher zu differenzieren. Eine leichte Unruhe der Grundlinie läßt an manchen Stellen an kleine P-Wellen denken.

? **Was fällt an den Kammeranfangsgruppen dieser supraventrikulären Tachykardie auf? Ist die Tachykardie absolut regelmäßig?**

Die QRS-Dauer beträgt 0,10 sec. Bei einer rSr'Konfiguration in V1 besteht eine diskrete Verzögerung der rechtsventrikulären Erregungsausbreitung.
Beachten Sie bitte Ableitung II: Es wechseln im Verhältnis von 1:1 etwas höhere und etwas niedrigere R-Amplituden einander ab, gut zu erkennen auch in III und aVF. Gleiches gilt für das S in aVR und aVL. Zudem ist in II der Abstand zwischen dem höherem und dem niedrigeren R etwas länger als der zwischen dem niedrigeren und dem nachfolgenden höheren R.
Man nennt diesen Befund einen elektrischen Alternans. Im Rahmen einer supraventrikulären Tachykardie ist dieser Befund vor allem bei AV-Knoten-Reentry-Tachykardie und bei WPW-Reentry-Tachykardie zu finden.

Die Kammerendteile zeigen typische diskrete tachykardiebedingte Veränderungen. Die ST-Streckenabgänge sind in den inferioren und linkslateralen Ableitungen abgesenkt mit aszendierendem ST-Streckenverlauf und Übergang in positive T-Wellen.

___Zusammenfassung___

Supraventrikuläre Tachykardie mit elektrischem Alternans (Differentialdiagnose: AV-Knoten-Reentry-Tachykardie und WPW-Reentry-Tachykardie). Steiltyp; diskrete Verzögerung der rechtsventrikulären Erregungsausbreitung; diskrete Veränderungen der tachykardiebedingten Kammerendteile inferior und linkslateral.

Weiterer klinischer Verlauf:
Der Patient erhielt in der Notfallsituation Verapamil und ein Klasse-Ic-Antiarrhythmikum, die zu einer niedrigeren Tachykardiefrequenz führten.

Elektrischer Alternans

Ein elektrischer Alternans bezeichnet 2 wechselweise im Verhältnis von 1:1-auftretende Morphologien. Er betrifft selten Vorhofaktionen, meist QRS-Komplexe oder Kammerendteile.

Beim größeren Perikarderguß ist der Alternans durch eine wechselnde Lage des Herzens bedingt („swinging heart"). Des weiteren kommt ein elektrischer Alternans bei wechselnden Leitungsblockierungen vor, wenn die atrioventrikuläre und/oder intraventrikuläre Überleitung instabil ist.

Tachykardien prädisponieren zu einem meist diskreten Alternans; an 1. Stelle stehen hier die AV-Knoten-Reentry-Tachykardie und die WPW-Reentry-Tachykardie. Ursache dürfte eine von Erregung zu Erregung leicht differierende intraventrikuläre Erregungsausbreitung sein, zu beobachten meist bei Kammerfrequenzen über 200/min.

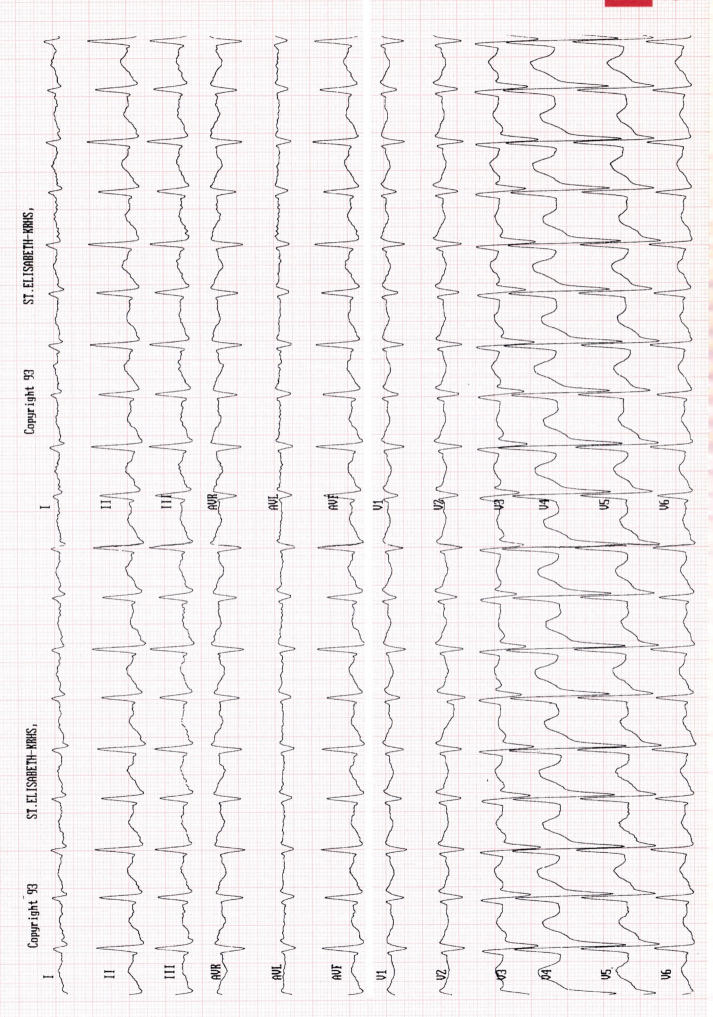

I

II

III

AVR

AVL

AVF

V1

V2

V3

V4

V5

V6

I

II

III

AVR

AVL

AVF

V1

V2

V3

V4

V5

V6

EKG 138 A (oberes Zwölfkanal-EKG) wurde nach initialer anti-arrhythmischer Therapie abgeleitet (gleicher Patient wie im EKG 137).

? **EKG-Beurteilung? Wie beurteilen Sie die Tachykardie im Vergleich zum Vor-EKG?**

Es liegt jetzt eine regelmäßige Tachykardie mit schmalen Kammerkomplexen mit einer Frequenz von 181/min vor, der elektrische Alternans ist verschwunden.

? **Sind P-Wellen zu erkennen?**

In V2 erkennt man in regelmäßigem Abstand zu QRS eine nachfolgende kleine Welle, möglicherweise eine Vorhofaktion. Es wäre typisch für eine WPW-Reentry-Tachykardie, daß der R-P-Abstand kleiner ist als der P-R-Abstand.
Unter der antiarrhythmischen Therapie hat durch die damit verbundene Leitungsverzögerung die Tachykardiefrequenz abgenommen. Es fehlt jetzt bei niedrigerer Frequenz die alternierende intraventrikuläre Erregungsausbreitung. Die QRS-Morphologie hat sich im Vergleich zu der tachykarden Phase nicht signifikant verändert, das gleiche gilt für die tachykardiebedingten Veränderungen der Kammerendteile.

Zusammenfassung

Unter antiarrhathmischer Therapie Frequenzabnahme der supraventrikulären Tachykardie. Ein elektrischer Alternans ist jetzt nicht mehr nachzuweisen. Vermutlich retrograde Vorhoferregung im Verhältnis von 1:1, im Vergleich zur P-R-Dauer kurze R-P-Dauer.

EKG 138 B (unten) zeigt den Stromkurvenverlauf am nächsten Tag.

? **EKG-Beurteilung? Finden sich Hinweise auf eine Präexzitation?**

Es liegt ein Sinusrhythmus vor, Frequenz 70/min; Steiltyp. Weiterhin diskrete Verzögerung der rechtsventrikulären Erregungsausbreitung (rSr'-Konfiguration in V1). Die QRS-Dauer beträgt 0,10 sec. Normale PQ-Dauer von 0,15 sec.
Ein typischer träger Anstieg der Kammeranfangsgruppe im Sinne einer Delta-Welle beziehungsweise einer Präexzitation ist nicht zu erkennen.
Die QRS-Konfiguration ist im Vergleich zu den beiden unterschiedlichen Tachykardiephasen nicht wesentlich verändert. Im normfrequenten Sinusrhythmus unauffällige Kammerendteile.

Zusammenfassung

Normfrequenter Sinusrhythmus, Steiltyp; diskrete Verzögerung der rechtsventrikulären Erregungsausbreitung; unauffällige Kammerendteile; kein Nachweis einer Präexzitation.

Bemerkungen: Ich hatte aufgrund des elektrischen Alternans und der deutlich hinter dem QRS-Komplex gelegenen Vorhofaktionen in der Phase der medikamentös etwas abgebremsten supraventrikulären Tachykardie eine orthodrome WPW-Reentry-Tachykardie für wahrscheinlicher als eine AV-Knoten-Reentry-Tachykardie gehalten. Die elektrophysiologische Untersuchung bewies aber die 2. Tachykardieart.

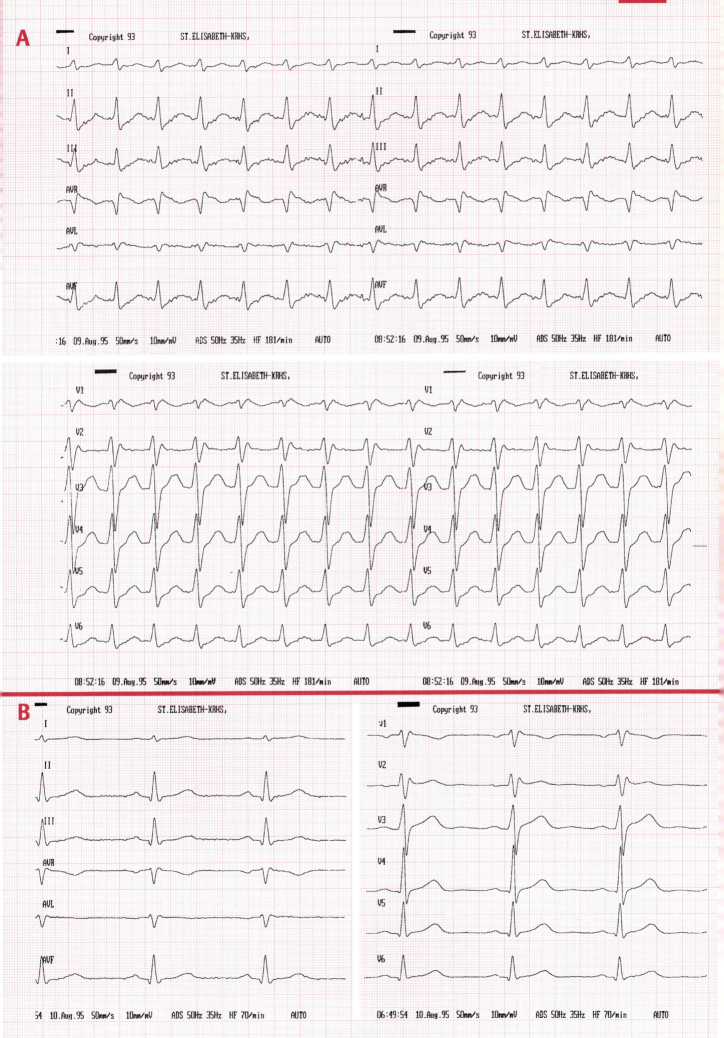

A

I

II

III

AVR

AVL

AVF

:16 09.Aug.95 50mm/s   10mm/mV   ADS 50Hz 35Hz HF 181/min   AUTO   08:52:16 09.Aug.95 50mm/s   10mm/mV   ADS 50Hz 35Hz HF 181/min   AUTO

V1

V2

V3

V4

V5

V6

08:52:16 09.Aug.95 50mm/s   10mm/mV   ADS 50Hz 35Hz HF 181/min   AUTO   08:52:16 09.Aug.95 50mm/s   10mm/mV   ADS 50Hz 35Hz HF 181/min

B

I

II

III

AVR

AVL

AVF

V1

V2

V3

V4

V5

V6

54 10.Aug.95 50mm/s   10mm/mV   ADS 50Hz 35Hz HF 70/min   AUTO   06:49:54 10.Aug.95 50mm/s   10mm/mV   ADS 50Hz 35Hz HF 70/min   AUTO

Klinik 79jähriger Patient, arterielle Hypertonie.

? EKG-Beurteilung?

Die P-Wellen sind in I positiv, in II abgeflacht, in III und aVF negativ, ebenso in V1 und V2, angedeutet auch in V3. Zudem ist der Rhythmus in den Nehb-Ableitungen unregelmäßig.

? Welcher Rhythmus liegt vor?

Die P-Morphologie spricht nicht gegen einen Sinusrhythmus, solange P in I und II positiv ist. Ein negatives P in III und aVF ist bei Sinusrhythmus möglich. Auch die negativen P-Wellen in V1 – V3 schließen einen Sinusrhythmus nicht aus. In den linkslateralen Ableitungen sowie Nehb D und A ist P unauffällig. In den Nehb-Ableitungen ist der P-P-Abstand der ersten Aktionen ca. 740 msec, später maximal 1060 msec. Die P-Konfiguration bleibt dabei identisch. Es liegt somit eine Sinusbradyarrhythmie vor, typische SA-Blockierungen sind nicht zu erkennen. Insbesondere bei älteren Patienten sind Sinusbradyarrhythmien als Zeichen eines beginnenden Sinusknotensyndroms zu werten. Bei asymptomatischen Patienten ergibt sich hieraus keine Therapieindikation.

? Um was handelt es sich bei den beiden verbreiterten Kammeraktionen?

Die 1. vorzeitig einfallende Kammeraktion zeigt eine QRS-Dauer von 0,14 sec und eine rechtsschenkelblockartige Deformierung. Das Kopplungsintervall zur vorausgehenden Normalaktion beträgt 560 msec. Die 2. vorzeitige Kammererregung ist mit 0,16 sec breiter und linksschenkelblockartig deformiert, das Kopplungsintervall beträgt 440 msec. Es handelt sich um 2 ventrikuläre Extrasystolen aus 2 verschiedenen Zentren.

? Welchen Einfluß haben die ventrikulären Extrasystolen auf die Vorhoferregung?

Im Anschluß an beide ventrikulären Extrasystolen ist ein P in der ST-Strecke zu erkennen. Das P-P-Intervall zu der jeweils vorangehenden und nachfolgenden Vorhofaktion ist unter Berücksichtigung der beschriebenen Sinusarrhythmie nicht auffällig verändert. Zudem bleibt die P-Morphologie annähernd konstant, soweit es die Überlagerung beurteilen läßt. Insgesamt scheinen die beiden ventrikulären Extrasystolen keinen Einfluß auf den supraventrikulären Rhythmus zu haben. Ursache ist das lange Kopplungsintervall dieser ventrikulären Extrasystolen zu den vorangehenden QRS-Komplexen, so daß eine davon ausgehende eventuelle retrograde Vorhoferregung nicht mehr zum Tragen kommen kann. In dem Zeitfenster, in dem eine solche retrograde Vorhoferregung zu erwarten wäre, ist bereits eine sinusrhythmische Vorhofdepolarisation erfolgt.

? Wie beurteilen Sie die Kammeranfangsgruppen der Normalaktionen?

Als Lagetyp liegt ein Normtyp vor. Es besteht ein SI-QIII-Typ. Das Q in III ist mit 0,04 sec auffallend breit, die Amplitude beträgt 0,15 mV bei einer maximalen R-Amplitude von 0,6 mV in den Extremitätenableitungen. Das Q in II, aVF und Nehb D ist dagegen sehr klein.

Prinzipiell erfüllt das Q in III die Kriterien eines Pardee-Q, echokardiographisch ergab sich jedoch kein Hinweis auf einen abgelaufenen inferioren Myokardinfarkt.
Die Brustwandableitungen zeigen eine ganz diskrete Verzögerung der rechtsventrikulären Erregungsausbreitung mit angedeutetem r' in V1. Die R-Amplitudenentwicklung in V2 ist etwas verzögert, ab V3 aber regelrecht. T ist in V5 und V6 grenzwertig abgeflacht, es liegen jedoch keine auffälligen Veränderungen der Kammerendteile vor.

Zusammenfassung

Sinusrhythmus mit sinusbradyarrhythmischen Phasen, Normtyp; auffälliges Q in III und verzögerte R-Amplitudenentwicklung in V2 als möglicher Hinweis auf einen abgelaufenen inferioren oder anteroseptalen Myokardinfarkt; für beides ergab sich echokardiographisch kein Hinweis; grenzwertig abgeflachte T-Wellen linkslateral. 2 ventrikuläre Extrasystolen mit unterschiedlicher Morphologie.

Bemerkungen: Formal besteht schon bei Nachweis zweier different konfigurierter ventrikulärer Extrasystolen der Befund einer polytopen ventrikulären Extrasystolie. Bei der Risikoabschätzung ist aber die Häufigkeit und Komplexität der ventrikulären Ektopie mindesten ebenso wichtig wie das Kriterium monotoper und polytoper ventrikulärer Arrhythmien.

Ventrikuläre Extrasystolen

Kennzeichen einer ventrikulären Extrasystole ist der vorzeitige Einfall einer meist grob deformierten Kammererregung; der QRS-Komplex ist im Vergleich zu den Normalaktionen verbreitert, oft auf 0,14 sec oder mehr. Im Gegensatz zur supraventrikulären Extrasystole mit aberrierender Überleitung geht keine vorzeitige Vorhoferregung voraus. Spät einfallende ventrikuläre Extrasystolen können zufällig auf eine normale Vorhofaktion folgen. Aufgrund des ventrikulären Ursprungs und der veränderten intraventrikulären Erregungsausbreitung kann der QRS-Komplex bizarr verändert sein, ähnelt jedoch oft einem Schenkelblockbild. Die Kammerendteile sind in der Regel diskordant zu QRS, abhängig vom Ausmaß der Deformierung der Kammeranfangsgruppe.

Aus der Form der ventrikulären Extrasystole ist nur sehr vage auf deren Ursprung zu schließen. Linksventrikuläre Extrasystolen haben eine eher rechtsschenkelblockartige und rechtsventrikuläre Extrasystolen eine linksschenkelblockartige Morphologie.

Bei einer monomorphen ventrikulären Extrasystolie ist die Konfiguration der vorzeitig einfallenden Erregungen identisch; bei der polymorphen Form liegen mindestens 2 verschiedene Konfigurationen vor.

Ventrikuläre Extrasystolen können einzeln auftreten. Wenn sie periodisch oder in Gruppen auftreten, haben sich folgende Bezeichnungen etabliert:

- **Bigeminus:** 1:1-Relation zwischen Normalaktionen und ventrikulären Extrasystolen;
- **Trigeminus:** Periodik mit 2 ventrikulären Extrasystolen und 1 Normalaktion;
- **2:1- (3:1-) Extrasystolie:** Periodik mit 2 (3) Normalaktionen und 1 ventrikulären Extrasystole;

Fortsetzung S. 340 ▶

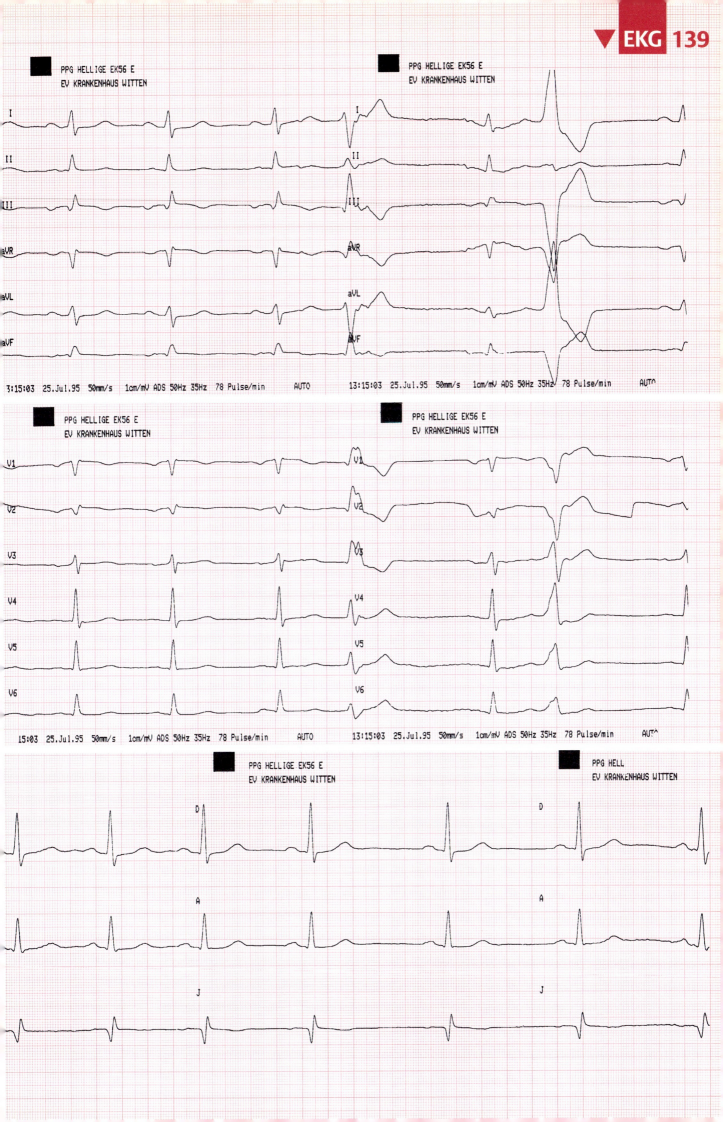

I

II

III

aVR

aVL

aVF

3:15:03 25.Jul.95 50mm/s   1cm/mV ADS 50Hz 35Hz 78 Pulse/min   AUTO

I

II

III

aVR

aVL

aVF

13:15:03 25.Jul.95 50mm/s   1cm/mV ADS 50Hz 35Hz 78 Pulse/min   AUTO

V1

V2

V3

V4

V5

V6

15:03 25.Jul.95 50mm/s   1cm/mV ADS 50Hz 35Hz 78 Pulse/min   AUTO

V1

V2

V3

V4

V5

V6

13:15:03 25.Jul.95 50mm/s   1cm/mV ADS 50Hz 35Hz 78 Pulse/min   AUT^

D

A

J

D

A

J

- **Couplet:** ventrikuläre Zweiersalve;
- **ventrikuläre Tachykardie:** Im anglo-amerikanischen Schrifttum werden 3 oder mehr aufeinander folgende ventrikuläre Extrasystolen als ventrikuläre Tachykardie bezeichnet. Besser sollte bei kurzen Salven die Anzahl der Aktionen genannt werden, z. B. ventrikuläre Dreier- oder Fünfersalve. Bei länger anhaltenden ventrikulären Tachykardien sollte die Zeitdauer möglichst genau angegeben werden.

Ventrikuläre Extrasystolen können Folge eines Reentry, einer getriggerten Aktivität oder einer fokalen Phase-IV-Depolarisation sein. Dem Oberflächen-EKG kann der Mechanismus nur indirekt angesehen werden. Reentry- und getriggerte Aktionen haben bei Monomorphie ein annähernd gleiches Kopplungsintervall zu den vorangehenden Normalaktionen, während bei einer fokalen ventrikulären Extrasystolie (Parasystolie) das Kopplungsintervall wechselt (→ EKG 140). Die Unterscheidung ist klinisch relevant, weil eine ventrikuläre Extrasystolie, die auf einem Wiedereintrittsmechanismus beruht, häufiger durch eine antiarrhythmische Therapie beeinflußbar ist.

Differentialdiagnose der ventrikulären Extrasystolie: Abzugrenzen sind supraventrikuläre Extrasystolen mit aberrierender Überleitung.

Für eine Aberration sprechen:
- eine vorangehende vorzeitige Vorhoferregung;
- eine meist rechtsschenkelblockartige Deformierung der Kammeraktionen mit rsR'-Konfiguration in V1;
- eine QRS-Dauer von weniger als 0,14 sec;
- ein Lagetyp zwischen Steil- und Linkstyp;
- eine fehlende kompensatorische Pause. Bei einer ventrikulären Extrasystolie liegt häufig eine kompensatorische Pause vor, weil der Sinusrhythmus durch die vorzeitige ventrikuläre Aktion unbeeinflußt weiterläuft, so daß der Abstand beider Normalaktionen vor und nach der ventrikulären Extrasystole dem doppelten Abstand des Normalrhythmus entspricht.
- Der Initialvektor (10 msec-Vektor) ist unverändert. Durch die bei Aberration mit Rechtsschenkelblock in den ersten 10 msec noch normale septale Erregung ist die ganz frühe QRS-Ausschlagsrichtung von Normalaktionen und Extrasystolen gleich. Bei ventrikulären Extrasystolen geht schon die initiale Erregungsausbreitung andere Wege.

Zu jedem der genannten Unterscheidungskriterien gibt es viele Ausnahmen und Übergänge zwischen supraventrikulären und ventrikulären Extrasystolen, so daß im Oberflächen-EKG eine Differenzierung nur mit einiger Wahrscheinlichkeit erfolgen kann. Erfahrungsgemäß sollte bei deformierten Extrasystolen prinzipiell von ventrikulären Extrasystolen ausgegangen werden, weil sie viel häufiger als eine Aberration sind. An eine aberrierend übergeleitete supraventrikuläre Extrasystole sollte gedacht werden, wenn mehrere der oben genannten Unterscheidungskriterien dafür sprechen.

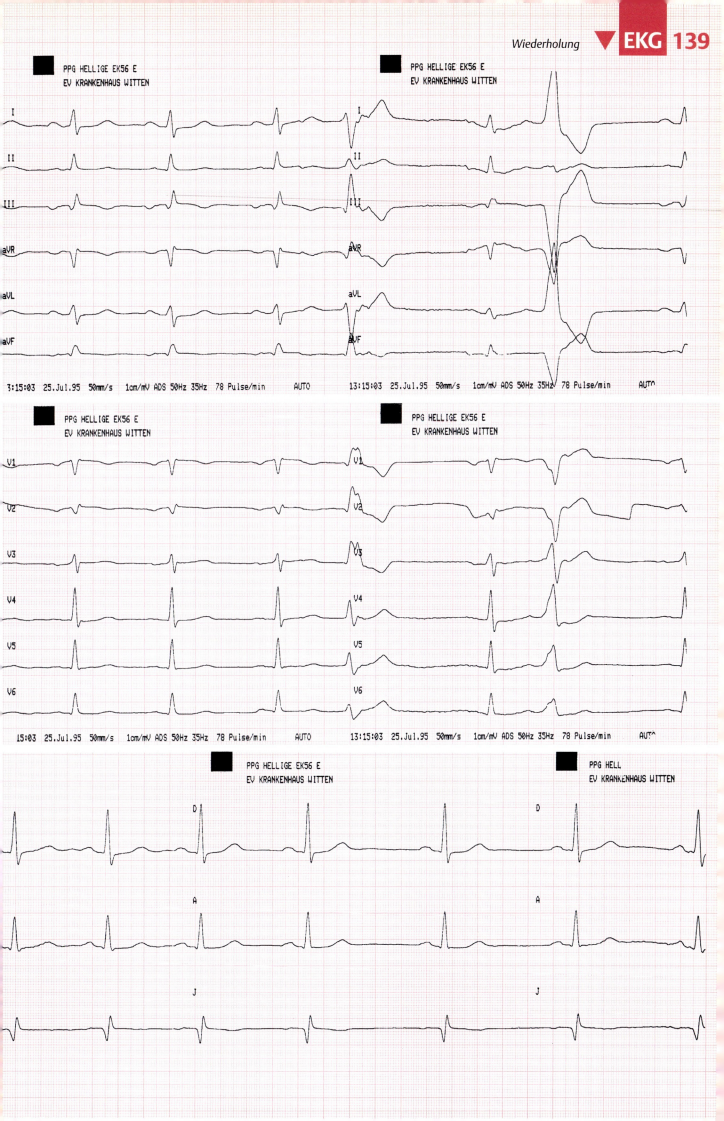

I
II
III
aVR
aVL
aVF

I
II
III
aVR
aVL
aVF

3:15:03 25.Jul.95 50mm/s   1cm/mV ADS 50Hz 35Hz 78 Pulse/min   AUTO

13:15:03 25.Jul.95 50mm/s   1cm/mV ADS 50Hz 35Hz 78 Pulse/min   AUTO

V1
V2
V3
V4
V5
V6

V1
V2
V3
V4
V5
V6

15:03 25.Jul.95 50mm/s   1cm/mV ADS 50Hz 35Hz 78 Pulse/min   AUTO

13:15:03 25.Jul.95 50mm/s   1cm/mV ADS 50Hz 35Hz 78 Pulse/min   AUT^

D
A
J

D
A
J

72jährige Patientin. Bei einer routinemäßigen EKG-Kontrolle sei vor 1 Jahr ein alter Hinterwandinfarkt festgestellt worden; zur Zeit keine kardiopulmonalen Beschwerden.

? EKG-Beurteilung?

Es besteht ein Sinusrhythmus, Frequenz 68/min, Linkstyp; unauffällige Vorhofaktionen.

? Wie beurteilen Sie die Kammeranfangsgruppen?

Die QRS-Dauer beträgt 0,11 sec, damit leicht verzögerte intraventrikuläre Erregungsausbreitung.
Auffällig ist ein tiefes und breites Q in III, das stark atemabhängig ist und in der letzten Aktion der Extremitätenableitungen deutlich flacher wird, wenn auch breit bleibt. In II und aVF nur angedeutetes Q. Der Befund weist insgesamt mit einer nur mittleren Wahrscheinlichkeit auf einen abgelaufenen Hinterwandinfarkt hin. Echokardiographisch war der Befund unauffällig.
Regelrechte Amplitudenverhältnisse der Kammeranfangsgruppen in den Brustwandableitungen. In Nehb D zeigt sich eine verspätete endgültige Negativität. Ähnliches ist auch in II und aVF zu beobachten. Der Befund spricht für eine diskrete Verzögerung der rechtsventrikulären Erregungsausbreitung.

? Bestehen signifikante Veränderungen der Kammerendteile?

Die linkslateralen Ableitungen I und aVL zeigen minimal gesenkte ST-Streckenverläufe mit Übergang in flache, präterminal negative T-Wellen. In V6 und Nehb D sind die ST-Strecken ebenfalls diskret gesenkt mit Übergang in flach positive T-Wellen.
Die Patientin war zum Zeitpunkt der Untersuchung digitalisiert.

? Wie ordnen Sie die Extrasystolen in den Nehb-Ableitungen ein?

Im Vergleich zu den Normalaktionen sind die gering vorzeitig einfallenden QRS-Komplexe different konfiguriert, unter sich jedoch ähnlich. Die ersten beiden Extrasystolen binden die P-Welle in den Aufstrich ein, bei der 3. folgt die Kammeraktion direkt auf die P-Welle.

? Handelt es sich um ventrikuläre Extrasystolen oder um supraventrikuläre Extrasystolen mit aberrierender Überleitung?

Bei supraventrikulären Extrasystolen mit gleicher aberrierender Konfiguration ist ein gleichbleibendes PQ-Verhältnis zu erwarten. Zudem sollte eine Aberration vor allem dann auftreten, wenn die supraventrikuläre Extrasystole deutlich vorzeitig einfällt.
Weil die Extrasystolen formkonstant sind, zeitlich unabhängig zu den Vorhofaktionen und relativ spät zu den vorangehenden Normalaktionen einfallen, ist eine monotope ventrikuläre Extrasystolie und keine aberrante Überleitung anzunehmen.

Man unterscheidet ventrikuläre Extrasystolen mit fester Ankopplung an die vorangehenden Kammeraktionen (durch Reentry oder getriggerte Aktivität ausgelöst) und ventrikuläre Extrasystolen mit wechselnder Ankopplung (Ursache ist eine fokale Automatie).

? Welche Form von Extrasystole liegt hier vor?

Das zeitliche Verhältnis der ventrikulären Extrasystole ist nicht nur zu den Vorhofaktionen, sondern auch zu den vorangehenden QRS-Komplexen unterschiedlich. Zusammen mit dem sehr weiten Kopplungsintervall ist ein Wiedereintrittsmechanismus (Reentry) unwahrscheinlich, so daß es sich um einen ventrikulären Fokus handelt, eine ventrikuläre Parasystolie.

Zusammenfassung

Sinusrhythmus. Linkstyp; auffälliges, aber atemvariables Q in III; diskrete Verzögerung der linksventrikulären Erregungsausbreitung. Geringe Veränderungen der Kammerendteile linkslateral bei Digitalistherapie; monotope ventrikuläre Parasystolie.

Ventrikuläre Parasystolie

Bei ventrikulären Extrasystolen, die auf einem Wiedereintrittsmechanismus oder auf einer getriggerten Aktivität beruhen, besteht jeweils eine elektrophysiologische Assoziation zu den vorangehenden Normalaktionen.

Bei der Parasystolie, die außer im Ventrikel auch im Vorhof und AV-Überleitungssystem vorkommt, handelt es sich um die Entladungen eines automatischen Fokus, der zunächst einmal unabhängig ist vom Normalrhythmus, von diesem aber moduliert werden kann ($\rightarrow$ unten).

Typische Zeichen einer ventrikulären Parasystolie sind:
- Ein wechselndes Kopplungsintervall der monomorphen parasystolen Aktionen zu den vorangehenden Normalaktionen; signifikant sind Kopplungsdifferenzen um mehr als 0,15 sec.
- Kombinationssystolen aus Normal- und Parasystolieaktionen; durch die gleichzeitig normale und parasystolische ventrikuläre Depolarisation ist die resultierende QRS-Morphologie eine Mischform zwischen der normalen und der ektopen Erregung.
- Zunahmen der ventrikulären Parasystolie in bradykarden Phasen.
- Ein konstantes minimales Parasystolie-Intervall. Dieses Kriterium wird nicht mehr gefordert, seitdem bekannt ist, daß Normalaktionen die Entladungsfrequenz des parasystolischen Zentrums modulieren können.

Eine ventrikuläre Parasystolie wird häufig auch bei Herzgesunden gefunden. Hier kann die ventrikuläre Parasystolie mit dem doppelten „H" charakterisiert werden: **h**armlos und **h**artnäckig.
Wenn bei vorgeschädigtem Herzen Parasystolieaktionen in die vulnerable Phase fallen, können sie ventrikuläre Tachykardien auslösen.

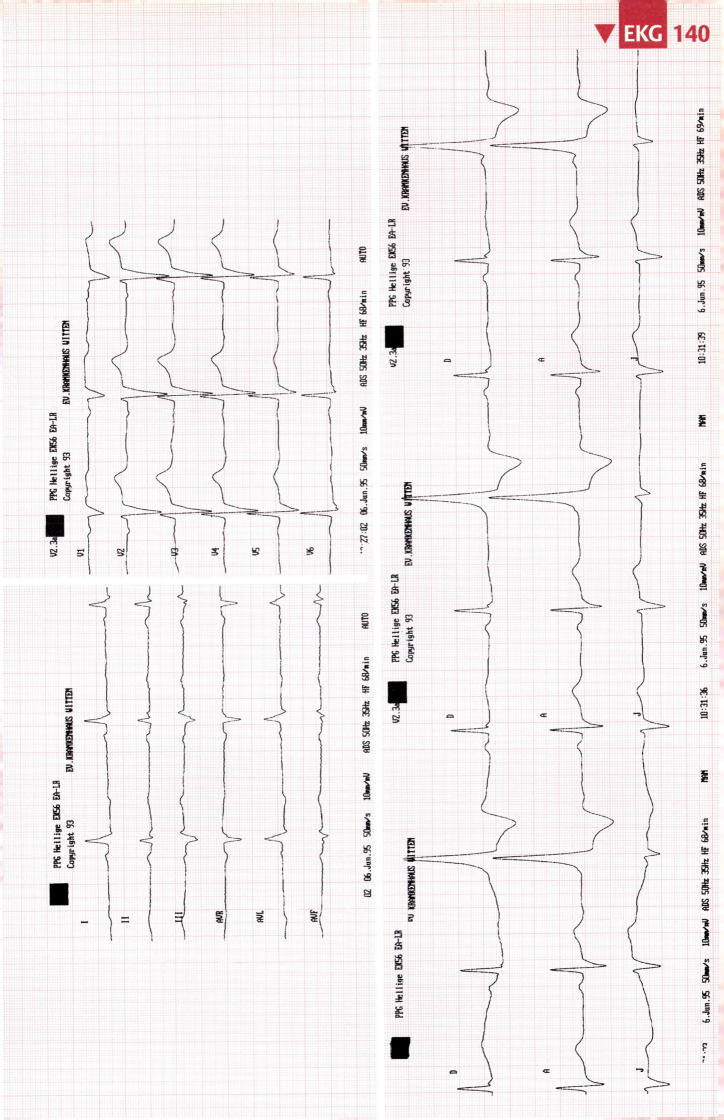

Klinik 64jährige Patientin, hypertensive Herzerkrankung, stationäre Aufnahme mit Zeichen einer Ruheherzinsuffizienz und mit verstärkten Palpitationen.

? **EKG-Beurteilung? Wie beurteilen Sie den Grundrhythmus?**

Zu erkennen ist ein Sinusrhythmus, Frequenz 60/min. P ist in I flach positiv, in II und III unauffällig. Die P-Dauer beträgt 0.10 sec.

Die 1. vorzeitige Kammeraktion zeigt einen überdrehten Linkstyp gegenüber dem Normtyp der normalen Aktionen. Die Konfiguration in den Brustwandableitungen differiert allerdings nur mäßig, so daß es sich um eine supraventrikuläre Extrasystole mit aberrierender Überleitung handelt. Offensichtlich war das linksanteriore Bündel bei der vorzeitigen Erregung noch refraktär, woraus sich der Lagetyp und die etwas niedrigere R-Amplitude in den linkspräkordialen Ableitungen erklärt.

Die letzte Kammeraktion in den beiden oberen Streifen ist linksschenkelblockartig deformiert. Die QRS-Dauer beträgt 0,14 sec. Aufgrund der Morphologie handelt es sich um eine ventrikuläre Extrasystole.

? **Wie beurteilen Sie die Kammerkomplexe der sinusrhythmischen Normalaktionen?**

Die QRS-Dauer beträgt 0,12 – 0,13 sec. Nach der Konfiguration in V1 handelt es sich um einen Rechtsschenkelblock. Die Kammeranfangsgruppen sind sonst unauffällig.

Zu dem Rechtsschenkelblock passen die diskordanten Kammerendteile in den rechtspräkordialen Ableitungen. Die gesenkten ST-Strecken mit Übergang in positive T-Wellen in den linkslateralen Ableitungen sind in ihrer Genese unklar.

? **Wie beurteilen Sie die Rhythmusstörungen in den Nehb-Ableitungen?**

Die 3 deformierten Kammeraktionen sind monotope ventrikuläre Extrasystolen.

Es ist auffallend, daß sie annähernd mittig zwischen 2 Normalaktionen sitzen, ohne deren Rhythmus wesentlich zu beeinflussen. Es handelt sich um sog. interponierte ventrikuläre Extrasystolen. Ihr Charakteristikum ist eine fehlende retrograde Vorhoferregung, so daß die regelmäßigen sinusrhythmischen Vorhofaktionen nicht unterbrochen und normal auf die Kammern übergeleitet werden. Klinisch ist die Unterscheidung in interponierte ventrikuläre Extrasystolen und solche mit einer nachfolgenden Pause nicht relevant.

Zusammenfassung

Sinusrhythmus, Normtyp, Rechtsschenkelblock, unspezifische Veränderungen der Kammerendteile linkslateral; eine supraventrikuläre Extrasystole mit aberrierender Überleitung (zusätzliche kopplungsintervallabhängige Blockierung des linksanterioren Bündels); mehrere monomorphe ventrikuläre Extrasystolen, z. T. interponiert.

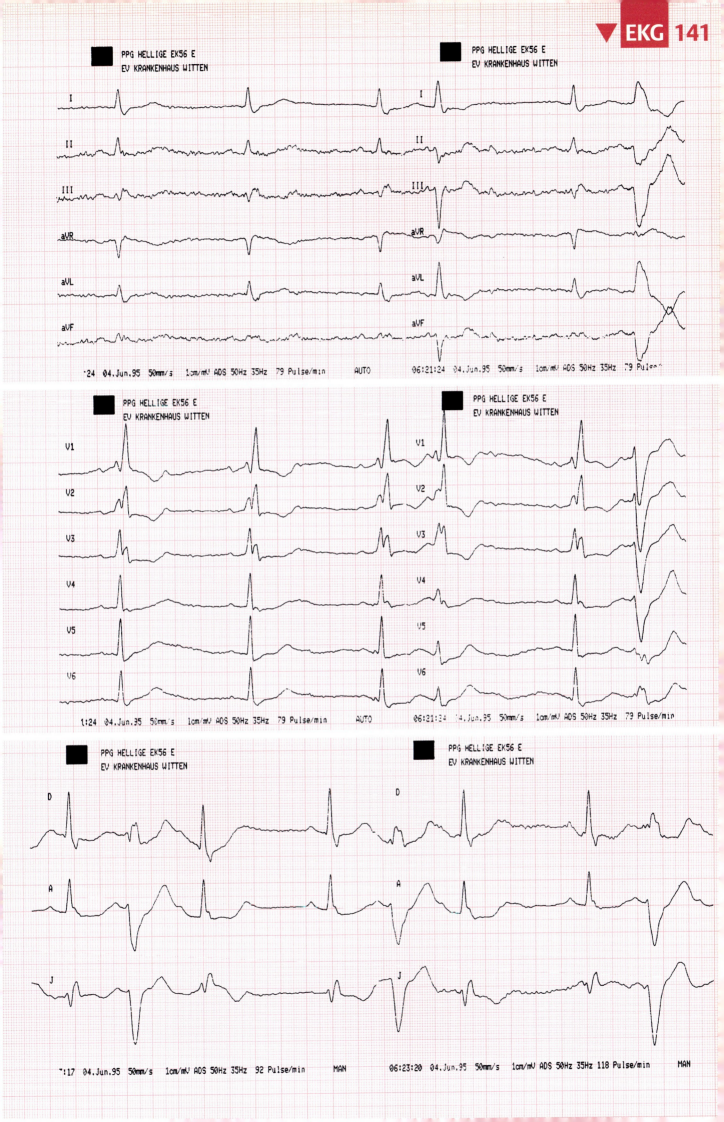

PPG HELLIGE EK56 E
EV KRANKENHAUS WITTEN

PPG HELLIGE EK56 E
EV KRANKENHAUS WITTEN

I   II   III   aVR   aVL   aVF

'24 04.Jun.95 50mm/s 1cm/mV ADS 50Hz 35Hz 79 Pulse/min AUTO

06:21:24 04.Jun.95 50mm/s 1cm/mV ADS 50Hz 35Hz 79 Pulse/min

PPG HELLIGE EK56 E
EV KRANKENHAUS WITTEN

PPG HELLIGE EK56 E
EV KRANKENHAUS WITTEN

V1   V2   V3   V4   V5   V6

1:24 04.Jun.95 50mm/s 1cm/mV ADS 50Hz 35Hz 79 Pulse/min AUTO

06:21:34 04.Jun.95 50mm/s 1cm/mV ADS 50Hz 35Hz 79 Pulse/min

PPG HELLIGE EK56 E
EV KRANKENHAUS WITTEN

PPG HELLIGE EK56 E
EV KRANKENHAUS WITTEN

D   A   J

'17 04.Jun.95 50mm/s 1cm/mV ADS 50Hz 35Hz 92 Pulse/min MAN

06:23:20 04.Jun.95 50mm/s 1cm/mV ADS 50Hz 35Hz 118 Pulse/min MAN

Klinik 71jähriger Patient, koronare Herzkrankheit, Zustand nach Vorderwandinfarkt vor 4 Jahren, aortokoronare Bypass-Operation.

Vor 1 Jahr war eine anhaltende monomorphe ventrikuläre Tachykardie aufgetreten, die eine Elektrokardioversion notwendig machte. Unter Therapie mit Amiodaron war eine spätere Ventrikelstimulation negativ und seitdem kein Rezidiv einer ventrikulären Tachykardie aufgetreten. Stationäre Aufnahme mit Zeichen einer Linksherzinsuffizienz Stadium NYHA IV.

? **EKG-Beurteilung? Wie beurteilen Sie den Rhythmus? Beginnen Sie wieder mit den schmalsten Kammeraktionen.**

Zu den Normalaktionen mit vorgeschalteten sinusrhythmischen P-Wellen gehören die Aktionen 2, 4, 6 und die vorletzte. Somit besteht ein Sinusgrundrhythmus mit offensichtlich gehäuften Extrasystolen. Die PQ-Dauer ist mit 0,2 sec grenzwertig lang.

? **Wie beschreiben Sie die Extrasystolen?**

Die 1. Kammeraktion hat mit 0,14 sec eine verbreiterte QRS-Dauer, einen veränderten Lagetyp und eine deutlich unterschiedliche Konfiguration zu den Normalaktionen. Es sollte sich hierbei ohne Registrierung einer evtl. vorhergehenden Vorhofaktion um eine ventrikuläre Extrasystole handeln. Das gleiche gilt für den 3. und 5. QRS-Komplex, wobei alle leicht unterschiedlich konfiguriert sind.

Nach der 3. sinusrhythmischen Normalaktion finden sich 3 aufeinanderfolgende verbreiterte und unterschiedlich konfigurierte Kammeraktionen, somit eine polymorphe ventrikuläre Dreiersalve.

Die letzte Kammeraktion ist ebenfalls deformiert; die QRS-Breite beträgt ca. 0,12 sec. Eine retrograde P-Welle scheint nachzufolgen (erkennbar zu Beginn der ST-Strecken in II, III, aVF, V2 und V3). Trotz der relativ kurzen QRS-Dauer für eine ventrikuläre Extrasystole ist eine supraventrikuläre Extrasystole mit aberrierender Überleitung wenig wahrscheinlich, weil schon der Initialvektor differiert (gut zu erkennen in I, V2 und V6).

Insgesamt besteht eine polytope ventrikuläre Extrasystolie, phasenweise bigeminusartig auftretend, einmal in Form einer ventrikulären Dreiersalve.

? **Wie beurteilen Sie die sinusrhythmischen Kammerkomplexe?**

Als Lagetyp besteht ein Linkstyp; in I und II überwiegen die positiven Vektoren, in III leicht die negativen Vektoren. Auffällig ist das Q in I und aVL mit einer Breite von 0,03 sec in I und 0,04 sec in aVL. In diesen Ableitungen ist auch die R-Amplitude relativ niedrig.

Die Brustwandableitungen zeigen einen zögerlichen, aber konstanten R-Aufbau von V1 – V4, dagegen nur ein ganz kleines R in V5 mit rSr'-Typ. Das Q in V6 ist nicht tief, aber breit (0,03 – 0,04 sec). Es ergeben sich die Zeichen eines anterolateralen Myokardinfarkts (entsprechend der Anamnese).

? **Welche Veränderungen zeigen die Kammerendteile der Normalaktionen?**

In den Extremitätenableitungen ist T abgeflacht, pathologische ST-Hebungen oder -Senkungen fehlen. In den Brustwandableitungen ist ST in der Ableitung mit den deutlichsten Infarktresiduen (V5) leicht angehoben, übergehend in iso-

elektrische T-Wellen. Eine muldenförmige ST-Streckensenkung findet sich in V6 mit Übergang in abgeflachte T-Wellen. In V1 bis V4 besteht eine mäßige ST-Hebung mit Übergang in positive T-Wellen.

Aus dem vorliegenden EKG kann eine frische Reischämie im Vorderwandbereich weder bewiesen noch ausgeschlossen werden. Über das Alter der beschriebenen Veränderungen der Kammerendteile kann nur anhand von Vor- oder Verlaufs-EKGs eine Aussage gemacht werden.

Zusammenfassung

Sinusrhythmus mit polytoper ventrikulärer Extrasystolie, teils bigeminusartig, einmal in Form einer ventrikulären Dreiersalve (Lown-Klasse IV B); grenzwertige AV-Überleitungszeit; Linkstyp; Zeichen eines anterolateralen Q-Infarkts. Veränderungen der linkspräkordiale Kammerendteile (differentialdiagnostisch Infarktresiduen oder frische Ischämie).

Bemerkungen: Klinisch ergab sich kein Hinweis auf eine Reischämie, die Veränderungen der Kammerendteile blieben im weiteren Verlauf nahezu unverändert.

Die polytope ventrikuläre Extrasystolie wurde unter Therapie mit Amiodaron (200 mg/Tag) registriert. Es bestand jedoch eine grenzwertige Hypokaliämie, und es war eine Hypomagnesiämie unter hochdosierter Furosemid-Medikation anzunehmen. Unter Besserung der hämodynamischen Situation und Substitution von Kalium und Magnesium waren die ventrikulären Arrhythmien deutlich rückläufig. Im späteren Langzeit-EKG waren 2 Couplets (Zweiersalven) die längsten ventrikulären Salven.

Lown-Klassifizierung

Die Lown-Klassifizierung der ventrikulären Arrhythmien umfaßt 5 Klassen, die z. T. noch nachträglich unterteilt wurden:

0: keine ventrikulären Extrasystolen.
1: gelegentliche isolierte monomorphe ventrikuläre Extrasystolen, weniger als 30/h im Langzeit-EKG,
2: häufige monomorphe ventrikuläre Extrasystolen, im Langzeit-EKG mehr als 1/min oder mehr als 30/h,
3a: polymorphe ventrikuläre Extrasystolen,
3b: ventrikulärer Bigeminus,
4a: ventrikuläre Zweiersalven (Couplets),
4b: Salve mit mindestens 3 konsekutiven ventrikulären Extrasystolen,
5: frühzeitige ventrikuläre Extrasystole mit R-auf-T-Phänomen.

Der Vorteil der Lown-Klassifizierung ist ihre weltweite Verbreitung. Aber sie hat auch Nachteile:
- Es fehlt insbesondere bei den komplexen ventrikulären Arrhythmien (Klassen 3 – 5) die Quantifizierung. So wird z. B. in der Klasse 3a nicht unterschieden, ob im 24-Stunden-EKG nur 2 ventrikuläre Extrasystolen unterschiedlicher Morphologie oder viele Tausend auftreten.
- Die Klasse 4b unterscheidet nicht zwischen einer ventrikulären Dreiersalve und einer anhaltenden reanimationsbedürftigen ventrikulären Tachykardie, die in Kammerflimmern übergeht.
- Die Klasse 5 ist in ihrer Bedeutung überschätzt. Unter dem R-auf-T-Phänomen versteht man früh in die T-Welle einfallende ventrikuläre Extrasystolen. Früher wurde angenommen, daß dieses R-auf-T-Phänomen sehr häufig für ventrikuläre Tachykardien und ein Kammerflimmern verantwortlich sei. Heute weiß man, daß diese Gefährdung gering ist und andrerseits dokumentierte ventrikuläre Tachykardien in vielen Fällen durch spät einfallende ventrikuläre Extrasystolen ausgelöst werden.

Für den praktischen Bedarf sollte in der Befundung von Langzeit-EKGs die Angabe der Lown-Klassifizierung ergänzt werden durch die Anzahl der ventrikulären Extrasystolen sowie durch die möglichst genaue Beschreibung ventrikulärer Salven oder Tachykardien (Mono- oder Polymorphie, Anzahl der Kammerkomplexe in der Salve oder Zeitdauer länger anhaltender ventrikulärer Tachykardien).

PPG Hellige EK56 S
SKI

PPG Hellige EK56 S
SKI

PPG Hellige EK56 S
SKI

PPG Hellige EK56 S
SKI

Klinik 48jährige Patientin, keine kardiopulmonalen Beschwerden, keine Palpitationen.

Dargestellt sind nur die Nehb-Ableitungen, oben (**EKG 143 A**) mit 50 mm/sec, unten (**EKG 143 B**) mit 25 mm/sec registriert.

? Wie beurteilen Sie den Rhythmus?

Es besteht ein durchgehender Sinusrhythmus, Frequenz 106/min. Im oberen Streifen ist jede 2. Kammeraktion deformiert.

? Was ist die Ursache?

In Frage kommen:
- ein intermittierender Schenkelblock,
- eine Präexzitation und
- ventrikuläre Extrasystolen.

Von den möglichen Differentialdiagnosen ist eine intermittierende und dann noch wechselnde Aberration (funktionelle Überleitungsblockierung) bei gleichbleibendem Sinusrhythmus wenig wahrscheinlich.

? Was halten Sie von einer intermittierenden Präexzitation?

Auf den ersten Blick erscheint eine intermittierende Präexzitation die zutreffende Diagnose zu sein. Es findet sich ein träger Anstieg jeder 2. Kammeranfangsgruppe. Wie schon in EKG 105 dargelegt, sollte bei intermittierender Präexzitation die Zeit von Anfang P bis Ende QRS (P-J-Zeit) identisch bleiben, weil die terminalen Anteile der Kammeranfangsgruppen Folge der normalen atrioventrikulären Überleitung sind.

Die P-J-Zeiten der Komplexe 4, 8, 10 und 12 sind nicht eindeutig different von den Normalaktionen. Bei der 2. und insbesondere der 6. Aktion ist die P-J-Zeit aber deutlich kürzer. Gleichzeitig ist der Initialvektor im Vergleich zu den anderen deformierten Kammeraktionen identisch, so daß eine morphologische Verwandtschaft besteht.

Bei unterschiedlicher P-J-Zeit ist also eine intermittierende Präexzitation unwahrscheinlich.

? Worum handelt es sich dann bei den breiteren QRS-Komplexen?

Es besteht eine ventrikuläre Parasystolie. Die Frequenz des fokalen ventrikulären Rhythmus liegt zufällig bei der Hälfte des Sinusrhythmus, so daß jede 2. Kammeraktion in einem unterschiedlichen Ausmaß von einer ventrikulären Extrasystole superponiert ist. Es handelt sich um sog. Kombinationssystolen.

Wegen der externen Frequenzmodulation parasystolischer Foci ist es nicht ungewöhnlich, daß der Abstand zwischen der 2. und 3. und der 3. und 4. parasystolischen Aktion verschieden ist.

? Wie ist zu erklären, daß im wenige Sekunden später registrierten unteren Streifen nur eine einzige ventrikuläre Kombinationssystole zu erkennen ist?

Ventrikuläre Parasystolien sind in der Mehrzahl der Fälle nicht permanent aktiv, bzw. es zeigt sich ein intermittierender Austrittsblock der parasystolischen Zentren. Aus diesem Grund kann die Aktivität der ventrikulären Parasystolie in der unteren Registrierung deutlich geringer sein.

Alternativ könnte die Parasystolie zufällig mit den Normalaktionen kollidieren oder kurz nachfolgen.

Zusammenfassung

Sinustachykardie, ventrikuläre Parasystolie mit zufälligem 1:2-Verhältnis zum Sinusrhythmus mit unterschiedlich konfigurierten ventrikulären Kombinationssystolen; variable Aktivität der ventrikulären Parasystolie.

EKG 143 A + B

A

D

A

J

MAN   1?.^7:51 27.Nov.91 50mm/s 1cm/mV ADS 50Hz 35Hz 38 Pulse/min   4 27.Nov.91 50mm/s 1cm/mV ADS 50Hz 35Hz 106 Pulse/m

v.91 50mm/s 1cm/mV ADS 50Hz 35Hz

B

D

A

J

1 25mm/s 1cm/mV ADS 50Hz 35Hz 106 Pulse/min   MAN   13:18:08 27.Nov.91 25mm/s 1cm/mV ADS 50Hz 35Hz 106 Pulse/min   MAN   13:18:13 27.Nov.91 25mm/s 1cm/mV ADS 50Hz 35Hz 106

Klinik 81jähriger Patient, Zustand nach Hirninsult, arterielle Hypertonie.

Dargestellt sind nächtliche Ausschnitte einer Langzeit-EKG-Registrierung.
Anmerkung: Ein Kästchen entspricht 0,2 sec. Kanal A + B wurden simultan registriert.

? Welche Rhythmen liegen vor? Analysieren Sie zunächst den 1. Rhythmusstreifen und arbeiten Sie sich dann durch die übrigen Beispiele.

Die ersten 3 Aktionen sind offensichtlich sinusrhythmisch. Einer P-Welle folgt jeweils ein schmaler Kammerkomplex. Die 4. und 5. Kammeraktionen zeigen eine zunehmende Deformierung, die ab der 6. Aktion konstant bleibt.

? Wie ordnen Sie diesen Befund ein?

Ab dem 8. Kammerkomplex geht kein P mehr voraus. Zu erkennen ist ein negatives P in der ST-Strecke der 9. – 13. Aktion in Kanal A, vermutlich einer retrograden Vorhoferregung entsprechend. Es handelt sich somit um einen ventrikulären Rhythmus mit einer Frequenz um 80/min.

? Liegt eine ventrikuläre Tachykardie vor?

Definitionsgemäß hat eine ventrikuläre Tachykardie eine Frequenz von mehr als 100/min. Es handelt sich hier um einen beschleunigten (fokalen) idioventrikulären Rhythmus. Ab der 4. Kammeraktion überholt die ventrikuläre Automatie die sinusrhythmischen Kammerkomplexe. Die 4. und 5. Aktion sind ventrikuläre Kombinationssystolen. Schon die 6. Kammeraktion besitzt keine atrioventrikulär übergeleiteten Anteile mehr.
Der idioventrikuläre Rhythmus besteht mit unterschiedlicher Ausprägung der retrograden Vorhoferregung im 2. und 3. Streifen fort.
Im 4. Streifen rückt die P-Welle schon vor die 5. Kammeraktion, ab der 6. besteht eine normale atrioventrikuläre Überleitung.

? Was passiert im 5. Streifen?

Die ersten 3 Aktionen sind sinusrhythmisch. Dann folgt eine supraventrikuläre Extrasystole, zu erkennen an der Vorzeitigkeit, der unterschiedlichen P-Morphologie und dem normalen QRS-Komplex. Die anschließende postextrasystolische Pause nutzt das idioventrikuläre Zentrum zur vorübergehenden Rhythmusübernahme. Die 8. Aktion ist dann wieder eine Kombinationssystole, übergehend in einen normalen Sinusrhythmus.

? Wie beurteilen Sie die mittlere Aktion im unteren Streifen?

Der QRS-Komplex ist verbreitert und unterschiedlich konfiguriert, sowohl im Vergleich zu den sinusrhythmischen Normalaktionen als auch zu den idioventrikulären Aktionen. Eine P-Welle geht unmittelbar voraus. Es handelt sich um eine spät einfallende ventrikuläre Extrasystole.
Wenn Sie die Möglichkeit einer einmaligen Präexzitation in Betracht ziehen, bedenken Sie bitte, daß eine intermittierende Präexzitation ein recht seltener Befund ist. Ventrikuläre Extrasystolen sind bei weitem häufiger.

Zusammenfassung

Sinusrhythmus, intermittierender idioventrikulärer Rhythmus, z. T. mit ventrikulären Kombinationssystolen; 2 supraventrikuläre Extrasystolen, 1 ventrikuläre Extrasystole.

Idioventrikulärer Rhythmus

Grundlage eines idioventrikulären Rhythmus ist ein ventrikuläres parasystolisches Zentrum mit fokaler automatischer Depolarisation. Die Frequenzen ventrikulärer Parasystolien liegen in der Regel bei 40 – 70/min, können aber auch 100/min erreichen. Im Vergleich zur zuvor besprochenen ventrikulären Parasystolie, die ventrikuläre Extrasystolen in einen vorbestehenden Grundrhythmus einstreut, kommt bei den meisten idioventrikulären Rhythmen eine zusätzliche Bradykardie der Normalaktionen hinzu.

Hier tritt die ventrikuläre Parasystolie als Ersatzzentrum auf, wobei die verbreiterten Kammeraktionen ein gleichbleibendes Zyklusintervall haben. Vor allem während nächtlicher Bradykardiephasen werden solche idioventrikulären Rhythmen im Langzeit-EKG nicht selten registriert. Sie haben für sich genommen keine pathologische Bedeutung.

Bei beschleunigten idioventrikulären Rhythmen reichen deren Frequenzen bis 110/min, wobei ihre Frequenz meist nur gering oberhalb der Frequenz des Sinusrhythmus liegt. Aus diesem Grunde konkurrieren beide Rhythmen um die Führung der Ventrikel, wobei Kombinationssystolen häufig sind. Der idioventrikuläre Rhythmus setzt meist allmählich (nicht paroxysmal) ein; früh einfallende ventrikuläre Extrasystolen fehlen. Dieser ventrikulär Rhythmus ist meist instabil und hält in der Regel nur einige Sekunden, selten bis zu einer Minute an.

Häufig liegt den beschleunigten idioventrikulären Rhythmen eine Herzerkrankung zugrunde. Sie sind eine der typischen Reperfusionsarrhythmien nach längerer Myokardischämie.

29   1:19:10   *Kurze Atypische Schläge, Freq. < 125 mit anderen Episoden

30   1:19:18   Atypisches Triplet mit anderen Episoden

31   1:19:21   *Multiforme Anhaltende Atyp., Freq. < 125 mit anderen Episoden

32   1:19:31   *Multiforme Anhaltende Atyp., Freq. < 125

33   1:19:46   *Kurze Atypische Schläge, Freq. < 125 mit anderen Episoden

34   2:11:54   SVES

35   2:12:51   Atypischer vorzeitiger Schlag

36   3:59:59   Normaler Rhythmus, Freq. 60-100

37   4:34:55   Atypischer vorzeitiger Schlag

79jähriger Patient, globale Herzinsuffizienz im Stadium NYHA III – IV. Eine koronare Herzerkrankung war bislang nicht bekannt.

? EKG-Beurteilung? Bitte beachten Sie die Registriergeschwindigkeit von 25 mm/sec in den Nehb-Ableitungen.

Als Grundrhythmus besteht ein Sinusrhythmus, Frequenz um 100/min. Auch in den Nehb-Ableitungen liegt der R-R-Abstand zweier sinusrhythmischer Aktionen bei 600 msec. Die P-Dauer beträgt 0,13 sec; P ist deutlich doppelgipflig als Zeichen eines P mitrale.

? Wie beurteilen Sie die sinusrhythmischen Kammerkomplexe?

Überdrehter Linkstyp (linksanteriorer Hemiblock), die QRS-Dauer beträgt 0,10 sec. Linkslaterale Niedervoltage, die QRS-Gesamtamplitude beträgt in V6 0,6 mV, in Nehb D 0,5 mV. Als mögliche Ursache bestand ein ausgeprägtes Lungenemphysem.

? Wie beurteilen Sie die Kammerendteile?

Unauffällige Kammerendteile in den Extremitätenableitungen und in V1 – V6. In Nehb D flach deszendierende ST-Streckensenkungen mit Übergang in hochpositive T-Wellen. Dieser isolierten ST-Streckensenkung in Nehb D kommt keine sichere pathologische Bedeutung zu. Die T-Wellen sind unauffällig.

? Worum handelt es sich bei den different konfigurierten Kammeraktionen?

Bei der zu den Normalaktionen differenten, untereinander aber gleichen Konfiguration mit einer QRS-Breite von 0,14 sec handelt es sich um monomorphe ventrikuläre Extrasystolen. Sie treten phasenweise bigeminusartig auf, in den Nehb-Ableitungen auch in Form einer 2:1-Extrasystolie (2 Normalaktionen – 1 ventrikuläre Extrasystole). Ein ventrikulärer Bigeminus beruht in den meisten Fällen auf einem Reentry-Mechanismus.

? Liegt auch hier ein Reentry vor?

In den simultan registrierten oberen Ableitungen ist das Kopplungsintervall der Normalaktionen und der ventrikulären Extrasystolen hinreichend konstant, um einen Reentry annehmen zu können.

In den Nehb-Ableitungen ist aber das Kopplungsintervall der ventrikulären Extrasystolen zu den vorangehenden Normalaktionen so unterschiedlich, daß hier eindeutig eine ventrikuläre Parasystolie vorliegt. Insbesondere die 2. und 4. ventrikuläre Extrasystole ist deutlich kürzer angekoppelt als die übrigen ektopen Aktionen. Somit ist für die beiden oberen Ableitungen anzunehmen, daß das gleichbleibende Kopplungsintervall der 4 Aktionen Zufall war.

Zusammenfassung

Sinusrhythmus, überdrehter Linkstyp (linksanteriorer Hemiblock); linkslaterale Niedervoltage; unspezifische Veränderungen der Kammerendteile in Nehb D; monomorphe ventrikuläre Parasystolie, phasenweise in Form eines ventrikulären Bigeminus, phasenweise als 2:1-Extrasystolie.

Bemerkungen: Die Aktivität der ventrikulären Parasystolie war während des stationären Aufenthaltes sehr wechselnd, unbeeinflußt von einer deutlichen Besserung der hämodynamischen Situation. Zuletzt bestand noch eine Linksherzinsuffizienz im Stadium NYHA II.

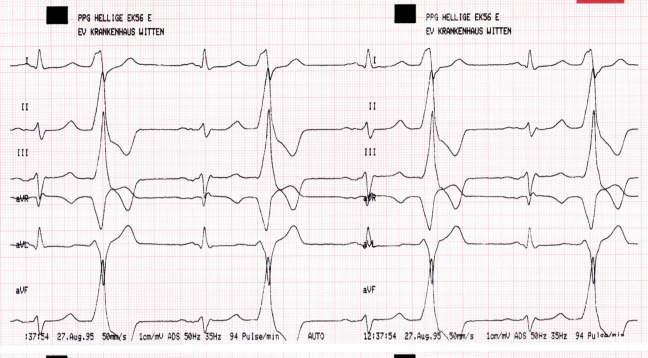

PPG HELLIGE EK56 E
EV KRANKENHAUS WITTEN

:37:54 27.Aug.95 50mm/s 1cm/mV ADS 50Hz 35Hz 94 Pulse/min AUTO 12:37:54 27.Aug.95 50mm/s 1cm/mV ADS 50Hz 35Hz 94 Pulse/min

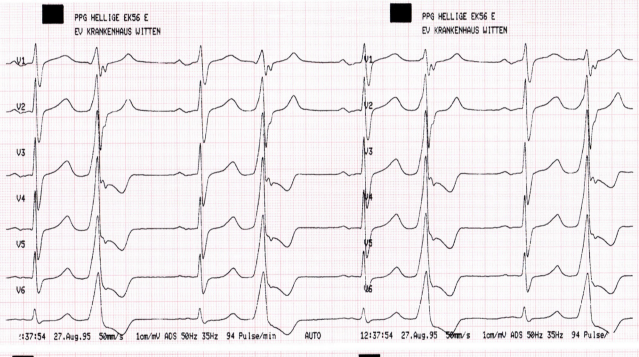

:37:54 27.Aug.95 50mm/s 1cm/mV ADS 50Hz 35Hz 94 Pulse/min AUTO 12:37:54 27.Aug.95 50mm/s 1cm/mV ADS 50Hz 35Hz 94 Pulse/

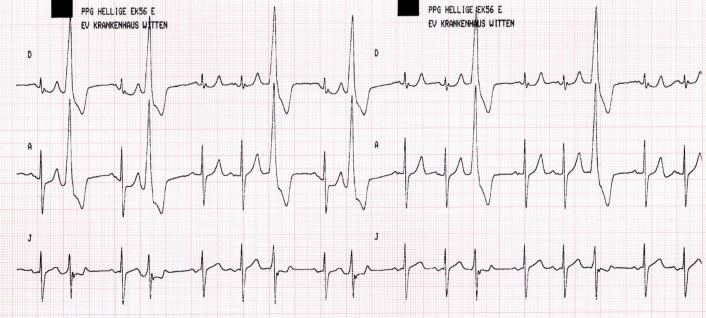

39:42 27.Aug.95 25mm/s 1cm/mV ADS 50Hz 35Hz 102 Pulse/min MAN 12:39:47 27.Aug.95 25mm/s 1cm/mV ADS 50Hz 35Hz 103 Pulse/min MAN

Klinik 69jähriger Patient, koronare Dreigefäßerkrankung. Der linke Ventrikel ist dilatiert und ubiquitär hypokinetisch, die Auswurffraktion deutlich eingeschränkt. Am Aufnahmetag erstmalige Synkope; bei stationärer Aufnahme Sinusrhythmus. Das vorliegende EKG wurde im Rahmen einer erneuten Präsynkope abgeleitet.

? EKG-Beurteilung? Wie ist die systematische Beurteilung des Rhythmus?

Auf den ersten Blick handelt es sich um eine Tachykardie (Frequenz 153/min) mit breiten Kammerkomplexen. Die Tachykardie ist zudem regelmäßig und die Morphologie gleichbleibend.
Die QRS-Dauer beträgt ca. 0,16 sec. Sie ist nicht leicht zu messen, da bei Tachykardien Beginn und insbesondere Ende des QRS-Komplexes nicht exakt abzuschätzen sind. Dies gelingt noch am besten in V5 mit einem gut erkennbaren Beginn von QRS. Das Ende der Kammeranfangsgruppe ist nach Übereinkunft die Kreuzung des Übergangs von S zur ST-Strecke mit der Nullinie (z. B. V3), bzw. die Kreuzung des abfallenden Schenkels von R mit der Nullinie (z. B. III).

? Wie sind die Unterscheidungskriterien für eine ventrikuläre Tachykardie oder eine supraventrikuläre Tachykardie mit aberrierender Überleitung anzuwenden?

Die Tachykardie von 153/min ist kein Unterscheidungskriterium. Als Lagetyp besteht ein Rechtstyp, der bei ventrikulären häufiger als bei supraventrikulären Tachykardien vorkommt. Die QRS-Dauer von 0,16 sec weist ebenso auf eine ventrikuläre Tachykardie hin wie die QRS-Morphologie in V1 und V6.

? Sind Vorhofaktionen zu erkennen?

Vorhofaktionen sind nicht mit Sicherheit auszumachen. Das kleine positiv-negative Potential, das in aVR dem Kammerkomplex voranzugehen scheint, ist tatsächlich Teil der Kammeranfangsgruppe (vergleichen Sie dieses kleine Potential in aVR mit dem Beginn von QRS in I!).
Zusammengefaßt handelt es sich nach den EKG-Kriterien mit hoher Wahrscheinlichkeit um eine ventrikuläre Tachykardie.

? Bestehen verwertbare Besonderheiten an Kammeranfangsgruppen oder Kammerendteilen?

Bei der ventrikulären Tachykardie sind durch die häufig sehr breiten Kammerkomplexe auch die Kammerendteile stark deformiert, so daß eine Aussage nur mit größter Vorsicht zu treffen ist.
Vor diesem Hintergrund fallen zwar die stark angehobenen ST-Strecken in V2 – V5 auf, eine frische Ischämie ist damit aber nicht zu beweisen.

Zusammenfassung
Monomorphe ventrikuläre Tachykardie, Verdacht auf eine anteriore Ischämie.

Bemerkungen:
- Wenn unter der ventrikulären Tachykardie der Patient hämodynamisch instabil ist, ist eine rasche Intervention anzustreben, vorzugsweise eine Elektrokardioversion. Bei kurzfristigem Rezidiv der ventrikulären Tachykardie sollte eine erneute Elektrokardioversion nach antiarrhythmischer Medikation, z. B. nach Gabe von Lidocain, erfolgen. Wir selbst haben seit einigen Jahren sehr gute Erfahrungen gemacht mit einem intravenösen Amiodaron-Bolus (in der Regel 300 mg) vor der erneuten Elektrokardioversion. Bei hämodynamischer Instabilität sind rein medikamentöse Rhythmisierungsversuche der ventrikulären Tachykardie meist nicht erfolgreich. Unter der Vasodilatation von Amiodaron, bzw. der negativ inotropen Wirkung der übrigen Antiarrhythmika, bricht die Hämodynamik der Patienten unter der fortbestehenden ventrikulären Tachykardie oft zusammen.
- Aus der Morphologie der QRS-Komplexe bei ventrikulärer Tachykardie kann der Ursprungsort eingegrenzt werden. Da aber diese Differenzierung vor allem für elektrophysiologische Untersuchungen und Katheterablationen wichtig ist und sie eine bedeutende Fehlermöglichkeit aufweist, wird im Rahmen dieses Buches auf diese Differenzierung verzichtet.
- Bezüglich der auffälligen Kammerendteile in V2 – V5 entwickelte sich nach der Elektrokardioversion zwar kein Vorderwandinfarkt, koronarangiographisch zeigte sich aber eine führende 95 %ige Stenose des Ramus interventricularis anterior. Die deutlichen ST-Hebungen waren Ausdruck einer Ischämie unter Tachykardie und arterieller Hypotonie mit kritisch erniedrigtem Perfusionsdruck.

Ventrikuläre Tachykardien

Der Ursprungsort einer ventrikulären Tachykardie liegt distal der His-Bifurkation. Meist liegt ein Reentry in der Ventrikelmuskulatur, im distalen Erregungsleitungssystem oder in beiden zusammen vor.
Elektrokardiographisch ergibt sich der Verdacht auf eine ventrikuläre Tachykardie, wenn 3 oder mehr verbreiterte und deformierte QRS-Komplexe mit einer Frequenz von über 100/min aufeinanderfolgen.

Das Erscheinungsbild ventrikulärer Tachykardien kann sehr unterschiedlich sein:
- Unterschieden werden nichtanhaltende und anhaltende ventrikuläre Tachykardien. Nicht anhaltende ventrikuläre Tachykardie umfassen definitionsgemäß mindestens 3 aufeinander folgende QRS-Komplexe und haben eine Dauer von bis zu 30 sec. Von anhaltenden ventrikulären Tachykardien spricht man ab einer Tachykardiedauer von 30 sec oder wenn die Tachykardie aufgrund einer hämodynamischen Instabilität terminiert werden muß.
- Die ventrikulären Tachykardien können regelmäßig oder unregelmäßig sein. In den Phasen der spontanen Initiierung und Terminierung zeigen auch sonst regelmäßige monomorphe ventrikuläre Tachykardien eine variable Zykluslänge. Ventrikuläre Tachykardien sind unregelmäßig, wenn sie polymorph sind oder durch sog. Fusions- oder Capture-Aktionen unterbrochen werden. In beiden Fällen handelt es sich um übergeleitete Erregungen supraventrikulären Ursprungs, die die Kammern insbesondere bei langsamen ventrikulären Tachykardien depolarisieren können.

Fortsetzung S. 356 ▶

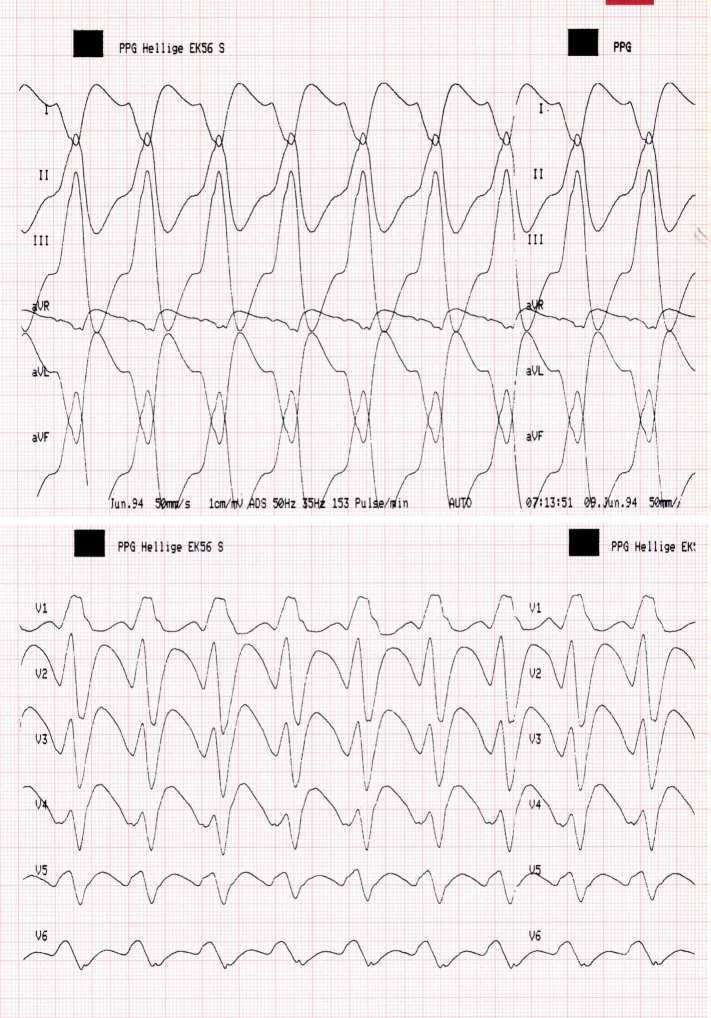

PPG Hellige EK56 S   PPG

I

II

III

aVR

aVL

aVF

Jun.94 50mm/s   1cm/mV ADS 50Hz 35Hz 153 Pulse/min   AUTO   07:13:51 09.Jun.94 50mm/s

PPG Hellige EK56 S   PPG Hellige EK

V1

V2

V3

V4

V5

V6

- Die Frequenzen ventrikulärer Tachykardien liegen zwischen 100 und 250/min, in der Mehrzahl unter 180/min.
- Zu unterscheiden sind monomorphe und polymorphe ventrikuläre Tachykardien. Bei Monomorphie ist die QRS-Konfiguration identisch, diese ventrikulären Tachykardien sind regelmäßig. Die polymorphen ventrikulären Tachykardien haben meist 3 oder mehr verschiedene QRS-Konfigurationen und sind unregelmäßig. Sonderform ist hier die Schraubentachykardie (Torsade de pointes), → **EKG 49**.

Nicht alle Tachykardien mit breiten Kammerkomplexen sind tatsächlich ventrikuläre Tachykardien. Sie unterteilen sich in:
- ventrikuläre Tachykardien,
- supraventrikuläre Tachykardien mit vorbestehendem Schenkelblock,
- supraventrikuläre Tachykardien mit aberrierender Überleitung,
- WPW-Syndrom mit Vorhofflimmern/Vorhofflattern und ausschließlicher Überleitung über die akzessorische Bahn und
- WPW-Syndrom mit antidromer Reentry-Tachykardie.

Folgende supraventrikuläre Tachykardieformen mit breiten Kammerkomplexen sind ohne Kenntnis von Vor-EKGs kaum von ventrikulären Tachykardien zu unterscheiden:
- regelmäßige supraventrikuläre Tachykardien mit vorbestehendem Schenkelblock, insbesondere Linksschenkelblock,
- antidrome WPW-Reentry-Tachykardien,
- Vorhofflattern oder ektope atriale Tachykardien mit regelmäßiger Überleitung über eine akzessorische Bahn mit kurzer anterograder Refraktärzeit.

Bei der Differenzierung zwischen ventrikulären Tachykardien und supraventrikulären Tachykardien mit aberrierender Überleitung helfen die nachfolgenden Unterscheidungskriterien. Die Spezifität und Sensitivität dieser Kriterien ist unterschiedlich.
- **QRS-Dauer:** Die QRS-Breite beträgt bei ventrikulären Tachykardien meist mehr als 0,14 sec, dagegen 0,12 – 0,14 sec bei aberrierender Überleitung supraventrikulärer Tachykardien. Überschneidungen sind jedoch nicht selten.
- **Lagetyp:** Ventrikuläre Tachykardien weisen in der Mehrzahl einen überdrehten Linkstyp, gelegentlich auch einen Rechts- oder einen überdrehten Rechtstyp auf. Relativ spezifisch ist der Lagetyp „No man's land" mit negativen Vektoren in I – III. Supraventrikuläre Tachykardien mit aberrierender Überleitung zeigen meist einen Steil-, Norm- oder Linkstyp. Das Kriterium des Lagetyps ist nur mäßig spezifisch und sensitiv.

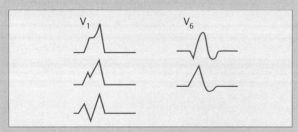

Abb. 60 Supraventrikuläre Tachykardien mit aberrierender Überleitung. QRS-Morphologien in V1 und V6.

- **QRS-Morphologiekriterien:** Abb. **60** zeigt die typischen QRS-Morphologien in V1 und in V6, die für eine supraventrikuläre Tachykardie mit aberrierender Überleitung sprechen.
  Typische Konfiguration einer Aberration in V1 ist ein rsR'-Komplex. Diese Konfiguration wird bildlich „rabbit ears" (Hasenohren) genannt. Bei supraventrikulärer Tachykardie ist das rechte Hasenohr höher als das linke. In V6 entspricht dem ein hohes R mit nachfolgendem kleinen S mit oder ohne vorangehendes kleines Q.
- **Konkordanz der QRS-Komplexe in den Brustwandableitungen:** Konkordanz bedeutet, daß in der Tachykardiephase die Hauptausschlagrichtung der QRS-Komplexe in V1 – V6 entweder positiv oder durchgehend negativ ist. Eine Konkordanz spricht für eine ventrikuläre Tachykardie.
- **Initialvektor (10 msec-Vektor):** Ein bei Übergang von den Normalaktionen zu den tachykarden und verbreiterten Kammerkomplexen gleichbleibender Initialvektor in nahezu allen Ableitungen spricht für eine Aberration. Eine ventrikuläre Tachykardie hat wegen des ektopen Erregungsursprungs einen differierenden Initialvektor in mehreren oder in den meisten Ableitungen im Vergleich zu den Normalaktionen.

Die genannten Morphologiekriterien in V1 und V6, die Konkordanz und der Initialvektor sind sowohl recht spezifische als auch sensitive Unterscheidungskriterien zwischen einer ventrikulären Tachykardie und einer supraventrikulären Tachykardie mit aberrierender Überleitung.

- **Relation Vorhof- und Kammeraktionen:** Eine erkennbare AV-Dissoziation (fehlende 1:1-Relation zwischen Vorhof- und Kammeraktionen) ist bei regelmäßiger Tachykardie mit breiten Kammerkomplexen ein sehr spezifischer, aber wenig sensitiver Hinweis auf eine ventrikuläre Tachykardie. Ein atrioventrikuläres 1:1-Verhältnis kann auf eine supraventrikuläre Tachykardie mit aberrierender Überleitung hinweisen. Allerdings zeigen vor allem langsamere ventrikuläre Tachykardien mit Frequenzen bis 150/min in bis zu 50 % der Fälle eine regelmäßige retrograde 1:1-Überleitung, so daß die Spezifität dieses Zeichens frequenzabhängig eingeschränkt ist.
- **Fusion oder Capture-Aktionen:** Wie schon beschrieben, beweisen solche Aktionen eine Interferenz atrioventrikulär übergeleiteter Aktionen mit einer laufenden Tachykardie. Sie werden selten registriert, sind aber dann ein recht spezifischer Hinweis auf eine ventrikuläre Tachykardie.
- **Vagale Manöver:** Wenn eine Tachykardie mit breiten Kammerkomplexen unter vagalen Manövern terminiert oder deutlich langsamer wird, ist eine supraventrikuläre Tachykardie wahrscheinlich. In seltenen Fällen können aber auch ventrikuläre Tachykardien beeinflußt werden.

Merke: Wenn zwischen einer ventrikulären Tachykardie und den verschiedenen Formen der supraventrikulären Tachykardien mit breiten Kammerkomplexen nicht eindeutig differenziert werden kann, sollte bei den Therapieentscheidungen von einer ventrikulären Tachykardie ausgegangen werden.

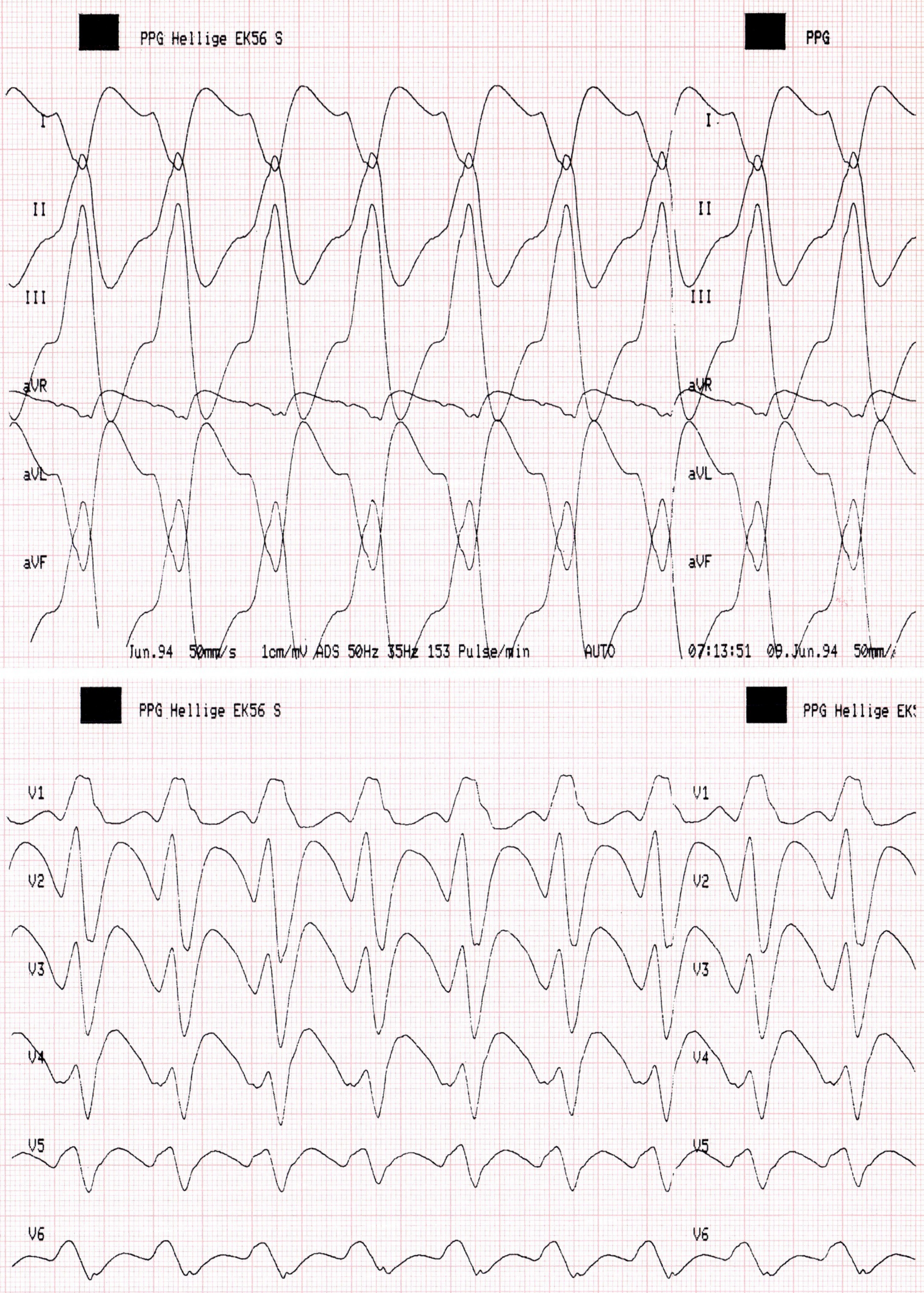

PPG Hellige EK56 S

PPG

I

II

III

aVR

aVL

aVF

Jun.94 50mm/s   1cm/mV ADS 50Hz 35Hz 153 Pulse/min   AUTO   07:13:51 09.Jun.94 50mm/

PPG Hellige EK56 S

PPG Hellige EK

V1

V2

V3

V4

V5

V6

Klinik 69jährige Patientin; seit mehreren Monaten typische belastungsabhängige pektanginöse Beschwerden, in den letzten Tagen vor der stationären Aufnahme erstmals Ruhesymptomatik.

Dargestellt sind insgesamt 4 EKGs aus dem Verlauf (**EKG 147** und **EKG 148 A bis C**).

 Beurteilen Sie zunächst EKG 147. Wie beurteilen Sie den Rhythmus?

Zu erkennen ist eine schnelle Tachykardie (Frequenz 210/min) mit breiten Kammerkomplexen. Die QRS-Dauer ist gut abschätzbar in II und aVF und beträgt 0,14 sec.
Die Tachykardie ist regelmäßig und monomorph, wobei leichte Unterschiede der QRS-Morphologie z. B. in V2 – V4 ohne Bedeutung sind. Prinzipiell besteht also der Verdacht auf eine ventrikuläre Tachykardie.

 Was ergibt sich, wenn Sie die Unterscheidungskriterien anwenden?

Für eine ventrikuläre Tachykardie und gegen eine supraventrikuläre Tachykardie mit aberrierender Überleitung spricht die QRS-Dauer von 0,14 sec, der Lagetyp (überdrehter Linkstyp), die Morphologie in V1 und V6.

? Sind Vorhofaktionen zu erkennen? Besteht eine atrioventrikuläre Dissoziation?

Vorhofaktionen sind nicht sicher zu erkennen. Die hohe Tachykardiefrequenz ist kein sicheres Unterscheidungskriterium.

? Zeigen die Kammeraktionen besondere Auffälligkeiten?

Es bestehen keine diagnostisch verwertbaren Veränderungen der stark deformierten Kammeraktionen.

___ **Zusammenfassung** ___

Schnelle monomorphe ventrikuläre Tachykardie.

Bemerkungen: Sinusrhythmus nach Elektrokardioversion. Dopplerechokardiographisch war der linke Ventrikel dilatiert, in allen seinen Wandabschnitten hypokinetisch. Deutlich eingeschränkte globale Auswurffraktion.

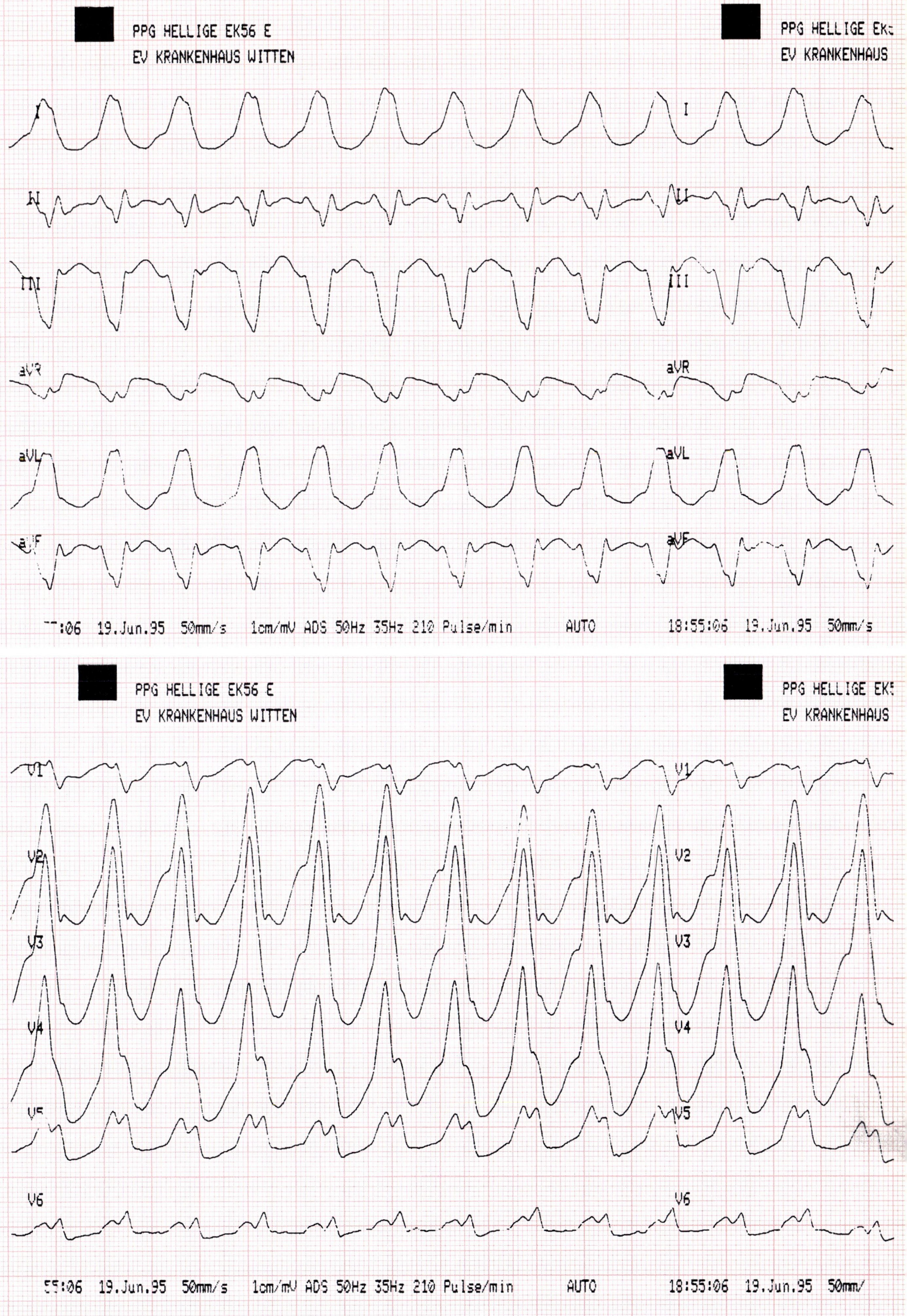

PPG HELLIGE EK56 E
EV KRANKENHAUS WITTEN

I

II

III

aVR

aVL

aVF

‾‾:06 19.Jun.95 50mm/s   1cm/mV ADS 50Hz 35Hz 210 Pulse/min   AUTO   18:55:06 19.Jun.95 50mm/s

PPG HELLIGE EK56 E
EV KRANKENHAUS WITTEN

V1

V2

V3

V4

V5

V6

55:06 19.Jun.95 50mm/s   1cm/mV ADS 50Hz 35Hz 210 Pulse/min   AUTC   18:55:06 19.Jun.95 50mm/

EKG 148 A wurde bei der gleichen Patientin am nächsten Tag abgeleitet.

? Beurteilung?

Sinusrhythmus, Frequenz 67/min, Normtyp. Die P-Dauer beträgt 0,10 sec, die PQ-Dauer 0,19 sec.

? Welche Auffälligkeiten zeigen die Kammerkomplexe?

Es besteht kein auffälliges Q. Die Kammeranfangsgruppen der inferioren Ableitungen II, III und aVF weisen eine Knotung auf. Diese Veränderungen sind ein möglicher, nicht aber spezifischer Hinweis auf einen abgelaufenen Hinterwandinfarkt. Diskrete Knotungen finden sich auch in den benachbarten QRS-Komplexen V2 – V4, auch hier ohne sichere diagnostische Wertigkeit.

In I, aVL und V3 – V6 liegen deszendierende ST-Streckensenkungen mit Übergang in präterminal negative T-Wellen vor, die inferioren Ableitungen zeigen angedeutet gesenkte ST-Streckenverläufe mit Übergang in flach positive T-Wellen. Bei fehlender Digitalisierung, normalen Elektrolytverhältnissen und Ausschluß einer linksventrikulären Hypertrophie können die Veränderungen der Kammerendteile auf eine Ischämie hinweisen.

___Zusammenfassung___

Sinusrhythmus, Normtyp; auffällige, nicht aber infarktspezifische Knotung der Kammeranfangsgruppe in den inferioren Ableitungen und V2 – V4; deutliche Veränderungen der Kammerendteile linkspräkordial und inferior als möglicher Hinweis auf eine Ischämie.

Bemerkungen: Koronarangiographisch wurde eine Dreigefäßerkrankung nachgewiesen. Eine aortokoronare Bypass-Operation war dringlich indiziert.

EKG 148 B wurde 8 Tage später registriert, die Patientin klagte über Palpitationen.

? EKG-Beurteilung? Rhythmus?

Die Kammerkomplexe fallen im Vergleich zu dem Vor-EKG unregelmäßig ein.

Die Vorhofaktionen sind am besten zu analysieren in III, aVF und insbesondere V1. Die Vorhofaktionen vor der 2. und 3. Kammeraktion in den Brustwandableitungen erwecken den Verdacht auf einen Sinusrhythmus. Zwischen der 3. und 4. Kammeraktion erkennt man die supraventrikuläre Tachykardie mit einer Frequenz von ca. 300/min mit unregelmäßiger Überleitung auf die Kammern. Nach dem Befund in V1 könnte es sich um eine ektope atriale Tachykardie handeln, die breite Wellenform in III und aVF macht ein Vorhofflattern aber wahrscheinlicher. Am nächsten Tag Übergang in ein stabiles Vorhofflimmern.

? Wie beurteilen Sie die Kammeraktionen?

Die Kammeranfangsgruppen sind im Vergleich zum Vor-EKG nur diskret verändert. Die R-Amplituden haben in V4 – V6 leicht abgenommen, vermutlich ableitungsbedingt. Bei zwischenzeitlicher Kontrolle kein Anstieg der Kreatinkinase.
Die Veränderungen der Kammerendteile sind in den inferioren Ableitungen etwas stärker, in den linkspräkordialen Ableitungen geringer ausgeprägt. Eine eindeutige Zuordnung zur mäßigen Tachykardie oder zu stummen Ischämien ist nicht möglich.

___Zusammenfassung___

Absolute Arrhythmie bei Vorhofflattern. Normtyp; keine signifikante Befundänderung der Kammeranfangsgruppen im Verlauf; diskret zunehmende Veränderungen der Kammerendteile in den inferioren Ableitungen bei angehobener Herzfrequenz, in den linkspräkordialen Ableitungen diskrete Abnahme der ST-Streckensenkungen.
Die aortokoronare Bypass-Operation erfolgte am 04.08.1995. Rückübernahme der Patientin im Vorhofflimmern, Elektrokardioversion am 13.08.1995 gegen 8.00 Uhr.

Das **EKG 148 C** wurde 45 Minuten später abgeleitet.

? EKG-Beurteilung? Rhythmus?

Es besteht ein Sinusrhythmus, Frequenz 93/min, Normtyp. In den Extremitätenableitungen erscheint das P unauffällig.

? Wie ordnen Sie das auffällig hohe und breite P in V3 ein?

Nach elektrischer oder medikamentöser Kardioversion eines Vorhofflimmerns oder Vorhofflatterns finden sich häufig deutlich verbreiterte P-Wellen, gelegentlich auch mit hoher Amplitude. Daß im vorliegenden Fall nur die Ableitung V3 betroffen ist, ist kein Artefakt, sondern Folge des etwas atypisch verlaufenden atrialen Hauptvektors.
Die P-Amplitude nach Kardioversion erlaubt keine Aussage über die atriale systolische Funktion. Die atriale mechanische Systole kann nach Rhythmisierung einer länger bestehenden supraventrikulären Tachyarrhythmie über einen Zeitraum von Tagen bis zu wenigen Wochen deutlich reduziert sein.

? Was hat sich unter der zwischenzeitlichen aortokoronaren Bypass-Operation an den Kammerkomplexen verändert?

Die QRS-Dauer beträgt jetzt 0,15 sec; es hat sich ein Linksschenkelblock ausgebildet. In V1 – V3 sind die ST-Streckenverläufe deutlich angehoben. Bei Linksschenkelblock handelt es sich nicht um einen pathologischen Befund. Zudem sind flüchtige zusätzliche Veränderungen der Kammerendteile nach elektrischer Kardioversion möglich.
Ein direkter Zusammenhang zwischen der aortokoronaren Bypass-Operation und dem Linksschenkelblock bestand hier nicht. Denkbar wäre er bei einem perioperativen Myokardinfarkt.

___Zusammenfassung___

Sinusrhythmus nach elektrischer Kardioversion eines seit mehr als 2 Wochen bestehenden Vorhofflimmerns; damit zusammenhängende funktionelle Veränderungen der P-Wellen; AV-Block 1. Grades; neu aufgetretener Linksschenkelblock.

Bemerkungen: Vor der aortokoronaren Bypass-Operation war bei der Patientin eine anhaltende monomorphe ventrikuläre Tachykardie aufgetreten. Auch nach der operativen Revaskularisation wurde in der Ventrikelstimulation eine anhaltende monomorphe ventrikuläre Tachykardie mit gleicher Morphologie ausgelöst und später ein Kardioverter/Defibrillator implantiert.
Ein Hinweis auf eine ischämieunabhängige elektrophysiologische Instabilität ergab sich auch dadurch, daß die präoperativ insgesamt zweimal aufgetretene ventrikuläre Tachykardie ohne vorherige Angina pectoris einsetzte, während die Patientin sonst häufig ischämische Beschwerden angab.

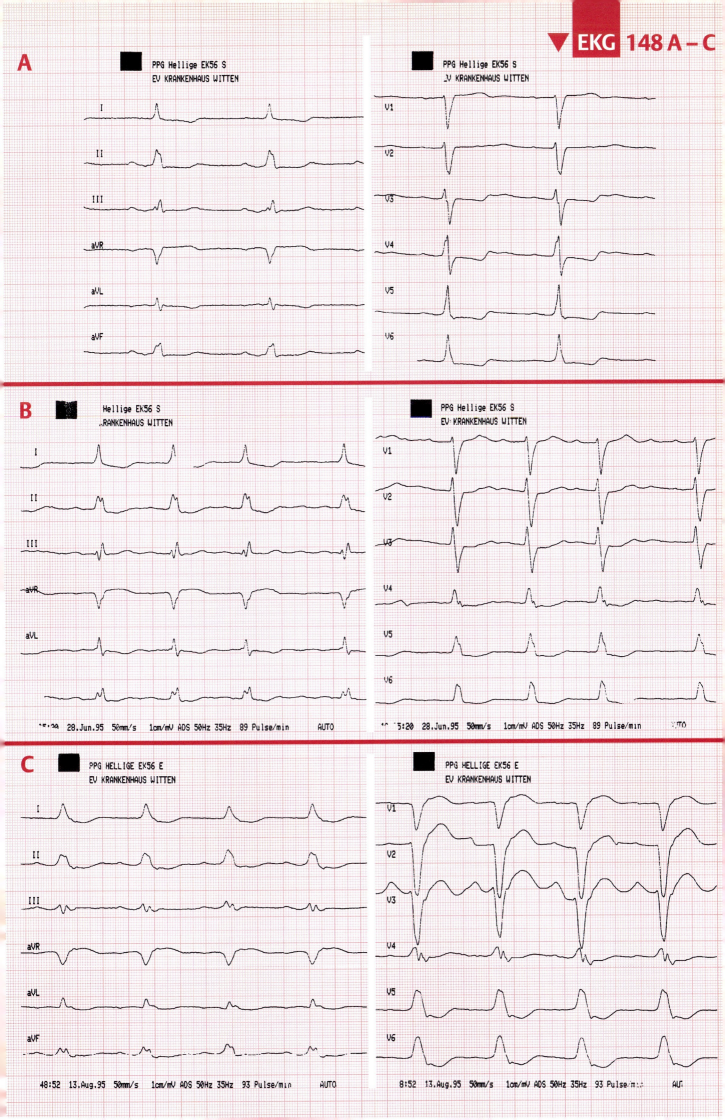

A

PPG Hellige EK56 S
EV KRANKENHAUS WITTEN

PPG Hellige EK56 S
EV KRANKENHAUS WITTEN

I II III aVR aVL aVF
V1 V2 V3 V4 V5 V6

B

Hellige EK56 S
KRANKENHAUS WITTEN

PPG Hellige EK56 S
EV KRANKENHAUS WITTEN

I II III aVR aVL
V1 V2 V3 V4 V5 V6

28.Jun.95 50mm/s 1cm/mV ADS 50Hz 35Hz 89 Pulse/min   AUTO

5:20 28.Jun.95 50mm/s 1cm/mV ADS 50Hz 35Hz 89 Pulse/min   AUTO

C

PPG HELLIGE EK56 E
EV KRANKENHAUS WITTEN

PPG HELLIGE EK56 E
EV KRANKENHAUS WITTEN

I II III aVR aVL aVF
V1 V2 V3 V4 V5 V6

48:52 13.Aug.95 50mm/s 1cm/mV ADS 50Hz 35Hz 93 Pulse/min   AUTO

8:52 13.Aug.95 50mm/s 1cm/mV ADS 50Hz 35Hz 93 Pulse/min   AU

Klinik 62jähriger Patient, Hinterwandinfarkt 6 Monate zuvor; vor 3 Wochen einmalige Präsynkope; stationäre Aufnahme mit thorakalem Druckgefühl, Dyspnoe, Schweißausbruch.

? EKG-Beurteilung? Rhythmus?

Es zeigt sich eine regelmäßige Tachykardie (Frequenz 162/min) mit breiten Kammerkomplexen. Die QRS-Dauer beträgt 0,18 sec. Sie ist am besten in den Brustwandableitungen abzuschätzen, indem Sie ein Lineal senkrecht an die frühsten und spätesten QRS-Anteile aller Ableitungen legen.
Der erste erkennbare Anteil von QRS beginnt in V4 und V5 früher als z. B. in V1. Das Ende von QRS ist dagegen in V1 – V3 besser zu sehen als in V4 – V6.

? Um welche Form der Tachykardie handelt es sich?

Gegen eine supraventrikuläre Tachykardie mit aberrierender Überleitung spricht die QRS-Breite, die Morphologie in V6 und der Lagetyp. Es finden sich überwiegend negative Vektoren in I – III, der Vektor weist nach rechts oben („No mans land"). V1 zeigt zwar 2 angedeutete „Hasenohren", dennoch ist es nicht die typische Konfiguration einer Aberration.

? Sind Vorhofaktionen zu erkennen?

Es finden sich einzelne eingestreute Vorhofaktionen in den Brustwandableitungen zwischen der 2. und 3., der 6. und 7. sowie der 9. und 10. Kammeraktion. Sie sind am besten zu erkennen in V4 – V6 als leichte Unregelmäßigkeiten in den Kammerendteilen im Vergleich zu den übrigen tachykarden Aktionen. Die somit vorliegende atrioventrikuläre Dissoziation ist nahezu ein Beweis einer ventrikulären Tachykardie.

Zusammenfassung
Anhaltende monomorphe ventrikuläre Tachykardie; atrioventrikuläre Dissoziation.

Bemerkungen: Unter intravenöser Gabe von Lidocain blieb die ventrikuläre Tachykardie unbeeinflußt. Bei hämodynamischer Stabilität wurde die Terminierung unter zusätzlicher Gabe von Amiodaron, 300 mg intravenös, erreicht. Allerdings trat ein deutlicher Blutdruckabfall unter dieser Medikation in dem kurzen Intervall vor der Rhythmisierung auf.

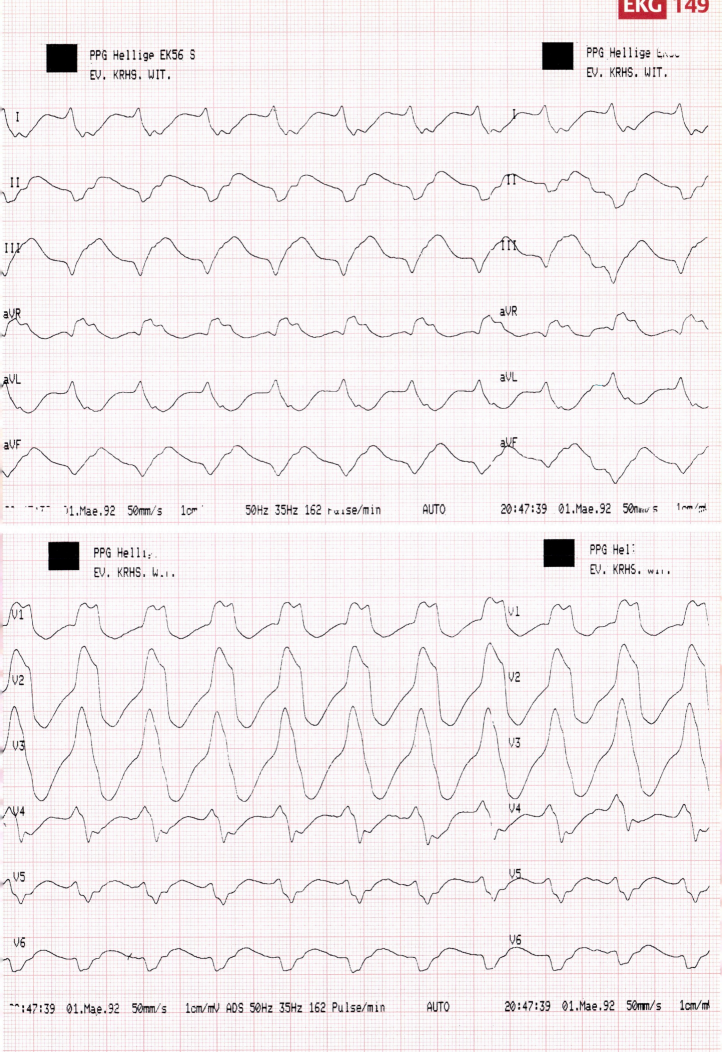

PPG Hellige EK56 S
EV. KRHS. WIT.

I

II

III

aVR

aVL

aVF

20:47:39 01.Mae.92 50mm/s 1cm/mV 50Hz 35Hz 162 Pulse/min AUTO 20:47:39 01.Mae.92 50mm/s 1cm/mV

PPG Hellige
EV. KRHS. WIT.

V1

V2

V3

V4

V5

V6

20:47:39 01.Mae.92 50mm/s 1cm/mV ADS 50Hz 35Hz 162 Pulse/min AUTO 20:47:39 01.Mae.92 50mm/s 1cm/mV

Klinik 75jähriger Patient, stationäre Aufnahme wegen 3 Tage zuvor aufgetretener pektanginöser Beschwerden, 20 Minuten vor der EKG-Registrierung plötzlich thorakales Vernichtungsgefühl.

? EKG-Beurteilung? Rhythmus?

Auf den ersten Blick ergibt sich der Verdacht auf eine Tachykardie mit breiten Kammerkomplexen, nicht ganz regelmäßig, in den Nehb-Ableitungen hat eine Aktion eine unterschiedliche Konfiguration.

? Handelt es sich tatsächlich um eine Tachykardie mit breiten Kammerkomplexen?

Man darf sich nicht von den breit erscheinenden Aktionen in II, III und aVF beeindrucken lassen. Insbesondere in V5 ist zu erkennen, daß die Kammerkomplexe mit 0,09 sec normal breit sind.

? Was liegt also tatsächlich vor?

Es besteht eine ausgeprägte monophasische Deformierung der Kammeraktionen in II, III, aVF sowie geringer ausgeprägt in Nehb D und V6 als Zeichen eines frischen posterolateralen Myokardinfarkts. Typische spiegelbildliche Veränderungen zeigen I, aVL, V1 bis V4, Nehb A und I. Die inferioren Ableitungen beginnen ein kleines, aber breites Q auszubilden.

? Welcher Rhythmus liegt vor? Erkennen Sie Vorhofaktionen? Welche Ableitungen sind hier am besten zu verwerten?

Sie erkennen kleine, aber eindeutige Vorhofaktionen besonders gut in V1, daneben auch I. Das P fällt mit dem Ende der T-Welle zusammen. Die PQ-Dauer ist auf ca. 0,16 – 0,26 sec verlängert; es besteht ein wechselnder AV-Block 1. Grades (insbesondere auch im Hinblick auf die Tachykardiefrequenz von 134/min, die eine AV-Überleitungszeit bis 0,15 sec erwarten läßt).
Als Grundrhythmus liegt also eine Sinustachykardie vor.
Differentialdiagnostisch kann eine ektope atriale Tachykardie nicht sicher ausgeschlossen werden. Das P in II ist aber positiv (im unteren EKG-Streifen erkennbar), damit ist eine Sinustachykardie wahrscheinlicher.

? Was ist der Ursprung der Arrhythmie in den Nehb-Ableitungen?

Im Vergleich zu den übrigen Normalaktionen fehlt in I nach dem 4. QRS-Komplex eine typische P-Welle, es folgt eine ektope Vorhofaktion und dann eine ventrikuläre Extrasystole.

? Was ist die Ursache für die deutlich wechselnde PQ-Dauer?

Die PQ-Dauer schwankt – wie oben erwähnt – zwischen 0,16 und 0,26 sec. Bei proximalem Verschluß der rechten Herzkranzarterie hat ein frischer Hinterwandinfarkt über eine Ischämie der AV-Knotenregion eine instabile AV-Überleitungsverzögerung zur Folge. Übergänge in passagere AV-Blockierungen 3. Grades sind nicht selten.

Zusammenfassung

Sinustachykardie; AV-Block 1. Grades mit wechselnder AV-Überleitungsverzögerung; frischer posterolateraler Myokardinfarkt mit ausgeprägten monophasischen Deformierungen insbesondere der inferioren Ableitungen, Verdacht auf linksventrikuläre Hypertrophie (→ S in V2 und R in Nehb A); eine ventrikuläre Extrasystole.

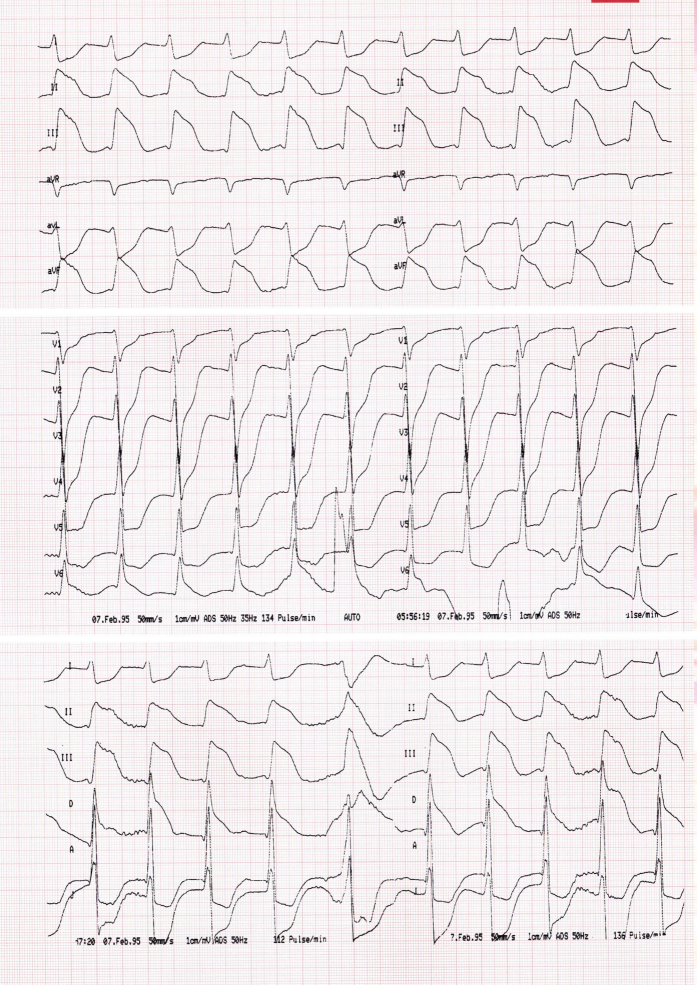

07.Feb.95 50mm/s   1cm/mV ADS 50Hz 35Hz 134 Pulse/min   AUTO   05:56:19 07.Feb.95 50mm/s   1cm/mV ADS 50Hz   ulse/min

17:20 07.Feb.95 50mm/s   1cm/mV ADS 50Hz   112 Pulse/min   7.Feb.95 50mm/s   1cm/mV ADS 50Hz   136 Pulse/min

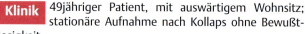

Klinik 49jähriger Patient, mit auswärtigem Wohnsitz; stationäre Aufnahme nach Kollaps ohne Bewußtlosigkeit.

? **EKG-Beurteilung? Rhythmus?**

Es zeigt sich eine schnelle und regelmäßige Tachykardie mit breiten Kammerkomplexen, die Frequenz beträgt 240/min. Die QRS-Dauer ist schwer abschätzbar, liegt bei 0,13 sec.

? **Welche Kriterien sprechen für eine ventrikuläre Tachykardie?**

Für eine ventrikuläre Tachykardie spricht der Lagetyp (überdrehter Linkstyp) und die QRS-Morphologie in V1 und V6. Nicht zu verwerten ist die sehr hohe Tachykardiefrequenz und die QRS-Dauer von 0,13 sec.

Auszugehen war also von einer anhaltenden schnellen monomorphen ventrikulären Tachykardie.

Nach Elektrokardioversion bei hämodynamischer Instabilität zeigte sich am Monitor ein normfrequenter Sinusrhythmus mit einer deutlichen Deltawelle. Bei hämodynamischer Stabilität ließ sich der Patient vor jeder weiteren Diagnostik sofort in sein Heimatkrankenhaus bringen.

? **Welche Tachykardieform lag vor?**

Bei einer Präexzitation können regelmäßige Tachykardien mit breiten Kammerkomplexen auf 3 verschiedenen Mechanismen beruhen:
1. antidrome Reentry-Tachykardie,
2. orthodrome Reentry-Tachykardie mit funktionellem oder vorbestehendem Schenkelblock,
3. Vorhofflattern mit Überleitung über die akzessorische Bahn.

Für eine Reentry-Tachykardie ist die Frequenz von 240/min etwas hoch, insbesondere der daran beteiligte AV-Knoten wirkt hier bremsend.

Im vorliegenden Fall war ein Vorhofflattern mit 1:1-Überleitung auf die Kammern über die akzessorische Bahn anzunehmen (→ „Bemerkungen"). Wegen des ektopen ventrikulären Eintritts der Erregung ist eine solche Tachykardie morphologisch in keiner Weise von einer ventrikulären Tachykardie zu unterscheiden.

Zusammenfassung

Vorhofflattern mit regelmäßiger 1:1-Überleitung auf die Kammern über eine akzessorische Bahn mit kurzer anterograder Refraktärzeit.

Bemerkungen: Nach dem Befund einer späteren elektrophysiologischen Untersuchung hatte der Patient eine sehr kurze effektive Refraktärzeit der akzessorischen Bahn. Nach Auslösung von Vorhofflimmern traten ventrikuläre Frequenzen bis 380/min mit Synkope auf.

Auslösbare orthodrome Reentry-Tachykardien erreichten nur Frequenzen bis 180/min. Eine antidrome Form war nicht zu provozieren. Auch nachträglich wurde als Ursache der Aufnahmetachykardie ein Vorhofflattern mit 1:1-Überleitung angesehen.

Der Patient lehnte die notwendige Katheterablation ab und wünschte eine antiarrhythmische Medikation, die bei sehr kurzer Refraktärzeit der akzessorischen Bahn in aller Regel ineffektiv ist. Er erlitt 6 Monate später einen akuten Herztod, vermutlich im Rahmen eines spontan aufgetretenen Vorhofflimmerns mit extrem schnellen Kammerfrequenzen.

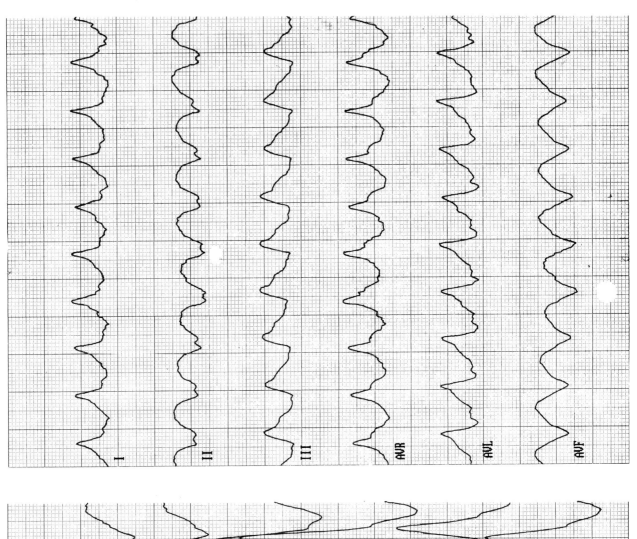

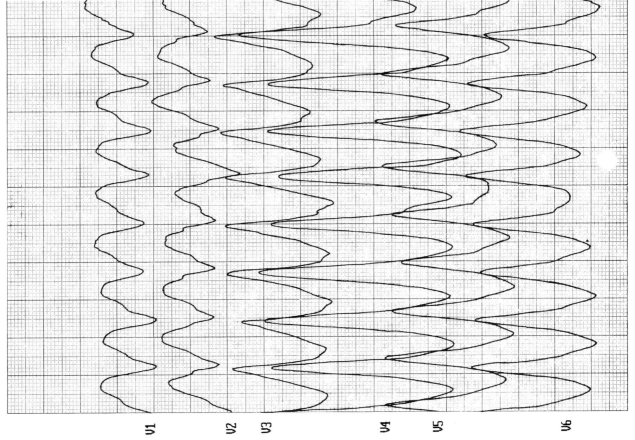

Klinik 63jährige Patientin, metastasierendes Gallengangskarzinom, am 10.01.1995 akute thorakale Schmerzen, Dyspnoe, Tachykardiegefühl, kurze Bewußtlosigkeit.

? **EKG-Beurteilung? Rhythmus?**

Es liegt eine regelmäßige Tachykardie mit breiten Kammerkomplexen vor, Frequenz 200/min; die QRS-Dauer beträgt 0,12 sec.

? **Um welche Form der Tachykardie handelt es sich? Erkennen Sie Vorhofaktionen?**

Den QRS-Komplexen gehen regelmäßig Vorhofaktionen voraus, am besten zu erkennen in I, aVL und insbesondere V4. Bei einer ventrikulären Tachykardie mit einer Frequenz von 200/min ist eine regelmäßige, retrograde, ventrikuloatriale 1:1-Überleitung nicht anzunehmen.

Für eine supraventrikuläre Tachykardie mit aberrierender Überleitung spricht auch die QRS-Morphologie in V1 mit rechts höherem Hasenohr als links sowie in V6 der qRS-Typ mit höherer R- als S-Amplitude.

Der Lagetyp ist schwer bestimmbar. Bei gleich hohen R- und S-Amplituden in den Extremitätenableitungen liegt ein Sagittaltyp vor.

Es handelt sich insgesamt um eine supraventrikuläre Tachykardie mit aberrierender, d.h. rechtsschenkelblockartiger Deformierung, differentialdiagnostisch ist auch ein vorbestehender kompletter Rechtsschenkelblock nicht auszuschließen.

? **Welche Form der supraventrikulären Tachykardie liegt vor?**

In Frage kommt eine ungewöhnlich schnelle Sinustachykardie, ein langsames Vorhofflattern oder eine ektope atriale Tachykardie jeweils mit 1:1-Überleitung.

Eine Differenzierung allein anhand des EKGs ist schwierig. Wenn man eine Rangliste nach der Wahrscheinlichkeit aufstellt, so kommt in erster Linie ein Vorhofflattern oder eine atriale Tachykardie in Frage, dann erst eine Sinustachykardie. Zur Differenzierung hilft gelegentlich ein Carotisdruckversuch, er blieb hier aber ohne Effekt.

Tatsächlich lag hier eine Sinustachykardie vor, erst erkennbar an der allmählichen Frequenznormalisierung im Verlauf der nächsten Stunden. Unterhalb einer Frequenz von 160/min verschwand die rechtsschenkelblockartige Aberration.

? **Wie beurteilen Sie die Kammeraktionen?**

Die QRS-Komplexe zeigen bei Rechtsschenkelblock keine Auffälligkeiten. Die ST-Streckenabgänge sind in den inferioren und linkspräkordialen Ableitungen gering abgesenkt, übergehend in positive T-Wellen.

Zusammenfassung

Ungewöhnlich schnelle Sinustachykardie, 1:1-Überleitung, rechtsschenkelblockartige Aberration; differentialdiagnostisch vorbestehender Rechtsschenkelblock; diskrete Veränderungen der Kammerendteile bei Tachykardie.

Bemerkungen: Im Gegensatz zu ektopen supraventrikulären Tachykardien treten ausgeprägte Sinustachykardien in der Regel nicht spontan auf, sondern sind Folge hämodynamischer oder metabolischer Veränderungen.

Die Differentialdiagnose wird aus den Verlaufskontrollen deutlicher (EKG 153 A – C).

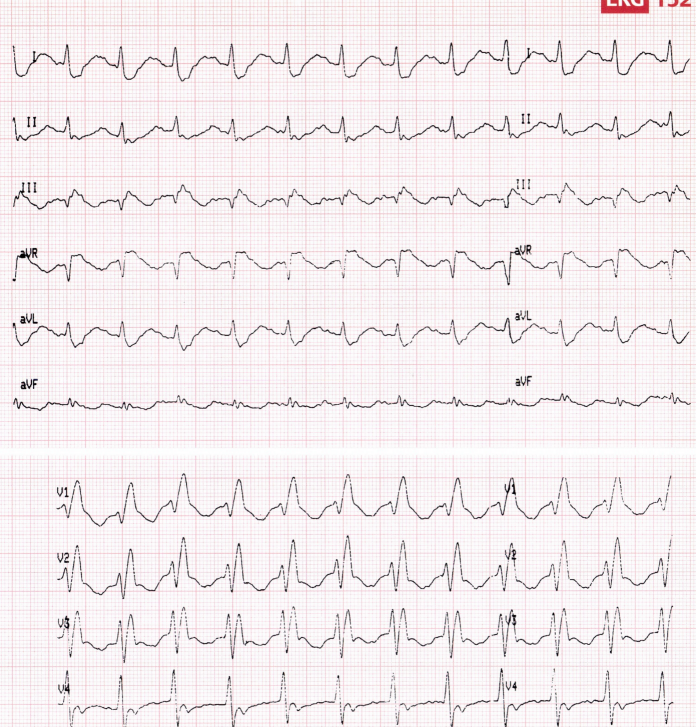

EKG 153 A wurde 2 Tage später abgeleitet. Zu diesem Zeitpunkt bestand keine Ruhedyspnoe, die Patientin war hämodynamisch stabil.

? **EKG-Beurteilung? Wie beurteilen Sie die Kammerendteile?**

Es liegt ein Sinusrhythmus vor, Frequenz 90/min, Linkstyp. Im Vergleich zum Vor-EKG besteht jetzt kein kompletter Rechtsschenkelblock mehr, die QRS-Dauer beträgt 0,09 sec. Auffällig sind die ganz leicht angehobenen ST-Streckenverläufe in III und aVF mit Übergang in negative T-Wellen, ähnlich auch in V1 – V5. Die QT-Dauer ist mit 0,38 sec frequenzbezogen verlängert.

? **Wie ordnen Sie die beschriebenen Veränderungen der Kammerendteile ein?**

Die Patientin hatte am 10.01.1995 eine Lungenembolie erlitten. Sie erklärte zum einen die deutliche Sinustachykardie, andererseits ist sie eine Teilursache des kompletten Rechtsschenkelblocks. Im frischen Stadium sind die ST-Strecken in den inferioren und rechtspräkordialen Ableitungen oft angehoben, im weiteren zeitlichen Verlauf übergehend in negative T-Wellen, wie auch im vorliegenden EKG.

Andere Zeichen für eine akute Rechtsherzbelastung wie hohe P-Wellen, ein SI-QIII-Typ oder eine Rechtsverspätung fehlen in **EKG 153 A**. Wie schon erwähnt, ist die Sensitivität dieser Veränderungen gering. Spezifisch sind sie nur, wenn sie im Verlauf neu auftreten.

___
Zusammenfassung

Es besteht ein Sinusrhythmus, Linkstyp; linksverschobener R/S-Übergang zwischen V5 und V6, linkspräkordiale Niedervoltage; deutliche Veränderungen der Kammerendteile in III und aVF sowie in den präkordialen Ableitungen bei Zustand nach Lungenembolie (akute Rechtsherzbelastung).
___

EKG 153 B zeigt eine Verlaufskontrolle, nachdem 1 Tag zuvor ein erneutes Lungenembolie-Rezidiv aufgetreten war.

? **Wie beurteilen Sie die Veränderungen im Vergleich zu EKG 153 A?**

In den Extremitätenableitungen ist eine Rechtsdrehung des Vektors nicht zu erkennen.
In den Brustwandableitungen ist aber der R/S-Übergang weiter nach links verschoben und liegt jetzt jenseits V6. Die T-Negativierungen in den inferioren und präkordialen Ableitungen sind verstärkt.
Insgesamt handelt es sich um die Zeichen einer erneuten akuten Rechtsherzbelastung.

EKG 153 C wurde knapp 3 Monate später abgeleitet. Nach klinischen Kriterien keine erneuten zwischenzeitlichen Lungenembolien.

? **EKG-Beurteilung?**

Es liegt ein Sinusrhythmus vor, Frequenz 98/min, Linkstyp. Im Vergleich zum Vor-EKG vom 15.01.1995 liegt der R/S-Übergang in V4 und ist damit wieder etwas nach rechts gerückt. Die Kammerendteile haben sich normalisiert; linkspräkordiale Niedervoltage.

___
Zusammenfassung

Sinusrhythmus; Linkstyp, linkspräkordiale Niedervoltage; unauffällige Kammerendteile.
___

Bemerkungen: Die in der Regel nur bei größeren Lungenembolien auftretenden elektrokardiographischen Zeichen sind in der Regel reversibel. Rezidivierende Lungenembolien mit chronischer Verlegung signifikanter Teile der Lungenstrombahn führen über eine pulmonalarterielle Hypertonie zu einer Druckbelastung des rechten Ventrikels und sekundär zu den Zeichen eines chronischen Cor pulmonale.

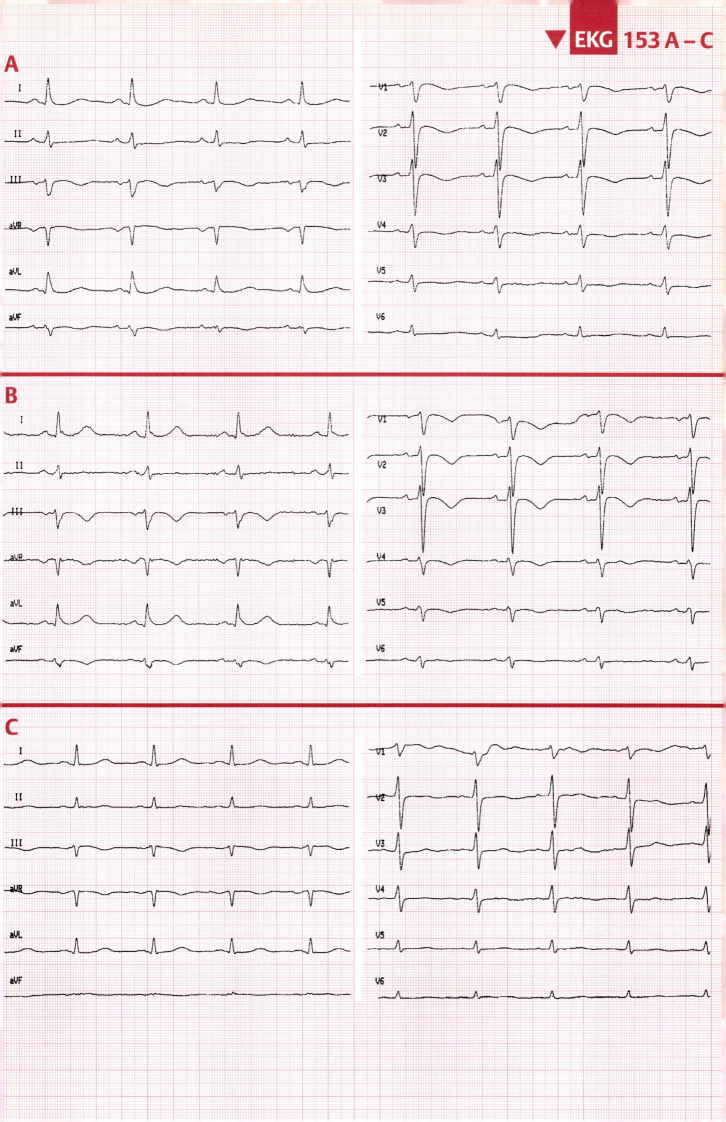

Klinik 77jähriger Patient. Die dargestellte Tachykardie fiel während des stationären Aufenthaltes auf, der Patient fühlte sich anfangs dadurch nur wenig beeinträchtigt. Durch einen organisatorischen Fehler bestand die Tachykardie schon mehr als 11 Stunden, ehe eine regelrechte Versorgung einsetzte. Zu diesem Zeitpunkt begann der Patient hämodynamisch instabil zu werden.

Kardiale Vorerkrankungen waren bei dem Patienten nicht bekannt.

? **EKG-Beurteilung? Rhythmus?**

Es zeigt sich eine regelmäßige Tachykardie mit breiten Kammerkomplexen (Frequenz 172/min, QRS-Dauer 0,16 sec). Bei nur ganz leichten Konfigurationsunterschieden ist die Tachykardie als monomorph einzuordnen.

? **Handelt es sich um eine ventrikuläre oder eine supraventrikuläre Tachykardie?**

Für eine ventrikuläre Tachykardie spricht der überdrehte Linkstyp, die QRS-Dauer von 0,16 sec, die QRS-Morphologie in V1 und V6 (fehlende 2 Hasenohren in V1 und in V6 deutlich tieferes S als R, → EKG 146).

? **Ergeben sich Hinweise auf eine atrioventrikuläre Dissoziation? Welchen Einfluß auf die Differentialdiagnose der verschiedenen Tachykardieformen hat es, daß die Tachykardie mehr als 11 Stunden lang hämodynamisch stabil blieb?**

In V2 ist vor der 3., 5., 7. und 11. Kammeraktion in einem wechselnden Abstand eine Vorhofaktion als Zeichen der atrioventrikulären Dissoziation zu erkennen.

Es handelt sich tatsächlich um eine ventrikuläre Tachykardie.

Wie im vorliegenden Falle kann bei wenig vorgeschädigtem Myokard eine solche Tachykardie über einen recht langen Zeitraum hämodynamisch toleriert werden. Durchschnittlich sind ventrikuläre Tachykardien etwas langsamer als supraventrikuläre Tachykardien. Daß sie üblicherweise recht früh zu einer hämodynamischen Kompromittierung führen, liegt an einer meist ausgeprägten Vorschädigung des Herzens entweder durch ausgedehnte Myokardinfarkte oder Kardiomyopathien. Die hämodynamische Toleranz ist kein differentialdiagnostisch verwertbares Kriterium zwischen einer supraventrikulären oder ventrikulären Tachykardie.

Zusammenfassung

Anhaltende monomorphe ventrikuläre Tachykardie.

Bemerkungen: Die ventrikuläre Tachykardie wurde mit einer programmierten Ventrikelstimulation terminiert. Nach den weiteren Untersuchungen bestand eine dilatative Kardiomyopathie, eine koronare Herzerkrankung wurde ausgeschlossen. Es erfolgte eine Therapie mit Sotalol, 3 x 80 mg/Tag. Nach der Entlassung wurden dem Patient 3 x 160 mg statt 3 x 80 mg Sotalol rezeptiert. Er wurde am 03.03.1992 nach mehrfachen Präsynkopen wieder stationär aufgenommen (→ EKG 155).

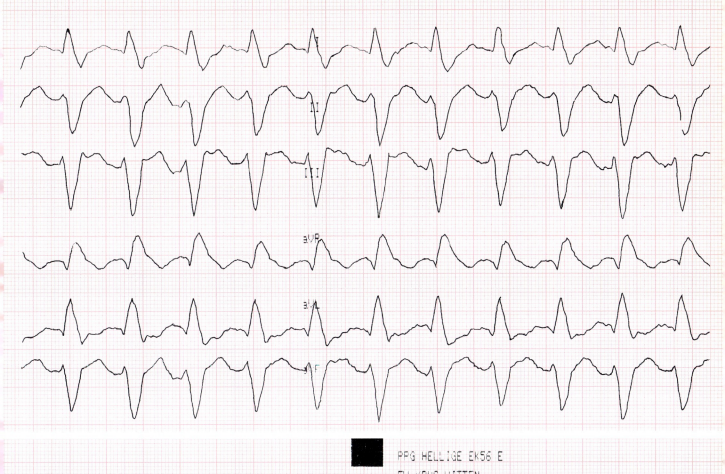

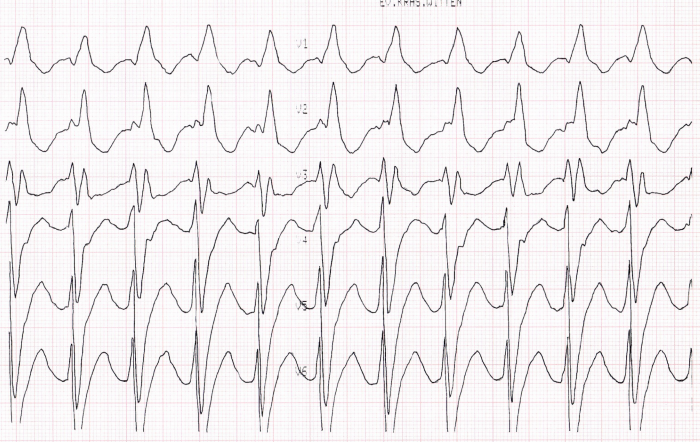

EKG 155 ist das Wiederaufnahme-EKG desselben Patienten wie in **EKG 154**.
Extremitäten- und Brustwandableitungen sind simultan registriert, die Nehb-Ableitungen 1,5 min später.

? Wie beurteilen Sie den Rhythmus in EKG 155?

In den oberen beiden Ableitungen finden sich zunächst sinusrhythmische Aktionen. P ist mit 0,14 sec verbreitert und erfüllt die Kriterien eines P mitrale. Die Frequenz liegt zunächst gering über 60/min. Grenzwertige AV-Überleitungszeit.

? Was passiert nach der 3. Aktion?

Der Abstand der 3. Vorhofaktion zur folgenden beträgt mehr als 2,7 sec. Man spricht hier von einem kurzzeitigen Sinusknotenstillstand oder einem kurzfristigen SA-Block 3. Grades. Die P-Konfiguration nach der Pause ist etwas different zu den vorausgehenden Vorhofaktionen, die PQ-Dauer ist leicht verkürzt. Differentialdiagnostisch handelt es sich entweder um eine sinusrhythmische Vorhofaktion oder um eine sinusknotennahe supraventrikuläre Ersatzextrasystole nach dem langen Intervall.
Die leichte Änderung der Konfiguration spricht jedenfalls nicht gegen einen identischen Erregungsursprung der Vorhofaktionen, weil nach längeren Pausen die intraatriale Erregungsausbreitung oft leicht verändert ist.

? Wie beurteilen Sie den Rhythmus in den Nehb-Ableitungen?

Hier fallen die Vorhofaktionen bradykard und unregelmäßig ein, der Vorhofrhythmus ist instabil. Unter der Therapie mit Sotalol sind auch die sekundären Ersatzrhythmen verlangsamt. Im vorliegenden Streifen liegt die mittlere Frequenz unter 30/min.

? Bestehen Auffälligkeiten an den QRS-Komplexen und den Kammerendteilen?

Die Extremitätenableitungen weisen einen grenzwertigen Index nach Gubner und Ungerleider auf. Der Sokolow-Lyon-Index ist negativ, die R-Amplituden in den linkspräkordialen und den Nehb-Ableitungen sind nicht ausgesprochen hoch. Insgesamt ist eine linksventrikuläre Hypertrophie nicht zu beweisen.
Die Kammerendteile zeigen noch in der Phase der Frequenz von 60/min deutliche TU-Verschmelzungswellen mit einer auf 0,6 sec verlängerten QT (-U)-Dauer. Typisch für TU-Verschmelzungswellen sind auch die vorangehenden ST-Streckensenkungen in den linkslateralen Ableitungen I, aVL, V6 und Nehb D.
Ursache der QT-Verlängerung war die Medikation mit Sotalol in Kombination mit einer Furosemid-bedingten Hypokaliämie.

Zusammenfassung

Sinusrhythmus, intermittierender Sinusknotenstillstand mit einer asystolischen Pause von 2,7 sec; intermittierende hochgradige Sinusbradyarrhythmie (→ „Bemerkungen"); P mitrale; grenzwertige AV-Überleitungszeit; deutliche TU-Verschmelzungswellen mit verlängerter QT-Dauer unter Sotalol-Medikation und Hypokaliämie.

Bemerkungen: Bei hochgradiger Sinusbradykardie kann mit einem Oberflächen-EKG naturgemäß nicht zwischen einer sehr langsamen Entladungsfrequenz des Sinusknotens oder einer höhergradigen sinuatrialen Leitungsblockierung unterschieden werden. Die Differenzierung ist jedoch klinisch kaum relevant.
Aufgrund der SA-Blockierungen und der verlängerten QT-Dauer wurde die Sotalex-Medikation abgesetzt. Unter Therapie mit Amiodaron entwickelte der Patient später eine Hyperthyreose. Nachdem noch ein Rezidiv einer anhaltenden ventrikulären Tachykardie auftrat, wurde ein Kardioverter/Defibrillator implantiert.

I

II

III

aVR

aVL

aVF

I

II

III

aVR

aVL

aVF

V1

V2

V3

V4

V5

V6

V1

V2

V3

V4

V5

V6

D

A

I

D

A

I

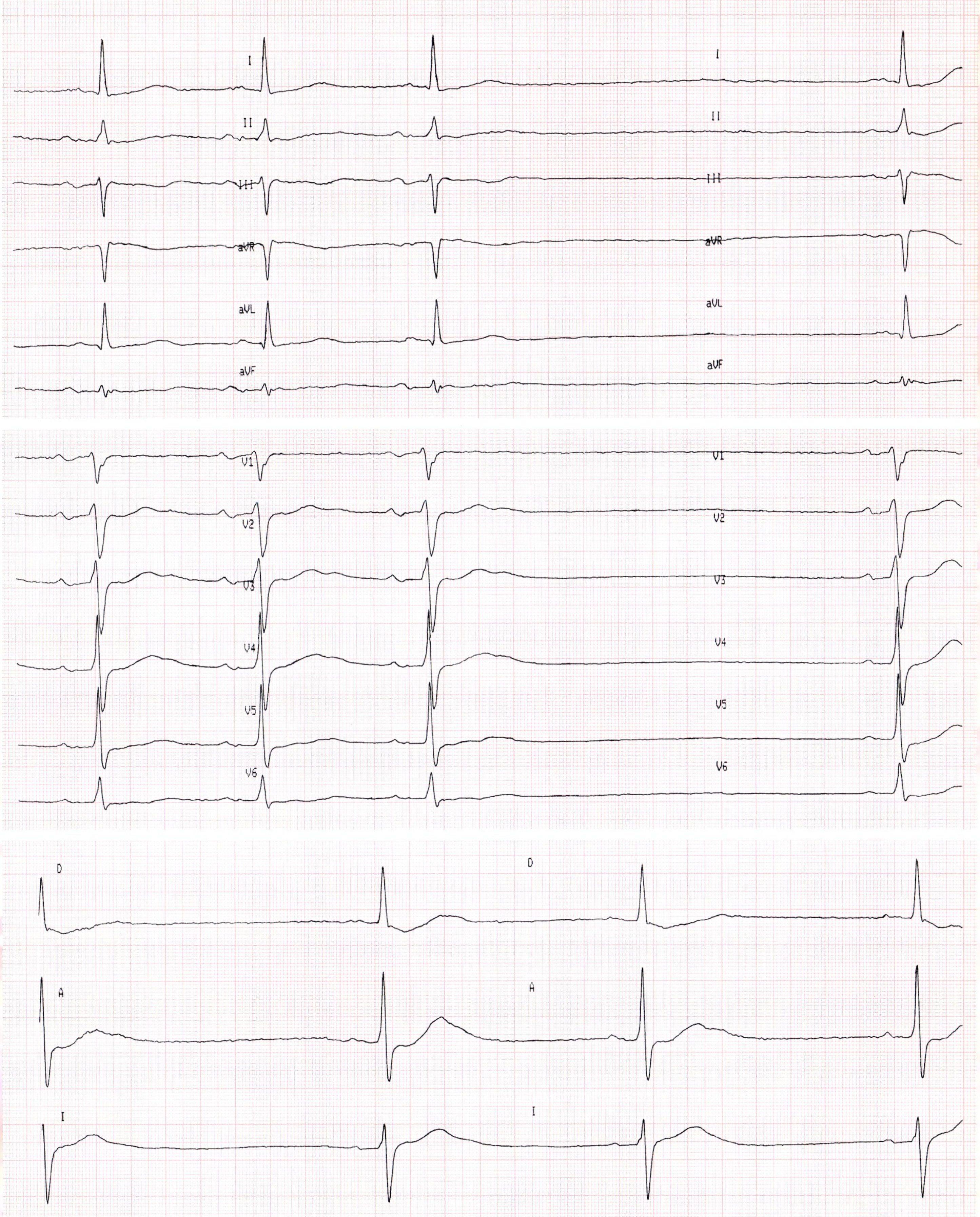

Klinik 74jährige Patientin, akuter Myokardinfarkt am 01.05.1995. Am nächsten Tag war sie beschwerdefrei. Am 03.05.1995 plötzliche Dyspnoe, Schweißausbruch, thorakales Druckgefühl.
Dargestellt ist links das EKG vom 02.05.1995, rechts vom 03.05.1995.

? Wie beurteilen Sie das EKG 156 A (links) vom 02.05.1995?

Es liegt ein Sinusrhythmus vor, Frequenz 85/min, überdrehter Linkstyp, die P-Dauer beträgt 0,11 sec; die PQ-Dauer 0,20 sec; bezogen auf Herzfrequenz grenzwertiger AV-Block 1. Grades.

? Wie beurteilen Sie die Kammerkomplexe?

Die QRS-Dauer beträgt 0,10 sec. Flaches, aber breites Q in I (0,05 sec), auffälliges Q auch in aVL (0,04 sec).
QS-Komplexe bestehen in V3 und ein nur kleines R in V4 und V5, ebenso in Nehb A. Kleines und aufgesplittertes R in V6 und Nehb D. Es ergibt sich das Bild eines ausgedehnten Vorderwand-Q-Infarktes mit Übergreifen auf posterolaterale Anteile.
Die ST-Streckenverläufe sind in den genannten Ableitungen angehoben, mit Übergang teils in positive T-Wellen, teils schon in terminal negative T-Wellen (insbesondere I und aVL).

? Wie beurteilen Sie das Infarktalter?

Das Infarktbild stimmt mit der am Vortag eingesetzten Symptomatik und den schon deutlich erhöhten Herzenzymwerten überein. Es ist bereits ein R-Verlust eingetreten, die Kammerendteile sind auf dem Weg zum reaktiven Folgestadium.

Zusammenfassung
Sinusrhythmus, überdrehter Linkstyp; grenzwertige AV-Überleitungszeit; Zeichen eines ausgedehnten Vorderwandinfarkts mit Übergreifen auf posterolaterale Anteile, beginnend im Übergang zum reaktiven Folgestadium, Stadium I – II.

? Wie beurteilen Sie das rechte EKG (EKG 156 B), das am nächsten Tag abgeleitet wurde? Rhythmus?

Es besteht eine Tachykardie mit breiten Kammerkomplexen, Frequenz 166/min. Die QRS-Dauer beträgt ca. 0,16 sec. Die Tachykardie ist regelmäßig. Gelegentlich unterschiedliche QRS-Konfigurationen betreffen nur einzelne Ableitungen und sind vermutlich artefaktbedingt, so daß die Tachykardie als monomorph einzuordnen ist.

? Welche Kriterien differenzieren zwischen einer ventrikulären und supraventrikulären Tachykardie mit aberrierender Überleitung?

Für eine ventrikuläre Tachykardie spricht der Lagetyp (überdrehter Linkstyp), die QRS-Dauer von 0,16 sec, die QRS-Morphologie in V1 und V6 sowie die sog. „negative Konkordanz".

Unter negativer und positiver Konkordanz bei Tachykardien mit breiten Kammerkomplexen ist zu verstehen, daß in den Brustwandableitungen alle Kammerkomplexe entweder einen positiven oder negativen Nettovektor aufweisen. Im vorliegenden Fall sind sie durchgehend negativ.

? Sind Vorhofaktionen zu erkennen?

Infolge der Artefaktüberlagerung ist die Frage nach P-Wellen nicht sicher zu beantworten.
Insgesamt ergeben sich keine Hinweise auf eine supraventrikuläre Tachykardie.

Zusammenfassung
Anhaltende monomorphe ventrikuläre Tachykardie.

Bemerkungen: Bei ausgedehntem Vorderwandinfarkt braucht es nicht zu verwundern, daß auch in der Phase der ventrikulären Tachykardie die Kammerkomplexe in den Brustwandableitungen kaum positive Vektoren zeigen.
Im vorliegenden Fall war 2 Wochen später in der Ventrikelstimulation eine anhaltende monomorphe ventrikuläre Tachykardie unter Therapie mit Metoprolol nicht auszulösen. Von einer spezifischen antiarrhythmischen Therapie wurde abgesehen.
Angiographisch bestätigte sich ein hochsitzender Verschluß des Ramus interventricularis und ein großes Vorderwandaneurysma.

Myokardinfarkt und ventrikuläre Tachykardien

Die Myokardischämie ist die häufigste Ursache für eine ventrikuläre Tachykardie, häufig übergehend in ein Kammerflimmern und damit den plötzlichen Herztod. Folge der myokardialen Ischämie ist eine elektrophysiologische Inhomogenität im Ischämiegebiet selbst, insbesondere aber auch in der Randzone, so daß die Grundlagen für eine langsame Erregungsausbreitung und unidirektionale Blockierungen und damit für einen Wiedereintrittsmechanismus vorliegen.

Nach Abklingen der Ischämie, entweder durch den Übergang in eine Nekrose oder durch eine Reperfusion, wird das Myokard wieder deutlich weniger vulnerabel. Ventrikuläre Tachykardien, die innerhalb der ersten 48 Stunden nach einer Myokardischämie dokumentiert werden, haben nur einen geringen prädiktiven Wert für ein späteres erneutes Ereignis. Dagegen muß bei ventrikulären Tachykardien, die nach der 48-Stunden-Grenze auftreten, in ca. 10 – 20 % mit einem Rezidiv innerhalb des 1. Jahres gerechnet werden.

Nach ischämiebedingten ventrikulären Tachykardien sollte durch eine Koronarangiographie das weitere therapeutische Vorgehen festgelegt werden, um erneute Ischämien zu verhindern.

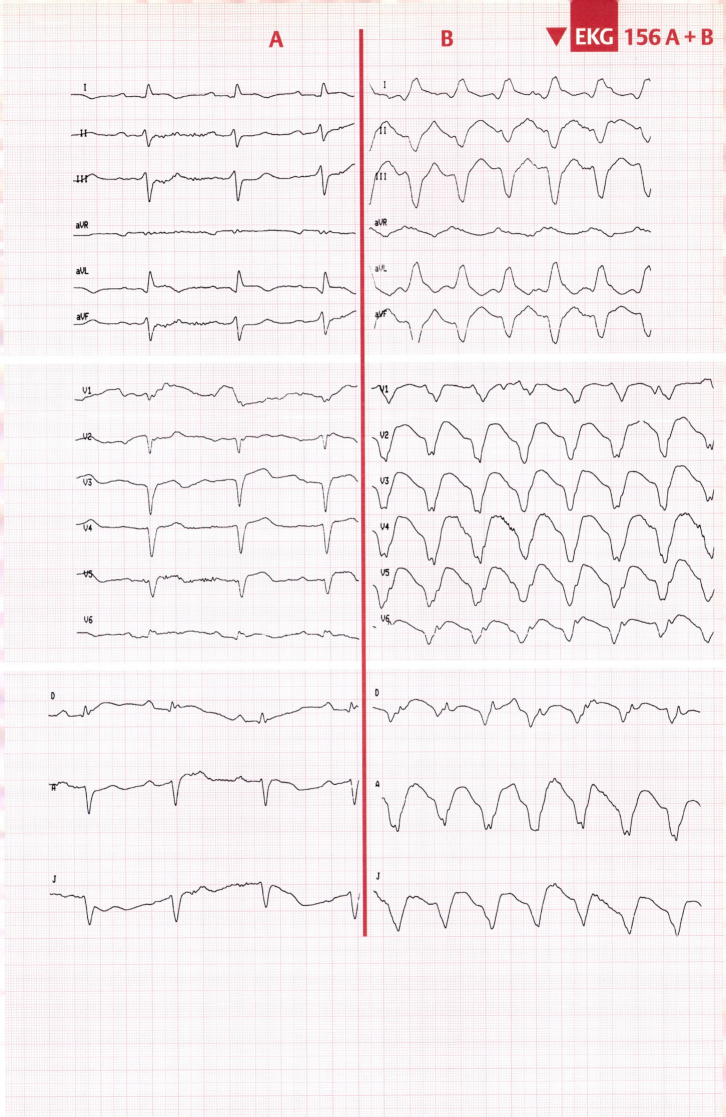

Klinik 52jähriger Patient. Zustand nach Myokardinfarkt 3 Tage zuvor (→ **EKG 158 A**).

? **EKG-Beurteilung? Wie beurteilen Sie den Rhythmus?**

Es handelt sich um eine regelmäßige Tachykardie (Frequenz 202/min) mit breiten, gleich konfigurierten Kammerkomplexen. Die QRS-Dauer beträgt ca. 0,15 sec (→ aVR).

? **Um was für eine Tachykardieform handelt es sich?**

Für eine ventrikuläre Tachykardie spricht der überdrehte Linkstyp, die QRS-Dauer, die QRS-Morphologie in V1 und V6 und die positive Konkordanz der Brustwandableitungen. Die Vektoren sind in V1 – V6 überwiegend positiv. In V1 besteht zugegebenermaßen ein wechselndes Verhältnis von R und S. Vorhofaktionen sind nur andeutungsweise zu erkennen, z. B. vor der vorletzten Kammeraktion in V6. Demnach besteht auch eine AV-Dissoziation.

Zusammenfassung

Monomorphe ventrikuläre Tachykardie.

EKG 157

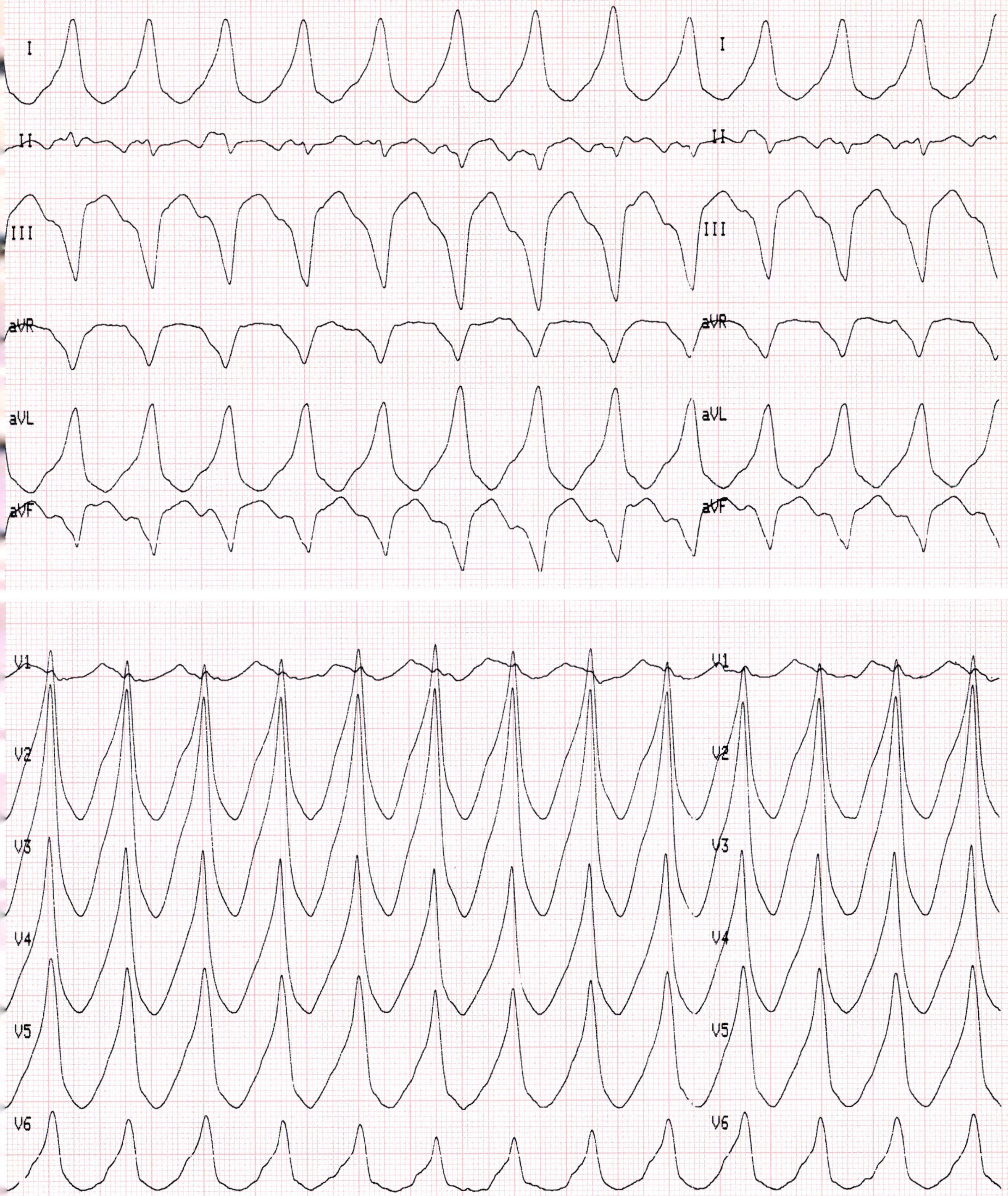

EKG 158 A wurde ca. 3,5 Stunden vor EKG 157 abgeleitet. Der Patient war zu diesem Zeitpunkt beschwerdefrei.

? EKG-Beurteilung?

Es liegt ein Sinusrhythmus vor, Frequenz 80/min, Norm- bis Steiltyp (vergleichbare R-Amplituden in I und III). Die P-Dauer beträgt 0,11 sec, die PQ-Dauer 0,18 sec.

? Sind die Residuen eines Myokardinfarkts zu erkennen?

Das Q in den inferioren Ableitungen II, III und aVF erfüllt nicht die Kriterien eines Pardee-Q, das R erscheint aber in diesen Ableitungen eingestaucht (versenkt). Zudem ist der ST-Streckenabgang angehoben, der ST-Streckenverlauf flach aszendierend bis horizontal mit Übergang in flache biphasische T-Wellen.

Die Brustwandableitungen zeigen kein auffälliges Q oder einen R-Verlust.

In V5 und V6 ist der ST-Streckenabgang leicht abgesenkt, flach aszendierender ST-Streckenverlauf mit Übergang in terminal negative T-Wellen.

Insgesamt ergeben sich die Zeichen eines abgelaufenen Hinterwand-Q-Infaktes, die Veränderungen der Kammerendteile in V5 und V6 sind Periinfarktzeichen.

> **Zusammenfassung**
>
> Sinusrhythmus, Norm- bis Steiltyp; Zustand nach Hinterwand-Q-Infarkt, formal im Stadium I (– II).

Bemerkungen: Die in **EKG 157** vorbeschriebene ventrikuläre Tachykardie ist als Folge des 3 Tage zuvor abgelaufenen Hinterwandinfarkts zu sehen. Bitte beachten Sie, daß die ventrikuläre Tachykardie außerhalb des Zeitfensters von 48 Stunden nach Myokardinfarkt auftrat. Zum Zeitpunkt der ventrikulären Tachykardie ergaben sich keine klinischen Hinweise auf eine vorangehende erneute Ischämie.

Erfahrungsgemäß ist der Patient somit stärker gefährdet, im Laufe des nächsten Jahres an einem akuten Herztod zu versterben. Das weitere therapeutische Vorgehen wird noch besprochen.

EKG 158 B wurde 2 Tage später abgeleitet.

? EKG-Beurteilung? Welche Veränderungen sind eingetreten?

Die Kammeranfangsgruppen sind unverändert. Im Vergleich zum Vor-EKG sind die ST-Streckenhebungen in den inferioren Ableitungen minimal rückläufig. In V5 noch diskret abgesenkte ST-Streckenabgänge, flach aszendierende ST-Streckenverläufe mit Übergang in abgeflachte T-Wellen. In V6 annähernd isoelektrischer ST-T-Verlauf.

> **Zusammenfassung**
>
> Stadientypischer Verlauf des Hinterwandinfarkts mit diskreter Abnahme der ST-Streckenhebungen in den inferioren Ableitungen und zunehmende Aufrichtung der T-Wellen in V5 und V6; unveränderter Befund der Kammeranfangsgruppen.

EKG 158 A + B

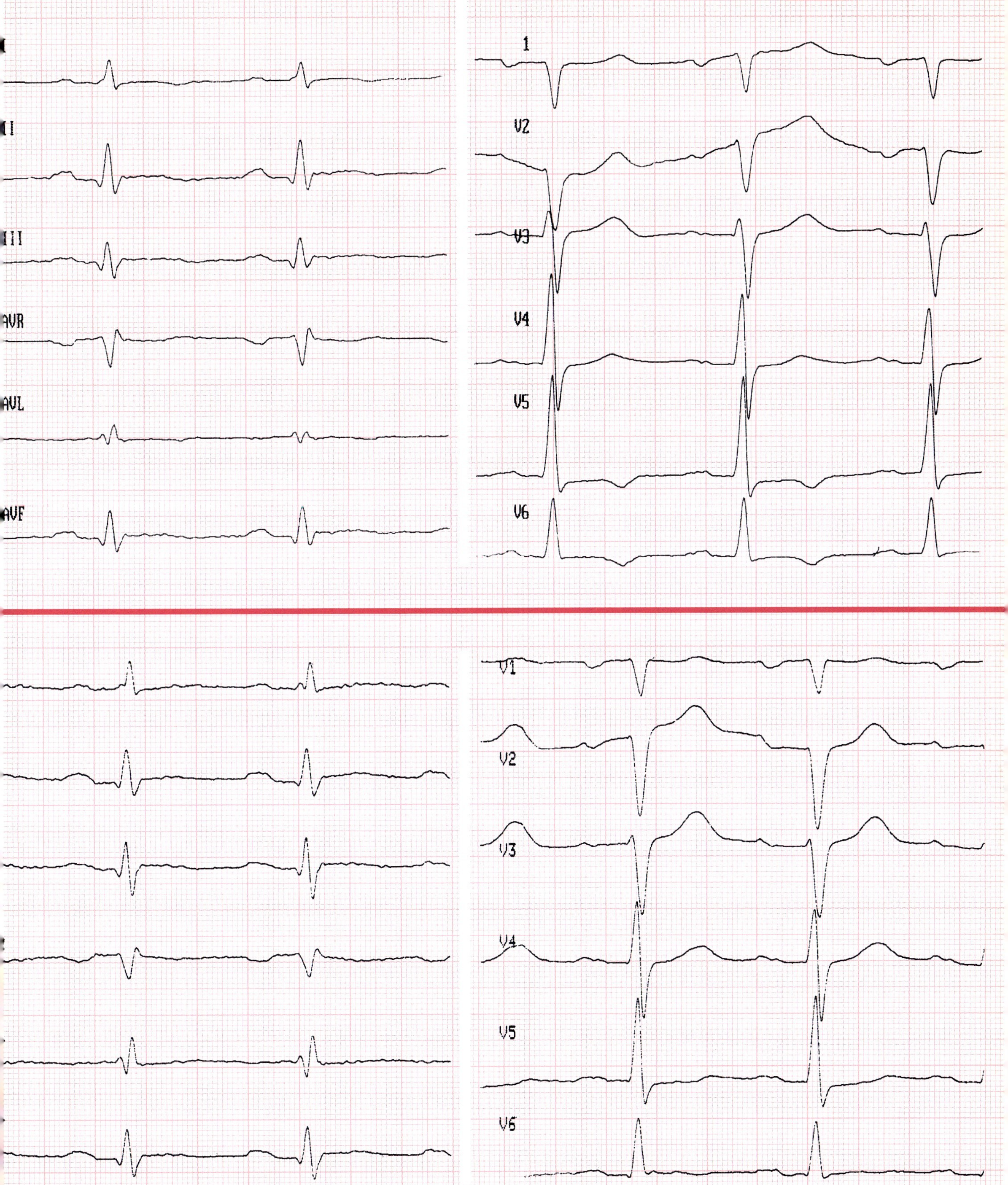

EKG 159 zeigt einen Ausschnitt des Langzeit-EKGs vom 18.04.1995 (gleicher Patient wie EKG 157 und 158).

> **?** Bitte gehen Sie in der Beurteilung die einzelnen Streifen nacheinander durch. Beachten Sie bitte, daß Streifen 3 und 4 die identische Episode zeigen. Wie ordnen Sie die Befunde ein?

Im 1. EKG-Streifen besteht zunächst ein Sinusrhythmus, dann eine supraventrikuläre Extrasystole mit nachfolgender kurzer Pause. Auf die Normalaktionen erfolgt erneut eine supraventrikuläre Extrasystole, erkennbar an dem negativen P in Kanal A.
Im 2. Streifen folgt auf die 1. ventrikuläre eine supraventrikuläre Extrasystole. Die 6. Aktion ist wieder eine supraventrikuläre Extrasystole, die 8. Aktion eine ventrikuläre Extrasystole mit gleicher Morphologie wie die 1.

Im 3. Streifen sind zunächst die 2. und 5. Aktion supraventrikuläre Extrasystolen. Es folgt eine selbstterminierende, kurze, ventrikuläre Tachykardie mit insgesamt 14 Aktionen. Die Frequenz der ventrikulären Tachykardie nimmt bis zur 5. Aktion zu, dann verlängert sich die Periodendauer bis zur Selbstterminierung. Nachfolgende Sinusaktion, dann supraventrikuläre Extrasystole.
Der 4. Streifen wiederholt nur einen Ausschnitt des 3.

Der 5. Streifen zeigt zunächst eine einzelne ventrikuläre Extrasystole mit unterschiedlicher Konfiguration im Vergleich zu der eben beschriebenen Salve. Nach einer sinusrhythmischen Aktion folgt dann eine ventrikuläre Fünfersalve, spontan terminierend, gefolgt von einer supraventrikulären Extrasystole.
Im 6. Streifen finden sich zunächst mehrere supraventrikuläre Extrasystolen, die vorletzte Kammeraktion ist etwas unterschiedlich konfiguriert.

> **?** Handelt es sich dabei um eine supraventrikuläre Extrasystole mit aberrierender Überleitung?

Dagegen spricht, daß einige der vorhergehenden supraventrikulären Extrasystole ein noch kürzeres Kopplungsintervall haben, ohne daß eine ähnliche Änderung der Konfiguration insbesondere im unteren Kanal eintritt. Hier ist eine faszikuläre Extrasystole anzunehmen.
Im 7. Streifen nochmals polytope ventrikuläre Extrasystolie mit einem Couplet (Zweiersalve).

Zusammenfassung

Sinusgrundrhythmus, supraventrikuläre Extrasystolen; polytope ventrikuläre Extrasystolie mit selbstterminierenden, kurzen, ventrikulären Tachykardien.

Bemerkungen: Der Patient lehnte zunächst eine Koronarangiographie ab, ebenso die Abklärung der Indikation eines Kardioverters / Defibrillators. Er erhielt eine antiarrhythmische Therapie mit Amiodaron nach initial intravenöser Aufsättigung. Es demaskierte sich ein ausgeprägtes Sinusknotensyndrom mit intermittierendem Sinusknotenstillstand bis zu 6 sec. Zudem trat unter Amiodaron-Therapie ein intermittierender AV-Block 2. Grades auf, so daß ein Zweikammer-Schrittmachersystem implantiert wurde.

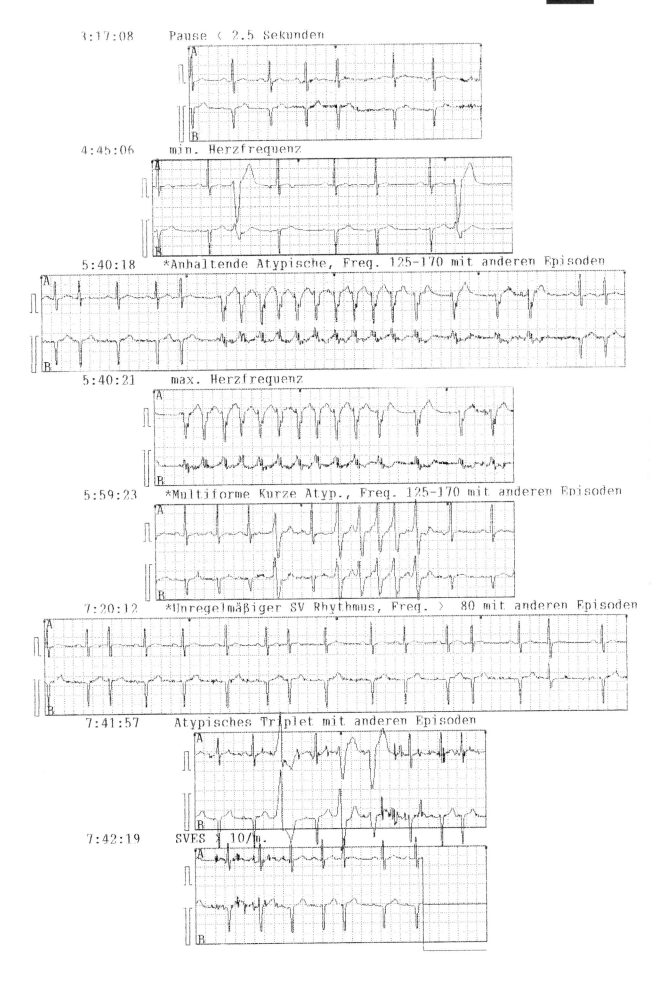

3:17:08   Pause < 2.5 Sekunden

4:45:06   min. Herzfrequenz

5:40:18   *Anhaltende Atypische, Freq. 125-170 mit anderen Episoden

5:40:21   max. Herzfrequenz

5:59:23   *Multiforme Kurze Atyp., Freq. 125-170 mit anderen Episoden

7:20:12   *Unregelmäßiger SV Rhythmus, Freq. > 80 mit anderen Episoden

7:41:57   Atypisches Triplet mit anderen Episoden

7:42:19   SVES x 10/m.

Der weitere Verlauf ist in **EKG 160 A + B** dargestellt.

? Wie beurteilen Sie EKG 160 A?

Zu erkennen sind Vorhofaktionen mit einer Frequenz von 62/min. Die P-Dauer beträgt 0,12 sec. Die P-Konfiguration ist die gleiche wie in EKG 158.

Die breiten Kammerkomplexe sind Folge der an die Vorhofaktion angekoppelten ventrikulären Stimulation des DDD-Schrittmachersystems. Die Schrittmacherimpulse sind am besten in V4 und V5 zu erkennen. Sie sind sehr klein, weil es sich um ein bipolares System handelt (Das Herzschrittmacher-EKG wird ab EKG 187 eingehend erläutert).

Der Schrittmacher arbeitet im sog. VAT-Modus. Der 1. Buchstabe bezeichnet die ventrikuläre Stimulation, der 2. das atriale Sensing (atriale Steuerung) und der 3. steht für Triggerung. Das bedeutet, daß die ventrikuläre Stimulation von der atrialen Aktion getriggert wird.

? Sind die stimulierten Kammerkomplexe auffällig?

Durch die ektope ventrikuläre Stimulation sind die Kammerkomplexe stark deformiert, eine Aussage über einen eventuellen R-Verlust ist nicht möglich. Beachten Sie bitte, daß im Vergleich zu EKG 158 jetzt QS-Komplexe in V2 – V6 auffallen. Mit Ausnahme von I sind die Kammerendteile in den übrigen Ableitungen regelrecht diskordant.

> **Zusammenfassung**
>
> Sinusrhythmus. Regelrechte Funktion eines bipolaren Zweikammer-Schrittmachersystems im VAT-Modus.

EKG 160 B wurde nach stationärer Wiederaufnahme des Patienten abgeleitet. Der Patient klagte seit 50 Minuten über ein starkes thorakales Beklemmungsgefühl.

? EKG-Beurteilung? Wie beurteilen Sie den Rhythmus?

Normale P-Wellen sind am besten in V1 zu erkennen, die Morphologie ähnelt den 1 Monat zuvor abgeleiteten Vorhofaktionen in EKG 160 A.

Die Sinustachykardie mit einer Frequenz von 110/min führt über die atriale Triggerung zu einer tachykarden Ventrikelstimulation im Verhältnis von 1:1. Die Schrittmacherfunktion ist regelrecht.

? Was fällt im Vergleich zu EKG 160 A an den Kammeranfangsgruppen auf?

Unter der tachykarden Stimulation sind die Kammeranfangsgruppen plumper, es scheint eine verstärkte Verzögerung der intraventrikulären Erregungsausbreitung vorzuliegen. Vor diesem Hintergrund sind auch das breitere und tiefere Q in I und die QS-Komplexe in V1 zu sehen. Eine Aussage über einen möglichen R-Amplitudenverlust ist bei global veränderter QRS-Morphologie nicht möglich.

? Was ist die Ursache der QRS-Verbreiterung?

Es ist nicht zu erwarten, daß allein durch eine mäßig tachykarde Stimulation mit einer Frequenz von 110/min die intraventrikuläre Erregungsausbreitung derartig behindert wird, daß die QRS-Dauer von 0,16 sec in EKG 160 A auf 0,18 sec in EKG 160 B zunimmt.

In EKG 160 A nimmt die atrioventrikuläre Überleitung noch gering an der ventrikulären Depolarisation teil, so daß es sich strenggenommen um Kombinationssystolen handelt. Unter der Sinustachykardie und der damit verbundenen höheren Stimulationsfrequenz ist das atrioventrikuläre Leitungssystem refraktär. Die ventrikuläre Depolarisation erfolgt allein über die ventrikuläre Stimulation.

Ein 2. Faktor der verzögerten intraventrikulären Erregungsausbreitung ist die Ischämie zum Zeitpunkt der Registrierung.

? Wie beurteilen Sie die Kammerendteile?

In den inferioren und den linkspräkordialen Ableitungen sind die ST-Strecken ausgeprägt angehoben, der Übergang in die T-Wellen ist nicht zu erkennen. Die ST-Streckenveränderungen erwecken den Verdacht auf eine inferiore und anteriore Ischämie. Eine sichere Aussage ist aber bei höherer Stimulationsfrequenz und zunehmender QRS-Dauer nicht möglich.

> **Zusammenfassung**
>
> Sinustachykardie, regelrechte Funktion des Zweikammer-Schrittmachersystems im VAT-Modus; bei tachykarder Stimulation etwas vermehrt verzögerte intraventrikuläre Erregungsausbreitung; auffällige Veränderungen der Kammerendteile inferior und anterior, Verdacht auf Ischämie.

Bemerkungen: Unter maximaler antianginöser Therapie wurde der Patient beschwerdefrei, enzymatisch kein Nachweis eines abgelaufenen Myokardinfarkts.

Die Koronarangiographie ergab den Befund einer inoperablen koronaren Dreigefäßerkrankung. Es wurde die Frage einer Herztransplantation angesprochen, die vom Patienten aber strikt abgelehnt wurde.

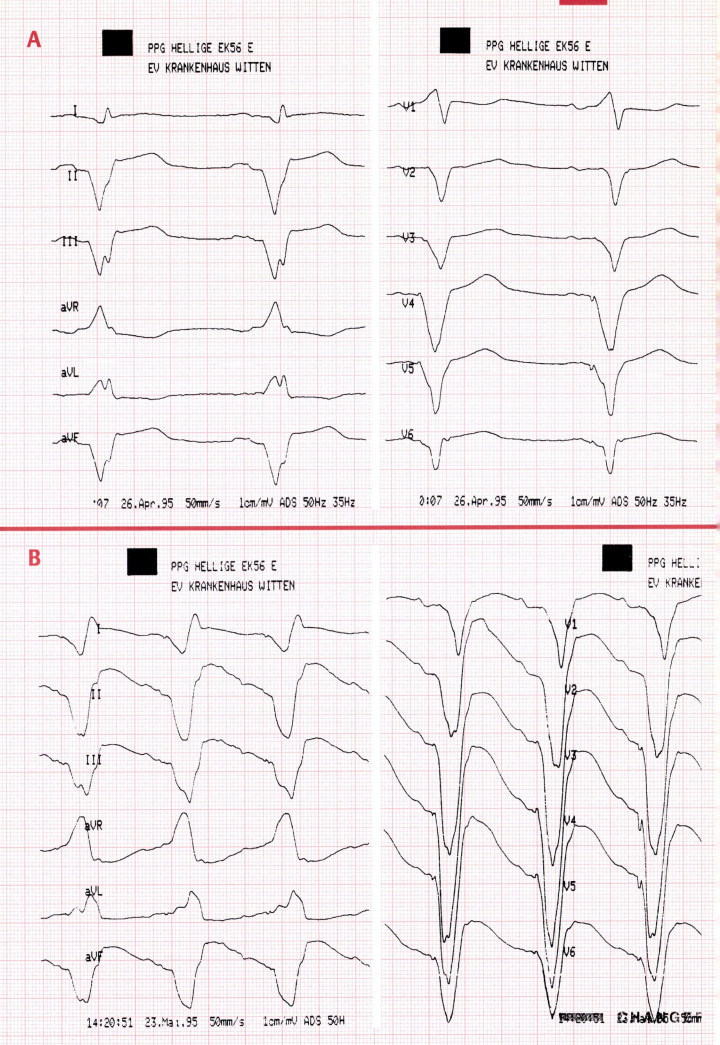

A

PPG HELLIGE EK56 E
EV KRANKENHAUS WITTEN

I

II

III

aVR

aVL

aVF

'07 26.Apr.95 50mm/s   1cm/mV ADS 50Hz 35Hz

PPG HELLIGE EK56 E
EV KRANKENHAUS WITTEN

V1

V2

V3

V4

V5

V6

0:07 26.Apr.95 50mm/s   1cm/mV ADS 50Hz 35Hz

B

PPG HELLIGE EK56 E
EV KRANKENHAUS WITTEN

I

II

III

aVR

aVL

aVF

14:20:51 23.Mai.95 50mm/s   1cm/mV ADS 50H

PPG HELLI
EV KRANKE

V1

V2

V3

V4

V5

V6

Klinik 59jährige Patientin, langjährige arterielle Hypertonie. Eine koronare Herzerkrankung ist nicht bekannt.

In den letzten Monaten zunehmende Belastungsdyspnoe, die antihypertensive Medikation war sehr unregelmäßig eingenommen worden. Seit 2 Tagen mehrfach rezidivierende Phasen mit Herzrasen; keine Synkopen.

? **EKG-Beurteilung? Wie beurteilen Sie den Rhythmus?**

Es besteht eine Tachykardie mit breiten Kammerkomplexen, Frequenz um 140/min. Mit Ausnahme einer Aktion monomorphe Konfiguration; Links- bis überdrehter Linkstyp.

? **Welche Faktoren sprechen für eine ventrikuläre Tachykardie?**

Hinweisend auf eine ventrikuläre Tachykardie ist die QRS-Dauer von 0,18 sec und die Morphologie in V1 und V6.

? **Handelt es sich tatsächlich um eine ventrikuläre Tachykardie?**

Auch in der Phase, in der die Tachykardie monomorph ist, ist sie nicht regelmäßig. Das ist besonders gut zu erkennen in den Brustwandableitungen. Der R-R-Abstand schwankt zwischen 370 und 480 msec. Bei genauer Ausmessung ist auch das R-R-Intervall in den Extremitätenableitungen etwas unterschiedlich. So beträgt das R-R-Intervall der 2. und 3. Aktion 450 msec, das der 3. und 4. Aktion aber nur 390 msec. Diese Unregelmäßigkeit spricht gegen eine monomorphe ventrikuläre Tachykardie.

Vorrangige Differentialdiagnose ist ein tachykard überleitendes Vorhofflimmern bei vorbestehendem Linksschenkelblock, wie auch im vorliegenden Fall.

Bei den letzten 1,5 Kammeraktionen in den Brustwandableitungen handelt es sich um 2 ventrikuläre Extrasystolen. Der steile Aufstrich des letzten inkompletten QRS-Komplexes hat eine ähnliche Konfiguration wie die vorangehende ventrikuläre Extrasystole.

? **Sind die übrigen Kammeraktionen auffällig konfiguriert?**

Die Morphologie der Kammeranfangsgruppen ist für einen Linksschenkelblock unauffällig (bis auf die doch lange QRS-Dauer). Dazu gehört auch die langsame R-Progression in V1 – V3.
Die Kammerendteile sind diskordant, die ST-Streckenhebungen bzw. -senkungen sind durch die Tachykardie verstärkt.

Zusammenfassung

Tachykarde Form der absoluten Arrhythmie bei Vorhofflimmern; vorbestehender kompletter Linksschenkelblock; 2 ventrikuläre Extrasystolen.

Unregelmäßige monomorphe Tachykardien mit breiten Kammerkomplexen

Eine monomorphe ventrikuläre Tachykardie ist bis auf die kurze Phase der Initiierung und Terminierung regelmäßig. Wenn die Zykluslänge (R-R-Abstand) bei gleicher QRS-Konfiguration deutlich variiert, kann keine monomorphe ventrikuläre Tachykardie vorliegen. In diesem Fall ergeben sich als Differentialdiagnosen:

- eine supraventrikuläre Tachykardie mit unregelmäßiger Überleitung mit vorbestehendem, selten funktionellem Schenkelblock,
- eine supraventrikuläre Tachykardie mit unregelmäßiger, aber ausschließlicher Überleitung über eine akzessorische Bahn bei WPW-Syndrom.

In den meisten Fällen handelt es sich um die Kombination eines Vorhofflimmerns mit einem vorbestehenden Schenkelblock.

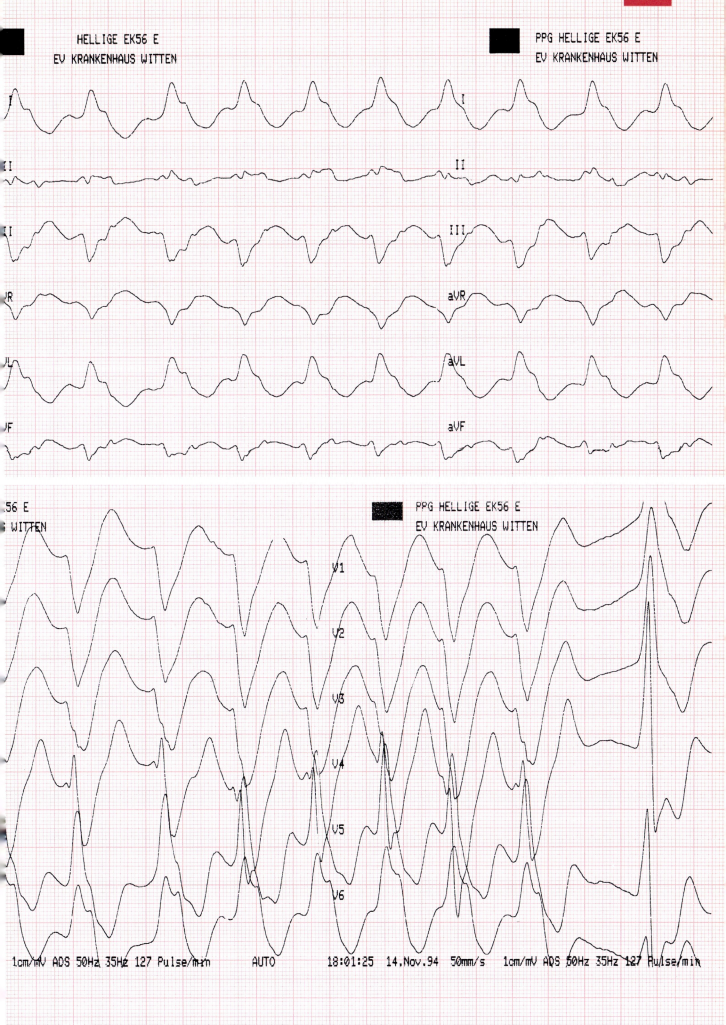

EKG 161

HELLIGE EK56 E
EV KRANKENHAUS WITTEN

PPG HELLIGE EK56 E
EV KRANKENHAUS WITTEN

I

II

III

aVR

aVL

aVF

56 E
WITTEN

PPG HELLIGE EK56 E
EV KRANKENHAUS WITTEN

V1

V2

V3

V4

V5

V6

1cm/mV ADS 50Hz 35Hz 127 Pulse/min   AUTO   18:01:25 14.Nov.94 50mm/s   1cm/mV ADS 50Hz 35Hz 127 Pulse/min

Klinik 66jähriger Patient, arterielle Hypertonie, Diabetes mellitus. Wegen eines intermittierenden Vorhofflimmerns erfolgte seit Wochen eine Therapie mit Chinidin; auch darunter noch intermittierende Tachykardien mit zuletzt stärkerer Symptomatik.

Das obere 15-Kanal-EKG (**EKG 162 A**) ist am gleichen Tag, nicht aber zum gleichen Zeitpunkt abgeleitet wie der untere Extremitäten-EKG-Streifen (**EKG 162 B**).

? **Wie beurteilen Sie das obere EKG?**

Es besteht ein Sinusrhythmus, Frequenz 54/min, Linkstyp. Die P-Dauer beträgt 0,12 sec; kein typisches P mitrale.

? **Was ist mit den Kammeranfangsgruppen?**

Die QRS-Dauer beträgt 0,14 sec., typische Konfiguration eines Linksschenkelblocks. Die QRS-Komplexe in V1 – V3 und das kleine R in V4 sind zwar mit einem kompletten Linksschenkelblock vereinbar, prinzipiell ist jedoch ein abgelaufener anteroseptaler Myokardinfarkt nicht auszuschließen. Echokardiographisch bestand jedoch eine normale linksventrikuläre Funktion.

? **Was fällt an den Kammerendteilen auf?**

Zunächst fällt eine Konkordanz der T-Wellen in der Mehrzahl der Ableitungen auf, die ST-Strecken verlaufen jedoch diskordant.
Augenfällig ist zudem eine QT-Verlängerung auf 0,63 sec, die auch unter Berücksichtigung der QRS-Verbreiterung weit über dem Sollwert liegt. Bei unauffälligen Elektrolytverhältnissen liegt die Ursache in der Therapie mit dem Klasse-Ia-Antiarrhythmikum Chinidin.
Die chinidinbedingte Veränderung der Repolarisation ist nicht nur für die QT-Verlängerung verantwortlich, sondern auch für die Konkordanz der T-Wellen bei Linksschenkelblock.

? **Wie beurteilen Sie den Rhythmus im unteren EKG-Streifen (registriert mit 25 mm/sec)?**

Nach den ersten 4 sinusbradykarden Aktionen folgt nach einer Pause von 1,8 sec (SA-Block 2. Grades) eine weitere sinusrhythmische Aktion und nachfolgend eine kurze Tachykardie.

? **Wie ordnen Sie diese Salve ein?**

Es handelt sich um eine selbstterminierende, unregelmäßige, polymorphe Salve mit breiten Kammerkomplexen, somit um eine kurze polymorphe ventrikuläre Tachykardie (→ „Bemerkungen").
Nach einer weiteren sinusrhythmischen Aktion nach einer Pause von 1,4 sec tritt erneut ein polymorphes Couplet auf. Die nächste sinusrhythmische Aktion wird von einer unterschiedlich konfigurierten, aber etwas schmaleren Kammeraktion mit retrograder Vorhoferregung (zu Beginn der ST-Strecke) gefolgt. Ein ähnliches Bild zeigt sich nach der nächsten sinusrhythmische Aktion. Es ergibt sich der Verdacht auf 2 faszikuläre Extrasystolen, allein mit dem Extremitäten-EKG aber nicht eindeutig zu beurteilen.

Zusammenfassung

Sinusrhythmus mit herabgesetzter Ruhefrequenz; Linkstyp; kompletter Linksschenkelblock; deutliche veränderte Repolarisationsphase unter Chinidin mit konkordanten T-Wellen und QT-Verlängerung; Auslösung polymorpher ventrikulärer Salven nach Bradykardiephasen; einmaliger SA-Block 2. Grades.

Bemerkungen: Bei entsprechender elektrophysiologischer Instabilität werden ventrikuläre Tachykardien häufig durch eingestreute bradykarde Phasen ausgelöst. Ursache sind die bei längerem Kopplungsintervall stärkeren Unterschiede der verlängerten Refraktärzeiten im meist vorgeschädigten Myokard. Diese verstärkte Dispersion der Refraktärzeiten ist die Basis für funktionelle unidirektionale Blockierungen, die ihrerseits kreisende Erregungen begünstigen und unterhalten.
Nach Therapieumstellung demaskierte sich ein Sinusknotensyndrom (Tachykardie-Bradykardie-Syndrom). Nach Implantation eines DDD-Schrittmachers gelang eine befriedigende Rhythmusstabilisierung unter hochdosierter Verapamilmedikation in Kombination mit einer Digitalisierung. Es blieben noch selten intermittierende, sekundenlange supraventrikuläre Salven nachzuweisen.

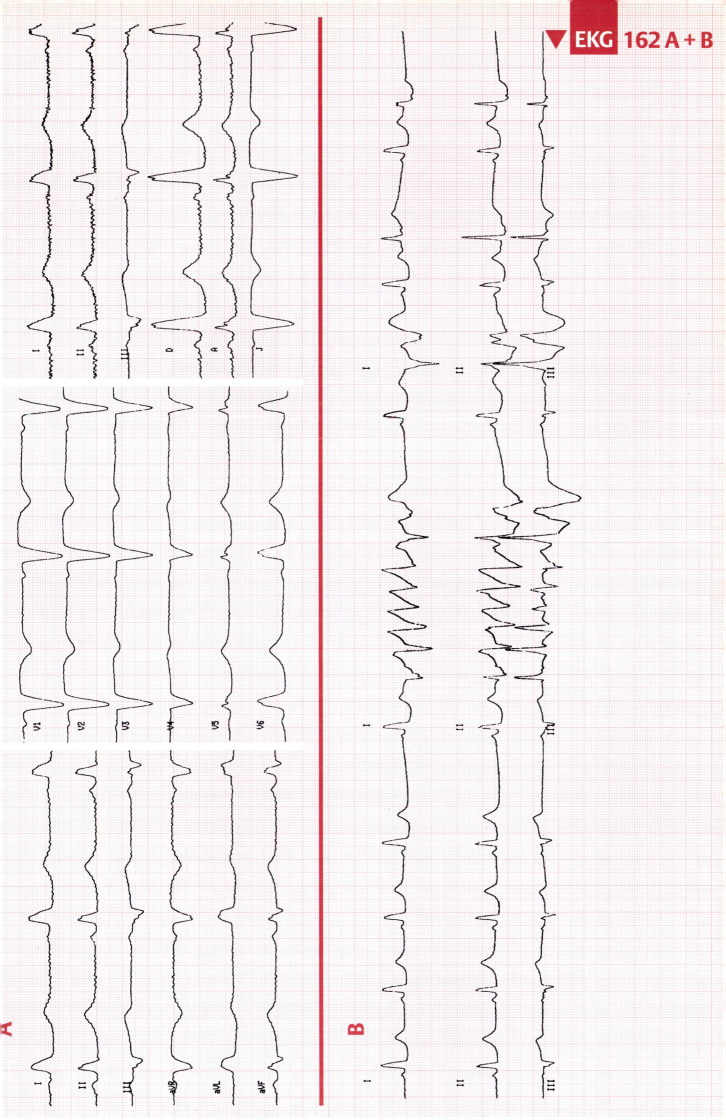

72jährige Patientin, seit dem Vorabend mehrfach retrosternale Schmerzen mit einer Dauer von maximal 30 Minuten, nach linksthorakal, in den linken Oberarm und die linke Halsseite ausstrahlend.

EKG 163 A (oben) wurde kurz nach der stationären Aufnahme abgeleitet. Die Patientin war zu diesem Zeitpunkt beschwerdefrei.

? EKG-Beurteilung?

Es besteht ein Sinusrhythmus, Frequenz 77/min, Linkstyp. Die P-Dauer beträgt 0,11 sec. Es ist in mehreren Ableitungen doppelgipflig, aber nicht typisch für ein P mitrale. Die PQ-Dauer beträgt 0,16 sec.

? Was fällt an den Kammeranfangsgruppen und -endteilen auf?

Zu erkennen ist ein etwas angehobener Abgang der ST-Strecke mit Übergang in einen aszendierenden ST-Streckenverlauf und positive T-Wellen in I und aVL.
In V6 ist der ST-Streckenverlauf ebenfalls angehoben, ganz flach aszendierend und übergehend in flach positive T-Wellen.
Die ST-Streckensenkungen in III, aVF, V1 – V3 (V4) sind als spiegelbildlich einzuordnen.

Die Kammeranfangsgruppen zeigen in I und aVL ein zwar kleines, aber etwas auffälliges Q. Die Kammeranfangsgruppe ist ebenso wie in einigen anderen Ableitungen leicht aufgesplittert.
Der Befund spricht für einen frischen Lateralwandinfarkt im Stadium I. Die hier nicht abgebildete Ableitung Nehb D wies ebenfalls ST-Hebungen auf.
Typisch für einen Lateralwandinfarkt ist der R/S-Übergang nach rechts verschoben (zwischen V1 und V2).

Zusammenfassung

Sinusrhythmus. Linkstyp. Zeichen eines frisches (postero-)lateralen Myokardinfarkts im Stadium I.

Weiterer klinischer Verlauf:
Zum Zeitpunkt der stationären Aufnahme war die Patientin beschwerdefrei. Das Q in I und aVL sowie der rechtsverschobene R/S-Übergang zwischen V1 und V2 sprach für einen Q-Infarkt. Die Kreatinkinase war mit über 400 U/l bei einem CK-MB-Anteil von 48 U/l bereits deutlich erhöht.
Gegen 17.00 Uhr verstärkte sich die ST-Streckenhebung in den anterolateralen Ableitungen als Zeichen einer Reischämie. Es wurde sofort eine Fibrinolysetherapie eingeleitet.

EKG 163 B wurde registriert, nachdem 1 Minute zuvor am Monitor die ST-Streckenhebungen deutlich rückläufig waren als Hinweis auf eine erfolgreiche Reperfusion.

? EKG-Beurteilung? Wie beurteilen Sie den Rhythmus?

Die im Vergleich zum Vor-EKG deutlich verbreiterten QRS-Komplexe sind monomorph und regelmäßig, Frequenz 93/min.

? Sind Vorhofaktionen zu erkennen?

Vor den QRS-Komplexen fehlen Vorhofaktionen. In II, aVR und aVF sowie V5 und V6 findet sich am Ende von QRS mit Übergang in die ST-Strecken eine P-Welle, die als retrograde Vorhoferregung eines primär ventrikulären Rhythmus aufzufassen ist.

? Wie beurteilen Sie die QRS-Morphologie? Handelt es sich um eine ventrikuläre Tachykardie?

Der Lagetyp ist ein überdrehter Rechtstyp, wobei der Vektor annähernd senkrecht auf der Ableitung III steht, wie an den annähernd gleichen R- und S-Amplituden zu erkennen ist. Die QRS-Dauer ist mit 0,20 sec deutlich verlängert (am besten in V4 zu messen); zudem entspricht die Morphologie der Kammeranfangsgruppe in V1 und V6 einer ventrikulären Tachykardie. Damit wären formal die Kriterien beisammen. Aber – sind sie wirklich beisammen?

Eine Frequenz von 93/min schließt schon definitionsgemäß eine ventrikuläre Tachykardie aus. Es handelt sich hierbei um einen beschleunigten idioventrikulären Rhythmus als Reperfusionsarrhythmie unter Fibrinolysetherapie. Die Frequenz dieses fokalen Rhythmus erlaubt eine retrograde 1:1-Überleitung.

Es fallen QS-Komplexe in I, aVL, V5 und V6 auf, nachdem im Vor-EKG 163 A schon Zeichen eines lateralen Myokardinfarkts bestanden. Im vorliegenden Fall ist aber durch den ektopen Erregungsursprung die Kammeranfangsgruppe rechtsschenkelblockartig stark verändert und eine Aussage über einen R-Verlust in den vorgenannten Ableitungen nicht sicher möglich. Das nachfolgende EKG zeigte unveränderte R-Amplituden im Vergleich zum Vorbefund.
Die ST-Streckenverläufe sind mit Ausnahme von V4 (Übergangsbereich) bei breiten QRS-Komplexen diskordant und somit regelrecht.

Zusammenfassung

Beschleunigter idioventrikulärer Rhythmus (beschleunigter, ektoper, fokaler, ventrikulärer Rhythmus) als Reperfusionsarrhythmie; retrograde ventrikuloatriale 1:1-Überleitung.

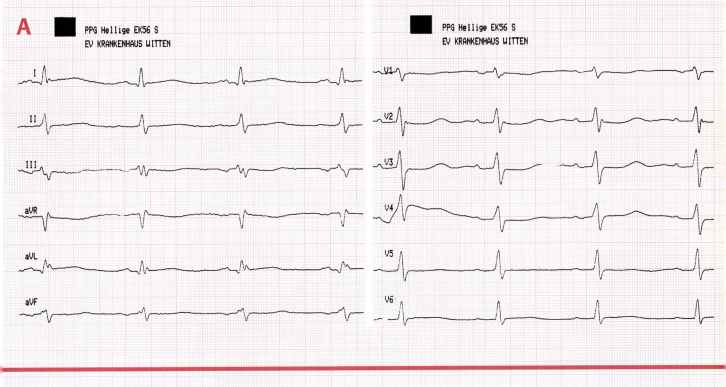

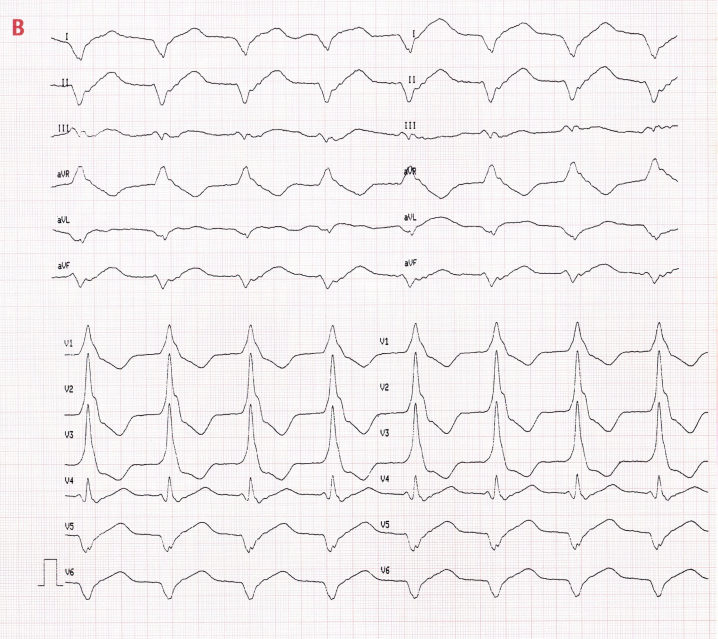

A

PPG Hellige EK56 S
EV KRANKENHAUS WITTEN

I

II

III

aVR

aVL

aVF

V1

V2

V3

V4

V5

V6

PPG Hellige EK56 S
EV KRANKENHAUS WITTEN

B

I

II

III

aVR

aVL

aVF

V1

V2

V3

V4

V5

V6

Klinik 84jähriger Patient, gute körperliche Verfassung, tägliche Wanderungen.

? **EKG-Beurteilung? Wie beurteilen Sie den Rhythmus? Bitte beachten Sie die P-Konfiguration.**

Die Kammeraktionen fallen regelmäßig mit einer bradykarden Frequenz von 44/min ein. Extremitäten- und Brustwandableitungen sind simultan registriert. Bei der 1. und 2. Aktion ist P in II deutlich positiv, in III flach positiv, in V2 fast isoelektrisch und in V3 flach positiv. Ab der 3. Aktion ist in II P biphasisch positiv-negativ und in III überwiegend negativ. Die P-Amplituden nehmen in V2 und V3 zu.

? **Wie ordnen Sie diesen Befund ein?**

Die ersten beiden Aktionen sind sinusrhythmisch (Sinusbradykardie).
Die nächsten Aktionen entspringen dann einem differentem Zentrum, es handelt sich also um einen ektopen atrialen Rhythmus. Da er bei einer deutlichen Sinusbradykardie einsetzt, spricht man von einem atrialen Ersatzrhythmus, der mit den sinusrhythmischen Aktionen konkurriert und hier mit einem minimal kürzeren P-P-Intervall die Führung übernimmt.

? **Wie beurteilen Sie die Kammerkomplexe?**

Links- bis überdrehter Linkstyp, die QRS-Dauer beträgt 0,09 sec. In V1 ist eine diskrete Verzögerung der rechtsventrikulären Erregungsausbreitung zu erkennen, in V6 eine grenzwertige linkspräkordiale Niedervoltage mit einer QRS-Gesamtamplitude von 0,5 mV. Die Kammerendteile sind unauffällig.

Zusammenfassung

Sinusbradykardie mit intermittierendem, ektopen, atrialen Ersatzrhythmus. Links- bis überdrehter Linkstyp; diskrete Verzögerung der rechtsventrikulären Erregungsausbreitung und angedeutete linkspräkordiale Niedervoltage (unspezifischer Befund); unauffällige Kammerendteile.

Bemerkungen: Im Langzeit-EKG lag die minimale Herzfrequenz tagsüber bei 36/min, nachts bei 31/min, die mittlere Herzfrequenz betrug 49/min. Unter Theophyllin-Medikation stieg die mittlere Herzfrequenz auf 56/min, der Patient gab hierunter keine wesentliche Änderung seines Allgemeinbefindens und seiner körperlichen Leistungsfähigkeit an.
Ohne jede Beschwerdesymptomatik und ohne echokardiographische Zeichen einer linksventrikulären Volumenbelastung durch ein erhöhtes Schlagvolumen bei Bradykardie bestand keine Indikation zur Schrittmacherimplantation.

Sinusknotensyndrom

Erregungsbildungs- und -leitungsstörungen des Sinusknotens werden zum Sinusknotensyndrom zusammengefaßt, das folgende Erscheinungsformen haben kann:

- Sinusbradykardie,
- SA-Blockierungen 1. – 3. Grades,
- Sinusknotenstillstand,
- Tachykardie-Bradykardie-Syndrom.

Der Begriff „Sinusknotensyndrom" sollte für symptomatische Formen vorbehalten bleiben und gegen geringgradige und nicht therapiebedürftige Sinusknotendysfunktionen abgegrenzt werden.

Sinusbradykardie (Abb. 61 a): Eine Sinusbradykardie liegt definitionsgemäß bei einer Frequenz von weniger als 60/min vor. Sie ist meist ein sekundäres Phänomen und nur selten primär durch eine Schädigung des Sinusknotens selbst verursacht. Die Frequenzen symptomatischer Sinusbradykardien liegen in der Regel unter 40/min.
Im EKG zeigen sich regelmäßig oder unregelmäßig (Sinusbradyarrhythmie) einfallende normal konfigurierte Vorhofaktionen mit weitem Kopplungsintervall.

SA-Block 1. Grades: SA-Blockierungen 1. Grades (verlängerte sinuatriale Leitungszeit) sind im Oberflächen-EKG nicht zu erkennen, weil der Beginn der Erregung im Sinusknoten nicht abgebildet wird.

SA-Block 2. Grades (Abb. 61 b und c): Kennzeichen sind einzelne ausfallende Vorhofaktionen. Unterschieden wird ein SA-Block 2. Grades Typ I (Wenckebach) und Typ II (Mobitz). Beim Wenckebach-Typ des zweitgradigen SA-Blocks verkürzt sich der P-P-Abstand vor der ausfallenden Vorhofaktion, und das resultierende Intervall ist kürzer als das doppelte des normalen P-P-Intervalls (Abb. **61 b**). Ursache ist eine zunehmende sinuatriale Leitungsverzögerung bis zu Überleitungsblockierungen.
Bei einem SA-Block 2. Grades Typ Mobitz bleibt das normale PP-Intervall konstant bis zum Ausfall von einer oder mehrerer Vorhofaktionen. Die resultierende asystolische Pause beträgt ein Doppeltes oder Vielfaches des normalen Intervalls (Abb. **61 c**).

Die Unterscheidung in die beiden Formen von zweitgradigen SA-Blockierungen ist klinisch nicht relevant.

SA-Block 3. Grades Sinusknotenstillstand (Abb. 61 d): Bei einem Sinusknotenstillstand fallen sinusrhythmische Vorhofaktionen für einige Aktionen oder auf Dauer aus. Meist springt ein suprabifurkales oder ventrikuläres Ersatzzentrum ein, andernfalls führt eine anhaltende Asystolie zur Synkope (Morgagni-Adams-Stokes-Attacke, MAS-Attacke). Obwohl elektrophysiologisch ein Unter-

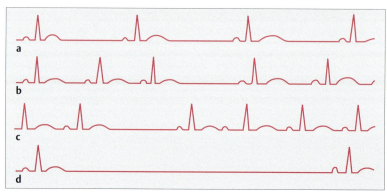

Abb. **61** SA-Blockierungen

Fortsetzung S. 394 ▶

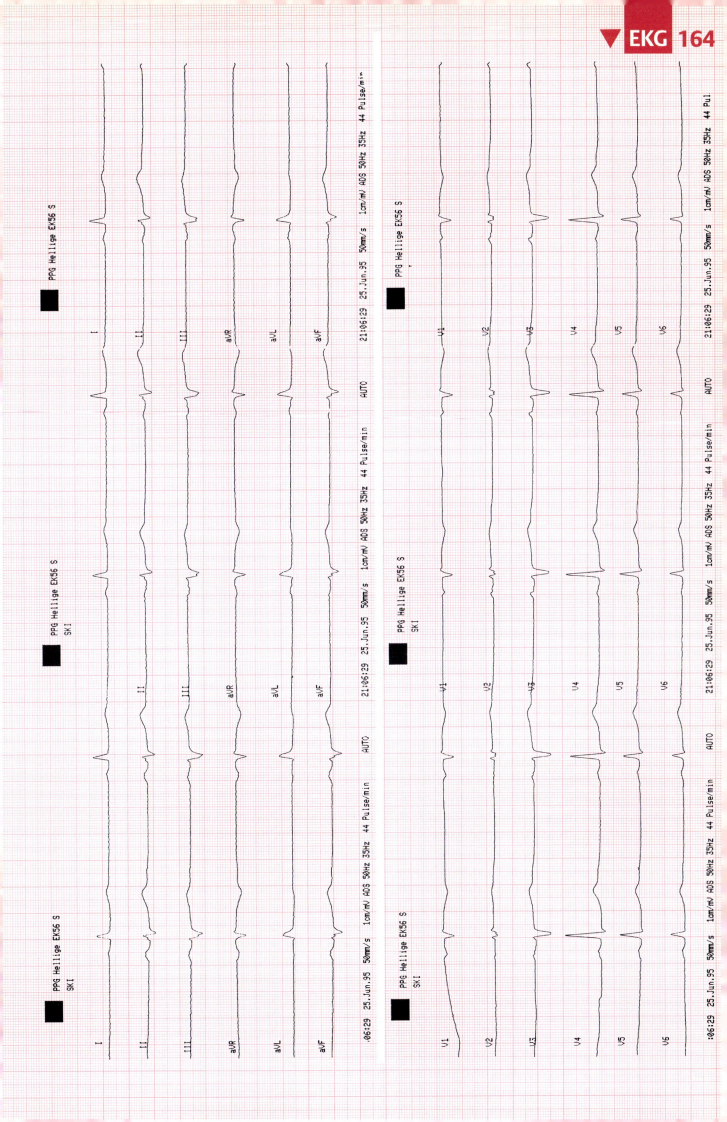

schied zwischen einem SA-Block 3. Grades und einem Sinusknotenstillstand besteht, werden sie klinisch synonym gebraucht.

Tachykardie-Bradykardie-Syndrom: Das Nebeneinander von supraventrikulären Tachykardien und bradykarden Vorhofaktionen ist die häufigste symptomatische Form des Sinusknotensyndroms. Den tachykarden Anteil bildet in der Regel ein Vorhofflimmern oder Vorhofflattern; als Bradykardien werden SA-Blockierungen 2. und 3. Grades und Sinusbradykardien registriert. Typischerweise hat die stark verlängerte Sinusknotenerholungszeit bei Übergang von den tachykarden Phasen zum Sinusrhythmus eine lang anhaltende Asystolie zur Folge. In anderen Fällen sind nur die tachyarrhythmischen Phasen für den Patienten symptomatisch. Die asymptomatischen bradykarden Phasen verbieten den Einsatz einer effektiven antiarrhythmischen Medikation ohne vorherige Implantation eines Schrittmachers.

Eine Sonderform der Störung der Erregungsbildung im Sinusknoten ist das (hypersensitive) Carotissinussyndrom. Eine Reizung des Carotissinus hat reflektorisch in seiner kardioinhibitorischen Form meist einen Sinusknotenstillstand, seltener einen höhergradigen AV-Block zur Folge, in seiner vasodepressorischen Form einen starken Blutdruckabfall. Beachten Sie bitte, daß auch asymptomatische, insbesondere ältere Patienten bei Carotissinusmassage artefiziell symptomatische Bradykardien oder Asystolien entwickeln können.

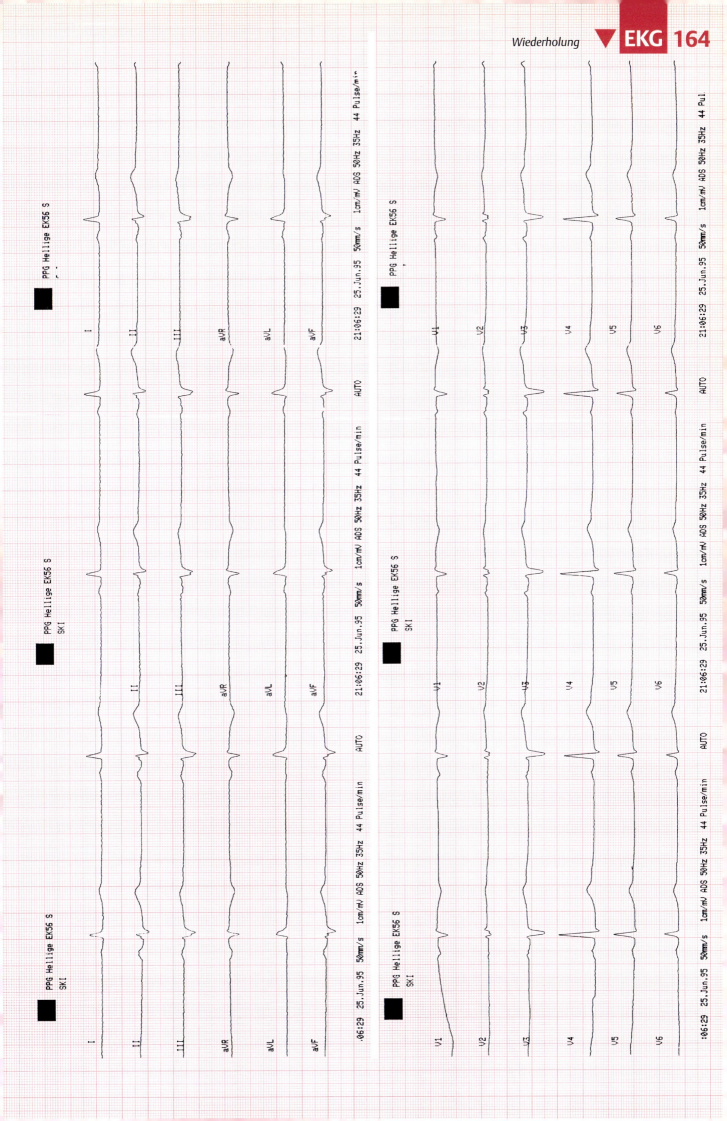

PPG Hellige EK56 S

PPG Hellige EK56 S
SKI

PPG Hellige EK56 S
SKI

PPG Hellige EK56 S

PPG Hellige EK56 S
SKI

PPG Hellige EK56 S
SKI

I

II

III

aVR

aVL

aVF

V1

V2

V3

V4

V5

V6

21:06:29 25.Jun.95 50mm/s 1cm/mV ADS 50Hz 35Hz 44 Pulse/min

AUTO 21:06:29 25.Jun.95 50mm/s 1cm/mV ADS 50Hz 35Hz 44 Pul

:06:29 25.Jun.95 50mm/s 1cm/mV ADS 50Hz 35Hz 44 Pulse/min

AUTO 21:06:29 25.Jun.95 50mm/s 1cm/mV ADS 50Hz 35Hz 44 Pulse/min

78jähriger Patient, arterielle Hypertonie, Diabetes mellitus, periphere arterielle Verschlußkrankheit; seit einigen Wochen zunehmende Dyspnoe, zuletzt auch in Ruhe; keine bradykardisierende Medikation.

? EKG-Beurteilung? Wie beurteilen Sie den Rhythmus?

Wenn Sie es mit einem bradykarden Rhythmus zu tun haben, überprüfen Sie zunächst einmal das Augenscheinliche: Wie ist die Frequenz der Kammeraktionen und ist der R-R-Abstand, also das Kopplungsintervall, gleichbleibend?

? Wie schaut es damit im vorliegenden Beispiel aus?

Die Kammeraktionen fallen jeweils im gleichen Abstand von 1550 msec ein. P-Wellen gehen nicht voraus. Die Komplexe sind schmal, damit ist ihr Ursprung suprabifurkal.

? Erkennen Sie Vorhofaktionen? Haben Sie eine gleichbleibende Relation zu den Kammerkomplexen?

In V1 ist eine Vorhofaktion kurz nach der letzten Kammeraktion gut zu erkennen. Im Vergleich zum 1. Kammerkomplex ist hier das scheinbare r' tatsächlich eine Vorhoferregung. In der 4. Kammeraktion ist die P-Welle noch gut, in der 3. nur ganz angedeutet und in den ersten beiden Kammeraktionen nicht zu erkennen.
Eine genauere Analyse der P-Konfiguration ist auch in den Extremitätenableitungen schwer, so daß über den Ursprungsort der Vorhofaktionen nur spekuliert werden kann.
Das wechselnde Verhältnis zwischen den Kammerkomplexen und den eben genannten Vorhofaktionen beweist, daß beide im vorliegendem EKG-Streifen unabhängig voneinander sind. Es besteht also kein sekundäres suprabifurkales Zentrum mit regelmäßiger retrograder Vorhoferregung. In diesem Fall wäre der R-P-Abstand gleichbleibend.

Da P in II negative Anteile aufweist, handelt es sich sehr wahrscheinlich um 2 verschiedene suprabifurkale Ersatzrhythmen. Der Fokus der ventrikulären Aktionen dürfte im His-Bündel liegen. Der Ursprung der ektopen Vorhofaktionen liegt in den basalen Anteilen vermutlich des linken Vorhofes, da das P sowohl in I als auch in II überwiegend negativ ist. Die intraatriale Erregung breitet sich von unten links nach oben rechts aus.

Ursache für die Bradykardie ist offensichtlich ein Sinusknotenstillstand oder ein sinuatrialer Block (SA-Block) 3. Grades.

? Wie beurteilen Sie die Kammerkomplexe?

Die QRS-Dauer beträgt 0,10 sec.; überdrehter Linkstyp. Als Hinweis auf eine linksventrikuläre Hypertrophie ist der Index nach Gubner und Ungerleider mit 3,8 mV positiv. Der Sokolow-Lyon-Index ist negativ, das R in V4 mißt 2,2 mV.
Die QRS-Komplexe in V2 – V4 zeigen eine diskrete Aufsplitterung, der Befund ist aber nicht typisch für einen abgelaufenen Myokardinfarkt.

In den linkslateralen Ableitungen I und aVL sind die ST-Strecken muldenförmig gesenkt mit Übergang in flach positive T-Wellen. In V4 – V6 deszendierende bzw. horizontale

ST-Streckensenkungen mit Übergang in präterminal negative T-Wellen. Die ST-Hebungen in V1 – V3 sind spiegelbildlich. In V5 und V6 fallen zudem TU-Verschmelzungen auf. Ursache war eine Hypokaliämie von 3,0 mval/l. Die Veränderungen der Kammerendteile sind somit die Summe aus Schädigungszeichen bei linksventrikulärer Hypertrophie und einer Hypokaliämie.

Zusammenfassung

Sinusknotenstillstand (SA-Block 3. Grades). Die Kammeraktionen werden ausgelöst von einem langsamen suprabifurkalen Ersatzzentrum, die Vorhofaktionen von einem noch etwas langsameren 2. ektopen atrialen Zentrum. Überdrehter Linkstyp; Zeichen der linksventrikulären Hypertrophie und Schädigung; zusätzliche Hypokaliämiezeichen.

Bemerkungen: Bei der Schrittmacherimplantation wurde zunächst nur eine atriale Sonde plaziert. Die Vorhofstimulation zeigte einen AV-Block 2. Grades schon bei einer Stimulationsfrequenz von 90/min, so daß eine zusätzliche ventrikuläre Sonde implantiert wurde (Zweikammer-Schrittmachersystem).

Ersatzrhythmen

Neben dem Sinusknoten können insbesondere die Übergangszonen des AV-Knotens über eine spontane Phase-IV-Depolarisation Schrittmacheraktivität übernehmen. Prinzipiell sind aber auch atriale und ventrikuläre Zentren bei hochgradiger Sinusbradykardie oder SA-Blockierungen in der Lage, eine Erregung zu generieren. In diesem Fall spricht man von einer Ersatzsystole (Englisch: escape beat). Von einem Ersatzrhythmus spricht man, wenn bei länger anhaltender Bradykardie die Ersatzsystolen in Serie auftreten.
Unterschieden werden ein supraventrikulärer und ventrikulärer Ersatzrhythmus:

Supraventrikulärer Ersatzrhythmus: Ursprung ist ein suprabifurkales Zentrum, so daß die QRS-Konfiguration im Vergleich zum vorangehenden Normalrhythmus unverändert ist. Je nach Ursprung des Ersatzrhythmus und den Leitungseigenschaften des AV-Knotens können veränderte P-Wellen den QRS-Komplexen vorangehen, in QRS versteckt sein oder in der ST-Strecke nachfolgen. Die Frequenzen betragen meist 40 – 60/min.

Ventrikulärer Ersatzrhythmus: Kennzeichen sind ein verbreiterter und veränderter QRS-Komplex im Vergleich zu den Normalaktionen, denen keine übergeleitete Voraktion vorangeht. Bei erhaltener ventrikuloatrialer (retrograder) Leitung des AV-Knotens können P-Wellen regelmäßig folgen. Die Frequenz ventrikulärer Ersatzrhythmen liegt um 35 – 50/min.

Ersatzrhythmen können stabil und instabil sein. Insbesondere im Übergang vom Normal- zum Ersatzrhythmus können längere asystolische Pause auftreten. Zudem zeigen längere Ersatzrhythmen häufig ein sog. „warming up", d. h. eine leichte Frequenzbeschleunigung innerhalb der ersten Aktionen.

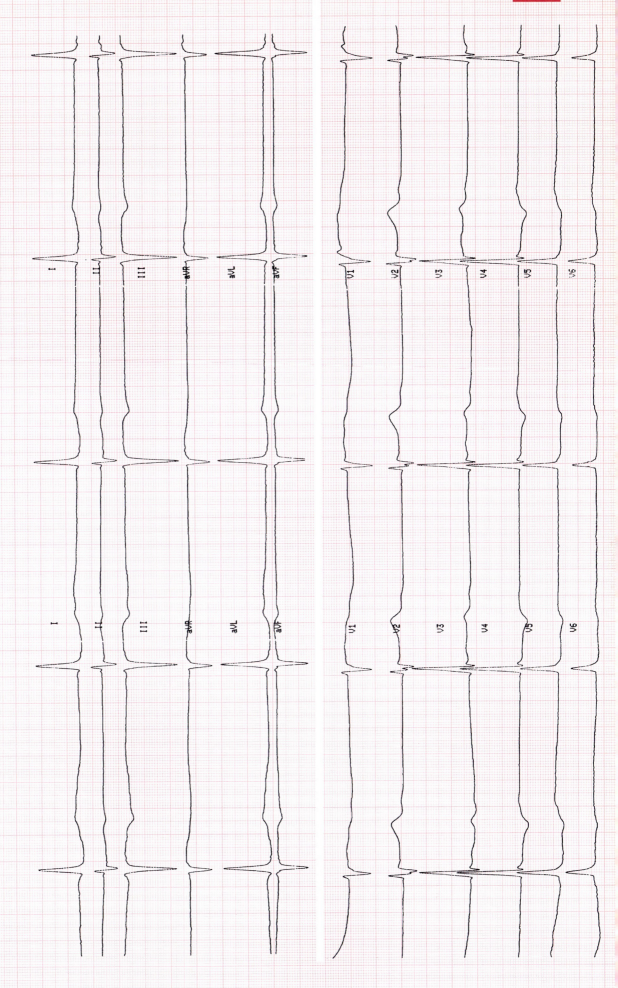

Klinik 64jährige Patientin, Zustand nach Aortenklappenersatz wegen einer Aortenklappenstenose. Diabetes mellitus.

? **EKG-Beurteilung? Welcher Rhythmus liegt vor?**

Es besteht ein Sinusrhythmus, Frequenz 76/min. Die P-Dauer beträgt 0,11 sec. Die PQ-Dauer mit 0,21 sec ist grenzwertig verlängert.

? **Was ist die Ursache der Pause nach der letzten Kammeraktion?**

Auf den ersten Blick ergibt sich der Verdacht auf eine SA-Blockierung 2. Grades, da ein P ausgefallen zu sein scheint.
Bei genauer Betrachtung zeigt sich aber eine P-Welle in der ST-Strecke am deutlichsten in I, aVL und V3. Es handelt sich hierbei um eine supraventrikuläre Extrasystole, die aufgrund ihrer Vorzeitigkeit auf ein noch refraktäres AV-Überleitungssystem trifft und daher blockiert wird. Die Blockierung der AV-Überleitung der früh einfallenden supraventrikulären Extrasystole ist in diesem Fall ein physiologischer Vorgang ohne pathologische Bedeutung.
Die Dauer zwischen der supraventrikulären Extrasystole und der nachfolgenden normalen sinusrhythmischen Vorhofaktionen ist gegenüber den normalen P-P-Abstand etwas verlängert, weil die supraventrikuläre Extrasystole noch in den Sinusknoten hineingelangen muß und dort die nächste sich bildende spontane Depolarisation löscht. Dann entsteht erst wieder die übernächste Erregung. Das normale P-P-Intervall wird also mindestens um die Leitungszeit der supraventrikulären Extrasystole zum Sinusknoten verlängert.

? **Wie beurteilen Sie die Kammeranfangsgruppen?**

Die QRS-Dauer beträgt 0,11 sec. Es besteht eine diskrete Verzögerung der linksventrikulären Erregungsausbreitung, wobei der Beginn der endgültigen Negativität in V6 mit 0,55 sec grenzwertig ist.
Der Index nach Gubner und Ungerleider (R in I und S in III 2,4 mV) wird gerade nicht erreicht. Auffällig ist aber das tiefe S in V2, das auf eine linksventrikuläre Hypertrophie hinweist, allerdings als nicht spezifisches Zeichen.

Die deutlichen ST-Streckensenkungen mit Übergang in präterminal negative T-Wellen in den linkslateralen Ableitungen sind als mögliche Schädigungszeichen bei linksventrikulärer Hypertrophie aufzufassen. Bei Zustand nach Aortenklappenersatz können Veränderungen der Kammerendteile persistieren, sind aber in aller Regel deutlich geringer ausgeprägt als die im vorliegenden Beispiel.

? **Wie beurteilen Sie die QS-Komplexe in III, die verzögerte R-Amplitudenentwicklung in V2 – V4 und die diskret aufgesplitterten Kammeranfangsgruppen in V5 und V6?**

QS-Komplexe in III sind bei deutlicher linksventrikulärer Hypertrophie kein seltener Befund. Ein Q in II oder aVF, das auf einen abgelaufenen Hinterwandinfarkt hinweisen würde, fehlt zudem.
Auch die verzögerte R-Amplitudenentwicklung in V2 – V4 ist durch den Lagetyp, die linksventrikuläre Hypertrophie und die damit verbundene Ablenkung des Hauptvektors nach links oben hinten erklärt.

Die diskrete Aufsplitterung der Kammerkomplexe in V5 und V6 ist Folge der schon beschriebenen diskreten Verzögerung der linksventrikulären Erregungsausbreitung im Sinne eines inkompletten Linksschenkelblocks.

Zusammenfassung

Sinusrhythmus; grenzwertige AV-Überleitungszeit; eine supraventrikuläre Extrasystole, die aufgrund ihrer Vorzeitigkeit nicht auf die Kammern übergeleitet wird. Zeichen der linksventrikulären Hypertrophie; deutliche Veränderungen der Kammerendteile bei linksventrikulärer Hypertrophie (und Zustand nach Kardiotomie, Aortenklappenersatz).

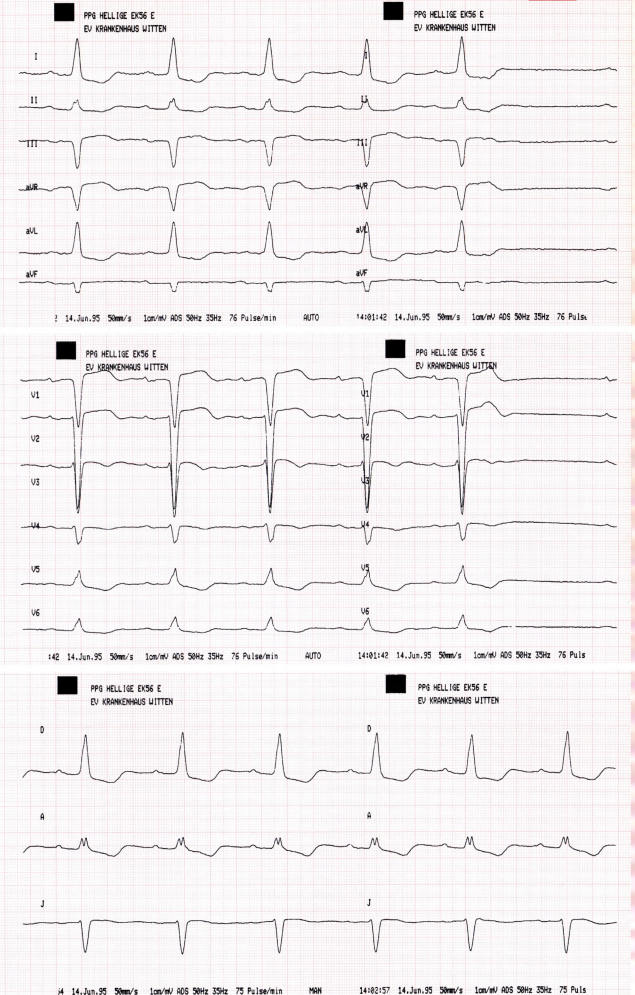

PPG HELLIGE EK56 E
EV KRANKENHAUS WITTEN

I
II
III
aVR
aVL
aVF

2 14.Jun.95 50mm/s 1cm/mV ADS 50Hz 35Hz 76 Pulse/min AUTO 14:01:42 14.Jun.95 50mm/s 1cm/mV ADS 50Hz 35Hz 76 Puls

PPG HELLIGE EK56 E
EV KRANKENHAUS WITTEN

V1
V2
V3
V4
V5
V6

:42 14.Jun.95 50mm/s 1cm/mV ADS 50Hz 35Hz 76 Pulse/min AUTO 14:01:42 14.Jun.95 50mm/s 1cm/mV ADS 50Hz 35Hz 76 Puls

PPG HELLIGE EK56 E
EV KRANKENHAUS WITTEN

D
A
J

4 14.Jun.95 50mm/s 1cm/mV ADS 50Hz 35Hz 75 Pulse/min MAN 14:02:57 14.Jun.95 50mm/s 1cm/mV ADS 50Hz 35Hz 75 Puls

Klinik 79jährige Patientin, mehrfache Synkopen in den letzten Tagen.

? EKG-Beurteilung?

Zu erkennen ist eine schenkelblockartig deformierte Kammeraktion zu Beginn und am Ende des oberen EKG-Streifens. In der Mitte bestehen deutliche Artefakte. In I und III ist in den Artefakten ein Kurvenverlauf enthalten, der den Kammeranfangsgruppen am Anfang und Ende des Streifens ähnelt. Beachten Sie aber bitte, daß in II die Nullinie in dieser Phase fortbesteht, es sich also um Bewegungsartefakte des linken Armes handelt.

Registriert wurde somit eine lange asystolische Pause von mehr als 7 Sekunden.

In den Brustwandableitungen findet sich nur eine einzelne Kammeraktion mitten auf dem EKG-Streifen.

? Was ist die Ursache der Bradykardie? Woher stammen die Kammeraktionen?

In den Extremitätenableitungen sind eindeutige P-Wellen nicht zu erkennen. In II und III finden sich nur fragliche und unregelmäßige Vorhofaktionen, die in I fehlen.

Auch in V2 erkennt man vor und nach den einzelnen Kammerkomplexen jeweils 3 kleine Wellen, die an Vorhofaktionen erinnern. Sie sind jedoch unregelmäßig, fehlen in den anderen Brustwandableitungen und sind damit als Artefakte zu werten.

Es besteht auch kein typisches Vorhofflimmern. Anzunehmen ist also ein Sinusknotenstillstand.

Normalerweise setzt bei einem Sinusknotenstillstand ein sekundäres atriales Zentrum oder ein Zentrum aus dem AV-Überleitungssystem ein, die Frequenzen liegen dann in der Regel um 50 – 60/min. Im vorliegenden Fall fehlt offensichtlich ein sekundäres Zentrum. Der Rhythmus ist abhängig von einem sehr instabilen tertiären Zentrum mit einer langsamen und unsicheren Phase-IV-Depolarisation mit langen asystolischen Pausen.

? Wie beurteilen Sie die Kammerkomplexe?

Die QRS-Dauer beträgt 0,12 sec.; überdrehter Linkstyp. Die Konfiguration in I entspricht einem Linksschenkelblock. Der R/S-Übergang liegt jenseits V6.

Die Kammerendteile sind unauffällig, die recht lange QT-Dauer ist Folge des langen R-R-Abstands.

Zusammenfassung

Sinusknotenstillstand (SA-Block 3. Grades); instabiles tertiäres Ersatzzentrum mit langen asystolischen Pausen; linksschenkelblockartige QRS-Morphologie.

Bemerkungen: Die Patientin erlitt während der EKG-Registrierung eine Synkope. Es wurde sofort zunächst ein externer Schrittmacher, dann ein passagerer interner Schrittmacher plaziert und noch am gleichen Tage ein permanentes Zweikammer-Schrittmachersystem implantiert.

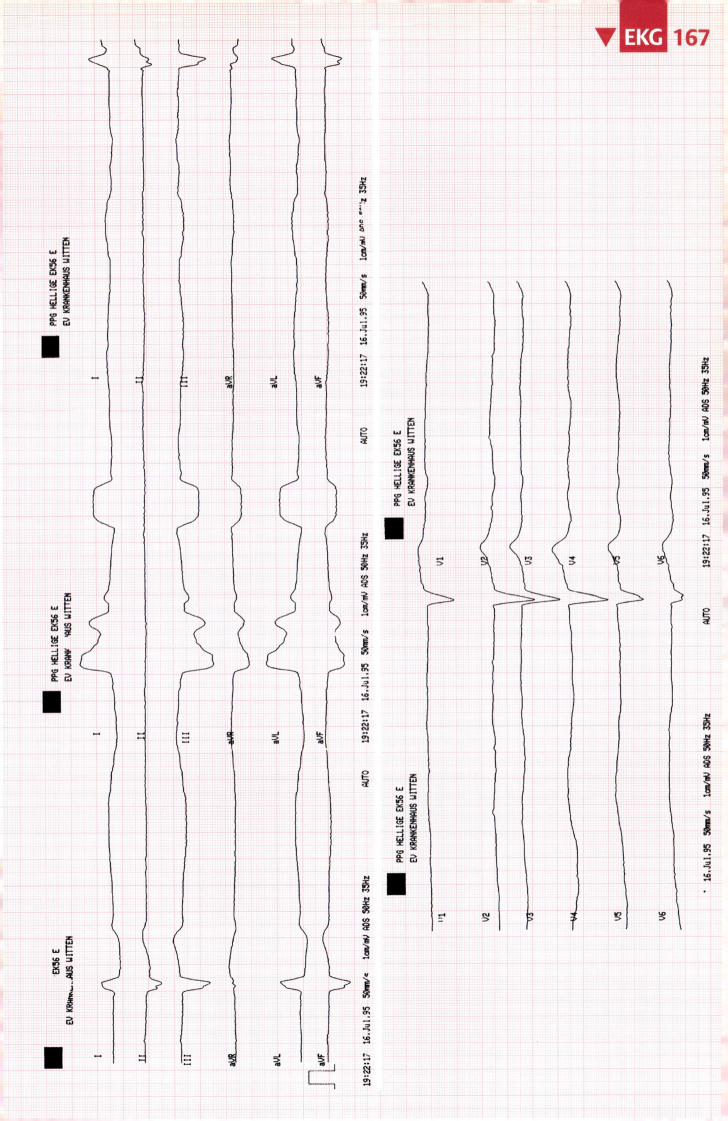

PPG HELLIGE EK56 E
EV KRANKENHAUS WITTEN

I
II
III
aVR
aVL
aVF

AUTO 19:22:17 16.Jul.95 50mm/s 1cm/mV AOS 50Hz 35Hz

PPG HELLIGE EK56 E
EV KRANK AUS WITTEN

I
II
III
aVR
aVL
aVF

AUTO 19:22:17 16.Jul.95 50mm/s 1cm/mV AOS 50Hz 35Hz

EK56 E
EV KRAH......AUS WITTEN

I
II
III
aVR
aVL
aVF

19:22:17 16.Jul.95 50mm/s 1cm/mV AOS 50Hz 35Hz

PPG HELLIGE EK56 E
EV KRANKENHAUS WITTEN

V1
V2
V3
V4
V5
V6

19:22:17 16.Jul.95 50mm/s 1cm/mV AOS 50Hz 35Hz

PPG HELLIGE EK56 E
EV KRANKENHAUS WITTEN

V1
V2
V3
V4
V5
V6

AUTO 19:22:17 16.Jul.95 50mm/s 1cm/mV AOS 50Hz 35Hz

· 16.Jul.95 50mm/s 1cm/mV AOS 50Hz 35Hz

Klinik 75jährige Patientin, arterielle Hypertonie, seit Monaten vermehrte Palpitationen, mehrfache lageunabhängige Schwindelattacken, einmaliger Sturz ohne Bewußtlosigkeit.
Dargestellt sind Abschnitte aus einem Langzeit-EKG. Zur Orientierung: Jedes Kästchen sind 0,2 sec.

Merke: Halten Sie sich nicht mit den Textüberschriften auf, sie sind nur ein Hinweis. Mir dienen sie mehr zur Kontrolle, wie das Langzeit-EKG-System die einzelnen Ereignisse einstuft. Bei fehlerhafter Erkennung relativiert sich der automatische Gesamtbefundbericht.

? Beurteilen Sie zunächst alle EKG-Streifen. Welche Rhythmusformen haben Sie erkannt? Wie beurteilen Sie den ersten Streifen um 0.34.17 Uhr?

Zu erkennen ist eine unregelmäßige Tachykardie, Frequenz um 130/min. 2 Kammeraktionen sind breiter konfiguriert, hier sind ventrikuläre Extrasystolen anzunehmen. Vorhofaktionen sind nicht eindeutig zu erkennen, es besteht ein Vorhofflimmern mit tachyarrhythmischer Überleitung.

? Wie beurteilen Sie den nächsten Streifen um 0.34.28 Uhr?

Mit den ersten 3 Aktionen endet die Phase mit Vorhofflimmern.
Anschließend fehlen P-Wellen. Es folgen 3 bradykarde supraventrikuläre Ersatzextrasystolen mit unterschiedlichem Kopplungsintervall und leicht differenter Konfiguration. Die T-Welle der 3. supraventrikulären Ersatzextrasystole ist in Kanal B negativ gekerbt, so daß sich der Verdacht auf eine retrograde Vorhoferregung ergeben könnte. Angekoppelt ist eine schmale Kammeraktion.
Aus den ersten beiden Streifen ergeben sich schon die Befunde eines Sinusknotensyndroms vom Typ des Tachykardie-Bradykardie-Syndroms mit intermittierendem Vorhofflimmern einerseits und längerem Sinusknotenstillstand andererseits.

? Die nächsten Streifen auf dieser Seite zeigen Arrhythmien, die einander ähnlich sind. Wie sieht Ihre Beurteilung aus?

Im 3. Streifen ist die 2. Herzaktion offensichtlich sinusrhythmisch. Es folgt eine erneute supraventrikuläre Ersatzextrasystole und eine angekoppelte deformierte Kammeraktion.

? Handelt es sich hierbei um eine ventrikuläre Extrasystole oder um eine supraventrikuläre Extrasystole mit aberrierender Überleitung?

Es fällt auf, daß in den bradykarden Phasen die kürzer angekoppelten Kammeraktionen verbreitert sind. Was läßt dabei an eine Aberration denken?
Bei Bradykardie, genauer gesagt nach einem längeren Kopplungsintervall, ist die Refraktärzeit der nachfolgenden Kammeraktion deutlich verlängert. Supraventrikuläre Extrasystolen, die sich an diese Normalaktionen ankoppeln, treffen auf ein teilrefraktäres Überleitungssystem und sind häufig schenkelblockartig deformiert (sog. Ashman-Phänomen). Mit gleichem Kopplungsintervall nachfolgende Kammeraktionen sind dann nicht mehr deformiert, weil durch das kür-

zere Kopplungsintervall die aberrierend übergeleitete Aktion selbst eine kürzere Refraktärzeit hat. Aus diesem Grunde betrifft der funktionelle Schenkelblock vor allem die jeweils 2. Kammeraktion nach einer längeren Pause.

Wenn Sie sich **EKG 168 A und B** anschauen, sind fast alle kürzer angekoppelten Aktionen nach bradykarden Phasen deformiert. Ausnahmen sind die vorletzte Aktion im 2. Streifen links und die vorletzte Aktion im 7. Streifen links. Das Kopplungsintervall des 1. Beispiels ist aber etwas länger als die breiten Kammeraktionen, im 2. Beispiel ist es allerdings so kurz, daß eigentlich eine Aberration zu erwarten wäre. Muß es, bei Annahme eines funktionellen Schenkelblocks, nicht erstaunen, daß in den beiden dokumentierten Tachykardiephasen die Kammeraktionen bei kürzerer Ankopplung nicht schenkelblockartig deformiert sind?

In der Tachykardie ist durch das kurze Kopplungsintervall auch die Refraktärzeit der einzelnen Kammeraktionen sehr kurz, so daß hier ein Ashman-Phänomen nicht zum Tragen kommt. Im 1. Streifen des **EKG 168 A** zeigt sich dem gegenüber, daß die beiden nach einem relativ langen Intervall angekoppelten Kammeraktionen 6 und 8 ebenfalls verbreitert sind.
Allein anhand der Zweikanal-Registrierung des Langzeit-EKGs ist eine Differenzierung zwischen einer Aberration und einer ventrikulären Extrasystole hier nicht sicher möglich. Auch ventrikuläre Extrasystolen treten gehäuft nach längeren asystolischen Pausen auf.

Im Zwölfkanal-EKG sprach die QRS-Konfiguration für eine ventrikuläre Extrasystolie.

? Wie beschreiben Sie den Rhythmus im 4. Streifen des EKG 168 A?

Die ersten beiden Aktionen sind sinusrhythmisch, gefolgt von einer supraventrikulären Ersatzextrasystole ohne vorangehende Vorhofaktion. Es folgen eine ventrikuläre Extrasystole, anschließend 2 bradykarde sinusrhythmische Aktionen. Die nächste ventrikuläre Extrasystole ist interponiert, gefolgt erst von einer sinusrhythmischen Aktion und dann von einer Ersatzextrasystole.

? Ein neuer Befund ergibt sich in dem Streifen bei der 1. Aktion und dem Streifen 8 bei der 3. Aktion. Was fällt auf?

In Kanal B zeigen beide Kammerkomplexe einen nachfolgenden positiven Anteil. Bei unverändertem Kammerkomplex in Kanal A und unveränderten Kammerendteilen ist eine tatsächliche QRS-Verbreiterung unwahrscheinlich. Es handelt sich um eine Vorhofdepolarisation, wobei zwischen einer sinusrhythmischen und einer ektopen atrialen Vorhofdepolarisation nicht eindeutig zu unterscheiden ist.

EKG 168 B zeigt die weitere Langzeit-EKG-Registrierung.

? Wie beurteilen Sie den obersten Streifen um 3.36 Uhr? Einen neuen Befund zeigen die letzten 4 Aktionen.

Nach der ventrikulären Ersatzextrasystole folgt eine sinusrhythmische Aktion. Eine P-Welle ist bei den nächsten beiden QRS-Komplexen nicht zu erkennen und folgt bei der 4. wieder nach, so daß sich insgesamt der Befund einer typischen AV-

Fortsetzung S. 404 ▶

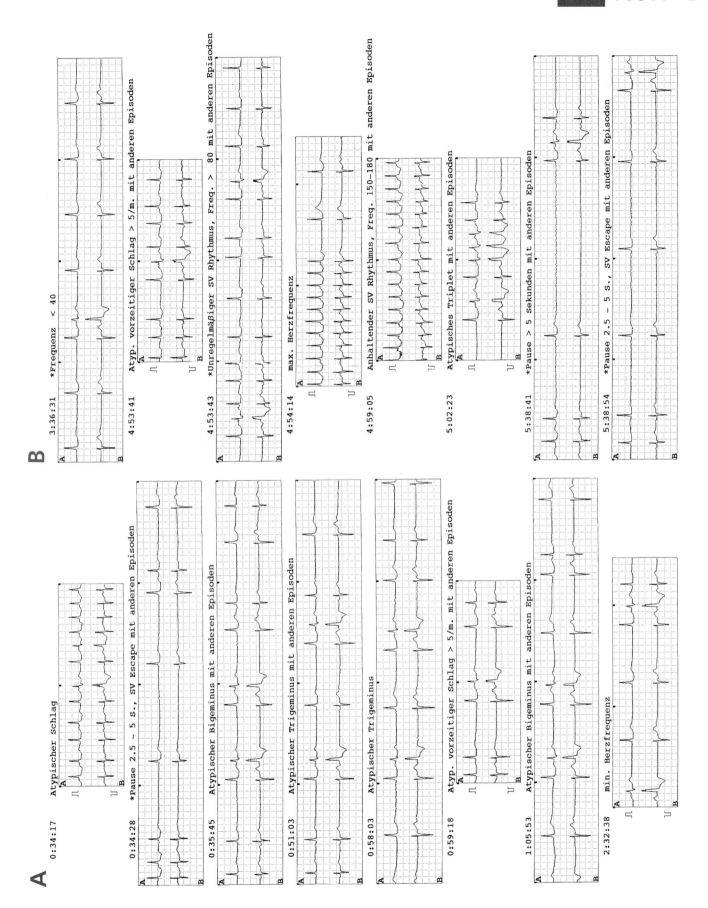

A

0:34:17 Atypischer Schlag

0:34:28 *Pause 2.5 – 5 s., SV Escape mit anderen Episoden

0:35:45 Atypischer Bigeminus mit anderen Episoden

0:51:03 Atypischer Trigeminus mit anderen Episoden

0:58:03 Atypischer Trigeminus

0:59:18 Atyp. vorzeitiger Schlag > 5/m. mit anderen Episoden

1:05:53 Atypischer Bigeminus mit anderen Episoden

2:32:38 min. Herzfrequenz

B

3:36:31 *Frequenz < 40

4:53:41 Atyp. vorzeitiger Schlag > 5/m. mit anderen Episoden

4:53:43 *Unregelmäßiger SV Rhythmus, Freq. > 80 mit anderen Episoden

4:54:14 max. Herzfrequenz

4:59:05 Anhaltender SV Rhythmus, Freq. 150–180 mit anderen Episoden

5:02:23 Atypisches Triplet mit anderen Episoden

5:38:41 *Pause > 5 Sekunden mit anderen Episoden

5:38:54 *Pause 2.5 – 5 s., SV Escape mit anderen Episoden

Dissoziation ergibt. Das langsame sekundäre Zentrum überholt allmählich den noch bradykarderen Sinusrhythmus.

? Welche Arrhythmie liegt in Streifen 3 vor?

Die normal konfigurierten Kammeraktionen fallen unregelmäßig ein, Frequenz um 80 – 100/min. Es besteht ein normfrequentes Vorhofflimmern, 2 ventrikuläre Extrasystolen sind eingestreut.

? Wie beurteilen Sie Streifen 4 und 5?

Im 4. und 5. Streifen liegt zunächst eine nicht ganz regelmäßige Tachykardie vor, Frequenzen um 150/min. Ein schnell übergeleitetes Vorhofflimmern ist wahrscheinlich. Der Pseudorhythmus schließt ein unregelmäßig übergeleitetes Vorhofflattern nicht aus, eine sichere Unterscheidung ist nicht möglich.
Im 4. Streifen terminiert die supraventrikuläre Tachykardie, gefolgt von 2 supraventrikulären Ersatzextrasystolen.

? Wie beurteilen Sie den 6. Streifen?

Nach einer supraventrikulären Ersatzextrasystole, einer ventrikulären Extrasystole und einer sinusrhythmischen Aktion folgt eine ventrikuläre Dreiersalve, die letzten beiden Aktionen haben wieder einen suprabifurkalen Ursprung.

? Beschreiben Sie den Rhythmus der letzten beiden Streifen von 5.38 Uhr.

Die ersten beiden supraventrikulären Aktionen sind nicht eindeutig einzuordnen. Es folgt eine längere Pause, die zunächst nach 2,5 sec von einer ersten und nach mehr als 5 sec von einer 2. supraventrikulären Ersatzextrasystole unterbrochen wird, gefolgt von einer ventrikulären Extrasystole und einer sinusarrhythmischen Aktion.
Im untersten Streifen folgen zunächst 2 sinusrhythmische Aktionen kurz aufeinander, dann eine ausgeprägte Sinusbradykardie. Hierbei ist mit dem Oberflächen-EKG nicht zu unterscheiden zwischen einer bradykarden Aktivität der Schrittmacherzellen des Sinusknotens und einer 2:1- oder höhergradigen Blockierung der Erregungsleitung vom Sinusknoten zu den umgebenden Vorhofanteilen.

Zusammenfassung

Typisches Tachykardie-Bradykardie-Syndrom mit intermittierendem Vorhofflimmern und intermittierendem Sinusknotenstillstand, z. T. mit sehr langsamem Ersatzrhythmus, bzw. längeren asystolischen Pausen; monomorphe ventrikuläre Extrasystolie, eine ventrikuläre Dreiersalve (formal schon Lown IV B); Indikation zur Schrittmacherimplantation (→ „Bemerkungen").

Bemerkungen: Die Patientin erhielt zum Zeitpunkt der Untersuchung keine antiarrhythmische Medikation. Aufgrund des intermittierenden Vorhofflimmerns könnte man geneigt sein, ein Einkammersystem zu implantieren. In diesem Falle ist aber mittelfristig ein permanentes Vorhofflimmern zu erwarten. Andererseits wäre ein Sinusrhythmus unter antiarrhythmischer Medikation mit einer atrioventrikulären Dissoziation vergesellschaftet.
Wenn der Patientin eine atrioventrikuläre Synchronisation mit einiger Wahrscheinlichkeit erhalten werden soll, muß zusätzlich zur antiarrhythmischen Medikation ein Zweikammer-Schrittmachersystem implantiert werden.

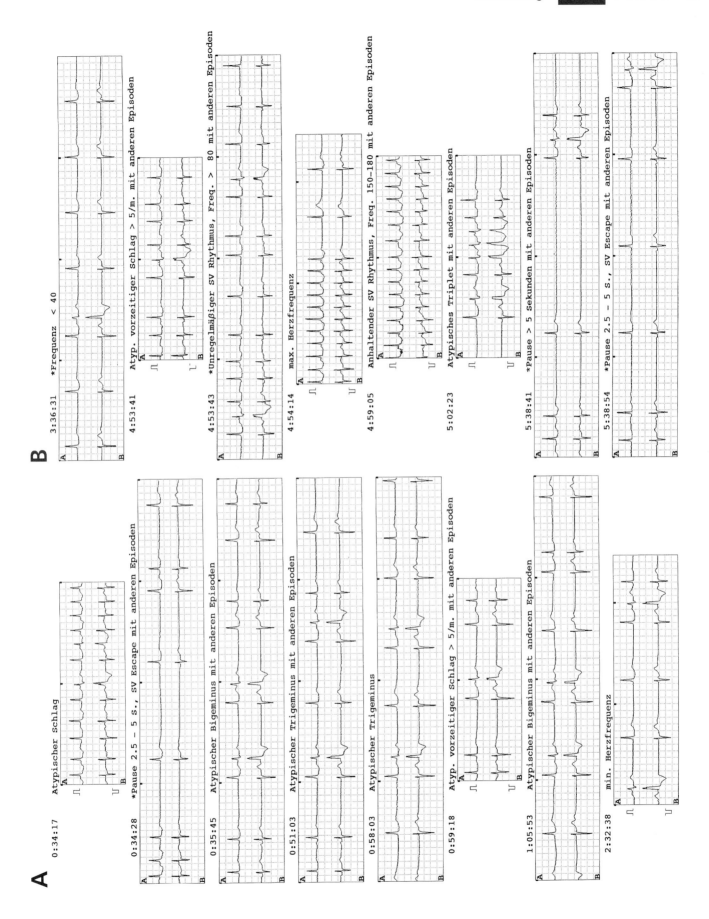

A

0:34:17 — Atypischer Schlag

0:34:28 — *Pause 2.5 – 5 s., SV Escape mit anderen Episoden

0:35:45 — Atypischer Bigeminus mit anderen Episoden

0:51:03 — Atypischer Trigeminus mit anderen Episoden

0:58:03 — Atypischer Trigeminus

0:59:18 — Atyp. vorzeitiger Schlag > 5/m. mit anderen Episoden

1:05:53 — Atypischer Bigeminus mit anderen Episoden

2:32:38 — min. Herzfrequenz

B

3:36:31 — *Frequenz < 40

4:53:41 — Atyp. vorzeitiger Schlag > 5/m. mit anderen Episoden

4:53:43 — *Unregelmäßiger SV Rhythmus, Freq. > 80 mit anderen Episoden

4:54:14 — max. Herzfrequenz

4:59:05 — Anhaltender SV Rhythmus, Freq. 150–180 mit anderen Episoden

5:02:23 — Atypisches Triplet mit anderen Episoden

5:38:41 — *Pause > 5 Sekunden mit anderen Episoden

5:38:54 — *Pause 2.5 – 5 S., SV Escape mit anderen Episoden

Klinik 84jährige Patientin, Zustand nach einmaliger Synkope, häufige lageunabhängige Schwindel-attacken.
Dargestellt sind nur die Extremitätenableitungen I – III, oben mit 50 mm/sec, unten mit 25 mm/sec.

? Wie beurteilen Sie den Rhythmus?

Im oberen EKG-Streifen fallen die ersten 4 QRS-Komplexe (QRS-Dauer beträgt 0,13 sec) regelmäßig ein, Frequenz 38/min.

? Wie steht es mit den Vorhofaktionen?

Unmittelbar vor der 2. Kammeraktion sieht man ein P, das bei den nächsten beiden Kammeraktionen weiter nach vorne wandert. Die 4. Kammeraktion ist etwas different konfiguriert. Es handelt sich hier um eine Kombinationssystole aus dem langsamen tertiären Ersatzzentrum der vorhergegangenen Aktionen und der normalen atrioventrikulären Überleitung.
Die nächste Vorhofaktion fällt nach 1100 msec etwas vorzeitig ein. Das Kopplungsintervall zur folgenden P-Welle ist mit 1500 msec wieder verlängert. Es handelt sich vermutlich um eine supraventrikuläre Extrasystole, die P-Morphologie differiert leicht im Vergleich zu der vorangehenden und der nachfolgenden Vorhofaktion.
Es besteht zudem ein AV-Block 1. Grades, die PQ-Dauer beträgt knapp 0,30 sec.

? Wie beurteilen Sie den unteren EKG-Streifen?

Vor dem 1. schmalen Kammerkomplex erkennt man in II ein negatives P einer ektopen Vorhofaktion. Die nächsten Aktionen sind sinusrhythmisch, übergehend in eine Sinusbradykardie. Das tertiäre Zentrum übernimmt erneut die Führung. Die 4. Aktion ist wieder eine Kombinationssystole.

___Zusammenfassung___

Intermittierende deutliche Sinusbradykardie (SA-Blockierungen 2. Grades) im Rahmen eines Sinusknotensyndroms; regelmäßiges langsames tertiäres Ersatzzentrum; einzelne Kombinationssystolen.

Bemerkungen: Die dokumentierte Bradyarrhythmie trat unter einer Digitalisüberdosierung und zusätzlicher Therapie mit Briserin und Clonidin auf. Nach Absetzen der Digitalisierung und Umstellung der antihypertensiven Medikation bestand ein normfrequenter Sinusrhythmus.

PPG Hellige EK53

PPG Hellige EK53

Klinik 22jähriger Patient, Angabe von Palpitationen, einer verminderten körperlichen Leistungsfähigkeit und gelegentlicher, belastungsunabhängiger, linksthorakaler Beschwerden.

? EKG-Beurteilung?

Die P-Konfiguration ist für einen Sinusrhythmus unauffällig. Die P-P-Abstände der ersten beiden Aktionen betragen ca. 1000 msec, dann ca. 1100 msec, 1500 msec, 1400 msec und nochmals 1500 msec.

? Wie beurteilen Sie diesen Rhythmus?

Differentialdiagnostisch kommt ein Sinusknotensyndrom oder eine vegetativ bedingte deutliche Sinusbradyarrhythmie in Frage.
Es handelt sich jedoch um einen 22jährigen Mann. In diesem Alter sind einerseits klinisch relevante Sinusknotensyndrome sehr selten und andererseits Sinusbradyarrhythmien häufig. Eine Unterform ist die respiratorische Sinusarrhythmie mit Wechsel der Sinusrhythmusfrequenz in Abhängigkeit vom Atemzyklus. Andere Formen sind rasche Frequenzwechsel bei Änderungen des sympathischen/parasympathischen Einflusses, z. B. durch ein leichtes Valsalva-Manöver.
In Langzeit-EKG-Registrierungen sind abrupte Frequenzwechsel bei jungen Patienten häufig zu dokumentieren. Eine eingehende Diagnostik ist nur bei Angabe von Synkopen notwendig, hier insbesondere eine Überprüfung der Barorezeptorenfunktion (z. B. Kipptischtest). Bei unklarem Befund kann eine elektrophysiologische Untersuchung notwendig werden.

Als Lagetyp liegt ein Norm- bis Steiltyp vor. Altersentsprechend hohe Amplituden der Kammeranfangsgruppen in den Brustwandableitungen, vegetativ bedingte ST-Streckenanhebungen mit Übergang in positive T-Wellen.

Zusammenfassung
Vegetative Sinusbradyarrhythmie; Norm- bis Steiltyp; altersentsprechende Kammerkomplexe.

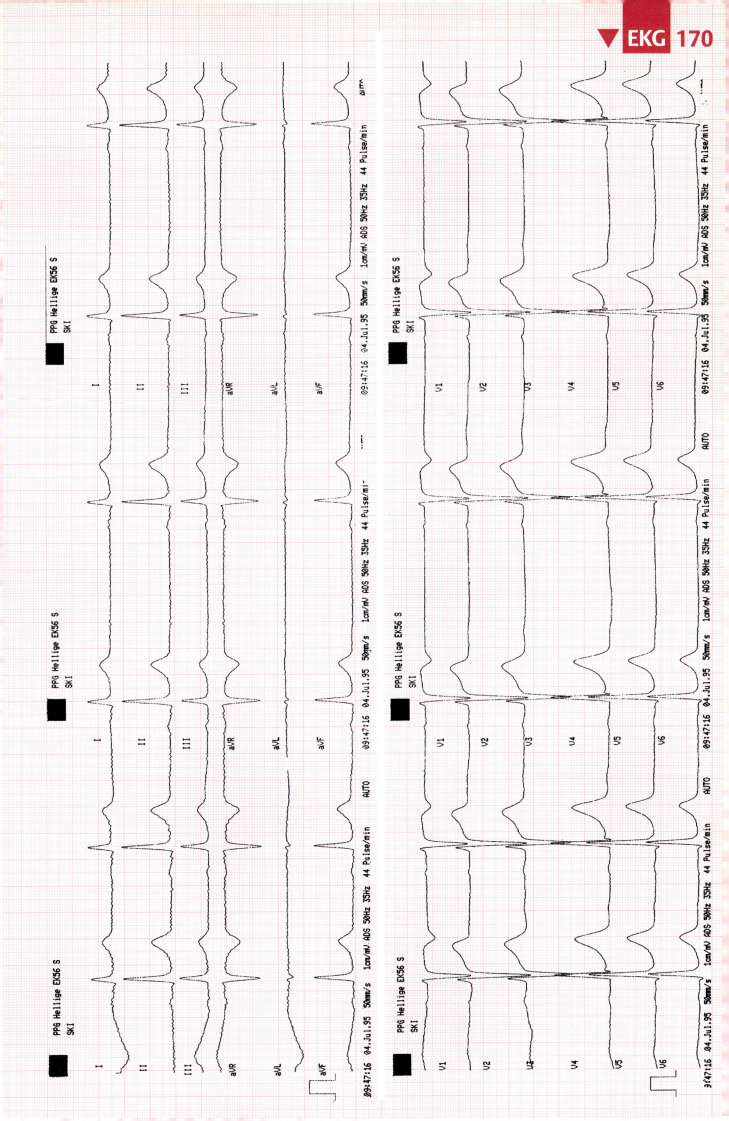

Klinik 46jährige Patientin, gelegentliche diskrete Palpitationen, keine Synkopen, normale körperliche Leistungsfähigkeit.

? EKG-Beurteilung? Wie beurteilen Sie den Rhythmus?

Die ersten 4 Aktionen sind offensichtlich sinusrhythmisch mit normal konfigurierten P-Wellen, der R-R-Abstand beträgt 1035 msec. Die letzten 4 Aktionen haben bei unveränderter P-Konfiguration einen R-R-Abstand von 660 msec, die Frequenz ist also nicht genau doppelt so hoch wie in der Phase zuvor.

? Was ist nach Ihrer Meinung die Ursache?

In Frage kommt zunächst einmal eine respiratorische Sinusarrhythmie. Sie wäre aber einerseits etwas ungewöhnlich für das Alter der Patientin, andererseits zeigt die respiratorische Sinusarrhythmie einen wechselnden R-R-Abstand, während im vorliegenden Beispiel eine regelmäßige Bradykardie von einem regelmäßigen schnelleren Rhythmus abgelöst wird. Denkbar wäre ein SA-Block 2. Grades mit zunächst regelmäßiger 2:1-Blockierung, gefolgt von einer sinuatrialen 1:1-Überleitung. Dabei kann auch in Kauf genommen werden, daß der Abstand in der Phase der Blockierung nicht genau dem doppelten P-P-Abstand in der nachfolgenden schnelleren Phase entspricht.

? Diese Form der Bradykardie liegt hier jedoch nicht vor. Bitte vergleichen Sie die T-Wellen in den beiden Frequenzphasen. Was fällt Ihnen auf?

Besonders augenscheinlich in II und aVF ist das T in der bradykarden Phase spitzer und höher als in der schnelleren Phase. In V2 erkennt man angedeutet eine Doppelgipfligkeit, ebenso in aVL, jeweils Folge einer regelmäßig superponierten Vorhofaktion.
Es handelt sich also um einen supraventrikulären Bigeminus, wobei die jeweils 2. Vorhofaktion auf der T-Welle aufgrund ihrer Vorzeitigkeit nicht auf die Kammern übergeleitet wird. Die atrioventrikuläre Bahn ist noch refraktär. Gleichzeitig wird diese Vorhofaktion den Sinusknoten erreichen und die dort entstehende spontane Depolarisation löschen. Nach der 5. Kammeraktion tritt keine supraventrikuläre Extrasystole auf, es resultiert ein normaler Sinusrhythmus.

Über den Mechanismus des supraventrikulären Bigeminus kann nur spekuliert werden. Offensichtlich ist die P-Welle in II und III positiv, somit fällt eine retrograde Vorhoferregung aus. Bei der festen Kopplung der jeweils 2 Vorhofaktionen ist ein fokaler Rhythmus, der unabhängig wäre vom übrigen Rhythmus, unwahrscheinlich. Anzunehmen ist ein sinusknotennaher Reentry.

? Wie beurteilen Sie die Kammerkomplexe?

Die Kammeranfangsgruppen sind unauffällig. Die ST-Streckenverläufe sind in I, II, aVL und aVF sowie V3 – V6 leicht angehoben, übergehend in hoch positive T-Wellen, vermutlich vegetativ bedingt.

Zusammenfassung

Sinusrhythmus, vorübergehender supraventrikulärer Bigeminus (Verdacht auf sinusknotennahes Reentry). Die supraventrikulären Extrasystolen werden aufgrund ihrer Vorzeitigkeit nicht auf die Kammern übergeleitet. Übergang in einen normfrequenten Sinusrhythmus; unauffälliger Befund der Kammeranfangsgruppen; diskrete Veränderungen der vegetativen Kammerendteile.

Bemerkungen: Bei nur geringer Symptomatik mit leichten Palpitationen besteht keine Therapienotwendigkeit. Sollte die Patientin mit diesen Rhythmusstörungen deutlich symptomatisch werden, könnte der supraventrikuläre Bigeminus versuchsweise mit Verapamil oder einem β-Blocker unterbrochen werden.

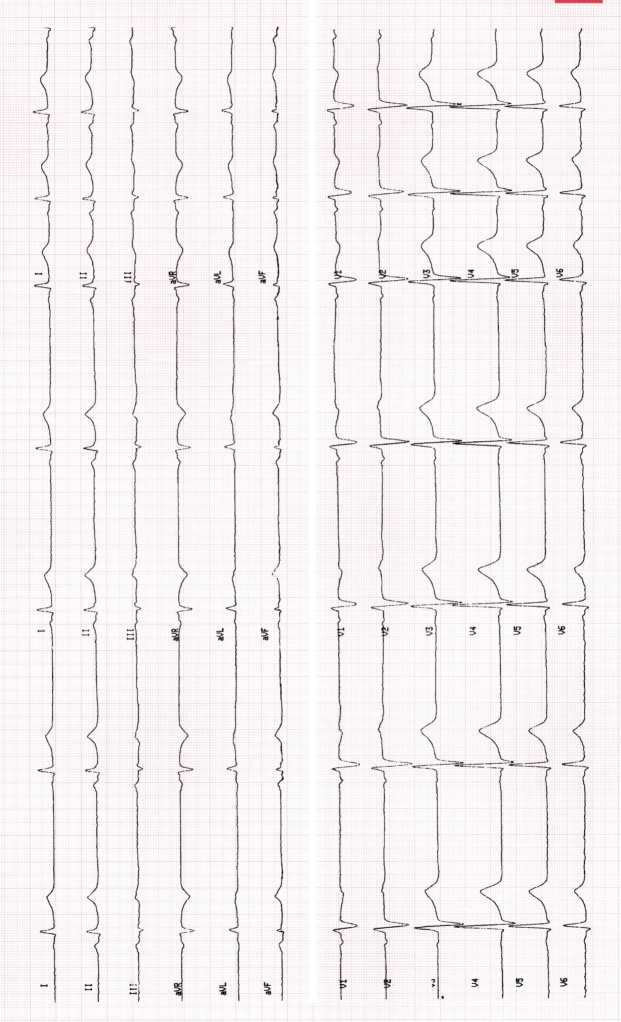

Klinik 79jährige Patientin, Digitoxinspiegel im obersten Normbereich, arterielle Hypertonie, keine Synkopen.

? **EKG-Beurteilung? Wie beurteilen Sie den Rhythmus?**

Die schmalen QRS-Komplexe fallen regelmäßig ein, Frequenz 67/min. In den Extremitäten- und Brustwandableitungen sind keine eindeutigen Vorhofaktionen zu erkennen. Beachten Sie den etwas trägen Beginn des 3. QRS-Komplexes in den Brustwandableitungen, am besten zu erkennen in V3.

? **Wie steht es mit dem Rhythmus in den Nehb-Ableitungen?**

Die Kammerfrequenz ist hier mit 64/min etwas langsamer. Vor den ersten Kammeraktionen erkennt man eindeutige P-Wellen, deren PQ-Abstand in der Folgezeit wechselnd kürzer wird. Das P ist dann in den letzten 2 Kammeraktionen versteckt. Der drittletzte QRS-Komplex weist durch die intergrierte P-Welle in Nehb A einen scheinbar trägen Anstieg der Kammeranfangsgruppe auf, ähnlich der oben erwähnten letzten Aktion in den Brustwandableitungen.

Es handelt sich bei dem Rhythmus um eine typische AV-Dissoziation. Dabei konkurrieren ein meist verlangsamter Sinusrhythmus mit einem etwas schnelleren sekundären Zentrum, so daß teils der Sinusknoten, teils das sekundäre Zentrum den Kammerrhythmus führt.
Im vorliegenden Fall bestand eine Sinusbradykardie unter hochnormalem Digitoxinspiegel. Nach Absetzen der Digitalisierung wurde auch im Langzeit-EKG keine AV-Dissoziation mehr dokumentiert.

? **Wie beurteilen Sie die Kammeranfangsgruppen?**

Als Lagetyp besteht ein Linkstyp; die QRS-Dauer beträgt 0,08 sec., diskrete Rechtsverspätung mit rSr'-Typ in V1 und V2. Der Sokolow-Lyon-Index ist negativ. In V5 beträgt die R-Amplitude 2,2 mV, in Nehb D 3 mV als Hinweis auf eine linksventrikuläre Hypertrophie. Die genannten Zeichen haben aber nur eine mäßige Spezifität.

? **Wie ordnen Sie die Veränderungen der Kammerendteile ein?**

Am deutlichsten sind die ST-Streckensenkungen mit Übergang in präterminal negative T-Wellen in den linkslateralen Ableitungen. Die Veränderungen gehen über das bei Digitalistherapie übliche Maß hinaus, so daß sich der Verdacht auf zusätzliche Schädigungszeichen bei linksventrikulärer Hypertrophie ergibt.
Auffällig sind die Kammerendteile in II und aVF mit angedeutet nach oben konvexbogigem ST-Streckenverlauf und Übergang in biphasische, negativ-positive T-Wellen. Die Form dieser Veränderungen der Kammerendteile ist typischer für eine Ischämie, weniger für Digitalis- oder Schädigungszeichen bei linksventrikulärer Hypertrophie. Auch ohne Ischämiesymptomatik sollten EKG und Herzenzyme kurzfristig kontrolliert werden.

Im vorliegenden Fall bildeten sich die Veränderungen der Kammerendteile nach beendeter Digitalisierung allmählich zurück, es persistierten diskrete Schädigungszeichen bei linksventrikulärer Hypertrophie.

Zusammenfassung

AV-Dissoziation mit grenzwertig bradykardem Sinusrhythmus und etwas beschleunigtem sekundären Zentrum unter Digitalistherapie; Linkstyp; diskrete Rechtsverspätung; Verdacht auf linksventrikuläre Hypertrophie und Schädigung; in II und aVF Veränderungen der Kammerendteile, die typischer für eine Ischämie sind.

AV-Dissoziation

Der Begriff der AV-Dissoziation wird im weiteren und im engeren Sinne gebraucht.

Im weiteren Sinne bedeutet eine AV-Dissoziation eine fehlende regelmäßige 1:1-Relation zwischen Vorhöfen und Kammern. Beispiele sind supraventrikuläre Tachykardien, die nicht in 1:1-Relation übergeleitet werden wie Vorhofflimmern und die meisten Formen von Vorhofflattern und ektoper atrialer Tachykardie; des weiteren AV-Blockierungen 2. und 3. Grades und vorhofunabhängige ventrikuläre Rhythmen wie beschleunigte idioventrikuläre Rhythmen und ventrikuläre Tachykardien.

Unter einer AV-Dissoziation im engeren Sinne versteht man eine Arrhythmie, bei der eine numerische atrioventrikuläre 1:1-Relation erhalten bleibt. Bei dieser Form der AV-Dissoziation sinkt die Frequenz des Sinusknotens zeitweise unter die des AV-Knotens, der dann die Führung der Ventrikel übernimmt. Wichtigstes EKG-Zeichen ist die wechselnde PQ-Dauer (Abb. **62**). Bei Führung des Sinusknotens ist die PQ-Dauer normal; bei leichter Frequenzbeschleunigung des sekundären Zentrums fallen die normal konfigurierten Kammeraktionen zunehmend vorzeitig ein, so daß die P-Wellen in QRS hineinzuwandern scheinen. Oft führt die damit verbundene atrioventrikuläre Desynchronisation zu einem leichten Blutdruckabfall, so daß über eine Aktivierung des Sympathikus der Sinusrhythmus passager wieder die Führung übernimmt.

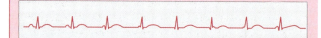

Abb. **62**   AV-Dissoziation

Bei jüngeren Menschen ist die beschriebene AV-Dissoziationen durch einer Konkurrenz zweier suprabifurkaler Zentren ohne klinische Bedeutung. Bei älteren Patienten kann die begleitende Sinusbradykardie Hinweis auf ein Sinusknotensyndrom sein.

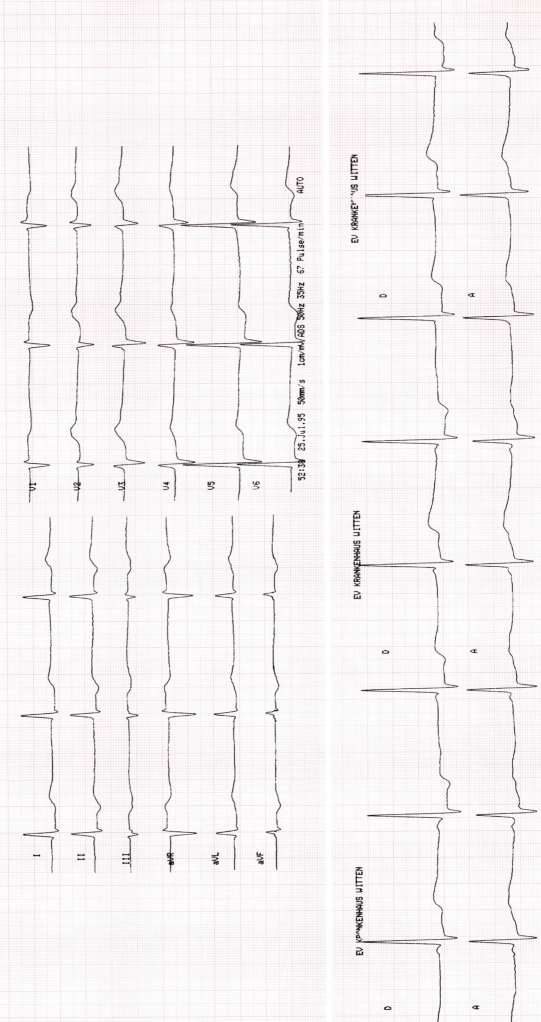

I
II
III
aVR
aVL
aVF

V1
V2
V3
V4
V5
V6

52:38 25.Jul.95 50mm/s 1cm/mV ADS 50Hz 35Hz 67 Pulse/min AUTO

EV KRANKENHAUS WITTEN

EV KRANKENHAUS WITTEN

EV KRANKENHAUS WITTEN

D

A

J

Klinik 49jährige Patientin, seit 6 Monaten zunehmende Belastungsdyspnoe, gelegentlich auch Ruhedyspnoe, allgemeine Abgeschlagenheit. Kardiale Vorerkrankungen waren nicht bekannt.

? EKG-Beurteilung?

Zu erkennen sind regelmäßige P-Wellen, die auf 0,14 sec verbreitert sind. Die typischen Zeichen eines P mitrale fehlen, anzunehmen ist eine unspezifische Verzögerung der intraatrialen Erregungsausbreitung (→ „Bemerkungen"). Die P-Amplitude erreicht in V2 zwar 0,2 mV, aber auch in den übrigen Ableitungen werden die Kriterien eines P dextroatriale nicht erfüllt.

? Welche Relation besteht zwischen den Vorhof- und den Kammeraktionen?

Der PQ-Abstand ist gleichbleibend mit 0,39 sec im Sinne eines ausgeprägtes AV-Blockes 1. Grades verlängert. Erfahrungsgemäß kann ab einer PQ-Dauer von 0,28 sec im Langzeit-EKG mit hoher Wahrscheinlichkeit ein intermittierender AV-Block 2. Grades nachgewiesen werden, vorwiegend nachts. Im vorliegenden Fall bestand eine konstante 1:1-Überleitung.

? Wie beurteilen Sie die Kammerkomplexe?

Als Lagetyp besteht ein Links- bis überdrehter Linkstyp; die QRS-Dauer beträgt 0,09 sec. Die QRS-Gesamtamplitude erreicht in den Extremitätenableitungen knapp 0,5 mV, in V5 0,7 mV, in V6 0,5 mV, so daß eine diskrete periphere und linkspräkordiale Niedervoltage resultiert. Die Ursache für die Niedervoltage war im vorliegenden Fall nicht ersichtlich. Die Konfiguration der Kammeranfangsgruppen ist sonst unauffällig, ebenso die der Kammerendteile.

Zusammenfassung

AV-Block 1. Grades mit einer PQ-Dauer von 0,39 sec., Verzögerung der intraatrialen Erregungsausbreitung; Links- bis überdrehter Linkstyp; diskrete periphere und linkspräkordiale Niedervoltage; sonst normale Konfiguration der Kammeranfangsgruppen, unauffällige Kammerendteile.

Bemerkungen: Dopplerechokardiographisch war der linke Vorhof nicht dilatiert, so daß die verlängerte P-Dauer Folge einer Verzögerung der intraatrialen Erregungsausbreitung war.

Der deutliche und stabile AV-Block 1. Grades ist bei fehlender bradykardisierender Medikation Folge degenerativer Veränderungen im AV-Überleitungssystem, insbesondere im AV-Knoten selbst.

Bei so ausgeprägten AV-Blockierungen 1. Grades fällt die frühdiastolische, spontane, ventrikuläre Füllungsphase mit der atrialen Kontraktion zusammen. Es resultiert eine diastolische Dysfunktion.

Dieser Befund bestätigte sich auch in der Rechtsherzkatheteruntersuchung, so daß aus hämodynamischen Gründen bei der symptomatischen Patientin ein Zweikammer-Herzschrittmachersystem implantiert wurde. Die Patientin gab eine deutliche subjektive Besserung an.

Es handelt sich hierbei um eine ungewöhnliche Schrittmacherindikation, deren voraussichtliche Effektivität vorher abgeschätzt werden muß. Bei der Patientin konnten anhand von Vor-EKGs gezeigt werden, daß ihre Symptomatik auftrat, als die PQ-Dauer im kurzen Zeitraum von 0,24 sec auf über 0,35 sec anstieg und seitdem deutlich verlängert blieb.

AV-Blockierungen allgemein, AV-Block 1. Grades

Unter einem AV-Block versteht man eine Störung der atrioventrikulären Überleitung, die entweder permanent oder vorübergehend sein kann, basierend auf einer anatomischen oder funktionellen Veränderung. Abzugrenzen von einer AV-Blockierung ist die physiologische Überleitungsverzögerung und Refraktärzeit des AV-Knotens bei schnellen supraventrikulären Rhythmen oder früh einfallenden supraventrikuläre Extrasystolen.

Die AV-Blockierung kann im AV-Knoten selbst, im Hisbündel oder in den Faszikeln lokalisiert sein. Generell liegt einer Überleitungsblockierung im AV-Knoten häufiger eine funktionelle und einer Überleitungsblockierung in den Faszikeln öfter eine anatomische Störung zugrunde.

Die AV-Blockierungen werden in 3 Kategorien eingeteilt:
- beim AV-Block 1. Grades besteht nur eine verzögerte Überleitung,
- beim AV-Block 2. Grades werden nicht alle Vorhofaktionen übergeleitet,
- beim AV-Block 3. Grades werden keine Vorhofaktionen übergeleitet, es besteht eine komplette atrioventrikuläre Dissoziation.

Im folgenden wird der AV-Block 1. Grades erläutert, die AV-Blockierungen 2. und 3. Grades werden in EKG 174 bzw. 179 beschrieben.

AV-Block 1. Grades: Bei AV-Block 1. Grades wird jeder Vorhofimpuls auf die Ventrikel übergeleitet, wobei die PQ-Dauer den frequenzabhängigen Grenzwert übersteigt. Bei Normfrequenz beträgt die PQ-Dauer mehr als 0,20 sec, nur gelegentlich mehr als 0,4 sec, weil bei so langer PQ-Dauer oft AV-Blockierungen 2. Grades registriert werden. Bei normaler QRS-Konfiguration ist der Ort der Überleitungsverzögerung in aller Regel der AV-Knoten selbst, bei Schenkelblockierungen der AV-Knoten oder das Hisbündel.

Die PQ-Dauer kann abhängig vom vegetativen und insbesondere vagalen Tonus variieren. Bei Anstieg der Herzfrequenz ist ein Übergang vom erst- zum zweitgradigen AV-Block möglich.

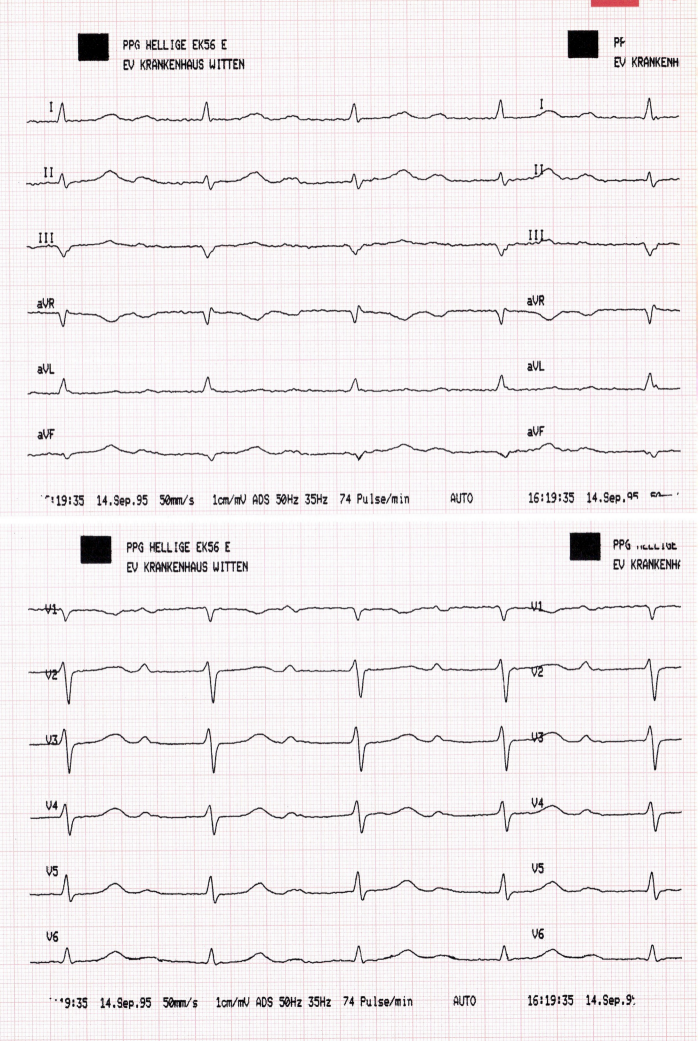

PPG HELLIGE EK56 E
EV KRANKENHAUS WITTEN

I

II

III

aVR

aVL

aVF

'':19:35 14.Sep.95 50mm/s   1cm/mV ADS 50Hz 35Hz 74 Pulse/min   AUTO   16:19:35 14.Sep.95

PPG HELLIGE EK56 E
EV KRANKENHAUS WITTEN

V1

V2

V3

V4

V5

V6

'':9:35 14.Sep.95 50mm/s   1cm/mV ADS 50Hz 35Hz 74 Pulse/min   AUTO   16:19:35 14.Sep.9

Klinik 59jähriger Patient, arterielle Hypertonie seit mehr als 20 Jahren, Chronisch-obstruktive Atemwegs-erkrankung, keine Synkopen, keine Palpitationen.
Medikation: Nifedipin, Furosemid, Theophyllin, inhalatives β-Mimetikum und Corticoid.

? EKG-Beurteilung? Wie beurteilen Sie den Rhythmus?

Die ersten QRS-Komplexe fallen zunächst nur leicht, die letzten deutlich unregelmäßig ein. Die QRS-Morphologie der letzten beiden Aktionen differiert etwas.

? Welcher Vorhofrhythmus liegt vor? Welche Relation besteht zwischen Vorhof- und Kammererregung?

Die Vorhofaktionen, besonders gut zu erkennen in den rechtspräkordialen Ableitungen, haben einen regelmäßigen Abstand um 800 msec. Bei normaler P-Konfiguration in den Extremitätenableitungen ist von einem Sinusrhythmus aus-zugehen.
Mit 0,25 mV ist das P in V1 und V2 grenzwertig erhöht als möglicher Hinweis auf ein P dextroatriale. Die P-Dauer beträgt 0,12 sec.

Schon bei den ersten Aktionen ist die PQ-Dauer verlängert und nimmt dann im weiteren Verlauf weiter zu. Nach der 6. Kammeraktion steigt der PQ-Abstand sprunghaft an. Im wei-teren Verlauf ist zu erkennen, daß nicht jede P-Welle von einem QRS-Komplex gefolgt ist, so daß ein AV-Block 2. Gra-des vorliegt.

? Welche Form der AV-Blockierung liegt vor?

Nach den Kriterien handelt es sich um einen AV-Block 2. Gra-des Typ I (Wenckebach) mit zunehmender AV-Verzögerung bis zum Ausfall der Überleitung. Die Kammerkomplexe sind schmal.

? Sind die letzten beiden Kammeraktionen übergeleitet? Welche sind die zugehörigen Vorhofaktionen?

Der vorletzten Kammeraktion geht ein P mit einer PQ-Dauer von fast 0,7 sec voran. Eine solche Überleitungszeit ist selten. Gegen die Überleitung spricht auch die etwas unterschied-liche Konfiguration von QRS im Vergleich zu den vorangehen-den Kammerkomplexen. So ist das S in V6 deutlich tiefer, ebenso das S in II, III und aVF.
Es handelt sich somit um eine Ersatzextrasystole. Die leicht unterschiedliche Konfiguration spricht für einen bifurkations-nahen Fokus in einem der Faszikel.

Der letzten Kammeraktion geht ein P mit einer PQ-Dauer von 0,14 sec voran. Für einen AV-Block 2. Grades Typ Wenckebach ist diese recht kurze PQ-Dauer ungewöhnlich. Tatsächlich ist die QRS-Konfiguration noch etwas verändert im Vergleich zu den übergeleiteten Normalaktionen, so daß auch hier eine faszikuläre Ersatzextrasystole anzunehmen ist. Die voran-gehende Vorhofaktion ist nicht übergeleitet.

Für Spezialisten:
Auch die letzte registrierte Vorhofaktion wird nicht oder zumindest verspätet übergeleitet, obwohl das AV-Überlei-tungssystem nicht mehr refraktär sein sollte, wenn Sie bei den ersten Normalaktionen den Abstand der vorangehenden Kammerkomplexe und der nachfolgenden P-Wellen beach-ten.
Es ergibt sich hier der Verdacht auf eine sog. „retrograde Invasion". Dabei führen die faszikulären Extrasystolen zu einer retrograden Depolarisation des AV-Knotens, ohne daß die Erregung retrograd den Vorhof erreicht. Die nächste Vorhofaktion trifft dann auf einen durch die retrograde Depolarisation noch refraktären AV-Knoten, die Überleitung wird blockiert. Solche retrograden Invasion können phasen-weise das Bild eines AV-Blockes 3. Grades imitieren.

? Wie beurteilen Sie die Kammerkomplexe?

Es liegt ein überdrehter Linkstyp vor mit Verdacht auf einen linksanterioren Hemiblock.
Die QRS-Dauer beträgt 0,10 sec. In V1 – V3 bestehen QS-Komplexe, in V4 kleines R, differentialdiagnostisch entweder bedingt durch den Lagetyp, eine linksventrikuläre Hypertro-phie oder einen abgelaufenen Vorderwandinfarkt. Allein anhand des EKGs ist eine sichere Unterscheidung nicht mög-lich. Echokardiographisch ließ sich kein abgelaufener Myo-kardinfarkt nachweisen, wohl aber eine ausgeprägte hyper-tensive Herzerkrankung, eine mäßige Vergrößerung des rechten Ventrikels und eine biatriale Dilatation.
Das S in V3 hat eine Amplitude von mehr als 3 mV als Zeichen der linksventrikulären Hypertrophie.

? Welche Veränderungen sind an den Kammerendteilen zu erkennen?

Die linkslateralen Ableitungen zeigen deszendierende ST-Streckenverläufe mit Übergang in präterminal negative T-Wellen. In Frage kommen Schädigungszeichen bei links-ventrikulärer Hypertrophie. Die ST-Hebungen in den rechts-präkordialen Ableitungen sind spiegelbildlich.

Zusammenfassung

Sinusrhythmus; AV-Block 2. Grades Typ I (Typ Wencke-bach), Überleitungsverhältnis nicht bestimmbar; 2 faszi-kuläre Ersatzextrasystolen. Verdacht auf P dextroatriale bzw. P biatriale; überdrehter Linkstyp, linksanteriorer Hemiblock; unspezifische Hinweise auf eine linksventri-kuläre Hypertrophie und Schädigung. Lagetyp- und hypertrophiebedingte verzögerte R-Amplitudenentwick-lung in V1 – V4.

AV-Block 2. Grades Typ I und II

Der AV-Block 2. Grades ist so definiert, daß nicht alle P-Wellen übergeleitet werden, supraventrikuläre Tachykar-dien und früh einfallende supraventrikuläre Extrasystolen ausgeschlossen. Dabei kann die Überleitungsblockierung nur ganz vereinzelte oder sehr viele Vorhofaktionen betreffen. Wenn viele Vorhofaktionen blockiert sind, ist das Unterscheidungskriterium gegenüber einem AV-Block 3. Grades eine atrioventrikuläre Relation mit wie-derkehrenden PQ-Intervallen. Bei einem AV-Block 3. Gra-des besteht keine erkennbare Relation.

AV-Blockierungen 2. Grades lassen sich unterteilen in den häufigeren Typ I (Typ Wenckebach) und den Typ II (Typ Mobitz). Synonym ist die Bezeichnung AV-Block 2. Grades Typ Mobitz I und II.

Fortsetzung S. 418 ▶

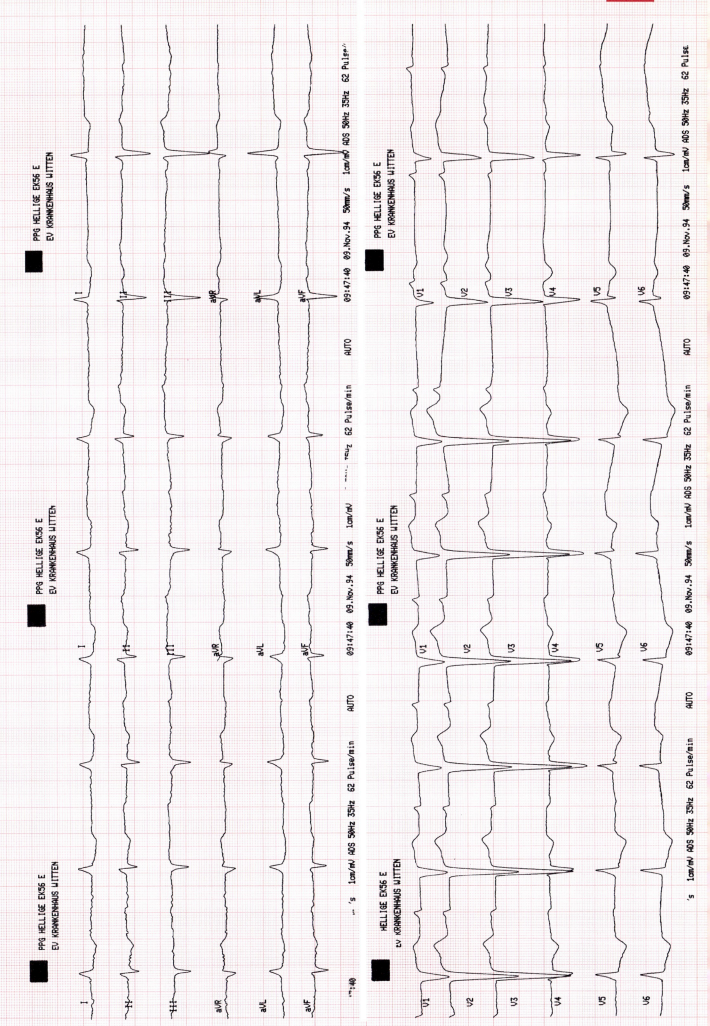

EKG 174

Der AV-Block 2. Grades Typ I ist charakterisiert durch eine zunehmende Verlängerung der PQ-Dauer mit letztlich blockierter Überleitung einer P-Welle. Beim Typ II des AV-Blocks 2. Grades bleibt die PQ-Dauer vor der AV-Blockierung konstant (Abb. **63 a** und **b**).

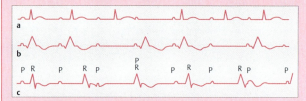

Abb. **63** Höhergradige AV-Blockierungen
a.) AV-Block 2. Grades Typ Mobitz I (Wenckebach)
b.) AB-Block 2. Grades Typ Mobitz II
c.) AV-Block 3. Grades

AV-Blockierungen 2. Grades Typ Wenckebach (Typ I) haben folgende Charakteristika:

- Die PQ-Dauer ist in einem unterschiedlichen Ausmaß variabel, am kürzesten in der Regel nach einer blockierten Überleitung und zunehmend im Laufe der nächsten Aktionen.
- Oft ist auch das kürzeste PQ-Intervall verlängert.
- Die Kammerkomplexe sind in der Regel schmal; unabhängig davon können Schenkelblockierungen vorliegen.
- Die Blockierung ist meist im AV-Knoten lokalisiert, seltener im Hisbündel. Pharmakologische, aber auch vegetative oder ischämische Ursachen stehen im Vordergrund.
- Unter positiv-dromotroper Medikation (Katecholamine, Atropin) verbessert sich die AV-Überleitung, oft mit Übergang in einen AV-Block 1. Grades oder auch in eine normale PQ-Dauer.
- AV-Blockierungen 2. Grades Typ I (Wenckebach) sind meist passager, ihre Prognose gut. Eine Ausnahme ist ein hohes Blockierungsverhältnis bei älteren Patienten. Der Übergang in AV-Blockierungen 3. Grades ist nicht häufig. Akute Todesfälle als Folge einer Asystolie sind selten, weil unterhalb des Blocks mit dem His-Bündel ein potentielles suprabifurkales Ersatzzentrum zur Verfügung steht.

AV-Blockierungen 2. Grades Typ II (Mobitz) zeichnen sich folgendermaßen aus:

- Mit Ausnahme der Vorhofaktionen, deren Überleitung blockiert ist, ist die PQ-Dauer gleichbleibend, oft normal.
- Die häufigste Form des AV-Blocks 2. Grades Typ II ist der 2:1-Block. Dabei wird jede 2. Vorhoferregung nicht auf die Kammern übergeleitet. Beachten Sie aber, daß mehr als 70 % der 2:1-Blockierungen tatsächlich vom Wenckebach-Typ des zweitgradigen AV-Blocks sind.
- Die Kammerkomplexe sind fast immer schenkelblockartig deformiert.
- Der Ort der intermittierenden Blockierungen liegt im distalen His-Bündel oder in einem der 3 Schenkel, wobei die übrigen beiden Schenkel bereits blockiert sind. Die Blockierungslokalisation erklärt die gleichbleibende PQ-Dauer, da die Überleitung nach dem Alles-oder-nichts-Prinzip erfolgt, während sich im AV-Knoten die Überleitung zunehmend verzögert, ehe sie ausfällt.
- Der AV-Block 2. Grades Typ II ist Folge einer anatomischen Schädigung bzw. Degeneration meist im infrabifurkalen Erregungsleitungssystem. Eine positiv-dromotrope Medikation bleibt in der Regel ohne Einfluß auf die intermittierende Überleitungsblockierung.
- Die Prognose ist schlechter als beim Wenckebach-Block. Der Übergang in einen AV-Block 3. Grades ist häufig. Durch den tiefen Sitz der Blockierung kommen nur noch tertiäre Ersatzzentren in Frage, die sehr instabil sein können. Meist besteht die Indikation zur Schrittmacherimplantation.

Die Unterschiede der AV-Blockierungen Typ I und II wurden oben schlagwortartig beschrieben. Im Einzelfall kann die Differenzierung schwierig sein; Übergänge sind möglich.

PPG HELLIGE EK56 E
EV KRANKENHAUS WITTEN

I   II   III   aVR   aVL   aVF

09:47:40   09.Nov.94   50mm/s   1cm/mV   ADS 50Hz 35Hz   62 Pulse/min

AUTO

PPG HELLIGE EK56 E
EV KRANKENHAUS WITTEN

V1   V2   V3   V4   V5   V6

09:47:40   09.Nov.94   50mm/s   1cm/mV   ADS 50Hz 35Hz   62 Pulse

AUTO

Klinik 56jähriger Patient, Diabetes mellitus, Hypercholesterinämie, am Vorabend erstmals stärkste thorakale Schmerzen für eine Dauer von 20 Minuten; vor 5 Stunden erneut auftretende retrosternale Beschwerden, in wechselnder Intensität anhaltend.

? EKG-Beurteilung? Wie beurteilen Sie den Rhythmus?

Zu erkennen sind regelmäßig einfallende Kammeraktionen mit einer Frequenz von 47/min, deren R-R-Abstand nur ganz leicht variiert. Es gehen Vorhofaktionen voran mit einer deutlich verlängerten PQ-Dauer von 0,28 sec. Die P-Dauer beträgt 0,12 sec., die QRS-Dauer 0,10 sec.

? Schließen Sie sich der Diagnose einer Sinusbradykardie mit AV-Block 1. Grades an?

Gut zu erkennen in III und aVF sind Vorhofaktionen am Ende der T-Welle. Der P-P-Abstand bleibt gleich, so daß ein Sinusrhythmus mit einer Frequenz von 94/min mit einem AV-Block 2. Grades und einer 2:1-Überleitung vorliegt.

? Welcher Typ des AV-Blockes 2. Grades liegt vor? Typ I (Wenckebach) oder Typ II (Mobitz)?

Für eine AV-Block 2. Grades Typ I sprechen die verlängerte PQ-Dauer der übergeleiteten Vorhofaktionen und insbesondere die schmalen Kammerkomplexe.

? Wie beurteilen Sie die Kammeranfangsgruppen und -endteile? Was ist die Ursache des AV-Blocks 2. Grades?

Das kleine Q in III und aVF erfüllt nicht die Kriterien eines Pardee-Q. Die Kammeranfangsgruppe ist in beiden Ableitungen leicht aufgesplittert.
Die ST-Strecke ist für die R-Amplitude in III und aVF deutlich angehoben mit Übergang in eine biphasische, positiv-negative T-Welle. Spiegelbildliche ST-Streckensenkungen zeigen die Ableitungen V2 – V6 sowie I und aVL.
Es besteht also der Befund eines akuten Hinterwandinfarkts im beginnenden Übergang zum reaktiven Folgestadium.

Wie schon in EKG 84 erwähnt, gehen die Gefäße, die die AV-Knotenregion versorgen, in der Regel von proximalen Anteilen der rechten Herzkranzarterie ab. Die bei Hinterwandischämie resultierenden AV-Blockierungen 1. – 3. Grades sind in aller Regel im AV-Knoten lokalisiert und passager.

Zusammenfassung

Sinusrhythmus mit AV-Block 2. Grades Typ I, regelmäßige 2:1-Überleitung; Normtyp; Zeichen eines akuten Hinterwandinfarkts mit beginnendem Übergang zum reaktiven Folgestadium; spiegelbildliche Veränderungen der Kammerendteile in den linkspräkordialen Ableitungen; diskrete Rechtsverspätung.

Bemerkungen: Am Abend des Aufnahmetages bestand nur noch ein AV-Block 1. Grades, am 2. Postinfarkttag waren die Überleitungsverhältnisse normal.
Sofort nach der stationären Aufnahme war eine Lysetherapie mit rt-PA durchgeführt worden. Koronarangiographisch zeigte sich später eine koronare Zweigefäßerkrankung mit subtotaler Stenosierung der proximalen rechten Herzkranzarterie und einer 60 %igen Stenose im mittleren Drittel des Ramus interventricularis anterior.

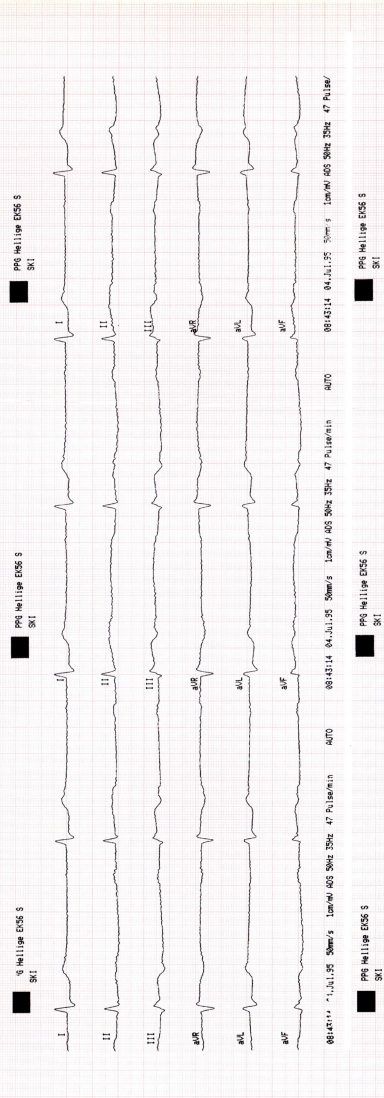

Klinik 75jähriger Patient, arterielle Hypertonie, seit mehreren Wochen vermehrte Abgeschlagenheit, Schwindelsymptomatik, Belastungsdyspnoe, keine Synkopen.

? **EKG-Beurteilung? Wie beurteilen Sie den Rhythmus?**

Die verbreiterten Kammerkomplexe fallen regelmäßig mit einer Frequenz 48/min ein. Gut zu erkennen sind die vorangehenden P-Wellen mit einer PQ-Dauer von 0,20 sec. Die Vorhoferregungen sind mit einer Dauer von 0,14 sec verbreitert, deutlich doppelgipflig, es besteht ein P mitrale.

? **Erkennen Sie weitere Vorhofaktionen?**

In V1 ist gegen Ende von T jeweils eine weitere Vorhofaktion zu erkennen. Der P-P-Abstand ist regelmäßig, so daß ein Sinusrhythmus mit einer Frequenz von 96/min und einer 2:1-Überleitung auf die Kammern vorliegt.

? **Handelt es sich um einen Typ I oder einen Typ II des AV-Blockes 2. Grades?**

Für einen AV-Block 2. Grades Typ II (Typ Mobitz) spricht die frequenzbezogen noch grenzwertige AV-Überleitungszeit und das Schenkelblockbild.
Prinzipiell ist jedoch ein 2:1-Block im AV-Knoten bei vorbestehendem Schenkelblockbild ebenso denkbar. Klärung brachte hier die elektrophysiologische Untersuchung. Bei den nicht übergeleiteten Vorhofaktionen lag der Block distal des His-Bündels. Im AV-Knoten war die Leitungsgeschwindigkeit konstant verlangsamt.

? **Wie beurteilen Sie die Kammerkomplexe?**

Als Lagetyp besteht ein Linkstyp. Die QRS-Dauer beträgt 0,14 sec. Es besteht ein Linksschenkelblock mit den dafür typischen Veränderungen der Kammerendteile. Hier stört auch nicht das konkordante T in II, da die ST-Strecke leicht gesenkt verläuft und damit diskordant ist.
Das tiefe S in V2 und das hohe R in V6 und Nehb D weisen auf eine linksventrikuläre Hypertrophie hin.

___Zusammenfassung___
Sinusrhythmus mit AV-Block 2. Grades Typ II mit regelmäßiger 2:1-Überleitung; Linksschenkelblock; Zeichen der linksventrikulären Hypertrophie.

I   I

II   II

III   III

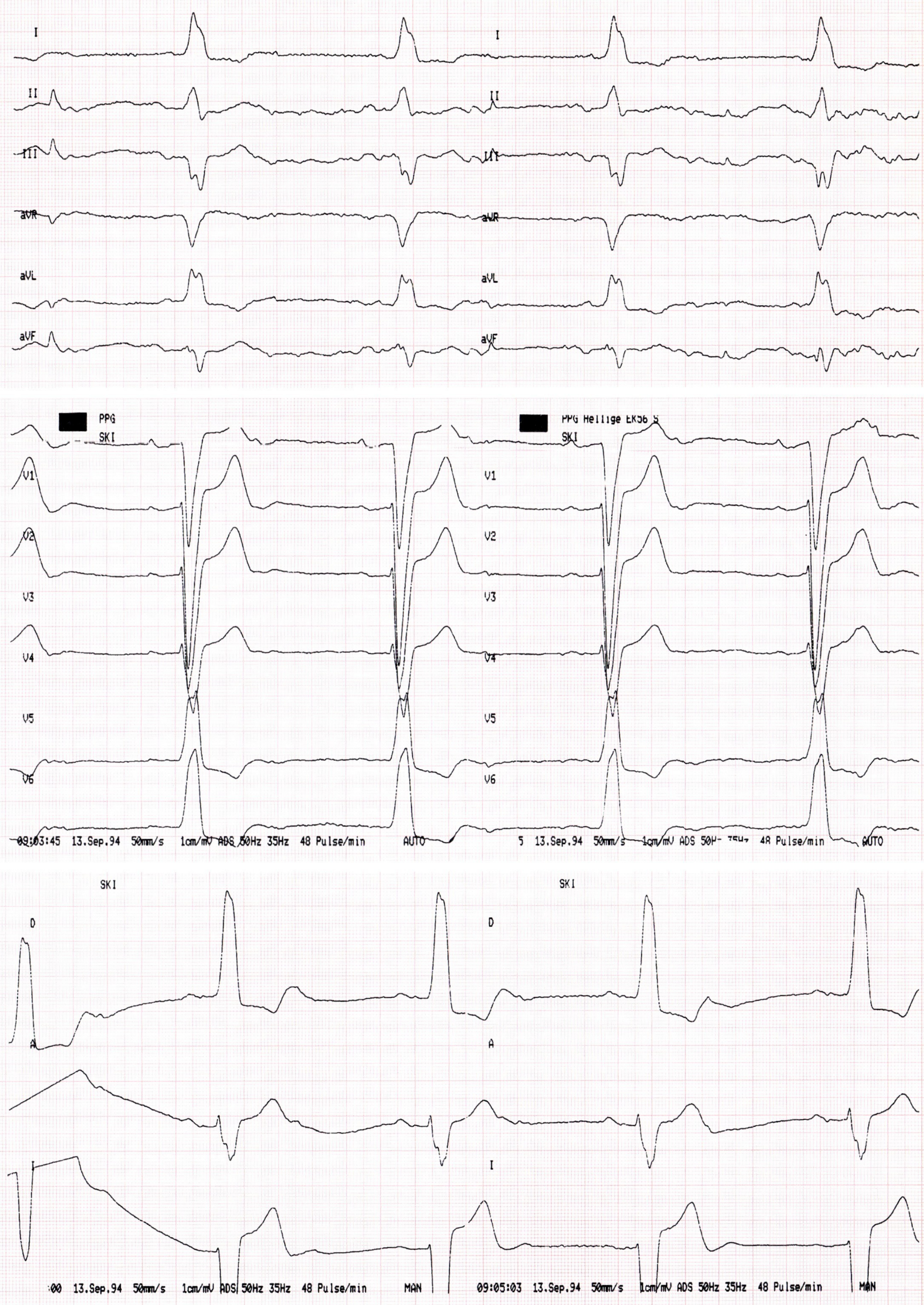

aVR   aVR

aVL   aVL

aVF   aVF

PPG
SKI

PPG Hellige EK56 S
SKI

V1   V1

V2   V2

V3   V3

V4   V4

V5   V5

V6   V6

09:03:45 13.Sep.94 50mm/s   1cm/mV ADS 50Hz 35Hz 48 Pulse/min   AUTO   5 13.Sep.94 50mm/s   1cm/mV ADS 50Hz 35Hz 48 Pulse/min   AUTO

SKI   SKI

D   D

A   A

I   I

:00 13.Sep.94 50mm/s   1cm/mV ADS 50Hz 35Hz 48 Pulse/min   MAN   09:05:03 13.Sep.94 50mm/s   1cm/mV ADS 50Hz 35Hz 48 Pulse/min   MAN

Klinik 78jährige Patientin, in den letzten 3 Monaten achtmalige Synkope, jeweils ohne Prodromalphase. Sonst altersentsprechend gute körperliche Leistungsfähigkeit; keine kardialen Vorerkrankungen bekannt.

? EKG-Beurteilung?

Zu erkennen sind in Zweiergruppen angeordnete Kammeraktionen mit einem ähnlichen R-R-Abstand.

? In welchem Verhältnis stehen dazu die Vorhofaktionen?

Die Vorhofaktionen fallen annähernd regelmäßig ein mit einer Frequenz um 92/min. Die PQ-Dauer der beiden jeweils übergeleiteten Vorhofaktionen liegt im oberen Normbereich, die nachfolgende Vorhofaktion wird dann regelmäßig nicht übergeleitet.

? Welche Form des AV-Blockes 2. Grades ist anzunehmen?

Für einen Typ II (Mobitz) spricht die relativ kurze und bei der jeweils zweiten Aktion nicht verlängerte PQ-Dauer. Die Kammeraktionen sind schenkelblockartig deformiert.
Es liegt also ein AV-Block 2. Grades Typ II vor mit regelmäßiger 3:2-Überleitung. Dieses gleichbleibende Überleitungsverhältnis ist ein seltener Befund bei Mobitz-II-Blockierungen, häufiger sind 2:1-Überleitungen oder unregelmäßige Überleitungsblockierungen.

? Wie beurteilen Sie die Kammerkomplexe?

Überdrehter Linkstyp; die QRS-Dauer beträgt 0,13 sec. Der Beginn der endgültigen Negativität in I, V6 und Nehb D ist verzögert, somit besteht ein Linksschenkelblock.
Die QS-Komplexe in V1 – V4 sind einerseits durch den Lagetyp, andererseits durch den Linksschenkelblock verursacht. Der R/S-Übergang liegt linksverschoben in V6. Die Kammerendteile sind für einen Linksschenkelblock unauffällig. In Nehb D bestehen zwar konkordant positive T-Wellen, normal sind aber die diskordant gesenkten ST-Strecken.

Zusammenfassung

Sinusrhythmus. AV-Block 2. Grades Typ II (Mobitz) mit regelmäßiger 3:2-Überleitung; Linksschenkelblock.

Bemerkungen: Bei AV-Block 2. Grades Typ II und mehrfachen Synkopen ohne Prodromi wurde ein Zweikammer-Schrittmachersystem implantiert.

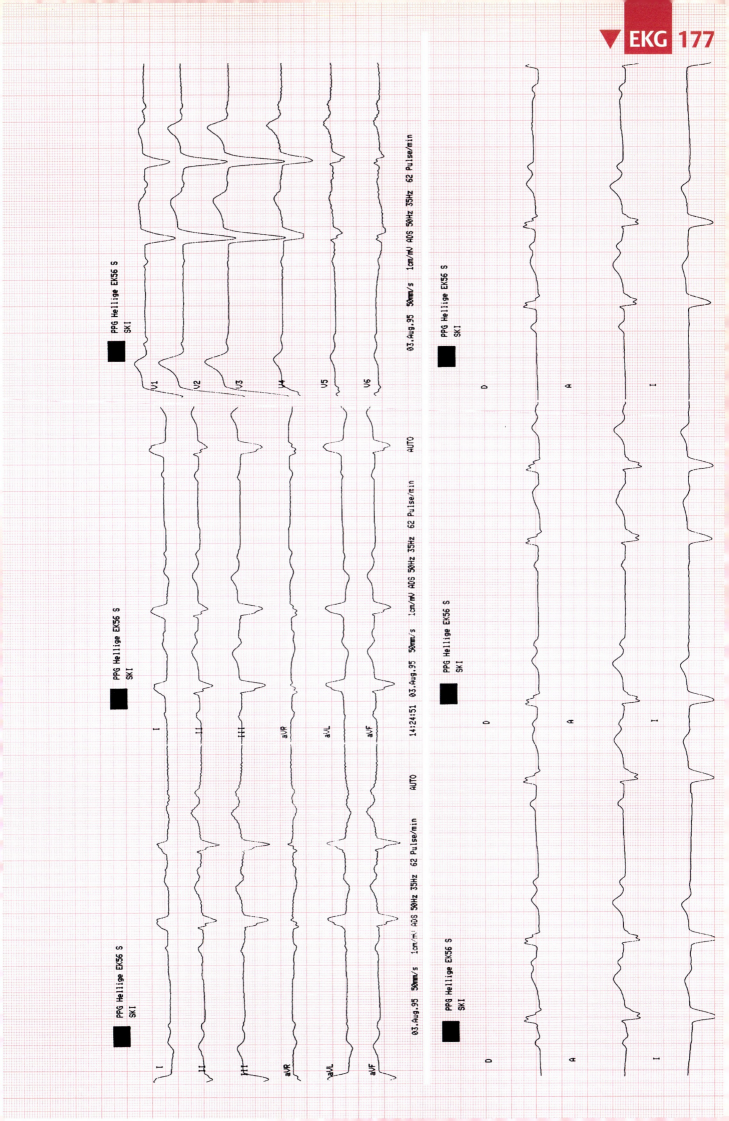

Klinik 70jähriger Patient. Wegen einer anhaltenden Abgeschlagenheit und Minderung der körperlichen Leistungsfähigkeit hatte der Patient selbst seine Digitoxin-Medikation auf 0,2 mg/Tag erhöht. Langjährige arterielle Hypertonie.

? EKG-Beurteilung? Wie beurteilen Sie den Rhythmus?

Zu erkennen sind unregelmäßig einfallende Kammeraktionen. Zur weiteren Differenzierung sollte man zunächst den Vorhofrhythmus klären.
In den oberen beiden simultanen Streifen fallen die Vorhofaktionen bei nahezu gleichbleibender Morphologie leicht unregelmäßig ein, hier ist eine Sinusarrhythmie wahrscheinlich. Wir werden auf diesen Befund noch einmal zurückkommen.

? Welche Relation besteht zwischen den Vorhof- und den Kammeraktionen?

Die 1. Kammeraktion ist sicherlich nicht von der unmittelbar davor liegenden atrialen Aktion übergeleitet. Der Abstand zu der P-Welle davor beträgt 1050 msec, so daß eine suprabifurkale Ersatzextrasystole wahrscheinlich ist. Die nächste Kammeraktion fällt etwas vorzeitiger ein und ist mit einer langen PQ-Dauer übergeleitet.
Bei dem 3. QRS-Komplex ist in Folge des langen R-R-Abstandes und des langen PQ-Abstandes und bei minimal veränderter Morphologie im Vergleich zu vorhergehenden Kammeraktionen erneut eine suprabifurkale Ersatzextrasystole anzunehmen. Die 4. Kammeraktion ist wieder übergeleitet.

Der R-R-Abstand zwischen der 2. und 3. Kammererregung findet sich minimal kürzer zwischen der 1. und 2. Kammeraktion in den Nehb-Ableitung wieder und noch etwas kürzer zwischen der 3. und 4. Dieser R-R-Abstand von ca. 1500 msec entspricht somit der Periodendauer des sekundären Ersatzzentrums.

? Wie beschreiben Sie den vorliegenden Rhythmus?

Es handelt sich um einen AV-Block 2. Grades Typ I (Wenckebach). Durch das suprabifurkale Ersatzzentrum ist die Periodizität des zweitgradigen AV-Blocks nicht abzuschätzen, möglicherweise läge eine 2:1-Überleitung vor; das sekundäre Automatiezentrum wartet die damit verbundene Pause aber nicht ab.
Die oben beschriebene leichte Sinusarrhythmie ist evtl. Folge einer etwas instabilen Aktivität des Sinusknotens. Differentialdiagnostisch kann ein wechselndes atrioventrikuläres Verhältnis über ein damit verbundenes unterschiedliches Schlagvolumen und den Barorezeptorenreflex den Sinusrhythmus beeinflussen.

? Wie erklärt sich das leicht wechselnde Kopplungsintervall des suprabifurkalen Ersatzzentrums zu den vorhergehenden Kammeraktionen?

Sekundäre Ersatzzentren werden bei normaler Aktivität des primären Zentrums – des Sinusknotens – in ihrer Aktivität, das heißt in der Geschwindigkeit der spontanen Phase IV-Depolarisation, unterdrückt. Bei Ausfall des primären Schrittmachers ist daher die Aktivität eines sekundären Zentrums

initial oft etwas verlangsamt und beschleunigt sich dann über die nächsten Aktionen. Es handelt sich um ein sog. „warming up"-Phänomen.
Im vorliegenden Fall kann spekuliert werden, ob zwischen der Registrierung des oberen Zwölfkanal-EKGs und der unteren Nehb-Ableitungen über 1 Minute später das sekundäre Zentrum häufiger aktiv war und damit etwas schneller wurde. Eine 2. Erklärung ist, daß bei nur intermittierendem Einfallen eines sekundären Zentrums dessen Schrittmacheraktivität etwas labil sein kann.

? Wie beurteilen Sie die Kammerkomplexe?

Die übergeleiteten Aktionen zeigen einen Normtyp, die Aktionen des Ersatzzentrums einen Steiltyp.
Die QRS-Dauer beträgt 0,10 sec. Der Sokolow-Lyon-Index ist positiv, zudem besteht auch ein hohes R in Nehb D als Zeichen der linksventrikulären Hypertrophie. Die deutlichen ST-Streckensenkungen in den linkslateralen und inferioren Ableitungen sind einerseits Schädigungszeichen bei linksventrikulärer Hypertrophie und andererseits digitalisbedingt.

Zusammenfassung

Sinusarrhythmie, Normtyp, AV-Block 2. Grades Typ I (Wenckebach); suprabifurkales Ersatzzentrum; Zeichen der linksventrikulären Hypertrophie und Schädigung; Digitaliszeichen.

Bemerkungen: Nach Absetzen der Digitalistherapie und Unterbrechung des enterohepatischen Kreislaufs des Digitoxin mit Cholestyramin zeigte sich schon bei niedrig-normalem Digitoxinspiegel ein normfrequenter Sinusrhythmus ohne AV-Überleitungsverzögerung.

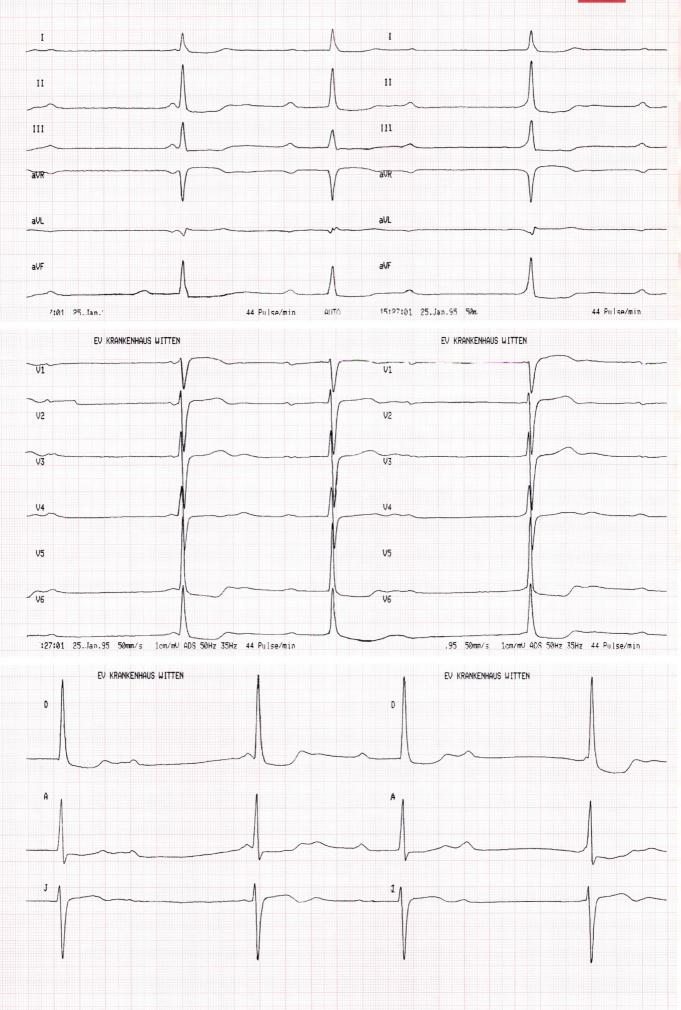

I
II
III
aVR
aVL
aVF

7:01 25. Jan.   44 Pulse/min   AUTO   15:27:01 25. Jan. 95 50m.   44 Pulse/min

EV KRANKENHAUS WITTEN   EV KRANKENHAUS WITTEN

V1
V2
V3
V4
V5
V6

:27:01 25. Jan. 95 50mm/s   1cm/mV ADS 50Hz 35Hz 44 Pulse/min   .95 50mm/s   1cm/mV ADS 50Hz 35Hz 44 Pulse/min

EV KRANKENHAUS WITTEN   EV KRANKENHAUS WITTEN

D
A
J

Klinik 70jährige Patientin, seit 3 Wochen vermehrte körperliche Abgeschlagenheit und Belastungsdyspnoe, keine Synkopen.

? EKG-Beurteilung? Wie beurteilen Sie den Rhythmus?

Vor der ersten Antwort muß ich noch eine Frage stellen:

? Wie hoch ist die Vorhoffrequenz?

Die Vorhoffrequenz ist am besten zu erkennen aus dem Abstand der P-Welle vor der vorzeitig einsetzenden Kammeraktion und der nachfolgenden P-Welle. Mit diesem Abstand kann man die übrigen P-Wellen durchzirkeln. Die Frequenz liegt bei 91/min.

? Welchem Rhythmus unterliegen die Kammerkomplexe? Welche Relation besteht zu den Vorhofaktionen?

Mit Ausnahme des verkürzten R-R-Abstandes der 2. und 3. Kammeraktion ist der Abstand der übrigen QRS-Komplexe mit 1220 msec konstant, entsprechend einer Frequenz von 49/min. Der PQ-Abstand scheint bei den langsamen Kammeraktionen auf den ersten Blick gleich zu sein, bei genauer Ausmessung schwankt er aber zwischen 560 und 720 msec. Eine Gesetzmäßigkeit ist nicht erkennbar. Zudem beträgt die Vorhoffrequenz nicht das Doppelte der Kammerfrequenz, so daß in den langsamen Phasen keine 2:1-Überleitung besteht. Die 3. Vorhofaktion erscheint mit einer PQ-Dauer von 0,14 sec übergeleitet, sie fällt vorzeitig ein.

? Welche Gesamtbeurteilung des Rhythmus ergibt sich daraus?

Bei den langsamen Phasen handelt es sich um einen AV-Block 3. Grades. Die einzelne vorzeitig auftretende Aktion legt einen intermittierenden AV-Block 3. Grades nahe.
Wir kommen darauf noch einmal zurück.

? Wie beurteilen Sie die Kammerkomplexe?

Als Lagetyp besteht ein Linkslagetyp. Die QRS-Dauer beträgt 0,13 sec, es besteht ein Rechtsschenkelblock mit rsR'-Konfiguration in V1.
Die gesenkten ST-Streckenverläufe mit Übergang in annähernd gleichschenklig terminal negative T-Wellen in V2 und präterminal negative T-Wellen in V3 wären noch mit dem Rechtsschenkelblock vereinbar. Die ST-Streckensenkungen persistieren aber bis V6 (die Patientin war digitalisiert).
Auffällig sind die verstärkten T-Negativierungen nach der etwas vorzeitigen Kammeraktion als Hinweis auf einen frequenzabhängigen Effekt der Veränderungen der Kammerendteile. Die angedeuteten TU-Verschmelzungswellen waren nicht durch eine Hypokaliämie oder eine antiarrhythmische Medikation verursacht.

? Zu dem AV-Block 3.Grades: Handelt es sich um ein sekundäres oder tertiäres Ersatzzentrum?

Ein tertiäres Ersatzzentrum hat einen ventrikulären Erregungsursprung und damit eine QRS-Dauer von mindestens 0,14 sec. Die QRS-Morphologie ist dabei weniger typisch links- oder rechtsschenkelblockartig deformiert als im vorliegenden Fall.

Nun zu der vorzeitigen Kammeraktion mit gleicher QRS-Konfiguration. Im Falle eines tertiären Ersatzrhythmus der übrigen QRS-Komplexe sollte diese Aktion bei atrioventrikulärer Überleitung eine ganz andere Morphologie aufweisen. Auch eine ventrikuläre Extrasystole sollte ihre Konfiguration im Vergleich zu dem tertiären Zentrum ändern.

Bei AV-Block 3. Grades ist also ein suprabifurkales Ersatzzentrum mit zusätzlichem Rechtsschenkelblock anzunehmen. Der Sitz des AV-Blocks 3. Grades wäre in diesem Fall der AV-Knoten. Unter Monitorkontrolle zeigten sich mehrfach vorzeitige Kammeraktionen mit kurzer PQ-Dauer und gleicher QRS-Morphologie. Immerhin ungewöhnlich für eine Überleitungsblockierung im AV-Knoten ist das niedrignormale PQ-Intervall der übergeleiteten Aktion.

Zusammenfassung

Sinusrhythmus; intermittierender AV-Block 3. Grades mit suprabifurkalem Ersatzzentrum; einmalige atrioventrikuläre Überleitung; Linkstyp; Rechtsschenkelblock; Veränderungen der Kammerendteile bei Digitalistherapie.

Bemerkungen: Nach Absetzen der Digitalisierung bestand nur noch ein AV-Block 1. Grades; die PQ-Dauer betrug 0,23 sec. Das weist zusätzlich auf den Sitz der passageren AV-Blockierungen 3. Grades im AV-Knoten hin.

AV-Block 3. Grades

Wenn phasenweise oder permanent keine Vorhofaktionen auf die Kammern übergeleitet werden, liegt ein AV-Block 3. Grades vor. Die Vorhöfe und Ventrikel werden durch unabhängige Schrittmacher kontrolliert (Abb. **63c**). Der AV-Block 3. Grades ist eine Form der kompletten AV-Dissoziation. Für die Diagnose eines AV-Blocks 3. Grades ist ohne Bedeutung, ob supraventrikulär ein Sinusrhythmus oder eine supraventrikuläre Tachyarrhythmie vorliegt. Der ventrikuläre Rhythmus ist ganz überwiegend regelmäßig, kann aber durch ventrikuläre Extrasystolen, einen Wechsel des Schrittmacherzentrums oder durch vegetative Einflüsse seine Frequenz variieren.

Weitere Charakteristika des AV-Blocks 3. Grades:
- Je nach Sitz der AV-Blockierung im AV-Knoten, im His-Bündel oder in den Faszikeln kann das Ersatzzentrum supra- und infrabifurkal liegen. Bei Blockierungen im AV-Knoten sitzt das Ersatzzentrum meist im His-Bündel. Die Kammerkomplexe können schmal sein, wenn nicht zusätzlich ein Schenkelblock vorliegt. Die Frequenzen des sekundären Ersatzzentrums liegen um 40 – 60/min. Ein infrabifurkales (tertiäres) Ersatzzentrum hat naturgemäß breite Kammerkomplexe zur Folge, die Frequenzen liegen meist bei 30 – 45/min.
- Im AV-Knoten lokalisierte AV-Blockierungen 3. Grades können erworben oder kongenital sein. Erworbene Formen sind oft vorübergehend und gelegentlich einer positiv-dromotropen Therapie zugänglich. Tief sitzende AV-Blockierungen 3. Grades sind in der Regel konstant, resistent gegenüber einer pharmakologischen Intervention und bedürfen meist einer Schrittmachertherapie.

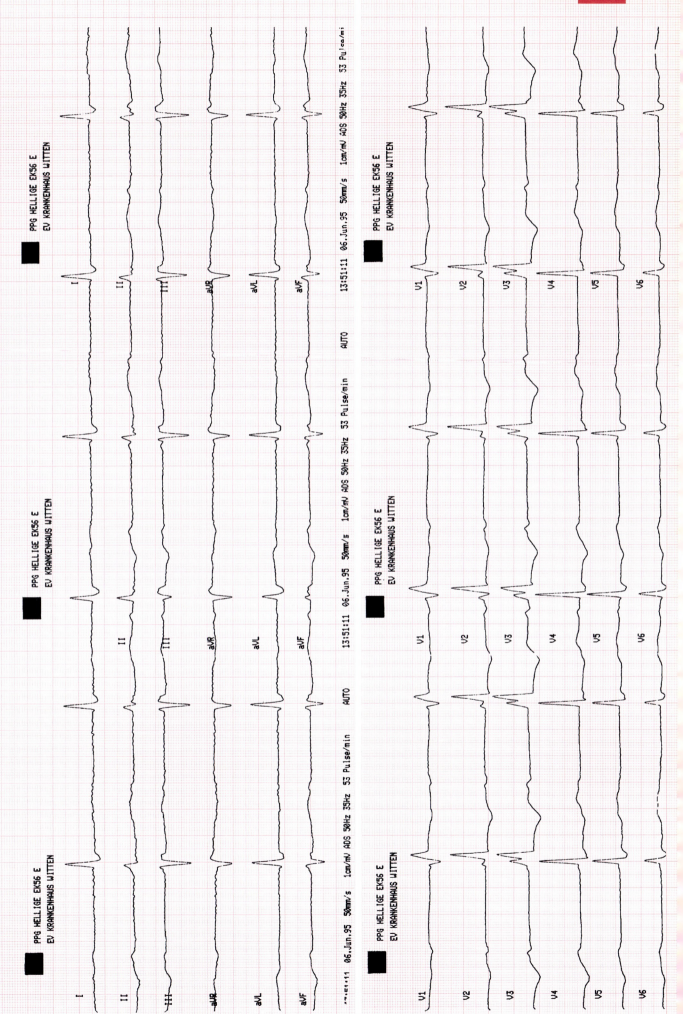

PPG HELLIGE EK56 E
EV KRANKENHAUS WITTEN

I

II

III

aVR

aVL

aVF

13:51:11 06.Jun.95 50mm/s 1cm/mV AOS 50Hz 35Hz 53 Pulse/min AUTO

V1

V2

V3

V4

V5

V6

Klinik 69jähriger Patient, Zustand nach Myokardinfarkt vor 3 Monaten, kurz danach war in einen auswärtigen Krankenhaus ein Schrittmacher implantiert worden; stationäre Aufnahme des Patienten mit einer ähnlichen Symptomatik wie vor der Schrittmacherimplantation: allgemeines Unwohlsein, Schwindel, Dyspnoe bei mäßiger Belastung.

[?] EKG-Beurteilung? Rhythmus?

Die Kammerkomplexe fallen regelmäßig mit einer bradykarden Frequenz von 44/min ein. Zu erkennen ist ein wechselndes Verhältnis der Vorhof- und Kammeraktionen. Die Vorhoffrequenz beträgt 75/min.

[?] Besteht eine atrioventrikuläre Überleitung?

Die Kammeraktionen fallen unabhängig von den Vorhofaktionen ein, es besteht ein AV-Block 3. Grades.

[?] Handelt es sich um einen sekundäres oder um ein tertiäres Ersatzzentrum?

Die QRS-Dauer beträgt 0,14 sec. Die Kammeranfangsgruppen zeigen einen überdrehten Linkstyp und einen Rechtsschenkelblock. Diese Konfiguration legt zwar ein suprabifurkales Ersatzzentrum nahe, ein tiefer sitzendes Zentrum ist aber nicht auszuschließen.

[?] Zeigen die Kammeranfangsgruppen Besonderheiten?

Auffällig ist das tiefe und breite Q in V2 – V4, die Q-Dauer beträgt bis 0,04 sec. Ähnliche Veränderungen finden sich auch in Nehb A und Nehb I. Sie weisen auf einen abgelaufenen Vorderwandinfarkt hin. Auffällig sind auch die leicht angehobenen ST-Streckenverläufe mit Übergang in präterminal negative T-Wellen in V4 und Nehb I, formal besteht ein Stadium (I-) II. In den linkslateralen Ableitungen sind die Kammerendteile unauffällig.

[?] Was weist auf den implantierten Herzschrittmacher hin?

Es finden sich kleine Schrittmacherimpulse in V4 und V5 sowie in Nehb A. Der Abstand der Stimuli ist 1350 msec.
Die kleinen Spikes sprechen für ein bipolares Schrittmachersystem. Es folgen weder Vorhof- noch Kammererregungen auf die Schrittmacherimpulse, so daß eine Fehlfunktion mit einem sog. Exit-Block vorliegt (Pacing-Fehlfunktion).

[?] Ein Stimulusintervall von 1350 msec entspricht einer Herzfrequenz von 44/min. War der Schrittmacher zuvor tatsächlich so langsam eingestellt worden? Wie erklärt sich die gleiche Frequenz wie die der Kammeraktionen des Ersatzzentrums?

Der Abstand der Schrittmacherimpulse zu den vorangehenden Kammeraktionen ist konstant, so daß die Eigenaktionen vom Schrittmacher offenbar regelrecht detektiert werden, die Reizabgabe erfolgt nach ca. 870 msec, entsprechend einer Stimulationsfrequenz von 70/min. Es besteht also ein regelrechtes Sensing mit Exit-Block des Impulses.

Zusammenfassung

Sinusrhythmus; AV-Block 3. Grades mit vermutlich suprabifurkalem Ersatzzentrum; intraventrikuläre Erregungsausbildung mit dem Bild eines bifaszikulären Blockes vom anterioren Typ. Zeichen eines abgelaufenen Vorderwand-Q-Infarktes, formal im (Übergang zum) reaktiven Folgestadium. VVI-Schrittmachersystem mit regelrechter Sensingfunktion und Exit-Block.

Bemerkungen: Die Überprüfung des Schrittmachersystems ergab eine extrem hohe Reizschwelle der ventrikulären Sonde. Bei der Schrittmacherrevision wurde einerseits die ventrikuläre Schraubsonde neu plaziert, andererseits eine atriale Sonde hinzugefügt, um mit einem Zweikammer-Schrittmachersystem die atrioventrikuläre Synchronisation gewährleisten zu können.

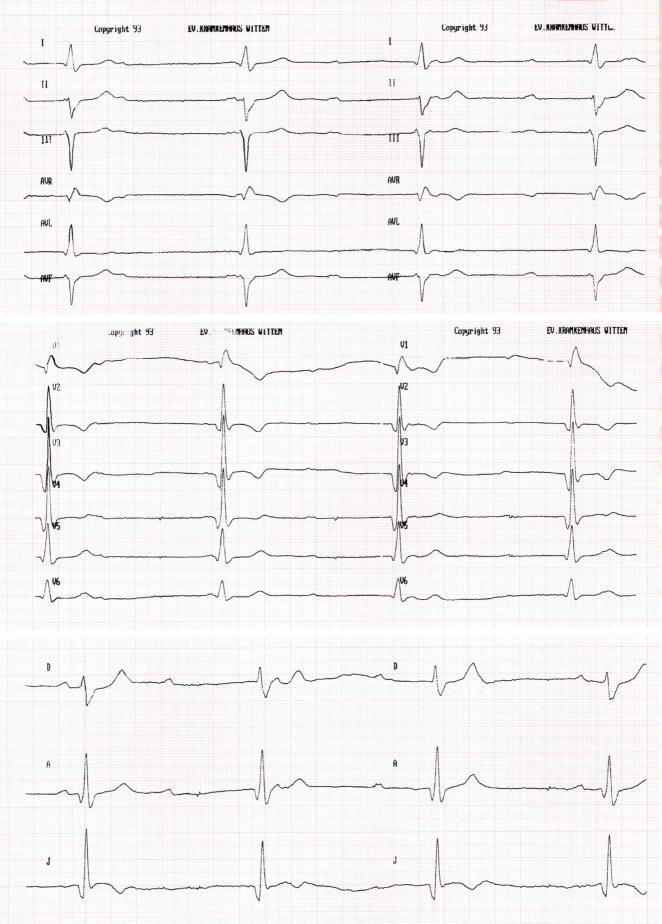

Klinik 59jähriger Patient, vor 9 Stunden aufgetretene, heftige retrosternale Schmerzen, ausstrahlend in beide Thoraxseiten und in beide Arme. Mehrmaliges Erbrechen. Zum Zeitpunkt der Aufnahme noch mäßiges retrosternales Druckgefühl.

? EKG-Beurteilung? Rhythmus?

Die Kammerkomplexe fallen regelmäßig mit einer Frequenz von 62/min ein.

? Welcher Vorhofrhythmus ist zu erkennen? Wie ist die AV-Überleitung zu beschreiben?

Die Vorhofaktionen sind besonders gut in Nehb D zu erkennen. Bei gleichbleibendem R-R-Abstand ist die Relation der Vorhof- zu den Kammeraktion wechselnd und ohne erkennbare Regelhaftigkeit. Es ergibt sich der Befund einer totalen AV-Dissoziation und damit eines AV-Blockes 3. Grades.

? Wo sitzt das Ersatzzentrum, das für den ventrikuläre Rhythmus verantwortlich ist?

Die QRS-Komplexe sind mit einer QRS-Dauer von 0,10 sec schmal. Das sekundäre Zentrum sitzt somit suprabifurkal.

? Was ist die Ursache des AV-Blockes 3. Grades? Wie beurteilen Sie die Kammeranfangsgruppen?

Die inferioren Ableitungen II, III und aVF zeigen ein pathologisches Q, dazu angehobene ST-Streckenverläufe mit Übergang in terminal negative T-Wellen als Zeichen eines frischen Hinterwandinfarkts im Übergang in das reaktive Folgestadium.
Ganz leicht angedeutete ST-Hebungen finden sich auch in V6 und Nehb D, so daß der Infarkt posterolaterale Anteile besitzt. Auch das Q in V6 und Nehb D ist verdächtig.
Die ST-Streckensenkungen in I, aVL, V2 bis V5 sind als indirekte Infarktzeichen zu werten.

Der frische Hinterwandinfarkt und die damit verbundene Minderperfusion der AV-Knotenregion ist die Ursache des drittgradigen AV-Blockes .

___Zusammenfassung___
Sinusrhythmus; AV-Block 3. Grades mit sekundärem Ersatzzentrum; Linkstyp; Zeichen eines frischen Hinterwandinfarkts mit diskreten Veränderungen auch in den posterolateralen Ableitungen; formal Übergang zum reaktiven Folgestadium.

Klinik 71jährige Patientin, Zustand nach Myokardinfarkt vor 5 Tagen (serologisch gesichert); Therapie mit Digoxin und einem β-Blocker. Seit einigen Stunden verspürt die Patientin einen langsamen Pulsschlag.

? EKG-Beurteilung? Rhythmus?

Zu erkennen sind regelmäßig einfallende Kammeraktionen mit einer Frequenz von 37/min. Die Vorhoffrequenz beträgt 111/min.

? Besteht eine Relation zwischen den Vorhof- und Kammeraktionen oder liegt ein AV-Block 3. Grades vor?

Zu erkennen ist in den simultan geschriebenen Extremitäten- und Brustwandableitungen einerseits und den Nehb-Ableitungen andererseits der immer gleiche PQ-Abstand der unmittelbar vor dem Kammerkomplex liegenden Vorhofaktionen. Jedem Kammerkomplex gehen insgesamt 3 Vorhofaktionen voraus. Die Vorhoffrequenz von 111/min entspricht auch dem dreifachen der Kammerfrequenz von 37/min.
Es liegt also ein AV-Block 2. Grades mit regelmäßiger 3:1-Überleitung vor.

? Besteht Ihrer Meinung nach ein Typ I oder ein Typ II des AV-Blockes 2. Grades vor?

Auf den ersten Blick ergibt sich der Verdacht auf einen Typ II (Mobitz) mit schenkelblockartiger Deformierung der Kammeraktionen und kurzer PQ-Dauer.
Auf den zweiten Blick ist die PQ-Dauer mit 0,14 sec bei der sehr langsamen Kammerfrequenz auffallend kurz, so daß vermutlich die davorliegende Vorhofaktion mit einer PQ-Dauer von mehr als 0,6 sec übergeleitet wird.

In der elektrophysiologischen Untersuchung vor Anlage eines passageren Schrittmachers bestätigte sich eine Blockierung der unmittelbar vor dem Kammerkomplex gelegenen und der nachfolgenden Vorhofaktion oberhalb vom His-Bündel, somit im AV-Knoten. Die übergeleitete Aktion wies eine stark verlängerte A-H-Zeit auf. D. h., es bestand eine ausgeprägte Verzögerung der Erregungsausbreitung im AV-Knoten mit großem Abstand der Vorhoferregung und der His-Bündel-Depolarisation. Es handelte sich also um einen Wenckebach-Typ des AV-Blockes 2. Grades.

? Wie beurteilen Sie die Kammerkomplexe?

Als Lagetyp liegt ein Normtyp vor. Die QRS-Dauer beträgt 0,14 sec; rechtsschenkelblockartige Deformierung.
Etwas auffälliges Q in den inferioren Ableitungen II, III, aVF, zudem auch in Nehb D. Die Kriterien eines Pardee-Q werden insbesondere im Hinblick auf die Zeitdauer von Q (mindestens 0,04 sec) nicht erfüllt. Der Befund ist also nicht spezifisch für einen abgelaufenen Hinterwandinfarkt.
Die linkspräkordialen Ableitungen zeigen ein R in V5 mit 2,3 mV, in Nehb D mit über 3 mV als Hinweis auf eine linksventrikuläre Hypertrophie. Kein auffälliges Q oder erkennbare R-Amplitudenverminderung in den linkspräkordialen Ableitungen.

? Welche Veränderungen der Kammerendteile liegen vor?

Die inferioren Ableitungen zeigen leichte ST-Streckensenkungen mit Übergang in positive T-Wellen. Dieser Befund ist unspezifisch, zu denken ist an die Digitalisierung.
Die präkordialen Ableitungen zeigen annähernd isoelektrische ST-Streckenabgänge, flach deszendierende ST-Streckenverläufe mit Übergang in biphasische, negativ-positive T-Wellen (Verdacht auf TU-Verschmelzungswellen). Es handelt sich hierbei um Residuen des 5 Tage zuvor abgelaufenen Non-Q-Infarktes im Vorderwandbereich.

Zusammenfassung

Sinusrhythmus; AV-Block 2. Grades Typ I mit regelmäßiger 3:1-Überleitung; P mitrale; Zeichen der linksventrikulären Hypertrophie; Rechtsschenkelblock; unspezifische Veränderungen der Kammerendteile in den inferioren Ableitungen bei Digitalistherapie; negativ-positive TU-Verschmelzungswellen bei Zustand nach Non-Q-Myokardinfarkt in den linkspräkordialen Ableitungen.

Bemerkungen: Der höhergradige AV-Block 2. Grades mit 3:1-Überleitung war durch die Therapie mit Digoxin und mit einem β-Blocker zumindest teilverursacht. Nach der elektrophysiologischen Untersuchung lag die Blockierung im AV-Knoten.
Nach Absetzen der bradykardisierenden Medikation persistierte ein AV-Block 1. Grades mit einer PQ-Dauer von 0,25 sec bei einer Herzfrequenz von 77/min. Ein permanenter Herzschrittmacher war nicht indiziert.
Eine regelmäßige 3:1-Überleitung bei AV-Block 2. Grades stellt einen seltenen Befund dar.

PPG Hellige EK56 S
SKI

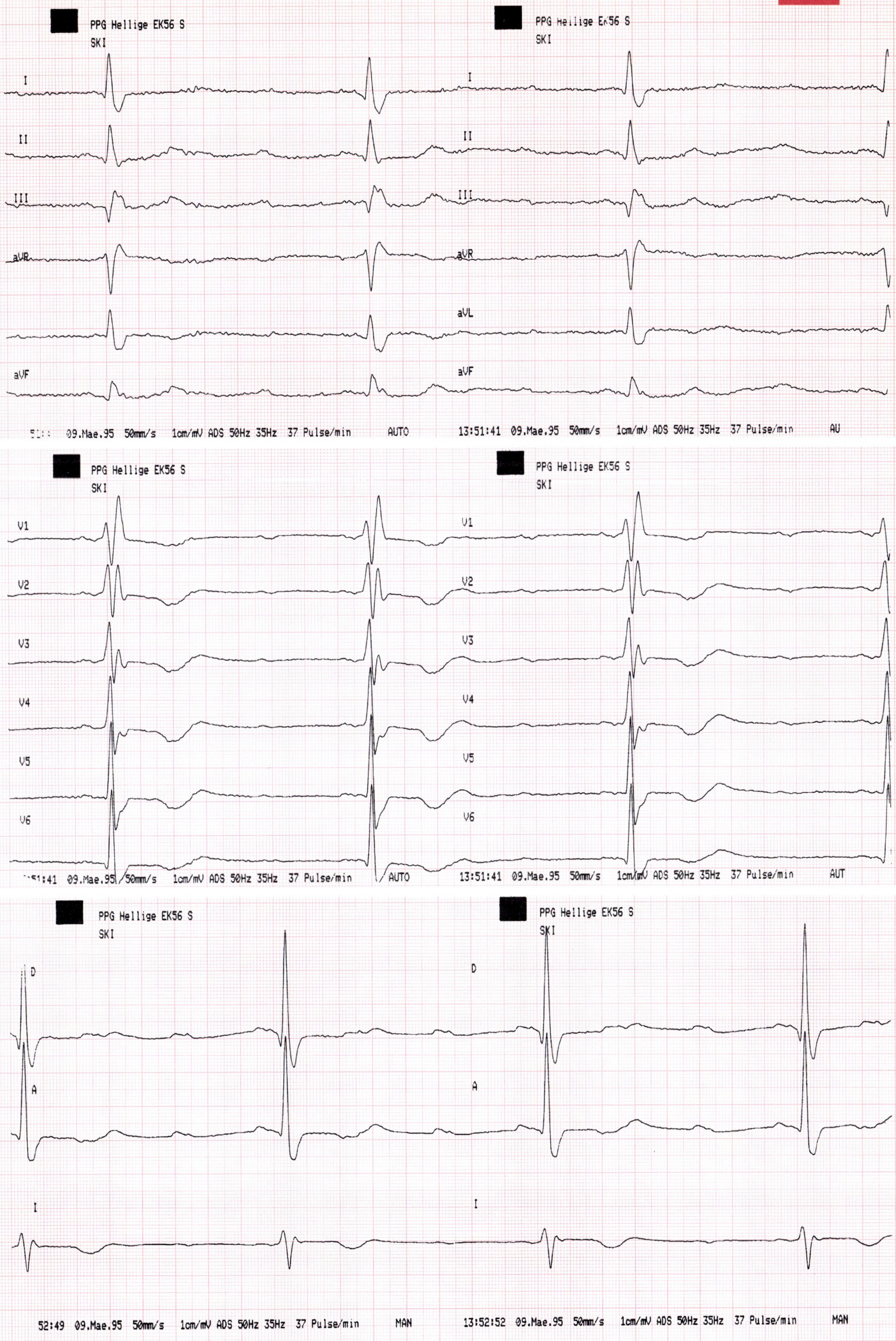

I

II

III

aVR

aVL

aVF

51:41   09.Mae.95   50mm/s   1cm/mV ADS 50Hz 35Hz   37 Pulse/min   AUTO

PPG Hellige EK56 S
SKI

I

II

III

aVR

aVL

aVF

13:51:41   09.Mae.95   50mm/s   1cm/mV ADS 50Hz 35Hz   37 Pulse/min   AU

PPG Hellige EK56 S
SKI

V1

V2

V3

V4

V5

V6

51:41   09.Mae.95   50mm/s   1cm/mV ADS 50Hz 35Hz   37 Pulse/min   AUTO

PPG Hellige EK56 S
SKI

V1

V2

V3

V4

V5

V6

13:51:41   09.Mae.95   50mm/s   1cm/mV ADS 50Hz 35Hz   37 Pulse/min   AUT

PPG Hellige EK56 S
SKI

D

A

I

52:49   09.Mae.95   50mm/s   1cm/mV ADS 50Hz 35Hz   37 Pulse/min   MAN

PPG Hellige EK56 S
SKI

D

A

I

13:52:52   09.Mae.95   50mm/s   1cm/mV ADS 50Hz 35Hz   37 Pulse/min   MAN

Klinik 75jährige Patientin, langjährige arterielle Hypertonie, seit Wochen intermittierende und seit 10 Tagen
anhaltende Dyspnoe bei geringster körperlicher Belastung,
allgemeine Abgeschlagenheit, langsame Palpitationen.
Der linke EKG-Teil ist mit 25 mm/sec geschrieben, die beiden
schmalen Streifen rechts mit 50 mm/sec.

? EKG-Beurteilung? Rhythmus?

Die deutlich verbreiterten Kammerkomplexe fallen regelmäßig mit einem R-R-Abstand von ca. 1550 msec ein, entsprechend einer Frequenz von 39/min.

? Welcher Vorhofrhythmus liegt vor?

Es liegt ein grobes Vorhofflimmern vor, → II. In V1 und V2
erkennt man eine wechselnde Konfiguration der Vorhofwellen. Ein Vorhofflattern ist auszuschließen.

? Welche Relation besteht zwischen dem groben Vorhofflimmern und den Kammeraktionen?

Da der Kammerrhythmus deutlich verlangsamt und vor allem
regelmäßig ist, besteht keine Überleitung des Vorhofflimmerns und somit ein AV-Block 3. Grades.

? Wie beurteilen Sie die Kammerkomplexe?

Die QRS-Dauer beträgt 0,18 sec, formal besteht ein überdrehter Linkstyp und ein Rechtsschenkelblock. Andererseits
spricht die Konfiguration in I auch für eine deutliche Verzögerung der linksventrikulären Erregungsausbreitung, so daß
von einem tertiären Ersatzrhythmus auszugehen ist. Bei einer
QRS-Dauer von 0,18 sec sind deutliche diskordante ST-T-Ver-
läufe zu erwarten, ähnlich wie im vorliegenden Beispiel.

Zusammenfassung
Grobes Vorhofflimmern; AV-Block 3. Grades mit Einfallen
eines langsamen, vermutlich tertiären Ersatzrhythmus.

Bemerkungen: Welches Schrittmachersystem ist nach Ihrer
Meinung zu implantieren?

Wenn keine berechtigte Hoffnung auf eine Restitution eines
stabilen Sinusrhythmus besteht, kommt nur ein VVI-Schrittmacher in Frage.
Bei fehlender chronotroper Kompetenz (fehlendem oder
unzureichendem Frequenzanstieg unter Belastung) ist ein
frequenzadaptives einem starrfrequenten System vorzuziehen. Zudem wollte die Patientin weiterhin wandern.

V₁ V₂ V₃ V₄ V₅ V₆

50mm/sec.

I II III aVR aVL aVF

I II III aVR aVL aVF

V₁ V₂ V₃ V₄ V₅ V₆

25mm/sec.

Klinik 81jähriger Patient, arterielle Hypertonie, leichte Ruhedyspnoe; seit Jahren bestehende Digitalisierung, bislang keine Synkopen.

? EKG-Beurteilung? Rhythmus?

Auf den ersten Blick erkennt man keine eindeutigen Vorhofaktionen.

? Was ist der nächste Schritt zur Klärung des Rhythmus?

Wenn Sie die R-R-Abstände durchmessen, werden Sie erkennen, daß sie leicht unregelmäßig sind. Die Unterschiede betragen bis zu 0,08 sec; diese Differenzen sind signifikant.

? Erkennen Sie einen Vorhofrhythmus?

In I, aVL, V1 und V2 ist eine ganz leicht undulierende Grundlinie zu erkennen, es handelt sich um ein feines Vorhofflimmern.

? Liegt ein feines Vorhofflimmern mit AV-Block 3. Grades und einem suprabifurkalen Ersatzrhythmus vor?

Bei einem AV-Block 3. Grades sind sowohl die suprabifurkalen als auch die tertiären Ersatzzentren regelmäßig. Im vorliegenden Fall besteht eine bradykarde und nur leicht arrhythmische Überleitung des feinen Vorhofflimmerns. Zumindest Teilursache der Bradyarrhythmie ist die Digitalistherapie.

? Wie beurteilen Sie die Kammerkomplexe?

Lagetyp ist ein Norm- bis Linkstyp; in III sind die positiven und negativen Vektoren annähernd gleich hoch. Die QRS-Dauer beträgt 0,08 sec.
Die R-Amplitudenentwicklung in V2 und V3 erscheint etwas verzögert. Andererseits besteht ein positiver Sokolow-Lyon-Index als Hinweis auf eine linksventrikuläre Hypertrophie. In diesem Fall sind die fehlenden bzw. kleinen Amplituden in den rechtspräkordialen Ableitungen nicht spezifisch für einen abgelaufenen anteroseptalen Myokardinfarkt.

In den linkslateralen Ableitungen I, aVL, V4 – V6, daneben auch in II und aVF finden sich gesenkte ST-Streckenabgänge, deszendierende ST-Streckenverläufe mit Übergang in präterminal negative T-Wellen bei linksventrikulärer Hypertrophie (Schädigungszeichen) und Digitalistherapie.

Zusammenfassung

Feines Vorhofflimmern mit bradykarder pseudorhythmischer Überleitung; Norm- bis Linkstyp. Zeichen der linksventrikulären Hypertrophie und Schädigung; an den Veränderungen der Kammerendteile ist die Digitalisierung beteiligt.

Bemerkungen: Nach Absetzen der Digitalistherapie lag mit einer mittleren Frequenz um 70/min eine normfrequente Form der absoluten Arrhythmie bei Vorhofflimmern vor. Die normfrequente Überleitung eines Vorhofflimmerns ohne bradykardisierende Medikation beweist eine Schädigung im AV-Überleitungssystem, bei schmalen Kammerkomplexen im AV-Knoten selbst.
Da der Patient darunter asymptomatisch war und unter der Ergometrie nur auf Maximalfrequenzen um 110/min anstieg, bestand keine Indikation zur Implantation eines VVI-Schrittmachersystems. Der Patient erhielt keine bradykardisierende Medikation.

Pseudorhythmus bei Vorhofflimmern

Da beim Vorhofflimmern mehrere asynchrone Erregungszentren (Reentry-Kreise) unregelmäßige Vorhofaktionen mit wechselnder Konfiguration bilden, ist eine regelmäßige atrioventrikuläre Überleitung nicht zu erwarten.
Wenn bei Vorhofflimmern einige Kammeraktionen mit annähernd gleichem Kopplungsintervall aufeinanderfolgen, spricht man von einem Pseudorhythmus. Meist liegt eine niedrige Kammerfrequenz unter 60/min als Folge eine AV-Überleitungsbehinderung vor.

Der AV-Block 3. Grades bei Vorhofflimmern zeigt dagegen ein anhaltend konstantes R-R-Intervall.

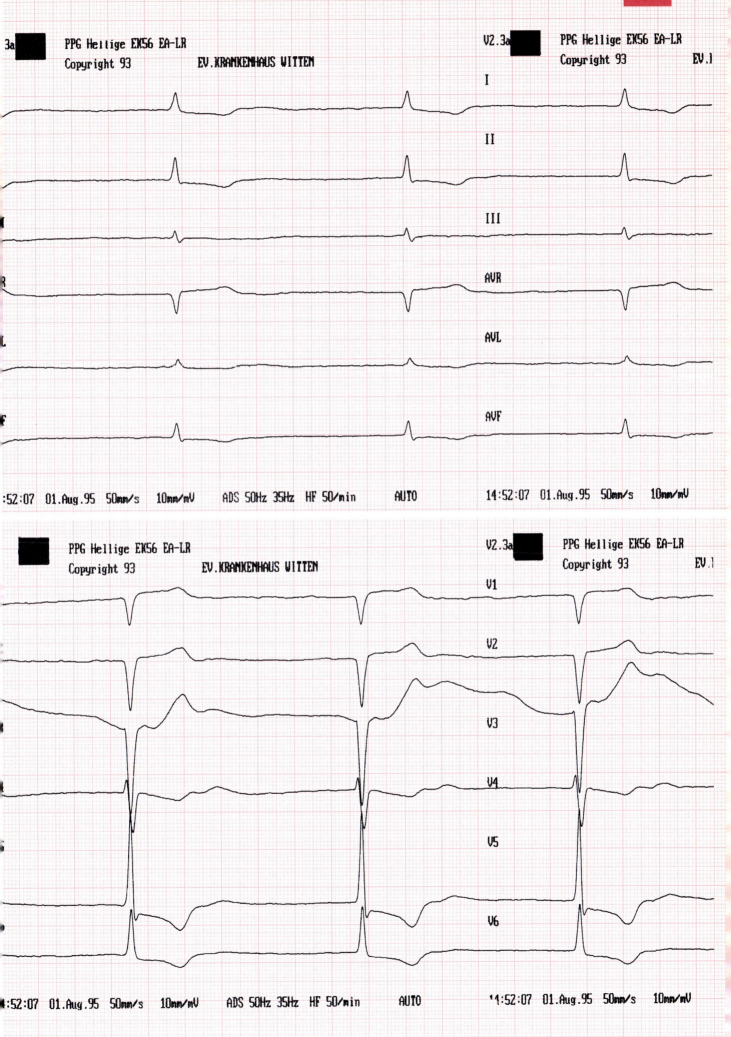

I

II

III

AVR

AVL

AVF

:52:07 01.Aug.95 50mm/s 10mm/mV   ADS 50Hz 35Hz HF 50/min   AUTO   14:52:07 01.Aug.95 50mm/s 10mm/mV

V1

V2

V3

V4

V5

V6

:52:07 01.Aug.95 50mm/s 10mm/mV   ADS 50Hz 35Hz HF 50/min   AUTO   '1:52:07 01.Aug.95 50mm/s 10mm/mV

Klinik 72jährige Patientin, keine kardialen Vorerkrankungen, keine Synkopen, keine Medikation.

? EKG-Beurteilung? Wie beschreiben Sie zunächst den Vorhofrhythmus?

Die Vorhofaktionen sind im oberen Zwölfkanal-EKG besonders gut in V1 zu erkennen. Der P-P-Abstand ist unregelmäßig. Die P-Morphologie zeigt trotz der unregelmäßigen Vorhofaktionen nur eine diskrete Variation.

? Wie ist der unregelmäßige Vorhofrhythmus in den beiden oberen Ableitungen zu erklären?

Als Grundrhythmus dürfte eine Sinusarrhythmie vorliegen, dazu einzelne sinusknotennahe supraventrikuläre Extrasystolen. Der Verdacht auf eine supraventrikuläre Extrasystole ergibt sich insbesondere bei der 2. und 5. Vorhofaktion, die die kürzesten Kopplungsintervalle zu den vorangehenden P-Wellen aufweisen.

? Welche Relation besteht zwischen den Vorhof- und den Kammeraktionen?

Übergeleitet sind die 1., 3. und 7. Vorhofaktion. Die übrigen sind in Ihrer Überleitung blockiert, so daß ein AV-Block 2. Grades vorliegt.
Die 2. Kammeraktion wird im Verhältnis von 2:1 übergeleitet. Die 3. Kammeraktion ist nicht übergeleitet, da die supraventrikuläre Extrasystole (5. Vorhofaktion) etwas vorzeitig einfällt und vermutlich auf eine noch refraktäre AV-Überleitung trifft. Die leichte Deformierung der 3. Kammeraktion bei noch schmalem QRS spricht für eine faszikuläre Ersatzextrasystole. Die 4. Kammeraktion folgt nach einer kurzen PQ-Dauer von 0,14 sec, ist aber übergeleitet.

? Welcher Rhythmus liegt in den Nehb-Ableitung vor (Registrierung mit 25 mm/sec)?

Ganz überwiegend besteht hier ein regelmäßiger Sinusrhythmus mit 2:1-Überleitung.
Die 3. Kammeraktion ist schwierig einzuordnen. Die vorangehende Vorhoferregung fällt gering vorzeitig ein, ihre Morphologie ähnelt den anderen Vorhoferregungen. Die nachfolgende Kammererregung ist schenkelblockartig deformiert. Eine Überleitung ist sehr unwahrscheinlich, da nach den nächsten QRS-Komplexen die nachfolgenden Vorhoferregungen sogar etwas später einfallen und in ihrer Überleitung regelmäßig blockiert sind. Auch sind in den oberen Ableitungen etwas früher einfallende supraventrikuläre Extrasystolen nicht übergeleitet.
Aus diesem Grunde ist hier ein zufälliges Zusammentreffen einer ventrikulären Extrasystole nach einer vorzeitigen Vorhofaktion anzunehmen.

? Um welche Form des AV-Blockes 2. Grades handelt es sich?

Trotz der 2:1-Überleitung ist von einem AV-Block 2. Grades Typ I (Wenckebach) auszugehen, weil die Kammerkomplexe schmal sind und die PQ-Zeit im oberen Zwölfkanal-EKG etwas variiert.

? Wie beurteilen Sie die Kammerkomplexe?

Lagetyp ist ein Linkstyp. Die QRS-Dauer beträgt 0,10 sec. Auffällig ist das tiefe und breite Q in III und aVF. Dagegen fehlt in II, V6 und Nehb D ein Q. Der Befund weist mit nur mäßiger Spezifität auf einen abgelaufenen Hinterwandinfarkt hin. Klärung bringen hier nur weitere Untersuchungen, echokardiographisch war die linksventrikuläre Funktion unauffällig. Regelrechte Amplitudenverhältnisse in den linkspräkordialen und den Nehb-Ableitungen.

In V4 – V6 sowie Nehb D und A sind die ST-Streckenverläufe leicht gesenkt, aszendierend und mit Übergang in z. T. abgeflachte T-Wellen. Diese Veränderungen der Kammerendteile sind unspezifisch.

___
Zusammenfassung

Sinusarrhythmie, einzelne sinusknotennahe supraventrikuläre Extrasystolen; AV-Block 2. Grades Typ I (Wenckebach); phasenweise regelmäßige 2:1-Überleitung; eine faszikuläre Ersatz-Extrasystole nach längerer AV-Überleitungsblockierung durch eine supraventrikuläre Extrasystole; Linkstyp; auffälliges Q in den inferioren Ableitungen (echokardiographisch kein Hinweis auf einen abgelaufenen Hinterwandinfarkt); diskrete unspezifische Veränderungen der Kammerendteile in den linkslateralen Ableitungen.
___

Bemerkungen: In der Ergometrie zeigte die Patientin einen nur geringen Anstieg der Herzfrequenz auf maximal 70/min, verbunden mit einer deutlichen Belastungsdyspnoe, so daß aus hämodynamischen Gründen die Indikation zu einem Zweikammer-Schrittmachersystem gestellt wurde.
Obwohl die Patientin vor der Implantation sich subjektiv beschwerdefrei gefühlt hatte, gab sie nach der Frequenzanhebung und mit der atrioventrikulären Synchronisation durch den Schrittmacher eine deutliche Besserung ihrer körperlichen Leistungsfähigkeit an.

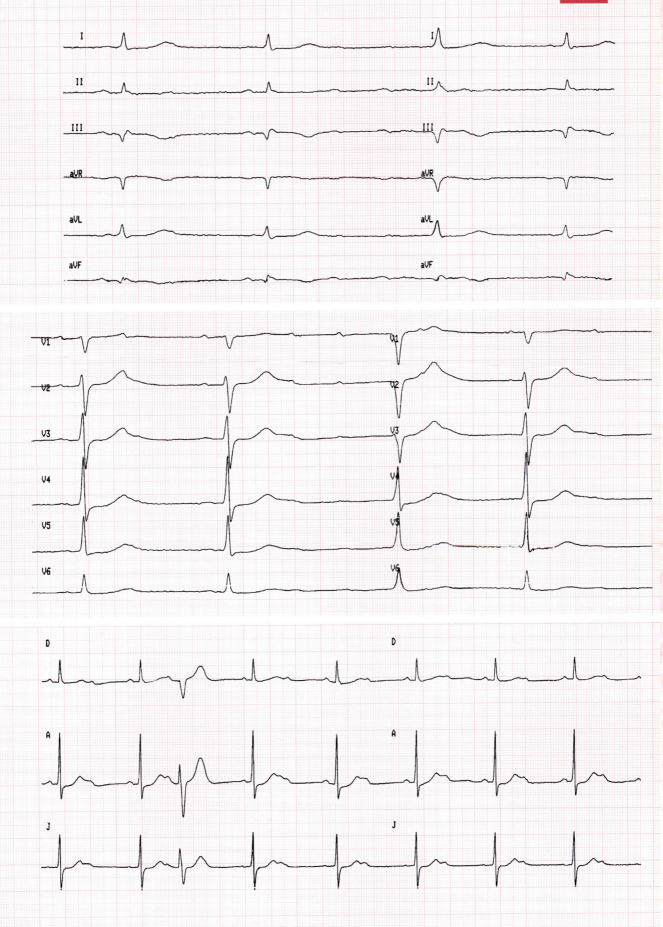

Klinik 82jähriger Patient, Zustand nach Pneumektomie rechts; Silikose der verbliebenen linken Lunge, mittelgradige Ruhedyspnoe, globale respiratorische Insuffizienz. Digimerck 0,14 mg/Tag seit 3 Monaten.

Zusammenfassung

Sinustachykardie, Frequenz 122/min; AV-Block 2. Grades Typ I (Wenckebach), im dargestellten Abschnitt mit 5:4-Überleitung; P dextroatriale; Links- bis überdrehter Linkstyp; inkompletter Linksschenkelblock; deutliche Veränderungen der Kammerendteile bei Digitalistherapie und Tachykardie.

? **EKG-Beurteilung? Rhythmus?**

Die QRS-Komplexe fallen unregelmäßig ein. Dagegen sind die Vorhofaktionen, besonders gut in V1 zu erkennen, regelmäßig; Frequenz 122/min.

? **Welche Relation besteht zwischen Vorhof- und Kammeraktionen?**

Beginnend mit einem schon verlängerten PQ-Intervall vor der 2. Kammeraktion (PQ-Dauer beträgt 0,24 sec) nimmt die PQ-Dauer bei den nächsten 3 Aktionen weiter zu. Das folgende P fällt mit dem Ende der 5. Kammeraktion zusammen, die Überleitung ist blockiert. Danach beginnt das gleiche Spiel. Es liegt also ein typischer AV-Block 2. Grades Typ I (Wenckebach) vor, im mittleren Abschnitt mit einer 5:4-Überleitung, auf 5 Vorhof- folgen 4 Kammeraktionen.

Anhand des kurzen Streifens kann nicht beurteilt werden, ob es sich dabei um eine konstante 5:4-Überleitung handelt. Erfahrungsgemäß sind solche Überleitungsverhältnisse im Vergleich zu einer 2:1- oder 3:2-Überleitung deutlich weniger stabil. Hohe Überleitungsverhältnisse sind meist wechselnd.

? **Wie beurteilen Sie die Vorhofaktionen?**

Die P-Amplitude in II ist mit knapp 0,3 mV ebenso überhöht wie die P-Gesamtamplitude in V1 mit 0,5 mV. Es besteht ein P dextroatriale.

? **Wie beurteilen Sie die Kammeranfangsgruppen?**

Die QRS-Dauer beträgt 0,11 sec. In I und aVL ist das R etwas plump, so daß sich der Verdacht auf eine diskrete Verzögerung linksventrikulären Erregungsausbreitung ergibt.
Lagetyp ist ein Links- bis überdrehter Linkstyp. Dabei ist der QS-Komplex in V1 unauffällig, das kleine Q in V2 und V3 unspezifisch bei sonst normaler R-Amplitudenentwicklung. In III handelt es sich ebenfalls um QS-Komplexe, in aVF und II fehlt jedoch ein auffälliges Q, so daß auch dieser Befund nicht auf einen abgelaufenen Hinterwandinfarkt hinweist.

? **Bestehen Veränderungen der Kammerendteile?**

Insbesondere in den linkslateralen Ableitungen I, aVL, V4 – V6 sind die ST-Streckenverläufe deutlich abgesenkt mit Übergang in teils positive, teils präterminal negative T-Wellen bei Digitalisüberdosierung und mäßiger Tachykardie. Digitalisbedingte Veränderungen der Kammerendteile sind frequenzabhängig und nehmen bei Tachykardie oft deutlich zu.

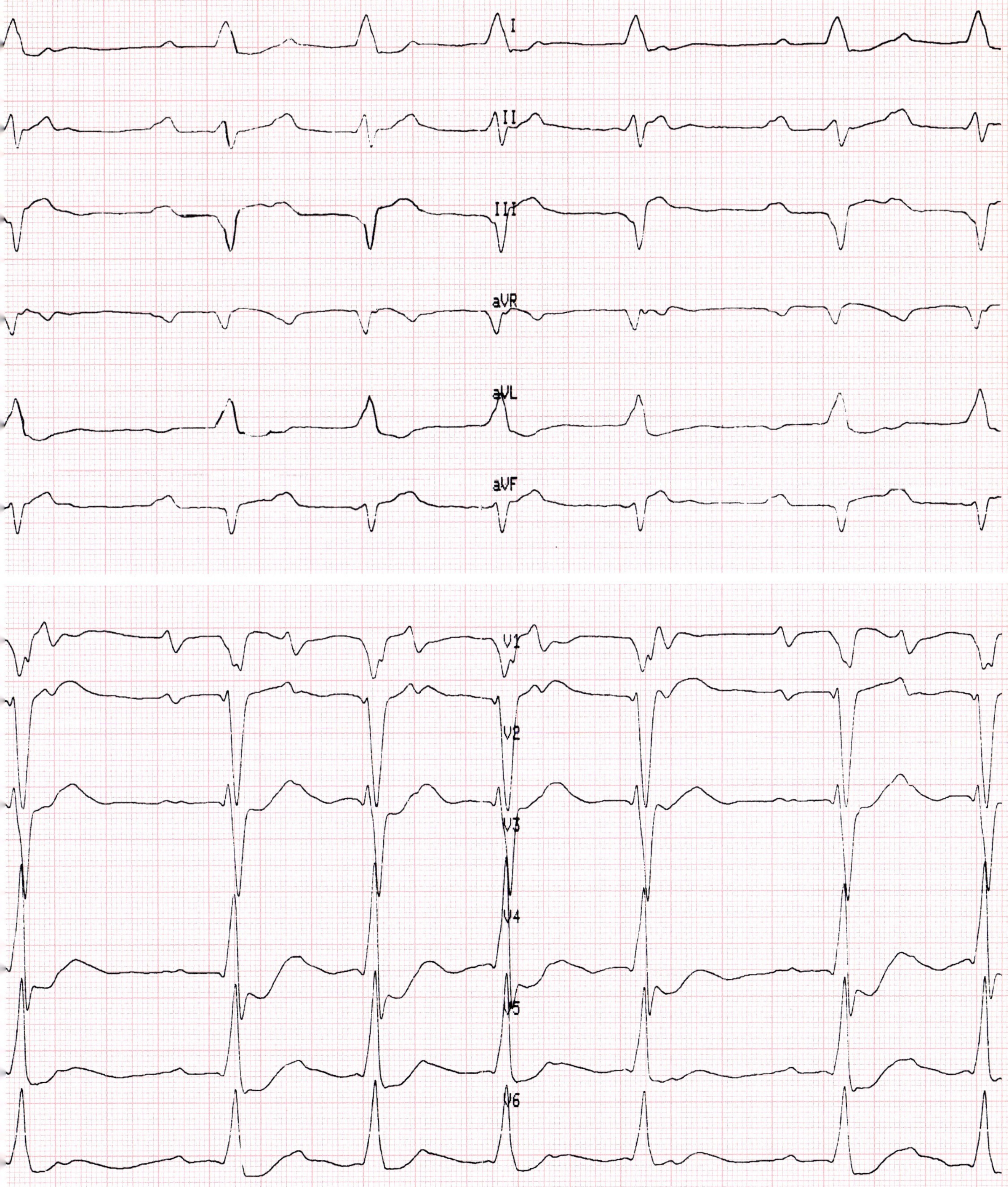
I
II
III
aVR
aVL
aVF
V1
V2
V3
V4
V5
V6

Klinik 82jähriger Patient, vor drei Jahren Schrittmacher-implantation.

? EKG-Beurteilung? Rhythmus?

Zu erkennen sind regelmäßig einfallende Schrittmacher-impulse. Sie werden systembedingt von dem Hellige-EKG-Schreiber verdickt dargestellt. Das Stimulus-Stimulus-Inter-vall beträgt 925 msec, entsprechend einer Stimulationsfre-quenz von 65/min. Kammereigenaktionen sind nicht zu erkennen.

Die sehr deutlichen Schrittmacherimpulse sprechen für ein unipolares System.

? Wie beurteilen Sie den Vorhofrhythmus?

Es handelt sich um ein feines Vorhofflimmern, am besten in V1 zu erkennen.

? Wie beurteilen Sie die Kammeraktionen?

Aufgrund der ventrikulären Stimulation fernab vom spezifi-schen Erregungsleitungssystem sind die Kammerkomplexe deutlich verbreitert, ST-Streckenverläufe und T-Wellen sind in der Regel diskordant.
Im vorliegenden Fall sind die stimulierten Kammeranfangs-gruppen unauffällig, die Kammerendteile zeigen TU-Ver-schmelzungswellen.
Bei der stark veränderten Erregungsausbreitung und -rück-bildung sind z. B. ischämiebedingte Veränderungen nur zu erkennen, wenn Vor-EKGs zum Vergleich vorliegen oder die ischämische Schädigung sehr ausgeprägt ist.

Zusammenfassung

Regelrechte Funktion eines unipolaren VVI-Schrittmacher-systems mit einer auf 65/min. eingestellten Stimulations-frequenz; keine ventrikulären Eigenaktionen; TU-Verschmel-zungswellen bei mäßiger Hypokaliämie; Vorhofflimmern.

Herzschrittmacher allgemein

Herzschrittmacher, genauer deren Stimulationsverhal-ten, werden durch einen Code aus 3 Buchstaben defi-niert. Der 1. Buchstabe bezeichnet den Stimulationsort (atrial und/oder ventrikulär), der 2. Buchstabe den Ort der Aufnahme kardialer Eigenaktionen (atrial und/oder ventrikulär), und der 3. Buchstabe beschreibt die Reak-tion des Schrittmachers auf das aufgenommene intrakar-diale Signal.

Die für die ersten beiden Stellen des Codes gebräuchli-chen Buchstaben bedeuten:
A = Atrium,
V = Ventrikel,
D = dual (Atrium und Ventrikel).

Im Falle eines festfrequenten Stimulationsmodus steht an der 2. und 3. Stelle eine „0", es erfolgt keine Reizaufnahme.

Die für den 3. Buchstaben verwendeten Abkürzungen sind:
I = Inhibierung,
T = Triggerung,
D = Inhibierung und Triggerung.

Inhibierung heißt, daß die heute allein gebräuchli-chen Demand-Schrittmachersysteme vorzeitig auftretende kardiale Eigenaktionen erkennen und die eigene Impuls-abgabe inhibieren. Sowohl bei der Impulsabgabe, als auch bei Erkennen einer Eigenaktion schaltet der Schritt-macher seinen Zeitzähler auf Null und gibt den nächsten Impuls erst nach Ablauf eines Stimulationsintervalles ab; dieses beträgt zum Beispiel 1000 msec bei einer einge-stellten Stimulationsfrequenz von 60/min.

Triggerung bedeutet die zeitliche Steuerung der ventri-kulären Impulsabgabe durch eine atriale Eigenaktion bei Zweikammersystemen, so daß die atrioventrikuläre Syn-chronisation erhalten bleibt.
Die verschiedenen Schrittmachertypen und ihre Beson-derheiten werden in den folgenden EKG-Beispielen vor-gestellt.

Ventrikulärer (VVI-) Schrittmacher

Abb. **64 a** zeigt das Schema eines VVI-Herzschrittmacher-systems und der zugehörigen EKG-Ableitung. Wie der Buchstabencode besagt, erfolgen Stimulation und Reiz-aufnahme im Ventrikel, und ventrikuläre Eigenaktionen inhibieren die Reizabgabe, wenn sie früher einfallen, als es dem Stimulationsintervall entspricht.
Im EKG ist ein VVI-Schrittmacher daran zu erkennen, daß nach einem Stimulus eine deformierte Kammeraktion folgt. Es besteht keine Vorhofstimulation und prinzipiell keine Synchronisation mit den Vorhofaktionen.
Nach Magnetauflage schalten Schrittmacher in den fest-frequenten Modus, d. h. sie stimulieren mit einer vorein-gestellten Frequenz ohne Rücksicht auf Eigenaktionen. Nach Magnetauflage arbeitet ein VVI-Schrittmacher so-mit im V00-Modus (Abb. **64 b**).
Standardmäßig können per Telemetrie Stimulationsfre-quenz, Impulsamplitude und -dauer, abhängig von der Reizschwelle und Empfindlichkeitsschwelle der Reizauf-nahme, abhängig vom intrakardialen Signal program-miert werden. Je nach Bauart und Schrittmachertyp kann die Liste der einstellbaren Parameter und der abfragbaren Überwachungsspeicher sehr lang sein.

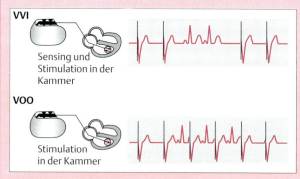

Abb. 64 Ventrikuläre Einkammerstimulation
Oben: VVI-Stimulation
EKG: Auf zwei stimulierte Kammeraktionen folgen zwei sinus-rhythmische Kammereigenaktionen, die vom Schrittmacher er-kannt werden und einen Reizabgabe inhibieren. Weil weitere Eigenaktionen fehlen, setzt die ventrikuläre Stimulation an-schließend erneut ein.
Unten: V00-Stimulation
Das EKG zeigt die fehlende Erkennung von Kammereigenaktio-nen und die davon unabhängig fortgesetzte ventrikuläre Stimu-lation.

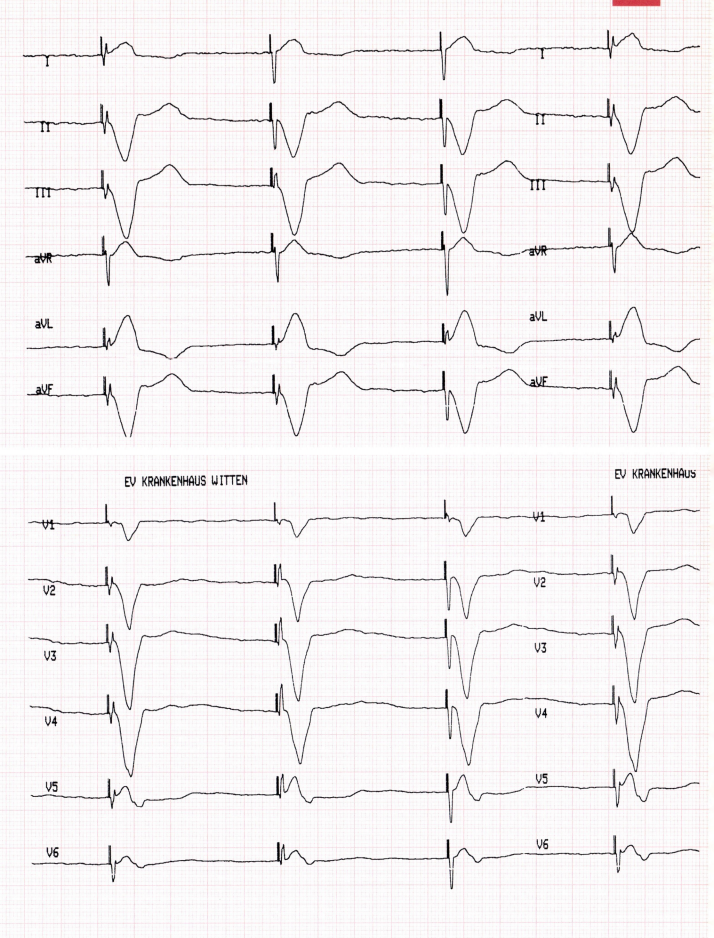

Klinik 73jähriger Patient, Zustand nach Implantation eines VVI-Schrittmachersystems vor 3 Jahren, der Patient klagt über anhaltende Palpitationen, orthostatischen Schwindel und Belastungsdyspnoe.

? EKG-Beurteilung? Rhythmus?

Dargestellt sind nur die Brustwand- und Nehb-Ableitungen. Zu erkennen ist eine regelrechte Funktion eines VVI-Schrittmachersystems mit einer Stimulationsfrequenz von 72/min.; ventrikuläre Eigenaktionen fehlen.

? Wie beurteilen Sie den Vorhofrhythmus?

Vor den Kammeraktionen ist kein P zu erkennen. Dafür finden sich retrograde P-Wellen zu Beginn der ST-Strecke. Der VVI-Schrittmacher arbeitet wie ein ventrikuläres Ersatzzentrum bei Sinusknotenstillstand mit regelmäßiger retrograder Vorhoferregung.

Sind die Kammerkomplexe für eine rechtsventrikuläre Stimulation unauffällig?

Trotz der rechtsventrikulären Stimulation sind die Kammerkomplexe in der Regel nicht wie ein typischer Linksschenkelblock konfiguriert. Meist resultiert das Bild einer unspezifischen Verzögerung der intraventrikulären Erregungsausbreitung.
Die deutlich angehobenen ST-Streckenverläufe mit Übergang in positive T-Wellen in den linkslateralen Ableitungen sind bei tiefem und breitem S ein Normalbefund.

Zusammenfassung

Regelrechte Funktion eines unipolaren VVI-Schrittmachersystems mit einer Stimulationsfrequenz von 72/min.; regelmäßige retrograde Vorhoferregung.

Bemerkungen: Im vorliegenden Fall erfolgte aus hämodynamischer Indikation die Umimplantation zu einem Zweikammer-Schrittmachersystem. Der Patient war anschließend asymptomatisch, seine körperliche Leistungsfähigkeit deutlich gebessert.

Schrittmachersyndrom

Wenn durch die Art des gewählten Schrittmachers oder durch seine Einstellung die atrioventrikuläre Synchronisation und damit die Hämodynamik gestört ist, liegt ein Schrittmachersyndrom vor. Meist handelt es sich um Patienten mit VVI-Systemen, die unter Stimulation entweder regelmäßig ventrikuloatrial überleiten oder mit sinusrhythmischen Vorhofaktionen konkurrieren (Abb. 65). Durch den Verlust der atrioventrikulären Synchronisation fällt einerseits das Herzzeitvolumen um 20 – 30 % ab, andrerseits kommt es durch die wechselnde oder konstante Vorhofpfropfung zur Druckerhöhung im vorgeschalteten Venenkreislauf und vasodepressorischen Reflexen. Ungefähr 2/3 der Patienten mit wechselnd eingestellter VVI- oder DDD-Stimulation geben im VVI-Modus Symptome eines Schrittmachersyndroms an. Die Symptome sind:
Orthostatische Hypotensionen bis zur Präsynkope, Müdigkeit, Ruhe- und Belastungsdyspnoe, Palpitationen, Zeichen einer Herzinsuffizienz.

Gelegentlich können auch falsch programmierte Vorhof- und Zweikammer-Schrittmachersysteme ein Schrittmachersyndrom verursachen. Therapie der Wahl ist eine optimale Programmierung, bei VVI-Systemen konsequenterweise die Umwandlung in ein Zweikammer-System.

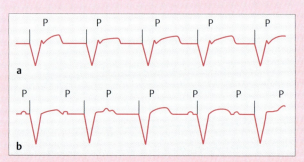

Abb. **65** Formen des Schrittmachersyndroms bei VVI-Stimulation
a.) Regelmäßige retrograde ventrikuloatriale Überleitung mit Vorhoferregung gegen Ende der Kammerdipolarisation (permanente Vorhofpfropfung)
b.) atrioventrikuläre Desynchronisation bei Sinusrhythmus, AV-Block 3. Grades und permanenter ventrikulärer Stimulation unabhängig von den Vorhofaktionen. Es resultiert eine intermittierende Vorhofpfropfung.

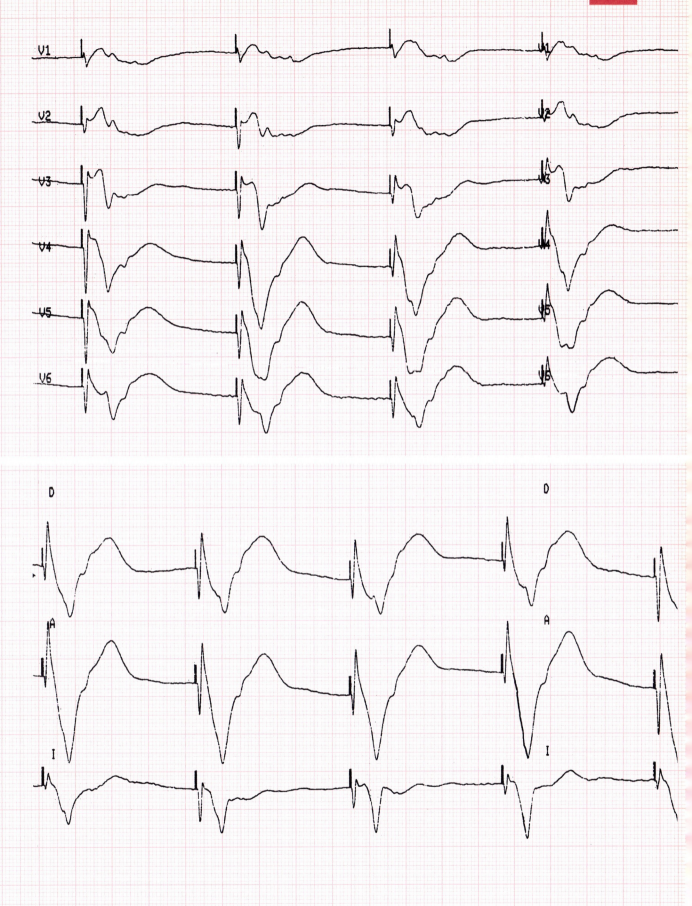

Klinik 80jährige Patientin, altersentsprechend sehr gute körperliche Leistungsfähigkeit, keine Palpitationen.

? EKG-Beurteilung? Wie beurteilen Sie den Vorhofrhythmus?

Die Vorhofaktionen fallen regelmäßig ein mit einer Frequenz von 70/min. Gut zu erkennen in II, III und aVF gehen den Vorhofaktionen kleine Spikes voraus. Es handelt sich um ein atriales Einkammer-Schrittmachersystem (AAI-Modus). Die Spikes sind durch die bipolare Stimulation sehr klein.

? Wie beurteilen Sie die atrioventrikuläre Überleitung?

Das Stimulus-Q-Intervall beträgt 0,23 sec und ist damit leicht verlängert (→ „Bemerkungen").

? Wie beurteilen Sie die Kammerkomplexe?

Der Lagetyp ist ein Linkstyp; die QRS-Dauer beträgt 0,09 sec., normale QRS-Morphologie.
Es bestehen diskret gesenkte ST-Streckenverläufe mit Übergang in präterminal negative T-Wellen in den linkslateralen Ableitungen I, aVL, V4 – V6 bei Digitalistherapie.

___Zusammenfassung___

Regelrechte Funktion eines bipolaren atrialen Einkammer-Schrittmachersystems; Stimulationsfrequenz 70/min; keine atrialen Eigenaktionen; leicht verlängertes Stimulus-Q-Intervall; Linkstyp; unauffällige Kammeranfangsgruppen; diskrete, digitalisbedingte Veränderungen der Kammerendteile.

Bemerkungen: Zur Überprüfung der atrioventrikulären Überleitung wurde die atriale Stimulationsfrequenz im Rahmen der Schrittmacherkontrolle passager auf bis zu 150/min umgestellt. Eine regelmäßige 1:1-Überleitung bestand noch bis zu einer Stimulationsfrequenz von 130/min. Ab 140/min trat ein unregelmäßiger AV-Block 2. Grades Typ Wenckebach auf.
Die recht hohe 1:1-Überleitungsfrequenz läßt mittelfristig keine signifikante atrioventrikuläre Leitungsblockierung erwarten. Zudem wurde die Digitalistherapie abgesetzt, worunter allerdings die Stimulus-Q-Zeit nur um 0,02 sec abnahm.

Vorhof (AAI-) Schrittmacher

Das atriale Einkammersystem stimuliert im Atrium und wird durch atriale Eigenaktionen inhibiert. Abb. **66** zeigt das Funktions- und EKG-Schema eines AAI-Schrittmachers. Dieses System ist Patienten mit symptomatischen SA-Blockierungen und Sinusbradykardien ohne Störung der AV-Überleitung und ohne intermittierende supraventrikuläre Tachyarrhythmien vorbehalten. Die alleinige atriale Stimulation hat den Vorteil, daß bei gegebener Indikation mit nur einer Sonde eine atrioventrikuläre Synchronisation erhalten werden kann. Nachteil kann die seltene spätere Entwicklung einer AV-Überleitungsstörung sein, so daß die Umwandlung in ein Zweikammersystem notwendig werden kann.

Bei rechtsatrialer Stimulation entweder im rechten Herzohr oder an der lateralen Vorhofwand ist die resultierende Vorhofaktion meist normal konfiguriert.

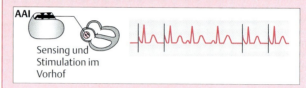

Abb. 66 Vorhof-(AAI-)Schrittmacher
Das EKG zeigt zunächst zwei Aktionen mit Schrittmacher-ausgelösten Vorhofaktionen mit regelrechter atrioventrikulärer Überleitung. Es folgen zwei sinusrhythmische Eigenaktionen, die vom AAI-Schrittmacher erkannt werden und eine atriale Stimulation inhibieren. Mit Erreichen des eingestellten Grenzintervalls (entsprechend der Stimultaionsfrequenz) erfolgt bei den letzten Aktionen erneut eine atriale Stimulation.

Unipolare und bipolare Stimulation

Bei unipolaren Schrittmachersystemen sitzt die Kathode an der Elektrodenspitze, und die Anode wird von einer Fläche des Schrittmachergehäuses gebildet. Bei bipolaren Systemen sitzen Anode und Kathode an der Elektrodenspitze bzw. einige Millimeter dahinter.

Bei der unipolaren Konfiguration ist eine extrakardiale Muskelstimulation (Zwerchfell und Pektoralismuskulatur) insbesondere bei etwas höheren Reizschwellen häufig. Muskelpotentiale der Pektoralismuskulatur können als intrakardiales Signal fehlinterpretiert werden und den Schrittmacher inhibieren. Zudem ist das ohnehin kleinere Steuerungssignal bei bipolarer Konfiguration höher. Dafür haben bipolare Sonden den Nachteil der etwas größeren Dicke und daß sie bei Elektrodenbruch nicht repariert werden können.

Abb. **67** zeigt den charakteristischen Unterschied beider Stimulationsarten im EKG. Die unipolare Stimulation zeigt abhängig von der Impulsstärke hohe dünne Ausschläge, sogenannte „spikes". Bei der bipolaren Stimulation sind die Stimuli auch mit modernen EKG-Registriergeräten kaum zu erkennen.

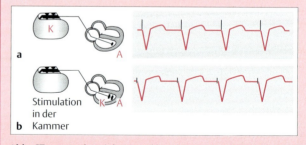

Abb. 67 Unipolare (oben) und bipolare (unten) Schrittmacherstimulation.

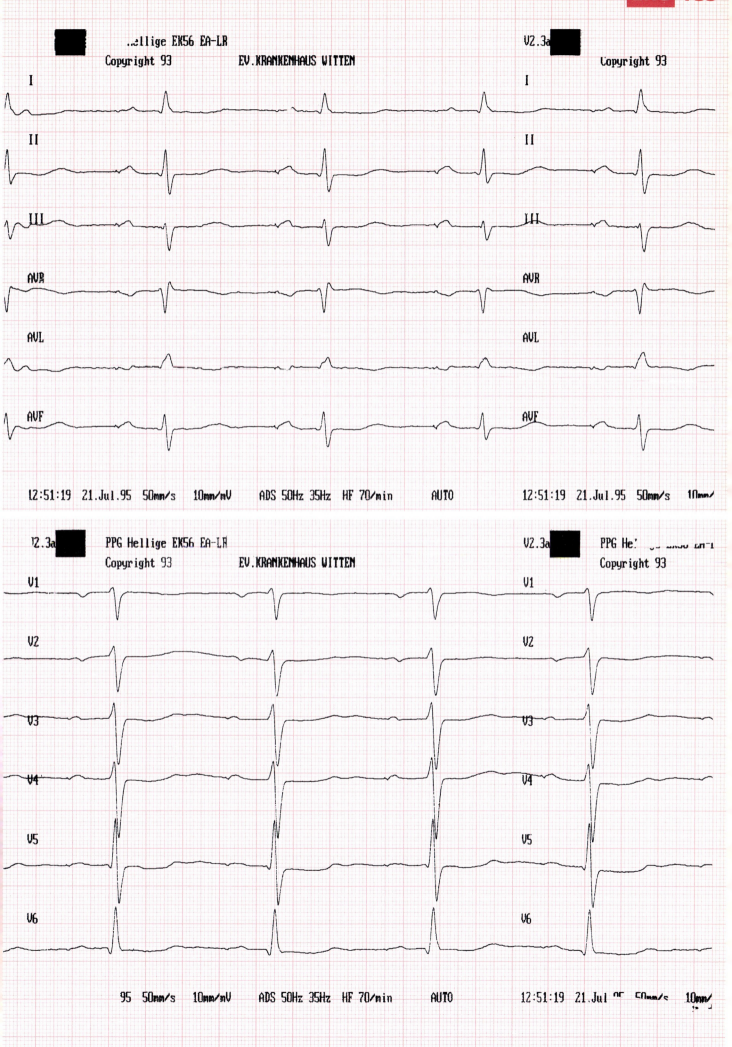

..ellige EK56 EA-LR
Copyright 93   EV.KRANKENHAUS WITTEN

V2.3a
Copyright 93

I

II

III

AVR

AVL

AVF

12:51:19 21.Jul.95 50mm/s 10mm/mV   ADS 50Hz 35Hz HF 70/min   AUTO   12:51:19 21.Jul.95 50mm/s 10mm/

V2.3a   PPG Hellige EK56 EA-LR
Copyright 93   EV.KRANKENHAUS WITTEN

V2.3a   PPG He'.. ....
Copyright 93

V1

V2

V3

V4

V5

V6

95 50mm/s 10mm/mV   ADS 50Hz 35Hz HF 70/min   AUTO   12:51:19 21.Jul. .. 50mm/s 10mm/

Klinik 74jähriger Patient, vor 2 Jahren Implantation eines Herzschrittmachers wegen intermittierenden AV-Blockes 3. Grades.

? **EKG-Beurteilung? Rhythmus?**

Die ventrikuläre Stimulation fällt in den Extremitätenableitungen etwas unregelmäßig ein; die ausgelösten Kammerkomplexe zeigen eine identische Konfiguration.
Es bestehen keine ventrikulären Eigenaktionen.

? **Um welches Schrittmachersystem handelt es sich? Wie ist der Vorhofrhythmus?**

Zu erkennen sind normale Vorhofaktionen, die jeweils im gleichen Abstand den ventrikulären Impulsen vorangehen, auch in Phasen der etwas unregelmäßigen Stimulation. Zugrunde liegt also ein Sinusrhythmus mit leichter Sinusarrhythmie; davon getriggert erfolgt die ventrikuläre Stimulation.
Der Zweikammer-Schrittmacher arbeitet im VAT-Modus.
Die Schrittmacher-Impulse sind mit einer hohen Amplitude dargestellt. Es handelt sich um eine unipolare Stimulation.

? **Wie beurteilen Sie die stimulierten Kammerkomplexe?**

Sie sind unauffällig bis auf V6. Hier zeigt die Kammeranfangsgruppe überwiegend positive Vektoren und die ST-Strecke ist konkordant minimal angehoben. Es handelt sich hier jedoch um den R/S-Übergangsbereich, so daß die Konkordanz nicht pathologisch sein muß.
Es ergab sich kein Hinweis auf eine koronare Herzerkrankung.

___ **Zusammenfassung** ___

Regelrechte Funktion eines Zweikammer-Schrittmachersystems im VAT-Modus bei Sinusrhythmus, phasenweise leichte Sinusarrhythmie; unipolare Stimulation.

Zweikammer-Herzschrittmacher, DDD-Schrittmacher

Bei indikationsgerechter Schrittmacherimplantation haben Zweikammersysteme mit 60 – 70 % den größten Anteil. Abb. **68** zeigt das Funktionsschema eines DDD-Systems, das sowohl im Vorhof, als auch in der Kammer stimuliert und Eigenaktionen aufnimmt. Die Reizaufnahme führt einerseits zu einer Inhibierung einer Stimulation in der gleichen Kammer, andrerseits wird, getriggert durch eine atriale Reizaufnahme, mit einer einstellbaren Verzögerung ventrikulär stimuliert.

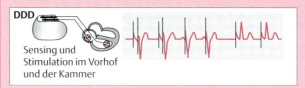

Abb. **68** Prinzip der Zweikammer-(DDD-)Schrittmacherfunktion
Das EKG zeigt zunächst zwei Aktionen mit erste atrialer und angekoppelt mit voreingestellter Verzögerung ventrikulärer Stimulationen. Es folgen zwei sinusrhythmische Vorhofaktionen, die von der atrialen Sonde detektiert werden und die atriale Stimulation inhibieren. Getriggert durch die atriale Depolarisation folgt eine ventrikuläre Stimulation. In den letzten beiden Aktionen erfolgt nach atrialer Stimulation eine normale atrioventrikuläre Überleitung. Die ventrikuläre Depolarisation inhibiert die ventrikuläre Stimulation.

Im EKG ist ein Zweikammer-Schrittmacher daran zu erkennen, daß im einfachsten Fall eine atriale und ventrikuläre Stimulation erfolgt. Bei sinusrhythmischen Eigenaktionen fällt die konstante Ankopplung der ventrikulären Stimulation an die Vorhofaktionen auf. Hier liegt ein sog. VAT-Modus vor: ventrikuläre Stimulation mit atrialer Triggerung. Zweikammersysteme können auch in eine Einkammerfunktion umprogrammiert werden und dann als VVI- oder AAI-Systeme arbeiten.

Frequenzadaptation

Wenn unter körperlicher Belastung die Sinusknotenfrequenz, im erweiterten Sinne bei Vorhofflimmern die Kammerfrequenz, nicht oder nur gering ansteigt, liegt eine sog. chronotrope Inkompetenz vor. Folge ist ein verminderter Anstieg des Herzminutenvolumens bei Anstrengung. Um den Schrittmacher belastungsabhängig zu einer Anhebung der Stimulationsfrequenz zu veranlassen, wurden verschiedene Aktivitätssensoren entwickelt. Der älteste und einfachste ist ein Piezoelement, das niederfrequente Schwingungen in verwertbare Steuersignale umwandelt. Vorteil ist ein schnelles Ansprechen, Nachteil die fehlende Korrelation zur Belastungsstärke. Andere Sensoren (Atemminutenvolumen, QT-Dauer, Bluttemperatur) sind belastungsadäquater, aber meist langsam im Ansprechverhalten.

Frequenzadaptive Schrittmachersysteme ergänzen den dreibuchstabigen Code um ein „R" = „rate responsive". Im EKG sind diese Systeme an einem belastungsabhängigen Anstieg der Stimulationsfrequenz, unabhängig von der Eigenfrequenz, zu erkennen.

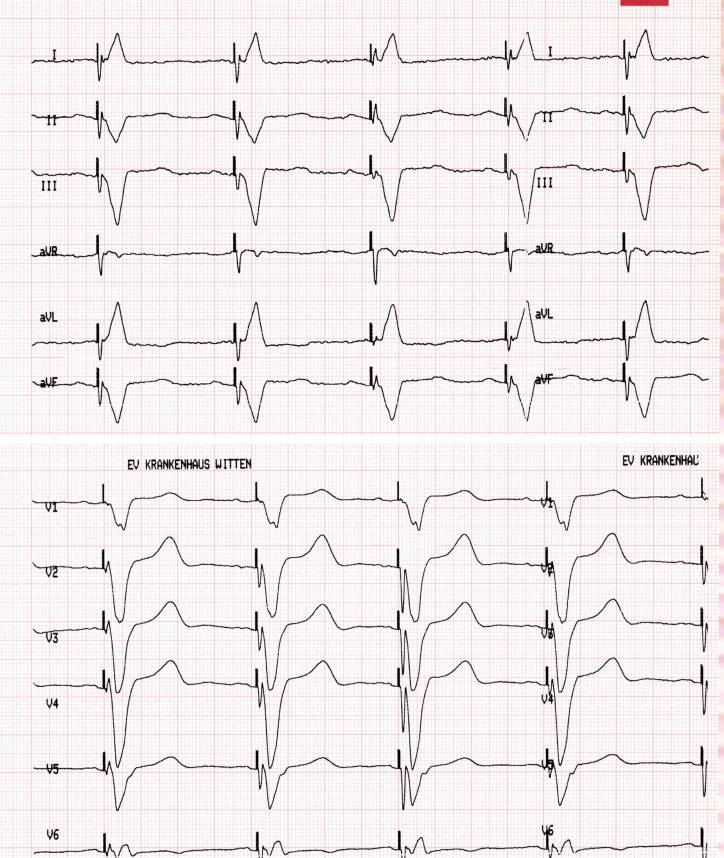

EV KRANKENHAU

71jähriger Patient, seit 3 Tagen Bronchopneumonie. Vom Notarzt war anhand des Einkanal-EKGs der Verdacht auf eine ventrikuläre Tachykardie gestellt worden. Aus diesem Grunde erfolgte die notfallmäßige stationäre Zuweisung.

? EKG-Beurteilung? Rhythmus?

Zu erkennen ist eine leicht unregelmäßige Tachykardie (Frequenz um 110/min) mit breiten Kammerkomplexen. Als Lagetyp besteht ein überdrehter Linkstyp. Die QRS-Morphologie in V1 und V6 entspricht nicht einer supraventrikulären Tachykardie mit aberrierender Überleitung.

? Liegt tatsächlich eine ventrikuläre Tachykardie vor?

Besonders deutlich in V4 und V5 finden sich vor den QRS-Komplexen kleine Spikes, davor regelmäßige Vorhofaktionen, noch am besten zu erkennen in V6. Die Tachykardie wird also verursacht durch die Kombination einer Sinustachykardie mit einem Zweikammer-Schrittmachersystem. Die ventrikuläre Stimulation wird tachykard an die Vorhofaktionen angekoppelt.

Das Problem liegt in der Erkennung der nur sehr kleinen Schrittmacherimpulse bei bipolarer Stimulation. In einigen Fällen sind bei niederamplitudiger bipolarer Stimulation nicht einmal so kleine Stimuli wie hier zu erkennen. In solchen Fällen kann ein EKG nur zweifelsfrei interpretiert werden, wenn Informationen über den Herzschrittmacher vorliegen.

? Wie beurteilen Sie die Kammerkomplexe?

Auffällig ist die deutliche R-Amplitudenzunahme von V1 zu V2 mit nachfolgenden QS-Komplexen in V4 und V5. Hier ergibt sich der Verdacht auf eine Elektrodenvertauschung von V1 und V2; unauffällige diskordante Kammerendteile.

> **Zusammenfassung**
>
> Sinustachykardie mit regelrecht getriggerter ventrikulärer Stimulation eines bipolaren Zweikammer-Schrittmachersystems; Elektrodenvertauschung V1 und V2.

Bemerkungen: Sinustachykardien können bei Zweikammer-Schrittmachersystemen zu einem Problem führen, wenn die vorgewählte obere Grenzfrequenz überschritten wird. Bis zu dieser Frequenz triggern Vorhofaktionen die ventrikuläre Stimulation im Verhältnis von 1:1. Bei Überschreiten der oberen Grenzfrequenz gehen die Systeme entweder in den Wenckebach-Modus oder eine 2:1-Überleitung über, jedenfalls wird die eingestellte maximale ventrikuläre Stimulationsfrequenz nie überschritten. Für eine 2:1-Blockierung heißt das, daß bei sportlicher Betätigung im Falle einer oberen Grenzfrequenz von 140/min eine Sinustachykardie von 141/min eine Kammerfrequenz von rechnerisch 70,5/min zur Folge hat. Die Patienten klagen über eine plötzlich auftretende Belastungsdyspnoe oder ein Kollapsgefühl. Es sei „wie ein Lauf gegen eine Wand".

Beim Wenckebachverhalten des Schrittmachers oberhalb der Grenzfrequenz ist der Frequenzabfall weniger merklich. Die atrioventrikuläre Synchronisation geht aber zum großen Teil über eine zunehmende atrioventrikuläre Verzögerung und einen intermittierenden Ausfall der ventrikulären Stimulation nach Vorhofaktionen verloren.

Die Programmierung muß insbesondere bei sportlich aktiven Schrittmacherpatienten die erreichbaren Sinustachykardien berücksichtigen.

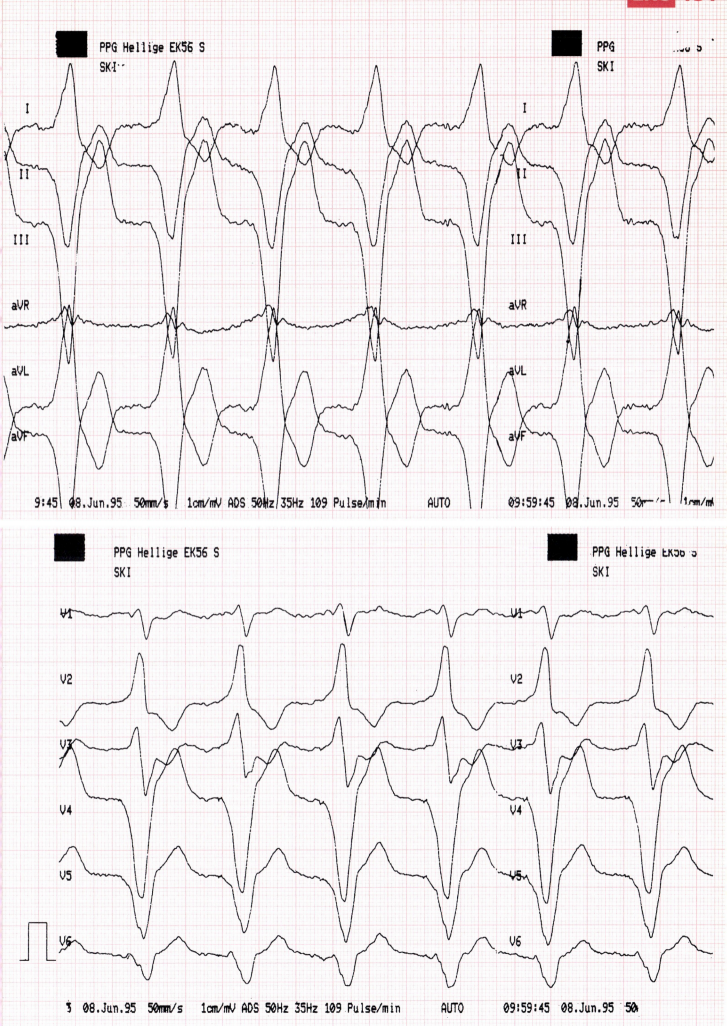

PPG Hellige EK56 S
SKI

I

II

III

aVR

aVL

aVF

9:45 08.Jun.95 50mm/s   1cm/mV ADS 50Hz 35Hz 109 Pulse/min   AUTO   09:59:45 08.Jun.95 50   1cm/mV

PPG Hellige EK56 S
SKI

V1

V2

V3

V4

V5

V6

5 08.Jun.95 50mm/s   1cm/mV ADS 50Hz 35Hz 109 Pulse/min   AUTO   09:59:45 08.Jun.95 50

Klinik 83jährige Patientin, vor 13 Jahren Implantation eines VVI-Schrittmachersystems, Schrittmachersyndrom bei erhaltener Sinusbradykardie (die Symptomatik bestand aus orthostatischem Schwindel und Palpitationen); vor 2 Jahren Schrittmacheraustausch.

? **EKG-Beurteilung? Rhythmus?**

Die atrialen (P ist gut in I, III und aVF zu erkennen) und die ventrikulären Aktionen sind durchgehend stimuliert. Es finden sich keine atrialen und ventrikulären Eigenaktionen.

Das Schrittmacher-EKG ist leicht zu interpretieren, weil bei unipolarer Stimulation auf atrialer und ventrikulärer Ebene die Schrittmacherimpulse sehr deutlich sind.

Bei atrioventrikulärer Stimulation ist der Abstand beider Stimuli vorwählbar. Bei einem zu langen atrioventrikulären Intervall fällt eventuell die atriale Stimulation mit dem frühdiastolischen, spontanen atrioventrikulären Einstrom zusammen.

Bei zu kurzem AV-Intervall reicht die Zeit möglicherweise nicht für eine atriale Kontraktion, bevor die ventrikuläre Kontraktion beginnt und die AV-Klappen geschlossen werden. Die AV-Zeiten werden in der Regel auf 130 – 180 msec programmiert. Sie sind vorzugsweise nach dem mitralen Einstrommuster in der Dopplerechokardiographie einzustellen.

? **Sind die Kammerkomplexe auffällig?**

Soweit bei ventrikulärer Stimulation beurteilbar, sind die Kammeranfangsgruppen und die -endteile nicht auffällig.

Zusammenfassung

Regelrechte Funktion eines unipolaren Zweikammer-Schrittmachersystems ohne atriale oder ventrikuläre Eigenaktionen.

Bemerkungen: Die atrialen und ventrikulären Schrittmacher-Impulse erscheinen formvariabel. Das bedeutet nicht, daß die Stimuli tatsächlich eine wechselnde Amplitude haben. Die Varianz ist Folge der gerätespezifischen Verarbeitung und Dokumentation der Impulse. So ist auch aus der dargestellten Höhe der unipolaren Schrittmacherimpulse kaum auf deren Amplitude zu schließen.

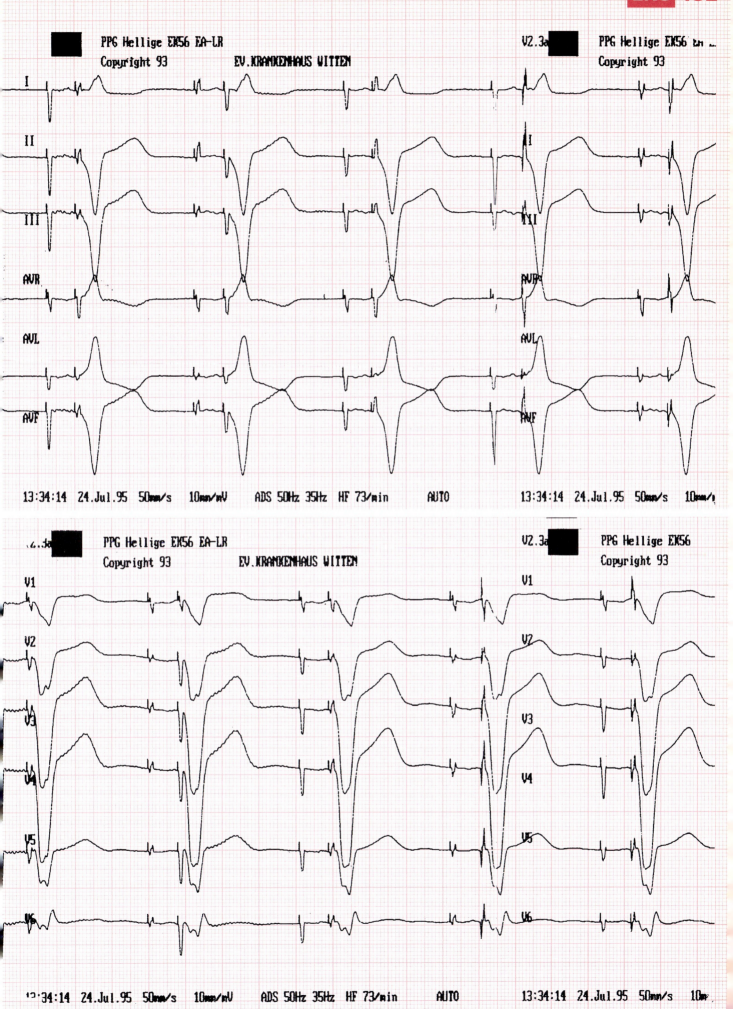

I

II

III

AVR

AVL

AVF

I

II

AVR

AVL

AVF

13:34:14 24.Jul.95 50mm/s 10mm/mV   ADS 50Hz 35Hz HF 73/min   AUTO   13:34:14 24.Jul.95 50mm/s 10mm/

V1

V2

V3

V4

V5

V6

V1

V2

V3

V4

V5

V6

13:34:14 24.Jul.95 50mm/s 10mm/mV   ADS 50Hz 35Hz HF 73/min   AUTO   13:34:14 24.Jul.95 50mm/s 10m

EKG 193 A

Klinik 67jährige Patientin, Zustand nach Schrittmacher-implantation wegen eines Sinusknotensyndroms.

? **EKG-Beurteilung? Dargestellt sind nur die Extremitäten-ableitungen.**

Beginnen wir mit der systematischen Beurteilung des Rhythmus mit der 1. Aktion, bei der eine atriale und ventrikuläre Stimulation vorliegt (3. QRS-Komplex). Die schrittmacher-ausgelöste Vorhofaktion ist dabei gut zu erkennen, die P-Welle hat ihre höchste Amplitude kurz vor Einfall der ventrikulären Stimulation (I, III, aVL). Es folgt eine stimulierte verbreiterte Kammeraktion.
Auch die nächste Herzaktion ist atrial und ventrikulär stimuliert, der Abstand beträgt 860 msec.

? **Wie ist die nächste atrioventrikuläre Aktion zu beschreiben?**

Im absteigenden Schenkel der vorangehenden T-Welle findet sich ein normal konfiguriertes, vorzeitig einfallendes P. Mit der vorgewählten AV-Zeit erfolgt dann eine ventrikuläre Stimulation, wobei der Kammerkomplex im Vergleich zu den beiden vorherigen deutlich schmaler konfiguriert ist. Es hat hier im wesentlichen eine atrioventrikuläre Überleitung stattgefunden. Der Anteil der stimulierten Kammerdepolarisation ist gering; formal handelt es sich um eine Kombinationssystole.
Bei der 2. und der vorletzten registrierten Aktion handelt es sich ebenfalls um vorzeitig einfallende Vorhofaktionen mit angekoppelten ventrikulären Kombinationssystolen. Bei positivem P in I – III geht die intraatriale Erregungsausbreitung von rechts oben nach links unten, das Zentrum sitzt sinusknotennah.

? **Wonach richtet sich der Zeitpunkt der nächsten atrialen Stimulation nach der vorzeitigen spontanen Vorhoferregung?**

Das atriale Stimulationsintervall von 860 msec findet sich in dem Abstand der Vorhofeigenaktionen und der nachfolgenden Vorhofstimulation wieder.
Dagegen richtet sich die ventrikuläre Stimulation nicht nach der vorhergehenden Kammererregung, sondern wird von der vorzeitig einfallenden Vorhofaktion getriggert.

? **Sind die Kammerkomplexe auffällig?**

Sowohl die überwiegend stimulierten als auch die übergeleiteten Kammeraktionen zeigen keine auffällige Konfiguration.

___ **Zusammenfassung** ___

Regelrechte Funktion eines unipolaren Zweikammer-Schrittmachersystems mit einer Stimulationsfrequenz um 70/min; sinusknotennahe supraventrikuläre Extrasystolen mit angekoppelten ventrikulären Kombinationssystolen.

EKG 193 B (EKG Mitte und unten)

Klinik 74jähriger Patient, wegen eines intermittierenden AV-Blockes 3. Grades war dem Patienten 9 Jahre zuvor ein Schrittmacher implantiert worden.
Dargestellt sind nur die Extremitätenableitungen. Die Registrierung der beiden EKG-Streifen erfolgte im Abstand von nur wenigen Sekunden.

? **EKG-Beurteilung? Wie beurteilen Sie den Rhythmus?**

Bei der 1. Aktion handelt es sich um eine sinusrhythmische P-Welle; mit einer PQ-Dauer von 0,21 sec folgt ein übergeleiteter Kammerkomplex. Die QRS-Dauer beträgt 0,13 sec.
Bei der 2. Aktion erkennt man eine in den QRS-Komplex einfallende Deformierung, bei der es sich um einen ventrikulären Schrittmacherimpuls handelt. Die QRS-Morphologie ist nur wenig verändert.

? **Woran erkennt man, daß die ventrikuläre Stimulation an der ventrikulären Erregungsausbreitung kaum oder nicht beteiligt war?**

Bis auf II ist die QRS-Morphologie nahezu identisch im Vergleich zur ersten Kammeraktion. Ein empfindliches Zeichen sind auch die Kammerendteile, die sich bei vorzeitiger ektoper ventrikulärer Stimulation sofort verändern.

? **Wie beschreiben Sie die weiteren Aktionen?**

Von der 3. bis zur 7. Aktion und dann auch im unteren EKG-Streifen rückt der ventrikuläre Stimulus allmählich weiter nach vorne und übernimmt zunehmend die ventrikuläre Depolarisation zu Lasten der atrioventrikulären Überleitung der sinusrhythmischen Vorhofaktion.
Ursache ist ein gering langsamerer Sinusrhythmus, als es der Frequenzeinstellung des Schrittmachers entspricht.

? **Handelt es sich um ein VVI- oder ein DDD-System?**

Da eine atrioventrikuläre Dissoziation besteht, handelt es sich um ein VVI-System.
Im Falle eines Zweikammer-Schrittmachersystems würde aufgrund der langsameren Vorhoffrequenz der Schrittmacher auch atrial stimulieren, wenn die eingestellte basale Grundfrequenz unterschritten wird.

? **Worum handelt es sich bei der letzten Aktion im unteren EKG?**

Die Kammererregung tritt vorzeitig ein und ist deutlich different konfiguriert zu den übergeleiteten und schrittmacheraus-gelösten Kammeraktionen. Es handelt sich um eine ventrikuläre Extrasystole. In der nachfolgenden T-Welle erkennt man eine (vermutliche retrograde) Vorhoferregung (I und aVL).

Fortsetzung S. 458 ▶

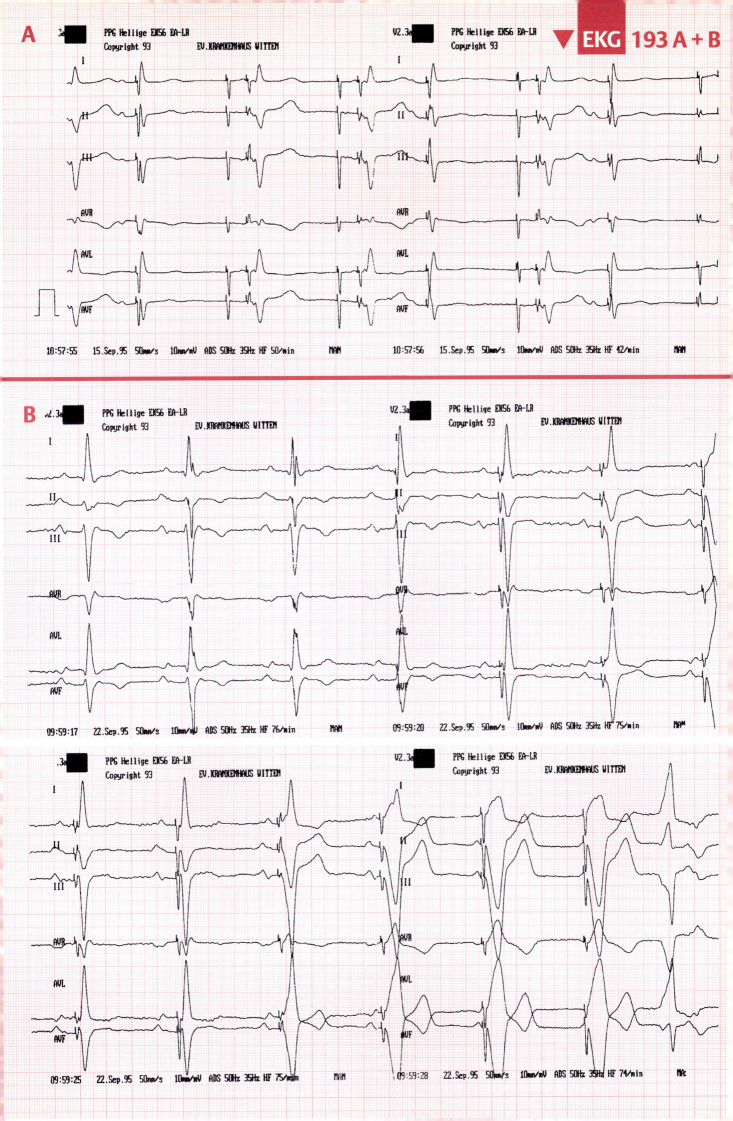

A

I II III AVR AVL AVF

PPG Hellige EK56 EA-LR
Copyright 93   EV.KRANKENHAUS WITTEN

PPG Hellige EK56 EA-LR
Copyright 93   EV.KRANKENHAUS WITTEN

10:57:55   15.Sep.95   50mm/s   10mm/mV   ADS 50Hz 35Hz HF 50/min   MAN

10:57:56   15.Sep.95   50mm/s   10mm/mV   ADS 50Hz 35Hz HF 42/min   MAN

B

I II III AVR AVL AVF

PPG Hellige EK56 EA-LR
Copyright 93   EV.KRANKENHAUS WITTEN

PPG Hellige EK56 EA-LR
Copyright 93   EV.KRANKENHAUS WITTEN

09:59:17   22.Sep.95   50mm/s   10mm/mV   ADS 50Hz 35Hz HF 76/min   MAN

09:59:20   22.Sep.95   50mm/s   10mm/mV   ADS 50Hz 35Hz HF 75/min   MAN

PPG Hellige EK56 EA-LR
Copyright 93   EV.KRANKENHAUS WITTEN

PPG Hellige EK56 EA-LR
Copyright 93   EV.KRANKENHAUS WITTEN

09:59:25   22.Sep.95   50mm/s   10mm/mV   ADS 50Hz 35Hz HF 75/min   MAN

09:59:28   22.Sep.95   50mm/s   10mm/mV   ADS 50Hz 35Hz HF 74/min   MAn

Zusammenfassung

Konkurrenz eines Sinusrhythmus mit AV-Block 1. Grades und eines gering schneller eingestellten VVI-Schrittmachersystems. Die Kombinationssystolen sind nach ihrer Konfiguration zu Beginn überwiegend übergeleitet. Im weiteren Verlauf überwiegende, zuletzt ausschließliche Stimulation; eine ventrikuläre Extrasystole mit retrograder Vorhoferregung.

Die übergeleiteten Aktionen erwecken den Verdacht auf einen bifaszikulären Block vom anterioren Typ. Es besteht ein überdrehter Linkstyp und – soweit anhand von S in I und von R' in aVR zu erkennen – ein Rechtsschenkelblock. Positiver Index nach Gubner und Ungerleider als Hinweis auf eine linksventrikuläre Hypertrophie.

Bemerkungen: Der Schrittmacher war auf eine Stimulationsfrequenz von 75/min eingestellt. Im unteren EKG lag phasenweise eine hämodynamisch ungünstige Vorhofpfropfung vor. Prinzipiell wäre besser ein Zweikammer-Schrittmachersystem implantiert worden.

Alternativ kann bei nur leicht verzögerter atrioventrikulärer Überleitung die Stimulationsfrequenz des Schrittmachers auf 60 oder 50/min programmiert werden, um bei frequenterem Sinusrhythmus eine atrioventrikuläre Synchronisation zu erhalten.

Kombinationssystolen

Ventrikuläre Kombinationssystolen sind ventrikuläre Erregungen, die in einem unterschiedlichen Ausmaß sowohl atrioventrikulär übergeleitet als auch über eine ventrikuläre Schrittmachersonde ausgelöst werden. Diese treten oft bei VVI-Schrittmachern auf, wenn eine atrioventrikuläre Überleitung mit dem Ende des Stimulationsintervalls zusammenfällt. Bei Zweikammer-Schrittmachern finden sich Kombinationssystolen häufig bei erhaltener atrioventrikulärer Überleitung.

Die gleichzeitige Stimulation übergeleiteter Kammeraktionen ist kein Fehler der Impulsaufnahme des Herzschrittmachers. Das System kann eine ventrikuläre Eigenaktion erst dann erkennen, wenn die Erregung unter der Elektrodenspitze hindurchgewandert ist. Ausnahmsweise kann der ventrikuläre Stimulus noch zu Beginn der 2. Hälfte des QRS-Komplexes abgegeben werden.

Im EKG können Kombinationssystolen entweder mehr den übergeleiteten Normalaktionen oder den allein stimulierten Kammerkomplexen ähneln oder ein Mischbild zeigen.

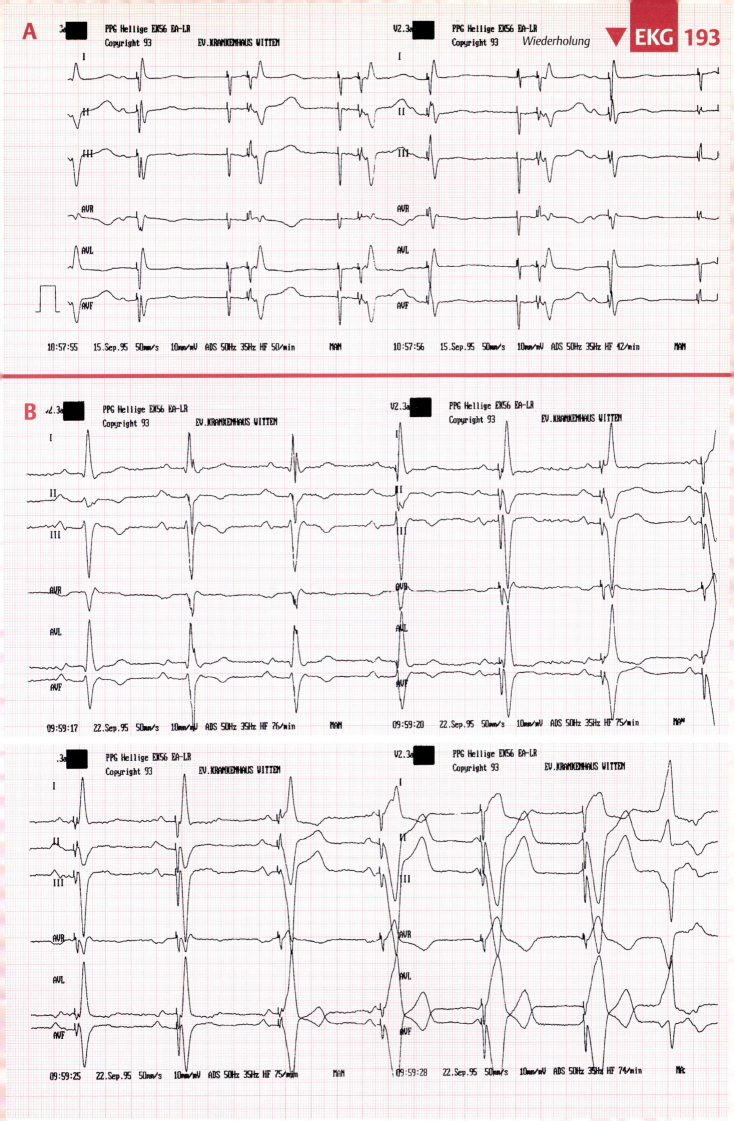

PPG Hellige EK56 EA-LR
Copyright 93   EV.KRANKENHAUS WITTEN

PPG Hellige EK56 EA-LR
Copyright 93   *Wiederholung*

10:57:55 15.Sep.95 50mm/s 10mm/mV ADS 50Hz 35Hz HF 50/min   MAN

10:57:56 15.Sep.95 50mm/s 10mm/mV ADS 50Hz 35Hz HF 42/min   MAN

B

PPG Hellige EK56 EA-LR
Copyright 93   EV.KRANKENHAUS WITTEN

PPG Hellige EK56 EA-LR
Copyright 93   EV.KRANKENHAUS WITTEN

09:59:17 22.Sep.95 50mm/s 10mm/mV ADS 50Hz 35Hz HF 76/min   MAN

09:59:20 22.Sep.95 50mm/s 10mm/mV ADS 50Hz 35Hz HF 75/min   MAN

PPG Hellige EK56 EA-LR
Copyright 93   EV.KRANKENHAUS WITTEN

PPG Hellige EK56 EA-LR
Copyright 93   EV.KRANKENHAUS WITTEN

09:59:25 22.Sep.95 50mm/s 10mm/mV ADS 50Hz 35Hz HF 75/min   MAN

09:59:28 22.Sep.95 50mm/s 10mm/mV ADS 50Hz 35Hz HF 74/min   MAN

Klinik 66jähriger Patient, Implantation eines Zweikammer-Schrittmachersystems 2 Monate zuvor wegen einer Zweiknotenerkrankung, bestehend aus einer hochgradigen Sinusbradykardie und einem AV-Block 2. Grades Typ I (Wenckebach).
Der Patient fühlt sich seit der Schrittmacherimplantation beschwerdefrei und körperlich gut belastbar.

? EKG-Beurteilung?

Vor allen Kammeraktionen erkennt man einen kleinen Schrittmacherimpuls, die Kammeranfangsgruppe ist in typischer Weise verbreitert.

? Wie beurteilen Sie den Vorhofrhythmus?

In den Extremitätenableitungen gehen den ersten beiden Kammerkomplexen P-Wellen voran, am besten zu erkennen in II. Vor den nächsten 3 Kammerkomplexen, die mit unverändertem Abstand folgen, fehlen Vorhofaktionen.
Ein ähnliches Bild bietet sich auch in den Brustwandableitungen. Die schrittmacherausgelösten Vorhofaktionen sind in V1 als flach negatives P in den ersten beiden Herzaktionen zu erkennen.
In den Nehb-Ableitungen sind P-Wellen vor der 2. – 4. und vor der 6. Kammeraktion zu erkennen.

? Was passiert in den Aktionen, bei denen das vorangehende P fehlt?

Besonders gut in II und V1 erkennt man bei diesen Aktionen zu Beginn der ST-Strecke ein P mit veränderter Konfiguration im Vergleich zu den jeweils beiden ersten Herzaktionen. Es tritt hier eine retrograde Vorhoferregung im Anschluß an die Kammeraktion auf.

? Wie ist dieser Befund zu interpretieren, wenn unverdrossen eine atriale Stimulation vorangeht (→ V1)?

In diesen Aktionen ist die atriale Stimulation nicht erfolgreich. Es besteht ein sog. intermittierender Exit-Block der atrialen Stimulation, so daß bei fehlender vorheriger atrialer Erregung eine retrograde ventrikuloatriale Überleitung der stimulierten Kammeraktionen die Vorhöfe depolarisiert (→ „Bemerkungen").

? Welche Unterschiede zeigen die Kammerkomplexe mit und ohne vorherige Vorhofstimulation?

Bei fehlender vorangehender Vorhoferregung sind die Kammerkomplexe deutlich breiter und plumper. Demnach ist an den Kammererregungen mit vorangehender P-Welle zumindest teilweise eine atrioventrikuläre Überleitung beteiligt. Es handelt sich hier ebenfalls um Kombinationssystolen.

? Was fällt allgemein an den Kammerkomplexen auf?

Trotz der stimulationsbedingten QRS-Deformation ist das tiefe S in V3 sowie in Nehb A und I hochverdächtig auf eine linksventrikuläre Hypertrophie.

Zusammenfassung

Bipolares Zweikammer-Schrittmachersystem mit intermittierendem atrialen Exit-Block; in diesen Phasen retrograde ventrikuloatriale Vorhoferregung; konstante ventrikuläre Stimulation. Bei vorheriger atrialer Stimulation handelt es sich um ventrikuläre Kombinationssystolen bei partieller atrioventrikulärer Überleitung; Zeichen der linksventrikulären Hypertrophie.

Bemerkungen: Die atriale Impulsdauer betrug 0,2 sec bei einer Impulsamplitude von 2,5 V. Schon bei einer Impulsdauer von 0,3 msec bestand eine stabile atriale Stimulation, die Impulsdauer wurde sicherheitshalber auf 0,5 msec bei 2,5 V Impulsamplitude angehoben. Das bedeutet mehr als 100 % Sicherheitsabstand zur Reizschwelle.
In der Röntgendurchleuchtung lag die atriale Sonde regelrecht im Bereich des rechten Herzohres.

Pacing-Fehlfunktion, Exit-Block

Eine Stimulations-Fehlfunktion des Schrittmachers kann sich in 2 Formen äußern:
1.) ein regelrecht abgegebener Stimulus erregt nicht die entsprechende Kammer,
2.) es fehlen Schrittmacherimpulse.

Regelrecht einfallende Schrittmacherimpulse werden nicht beantwortet, weil entweder aus diversen Gründen ein Reizschwellenanstieg eingetreten ist, sich die Elektrode disloziert oder einen Bruch oder Isolationsdefekt hat. In den meisten Fällen handelt es sich um einen Reizschwellenanstieg, so daß durch eine Umprogrammierung der Exit-Block überwunden werden kann. In den anderen Fällen ist ein Austausch der Sonde oder eine Revision der Elektrodenlage notwendig.

Abb. 69 zeigt schematisch einen intermittierenden Exit-Block, wobei bei grenzwertigen Reizschwellen nur einzelne Stimuli nicht beantwortet werden.

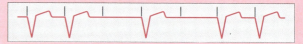

Abb. 69 Intermittierender ventrikulärer Stimulationsverlust (Exit-Block)

Bei Magnetauflage muß bedacht werden, daß infolge der festfrequenten Stimulation Schrittmacher-Impulse vorzeitig und damit in die Refraktärzeit der vorangehenden Normalaktionen einfallen und dann die Kammer nicht depolarisieren können.

Eine ganz ausfallende Stimulation kann Folge einer Schädigung des Schrittmacheraggregats oder der Sonde sein, bei unipolarem System aber häufiger Folge eines sog. Oversensings (→ EKG 195). Auch unterschwellige bipolare Stimuli können im Oberflächen-EKG übersehen und dann als totaler Schrittmacherausfall fehlgedeutet werden.

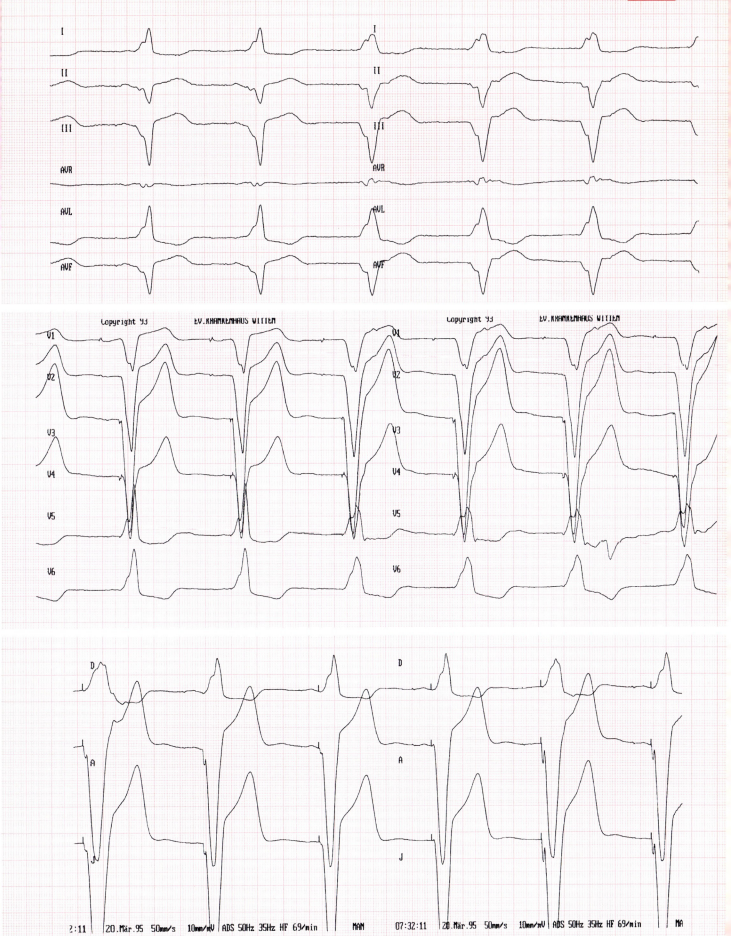

I II III AVR AVL AVF

V1 V2 V3 V4 V5 V6

D A J

2:11 20.Mär.95 50mm/s 10mm/mV ADS 50Hz 35Hz HF 69/min MAN 07:32:11 20.Mär.95 50mm/s 10mm/mV ADS 50Hz 35Hz HF 69/min MA

Klinik 74jährige Patientin, vor 5 Jahren Implantation eines DDD-Schrittmachersystems wegen AV-Blocks 3. Grades, bei später permanentem und therapierefraktärem Vorhofflimmern Umstellung in den VVI-Modus.
Die Patientin hatte in den letzten Wochen beim Hausputz über Schwindelattacken geklagt.
Dargestellt ist ein Ausschnitt aus dem Langzeit-EKG. Die Patientin war aufgefordert worden, während der Registrierung ihren normalen körperlichen Aktivitäten nachzugehen.

? EKG-Beurteilung?

Der oberste EKG-Streifen ist das initiale Referenz-EKG. Zu erkennen ist eine regelmäßige ventrikuläre Stimulation eines unipolaren VVI-Systems. Die wechselnde Darstellung der Schrittmacher-Impulse ist eine Spezifikum des Langzeit-EKG-Systems und ohne Bedeutung.
Im nächsten Streifen tritt nach 3 normal stimulierten Kammeraktionen eine Pause von 2,2 sec auf mit nachfolgender normaler Kammerstimulation. Andeutungsweise ist in der 2. Hälfte der Pause eine Ersatzextrasystole zu erkennen. Ein ähnlicher Befund zeigt sich auch im 3. Streifen mit Stimulationspausen und Ersatzextrasystolen nach etwas mehr als 1 Sekunde.

? Wie ordnen Sie diesen Befund ein? Liegt eine Schrittmacher-Fehlfunktion vor?

Die Unruhe der Grundlinie ist durch verstärkte Muskelpotentiale im Bereich des Oberkörpers verursacht. Als Folge wird der unipolare Schrittmacher in seiner Reizabgabe inhibiert, bis die verstärkten Muskelpotentiale aufhören.
Im vorliegenden Fall zeigten sich in den ersten beiden Streifen während der Stimulationspause ventrikuläre Ersatzextrasystolen. Während der sehr langen Stimulationspause im 5. Streifen sind bei deutlichen Artefaktüberlagerungen die ventrikulären Ersatzextrasystolen schlecht zu erkennen. Mindestens 2 sind aber eindeutig auszumachen. Sie fehlen im untersten Beispiel während der ersten knapp 3 Sekunden.
Somit handelt es sich um eine Muskelpotentialinhibierung eines unipolaren Schrittmachers in Kombination mit einem instabilen Ersatzzentrum als Ursache der belastungsabhängigen Schwindelattacken. Es liegt ein ventrikuläres Oversensing vor.

Im Streifen 9 und 10 sind nebenbefundlich 2 ventrikuläre Extrasystolen dargestellt.

___
Zusammenfassung
Regelrechte Pacing-Funktion eines unipolaren VVI-Schrittmachersystems; intermittierende Inhibierung des Schrittmachers durch Muskelpotentiale im Bereich der Schrittmachertasche (Oversensing); instabiler ventrikulärer Ersatzrhythmus; 2 ventrikuläre Extrasystolen.

Bemerkungen: Beheben läßt sich das Oversensing durch Anhebung der Empfindlichkeitsschwelle. In diesem Fall muß das registrierte Potential eine gewisse Höhe überschreiten, um inhibieren zu können. Das ventrikuläre intrakardiale Signal ist meist ausreichend hoch, um einen Sicherheitsabstand zu den thorakalen Muskelpotentialen einhalten zu können.
Bei Vorhofsonden kann die atriale Signalamplitude, die durchschnittlich nur ein $1/3 - 1/5$ der ventrikulären Amplitude mißt, ein Problem werden. Als letzte Konsequenz kann hier eine Sondenumplazierung oder eine Umimplantation zu einem bipolaren System notwendig werden.

Fehler der Reizaufnahme, Malsensing und Oversensing

Mal- und Oversensing sind die beiden unterschiedlichen Formen einer fehlerhaften Reizaufnahme. Sie unterscheiden sich folgendermaßen:
Bei **Malsensing** werden Eigenaktionen nicht wahrgenommen, so daß der nachfolgende Stimulus das eingestellte Intervall nicht abwartet und zu früh einfällt (Abb. **70**). Ein Malsensing ist in der Kammer aufgrund des deutlich höheren intrakardialen Signals seltener als im Vorhof. Ursachen sind meist ein schon bei der Implantation zu kleines Signal, eine Dislokation, eine Amplitudenabnahme des intrakardialen Signals durch Hyperkaliämie und Antiarrhythmika der Klasse Ia und Ic sowie eine fehlerhafte Einstellung der Sensing-Schwelle des Schrittmachers. In vielen Fällen kann das Problem durch Änderungen der Empfindlichkeitsschwelle behoben werden, andernfalls ist eine operative Revision notwendig.

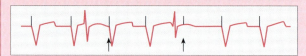

Abb. **70** Sensing-Fehlfunktion eines VVI-Schrittmachers. Die beiden eingezeichneten Eigenaktionen werden vom Schrittmacher nicht detektiert. Durch die fehlende Inhibierung resultiert eine konstante Stimulation in der eingestellten Frequenz.
Nach der zweiten Kammereigenaktion fällt die ventrikuläre Stimulation in die absolute Refraktärphase, so daß keine Kammerdipolarisation erfolgt.

Ein Problem des Malsensing ist, daß die vorzeitige Stimulation in die vulnerable Phase der vorangehenden Aktion fällt, so daß auf Vorhofebene Vorhofflimmern und auf Kammerebene maligne ventrikuläre Arrhythmien ausgelöst werden können.

Unter **Oversensing** wird die Aufnahme eines inadäquaten Signals verstanden, das vom Schrittmacher für eine Herzaktion gehalten wird und demzufolge die zeitgerechte Abgabe eines Stimulus verhindert. Inadäquate Signale können z. B. für einen Vorhofschrittmacher die Kammeraktionen und für einen Kammerschrittmacher die T-Wellen sein.

Fast ausschließlich unipolare Systeme betrifft die häufigste Form des Oversensing:

Myopotentiale der Pektoralismuskulatur (Abb. **71 a**). Für ein VVI-System bedeutet ein solches Oversensing eine evtl. mehrere Sekunden anhaltende Asystolie; bei einem Zweikammersystem können die Myopotentiale als tachykarde Vorhofaktionen fehlinterpretiert und zu einer ebenfalls tachykarden ventrikulären Stimulation führen (Abb. **71 b**).

In den meisten Fällen kann das Problem durch eine Umprogrammierung der Empfindlichkeitsschwelle beseitigt werden oder zumindest seine klinische Relevanz verlieren.

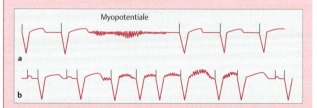

Abb. **71** Oversensing
a.) Inhibierung eines VVI-Schrittmachers
b.) Tachykarde Triggerung der ventrikulären Stimulation eines DDD-Schrittmachers

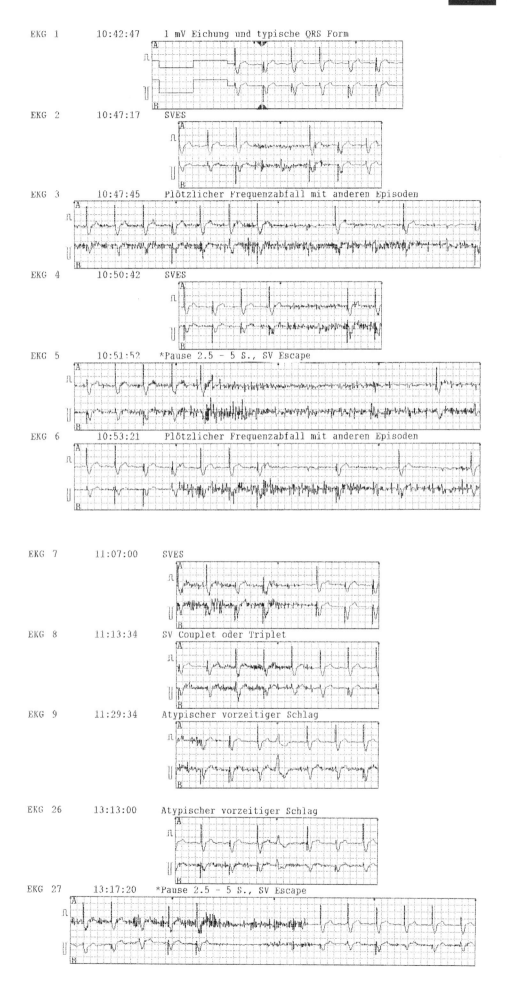

EKG 1   10:42:47   1 mV Eichung und typische QRS Form

EKG 2   10:47:17   SVES

EKG 3   10:47:45   Plötzlicher Frequenzabfall mit anderen Episoden

EKG 4   10:50:42   SVES

EKG 5   10:51:52   *Pause 2.5 - 5 S., SV Escape

EKG 6   10:53:21   Plötzlicher Frequenzabfall mit anderen Episoden

EKG 7   11:07:00   SVES

EKG 8   11:13:34   SV Couplet oder Triplet

EKG 9   11:29:34   Atypischer vorzeitiger Schlag

EKG 26   13:13:00   Atypischer vorzeitiger Schlag

EKG 27   13:17:20   *Pause 2.5 - 5 S., SV Escape

Es handelt sich um EKG-Registrierungen von 3 verschiedenen Patienten.

EKG 196 A (oben)

Klinik 68jährige Patientin, Zustand nach Schrittmacherimplantation vor 4 Jahren, keine kardialen Beschwerden.

? EKG-Beurteilung?

Zu erkennen sind regelmäßig einfallende unipolare Impulse mit einer Frequenz von 70/min. Bis auf die vorletzte Aktion normale ventrikuläre Stimulation.

? In dieser vorletzten Aktion fällt der Schrittmacherimpuls auf die Kammeraktionen. Was sagen Sie dazu?

Zugrunde liegt eine schenkelblockartig deformierte Eigenaktion. Warum hat der Schrittmacher noch stimuliert?
Der Elektrodenkopf liegt im Bereich der Spitze des rechten Ventrikels. Die Kammererregung erreicht diese Region in der Regel erst gegen Ende des 1. oder im 2. Drittel der ventrikulären Depolarisation und damit des QRS-Komplexes. Zum Zeitpunkt der Impulsabgabe war im vorliegenden Fall die Erregung offensichtlich noch nicht unter der Elektrode durchgewandert. Insoweit liegt kein Malsensing vor. Dieses ist erst dann anzunehmen, wenn der Stimulus gegen Ende der Kammeranfangsgruppe oder im Anschluß auftritt.

? Welcher Vorhofrhythmus liegt vor? Um welches Schrittmachersystem handelt es sich?

Typische P-Wellen sind nicht zu erkennen, es liegt ein feines Vorhofflimmern vor.
Bei dem Schrittmacher handelt es sich um ein VVI-System.

Zusammenfassung

Regelrechte Funktion eines unipolaren VVI-Schrittmachersystems; eine Kammereigenaktion, die mit der ventrikulären Stimulation zusammenfällt; kein Malsensing; feines Vorhofflimmern.

EKG 196 B (Mitte)

Klinik 81jähriger Patient, Schrittmacherimplantation vor 1 Jahr, Linksherzinsuffizienz NYHA III, keine pektanginösen Beschwerden, aufgefallen waren ausgeprägte Kammerendteilveränderungen.

? EKG-Beurteilung? Wie beurteilen Sie den Rhythmus? Dargestellt sind die Brustwandableitungen.

Bei der 1., 3. und 4. Kammeraktion handelt es sich um unregelmäßig auftretende Eigenaktionen. Die 2. Aktion ist eine ventrikuläre Kombinationssystole. Bei gleicher Morphologie des Kammerkomplexes im Vergleich zu den anderen Eigenaktionen ist von einer nahezu vollständigen Überleitung aus-

zugehen; ein Anteil der ventrikulären Stimulation ist nicht zu erkennen.
Die letzten beiden Kammerkomplexe sind schrittmacherstimuliert.

? Welcher Vorhofrhythmus liegt vor? Um welches Schrittmachersystem handelt es sich?

Besonders gut zu erkennen in V1 ist ein grobes Vorhofflimmern mit unregelmäßiger Überleitung auf die Kammern. Das Schrittmachersystem arbeitet offensichtlich im VVI-Modus. Es liegt jedenfalls keine Triggerung der ventrikulären Stimulation durch die supraventrikuläre Tachyarrhythmie vor.

? Wie beurteilen Sie die übergeleiteten Kammerkomplexe?

Bei unauffälliger QRS-Morphologie verlaufen die ST-Strecken in V4 – V6 deutlich deszendierend und gehen in z. T. ausgeprägt negative T-Wellen über. In V3 annähernd horizontaler ST-Streckenverlauf mit Übergang in gleichschenklig terminal negative T-Wellen.

? Wie schätzen Sie die Veränderungen der Kammerendteile ein?

Bei intermittierender ventrikulärer Stimulation eines Schrittmachers kommt es zu deutlichen funktionellen Veränderungen der Kammerendteile in Phasen normaler atrioventrikulärer Überleitung und schmalen QRS-Komplexen. In typischer Weise ist das T in den Ableitungen negativ, in denen bei Stimulation die Kammeranfangsgruppen ebenfalls negativ sind. Das gilt im vorliegenden Fall für V3 bis V6. V1 und V2 zeigen annähernd isoelektrische T-Wellen, obwohl die stimulierten Kammeraktionen ebenfalls aus QS-Komplexen bestehen. Solche Ausnahmen von der Regel kommen häufig vor.
Natürlich können sich unabhängig von einer intermittierenden ventrikulären Stimulation hinter deutlichen Veränderungen der Kammerendteile auch eine Ischämie, eine entzündliche Herzerkrankung oder Schädigungszeichen bei linksventrikulärer Hypertrophie verbergen.

Zusammenfassung

Regelrechte Funktion eines VVI-Schrittmachersystems, absolute Arrhythmie bei grobem Vorhofflimmern. Die ventrikulären Eigenaktionen zeigen ausgeprägte Veränderungen der Kammerendteile, bei denen es sich differentialdiagnostisch allein um funktionelle Veränderungen bei intermittierender ventrikulärer Stimulation handeln kann.

Bemerkungen: Im vorliegenden Fall ergab sich kein Hinweis auf eine Ischämie oder eine entzündliche Herzerkrankung. Dopplerechokardiographisch war eine linksventrikuläre Hypertrophie nachzuweisen. Das EKG zeigte schon vor der Schrittmacherimplantation diskrete ST-Senkungen mit Übergang in präterminal negative T-Wellen in den linkslateralen Ableitungen. Zusammengefaßt handelt es sich bei den Veränderungen der Kammerendteile also um die Kombination von Schädigungszeichen bei linksventrikulärer Hypertrophie und funktionellen Veränderungen bei intermittierender ventrikulärer Stimulation.

Fortsetzung S. 466 ▶

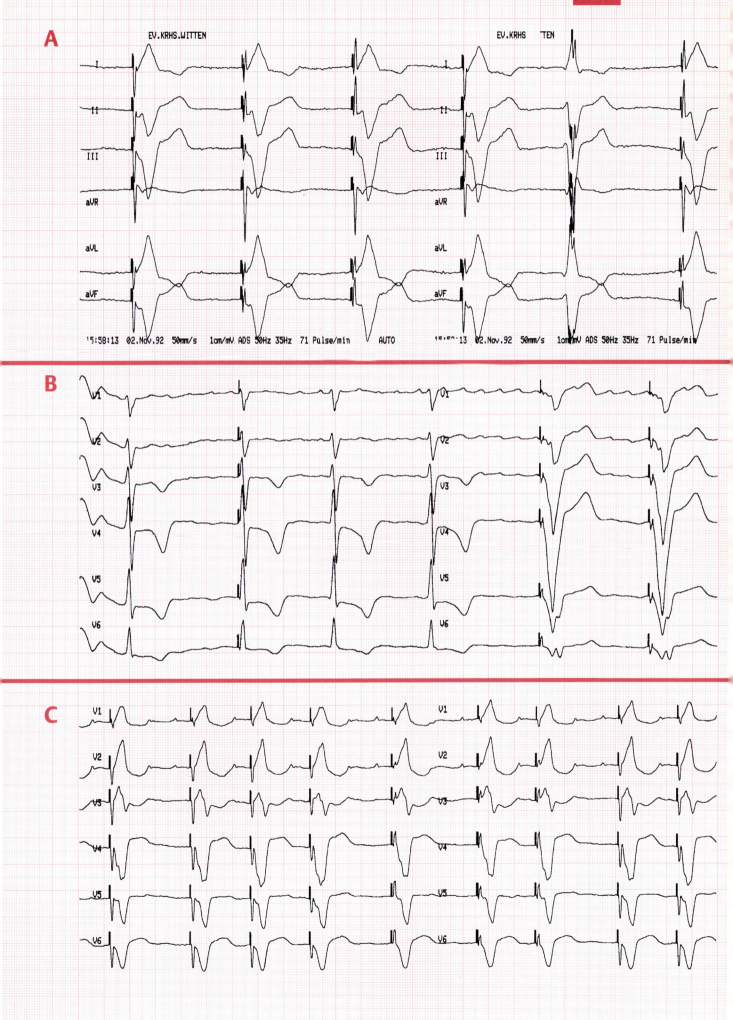

A

EV.KRHS.WITTEN

I

II

III

aVR

aVL

aVF

'15:58:13   02.Nov.92   50mm/s   1cm/mV ADS 50Hz 35Hz 71 Pulse/min   AUTO

EV.KRHS TEN

I

II

III

aVR

aVL

aVF

15:5°:13 02.Nov.92 50mm/s   1cm/mV ADS 50Hz 35Hz 71 Pulse/mi

B

V1

V2

V3

V4

V5

V6

C

V1

V2

V3

V4

V5

V6

EKG 196 C (unten)

Klinik 74jährige Patientin, Zustand nach Schrittmacher-implantation vor 7 Monaten. Diagnose: Sinus-knotensyndrom in der Form eines Tachykardie-Bradykardie-Syndroms, Therapie mit Digoxin und Verapamil, Nieren-insuffizienz mit einem Serum-Kreatinin von 4,1 mg/dl. Dargestellt sind wieder nur die Brustwandableitungen.

? **EKG-Beurteilung? Wie beurteilen Sie den Rhythmus?**

Kammereigenaktionen sind nicht zu erkennen. Die ventri-kuläre Stimulation erfolgt unregelmäßig.

? **Wie beurteilen Sie den Vorhofrhythmus? Wurde ein Ein-oder ein Zweikammer-Schrittmachersystem implan-tiert?**

Den ventrikulären Stimuli geht regelmäßig eine P-Welle vor-an, besonders gut in V1 zu erkennen. Andererseits ist zwi-schen der 1. und 2. und der 7. und 8. Kammeraktion auch in der T-Welle ein P zu erkennen, das sich über den ganzen EKG-Streifen durchzirkeln läßt. Die regelmäßigen Vorhofaktionen haben eine Frequenz von ca. 270/min; es liegt also eine supraventrikuläre Tachykardie vor.
Das Zweikammer-Schrittmachersystem koppelt seine ventri-kuläre Stimulation unregelmäßig an.

? **Um welche Form der supraventrikulären Tachykardie handelt es sich?**

Soweit aus den Brustwandableitungen zu erkennen ist, han-delt es sich um kleine spitze Vorhofaktionen auf einer Basisli-nie ohne Sägezahnform. Eine ektope atriale Tachykardie ist wahrscheinlicher als ein Vorhofflattern.
Ursache war in diesem Falle eine Digoxinintoxikation als Fol-ge einer deutlich verlängerten Eliminationshalbwertzeit bei Niereninsuffizienz. Auch Verapamil senkt die renale Digoxin-Exkretionsrate. Die ektope atriale Tachykardie ist ein zwar nicht so häufiger, aber typischer proarrhythmischer Effekt einer Digitalisüberdosierung.

? **Wie erklärt sich die unregelmäßige ventrikuläre Stimula-tion?**

Bei einer atrialen Frequenz von 270/min und einer eingestell-ten oberen Grenzfrequenz des Schrittmachers von 130/min ist eine regelmäßige 2:1-Überleitung mit einer rechnerischen Frequenz von 135/min nicht möglich.
Zu erkennen ist bei den Aktionen 2 – 4 eine leichte Zunahme des P-Stimulus-Intervalls mit nachfolgender Blockierung der Triggerung der 2. Vorhoferregung. Der Schrittmacher arbei-tet hier mit einem Wenckebach-Modus, um seine eingestell-te Grenzfrequenz nicht zu überschreiten. Das minimale Sti-mulus-Stimulus-Intervall beträgt 460 msec und entspricht damit dem Intervall bei einer Frequenz von 130/min.

Zusammenfassung

Ektope atriale Tachykardie bei Digoxinüberdosierung, tachykarde Ankopplung der ventrikulären Stimulation eines Zweikammer-Schrittmachersystems im eingestell-ten oberen Grenzbereich. Durch einen Wenckebach-Modus mit zunehmendem P-Stimulus-Intervall ist eine vorübergehende 2:1-Ankopplung möglich.

DDD-Schrittmacher und supraventrikuläre Tachyarrhythmien

Zweikammer-Schrittmachersysteme werden implantiert, um aus hämodynamischen Gründen eine atrioventrikulä-re Synchronisation zu gewährleisten. Diese Funktion wird durch supraventrikuläre Tachykardien wie Vorhofflim-mern, Vorhofflattern, ektope atriale Tachykardie ad absurdum geführt. Durch die supraventrikuläre Tachykar-die wird bei vorgewählter maximaler Stimulationsfre-quenz von meist 130 – 160/min eine tachykarde ventri-kuläre Stimulation im Bereich der oberen Grenzfrequenz getriggert. Diese Form einer tachykarden ventrikulären Stimulation kann nur durch Beendigung der supraventri-kulären Tachykardie oder Entkopplung der ventrikulären Stimulation von der atrialen Reizaufnahme terminiert werden. Frühere Zweikammer-Schrittmacher zwangen zur passageren Umprogrammierung in den VVI- oder DDI-Modus. Im DDI-Modus fehlt die Triggerung der ven-trikulären Stimulation durch Vorhofeigenaktionen. Moderne Systeme schalten innerhalb von Sekunden nach Erkennung einer supraventrikulären Tachykardie automa-tisch in den DDI-Modus um und aktivieren innerhalb von Sekunden wieder die atriale Triggerung nach Ende der supraventrikulären Tachykardie.

Grundsätzlich ist eine effektive antiarrhythmische Thera-pie der intermittierenden oder anhaltenden supraventri-kulären Tachykardie notwendig.

Veränderungen der Kammerendteile bei inter-mittierender ventrikulärer Stimulation

Wie bereits für den intermittierenden Linksschenkelblock besprochen (→ **EKG 23**), führt auch eine intermittierende ventrikuläre Stimulation in Phasen normal konfigurierter Kammereigenaktionen zu deutlichen Veränderungen der Kammerendteile. Es handelt sich meist um ST-Senkungen und T-Negativierungen in multiplen Ableitungen. Auffäl-lig sind die negativen Kammerendteile oft in den Ablei-tungen, die während der ventrikulären Stimulation ein ganz überwiegendes S aufweisen. Die Genese dieser funktionellen und bei längeren Phasen von normaler Überleitung reversiblen Veränderungen der Kammerend-teile ist unklar.

Aus den genannten Gründen müssen Veränderungen der Kammerendteile bei Schrittmacherträgern mit großer Zurückhaltung interpretiert werden. Bei entsprechender klinischer Symptomatik helfen kurzfristige Kontroll-EKGs bei der Differenzierung zwischen funktionellen und z. B. ischämischen Veränderungen der Kammerendteile.

A

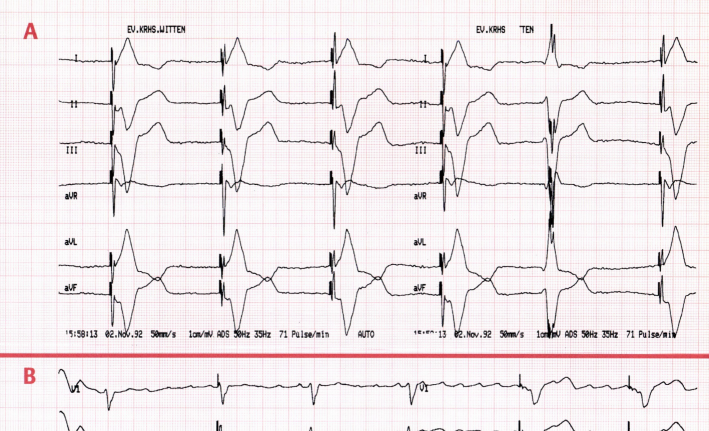

EV.KRHS.WITTEN

EV.KRHS TEN

I

II

III

aVR

aVL

aVF

I

II

III

aVR

aVL

aVF

'15:58:13 02.Nov.92 50mm/s   1cm/mV ADS 50Hz 35Hz 71 Pulse/min   AUTO   15:58:13 02.Nov.92 50mm/s   1cm/mV ADS 50Hz 35Hz 71 Pulse/min

B

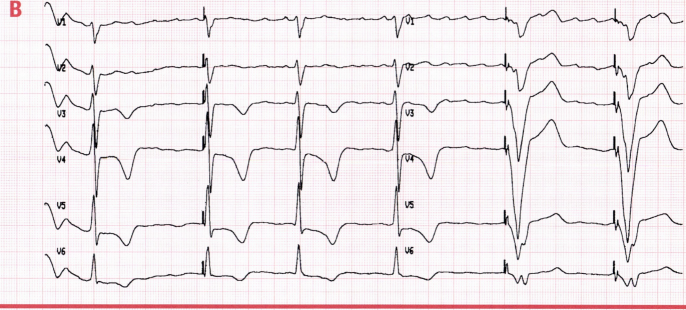

V1

V2

V3

V4

V5

V6

V1

V2

V3

V4

V5

V6

C

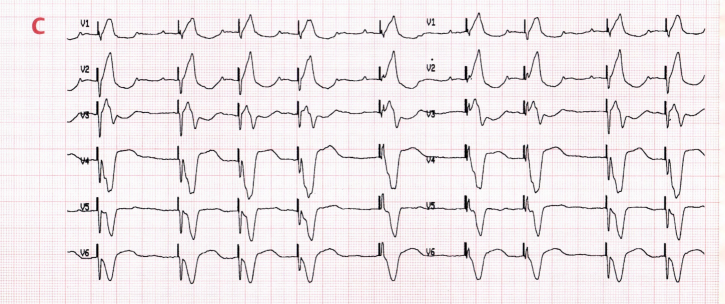

V1

V2

V3

V4

V5

V6

V1

V2

V3

V4

V5

V6

Klinik 66jähriger Patient, Schrittmacherimplantation wegen Sinusknotensyndroms (Tachykardie-Bradykardie-Syndrom). Der Patient bemerkte seit 3 Tagen tachykarde Palpitationen.

? EKG-Beurteilung? Rhythmus?

Zu erkennen sind monomorphe verbreiterte Kammerkomplexe, die tachykard und unregelmäßig einfallen.

? Wie kommen Sie bei der Abklärung des Rhythmus weiter?

In V4 und V5 erkennt man vor den Kammeraktionen kleine Spikes eines bipolaren Schrittmachers. Da die Kammeraktionen unregelmäßig auftreten, muß es sich um ein Zweikammer-Schrittmachersystem handeln, wobei die Vorhofaktionen offensichtlich zu einer unregelmäßigen ventrikulären Stimulation führen.

? Welcher Vorhofrhythmus liegt vor?

Typische Vorhofaktionen sind nicht zu erkennen, es liegt ein Vorhofflimmern vor. Das bipolare atriale Sensing ist bei guten Empfindlichkeitsschwellen oftmals in der Lage, zumindest einen Teil der Vorhofflimmerwellen zu erkennen. Vorhofflimmern hat erfahrungsgemäß Frequenzen von über 400/min. Hier erfolgt die ventrikuläre Stimulation mit einer mittleren Frequenz um 100 – 110/min.

? Wie ist das zu erklären?

Einerseits werden bei Vorhofflimmern nicht alle atrialen Depolarisationen erkannt, andererseits sind Zweikammer-Schrittmacher auf obere Grenzfrequenzen meist von 120 – 150/min programmiert, die nie überschritten werden. Im vorliegenden Fall war die Grenzfrequenz auf 120/min eingestellt.
Genaugenommen wird das der Grenzfrequenz entsprechende minimale Stimulationsintervall nicht unterschritten.

Nebenbei: Die Amplitude der stimulierten Kammeraktion weist auf eine mögliche linksventrikuläre Hypertrophie hin. Hier fällt insbesondere das S in V3, V4, Nehb A und I auf.

Zusammenfassung
Vorhofflimmern mit tachykarder und unregelmäßig getriggerter ventrikulärer Stimulation eines Zweikammer-Schrittmachers; Verdacht auf linksventrikuläre Hypertrophie.

Bemerkungen: Bei anhaltender supraventrikulärer Tachykardiesymptomatik muß der Schrittmacher vom DDD- in den VVI- oder DDI-Modus umprogrammiert werden, um die ventrikuläre Stimulation von der supraventrikulären Tachyarrhythmie zu entkoppeln. Zudem sollte eine medikamentöse oder elektrische Rhythmisierung angestrebt werden mit nachfolgender antiarrhythmischer Medikation.

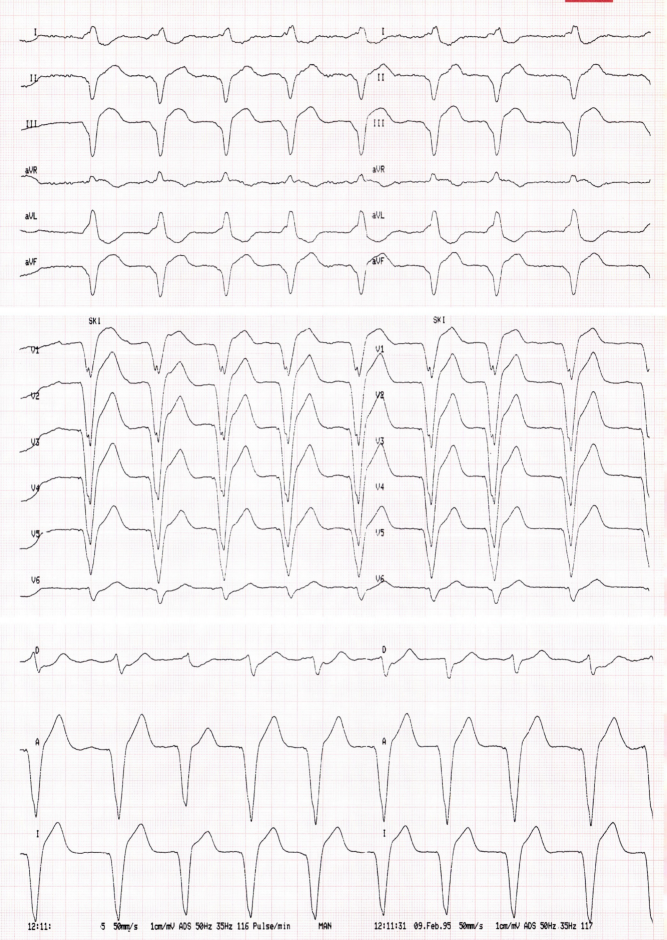

I   I
II   II
III   III
aVR   aVR
aVL   aVL
aVF   aVF

SKI   SKI
V1   V1
V2   V2
V3   V3
V4   V4
V5   V5
V6   V6

D   D
A   A
I   I

12:11:   .5   50mm/s   1cm/mV ADS 50Hz 35Hz 116 Pulse/min   MAN   12:11:31   09.Feb.95   50mm/s   1cm/mV ADS 50Hz 35Hz 117

Klinik 74jähriger Patient, am Tag zuvor erstmals starke retrosternale Beschwerden, seitdem mehrfach rezidivierend, vor 18 Monaten Implantation eines Schrittmachers.

? **EKG-Beurteilung? Rhythmus?**

Zu erkennen sind unregelmäßig einfallende breite Kammerkomplexe gleicher Morphologie mit einer mittleren Frequenz um 110/min in den beiden oberen Streifen.
Im unteren Streifen etwas regelmäßigere Kammeraktionen, die RR-Intervalle differieren immer noch um bis zu 60 msec.

? **Wie beurteilen Sie den Vorhofrhythmus und die Schrittmacherfunktion?**

In den oberen beiden EKG-Streifen sind vor der 3. und 4. sowie 6. und 9. Kammeraktion P-Wellen gut zu erkennen. Im unteren Streifen zeigen sich insbesondere in Nehb D durchgehend P-Wellen; vor der letzten Kammeraktion sitzt eine etwas veränderte P-Welle auf T.
In den Extremitätenableitungen ist die P-Konfiguration vor der 6. und 9. Kammeraktion regelrecht. Anzunehmen ist eine Sinusrhythmus mit gehäuften supraventrikulären Extrasystolen, z. T. in Form kurzer Salven. In den Nehb-Ableitungen besteht eine Sinustachykardie, leicht unregelmäßig, vor der letzten Kammeraktion tritt eine supraventrikuläre Extrasystole auf.
Vor jeder Kammeraktion ist ein kleiner Schrittmacherimpuls zu erkennen, das Zweikammer-Schrittmachersystem folgt der supraventrikulären Extrasystolie.

? **Wie beurteilen Sie die schrittmacherausgelösten Kammerkomplexe?**

Auch unter Berücksichtigung der deformierten Kammeranfangsgruppen durch die ventrikuläre Stimulation ist das Q in V2 – V5 sowie Nehb A und I auffällig, ebenso die deutliche Aufsplitterung der Kammeranfangsgruppe in diesen Ableitungen. Zudem ist die ST-Strecke in V3 – V5 sowie Nehb A konkordant konvexbogig angehoben, so daß ein Vorderwandinfarkt anzunehmen ist.

Zusammenfassung

Sinusrhythmus, gehäuft einfallende supraventrikuläre Extrasystolen, z. T. in Form kurzer Salven; regelrecht angekoppelte ventrikuläre Stimulation eines bipolaren Zweikammer-Schrittmachersystem; Zeichen eines ausgedehnten Vorderwandinfarkts.

Bemerkungen: Nach Umprogrammierung des Schrittmachers bestätigte sich an Eigenaktionen der Befund eines ausgedehnten, nicht mehr ganz frischen Vorderwandinfarkts. Unter Therapie der infarktbedingten Linksherzinsuffizienz und Zugabe eines β-Blockers in ganz niedriger Dosierung waren in der Folgezeit nur noch vereinzelte supraventrikuläre Extrasystole nachzuweisen.

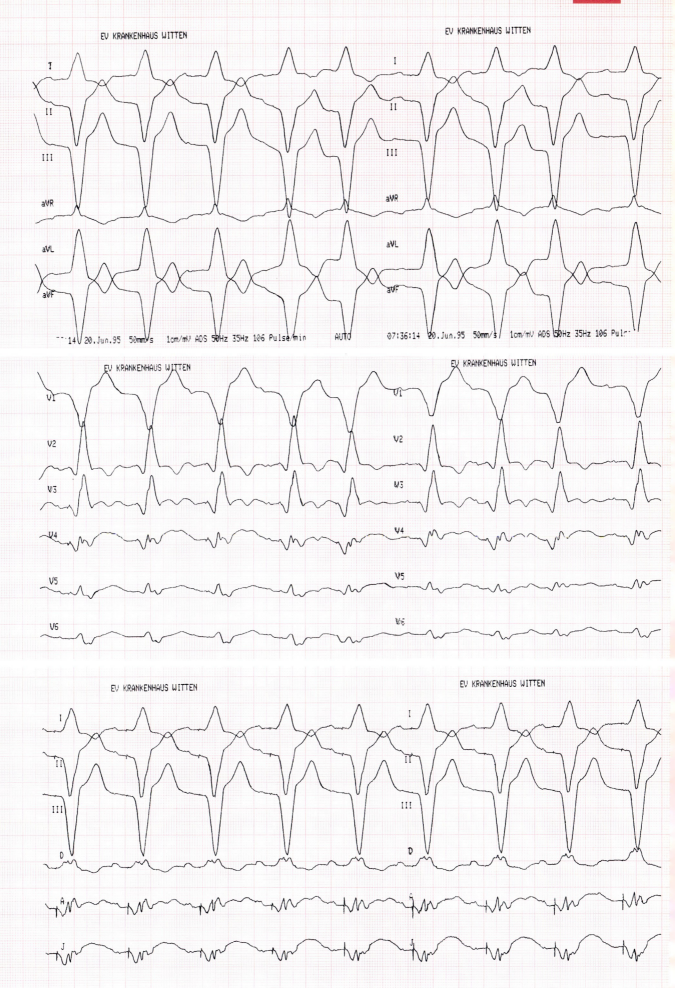

EV KRANKENHAUS WITTEN

I
II
III
aVR
aVL
aVF

···14 20.Jun.95 50mm/s 1cm/mV ADS 50Hz 35Hz 106 Pulse/min

AUTO 07:36:14 20.Jun.95 50mm/s 1cm/mV ADS 50Hz 35Hz 106 Puls···

EV KRANKENHAUS WITTEN

V1
V2
V3
V4
V5
V6

EV KRANKENHAUS WITTEN

I
II
III
D
A
J

Klinik 71jährige Patientin, vor 4 Jahren Schrittmacherimplantation. Seit 3 Tagen beklagt die Patientin Palpitationen.

? EKG-Beurteilung? Rhythmus?

Zu erkennen sind unregelmäßig einfallende ventrikuläre Aktionen, mittlere Frequenz 100 – 110/min. Als Vorhofrhythmus besteht ein grobes Vorhofflimmern, gut zu erkennen in II, V1, Nehb D und A.

? Wie beurteilen Sie die Schrittmacherfunktion?

Wenn es sich um ein ventrikuläres Schrittmachersystem handeln sollte, liegt zum einen ein Malsensing vor, da vorangehende ventrikuläre Eigenaktionen nicht erkannt werden. Das Malsensing wäre intermittierend, da der Schrittmacher nicht im V00-Modus, also festfrequent stimuliert, sondern nur gelegentlich einsetzt.
Es bestünde zudem auch ein Exit-Block, erkennbar am 2. Stimulus in den Nehb-Ableitungen. Die übrigen Stimuli fallen entweder in den QRS-Komplex (3. Stimulus in den Nehb-Ableitungen) oder früh nach den Kammereigenaktionen in die ventrikuläre Refraktärzeit.

? Im vorliegenden Fall handelt es sich aber um ein AAI-System. Wie beurteilen Sie dessen Funktion?

Bei grobem Vorhofflimmern ist ein reines Vorhof-Schrittmachersystem funktionslos. Die atriale Stimulation ist frustran. Zudem besteht ein intermittierendes Malsensing, weil auch bei grobem Vorhofflimmern die Amplitude des intraatrialen Elektrogramms unterhalb der Empfindlichkeitsschwelle (hier 0,5 mV) liegen kann.

? Wie beurteilen Sie die Kammeranfangsgruppe?

Lagetyp ist ein Links- bis überdrehter Linkstyp. Die QRS-Dauer ist mit 0,11 sec grenzwertig lang.
Zu erkennen sind aufgesplitterte QRS-Komplexe in nahezu allen Ableitungen. In den inferioren Ableitungen besteht keine auffällige R-Reduktion und kein pathologisches Q. In V1 – V3 etwas verzögerte R-Amplitudenentwicklung. Der Beginn der endgültigen Negativität ist in den linkslateralen Ableitungen mit 0,07 sec verzögert, so daß ein inkompletter Linksschenkelblock vorliegt. Die aufgesplitterten Kammerkomplexe in V1 – V6 weisen zwar auf einen möglichen Vorderwandinfarkt hin, im vorliegenden Fall ergab sich nach Anamnese und Dopplerechokardiographie dafür jedoch kein Hinweis.

? Wie beurteilen Sie die Kammerendteile?

In den linkslateralen Ableitungen I und aVL sowie in den linkspräkordialen Ableitungen V3 – V6 und Nehb A, dazu Nehb D, sind die ST-Strecken diskret gesenkt, die T-Wellen erscheinen abgeflacht; eine eindeutige Aussage ist bei grobem Vorhofflimmern nicht möglich. Ursache war eine angeblich allein wegen des Alters eingeleitete Digitalisierung.

Zusammenfassung

Grobes Vorhofflimmern mit tachyarrhythmischer Überleitung auf die Kammern; intermittierendes Sensing eines AAI-Schrittmachersystems, fehlende Pacing-Funktion bei Vorhofflimmern; Links- bis überdrehter Linkstyp, inkompletter Linksschenkelblock; auffällig aufgesplitterte Kammerkomplexe in nahezu allen Ableitungen, klinisch kein Hinweis auf abgelaufenen Myokardinfarkt; diskrete Veränderungen der digitalisbedingten Kammerendteile.

Weiterer Verlauf:

Das Vorhof-Schrittmachersystem war wegen zweimaliger Synkope bei intermittierendem Sinusknotenstillstand implantiert worden. Seinerzeit bestand eine normale atrioventrikuläre Überleitung. Intermittierende supraventrikuläre Tachyarrhythmien waren nicht bekannt.
Therapieversuche mit Verapamil, Sotalol und Propafenon wurden wegen subjektiver Unverträglichkeiten von der Patientin jeweils schon nach 1 Tag abgebrochen. Toleriert wurde nur eine Therapie mit Flecainid, 3 x 25 mg / Tag.
Hierunter wurde **EKG 200** abgeleitet.

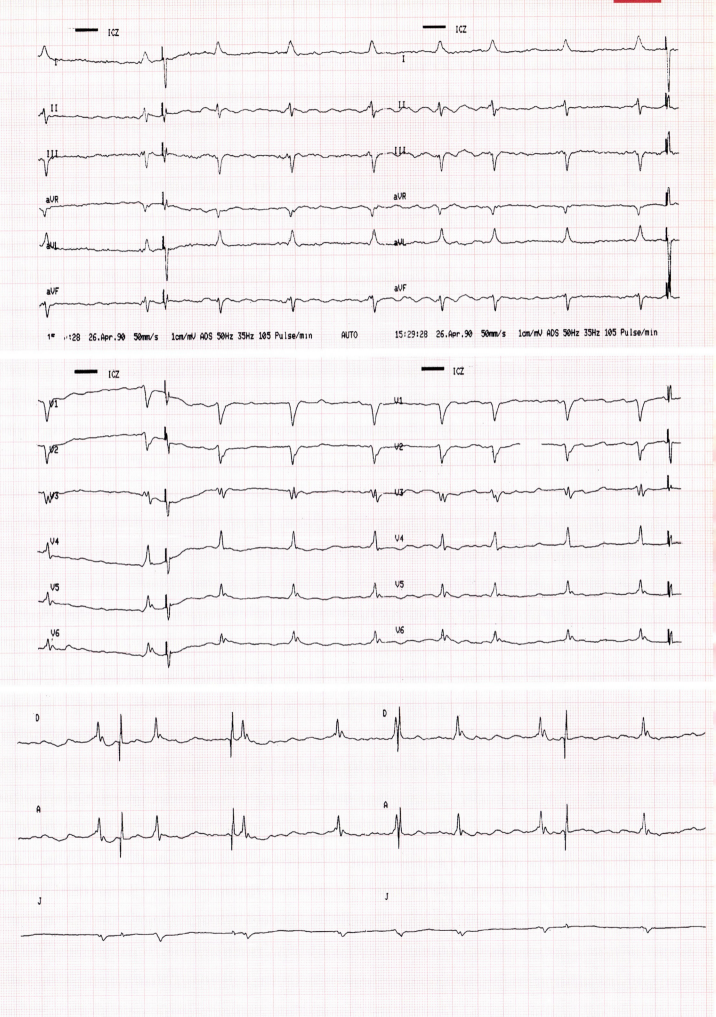

ICZ   ICZ

I   I

II   II

III   III

aVR   aVR

aVL   aVL

aVF   aVF

15:29:28   26.Apr.90   50mm/s   1cm/mV   ADS 50Hz 35Hz 105 Pulse/min   AUTO   15:29:28   26.Apr.90   50mm/s   1cm/mV   ADS 50Hz 35Hz 105 Pulse/min

ICZ   ICZ

V1   V1

V2   V2

V3   V3

V4   V4

V5   V5

V6   V6

D   D

A   A

J   J

Klinischer Verlauf:
Patientin von **EKG 199.**

? **Wie beurteilen Sie den Rhythmus?**

Die Aktionen eines Vorhof-Schrittmachersystems fallen jetzt regelmäßig mit einer Frequenz von 69/min ein, gefolgt von stimulierten atrialen Aktionen und regelrechter Überleitung auf die Kammern. Das Stimulus-Q-Intervall ist mit 0,20 sec normal.

In den vorliegenden Streifen treten keine atrialen Eigenaktionen auf. Die P-Morphologie ist im Vergleich zu dem normalen Sinusrhythmus leicht verändert bei atrialer Stimulation im rechten Herzohr.

? **Wie beurteilen Sie die Kammeranfangsgruppen?**

Lagetyp ist ein Linkstyp; die QRS-Dauer beträgt 0,10 – 0,11 sec. Keine wesentliche Befunddifferenz im Vergleich zum Vor-EKG (EKG 199).

? **Sind die Kammerendteile unauffällig?**

Wenn man allein die Extremitätenableitungen betrachtet, sind die Kammerendteile auf den ersten Blick nicht stark verändert. Auffällig ist der Befund aber in den Brustwandableitungen. Es finden sich ausgeprägte TU-Verschmelzungswellen mit einer QT-U-Dauer von 0,52 sec. Bei atrialer Stimulation ist von einer normalen relativen QT-Dauer auszugehen, die bei einer Frequenz von 69/min 0,36 betragen sollte und hier auf fast 150% verlängert ist. Ursache war das Klasse-Ic-Antiarrhythmikum Flecainid, das sofort abgesetzt werden mußte wegen der erhöhten proarrhythmischen Gefährdung (drohende ventrikuläre Tachyarrhythmien).

Zusammenfassung

Regelrechte Pacing-Funktion eines AAI-Schrittmachers mit einer Stimulationsfrequenz von 69/min.; im vorliegenden Streifen keine atrialen Eigenaktionen; regelrechte atrioventrikuläre Überleitung. Wie im Vor-EKG grenzwertige Verzögerung der linksventrikulären Erregungsausbreitung; ausgeprägte TU-Verschmelzungswellen und verlängerte QT-U-Dauer unter Therapie mit Flecainid.

Bemerkungen: Unter einschleichender Dosierung mit Diltiazem und bei fortgesetzter Digitalisierung konnte ein stabiler Sinusrhythmus erreicht werden.

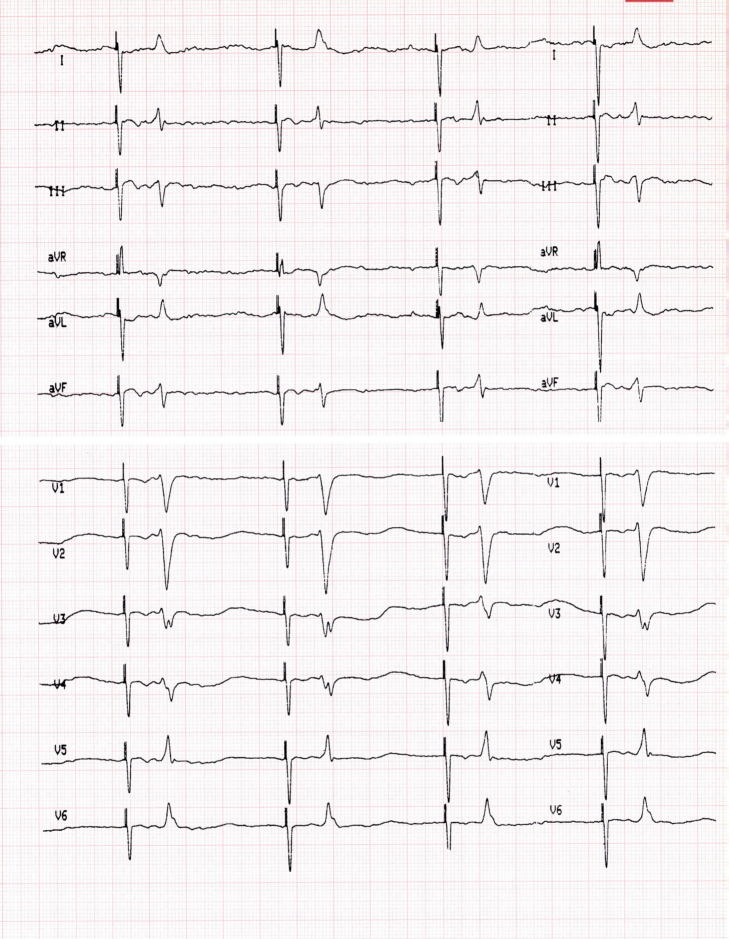

A

Aberration, intraventrikuläre 52
— tachykardieabhängige 52
Abgeschlagenheit, anhaltende 426
Ableitungsprogramme 4
Alkoholkonsum, starker 284
Alternans, elektrischer 334
Anatomie 1
Angina, vasospastische, Komplikationen 218
Antiarrhythmika, proarrhythmische Nebenwirkungen 110
Aortenklappenersatz 56, 116, 398
Aortenklappenstenose, geringgradige 76
— 1. Grades 122
— hochgradige 78
Arbeitsmyokard, Aktionspotentiale 2
Arrhythmie, digitalisbedingte 124
Artefakte, Differentialdiagnose zu realen Herzrhyth-
    musstörungen 290
Asthma bronchiale 98, 226
Atemwegserkrankung, chronisch-obstruktive 96, 130,
    268, 330
AV-Block 1. Grades 414
— 2. Grades, Typ I und II 416
——— Mobitz 418
——— Wenckebach 418
—— mit 3:1-Überleitung 434
— 3. Grades 428
—— Charakteristika 428
AV-Blockierung, allgemein 414
AV-Dissoziation 412
AV-Knoten 1
— Aktionspotentiale 2
AV-Knoten-Reentry-Tachykardie 308
— Differentialdiagnose 330
— Mechanismus 308
AVKRT s. AV-Knoten-Reentry-Tachykardie

B

Bahn, „versteckte" akzessorische 326
Belastungsdyspnoe 84, 114, 414
Belastungs-EKG 156
— Sensitivität 158
— Spezifität 158
Beschwerde, belastungsabhängige pektanginöse 358
— pektanginöse 364
Bigeminus 338
Block, bifaszikulärer, vom anterioren Typ 46
—— vom posterioren Typ 130
— kopplungsintervall-abhängiger 52
Blockierung, bifaszikuläre 46
Bronchopneumonie 452
Brustwandableitung nach Wilson s. Wilson-Ableitung
Brustwandelektrode, Fehlerquellen 40
Bündel, linksanteriores 42
Bypass-Operation, aortokoronare 122, 150, 282

C

Carotissinussyndrom, hypersensitives 394
Cholezystektomie 142
Cor pulmonale, akutes 138
——— EKG-Zeichen 138

Couplet 340
Coxsackie-Virusmyokarditis 250

D

DDD-Schrittmacher 450
— und supraventrikuläre Tachyarrhythmien 466
— VVI-Modus 462
Diabetes mellitus 198, 388, 420
—— insulinpflichtiger 104, 190
Digitalis 124
Digitalis-Überdosierung 124
Dreigefäßerkrankung, koronare 354
Druckgefühl, atemabhängiges rechtsthorakales 154
— retrosternales 26
Dyspnoe 242
— anhaltende 436

E

Einkammerstimulation, ventrikuläre 444
Einthoven-Ableitung 4
Einthoven-Dreieck 5 f, 16
EKG-Ableitung s. Ableitung
Elektrokardiogramm, Fehlableitungen 40
— Nomenklatur 7
— normales 7 ff
— Schreibgeschwindigkeit 40
— Unterschiede Jugendliche/Erwachsene 12
Elektrokardiographie, Bedeutung 1
Elektrolytstörung 100 ff
— kombinierte 104
Elektrophysiologie 1 f
Erbrechen, mehrmaliges 432
Ergometrie 156
— Abbruch-Kriterien 158
— Abflachung der T-Welle 156
— aszendierende ST-Streckensenkungen 156
— deszendierende ST-Senkungen 158
— horizontale ST-Senkungen 156
— Indikationen 156
— Sensitivität 158
— Spezifität 158
— ST-Hebungen 158
Erregung, vektorielle Darstellung 3 f
Erregungsausbreitung 3
— ventrikuläre, Verzögerung 46
Erregungsrückbildung 3
— Veränderungen 116
Erregungsrückbildungsstörung, Formen 116
Ersatzrhythmus 396
— supraventrikulärer 396
— ventrikulärer 396
Escape beat 396
Exit-Block 460
Exsikkose 60
2:1-(3:1-)Extrasystole 338
Extrasystole, atriale 36
— linksatriale 36
— multifokale supraventrikuläre 268
— obere AV-junktionale 36
— sinus-(nahe) 36
— supraventrikuläre, P-Wellen-Morphologie 34
—— vorzeitig einfallende 52

Extrasystole, untere AV-junktionale   36
— ventrikuläre 338   ff
— — Differentialdiagnose   340
Extremitätenableitung, bipolare   4
— unipolare   4

F

Faszikel, linksanteriores   42
Fehlableitung, Elektrokardiogramm   40
Fieber, akutes rheumatisches   94
Frequenzadaptation   450

G

Gabrera-Kreis   16
Gallengangskarzinom, metastasierendes   368
Glomerulosklerose, diabetische   104
Goldberger-Ableitung   4

H

Hemiblock, linksanteriorer   42
— — EKG   46
— linksposteriorer   130
— — EKG   130
Herz, Anatomie   1
— Gefäßversorgung des Erregungsbildungssystems   214
— — des Erregungsleitungssystems   214
— Lageanomalie   226
Herzerkrankung, hypertensive   344
Herzerregung s. Erregung
Herzfehler, angeborener   72
— erworbener   72
Herzglykoside   124
Herzinsuffizienz, globale, Stadium IV   318
— — Stadium NYHA III-IV   352
Herzkrankheit, koronare   122, 346
Herzkranzarterien, Zuordnung der Blutversorgung   214
Herzrhythmusstörung, reale, Differentialdiagnose
  zu Artefakte   290
Herzschrittmacher   200, 204
— allgemein   444
— Codes   444
— DDD-Schrittmacher   450
— — und supraventrikuläre Tachykardien   466
— — VVI-Modus   462
— ventrikulärer (VVI)   444
— Vorhof-(AAI-)Schrittmacher   448
— Zweikammer-Schrittmacher   450
Herzschrittmacherimplantation   430, 444
Herzschrittmacherpatient, Erkennung von Myokard-
  ischämien   202
Herzschrittmachersyndrom   446, 454
Herztod, plötzlicher   376
Herzwandaneurysma   170
Hinterwandinfarkt   342, 362
— anteroseptale ST-Senkung   198
— AV-Blockierung   216
— großer   148
— Infarktzeichen   148
— Sensivität und Spezifität der EKG-Zeichen   186
— Zustand nach   150

Hirninsult   350
— rechtsseitiger   286
His-Bündel   1
Hypercholesterinämie   420
Hyperkaliämie   100, 102
— experimentelle   102
— und Hypokalzämie   104
— — EKG-Veränderungen   110
— klinische   102
Hyperkalzämie   106
— EKG-Veränderungen   104
Hyperpolarisation   110
Hypertonie, arterielle   56, 72, 168, 208
— primäre pulmonale   88
Hypertrophie, linksventrikuläre   72, 86
— — Differentialdiagnose   84
— — EKG-Veränderungen   72
— — Index   74
— — Lagetypen   84
— rechtsventrikuläre   88
— — Hauptzeichen   88
— — Kleinkind   88
— — Vektorschleife   90
Hypokaliämie   100, 110
— und Hypokalzämie   104
— — EKG-Veränderungen   110
Hypokalzämie   104
— EKG-Veränderungen   104

I

Index nach Gubner und Ungerleider   74
Infarkt s. Myokardinfarkt
Inhibierung   444
Ischämie s. Myokardischämie

K

Kaliumhaushalt, ausgeglichener   112
— Störungen, EKG 100
Kalium-Homöostase   100
Kalziumhaushalt, Störungen, EKG   100
Kalzium-Homöostase   100, 104
Kammeranfangsgruppe   8
Kammerendteil   10
Kammerendteilveränderung   116
— belastungsabhängige ischämische   156
— Ergometrie   156
— — Auswertung   156
— frische Myokardischämie   144
— funktionelle   24
— bei intermittierender ventrikulärer Stimulation   466
— Ursachen   118
Kammerflimmern   108
Kardiomyopathie, alkoholtoxische   284
— dilatative   72, 102
— hypertrophe   72, 252
— — mit und ohne intraventrikuläre Obstruktion   252
Kent-Bündel   326
Kollaps ohne Bewußtlosigkeit   366
Kombinationssystole   458
Koronare Versorgungstypen   146

L

Lagetyp   16
— Bestimmung   18
— Kleinkind   12
— linksventrikuläre Hypertrophie   84
Lange-Nielsen-Syndrom   110
Linksherzinsuffizienz   268
— Stadium NYHA III-IV   102
Linksschenkelblock   56
— EKG   58
— und Hinterwandinfarkt   208
— inkompletter   58
— — Ursache   58
— intermittierender   66
— Vektorschleife   58
— vorbestehender   208
— und Vorderwandinfarkt   208
Linkstyp   18
— überdrehter   18, 42
Lown-Klassifizierung   346
Lungenembolie   138
— rezidivierende   142, 298
Lungenödem   220
Lungenstauung   268

M

Magnesium-Homöostase   100
Malsensing   462
Mamma-Karzinom, metastasiertes   32, 106
Mitralklappenersatz   48
Mitralklappenvitium, postrheumatisches   316
Myokardinfarkt, akuter   376
— anterolateraler   148
— anteroseptaler   148
— apikaler   148
— ausgedehnte Nekrose   168
— diaphragmaler   148
— direktes Zeichen   186
— Erregungsbildungsstörung   214
— Erregungsleitungsstörung   214
— geringe Nekrose   168
— Größe   176
— Größenabschätzung   176
— indirektes   186
— Kammerendteile   168
— mehrfacher   228
— posteroinferiorer   220
— posterolateraler   148
— rechtsventrikulärer   220
— Stadien   168 f
— streng posteriorer   148
— und ventrikuläre Tachykardie   376
— vorbestehende Schenkelblockierung   208
— Zustand nach   430
— zweimaliger   54
Myokardischämie   116, 144
— EKG-Veränderungen   146
— Elektrophysiologie   144
— Herzschrittmacherpatient   202
— Infarktlokalisation   146
— Infarktzeichen   146
— Ischämiezeichen   146
— Koronarmorphologie   146

— neuaufgetretene intraventrikuläre Leitungsblockierung   182
— Reperfusion   234
— schwere, QT-Verlängerung   110
— Verletzungsstrom   146
Myokarditis   242 ff

N

Nehb-Ableitung   5
Nettovektor, Gabrera-Kreis   16
Niederspannung s. Niedervoltage
Niedervoltage   32
Niereninsuffizienz   106
Nikotinkonsum und orale Kontrazeptiva   138
Non-Q-Myokardinfarkt   154, 184
Nullachse, Gabrera-Kreis   16

O

Oversensing   462

P

P biatriale   64
— — Veränderungen der Vorhoferregung   64
— dextroatriale   30, 64
— mitrale   62
— — Veränderungen der Vorhoferregung   64
— — Zeichen   62
— sinistroatriale   62
Pacing-Fehlfunktion   460
P-Amplitude   30
Parasympathikotonie   24
Parasystolie   350
Pardee-Q   186
Perikarditis   242
— Stadien   244
Phase-III-Block   52
Phase-IV-Depolarisation   396
PJ-Zeit, intermittierende Präexzitation   264
P-Konfiguration, normale   7
Plasma-Kalium-Spiegel   102
Pneumektomie   442
Posterolateralinfarkt   200
PQ-Strecke   8
— Jugendliche   12
Präexzitation   254
— intermittierende, PJ-Zeit   264
Präexzitationssyndrom   326 ff
Prinzmetal-Angina   218
Prostatakarzinom, metastasierendes   214
Pseudorhythmus bei Vorhofflimmern   438
Puls, unregelmäßiger   52
Punktsystem nach Murphy   74
— nach Romhilt und Estes   74
Purkinje-Faser, Repolarisation   120
Purkinje-Fasernetz   1
P-Welle   7
— Jugendliche   12
— normale   30
P-Wellen-Morphologie, supraventrikuläre Extrasystole   34

Q

Q-Infarkt 184
QRS-Amplitude, Jugendliche 12
QRS-Komplex 8
QRS-Konfiguration 10
— Jugendliche 12
QRS-Nomenklatur 8
QT-Dauer 10
— relative, Nomogramm 10
QT-Verlängerung 110
— angeborene 110
— erworbene 110

R

R-Amplitude, geringe 56
Rate responsive 450
Rechtsschenkelblock 44 f, 130
— und Hinterwandinfarkt 208
— und Vorderwandinfarkt 208
Rechtstyp, überdrehter 18
Reentry-Mechanismus 34
Reentry-Tachykardie, antidrome AV-junktionale 328
— orthodrome AV-junktionale 326
Refraktärzeit 3
— anterograde, akzessorische Bahn 256
Reizaufnahme, Fehler 462
Reizbildungssystem 1
Reizleitungssystem 1
Relaxation, ventrikuläre diastolische 120
Reperfusion, interventionelle 234
— thrombolytische 234
Reperfusionsarrhythmie 234, 350
Rhythmus, AV-junktionaler 38
— ektoper supraventrikulärer 38
— idioventrikulärer 350
— sinusknotennaher atrialer 38
Romano-Ward-Syndrom 110
Rückenschmerzen 230
Ruheherzinsuffizienz 344

S

SA-Block 1. Grades 392
— 2. Grades 392
— 3. Grades 392
Sagittaltyp 18
Schmerz, akuter thorakaler 368
— retrosternaler 432
Schock, kardiogener 138
Schraubentachykardie 128
Schreibgeschwindigkeit, EKG 40
Schrittmacher s. Herzschrittmacher
Schrittmachersyndrom 446, 454
Schwindelattacke 114
— lageunabhängige 402
Sensing-Fehlfunktion, VVI-Schrittmacher 462
Serum-Kalium-Konzentration 110
Silikose, schwere 96
Sinusbradykardie, Definition 392
— hochgradige 374
Sinusgrundrhythmus, Jugendliche 14

Sinusknoten 1
— Aktionspotentiale 2 f
Sinusknotendysfunktion 392
Sinusknotenstillstand 392
Sinusknotensyndrom 392
— Schrittmacherimplantation 456
Sinustachykardie, Differentialdiagnose 330 ff
— intermittierende 166
Situs inversus 226
Sokolow-Lyon-Index 74
Spitzenumkehrtachykardie 128
ST-Alteration, unspezifische 116
ST-Hebung, persisitierende 170
Stimulation, bipolare 448
— intermittierende ventrikuläre, Kammerendteilveränderung 466
— unipolare 448
Stimulationsfehlfunktion, Schrittmacher 460
Stimulationsmodus, festfrequenter 444
Stimulationsverlust, intermittierender ventrikulärer 460
ST-Senkung, anteroseptale 198
ST-Strecke 10
ST-Streckenverlauf, Jugendliche 14
Sympathikotonie 24

T

Tachyarrhythmie, supraventrikuläre, DDD-Schrittmacher 466
Tachykardie, belastungsunabhängige 254
— ektope atriale 312
— intermittierende 334
— polymorphe ventrikuläre 128
— regelmäßige 330
— rezidivierende 326
— supraventrikuläre, aberrierende Überleitung 356
—— akzessorische Bahn 328
—— praktische Differentialdiagnose 330 ff
—— Überblick 272
— ventrikuläre 340
—— Differentialdiagnose 356
—— Erscheinungsbild 354
—— monomorphe 378, 386
—— Morphologiekriterien 356
—— und Myokardinfarkt 376
—— Ursprungsort 354
— WPW-Syndrom 326 ff
Tachykardie-Bradykardie-Syndrom 388, 466
— Definition 394
Tachykardiegefühl, gelegentliches 38
Tages-Elektrokardiogramm 24
T-Alteration, unspezifische 116
Tawaraschenkel 1
— linker, Blockierung 56
— rechter, Leitungsblockierung 44
Thoraxableitung, höhere 5
— linksdorsale 5
— rechtpräkordiale 5
— unipolare 4
Torsade de pointes 128
Trigeminus 338
Triggerung 444
TU-Verschmelzung 110
T-Welle 10
— in den linkspräkordialen Ableitungen, Jugendliche 14
— präterminal negative 72

U

U-Welle   120
—negative   120
—Veränderungen   120

V

VAT-Modus   450
Vektorschleife, Projektion auf die Ableitungssysteme   6
Verletzungsstrom   146
Vernichtungsgefühl, thorakale   364
Verschlußkrankheit, periphere arterielle   396
Versorgungstyp, koronarer   146
V00-Modus   444
Vorderwandinfarkt, AV-Blockierung   216
—großer   148
—Infarktzeichen   148
Vorhof-(AAI-)Schrittmacher   448
Vorhofaktion, normale   7
Vorhofflattern   284

Vorhofflimmern   274
—intermittierendes   56, 126, 388
—Pseudorhythmus   438
—mit vorbestehendem Schenkelblock   386
—WPW-Syndrom   328, 356

W

Warming up   396
Wilson-Ableitung   4
—normales EKG   10
WPW-Syndrom   254, 256, 326 ff
—Differentialdiagnose   330 ff
—mit Vorhofflimmern   356

Z

Zentrum, linksatriales ektopes   38
—rechtsatriales ektopes   38
Zweigefäßerkrankung, koronare   134, 164
Zweikammer-Schrittmacher   450